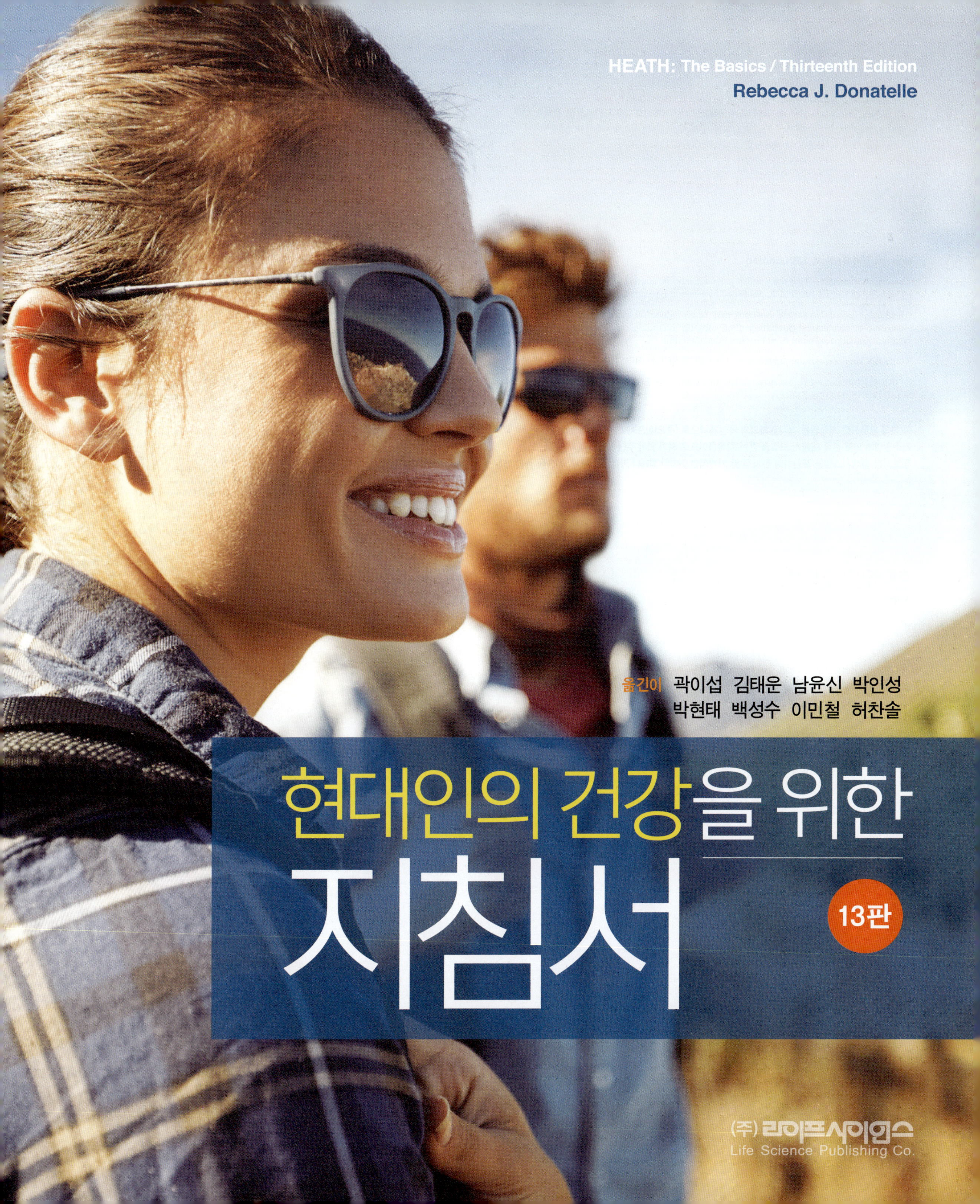

HEATH: The Basics / Thirteenth Edition

Rebecca J. Donatelle

옮긴이 곽이섭 김태운 남윤신 박인성
박현태 백성수 이민철 허찬솔

현대인의 건강을 위한 지침서

13판

(주) 라이프사이언스
Life Science Publishing Co.

이 도서의 국립중앙도서관 출판예정도서목록(CIP)은 서지정보유통지원시스템 홈페이지(http://seoji.nl.go.kr)와 국가자료종합목록 구축시스템(http://kolis-net.nl.go.kr)에서 이용하실 수 있습니다. (CIP제어번호 : CIP2020009223)

Health: The Basics, 13th Edition

현대인의 건강을 위한
지침서 13판

지 은 이 : Rebecca J. Donatelle
옮 긴 이 : 곽이섭 김태운 남윤신 박인성
박현태 백성수 이민철 허찬솔

13판 1쇄 : 2020년 3월 5일
펴 낸 이 : 김효중
펴 낸 곳 : ㈜라이프사이언스
서울시 광진구 뚝섬로35길 9(자양동, 한라상가 A동 303호)

에 디 터 : 박은경
디 자 인 : 진은현
전 화 : (02) 447-6211
팩 스 : (02) 447-3851
이 메 일 : life@lifescience.co.kr
홈페이지 : www.lifescience.co.kr
ISBN : 978-89-6154-329-3 93690

신 고 : 제1998-2호
값 : 25,000원

표지와 속표지 사진 © Shutter Stock

주요 차례

지은이 머리말

이 책은 총 12장으로 구성되었다. 지난 12판의 강점들을 바탕으로 하였으며, 가장 최신의 과학적 연구 결과의 근거를 활용하여, 건강증진에 관한 이슈들에 관해 파악하고 건강과 질병예방에 관한 해결책을 제시하고 있다.

1장에서는 건강 평가를 통하여 건강생활에 접근하는 방법에 관한 내용을 다루고, 2장에서는 정신적 건강을 유지하고 증진하는 방법에 관한 내용, 3장에서는 스트레스 관리 방법과 삶의 어려움 및 도전 등에 대처하는 방법, 4장에서는 건강한 삶에 요구되는 수면의 질을 증진하는 방법, 5장은 폭력과 상해를 예방하는 방법, 6장은 중독과 약물 남용을 인식하고 피하는 방법, 7장은 음주와 흡연의 위험성, 8장은 건강증진을 위한 식이섭취 전략, 9장은 건강한 체중에 도달하고 유지하는 방법, 10장은 피트니스와 체력을 증진시키는 방법, 11장은 심혈관질환과 암의 위험을 줄이는 방법, 12장은 현명한 건강관리법에 대해 기술하고 있다.

그리고 이 책은 각 장에서 관심주제(Focus on)를 통해 건강과 질병에 관한 주제를 다루고 있다. 차이점, 불균형 및 건강: 건강 형평성 달성, 영적 건강의 배양, 신체 이미지 향상시키기, 당뇨병의 위험 최소화하기, 보완요법 및 통합의학의 이해, 노화, 죽음 및 죽어감(dying) 등에 관한 문제들을 다루고 있다.

옮긴이 머리말

이 책은 건강분야의 전문가인 레베카 J 도나텔 교수의『Health: The Basics, 13th Edition(2019)』을 국내 사정에 맞추어, 국내 사정과 관련 없는 정보들은 최소화하여, 정보 체계를 재구성한 번역서이다. 학습자들의 다양한 요구와 학습 방식을 반영할 수 있도록 각 장마다 학습 결과, 주요개념, 용어풀이, 학습 계획, Focus on 등으로 실제 활용가능한 지식과 함께, 퀴즈, 생각해보기, 자가 평가와 같은 대화형 콘텐츠를 제공하여, 어려운 개념을 쉽게 이해할 수 있는 학습서로 구성하였다. 또한 의학용어 등을 가급적 한글용어로 통일하였으며, 그림과 표 등도 쉽게 이해할 수 있도록 컬러화하였다.

이 책은 건강 정보를 현대인의 생활에 영향을 미치는 주제들과 연계하여 실용적 정보를 제공하며, 건강을 향상시키기 위한 광범위한 기초 지식을 제공하는 지침서로서 현대인들이 겪는 다양한 신체적, 정신적 건강에 관련한 쟁점, 스트레스 관리 및 수면, 피트니스 및 건강관리에 관한 문제 등, 오늘날 건강에 관한 중요한 문제들을 이해하고, 건강한 삶을 위한 다양한 건강증진에 관련한 지식을 배양하고 논의할 수 있도록 최신의 과학적으로 유효한 연구 결과 등을 활용하여 제공하고 있다. 아울러 심혈관질환, 대사질환 및 암의 예방에 대한 전반적인 내용을 운동과 더불어 다룬 유용한 교재로 활용할 수 있도록 하였다. 마지막으로 이 책이 제공하는 다양한 학습 활동을 통해 학습자들은 포괄적이고 어려운 건강의 개념을 효과적으로 배우고 이해하며 유지할 수 있을 것이다. 이 책을 통하여 건강관리에 대해 자세히 알아보고 건강증진 및 건강관리에 대한 기초적 지식을 탄탄하게 다져보는 계기가 되길 바란다.

끝으로 이 책이 나오기까지 물심양면으로 애써 주신 ㈜라이프사이언스 김효중 사장님과 관계 직원분들께 진심으로 감사의 뜻을 전한다.

2020. 3.

옮긴이 대표 **곽이섭**

옮긴이 소개

곽이섭
동의대학교 체육학과 교수
연세대학교 체육학과 박사; 연세대학교 의과대학 미생물학교실 펠로우
한국운동생리학회 상임이사; University of Oxford, Visiting Fellow
_번역 11장

김태운
상명대학교 운동재활연구소 연구교수; 경희대학교 의과대학 고황의학연구소 상임연구원
성균관대학교 체육학박사
한국운동생리학회 이사; 한국운동영양학회 이사
_번역 5장

남윤신
덕성여자대학교 생활체육학과 교수
숙명여자대학교 체육교육학과 박사
한국운동생리학회 부회장; 대한체육회 이사
_번역 3, 4장

박인성
경일대학교 스포츠학과 교수
고려대학교 체육학과 이학박사; 고려대학교 의과대학 해부학교실 박사급연구원
한국운동생리학회 이사; 한국웰니스학회 이사
_번역 12장

박현태
동아대학교 건강관리학과 교수
일본 동경대학교 교육학박사; 일본국립장수의료연구센터(NCGG) 실장
한국운동생리학회 부편집위원장
_번역 10장

백성수
상명대학교 스포츠건강관리학과 교수
서울대학교 체육학박사
경희대학교 의학박사
_번역 1, 2장

이민철
차의과학대학교 스포츠의학과 교수
일본 츠쿠바대학교 체육과학박사
일본학술진흥회(JSPS) 특별연구원
_번역 6, 7장

허찬솔
전북대학교 체육교육과 교수
텍사스오스틴대학교 운동생리학박사
한국운동생리학회 이사
_번역 8, 9장

차례

읽을거리 BOX

마음챙김과 당신

기술과 건강

행동을 변화시키는 기술

오늘날 학생들의 건강

다양한 세계에서의 건강

관점 포인트

돈과 건강

건강 헤드라인

1 건강의 평가

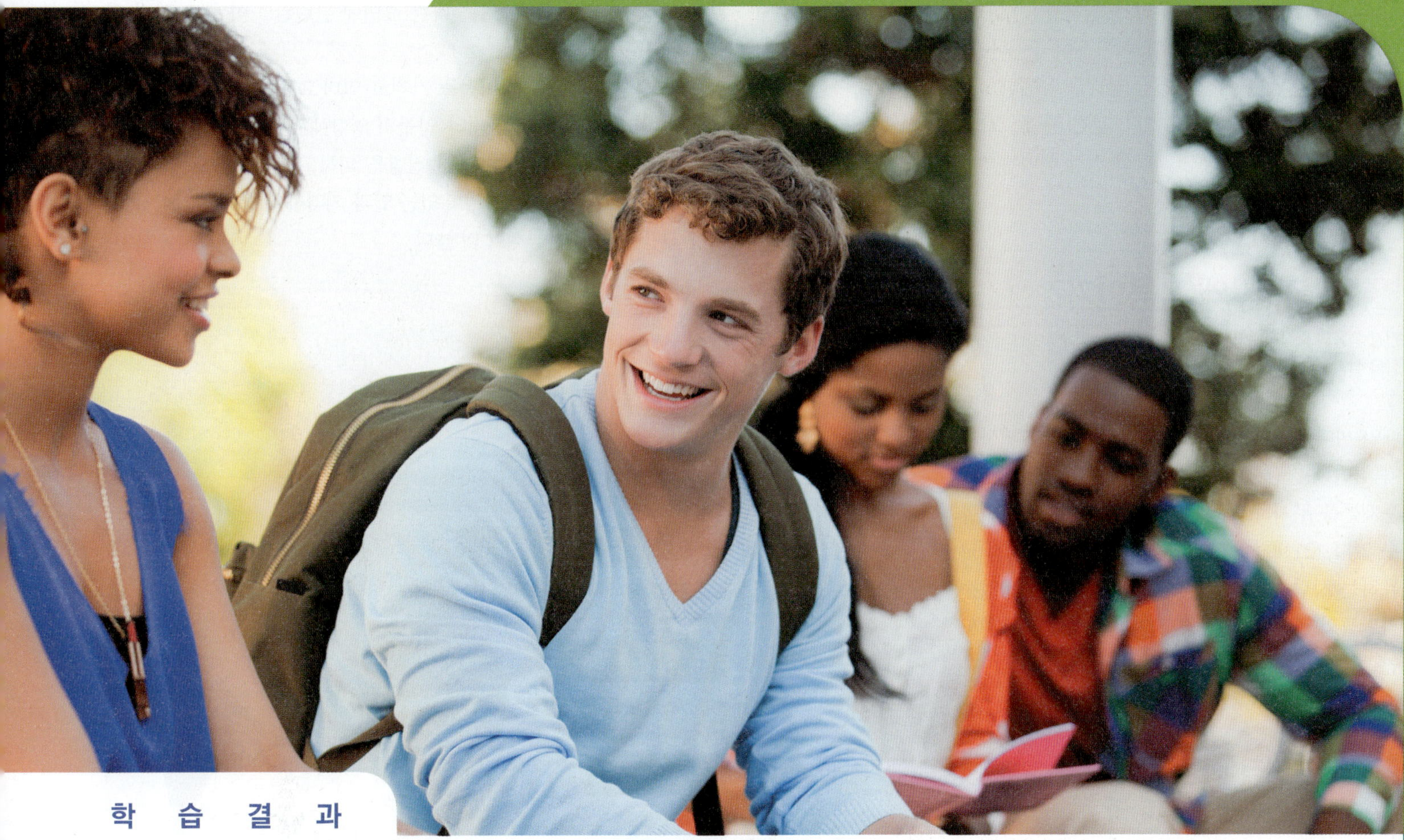

학습결과

LO 1 건강 행동의 즉각적이고 장기적인 보상과 건강 선택이 다른 사람들에게 미칠 수 있는 영향을 설명하시오.

LO 2 건강의 의료 모델과 공중 보건 모델을 비교하고 대조하여 건강의 6가지 차원을 논의하시오.

LO 3 건강 상태에 영향을 미치는 요인을 건강의 결정 요인인 Healthy People 2020에 의해 확인된 다섯 가지 범주 중 하나로 분류하시오.

LO 4 마음챙김을 정의하고, 건강상의 이점과 그것을 당신의 삶에 통합시키는 방법을 확인하시오.

LO 5 건강 변화 모델, 사회 인지 모델 및 행동 변화의 전이 모델을 비교하고 대조하여 특정 행동 변화를 일으키는 데 어떻게 사용할 수 있는지 설명하시오.

LO 6 자신의 현재 위험 행동, 이러한 행동에 영향을 미치는 요인 및 이를 변경하기 위해 사용할 수 있는 전략을 확인하시오.

왜 관심을 가져야 하는가?

정통한 건강 소비자가 되어 건강을 개선하고 유지함으로써 많은 이점을 얻을 수 있다. 학업 및 경력 성공, 건강한 관계, 삶에 대한 열정, 질병 및 장애에 대한 위험의 감소는 건강한 한 해를 극대화하도록 도와준다. 당신이 누구이고 무엇이 될지는 당신의 손에 달려있다!

건강을 얻었는가? 이것은 간단한 질문처럼 들리겠지만 그렇지 않다. 건강은 우리가 '얻는' 것이 아닌 과정이다. 50대, 60대, 그 이상에서 건강한 사람들은 운이 좋거나 강인한 유전자의 수혜자가 아니라 젊은 시절의 건강 상태를 유지한 것이다. 앞으로 수십 년 동안 좋은 건강, 생산적인 경력, 강한 관계, 그리고 삶의 목표를 성취하는지 여부는 지금 당장 시작한 건강 선택에 의해 영향을 받는다.

LO 1 | 건강, 왜 지금인가?

건강 행동의 즉각적이고 장기적인 보상과 건강 선택이 다른 사람들에게 미칠 수 있는 영향을 설명하시오.

매일 미디어는 세계, 국가, 캠퍼스, 또는 지역사회가 직면한 건강 문제를 상기시켜 준다. 당신은 이 문제들을 무시하고 싶을지도 모르지만, 그렇게 할 수 없다. 21세기에 당신의 건강은 당신이 직접 교류하는 사람들의 건강뿐만 아니라 만난 적이 없는 사람들의 웰빙, 지역 환경과 지구 전체의 건강과도 연결되어 있다. 방법을 살펴보자.

즉각적인 이점을 얻으려면 Health Now를 선택하라

대부분 모든 사람들은 과식이 체중 증가로 이어지고, 음주 후 운전이 자동차 사고의 위험을 증가시킨다는 것을 안다. 그러나 매일하는 다른 선택은 당신이 잘 모르는 방식으로 웰빙에 영향을 미칠 수 있다. 예를 들어, 매일 밤 수면 양이 체중, 감기를 예방하는 능력, 기분, 다른 사람들과의 상호작용, 운전에 영향을 미칠 수 있다는 것을 알고 있는가? 게다가 부족한 수면은 학업 성공의 가장 보편적인 장애물 중 하나이다(그림 1.1). 마찬가지로, 술을 마시는 것은 당신의 즉각적인 건강과 학업 성적을 저하시킨다. 또한 자동차 사고뿐만 아니라 추락, 익사 및 화상으로부터 의도하지 않은 부상의 위험을 크게 증가시킨다. 이는 특히 15~44세 사이의 사람들에게 의도하지 않은 부상—졸음, 음주, 또는 다른 요인에 관련된—이 주요 사망 원인이기 때문에 중요하다(표 1.1).

건강 선택은 즉각적인 이점을 가지고 있다고 해도 과언이 아니다. 당신이 니코틴, 알코올 및 기타 약물의 영향에서 벗어나 영양 상태가 좋고 건강하며 휴식을 취한다면 질병을 피하고, 학교에서 성공하며, 지지적인 관계를 유지하고, 의미 있는 일과 지역사회 활동에 참여하고, 여가 시간을 즐길 가능성이 더 높다.

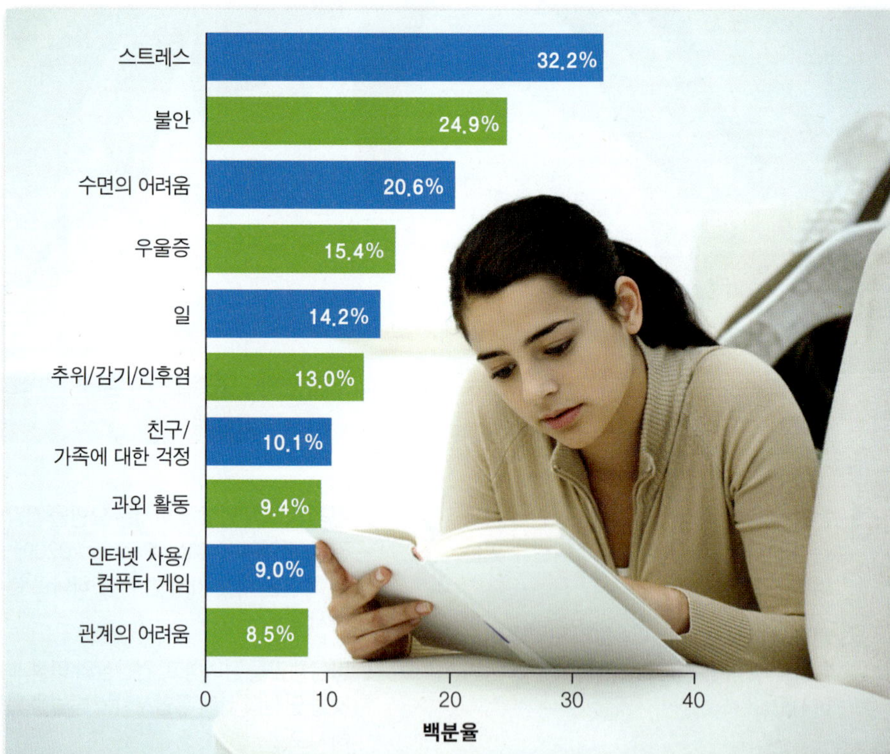

그림 1.1 지난 12개월간 학업 성적에 대해 보고된 10가지 주요 문제점. 국립대학 보건 협회(National College Health Association)의 최근 설문 조사에서 학생들은 스트레스, 불안, 부족한 수면 및 기타 요인으로 인해 학업 성적이 우수하지 못하다는 것을 나타냈다.

Source: Data are from American College Health Association, *American College Health Association-National College Health Assessment II (ACHA-NCHA II) Reference Group Data Report, Fall 2016* (Baltimore, MD: ACHA, 2017).

표 1.1 | **2014년 미국의 연령별 주요 사망 원인(15세 이상)**

모든 연령	사망자 수
심장병	614,348
악성종양(암)	591,699
만성 하기도질환	147,101
사고(의도하지 않은 부상)	136,053
뇌혈관질환(뇌졸중)	133,103
15~24세	
사고(의도하지 않은 부상)	11,836
자살	5,079
폭행(살인)	4,144
악성종양(암)	1,569
심장병	953
25~44세	
사고(의도하지 않은 부상)	63,225
악성종양(암)	14,891
심장병	13,709
자살	13,275
폭행(살인)	6,747
45~64세	
악성종양(암)	160,116
심장병	109,264
사고(의도하지 않은 부상)	38,640
만성 간질환과 간경변	21,419
만성 하기도질환	20,894
65세 이상	
심장병	489,722
악성종양(암)	413,885
만성 하기도질환	124,693
뇌혈관질환	113,308
알츠하이머병	92,604

Source: Data from M. Heron, "Deaths: Leading Causes for 2014, Table 1," National Vital Statistics Reports 65, no. 5 (June 2016), www.cdc.gov/nchs /data/nvsr/nvsr65/nvsr65_05.pdf.

장기 보상을 위한 Health Now 선택

성공적인 노화는 지금부터 시작된다. 오늘날 당신이 하는 선택은 씨앗과 같다: 좋은 씨앗을 심고 잘 자라게 하면 더 오래 건강한 삶의 결실을 누릴 가능성이 높다. 반대로 씨를 심거나 양육하지 않으면 수명이 짧아지고 지속적인 질병, 중독, 삶의 질과 양에 대한 다른 제한들이 지속될 가능성이 높아진다.

개인 선택이 기대수명에 영향을 미친다

현재 **사망률**(mortality: 인구 중 사망 비율)에 따르면, 2015년에 태어난 미국 어린이의 평균 **기대수명**(life expectancy)은 78.8세일 것으로 예상된다.[1] 즉, 오늘날 태어난 미국인들은 오래 살 것이라고 예상할 수 있다. 평균 기대수명이 47세인 1900년대 초반에 태어난 사람들보다 더 오래 산다. 그러나 한 세기 전의 기대수명은 전염병에 대한 우리의 감수성에 의해 크게 결정되었다. 1900년에는 5세 미만의 어린이들 가운데 사망자의 30% 이상이 감염되었으며, 사망 원인 중 1위가 감염이었다.[2] 결핵 및 폐렴과 같은 전염병이 성인들 사이에서도 널리 퍼졌으며, 독감과 같은 전염병의 광범위한 유행병이 국경을 넘어 수백만 명의 목숨을 앗아갔다.

백신과 항생제가 개발되면서 전염병으로 인한 조기 사망이 감소하고, 이에 따라 기대수명이 급격히 증가했다. 결과적으로 심장병, 뇌혈관질환(뇌졸중을 유발하는), 암 및 만성 하기도질환과 같은 **만성 질환**(chronic disease)이 주요 사망 원인이 되었다. 진단 기술, 심장 및 뇌 수술, 방사선 및 기타 암 치료법, 새로운 약물 치료법의 발전은 21세기로 기대수명을 늘리는 추세를 이어갔다.

78.8세는 미국의 기대수명이다.
(한국의 기대수명은 82.7세)

불행히도 미국의 기대수명은 다른 여러 나라의 기대수명보다 몇 년 더 짧다. 조기 사망에 기여하고 따라서 미국의 기대수명을 제한하는 요인으로는 비만, 담배 및 알코올 남용, 약물 과다 복용 등이 있다. 이는 현재 우발적 주요 사망 원인이다.[3] 만성질환에 대한 우리의 단편화된 의료 체계와 낮은 질의 의료 서비스는 다음과 같다. 자세한 내용은 다음 쪽의 '건강 헤드라인'을 참고하라.

개인 선택은 건강한 평균 수명에 영향을 미친다

건강 선택은 **평균건강수명**(health life expectancy: 장애, 만성 통증 또는 중대한 질병 없이 누릴 수 있는 완전한 건강의 연수)을 증가시킨다. 평균건강수명의 한 측면은 신체적, 정신적, 정서적, 사회적 기능에 대한 건강의 영향에 초점을 둔 **건강 관련 삶의 질**(health-related quality of life, **HRQoL**)이다. 이와 관련하여 긍정적인 감정 및 삶의 만족과 같은 삶의 긍정적인 측면에 대해 평가하는 **웰빙**(well-being)이 있다.[5]

사망률(mortality) 인구에 대한 사망 비율.

기대수명(life expectancy) 출생 시와 같이 주어진 나이에 남을 기대수명 시간.

만성질환(chronic disease) 일반적으로 천천히 시작되고 진행되며 지속되는 질환으로 치료할 수 있지만 약으로 치료할 수 없는 다양한 징후와 증상이 나타남.

평균건강수명(health life expectancy) 출생 시와 같이 주어진 연령대에 남아있을 것으로 예상되는 전체 건강 상태의 기대수명.

건강 관련 삶의 질(health-related quality of life, HRQoL) 신체적, 정신적, 정서적, 사회적 기능 요인을 포함한 건강 상태가 전반적인 삶의 질에 미치는 영향을 평가.

웰빙(well-being) 긍정적인 감정 및 삶의 만족과 같은 삶의 긍정적인 측면에 대한 평가.

@ 건강 헤드라인 짧은 삶, 더 나빠진 건강

2013년에는 미국 의학원(현재 National Academy of Medicine)에서 미국의 건강과 수명을 캐나다, 호주, 일본 및 서유럽의 13개 국가를 포함한 고소득 국가의 16개 국가와 비교한 보고서를 발표했다. 그 냉담한 발견은 수십 년 동안 미국인들은 다른 나라의 사람들보다 더 어린 나이에 죽음을 맞이하며, 출생에서부터 성인기에 이르기까지 모든 삶의 단계에서 건강이 좋지 않다는 것을 발견했다.

이 발견의 흥미로운 측면은 75세 이후에 미국인들의 감소된 수명이 역전된다는 것이다. 즉, 75세에 도달하는 미국인은 실제로 동료 국가의 75세 이상의 사람들보다 오래 살 것으로 기대할 수 있다. 이러한 이점은 암 사망률이 낮을 뿐만 아니라 심장병의 두 가지 요인인 혈압과 혈중 지질을 효과적으로 관리할 수 있는 것으로 생각된다. 그러므로 수명 단축은 우리 삶의 초기 단계에 영향을 미치는 요인들로 인해 이루어져야 한다. 예를 들어, 미국은 다른 나라보다 유아 사망률이 높다. 우리는 또한 더 높은 살인율과 우발적인 부상으로 인한 사망, 특히 성인이나 중년기에 더 흔하게 나타나는 약물 관련 사망자를 가지고 있다. 미국인은 또한 HIV/AIDS, 비만 및 당뇨병의 비율이 높기 때문에 사람들이 75세가 될 가능성을 낮춘다.

의학연구소 보고서는 우리의 생명을 위협하는 높은 질병 및 부상 위험에 대한 네 가지 일반적인 요인을 확인했다.

- **문제 있는 건강관리 시스템.** 미국인은 보험을 들지 않으며 보험이 불충분하다.
- **불평등한 사회.** 미국은 높은 수준의 빈곤과 소득 불평등뿐만 아니라 사회 서비스의 낮은 수준을 가지고 있다.
- **자동차 문화.** 미국 전역에 걸친 지역사회의 사회기반 시설은 도보나 자전거 타기보다는 운전을 위해 설계되어 신체활동을 방해하는 경향이 있다.
- **좋지 않은 행동.** 흡연율은 낮지만 약물 남용, 총기 사용, 음주 운전, 안전벨트 미착용 등이 더 자주 발생한다. 또한 1인당 가장 많은 칼로리를 소모한다.

16개국의 시민들이 더 나은 건강과 오랜 삶을 누릴 수 있다면 미국인도 마찬가지이다. 건강관리 및 사회 서비스 및 보행자 친화적인 지역사회 재개발에 대한 접근성 향상을 지원함으로써 참여하라. 이 텍스트에서 건강 증진을 위한 행동에 대해 배울 때, 반드시 실천에 옮겨라.

Source: Institute of Medicine, "U.S. Health in International Perspective: Shorter Lives, Poorer Health," January 2013, www.iom.edu/~/media/Files/Report%20Files/2013/US-Health-International-Perspective/USHealth_Intl_PerspectiveRB.pdf.

건강은 사회적 건강과 관련이 있다

우리의 개인 건강 선택은 국가 건강 및 질병의 세계적 부담에 기여하기 때문에 다른 사람들의 삶에 영향을 미친다. 예를 들어, 과식과 부족한 신체활동은 비만에 기여하지만, 비만이 오직 개인에게만 문제가 되는 것은 아니다. 건강 문제와 더불어 비만은 미국의 건강관리 시스템과 전반적인 미국 경제에 영향을 미친다. 미국에 따르면, 질병 통제 센터(Center for Disease Control and Prevention)에서 미국의 비만 의료비용은 매년 약 1500억 달러에 이른다.[6] 비만은 결근 및 조기 사망으로 잃어버린 소득으로 인해 간접적으로 세금을 줄이며, 비만 및 관련 질병의 치료에 대한 청구가 증가함에 따라 근로자의 건강 상태가 유지될 수 없으며 건강 보험료가 인상된다.

흡연, 과도한 음주, 불법 마약 사용은 지역사회와 사회에 경제적 부담을 안겨준다. 또한 이러한 행동에는 사랑하는 이들을 잃어버린 사람들에게 이러한 선택에 대한 영향과 같은 사회적 및 정서적 결과가 있다. 질병으로 인해 장애를 가진 사람들을 돌보는 데 개인적으로 희생하는 간병인의 부담도 이 문제의 또 다른 부분이다.

건강(health) 신체적, 사회적, 정서적, 정신적, 영적 및 환경적 차원에서 개인의 잠재력을 달성하기 위해 끊임없이 변화하는 과정.

개인의 건강 선택이 사회에 어떤 대가를 치르는가에 대한 우려의 뿌리는 윤리적인 질문이다: 일반 대중이 어느 정도 개인의 건강에 좋지 않은 선택에 대한 책임을 져야 하는가? 개인에게 형편없는 선택에 대해 어느 정도 대가 지불을 요구해야 하는가? 어떤 경우에 우리는 이미 그렇게 하고 있다. 우리는 담배와 술에 세금을 부과하고, 몇몇 도시에서는 비만율이 높아지도록 비난받은 청량음료에 세금을 부과한다. 토론의 반대편에는 흡연, 음주 및 과식이 처벌이 아닌 치료가 필요한 행동이라고 주장하는 사람들이 있다. 건강에 항상 영향을 주는, 겉으로 보기에 개인적인 선택이 항상 우리의 통제 안에 있는가? 이러한 질문을 더 깊이 탐구하기 전에 실제로 건강이 무엇인지 이해해야 한다.

LO 2 | 건강이란 무엇인가?

건강의 의료 모델과 공중 보건 모델을 비교하고 대조하여 건강의 6가지 차원을 논의하시오.

어떤 사람들에게는 **건강**(heath)이라는 말은 단순히 병의 대조를 의미한다. 다른 사람들에게는 피트니스, 웰니스, 또는 웰빙을 의미한다. 질병에 대한 우리의 집단적 이해가 향상됨에 따라 건강의 많은 뉘앙스를 이해할 수 있는 능력이 생겼다.

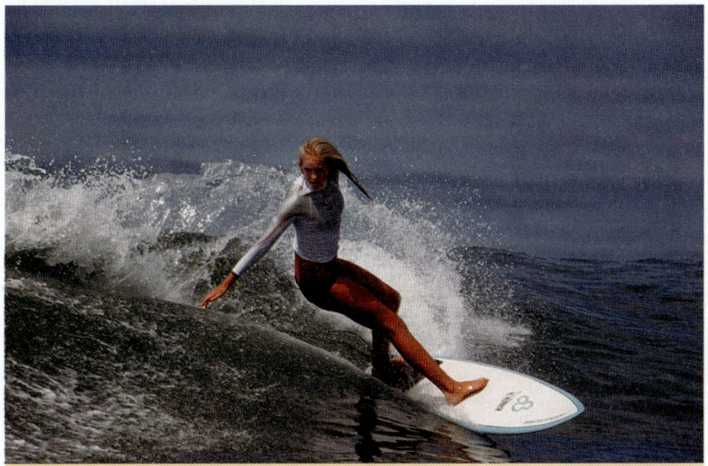

삶의 질은 무엇을 의미하는가? 하와이 서퍼인 해밀턴(B. Hamilton)은 13살 때 서핑을 하면서 상어의 공격으로 팔을 잃었지만 프로 서퍼로서의 목표를 성취하였다.

건강 모델

수세기 동안 인간의 건강에 대한 다른 이상이나 모델이 지배적이었다. 우리의 현재 건강 모델은 신체에 초점을 맞추는 것에서부터 건강에 대한 이해까지 넓혀졌으며, 우리 자신뿐만 아니라 우리 지역사회에도 반영되었다.

의료 모델

20세기 이전의 건강에 대한 인식은 건강 상태가 주로 개인과 그 조직과 기관에 초점을 맞춘 **의료 모델**(medical model)에 의해 지배되었다. 건강을 개선하는 가장 확실한 방법은 병을 일으키는 원인을 치료하기 위한 약을 사용하거나 병든 조직을 제거하거나 치료하는 수술을 통해 개인의 질병을 치료하는 것이다. 따라서 정부 자원은 예방보다는 질병을 치료하기 위한 계획에 중점을 둔다.

공중 보건 모델

연구자들은 1900년대 초반까지 연구자들이 빈곤한 사람들, 특히 특정 지역에 거주하는 사람들의 건강은 사람들이 거의 통제할 수 없는 환경적 요인에 영향을 받았다는 것을 인식하기 시작했다: 오염된 물과 공기, 낮은 질의 식사, 주택 부족, 안전하지 않은 작업 환경. 그 결과, 연구자들은 개인의 사회적 및 물리적 환경과의 상호작용으로 인한 질병 및 기타 부정적인 건강 문제를 다루는 **생태학적 또는 공중 보건 모델**(ecological or public health model)에 초점을 맞추기 시작했다.

공중 보건 모델의 인식은 보건 당국이 적절한 하수도를 건설하고 연소 및 기타 형태의 대기오염을 통제하는 등 수자원 오염을 통제하도록 이끌었다. 1900년대 초, 대학에서는 건강과 위생에 관한 교육 과정을 제공하기 시작했다. 시간이 지남에 따라 공중 보건 관리는 위험한 작업 조건을 포함하여 신체 건강에 영향을 주는 많은 다른 요인을 인식하고 해결하기 시작했다. 오염, 가정과 사회적 환경에 부정적인 영향, 약물과 알코올의 남용, 스트레스, 안전하지 않은 행동, 다이어트, 앉아 있는 생활 방식, 비용, 품질 및 의료 서비스에 대한 과정을 포함한다.

1940년대까지 진보적 사상가들은 개인의 건강을 향상시키고 개인 전체의 건강을 개선하기 위한 정책, 프로그램 및 서비스를 요구하면서 개인의 질병 치료에서 **질병 예방**(disease prevention)으로 초점을 전환했다. 예를 들어, 어린 시절 예방접종 프로그램은 전염병의 발병률과 중증도를 줄였다. 자동차의 안전벨트 및 에어백 및 자전거 타는 사람을 위한 헬멧과 같은 안전 기능으로 교통사고 및 사망자를 줄였다. 산업 안전에 관한 법률은 미국 근로자들의 부상과 사망을 줄였다. 1947년 세계 보건 문제에 초점을 맞춘 국제회의에서 세계보건기구(WHO)는 건강에 대한 새로운 정의를 제안했다. "건강은 질병이나 허약의 부재뿐만 아니라 완전한 신체적, 정신적, 사회적 웰빙의 상태이다."[7] 이 새로운 정의는 우리의 건강 개념을 확장하기 위한 세계적인 운동을 촉발시켰다.

공중 보건 모델은 또한 **건강 증진**(health promotion) 정책과 프로그램을 강조하기 시작했다. 건강 증진 프로그램은 **위험 행동**(risk behavior)에 관여하는 사람들(부정적인 건강 결과에 대한 감수성을

의료 모델(medical model) 건강 상태가 주로 개인 및 생물학적 또는 병이 있는 장기 관점에 초점을 두는 상태.

생태학적 또는 공중 보건 모델(ecological or public health model) 개인의 사회적 및 신체적 환경과의 상호작용으로 인해 질병 및 기타 부정적인 건강 사건이 나타나는 건강 상태.

질병 예방(disease prevention) 사람들이 아픈 것을 예방하기 위해 고안된 조치나 행동.

건강 증진(health promotion) 개인과 집단이 부정적인 건강 행동을 감소시키고 긍정적인 변화를 촉진하는 데 도움이 되는 교육적, 조직적, 절차적, 환경적, 사회적 및 재정적 지원을 결합한 것.

위험 행동(risk behavior) 부정적인 건강 결과에 대한 감수성을 증가시키는 행동.

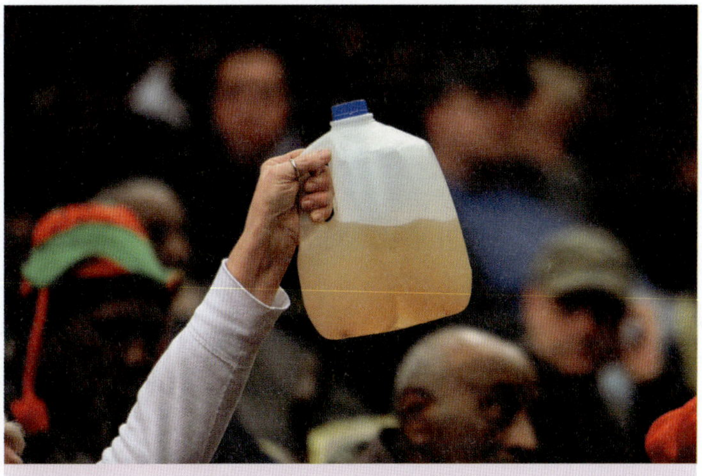

부정적인 건강 사건은 사람들의 물리적 환경과의 상호작용으로 인해 발생할 수 있다. 미시간 주 플린트(Flint)에 있는 수돗물에 함유된 납 성분이 높으면 그 도시에서 물을 거의 마시지 않게 되고 많은 어린이와 가족의 건강과 웰니스를 위험에 빠뜨릴 수 있다.

웰니스(wellness) 여러 차원에서 가능한 최고 수준의 건강 달성.

증가시키는 행동)을 파악하고 지식, 태도 및 기술을 향상시킴으로써 행동을 바꾸도록 동기를 부여한다. 수많은 공공 정책과 서비스, 기술 발전 및 개인행동으로 지난 100년 동안 전반적인 건강 상태가 크게 개선되다. 그림 1.2는 20세기의 10대 공중 보건 성과를 열거하고 있다.

웰니스와 건강의 차원

1968년 생물학자, 환경주의자 및 철학자인 뒤보스(R. Dubos)는 건강에 대한보다 광범위한 정의를 제안했다. 퓰리처상을 수상한 책 'So Human an Animal'에서 뒤보스는 건강을 '환경에 적응함으로써 생기는 개인의 사회적, 정서적, 정신적, 영적 및 생물학적 적합성과 관련된 삶의 질'로 정의했다.[8] 적응의 개념 또는 삶의 기복에 성공적으로 대처할 수 있는 능력은 건강에 대한 전반적인 이해의 열쇠가 되었다.

나중에 **웰니스**(wellness)의 개념은 건강 수준(또는 단계적인 차이)을 인식하여 건강에 대한 뒤보스의 정의를 확대하였다(그림 1.3). 높은 수준의 웰니스를 달성하려면 긍정적인 건강 지표의 연속체에 따라 점차적으로 높아야 한다. 이 수준을 달성하지 못한 사람들은 질병, 장애, 또는 조기 사망으로 이어질 수 있다.

오늘날 건강과 웰니스라는 단어는 6개의 서로 관련된 차원에서 각각의 잠재력을 성취하려고 노력하는 역동적이고 끊임없이 변화하는 과정을 설명하기 위해 종종 상호 교환적으로 사용된다(그림 1.4).

- **신체적 건강.** 신체적 건강은 신체의 모양과 크기, 감각이 얼마나 민감하게 반응하는지, 적절한 수면과 휴식, 영양, 신체활동을 하는 최적의 수준에서 기능을 발휘할 수 있는 신체 기능 등이 포함된다. 부상이나 질병을 피하거나 관리하거나 치료할 수 있는 능력도 포함된다. 최근 신체적 건강의 정의에는 일상생활에서 활동을 수행하는 능력(activities of daily living, ADL)이이 포함된다. 이 활동은 사회에서 정상적으로 기능하기 위해 필수적이다. 예를 들어, 의자에서 일어나고, 샤워하고, 옷을 입고, 요리하고, 화장실에 가고, 걷는 것과 같은 것을 포함한다.
- **사회적 건강.** 친구, 가족 및 파트너와의 폭넓은 소셜 네트워크를 유지하고 만족스러운 대인관계를 유지하는 능력은 전반적인 웰니스의 핵심이다. 다른 사람들과 성공적으로 상호작용하고, 의사소통하며, 다양한 사회적 상황에 적응하고 사랑을 주고받을 수 있는 것은 모두 사회적 건강의 일부이다.

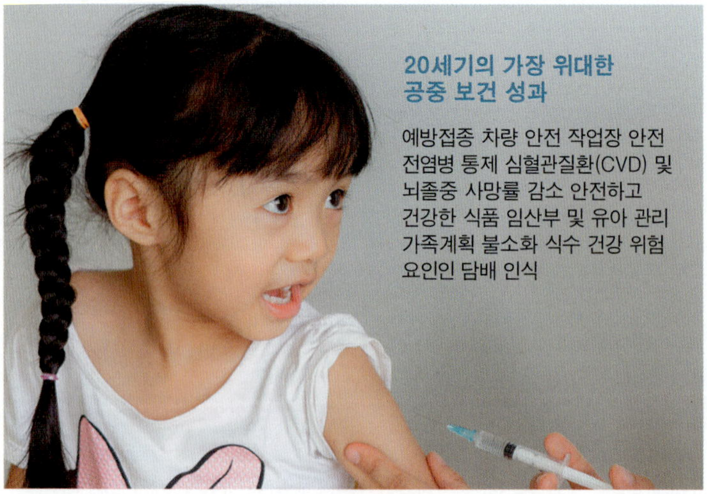
20세기의 가장 위대한 공중 보건 성과
예방접종 차량 안전 작업장 안전 전염병 통제 심혈관질환(CVD) 및 뇌졸중 사망률 감소 안전하고 건강한 식품 임산부 및 유아 관리 가족계획 불소화 식수 건강 위험 요인인 담배 인식

그림 1.2 20세기의 가장 위대한 공중 보건 성과.

- **지적 건강.** 객관적으로 사고하고, 비판적으로 분석하며, 삶의 문제를 해결하기 위해 지력을 효과적으로 사용할 수 있는 능력은 모두 이 차원의 일부이다. 성공과 실수를 통해 배우고 올바른 결정을 내리며 삶에 대해 건강한 호기심을 갖는다.
- **정서적 건강.** 정서적 건강은 적절한 경우 감정을 표현하고 그렇지 않을 때는 감정을 조절할 수 있는 감정 요소이다. 자존감, 자신감, 신뢰, 사랑은 모두 정서적 건강의 일부이다.
- **영적 건강.** 영적 건강은 삶의 의미와 목적을 창조하고 표현하는 것이 포함된다. 이것은 특정 종교의 관습을 따르거나 최고의 존재를 믿는 것, 또는 당신이 더 큰 존재의 스펙트럼에 속한다고 느끼는 것을 포함할 수 있다. 인생의 경험을 생각하고 모든 생명체를 돌보고 존중하는 능력은 영적 건강의 측면이다.
- **환경적 건강.** 환경적 건강은 당신이 살고 일하고 놀 수 있는 환경의 건강이 당신에게 어떻게 영향을 줄 수 있는지 이해하는 것을 의미한다. 자신의 환경에서 위험으로부터 자신을 보호하라. 모든 사람들의 환경 조건을 보존, 보호 및 개선하기 위해 노력하라.

웰니스를 달성한다는 것은 자신의 고유한 한계와 강점에 맞는 최적의 웰빙 수준을 달성한다는 것을 의미한다. 예를 들어, 신체 장애인은 자신

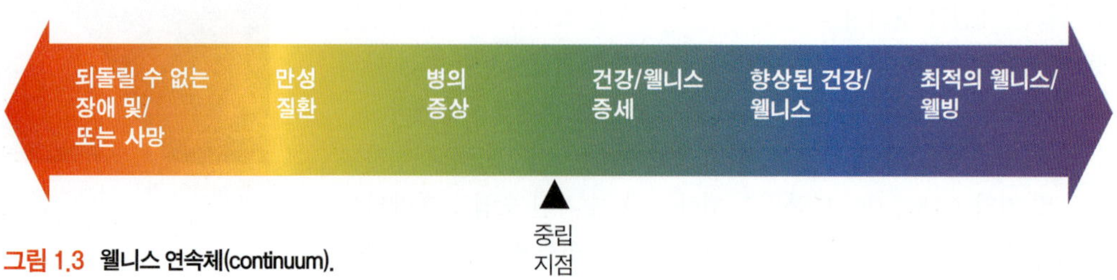

그림 1.3 웰니스 연속체(continuum).

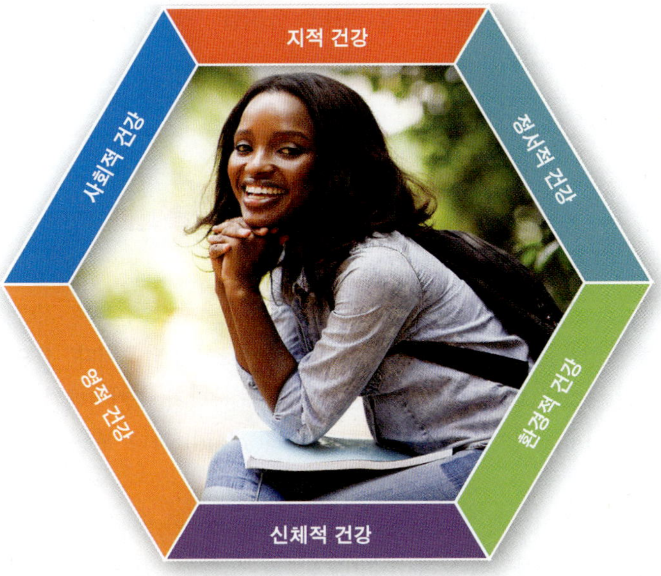

그림 1.4 건강의 차원. 모든 차원이 균형을 이루고 잘 발달되었을 때, 그들은 활동적이고 번성하는 생활 방식을 지원한다.

의 최적 수준의 신체적 및 지적 수행 능력, 만족스러운 관계를 누리고 환경 문제에 관여할 수 있다. 이와는 대조적으로, 역기를 드는 데 몇 시간을 소비하지만 다른 사람에게는 거의 관심을 기울이지 않는 사람은 사회적 또는 정서적 건강이 부족할 수 있다. 우리가 필요로 하는 관점은 마음, 신체 및 정신의 균형 있는 통합을 강조하는 총체적인 것이다.

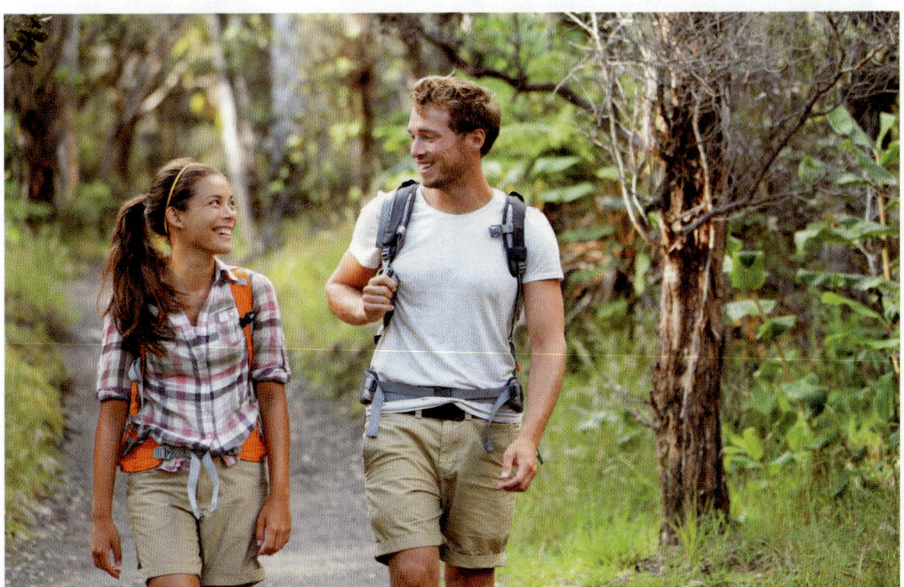

오늘날 건강과 웰니스는 삶에 대해 긍정적이고 능동적인 태도를 취하고, 그것을 최대한으로 유지하는 것을 의미한다.

LO 3 | 건강에 어떤 영향을 미치는가?

건강 상태에 영향을 미치는 요인을 건강의 결정 요인인 Healthy People 2020에 의해 확인된 다섯 가지 범주 중 하나로 분류하시오.

운이 좋으면 세상의 여러 면에서 건강 증진을 위해 노력한다. 가족 모두가 건강하며, 나이와 체형에 적합한 체중을 가지고 있다. 이웃 농민 시장에서 판매되는 신선한 채소가 있다. 그리고 새로운 자전거 흔적이 강을 따라 열렸다(그리고 자전거를 가지고 있다!). 운이 좋지 않으면 여러 면에서 건강이 나빠지게 된다. 가족 모두가 과체중이며, 아무도 운동을 하지 않는다. 당신의 동료들은 술을 마시기를 강력히 권한다. 모퉁이 시장에는 담배, 술, 정크푸드만 판매된다. 그리고 당신은 강탈당할지 모른다는 두려움 때문에 강을 따라 걸어가거나 차를 타고 감히 항해하지 않을 것이다. 요약하면, 겉으로 보기에 개인적인 선택이 항상 개인의 통제 내에 있는 것은 아니다.

공중 보건 전문가는 **건강의 결정 요인**(determinants of health)으로 건강에 영향을 미치는 요인을 언급하며, 이는 미국 외과 의사 장이 '건강 상태에 영향을 미치는 개인, 사회적, 경제적 및 환경적 요인의 범위'라고 정의한다.[9] 외과 의사의 건강 증진 계획(Healthy People)은 1990년부터 10년마다 모든 미국인의 삶의 질을 향상시키기 위해 출판되었다. 가장 최신 버전인 Healthy People 2020의 주요 목표는 다음과 같다.

> **건강의 결정 요인(determinants of health)** 건강 상태에 영향을 미치는 개인, 사회적, 경제적 및 환경적 요인의 범위.
>
> **건강 불균형(health disparity)** 특정 인구 집단의 질병 발생률, 이환율, 사망률 및 질병 및 기타 건강 상태의 차이.

- 질병이 없는 건강한 양질의 긴 수명을 얻는다.
- 건강 형평성을 달성하며 불균형을 제거하고 모든 집단의 건강을 개선시킨다.
- 모든 사람의 건강을 증진시키는 사회적 및 물리적 환경을 조성한다.
- 모든 삶의 단계에서 양질의 삶, 건강한 발달 및 건강 행동을 증진시킨다.

Healthy People 2020은 건강의 결정 요인을 개인 행동, 생물학 및 유전학, 사회적 요인, 보건 서비스 및 정책 결정의 다섯 가지 범주로 분류한다(그림 1.5). 또한 인종 또는 민족 배경, 성과 성별, 소득 및 교육, 건강 보험 상태, 지리적 위치, 성적 지향 및 장애에 근거한 인구 집단 간에 존재하는 **건강 불균형**(health disparity)을 줄이기 위한 강력한 언어가 포함되어 있다.[10] 건강 불균형에 대한 건강 형평성을 달성하기 위해서는 차이점, 불균형 및 건강에 대해 집중해야 한다.

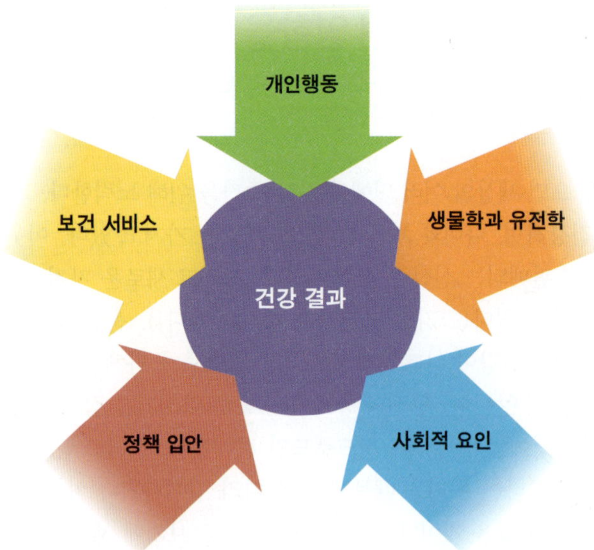

그림 1.5 **Healthy People 2020 건강의 결정 요인.**
건강의 결정 요인은 종종 서로 중첩된다. 집합적으로 그들은 개인과 지역사회의 건강에 영향을 미친다.

개인행동

개인행동은 건강을 유지 및 회복시키거나 건강을 해칠 수 있으며, 질병을 조장할 수 있다. 보건 전문가는 수정 가능한 결정 요인으로 변하기 위해 귀하의 권력 내에 있는 행동을 언급한다. 수정 가능한 결정 요인은 만성질환에 대한 위험에 상당한 영향을 미치며, 미국에서 사망자 중 7명은 사망에 책임이 있다.[11] 믿을 수 없을 정도로 단지 네 가지 수정 가능한 결정 요인이 대부분의 만성질환에 책임이 있다(그림 1.6).[12]

- **신체활동 부족.** 낮은 수준의 신체활동으로 매년 미국에서 20만 명이 넘는 사망자가 발생한다.[13]
- **영양 부족.** 여러 연구 결과 과일과 채소의 섭취가 적어지고 어떤 원인으로 인한 사망 위험이 높아졌다.[14]
- **과도한 음주.** 알코올은 심혈관질환, 간질환, 암 및 기타 질병뿐만 아니라 자동차 사고 및 폭력을 통해 매년 88,000명의 성인이 사망한다.[15]
- **흡연.** 담배 연기와 암, 고혈압, 호흡기질환으로 인해 미국 성인 사망자 중 1/5을 차지한다.[16]

반면, 2,100명 이상의 젊은 성인(18~30세)을 추적하는 최근 연구에 따르면, 건강한 체중을 유지하고, 영양 섭취를 하고, 신체활동을 하며, 담배를 피우지 않는 사람들은 25년 후 이러한 행동을 하지 않은 사람들보다 정상 혈압과 다른 심혈관 건강 지표를 유지할 가능성이 약 2배 정도 높은 것으로 나타났다.[17]

> 10명의 사망자 중
> 7명이 만성질환으로 사망한다.

미국인들 사이에서 질병과 사망의 또 다른 주요 원인은 처방전과 불법 약물, 특히 오피오이드 진통제와 헤로인의 남용이다. 1999~2015년 사이에, 이 약물과 관련된 과다 복용 사망자 수가 4배가 되었다. 매일 142명의 미국인들이 오피오이드(opioid) 과다 복용으로 사망한다.[18]

기타 수정 가능한 결정 요인은 스트레스 수준, 가정과 직장 환경에서의 독성 화학물질에 노출, 처방전 없이 구입할 수 있는 약물 사용, 성적 행동 및 피임약 사용, 수면 습관 및 손 위생 및 기타 간단한 감염 관리 조치를 포함한다. 또한 신흥 전염병, 영양실조 및 기타 여러 가지 세계 보건 문제의 증가에 기여한 기후 변화는 개인행동의 변화와 정책 및 프로그램의 변화에 따라 수정될 수 있다.

생물학과 유전학

생물학적 및 유전적 결정 요인은 일반적으로 변경하거나 수정할 수 없는 것들이다. 보건 전문가는 종종 이러한 요인들을 수정 불가능한 결정 요인으로 언급한다. 유전적으로 유전되는 형질은 겸상적혈구 질환, 혈우병 및 낭성섬유증과 같은 유전적 장애뿐만 아니라 알레르기 및 천

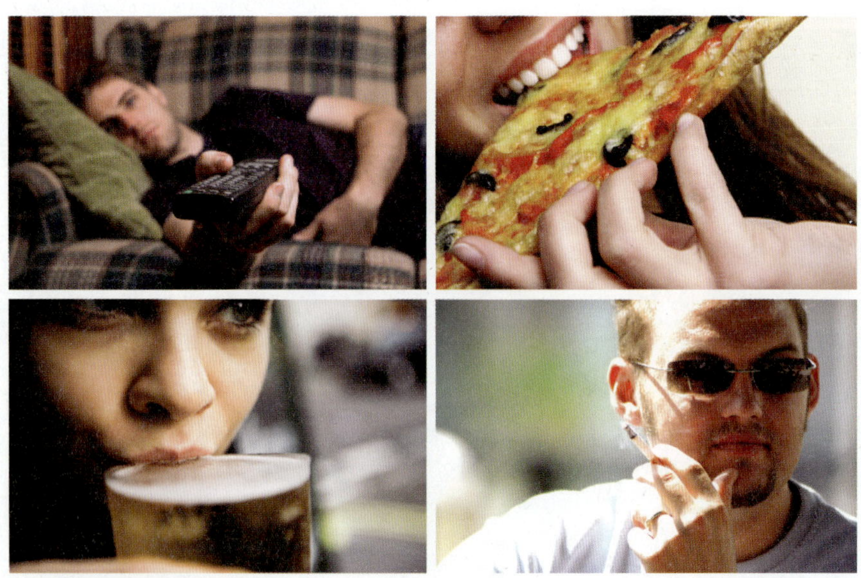

그림 1.6 **미국의 만성질환의 네 가지 주요 원인.** 신체활동 부족, 영양 부족, 과도한 음주 및 흡연—모든 수정 가능한 건강의 결정 요인은 오늘날 미국인들 사이에서 만성질환으로 이어지는 네 가지 가장 중요한 요인이다.

식, 심혈관질환, 당뇨병 및 특정 암과 같은 특정 조건에 대한 걸리기 쉬운 성향을 포함하여 환경적 요인과 여러 유전자 변이가 결합되어 있다. 비록 우리가 유전자의 구조에 영향을 줄 수는 없지만, 후성유전학의 새로운 영역은 우리의 식이, 신체활동 및 다른 행동 선택의 측면을 건강에 영향을 미치는 단백질을 만들기 위해 유전자를 사용하는 우리 세포의 능력에 점점 더 연결시키고 있다. 앞으로 후성유전학에 대한 연구는 우리가 유전 상속을 보다 효과적으로 제어하는 데 도움이 될 수 있다.

수정 불가능한 결정 요인은 나이, 인종, 민족, 대사율 및 신체 구조와 같은 특정 선천적 특성을 나타낸다. 당신의 성별은 또 다른 중요한 생물학적 결정 요인이다: 남성과 비교하여 여성은 낮은 골밀도 및 자가면역질환에 대한 위험이 증가하는 반면, 남성은 여성에 비해 심장병 위험이 높다. 자신의 질병 및 부상의 병력 또한 생물학으로 분류된다. 예를 들어, 고등학교에서 심각한 무릎 부상을 입은 경우, 걷기와 운동에 고통을 유발할 수 있으며, 이로 인해 체중 증가에 취약할 수 있다.

사회적 요인

사회적 요인에는 사람들이 태어나거나 살고 있는 환경의 사회적 및 신체적 조건이 모두 포함된다. 소득 및 교육의 불균형, 범죄 및 폭력에 대한 노출, 건강에 좋은 음식의 가용성, 건물 및 도로의 상태, 직업 위험, 공기, 토양 및 수질, 심지어 기후도 모두 예이다.

경제적 요인

미국과 같은 풍요로운 국가에서도 사회경제적으로 낮은 사람들은 평균적으로 부유한 사람들보다 평균 수명이 짧고 질병이 더 많다.[19] 건강에 좋지 않은 경제적 단점은 다음과 같다.

- 유아기부터 성인기까지의 고품질 교육에 대한 접근성이 부족하다.
- 석면, 납, 먼지 진드기, 설치류 및 기타 해충, 부적절한 위생, 안전하지 못한 식수 및 높은 수준의 범죄에 노출될 가능성이 있는 빈곤한 주택에서 생활한다.
- 영양가 있는 음식, 따뜻한 옷, 튼튼한 신발을 구입할 수 없는 경우. 열 및 다른 유틸리티, 의약품 및 의약용품, 교통, 상담, 피트니스 수업 및 기타 웰니스 조치를 제공한다.

건설 환경

이름에서 알 수 있듯이 건설 환경은 건물, 도로, 레크리에이션 지역, 교통 시스템, 전기 송전선 및 통신 케이블을 포함하여 인간이 만들거나 수정한 모든 것을 포함한다.

공중 보건의 연구자는 지역 주민의 건강을 향상시킬 수 있는 건설 환경의 변화를 촉진시키고 있다.[20] 여기에는 공원, 보도, 보행자 전용 구역, 자전거 경로 및 통근자가 일반적으로 걷거나 자전거를 타는 공공 교통 시스템의 증가된 건설이 포함된다. 일부 지역사회는 신선한 과일과 채소에 대한 주민들의 접근성을 높이기 위해 열악한 지역에서 슈퍼마켓을 개방하도록 유혹하고 있다.

오염 물질 및 전염성 물질

물리적 상태는 또한 우리가 숨쉬는 공기, 우리 땅, 우리의 물 및 우리의 음식의 질을 포함한다. 환경을 통해 독소, 방사선 및 전염병에 노출되면 지역에서 광범위한 피해가 발생할 수 있으며, 세계 여행 및 상업의 부상으로 전 세계 사람들의 건강에 영향을 미칠 수 있다. 예를 들어, 최근 에볼라 바이러스와 지카(Zika) 바이러스가 발병한 것은 질병 예방과 기후 변화에 능동적으로 대처할 필요성을 일깨워 주는 것이다.

고품질 보건 서비스 이용

개인 및 지역사회의 건강은 신체 및 정신 건강을 위한 서비스뿐만 아니라 안경, 의약용품 및 의약품과 같은 제품 및 관련 건강 정보 및 제품

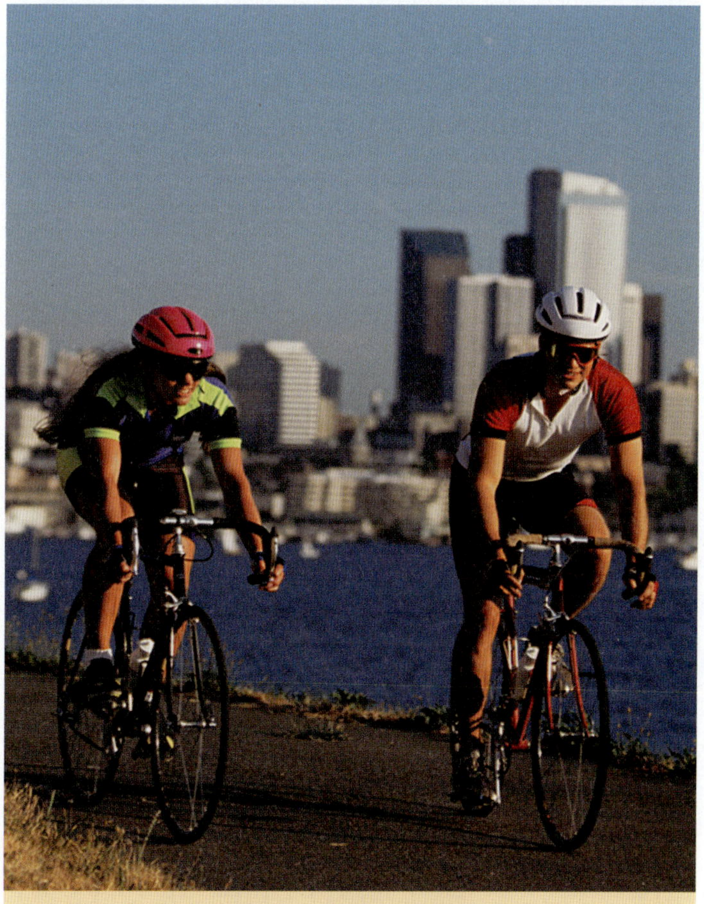

지역사회의 건설 환경은 긍정적인 건강 행동을 조장할 수 있다. 넓은 자전거 경로, 좋은 간판 및 조명, 자동차 교통을 차단하는 주요 도로는 주민들이 건강한 신체활동을 일상생활에 안전하게 통합하도록 권장한다.

마음챙김(mindfulness) 감각, 사고, 감정 및 환경을 포함하여 평가, 자격, 또는 판단 없이 현재 순간에 대한 인식.

을 포함하여 건강관리 서비스를 이용할 수 있는지에 따라 결정된다. 2010년 의료법에 의해 2016년 말까지 보험에 가입하지 않은 미국인의 수를 2,000만 명 줄였지만 수백만 명이 보험에 가입하지 않고 남아 있으며, 현재 미국의 건강 보험 보장 현황은 불확실하다.[21] 보험에 가입하지 않은 사람들 외에도, 보험이 충분하지 않은 수백만 명의 개인들이 있다. 연간 공제액이 높거나 서비스에 대한 높은 가입자 부담금(copayment)이 있는 계획이 있을 수 있다. 결과적으로 보험이 적용되는 것과 제공업체 및 의약품 비용 간의 차이를 지불할 여력이 없다. 보험에 들지 않았거나 보험이 충분하지 않은 사람들은 치료를 지연시키거나 처방된 약 복용량의 절반만 복용하는 등 건강을 해칠 수 있는 다른 비용 절감 조치를 취하는 경향이 있다.

정책 입안

공공 정책과 개입은 개인과 지역사회의 건강에 강력하고 긍정적인 영향을 줄 수 있다. 예를 들어, 공공장소에서의 흡연을 금지하는 정책, 수업에 등록하기 전에 예방접종을 받거나 자전거 또는 오토바이를 탈 때 헬멧을 착용해야 하는 정책, 운전 중에는 휴대전화 사용금지, 음주 및 마리화나 흡연을 금지하는 법률이 포함된다. 보건 정책은 공중 보건을 보호하고 개인과 지역사회가 변화하도록 동기를 부여하는 핵심적인 역할을 한다.

저렴한 고품질의 보건 서비스 이용은 건강 보험법을 포함하여 정책 결정의 영향을 받는다.

LO 4 | 마음챙김은 건강에 어떤 영향을 미치는가?

마음챙김을 정의하고, 건강상의 이점과 그것을 당신의 삶에 통합시키는 방법을 확인하시오.

진정한 언론 매체의 폭발적 증가는 최적의 건강으로 가는 길로서 마음챙김으로의 전환을 촉진시켜 왔다. 이 주장을 본 적이 있다면, 증거로 뒷받침되는지의 여부, 그리고 만일 그렇다면 자신의 삶에서 마음챙김을 연습하는 방법에 대해 궁금해 할 수 있다. 이 절에서 우리는 마음챙김의 정의를 탐구하고, 그것을 건강과 연결시키는 과학적 증거의 개요를 제공하며, 보다 조심스럽게 생활하기 위한 간단한 전략을 소개한다. 이 본문의 후반부에서 우리는 최선의 건강한 삶을 살기 위한 포괄적인 계획의 일환으로 마음챙김을 포함시키는 방법에 대한 추가 연구, 자원 및 팁을 제공할 것이다.

마음챙김의 정의

마음챙김(mindfulness)의 정의는 다양하지만, 대부분의 특정 필수 구성 요소를 공유한다. 여기에는 자신의 감각, 사고, 감정 및 환경에 대한 더 큰 인식을 통해 순간에 존재하는 것이 포함된다. 일부 지지자들은 마음챙김을 일상생활에 대한 총체적인 접근이 될 수 있는 '멈추고 장미 냄새를 맡는' 순간이라고 하였다. 다른 사람들은 그것을 심판보다는 온유와 연민으로 자신과 세계를 보는 방법으로 묘사한다. 마음챙김의 열쇠는 과거에 집착하거나 미래의 두려움에 살기보다는 현재에 완전한 주의를 집중시키는 것이다. 실제로 인기 있는 매체에서 발견되는 가장 명확한 설명 중 하나는 "지금 발을 들여주세요!"이다.

최근에는 마음챙김이 점점 인기를 얻고 있지만 새로운 것은 아니다. 기원전 1500년경에 시작된 것으로 추정된다. 또는 이전에 요가와 명상에 관한 힌두교 관행의 요인으로 사용되었다. 기원전 600년경 힌두교에서 진화한 불교는 마음챙김을 핵심 관행으로 통합하였다. 오늘날 마음챙김을 실천하는 사람들은 이 종교 중 하나를 따르거나 다른 종교를 따르거나 전혀 종교를 따르지 않을 수 있다.

마음챙김의 건강상 이점

현재 마음챙김에 대한 관심이 증가한 것은 부분적으로는 건강 증진을 위한 실천을 연결하는 연구 증거의 증가로 설명할 수 있다. 연구는 스트레스 감소, 불안과 우울증의 감소, 기억력과 주의력 향상, 체중 감소, 수면 개선, 심혈관질환 위험 감소, 그리고 보다 만족스러운 관계 등과 같은 마음챙김과 통증 완화를 연관시킨다. 이 책의 후반부에서, 우리는 이러한 건강 증진에 대한 마음챙김을 연결하는 특정한 연구에 관해 논의할 것이다.

마음챙김 실천 방법

전날 밤 룸메이트들과 있었던 말다툼이나 로맨틱한 만남을 마음에 새기면서 수업 시간에 아무것도 눈치 채지 못한 적이 몇 번이나 있는가? 목적지에 도착했지만 어떻게 그곳에 도착했는지, 무엇을 지나왔는지 설명할 수는 없었다. 수업 시간에 당신은 강사가 말하는 것을 듣지만, 그 후에 당신은 무슨 말을 했는지 전혀 모른다. 익숙하게 들리는가? 만일 그렇다면, 여러분 주변의 삶에 적응하고 여러분 자신과 세계에서의 여러분의 위치에 대한 더 큰 감사를 얻기 위해 취할 수 있는 단계들이 있다. 다음은 마음챙김 전략을 간략하게 소개한 것이다. 책의 각 장은 여러분이 마음챙김을 발전시키는 데 도움이 되는 구체적인 기술을 제공할 것이다.

언제 어디서든 마음챙김을 실천할 수 있다. 마음챙김 전문가인 존 카바트-진(Jon Kabat-Zinn)에 따르면, 그것은 오직 당신이 누구인지, 당신의 세계관과 그 안에 있는 당신의 위치를 살피고, 당신이 살고 있는 매 순간 충만함에 대한 감사를 기르려는 의지만을 필요로 한다.[22] 그러나 마음챙김으로 가는 길은 모든 사람에게 다르다. 그것은 명상을 하거나 요가를 하기 위해 시간을 조각하는 것과 같은 공식적인 행동을 포함할 수 있다. 그 대신에, 그것은 당신의 관계, 음식 선택, 환경에 대한 당신의 배려, 또는 다른 사람들에 대한 당신의 동정심, 또는 당신이 감사하고 있는 것들을 인정하는 것을 멈추는 것과 같은 비공식적인 행동으로 구성될 수 있다. 다음은 몇 가지 기본적인 마음챙김 기술이다.

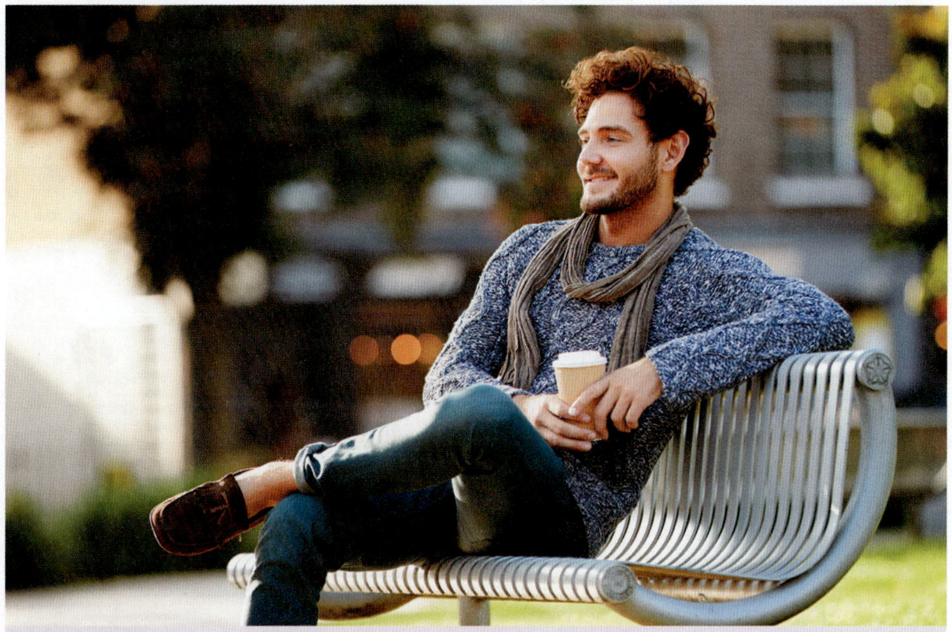

수십 년에 걸친 연구는 마음챙김을 건강의 모든 면에서 개선하도록 연결시킨다.

연민을 키우다

연민이라는 단어는 '함께 고통받다'라는 라틴어 문구에서 파생된 것으로 다른 사람의 고통을 인지하고 돕기를 진심으로 바라는 것이다. 어려운 시기를 겪고 있는 사랑하는 사람들을 지지하거나 불우한 사람들을 돕기 위해 자원봉사함으로써 다른 사람들에 대한 연민을 키우는 것이다. 비판적이거나 판단적인 생각—당신이 충분히 좋지 않거나 충분히 똑똑하지 않거나 충분히 매력적이지 않다는 생각—을 깨우치고 배제함으로써 자신에 대한 연민을 키운다. 그런 다음 긍정적인 자질, 업적 및 사랑하는 관계를 떠올릴 수 있다. 요가는 불평을 감소시키고, 자신감을 향상시킨다. 당신은 하루 동안 자신과 다른 사람들에 대해 부정적인 생각을 하지 않겠다고 맹세할 수도 있다. 그날 동안 부정적인 자세를 친절한 태도로 바꾼다. 지나가면서 다른 사람들의 눈을 마주보고 당신이 그들의 존재를 알고 있다는 것을 인정하라. 웃어라. 친구들이 다른 사람들을 비판할 때, 말을 끝까지 충분히 듣고 난 후 온화하고 정직하게 대응하도록 노력하라.

목표를 가지고 매일 시작하기

당신의 가치는 무엇이며, 그것은 당신이 어떻게 행동하도록 인도하는가? 오늘 무엇을 다르게 하고 싶은가? 성공은 어떻게 보일 것인가? 매일 아침, 경청하거나 미루는 것을 멈추거나 행동하기 전에 목표를 적어두어라. 낮 동안, 여러분의 행동이 이러한 의도에 어떻게 부합하는지를 기억하도록 하라. 그러고 나서, 매일 밤 잠자리에 들기 전에, 그날 당신의 목표를 얼마나 잘 수행했는지 판단하지 않고 잠시 생각해보라.

인생의 도전에 대처하는 방법 검토하기

아마도 당신은 친구에게 화가 났거나 당신의 작품에 대한 비평에 화가 났거나 엄청난 양의 숙제로 인해 스트레스를 받았을 것이다. 마음챙김에서 도전에 맞서는 한 가지 방법은 자신이 느낀 것을 인정하고 그 이유를 결정하려고 노력하는 것이다. 그 사건은 정말 그 당시 당신이 느꼈던 것만큼 부정적이었는가? 당신은 다르게 반응할 수 있었는가? 앞으로 당신은 특정한 결과에 대한 집착을 버리고, "어쩔 수 없지."라고 말하고 나아가고 싶은가? 이렇게 하는 한 가지 방법은 당신을 포함해 인생에서 어떤 것도, 어떤 사람도 완벽하지 않다는 것을 인정하는 것이다. 자신을 위해서나 다른 사람들을 위해서, 완벽함보다는 선함을 추구하라.

마음챙김의 이점과 실천에 대한 자세한 내용은 이 본문 전체에서 '마음챙김과 당신'을 참고하라.

LO 5 | 행동 변화는 어떻게 일어나는가?

건강 변화 모델, 사회인지 모델 및 행동 변화의 전이 모델을 비교하고 대조하여 특정 행동 변화를 일으키는 데 어떻게 사용할 수 있는지 설명하시오.

당신은 마음챙김을 통해 얻을 수 있는 건강상의 이점들에 대해 읽었으므로, 아마도 당신의 일상생활에서 좀 더 신중해지게 되고 싶을 것이다. 아니면 금연하거나 절주하거나 살을 빼는 것이 당신의 꿈일 수도 있다. 어떻게 할 수 있는가? 수년간 사회과학자들과 공중 보건 연구자들은 개인의 행동 변화가 어떻게 발생하는지를 설명하기 위해 다양한 모델을 개발해 왔다. 우리는 여기서 그것들 중 세 가지를 탐구한다.

건강 신뢰 모델

우리는 종종 이성적인 사람들이 그들의 행동이 그들을 위험에 빠뜨린다는 것을 인식할 때, 그들은 그 위험을 줄이기 위해 행동을 바꿀 것이라고 가정한다. 항상 그런 식으로 되는 것은 아니다. 운전 중에 담배를 피우거나 정크푸드를 소비하거나 문자를 보내는 보건 전문가의 수를 생각해보자. 그들은 확실히 더 잘 알고 있지만, 그들의 '지식'은 그들의 '행동'과 단절되어 있다. 행동 변화의 한 고전적인 모델은 우리의 믿음이 왜 이런 일이 일어나는지 설명하는 데 도움을 줄 수 있다는 것을 암시한다.

믿음(belief)은 어떤 물체, 행동, 또는 생각(예: 흡연)과 그 물체, 행동, 또는 생각의 어떤 속성(예: "흡연은 더럽고 비용이 많이 들며 암을 유발한다." 또는 "흡연은 긴장을 풀어 주고, 나는 아직 어려서 암에 걸리지 않는다.") 사이의 관계를 평가하는 것이다. 믿음과 건강 행동 사이의 관계를 연구하는 심리학자들은 비록 믿음이 행동에 미묘하게 영향을 미칠 수 있지만, 그것들은 사람들로 하여금 그들의 행동을 바꾸게 할 수도 있고 그렇지 않을 수도 있다고 밝혔다. 1950년대에 미국 공중 보건서비스(Public Health Service)의 심리학자들은 믿음이 행동에 영향을 미치는 방법을 설명하는 **건강 신뢰 모델**(health belief model, **HBM**)을 개발했다.[23] HBM은 변화가 일어나기 전에 몇 가지 요인들이 믿음을 지지해야 한다고 주장한다.

- **인식된 건강 문제의 심각성.** 인식된 효과가 심각할수록, 더 많은 조치가 취해질 것이다.
- **인식된 건강 문제에 대한 감수성.** 자신을 위험성이 높다고 인식하는 사람들은 예방 조치를 취할 가능성이 더 높다.
- **인식된 혜택.** 사람들은 이 조치가 그들에게 도움이 될 것이라고 믿는다면 조치를 취할 가능성이 더 높다.
- **인식 장벽.** 권고된 조치가 효과적이라고 인식되더라도, 개인은 그것이 너무 비싸거나 어렵고 불편하거나 시간이 많이 든다고 생각할 수 있다. 이러한 인식 장벽은 반드시 극복되거나 유익성보다 덜 중요한 것으로 인정되어야 한다.
- **행동의 단서.** 초기 증상부터 보건 서비스 제공자의 전자우편에 이르기까지 잠재적인 건강 문제에 대해 상기시키거나 경고를 받은 사람은 조치를 취할 가능성이 더 높다.

흡연자를 예로 들어보자. 노인들은 심각한 심장 또는 폐질환을 가진 흡연자들을 알고 있기 때문에 청소년들보다 담배를 건강에 대한 위협으로 인식하기 쉽다. 흡연으로 인한 건강 문제의 인지된 위협이 클수록, 사람들이 그것을 피할 가능성이 높아진다. 하지만 많은 만성 흡연자들은 여전히 흡연 위험을 알고 있다. 왜? 만약 그들이 흡연과 관련된 질병에 걸리기 쉽다고 믿지 않는다면, 그들은 그만두지 않을 것이다. 아니면 그들은 즉각적인 기쁨이 장거리 비용보다 더 크다고 느낄지도 모른다.

믿음(belief) 어떤 목적, 행동, 또는 사고와 그 목적, 행동, 또는 사고의 어떤 속성 사이의 관계에 대한 평가.

건강 신뢰 모델(health belief model, HBM) 믿음이 행동에 어떤 영향을 미칠 수 있는지 설명하는 모델.

사회 인지 모델(social cognitive model, SCM) 행동 변화에 있어서 사회적 요소와 사고과정(인식)의 역할을 강조하는 행동 변화의 모델.

알고 있는가?

디지털 마케팅 회사인 iQuanti의 1억 5,000만 건이 넘는 구글 검색에 의한 자료에 따르면, 2017년 새해의 최우선 해결책은 건강해지는 것이었다.

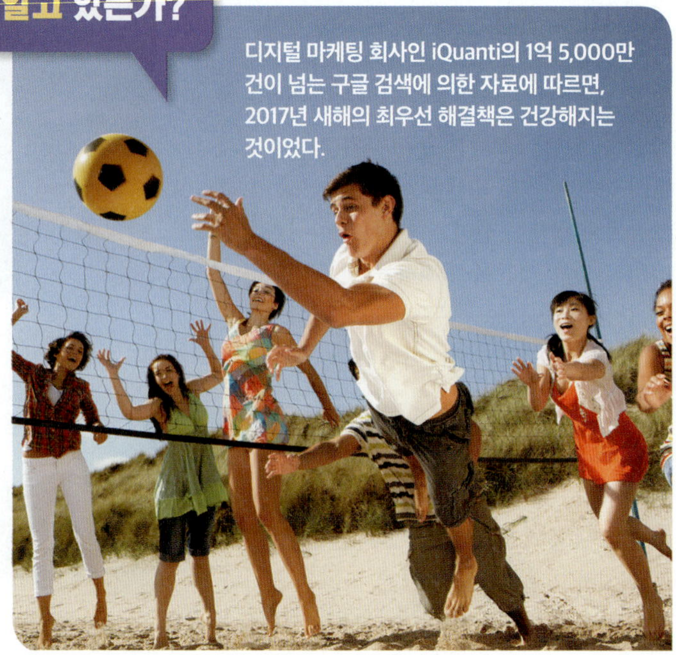

Source: N. Spector, "2017 New Year's Resolutions: The Most Popular and How to Stick to Them," NBC News, January 1, 2017, https://www .nbcnews.com/business/consumer/2017-new-year-s-resolutions-most- popular-how-stick-them-n70.

사회 인지 모델

수십 년에 걸친 여러 연구자들의 연구로부터 개발 **사회 인지 모델**(social cognitive model, **SCM**)은 심리학자인 반두라(A. Bandura)의 연구와 가장 밀접하게 연관되어 있다.[24] 기본적으로 이 모델은 변화를 촉진하고 동기를 부여하기 위해 세 가지 요인이 상호 간의 방식으로 상호작용하는 것을 제안한다: 우리가 살고 있는 사회 환경, 우리의 생각 또는 인지, 그리고 우리의 행동. 우리는 우리의 환경에서 모델을 관찰하고, 관찰을 반영하며, 그에 따라 우리 자신을 통제함으로써 우리의 행동을 부분적으로 변화시킨다. 예를 들어, 만약 우리가 성공적으로 담배를 끊는 가족 구성원을 관찰한다면, 우리도 담배를 피울 수 있다고 믿는 경향이 있다. 게다가 자신을 변화시키는 데 성공했을 때, 우리는 우리 자신에 대한 생각을 바꾸고, 잠재적으로 추가적인 행동 변화를 촉진한다. 성공적으로 담배를 끊은 후에, 우리는 신체활동 수준을 증가시킬 수 있는 힘을 느낄 수 있다. 게다가 스스로를 변화시키면서, 우리는 다른 사람들이 관찰할 수 있는 모델이 된다. 그러므로 우리는 단지 우리 환경의 산물이 아니라 생산자일 뿐이다.

SCM은 종종 건강 증진 프로그램을 설계하는 데 사용된다. 예를 들어, 미국 남동부의 한 공공 건강 계획은 청소년들을 위한 영양과 신체활동 프로그램을 개발하기 위해 SCM을 이용했다. 이 프로그램은 참가자들이 특정한 신체활동을 숙달하고 식습관을 스스로 조절하는 것을 지원했다. 참가자들은 그들의 식습관과 활동 패턴뿐만 아니라 그들의 체중, 심혈관 지구력, 기분, 그리고 그들의 행동을 통제하는 능력과 자신감을 향상시켰다.[25]

이론적인 행동 변화 모델

왜 그렇게 많은 새해 결심들이 발렌타인 데이를 앞두고 실패하는가? 프로차스카(J. Prochaska)와 디클레멘테(C. DiClemente) 박사에 따르면, 우리 대부분은 실제로 행동에 나설 준비가 되어 있지 않기 때문이다. 그들의 연구는 우리가 변화 자체에서 시작할 때 행동 변화는 대개 성공하지 못한다는 것을 보여준다. 그 대신, 우리는 일련의 단계를 거쳐 그 궁극적인 변화에 적절히 대비해야 한다.[26] 프로차스카와 디클레멘테의 **이론적인 행동 변화 모델**[transtheoretical model, 변화 모델의 단계(stages of change model)라고도 함]에 따르면, 다음 각 단계에서 적절한 강화와 도움을 받는다면, 새해 결심을 지킬 가능성이 크게 높아질 것이다.

1. **사전고려단계(Precontemplation).** 사전고려단계에 있는 사람들은 현재 변화할 의사가 없다. 그들은 행동을 바꾸기 전에 시도했다가 포기했을 수도 있고, 혹은 그들은 어떤 문제를 부정하고 모를 수도 있다.
2. **사색(Contemplation).** 이 단계에서 사람들은 자신에게 문제가 있다는 것을 인식하고 변화의 필요성을 생각하기 시작한다. 이러한 인정에도 불구하고, 사람들은 몇 년 동안 이 단계에서 그들이 문제를 가지고 있지만 변화를 일으킬 시간이나 에너지가 부족하다는 것을 깨달으면서 나른해질 수 있다.
3. **준비(Preparation).** 이 시점의 대부분의 사람들은 거의 조치를 취하려 한다. 그들은 무엇을 할지 생각해 보았고, 심지어 계획이 있을지도 모른다.
4. **행동(Action).** 이 단계에서, 사람들은 그들의 행동 계획을 따르기 시작한다. 행동 계획을 가지고 있는 사람들은 별 생각 없이 행동할 준비가 되어 있다.
5. **유지(Maintenance).** 유지 단계 동안, 사람들은 행동 단계에서 시작된 행동을 계속하고 이러한 변화를 자신의 삶의 영구적인 부분으로 만들기 위해 노력한다. 이 단계에서는 재발 가능성을 인식하고 그러한 도전에 대처하기 위한 전략을 개발하는 것이 중요하다.
6. **종료(Termination).** 이 시점에서 그 행동은 몸에 깊이 배어있으므로 지속적인 경계가 불필요할 수도 있다. 새로운 행동은 일상생활의 필수적인 부분이 되었다.

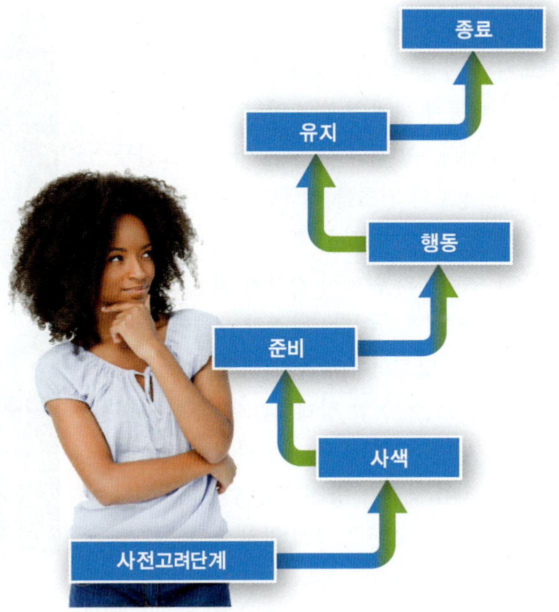

그림 1.7 이론적인 행동 변화 모델. 사람들은 이론적인 모델 단계를 순차적으로 통과하지 않는다. 우리는 한 번에 한 단계 이상에서 진전을 보일 수도 있고, 우리가 변화를 일으키기 전에 사색에서 준비로, 그리고 다시 사색에 이르기까지 여러 단계를 왔다 갔다 할 수도 있다.

우리는 반드시 순차적으로 이러한 단계를 거치는 것은 아니다. 그것들은 중복될 수도 있고, 우리가 진정으로 변화에 전념하기 전에 잠시 동안 사색에서 준비로, 그리고 다시 사색에 이르기까지 서로 왕복할 수도 있다(그림 1.7). 그래도 우리를 앞으로 나아가게 할 적절한 전략을 고려할 수 있도록 변화로 '우리가 있는 곳'을 인식하는 것이 유용하다.

LO 6 | 건강 행동을 어떻게 개선할 수 있는가?

자신의 현재 위험 행동, 이러한 행동에 영향을 미치는 요인 및 이를 변경하기 위해 사용할 수 있는 전략을 확인하시오.

분명히, 변화가 항상 쉬운 것은 아니다. 행동을 성공적으로 바꾸기 위해서는 변화를 단일한 사건이 아니라 새로운 것으로 대체하는 과정으로 보아야 한다. 즉, 준비가 필요하고 여러 단계가 있으며, 발생하는 데 시간이 걸리는 과정이다. 당신이 좀 더 정신을 차리기 위해 노력하거나 아니면 더 건강에 좋게 먹든 운동을 하기로 결정하든, 다음의 4단계 계획은 위의 각각의 행동 변화 모델에서 나온 아이디어를 앞으로 나아가기 위한 간단한 지침으로 통합한다.

이론적인 행동 변화 모델(transtheoretical model) 변화 모델의 단계라고도 불리는, 사람들이 변화하는 행동 패턴에서 겪는 여섯 가지 뚜렷한 단계를 식별하는 행동 변화의 모델.

1단계: 인식 개선하기

변화를 일으키기 전에, 연구자들이 건강에 기여하고 건강을 해치는 행동에 대해 무엇을 알고 있는지 알아내는 데 도움이 된다. 이 책의 각 장은 이러한 요인들에 초점을 맞춘 정보의 기초를 제공한다. 원하는 정보가 있는 장을 찾으려면 목차를 확인하라.

이것은 또한 여러분의 삶에서 건강의 결정 요인을 재고할 수 있는 좋은 시간이다. 당신의 생물학과 행동의 어떤 측면들이 당신의 건강을 지탱하고 있으며, 어떤 측면들이 극복되어야 할 장애물인가? 당신이 변화를 돕기 위해 어떤 사회적, 물리적 환경에 적응할 수 있으며, 어떤 것이 당신을 방해할 수 있는가? 여러분에게 영향을 미치는, 모든 건강의 결정 요인들의 목록을 만드는 것은 여러분이 무엇을 바꾸고 싶은지 그리고 그 변화를 실현하기 위해 무엇을 해야 하는지에 대한 여러분의 이해를 크게 향상시켜야 한다.

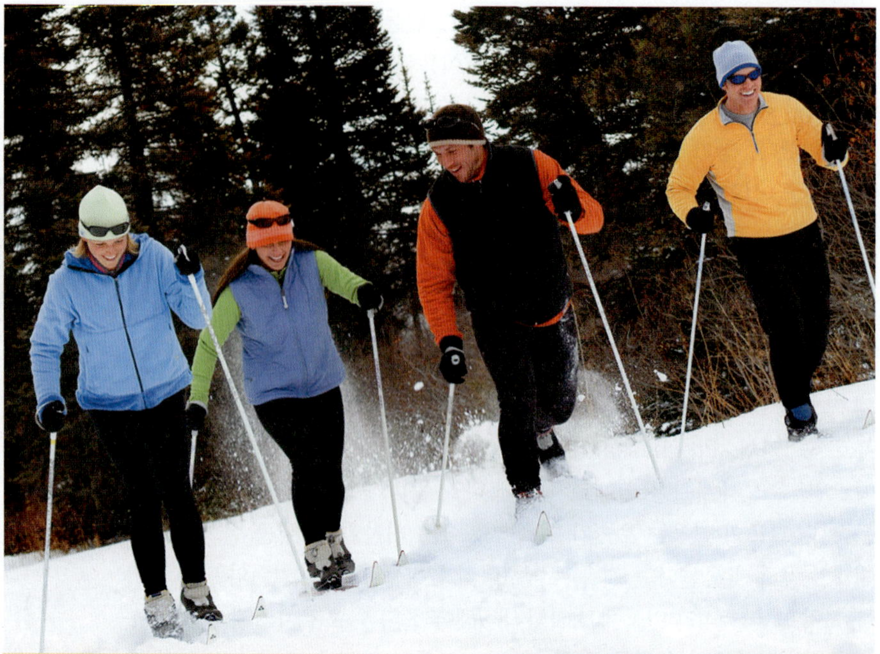

여러분의 친구들은 여러분이 건강한 행동을 모델링하고, 지원을 제공하며, 변화를 위한 노력에 동참하고, 강화함으로써 여러분이 동기부여를 받는 것을 도울 수 있다.

2단계: 변화 고려하기

웰니스에 기여하는 행동과 여러분에게 영향을 미치는 특정 건강 결정 요인에 대한 인식이 증가함에 따라, 여러분은 변화를 고려하고 있을 것이다. 이 단계에서 다음과 같은 전략이 도움이 될 수 있다.

현재 건강 습관 및 패턴 조사

당신은 아침으로 패스트푸드 레스토랑에 자주 들르는가? 스트레스를 받을 때 흡연하는가? 주말에도 일이 너무 많은가? 새벽 2시가 훨씬 지나서 잠자리에 드는가? 변경할 수 있는 행동을 고려할 때 스스로에게 다음과 같이 물어보아라.

- 이런 행태가 얼마나 존재했고, 얼마나 자주 행해지는가?
- 습관이나 패턴의 장기적·단기적 결과는 얼마나 심각한가?
- 이런 문제가 되는 행동을 계속하는 이유는 무엇인가?
- 행동을 촉발하는 상황은 무엇인가?
- 다른 사람들이 이 행동에 관여하고 있는가? 만약 그렇다면, 어떻게 관여하는가?

건강 행동은 개인적인 선택의 요인들을 포함하지만, 그것들은 또한 다른 결정 요인의 영향을 받는다. 어떤 사람들이 쉽게 담배를 피울 수 있는 요인들이다. 예를 들어, 만약 여러분의 부모님이 담배를 피운다면, 여러분은 부모님이 담배를 피우지 않는 사람들보다 담배를 피우기 시작할 가능성이 더 높다.

예를 들어, 일부 결정 요인은 흡연을 하는 동료들이 서로의 흡연을 가능하게 하는 요인이다. 이런 경우, 당신이 모방하고 싶은 행동을 모델로 하는 금연하는 친구들과 더 많은 시간을 보내면서 사회 인지 모델을 채택하고 사회 환경을 의도적으로 바꾸는 것이 도움이 될 수 있다.

다양한 보강 요인(reinforcing factor)들이 당신의 변화 노력을 지지하거나 저해할 수 있다. 만약 당신이 담배를 끊기로 결정했지만, 담배를 끊으면 살이 찌기 시작한다는 것을 알아차린다면, 당신은 당신의 결심을 잃을 수도 있다. 이와는 대조적으로, 당신이 계단을 오를 때 더 쉽게 숨을 쉬고 있다는 것을 알아차리는 것은 당신이 계속해서 흡연을 피하도록 강력하게 동기부여를 할 수 있다.

목표 행동 확인

변화를 목표로 할 수 있는 다양한 행동에 대한 생각을 명확히 하기 위해 스스로에게 다음과 같은 질문을 하라.

- **내가 원하는 것은 무엇인가?** 여러분의 궁극적인 목표는 살을 빼는 것인가? 운동을 더 하기 위한 것인가? 스트레스를 줄이기 위한 것인가? 지속적인 관계를 맺기 위한 것인가? 여러분은 여러분의 목표 결과를 명확하게 그려야 한다.
- **이때 어떤 변화가 가장 우선인가?** "나는 적게 먹고 운동을 시작해야 한다."라고 말하는 대신, 여러분의 가장 큰 문제에 크게 기여하는 한 가지 특정한 행동을 식별하고 그것을 먼저 해결하라.
- **이것이 왜 나에게 중요한가?** 왜 바꾸고 싶은지 잘 생각해보라. 건강을 위한 것인가? 학업 성적을 향상시키기 위한 것인가? 더 잘 보

기술과 건강 | 가장 최근 건강에 대한 정보 찾기

인터넷은 당신의 질문에 대한 답을 빨리 찾을 수 있는 훌륭한 자원이 될 수 있지만, 또한 많은 잘못된 정보의 자원이 될 수도 있다. 방문하는 사이트가 신뢰할 수 있고 그것을 확인하려면 다음 팁을 따르도록 하라.

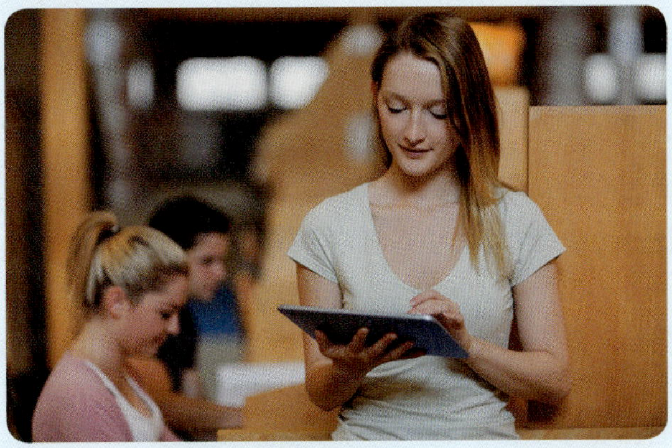

신뢰할 수 있는 건강 정보를 손끝에서 찾아라.

- 정부 공식 기관, 대학, 병원, 또는 의료센터에서 후원하는 웹사이트를 찾아보아라. 정부 사이트는 .gov 확장으로 쉽게 식별되고, 대학 및 대학 사이트는 일반적으로 .edu 확장이 있으며, 많은 병원들은 .org 확장(예: Mayo Clinic의 웹사이트는 www .mayoclinic.org)을 가지고 있다. 로버트 우드 존슨 재단, 켈로그 재단 등과 같은 주요 자선 재단은 종종 선택된 건강 주제에 대한 정보를 제공한다. 미국 심장협회와 미국 암협회와 같은 국가 비영리단체들은 종종 훌륭하고 권위 있는 정보원이다. 설립 및 비영리단체는 대개 .org 확장자로 끝나는 URL을 가지고 있다.
- New England Journal of Medicine(http://content.nejm.org) 또는 Journal of American Medical Association(http://jama.ama-assn.org)과 같은 잘 확립된 전문 동료 리뷰 저널을 검색한다. 이러한 사이트들 중 일부는 접속료를 내야 하지만, 당신은 종종 검색을 수행하는 데 도움이 될 수 있는 간결한 추상이나 정보를 찾을 수 있다. 당신의 대학은 이러한 일기를 학생들이 무료로 이용할 수 있게 할 것이다.
- 소비자 뉴스, 업데이트, 경고는 질병관리본부(www.cdc.gov)에 문의하라.
- 건강 문제에 대한 글로벌 관점은 세계보건기구(WHO) 웹사이트(www.who.int/en).를 방문하라.
- 신뢰할 수 있는 건강 정보를 제공하는 다른 사이트에는 다음이 포함된다.
  1. 여학생의 경우: www.4collegewomen.org
  2. 젊은 남자의 건강: www.youngmen shealthsite.org
  3. 메드라인플러스: www.nlm.nih.gov/medlineplus
  4. 앨리스에게 가서 물어보아라: www.goaskalice.columbia.edu
- 비영리 인증 의료기관 이용 인증 검토위원회(URAC; www.urac.org)가 도장을 표시하기 위해 보건 사이트에서 충족해야 하는 50개 이상의 기준을 고안했다. 방문하는 웹사이트에서 'URAC 인증 보건 웹사이트' 씰을 찾아라.
- 마지막으로 2개 이상의 신뢰할 수 있는 출처에서 정보를 수집하여 사실과 수치가 일치하는지 확인한다. 건강 보조식품 같은 제품이나 건강검진 같은 서비스 등 어떤 것을 팔려고 하는 웹사이트는 피하라. 확실하지 않은 경우, 자신의 의료 서비스 제공자, 보건 교육 교수, 또는 주 보건 부서 웹사이트에 문의하라.

이기 위한 것인가? 다른 사람에게 인정받기 위한 것인가? 다른 사람에게 인정받는 데 도움이 될 것이라고 생각하기보다는 자신에게 맞는 이유에 대한 행동을 목표로 삼는 것이 가장 좋다.

목표 행동에 대해 자세히 알아보기

일단 당신이 바꾸고 싶은 행동을 명확히 하고 나면, 당신은 그 행동에 대해 더 배울 준비가 되어 있다. 이 본문은 도움이 될 것이고, 이것은 인터넷에서 정확하고 신뢰할 수 있는 건강 정보를 찾는 방법을 배울 수 있는 좋은 시간이다. ('기술과 건강'을 참고하라.)

여러분이 연구를 수행할 때, 여러분의 집중력을 행동과 건강 효과에 제한하지 마라. 여러분의 성공을 지원하거나 방해할 수 있는 세계의 측면에 대해 여러분이 할 수 있는 모든 것을 배워라. 예를 들어, 하루에 15분 동안 명상을 하고 싶다고 가정하자. 당신의 기숙사나 이웃에 당신과 함께 명상에 관심이 있는 다른 사람들이 있는가? 수업이나 명상 집단은? 반면 초소음 기숙사에 사는가? 친구들이 명상이 이상하다고 생각할까봐 두려운가? 요컨대, 지금 당신의 목표 행동에 대해 당신이 할 수 있는 모든 것을 배우면, 당신은 변화에 더 잘 대비할 것이다.

동기부여 및 변화 준비 상태 평가

변화를 바라는 것은 변화 과정의 필수적인 전제조건이지만, 변화를 이루기 위해서는 욕망 이상의 것이 필요하다. 당신은 진정한 **동기부여**(motivation)가 필요한데, 이것은 단순한 감정이 아니라 당신의 행동을 지시하는 사회적, 인지적 힘이다. 동기부여로 들어가는 것을 이해하기 위해, 앞서 논의된 두 가지 변화 모델, 즉 건강 신뢰 모델(HBM)과 사회 인지 모델(SCM)로 잠시 돌아가자.

건강 신뢰 모델에 따르면, 당신의 믿음이 당신의 변화 능력에 영향을 미친다는 것을 기억하라. 예를 들어, 다른 담배를 찾으려고 손을 뻗을 때, 흡연자들은 종종 스스로에게 "내일 담배를 끊겠다."거나 "그들은 내가 담배를 얻기 전에 폐암을

동기부여(motivation) 인간의 행동을 지시하는 사회적, 인지적, 정서적 힘.

치료하게 될 것이다."라고 말한다. 이러한 믿음은 동기부여를 저해하기 때문에 그들이 하고 있는 일을 계속 할 수 있게 해준다. 당신이 변화를 생각할 때, 당신의 믿음이 지속적인 변화를 달성하도록 동기를 부여할 가능성이 있는지 고려해보라. 다음 질문을 스스로에게 물어보아라.

- **현재 패턴으로 인해 심각한 문제가 발생할 수 있다고 생각하는가?** 결과가 심각할수록 행동을 바꾸려는 의욕이 더 강해질 것이다. 예를 들어, 흡연은 암, 폐기종 및 다른 치명적인 질병을 일으킬 수 있다. 그러한 질병들에 대한 두려움은 당신이 담배를 끊는 데 도움을 줄 수 있다. 하지만 만약 암과 폐기종이 당신에게 단지 단어였다면? 이런 경우, 여러분은 이러한 장애와 그것들이 일으키는 고통에 대해 더 많이 연구할 수 있을 것이다. 이렇게 하면 동기부여가 증가할 수 있다. 70개 이상의 나라들은 담배 포장에 질병이 있는 기관을 부검하기 위해 톱으로 톱질된 가슴까지 흡연의 물리적 영향의 이미지가 있는 그래픽 경고 라벨(graphic warning labels, GWL)을 표시하도록 요구하는 법을 가지고 있다. 연구는 이러한 그래픽 경고 라벨들이 청소년들과 젊은이들 사이에서 흡연의 비율을 줄이고, 기성 흡연자들 사이에서 금연을 증가시켰다는 것을 분명히 보여준다. 각국은 그래픽 경고 라벨의 결과로 현재 흡연자의 25%, 50%, 심지어 60%가 금연을 시도했다고 보고했다.[27]
- **자신의 행동에 따른 결과를 개인적으로 경험할 가능성이 높다고 보는가?** 만약 그렇지 않다면, 같은 행동의 결과로 고생하는 사람들을 인터뷰함으로써 사회 인지 모델을 채택해보라. 그들의 삶이 어떠한지, 그리고 그들이 행동에 관여하고 있을 때, 그들은 그것이 그들에게 해로울 것이라고 믿었는지 물어보아라. 의료 서비스 제공자는 이런 방식으로 당신의 행동 변화 계획을 기꺼이 지지할 환자들을 당신에게 연락할 수 있을 것이다. 그리고 긍정적인 역할 모델의 동기부여 가능성을 무시하지 마라.

변화에 대한 동기를 북돋우는 또 다른 열쇠는 주의력일 것이다. 어른들 사이의 신체활동에 대한 최근 연구는 명상 관행이 연구 참가자들의 운동 의욕과 참여를 증가시킨다는 것을 발견했다.[28]

동기부여가 강력하지만 변화를 이루기 위해서는 상식, 헌신, 그리고 어떻게 하면 A지점에서 B지점으로 가장 잘 움직일 수 있는지에 대한 현실적인 이해와 결합되어야 한다. 준비는 행동 변화보다 앞선 존재의 상태이다. 변화할 준비가 된 사람들은 변화를 가능하게 하는 지식, 기술, 그리고 외부와 내부 자원을 가지고 있다.

자기효능감(self-efficacy) 임무를 성공적으로 수행할 수 있는 능력에 대한 믿음.

통제소재(locus of control) 개인이 자신의 삶에서 사건의 근원이자 근본적인 원인으로 인식하는 외부(자신 외부) 또는 내부(자신 내부)의 위치.

자기효능감 개발

건강 상태에 영향을 미치는 가장 중요한 요인 중 하나는 **자기효능감**(self-efficacy)으로, 개인의 신념은 특정 목표를 달성할 수 있거나 삶의 사건에 영향을 미칠 수 있는 수준에서 수행될 수 있다는 것이다. 일반적으로 높은 자기효능감을 보이는 사람들은 긍정적인 태도로 도전에 접근하며 성공할 수 있다고 자신한다. 결국 그들은 변화에 대한 동기부여가 더 많고 성공할 가능성이 더 높을 수 있다. 앞선 성공은 미래의 성공에 대한 기대감으로 이어질 수 있다.

반대로 누군가는 낮은 자기효능감이나 자기 회의는 쉽게 포기하거나 심지어 행동을 바꾸려고 시도조차 하지 않을 수도 있다. 이러한 사람들은 어려운 도전을 피하는 경향이 있다. 그들은 이전에 실패했을 수도 있고, 상황이 어려워지면 포기하거나 오래된 행동 패턴으로 되돌아갈 가능성이 높다. 자기효능감을 개발하기 위한 여러 가지 방법이 뒤따른다.

내적 통제소재 증진

당신이 변화할 능력이 있다는 확신이야말로 강력한 동기부여가 된다. 내적 **통제소재**(locus of control)가 강한 사람들은 그들이 그들 자신의 행동에 대한 힘을 가지고 있다고 믿는다. 그들은 자신의 생각에 더 몰리고 자신의 의견을 진술하고 자신의 신념에 충실할 가능성이 더 높다. 이와는 대조적으로, 외부 상황이 그들의 상황을 지배한다고 믿는 사람들은 외적 통제소재를 가지고 있다. 그들은 불안과 무력감에 쉽게 굴복하고 포기할지도 모른다. 예를 들어, 암 환자에 대한 최근 연구는 통제력의 내적 통제소재가 높은 사람들에 비해, 통제력의 외적 통제소재를 가진 사람들은 그들의 암을 관리할 수 없다고 느끼는 위협으로 인식하고, 그들의 진단에 대한 우울증으로 반응할 가능성이 더 높다는 것을 발견했다.[29]

내적 또는 외적 통제소재를 가지는 것은 상황에 따라 달라질 수 있다. 예를 들어, 당뇨병이 가족 내에서 일어난다는 것을 알게 된 사람은 그의 위험을 최소화하기 위해 적극적으로 일하지 않고 언젠가는 그 질병에 직면하게 될 수도 있다. 여기에서 그는 외적 통제소재를 시연할 것이다. 그러나 같은 개인은 흡연을 권유하는 친구의 압력에 저항할 때 내적 통제소재를 발휘할 수 있다.

어떻게 생각하는가?

당신은 내적 또는 외적 통제 소재가 있는가?

- 당신은 당신이 내적 또는 외적으로 통제되는 몇몇 친구들을 생각할 수 있는가?
- 이와 같은 다른 견해를 가진 사람들은 비슷한 상황에 어떻게 대처하는가?

3단계: 변화 준비하기

여러분은 충분히 오랫동안 변화를 생각해왔다! 이제 현실적인 목표를 세우고, 장벽을 예측하고, 타인에게 손을 내밀고, 헌신할 때가 되었다. 다음과 같은 방법이 있다.

SMART 목표 설정

성공하지 못한 목표는 모호하고 개방적이다. 예를 들어, "더 많은 운동을 함으로써 몸매를 가꾸어라." 이와는 대조적으로, SMART 목표는 다음과 같은 특성을 갖는다.

- **특정(Specific).** "YMCA에서 화요일/목요일 에어로빅 수업을 들어라."
- **측정 가능(Measurable).** "토요일 밤에 음주량을 3잔에서 2잔으로 줄여라."
- **행동 지향적(Action-oriented).** "금요일 오후에 동물 보호소에서 자원 봉사하라."
- **현실주의(Realistic).** "매일 걷는 시간을 15분에서 20분으로 늘려라."
- **시간 지향적(Time-oriented).** "10주 동안 체력 단련 수업에 머물러 있다가 다시 평가해 보아라."

당신의 SMART 목표가 달성 가능하다는 것, 즉 현재의 삶의 상황에서 그것을 성취할 수 있다는 것을 아는 것은 당신의 동기를 증가시킨다. 이것은 결국 더 나은 성공의 기회와 더 큰 자기효능감을 낳게 하는데, 이것은 여러분이 더 많이 성공하도록 동기를 부여할 수 있다.

쉐이핑

쉐이핑(shaping)은 목표를 향해 일련의 작은 걸음을 내딛는 과정이다. 만약 이틀에 한 번 3마일 조깅을 시작하고 싶지만, 당신은 바로 지치고 반 마일 후에 바람을 쐬고 있다고 가정해보자. 쉐이핑은 첫 주 동안 이틀에 30분씩 느린 속도로 걷고, 둘째 주에는 더 빠른 속도로 걷고, 셋째 주에는 천천히 달리는 등의 느리고 점진적인 단계의 과정을 지시할 것이다. 당신이 계획하고 있는 변화에 관계없이, 자신에게 과도한 스트레스를 주지 않도록 천천히 시작하라. 다음 단계로 넘어가기 전에 한 걸음만 더 배워라. 효과가 없는 것으로 판명되면 원래의 계획을 기꺼이 바꾸도록 하라.

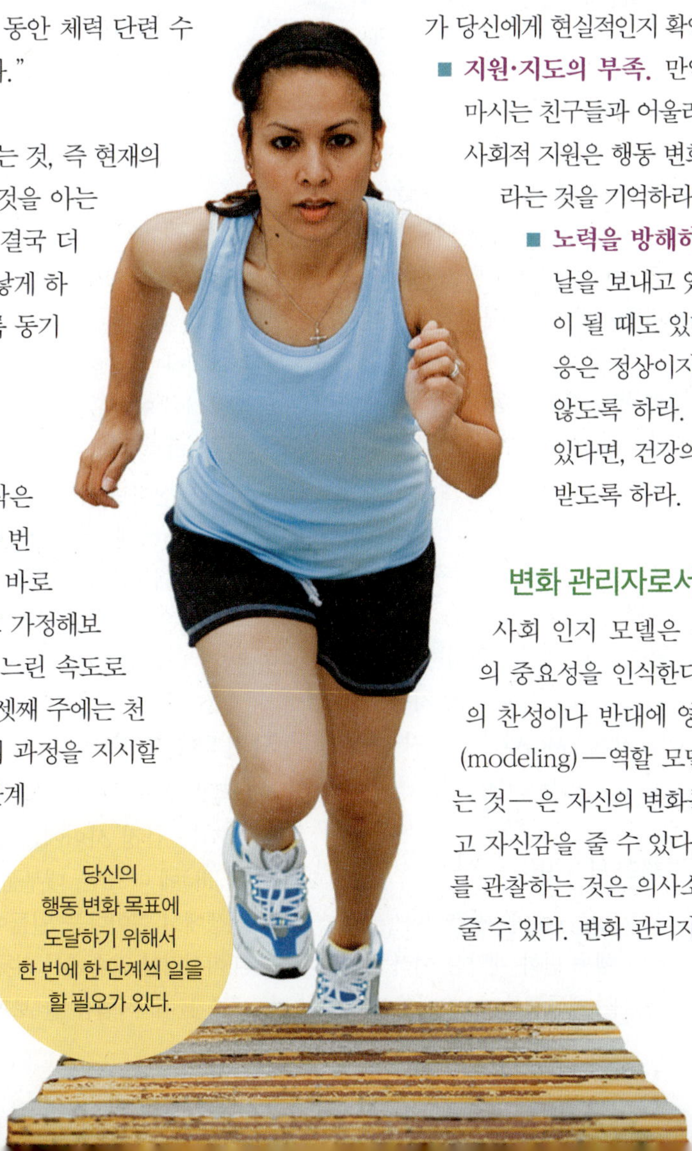

당신의 행동 변화 목표에 도달하기 위해서 한 번에 한 단계씩 일을 할 필요가 있다.

변화에 대한 사전 예방적 장벽

> **쉐이핑(shaping)** 일련의 작은 단계를 이용하여 점차적으로 특정 목표를 달성한다.
>
> **모델링(modeling)** 다른 사람들을 관찰함으로써 특정한 행동을 배우고 채택하는 것은 그것을 수행한다.

가능한 장애물을 미리 인식하면 변화에 대한 충분한 준비를 할 수 있다. 부정적인 사회적 결정 요인, 구축된 환경의 측면, 또는 적절한 의료 서비스의 결여 외에도, 변경할 수 있는 몇 가지 일반적인 장벽은 다음을 포함한다.

- **과욕적인 목표.** 아무리 강한 동기부여를 하더라도 과욕적인 목표는 자기효능감을 떨어뜨리고 변화를 탈선시킬 수 있다. 습관은 한 번에 한 단계씩 바꾸는 것이 가장 좋다.
- **자멸적 신념과 태도.** 건강 신뢰 모델이 설명하듯이, 나쁜 습관의 결과에 면역이 된다고 믿는 것은 변화에 대한 확고한 약속을 하지 못하게 할 수 있다. 마찬가지로 습관을 바꾸는 데 무력하다고 생각하는 것도 노력을 저해할 수 있다.
- **현재 웰니스 상태를 정확하게 평가하지 못함.** 예를 들어, 매일 아침 캠퍼스까지 2마일을 걸어갈 수도 있다고 생각하지만, 단지 1마일 후에 바람을 쐬고 있는 자신을 발견할 뿐이다. 계획된 변화가 당신에게 현실적인지 확인하라.
- **지원·지도의 부족.** 만약 음주를 줄이고 싶다면, 적당히 마시는 친구들과 어울리도록 하라. 긍정적인 역할 모델과 사회적 지원은 행동 변화의 사회 인지 모델의 핵심 측면이라는 것을 기억하라.
- **노력을 방해하고 의지를 꺾는 감정.** 가끔 나쁜 날을 보내고 있기 때문에 가장 좋은 계획이 엉망이 될 때도 있다. 인생의 도전에 대한 정서적 반응은 정상이지만, 변화하려는 노력을 방해하지 않도록 하라. 만약 심각한 심리적 고통을 겪고 있다면, 건강의 다른 측면을 바꾸기 전에 상담을 받도록 하라.

변화 관리자로서 다른 목록 세우기

사회 인지 모델은 성공적인 변화에서 사회적 접촉의 중요성을 인식한다. 우리들 대부분은 다른 사람들의 찬성이나 반대에 영향을 많이 받는다. 또한 **모델링**(modeling)—역할 모델을 관찰하고 모방함으로써 배우는 것—은 자신의 변화를 위한 실용적인 전략, 영감, 그리고 자신감을 줄 수 있다. 예를 들어, 대화를 잘 하는 친구를 관찰하는 것은 의사소통 능력을 향상시키는 데 도움을 줄 수 있다. 변화 관리자는 일반적으로 다음을 포함한다.

Behavior Change Contract

My behavior change will be:
To snack less on junk food and more on healthy foods.

My long-term goal for this behavior change is:
Eat junk food snacks no more than once a week

These are three obstacles to change (things that I am currently doing or situations that contribute to this behavior or make it harder to change):

1. The grocery store is closed by the time I come home from school.
2. I get hungry between classes, and the vending machines only carry candy bars.
3. It's easier to order pizza or other snacks than to make a snack at home.

The strategies I will use to overcome these obstacles are:

1. I'll leave early for school once a week so I can stock up on healthy snacks in the morning.
2. I'll bring a piece of fruit or other healthy snack to eat between classes.
3. I'll learn some easy recipes for snacks to make at home.

Resources I will use to help me change this behavior include:
a friend/partner/relative: my roommates: I'll ask them to buy healthier snacks instead of chips when they do the shopping.
a school-based resource: The dining hall: I'll ask the manager to provide healthy foods we can take to eat between classes.
a community-based resource: The library: I'll check out some cookbooks to find easy snack ideas
a book or reputable website: The USDA nutrient database at www.ars.usda.gov: I'll use this site to make sure the foods I select are healthy choices.

In order to make my goal more attainable, I have devised these short-term goals:

short-term goal	target date	reward
Eat a healthy snack 3 times per week	September 15	new CD
Learn to make a healthy snack	October 15	concert tickets
Eat a healthy snack 5 times per week	November 15	new shoes

When I make the long-term behavior change described above, my reward will be:
ski lift tickets for winter break target date: December 15

I intend to make the behavior change described above. I will use the strategies and rewards to achieve the goals that will contribute to a healthy behavior change.

Signed: Elizabeth King Witness: Susan Bauer

그림 1.8 **완료된 행동 변화 계약서의 예제.**
이 책의 후반부에 빈 버전이 포함되어 있다.

- **가족 구성원들.** 긍정적인 가족 단위들은 보살핌과 보호를 제공하고, 모든 가족 구성원의 건강한 발전에 헌신하며, 문제를 해결하기 위해 함께 노력한다. 만약 당신의 변화를 위한 노력을 지지할 수 있는 사랑하는 가족 구성원이 없다면, 친구와 전문가들에게 의지하라.
- **친구들.** 만약 친구들이 당신과 함께 행동 변화에 동참하는 것에 대해 격려하거나 관심을 보인다면, 당신은 더 동기부여를 받기 쉽다. 따라서 개인적인 가치를 공유하는 친구들은 여러분의 행동 변화를 크게 지지할 수 있다.
- **전문가들.** 건강 또는 체육 강사, 코치, 의료 서비스 제공자, 또는 기타 조언자와 같은 전문가의 지원을 받는 것을 고려하라. 적절한 경우, 캠퍼스에서 제공되는 상담 서비스와 금연 프로그램, 지원 집단 및 지역 YMCA와 같은 지역사회 서비스를 고려해보아라.

상상된 리허설(imagined rehearsal) 실제로 사건을 더 잘 수행할 수 있도록 정신적인 이미지를 통해 연습하는 것.

카운터링(countering) 원하는 행동을 바람직하지 않은 행동으로 대체하는 것.

상황 유도(situational inducement) 그 행동에 대한 통제력을 발휘하도록 구조화된 상황 및 경우를 통해 행동에 영향을 미치려는 시도.

자기 대화(self-talk) 자기 이미지에 영향을 미칠 수 있는, 자기 자신에게 생각하고 말하는 관습적인 태도.

계약서 서명

서면으로 받아볼 시간이다! 공식적인 행동 변화 계약은 여러 가지 목적을 제공해주며, 자신과의 약속, 목표, 시작 및 종료 날짜, 매일의 행동, 예상되는 장벽들을 제시해주는 계획으로 기능한다. 계약서를 작성하면 전략 및 프로그램의 이점을 상기할 수 있는 기회를 제공해준다. 그림 1.8은 완료된 계약서의 예이다.

4단계: 변화를 위한 조치 취하기

계획을 실행에 옮기기 시작하면서 다음과 같은 행동 변화 전략이 도움이 될 수 있다.

새로운 행동의 시각화

운동선수나 다른 사람들은 종종 그들의 목표에 도달하기 위해 **상상된 리허설**(imagined rehearsal)이라고 알려진 기술을 사용한다. 당신이 어떻게 행동하려고 하는지에 대한 세심한 정신적, 언어적 리허설은 문제를 예측하고 성공 가능성을 크게 향상시키는 데 도움을 줄 것이다.

카운터 만들기 학습

카운터링(countering)은 원하는 행동을 바람직하지 않은 행동으로 대체하는 것을 의미한다. 예를 들어, 쉬는 시간에 정크푸드를 먹는 것을 멈추고 싶다면, 대신 먹기 위해 배낭에 바나나를 챙겨라.

상황 통제

어떤 행동이든 선행과 결과 둘 다 있다. 선행은 미리 닥쳐오는 상황의 양상이다. 이러한 것들은 어떤 사람에게 특정한 방식으로 행동하도록 신호하거나 자극한다. 결과, 즉 행동의 결과는 한 사람이 그 행동을 반복할지에 영향을 미친다. 선행과 결과 둘 다 신체적 사건, 생각, 감정, 또는 다른 사람의 행동일 수 있다.

일단 당신이 주어진 행동의 선행을 인식하면, **상황 유도**(situational inducement)에 따라 자신에게 불리하게 작용하고 있는 행동들을 수정할 수 있다. 당신은 변화하려는 노력을 지지하는 설정, 사람, 그리고 상황을 찾을 수 있고, 당신의 변화를 탈선시킬 수 있는 것들을 피할 수 있다.

자기 대화의 변화

사람들이 스스로에게 하는 말, 즉 **자기 대화**(self-talk), 그리고 그들이 느끼는 감정 사이에는 밀접한 연관성이 있다. 심리학자인 엘리스(A. Ellis)에 따르면, 대부분의 감정적인 문제와 관련 행동들은 사람들이 인생에서 일어나는 일들이 그들이 원하는 것과 다를 때 스스로 하는 비이성적인 진술에서 비롯된다.[30]

예를 들어, 시험을 잘 보지 못한 후에, 스스로에게 "나는 그 쉬운 시험에서 낙제했다는 것을 믿을 수 없어. 난 정말 멍청해!" 이제 이 비이성적이고 부정적인 자기 이야기를 실제 일어나고 있는 일에 대한 이성적이고 긍정적인 표현으로 바꾸자: "나는 그 시험을 위해 충분히 공부하지 않았어. 나는 확실히 바보가 아니야. 나는 다음 시험을 위해 더 잘 준비하기만 하면 돼." 부정적인 자기 대화를 바꾸는 것은 실망에서 벗어나 상황을 바로잡기 위해 긍정적인 조치를 취하는 것을 도울 수 있다.

자기 대화를 바꾸는 또 다른 기술은 현재의 생각을 고집하지 않고 대화를 통해서 자신의 생각을 바꾸는 연습을 하는 것이다. 예를 들어, 최근에 당신을 떠난 전 파트너에 대한 생각에 몰두하고 있다고 가정해보자. 여러분이 앞으로 나아갈 수 있도록 돕기 위해 지금 취하고 있는 행동에 집중함으로써 그러한 생각들을 막을 수 있다. '행동을 변화시키는 기술'은 자기 대화를 바꾸기 위한 더 많은 전략을 제공한다.

스스로에게 보상

긍정적인 행동 변화를 촉진하는 또 다른 방법은 그것에 대해 스스로에게 보상하는 것이다. 이것을 **긍정적 강화**(positive reinforcement)라고 한다. 긍정적 강화의 종류는 다음과 같이 분류할 수 있다.

- 소모성 강화자(consumable reinforcers)는 좋아하는 간식 등 먹을 수 있는 품목.
- 활동 강화자(activity reinforcer)는 등산이나 여행 등 즐거운 일을 할 수 있는 기회.
- 관리형 강화자(manipulative reinforcer)는 추가 프로젝트를 진행할 때 더 좋은 점수를 받을 수 있다는 약속과 같은 인센티브.
- 전문적 강화자(possessional reinforcer)는 새로운 전자제품과 같은 실질적인 보상.
- 사회적 강화자(social reinforcer)는 애정 어린 포옹과 칭찬 등 감사나 인정의 표시.

긍정적 강화를 사용하는 것의 어려움은 종종 어떤 인센티브가 가장 효과적일지를 결정하는 데 있다. 당신의 강화자들은 처음에는 다른 사람들(외적 보상)로부터 올 수도 있지만, 자신의 긍정적인 변화들을 볼 때, 당신은 자신(내적 보상)에게 보상하고 보강하기 시작할 것이다. 강화자는 즉시 행동을 따라야 하지만 과잉 행동을 조심해야 한다는 것을 명심하라. 조깅을 할 때마다 영화 한 편으로 보답하면, 이 강화자는 곧 힘을 잃게 된다. 예를 들어, 일주일 내내 당신의 조깅 프로그램을 고수한 후에 스스로에게 이 상을 주는 것이 좋다.

어떻게 생각하는가?

어떤 유형의 강화가 당신이 행동을 바꾸게 할 가능성이 가장 높은가?

- 그것이 당신에게 동기를 부여하는 이유는 무엇인가?
- 행동 변화를 강화하는 선택을 생각해 볼 수 있는가?

행동을 변화시키는 기술

방해하는 일(Sabotage)이 변화한다는 생각에 도전하라

다음의 사고 패턴과 신념 중 어느 것이 당신을 방해하고 있는가? 자가 절약을 위해 다음과 같은 전략을 시도해 보아라.

- "시간이 부족해!" 하루 동안 시간별 활동을 차트로 만들어라. 가장 높은 우선순위는 무엇이며 무엇을 제거할 수 있는가? 다음 주에 건강한 변화를 위한 시간을 만들기 위해 계획하라.
- "난 너무 스트레스를 받아!" 지금 당장 당신의 주요 스트레스 요인을 평가하라. 제어할 수 있는 항목과 변경하거나 피할 수 있는 항목을 나열하라. 그런 다음 지금 스트레스를 줄이는 데 도움이 될 수 있는 두 가지를 찾아라.
- "다른 사람들이 어떻게 생각할지 걱정이야." 다른 사람들이 당신의 음주, 성행위, 식습관 등에 대한 결정에 얼마나 많은 영향을 미치는지 자신에게 물어보아라. 당신에게 가장 중요한 것은 무엇인가? 이러한 가치에 따라 어떤 조치를 취할 수 있는가?
- "할 수 없을 것 같아." 네가 전에 어떤 일을 한 적이 없다고 해서 지금 그것을 할 수 없다는 뜻은 아니다. 자신감을 키우기 위해, 아기 단계(baby step)를 밟아서 일을 작은 시간 단위로 나누어라.
- "이 습관은 못 고쳐!" 습관은 고치기 어렵지만 불가능하지 않다. 무엇이 당신의 행동을 촉발하는가? 이러한 촉발을 피할 수 있는 방법을 나열하라. 친구나 가족에게 지원을 요청하라.

일기

일기, 노트북, 블로그에서 개인적인 경험, 해석, 결과를 적는 것은 행동 변화에 중요한 기술이다. 매일의 활동을 기록하고, 자신의 진행 상황을 모니터하며, 그것에 대해 어떻게 느끼는지 기록하고, 개선을 위한 아이디어를 메모할 수 있다.

긍정적 강화(positive reinforcement) 강화되고 있는 행동에 이어 긍정적인 것을 제시.

재발(relapse) 성공적으로 그 행동을 피했던 기간 후에 부정적인 행동 패턴으로 되돌아가는 것.

재발 관리

재발(relapse)은 종종 심각한 질병으로, 성공적으로 치료되었다고 생각되는 사람에게서 증상이 복귀되는 것으로 정의된다. 그러나 재발은 또한 성공적으로 그 행동을 피한 후 이전의 부정적인 행동 패턴(음주, 폭식 등)으로 되돌아가는 것으로 정의할 수 있다. 예를 들어, 40~60%의 사람들이 약물남용장애로부터 회복하고 있는 것으로 추정되는 사람들이 재발하는 것을 경험한다.[31] 그것은 당신의 변화 프로그램이 실패라는 것을 의미하지는 않는다. 행동 변화는 과정이고, 좌절은 변화를 배우는 과정의 일부분이다.

몇 가지 간단한 전략들이 당신이 재발한 후에 다시 제 궤도에 오를 수 있도록 도와줄 수 있다. 먼저, 무엇이 잘못됐는지 알아야 한다. 모든 재발은 한 번의 실수로 시작된다.[32] 이 슬립(slip)이 유발된 원인은 무엇이며, 개인의 선택이나 환경에 기여한 측면은 어떻게 수정할 수 있는가? 둘째, 카운터링 사용하기: 만약 당신이 관계가 끝난 이후로 과식을 해왔다면, 당신을 위로하는 다른 행동들을 확인하고 선택하라. 셋째, 재발은 당신에게 이 변화를 만드는 데 도움이 필요하다는 것을 말해줄지도 모른다. 전문가의 도움을 받는 것을 고려하라.

시작해보자!

성공적인 행동 변화를 지원하는 기술을 습득한 후에, 당신은 목표한 행동에 그러한 기술을 적용할 준비가 되어 있다. 당신의 행동 변화 계약서를 당신이 매일 볼 수 있는 곳과 이 본문을 통해 작업할 때 그것을 참고할 수 있는 곳에 놓아라. 변화는 '그냥 일어나는 것'이 아니라는 것을 시각적으로 상기시켜주는 것으로 간주한다. 당신의 계약서를 검토하는 것은 당신이 잠재적인 문제에 대해 경계하고, 대안을 고려하며, 압박감 속에서 당신의 목표를 고수하도록 돕는다.

자가 평가

얼마나 건강한가?

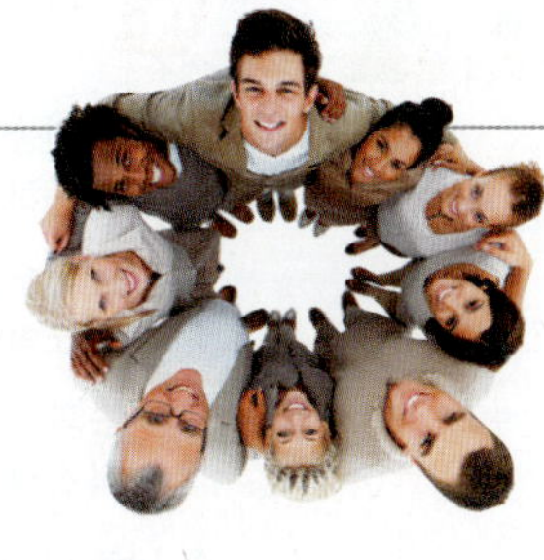

우리 모두는 건강의 중요성을 인식하고 있지만, 어떤 행동이 문제를 일으키거나 큰 위험을 야기할 가능성이 가장 높은지를 가려내는 것은 어려운 일일 수 있다. 어디서부터 시작해야 할지 결정하기 전에, 현재의 건강 상태를 평가하는 것이 중요하다.

다음과 같은 평가를 완료하면, 당신이 탁월하게 되는 건강 영역과 약간의 일을 할 수 있는 영역을 보다 명확하게 파악할 수 있을 것이다. 각 질문에 답한 다음 각 절에 대한 점수를 합산한 후 평가 종료 시 개인 점검표에 기입하라. 각 범주에서 당신의 점수에 영향을 준 행동에 대해 생각해보라. 그것들을 바꾸고 싶은가? 개선할 영역을 선택한 다음 책 뒤에 있는 행동 변경 계약서를 작성하라. 이 수업의 과정에 대한 행동 변화를 충분히 생각하고 실행하기 위해 그 계약서를 사용한다.

이 설문지의 각 범주는 건강의 전체 차원에 대한 중요한 측면이지만, 이는 자격을 갖춘 의료 서비스 제공자의 조언을 대체하는 것은 아니다. 의사 면허를 소지한 의사의 철저한 신체 검사를 예약하거나 행동 변화를 위한 도움이 필요할 경우, 학교에서 정신 건강 상담사와 약속을 잡는 것을 고려하라.

다음 각 항목에 대해, 해당 문장이 자신을 설명하는 빈도를 표시하라.

1 신체적 건강

	절대	거의	가끔	항상
1. 나의 체격과 체중에 만족한다.	1	2	3	4
2. 나는 활기찬 걷기, 조깅, 수영, 또는 하루에 적어도 30분씩 일주일에 3~4번 달리는 등 활발한 운동을 한다.	1	2	3	4
3. 매일 밤 최소 7~8시간의 수면을 취한다.	1	2	3	4
4. 면역력이 강하고, 몸이 아프거나 다쳤을 때 빨리 낫는 편이다.	1	2	3	4
5. 나는 내 몸에 귀를 기울이고, 이상이 있을 때는 그것을 치유하기 위해 조정을 하거나 전문적인 조언을 구하려고 노력한다.	1	2	3	4

총 점수: ______________

2 사회적 건강

	절대	거의	가끔	항상
1. 나는 개방적이고 정직하며 다른 사람들과 잘 지낸다.	1	2	3	4
2. 다양한 사회활동에 참여하며 나와 다른 사람들과 함께 있는 것을 즐긴다.	1	2	3	4
3. '더 좋은 사람'이 되려고 노력하며, 다른 사람과의 상호작용에서 문제를 일으킨 행동을 감소시킨다.	1	2	3	4
4. 나는 개방적이고 사랑스럽고 책임감 있는 관계에 접근할 수 있다.	1	2	3	4
5. 나는 친구들의 좋은 점을 보고 그들을 지지하기 위해 내가 할 수 있는 모든 것을 하며 그들이 자신에 대해 좋게 느끼도록 돕는다.	1	2	3	4

총 점수: ______________

3 정서적 건강

	절대	거의	가끔	항상
1. 나는 사랑, 두려움, 분노와 같은 감정들을 웃고, 울고, 보여주는 것이 쉽다고 생각하며, 이러한 것들을 긍정적이고 건설적인 방법으로 표현하려고 노력한다.	1	2	3	4
2. 나는 내 문제를 잊도록 돕는 수단으로 음주나 다른 약물을 사용하는 것을 피한다.	1	2	3	4
3. 스트레스를 받을 때를 인식하고, 운동이나 조용한 시간, 또는 다른 진정 활동을 통해 긴장을 풀기 위한 조치를 취한다.	1	2	3	4
4. 다른 사람을 너무 비판하거나 판단하지 않으려고 노력하며, 내가 다른 사람에게 주목하는 차이점이나 기이한 점을 이해하려고 노력한다.	1	2	3	4
5. 나는 유연하고, 긍정적인 방식으로 변화에 적응하거나 조정한다.	1	2	3	4

총 점수: ______________

4 환경적 건강

	절대	거의	가끔	항상
1. 재활용 종이를 구입하고 생분해성 세제와 세정제를 구입하거나 가능할 때마다 자체 청소 제품을 만든다.	1	2	3	4
2. 종이, 플라스틱 및 금속을 재활용한다. 가능하면 리필 용기를 구입한다. 내가 사용하는 종이와 플라스틱의 양을 최소화하려고 노력한다.	1	2	3	4
3. 나는 물 소비를 줄이기 위해 세탁과 물 공급원의 세제 양 사이에 장기간 옷을 입으려고 노력한다.	1	2	3	4
4. 선거에서 친환경적인 후보자에게 투표한다.	1	2	3	4
5. 양치질, 면도, 또는 샤워를 할 때 수도꼭지를 가동하는 시간을 최소화한다.	1	2	3	4

총 점수: ______________

5 영적 건강

	절대	거의	가끔	항상
1. 나는 인생에서 중요한 것이 무엇인지, 내가 누구인지, 내가 소중히 여기는 곳, 내가 가는 곳, 가고 있는 곳을 혼자 생각한다.	1	2	3	4
2. 나는 더 큰 힘에 대한 믿음을 가지고 있다. 그것이 최고의 존재, 본성, 또는 모든 생명체의 연결성이다.	1	2	3	4
3. 나는 어떤 대가도 기대하지 않고 돌보는 일과 선의를 행한다.	1	2	3	4
4. 나는 고통받는 사람들을 동정하고 공감하며 어려운 시기에 그들을 돕기 위해 노력한다.	1	2	3	4
5. 나는 열정을 가지고 인생을 최대한 경험한다.	1	2	3	4

총 점수: ______________

6 지적 건강

	절대	거의	가끔	항상
1. 나는 인생에서 선택을 할 때 선택과 가능한 결과를 신중하게 고려한다.	1	2	3	4
2. 나는 실수를 통해 배우고, 다음에 다르게 행동하려고 노력한다.	1	2	3	4
3. 나는 매주 시간을 내는 취미, 학습 활동, 또는 개인적 성장 활동이 적어도 하나 있다.	1	2	3	4
4. 나는 나를 관리하는 시간을 보내기보다 나의 시간을 잘 관리한다.	1	2	3	4
5. 나의 친구와 가족은 나의 판단을 신뢰한다.	1	2	3	4

총 점수: ______________

건강의 6가지 측면이 각각 중요하지만 한 가지 범주에 쉽게 맞지 않는 몇 가지 요인이 있다. 대학생으로서 다른 사람들에게는 없는 독특한 위험에 직면하게 된다. 이러한 이유로 우리는 개인 건강 증진 및 질병 예방에 중점을 둔 이 자가 평가 절을 추가했다. 이 질문에 답하고 결과를 다음 절의 개인 점검표에 추가하라.

7 개인 건강 증진/질병 예방

	절대	거의	가끔	항상
1. 성적으로 활동하려면 라텍스 콘돔, 덴탈 댐 및 기타 성병 감염 위험을 줄이는 다른 수단과 같은 보호 수단을 사용한다.	1	2	3	4
2. 폭식 없이 파티나 즐거운 시간을 보낼 수 있다.	1	2	3	4
3. 배가 고플 때 먹고 배가 부르면 식사를 중단한다. 나는 굶주리거나 구토를 강요하여 체중 감량을 시도하지 않는다.	1	2	3	4
4. 문신이나 피어싱을 받으려면 엄격한 기준의 멸균 및 혈액매개질병 전염 예방 조치를 따르는 저명한 사람에게 갈 것이다.	1	2	3	4
5. 신체적 부상을 입을 수 있는 익스트림 스포츠에는 참여하지 않는다.	1	2	3	4

총 점수: ______________

개인 점검표

이제 각 절의 점수를 합산하여 최적의 점수로 간주되는 점수와 비교하라. 어떤 분야에서 점수에 놀랐는가? 어느 분야에서 작업해야 하는가?

	이상적인 점수	당신의 점수
신체적 건강	20	______
사회적 건강	20	______
정서적 건강	20	______
환경적 건강	20	______
영적 건강	20	______
지적 건강	20	______
개인 건강 증진/질병 예방	20	______

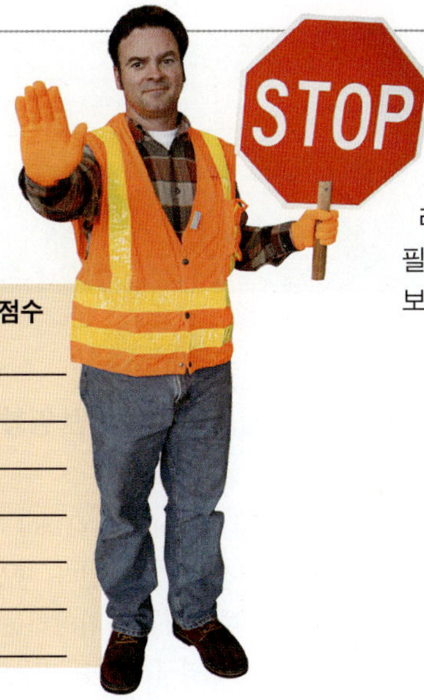

10~14점

건강 위험을 보이고 있다! 직면한 위험에 대한 정보와 이러한 행동을 변경해야 하는 이유를 찾아라. 원하는 변경 방법을 결정하는 데 도움이 필요할 수 있다. 이 책, 교수 및 학교의 학생 보건 서비스로부터 도움을 받을 수 있다.

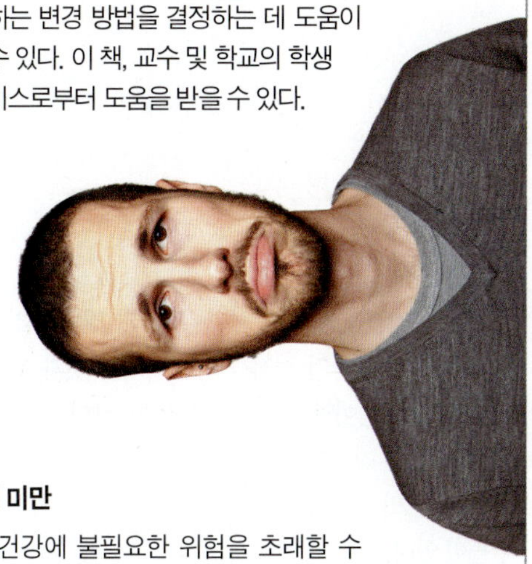

15~20점

훌륭하다! 귀하의 답변에 따르면 귀하는 전반적인 건강 상태에서 이러한 행동의 중요성을 알고 있다. 더 중요한 것은 전반적인 위험을 줄이는 좋은 건강 습관을 실천함으로써 지식을 작동시키는 것이다. 매우 높은 점수를 받았지만 여전히 점수를 향상시킬 수 있는 영역을 고려하라.

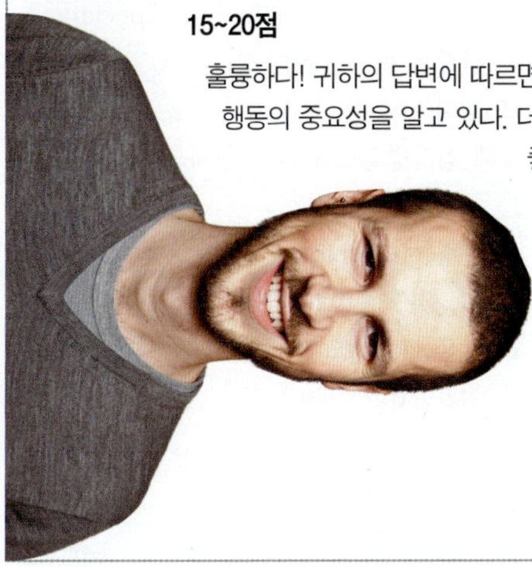

10점 미만

건강에 불필요한 위험을 초래할 수 있다. 아마도 당신은 위험과 그에 대한 조치를 알지 못한다. 각 위험 영역을 식별하고 책에서 관련 장을 읽을 때 기억해 두어라. 가능할 때마다 캠퍼스나 지역사회를 통해 추가 건강 자원을 찾고 행동 변화에 대한 진지한 헌신을 하라. 수업 활동이나 개인 생활에서 기능이 부족한 부분이 있으면 전문적인 도움을 받아라. 이 점수는 진단 도구가 아니라 지표일 뿐이다.

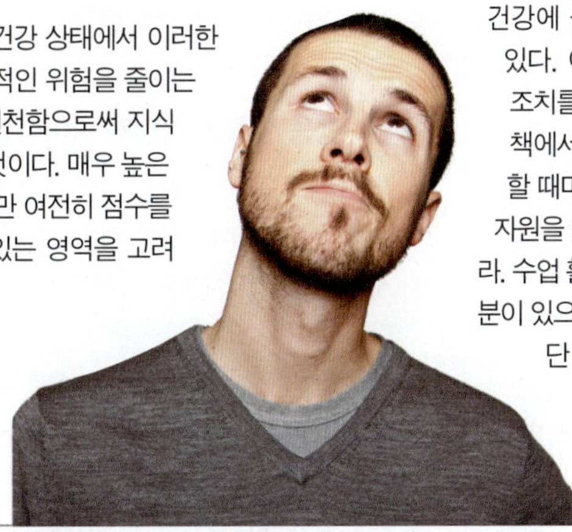

변화를 위한 여러분의 계획

자가 평가 활동을 통해 총 건강 상태를 측정할 수 있다. 이러한 결과를 고려했으므로 건강에 해로울 수 있는 특정 행동의 변화를 위한 조치를 취할 수 있다.

오늘, 당신은 할 수 있다.

- ☐ 행동을 평가하고 수행 중인 패턴과 구체적인 일을 식별하라.
- ☐ 변경할 행동 패턴을 하나 선택하라.
- ☐ 책 뒷면에 있는 행동 변화 계약서를 작성하라. 변화에 대한 장단기 목표, 이러한 목표 달성에 대한 보상, 그에 따른 잠재적 장애물 및 이러한 장애물 극복 전략을 반드시 포함시켜라. 각 목표에 대해 수행할 작은 단계와 특정 조치를 나열하라.

다음 2주 안에, 당신은 할 수 있다.

- ☐ 일기를 쓰기 시작하고 행동 변화 목표를 향한 진도를 도표로 나타내라.
- ☐ 친구나 가족 구성원에게 행동 변화 목표에 대해 말하고, 이 사람에게 당신을 지원하도록 요청하라.
- ☐ 단기 목표에 도달한 것에 대해 보상하고, 필요에 따라 목표를 재평가하라.

학기말까지, 당신은 할 수 있다.

- ☐ 당신은 일기장을 검토하고, 계획을 얼마나 성공적으로 지켜왔는지 생각해 볼 수 있다. 무엇이 당신이 성공하는 데 도움이 되었는가? 무엇이 변화를 더 어렵게 만들었는가? 다음 주에 무엇을 다르게 할 것인가?
- ☐ 필요에 따라 계획 수정하기: 목표를 달성할 수 있는가? 보상이 만족스러운가? 당신은 충분한 지원과 동기를 가지고 있는가?

학습 계획

복습

LO 1 | 건강, 왜 지금인가?

- 좋은 건강을 선택하는 것은 부상과 질병의 위험을 줄이고 학업 성적을 향상시키는 것과 같은 즉각적인 이익, 질병 예방, 장수, 삶의 질 향상과 같은 장기적인 보상, 그리고 장애와 질병의 공공 비용을 줄이는 것과 같은 사회적 혜택들이 있다.
- 미국에서 출생 시 평균 기대수명은 78.8세이다. 이것은 지난 세기에 걸쳐 크게 증가했지만, 건강에 좋지 않은 행동들은 미국인들의 주요 사망 원인 중 심장병이나 뇌졸중 같은 만성질환에 계속 기여하고 있다.

LO 2 | 건강이란 무엇인가?

- 건강에 대한 정의는 시간이 지남에 따라 바뀌었다. 의료 모델은 건강 및 질병 치료의 신체적 측면에 초점을 맞춘 반면, 현재의 생태학적 또는 공중 보건 모델은 건강, 질병 예방 및 건강 증진에 기여하는 사회적, 환경적, 경제적 및 기타 요인에 초점을 맞추고 있다.
- 건강은 연속체에 존재하는 것으로 볼 수 있으며, 삶의 신체적, 사회적, 지적, 정서적, 정신적 환경적 차원에서의 자신의 잠재력을 충족시키는 역동적인 과정을 포괄하고 있다. 웰니스는 각각의 건강 차원에서 가능한 한 가장 높은 수준의 건강을 달성하는 것을 의미한다.

LO 3 | 건강에 어떤 영향을 주는가?

- 건강은 결정 요인이라고 불리는 요인에 의해 영향을 받는다. Surgeon General의 건강 증진 계획인 건강한 사람들은 결정 요인을 개인 행동, 생물학과 유전학, 사회적 요인, 정책 결정, 보건 서비스로 분류한다. 다른 집단들 간의 건강상의 차이는 위험 증가에 기여한다.

LO 4 | 마음챙김은 건강에 어떤 영향을 주는가?

마음챙김—현재의 순간에 비판단적인 주의를 주어 모든 차원의 건강을 증진시킨다. 명상과 같은 형식적인 활동은 마음챙김을 함양하는 데 도움을 줄 수 있다. 먹으면서 주의를 기울이거나 판단하지 않고 파트너의 화를 받아들이는 등의 비공식적인 행동도 효과적이다.

LO 5 | 행동 변화는 어떻게 일어나는가?

- 행동 변화의 모델에는 건강 신뢰 모델, 사회인지 모델 및 이론적인 행동 변화(변화의 단계) 모델이 포함된다. 사람은 변화를 몇 가지 단계와 구성 요소을 포함하는 과정으로 간주함으로써 건강 관련 행동을 성공적으로 변화시킬 가능성을 높일 수 있다.

LO 6 | 건강 행동을 어떻게 개선할 수 있는가?

- 행동 변화를 고려할 때, 현재의 습관을 조사하고, 대상 행동을 학습하며, 변화할 의욕과 준비성을 평가하는 것이 도움이 된다. 동기부여를 위해서는 자기효능감을 개발하고 내적 통제소재를 갖는 것이 필수적이다. 변화를 준비하고 있을 때, 변화의 장벽을 예상하며, 다른 사람들의 도움과 지원을 받고, 행동 변화 계약서에 서명하는 SMART 목표를 설정하는 것이 도움이 된다. 변화를 위한 조치를 취할 때, 새로운 행동을 시각화하는 것은 도움이 된다. 카운터링 실천, 상황을 통제, 자기 대화를 바꾸고, 스스로에게 보상을 하며, 로그, 블로그, 또는 일기를 보관하는 것이 도움이 된다.

깜짝 퀴즈

LO 1 | 건강, 왜 지금인가?

1. 생년월일과 같이 특정 연령에 남아 있는 전체 건강의 예상 연수를 기술하기 위해 사용되는 용어는?
   a. 건강한 수명(healthy life span)
   b. 평균건강수명(healthy life expectancy)
   c. 건강과 관련된 삶의 질
   d. 웰니스(wellness)
2. 올해 심장병으로 인한 사망자의 수를 나타내는 통계는 무엇인가?
   a. 발병률(morbidity)
   b. 사망률(mortality)
   c. 발생률(incidence)
   d. 이환율(prevalence)

LO 2 | 건강이란 무엇인가?

3. 계단을 올라가거나 신발을 묶는 등 매일 하는 일은 다음과 같이 알려져 있다.
   a. 웰니스 행동
   b. 평균건강수명
   c. 행동의 단서
   d. 일상생활 활동
4. 재니스는 자신을 자신감과 신뢰감으로 묘사하고, 높은 자존감과 높은 자기효능감을 동시에 보여준다. 이러한 자질과 관련된 건강의 차원은 다음과 같다.
   a. 신체적 차원
   b. 정서적 차원
   c. 영적 차원
   d. 지적 차원

LO 3 | 건강에 어떤 영향을 주는가?

5. 건강한 사람들 2020(Healthy People 2020)은
   a. 미국의 건강을 증진시키기 위해 고안된 건강 조치의 청사진
   b. 2020년 미국의 기대수명 예측
   c. 2020년까지 환경의 보건 우선순위를 달성하기 위한 국제 계획
   d. 주 정부가 보건에 대한 연방 기금을 받기 위해 달성해야 하는 특정 목표의 집합

LO 4 | 마음챙김은 건강에 어떤 영향을 주는가?

6. 다음 중 마음챙김에 관한 진술 중 옳은 것은?
   a. 마음챙김의 기술은 1970년대 후반 존 카바진에 의해 발견되고 개발되었다.
   b. 지난 10년 동안 마음챙김에 대한 관심이 급증했지만, 이러한 관행이 건강 향상에 연관되어 있는 연구는 거의 없다.
   c. 명상은 마음챙김을 함양하는 데 도움이 되지만 필수적인 도구는 아니다.
   d. 마음챙김을 함양하기 위해 권장되는 한 가지 기술은 당신의 완벽함을 고려하는 것이다.

LO 5 | 행동 변화는 어떻게 일어나는가?

7. 행동 변화의 사회 인지 모델은 다음과 같이 시사한다.
   a. 건강 문제의 심각성과 그것에 대한 우리의 감수성을 이해하는 것은 변화를 동기부여한다.
   b. 사색은 변화에 적절히 대비하기 위한 필수적인 단계이다.
   c. 행동 변화는 행동에서 시작한다면 대개 성공하지 못한다.
   d. 우리가 사는 환경은 어린 시절부터 현재에 이르기까지 변화에 영향을 미친다.

LO 6 | 건강 행동을 어떻게 개선할 수 있는가?

8. 20파운드(9 kg)를 빼고 싶다고 가정해보자. 목표에 도달하기 위해, 당신은 작은 걸음을 내딛는다. 지원 집단에 가입하고 칼로리를 세는 것으로 시작한다. 2주 후에, 운동 프로그램을 시작하고 점차적으로 당신이 원하는 건강 수준에 도달한다. 어떤 행동 변화 전략을 사용하고 있는가?
   a. 쉐이핑(shaping)
   b. 시각화(visualization)
   c. 모델링(modeling)
   d. 강화(reinforcement)
9. 커크와 태미가 청구서를 지불한 후, 그들은 함께 TV를 보면서 보상한다. 그들이 청구서를 지불하도록 동기를 부여하는 긍정적인 강화의 유형은 무엇인가?
   a. 활동 강화자(activity reinforcer)
   b. 소모성 강화자(consumable reinforcer)
   c. 관리형 강화자(manipulative reinforcer)
   d. 전문적 강화자(possessional reinforcer)
10. 특정한 방법으로 행동하도록 사람을 신호 또는 자극하는 상황의 측면을 일컬어진다.
   a. 선행(antecedents)
   b. 사건 설정
   c. 결과
   d. 적극적인 유인

생각해보기

LO 1 | 건강, 왜 지금인가?

1. 오늘날 미국 인구는 얼마나 건강한가? 오늘날의 건강 불균형에 영향을 미치는 요인은 무엇인가?

LO 2 | 건강이란 무엇인가?

2. 건강과 웰니스는 어떻게 비슷한가? 만약 있다면, 이 용어들 사이의 중요한 차이점은 무엇인가? 건강 증진이란 무엇인가? 질병 예방이란 무엇인가?

LO 3 | 건강에 어떤 영향을 주는가?

3. 오늘날 미국에 존재하는 건강 불균형은 무엇인가? 왜 이러한 차이점들이 존재한다고 생각하는가? 건강 불균형을 가장 효과적으로 해결하거나 제거할 수 있는 정책은 무엇이라고 생각하는가?

LO 4 | 마음챙김은 건강에 어떤 영향을 주는가?

4. 마음챙김이 이번 학기에 학업 성적에 도움이 되는가? 그렇지 않다면, 왜 그런가? 만약 그렇다면, 어떻게 도움이 있는가?

LO 5 | 행동 변화는 어떻게 일어나는가?

5. 건강 신뢰 모델은 무엇인가? 젊은 여성이 첫 담배를 피우기로 결심했을 때, 이 모델은 어떻게 작동하는가? 그녀의 마지막 담배는?

LO 6 | 건강 행동을 어떻게 개선할 수 있는가?

6. 행동 변화에 대한 우리의 4단계 계획을 이용하여, 친구가 금연하는 것을 돕기 위해 당신이 변화 관리자 역할을 할 수 있는 방법에 대해 논의하라. 당신의 친구가 변화를 시도하기 전에 변화할 준비가 되어 있는 것이 왜 중요한가?

Focus on

차이점, 불균형 및 건강: 건강 형평성 달성

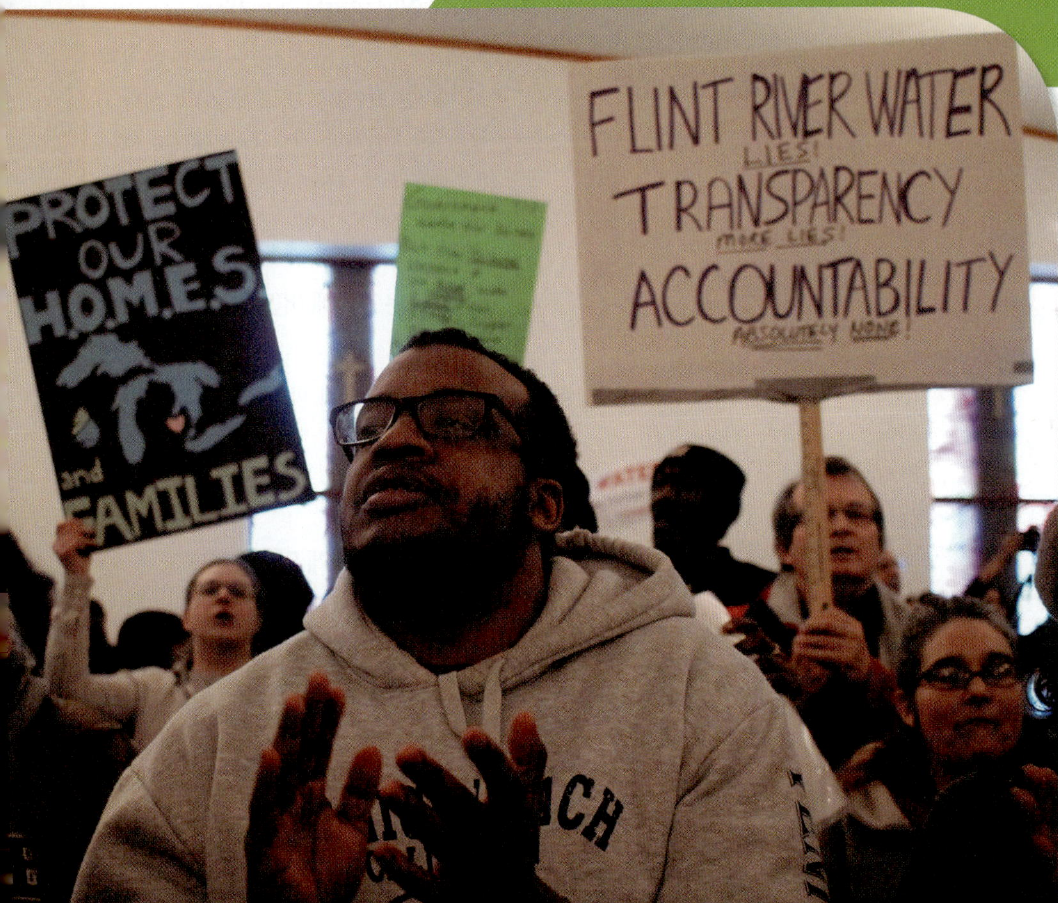
FLINT RIVER WATER
LIES!
TRANSPARENCY
MORE LIES!
ACCOUNTABILITY
ABSOLUTELY NONE!
PROTECT OUR H.O.M.E.S. and FAMILIES

학 습 결 과

LO 1 건강 불균형에 가장 취약한 인구와 사회에 대한 비용을 확인하고, 21세기 미국에서 건강 형평성이 중요한 문제가 된 이유를 설명하시오.

LO 2 미국의 건강 불균형에 가장 크게 영향을 미치는 건강의 사회적 결정 요인을 확인하시오.

LO 3 편견을 조사하고 차이에 대한 존중을 높이기 위해 마음챙김을 사용하는 방법을 포함하여 캠퍼스, 지역사회 및 개인 생활에서 건강 형평성을 증진시키기 위해 취할 수 있는 구체적인 조치에 대해 논의하시오.

LO 4 미국이 모든 사람들의 좋은 건강을 향해 나아갈 수 있도록 하기 위해 필요한 체계적인 변화를 설명하고, 현재 이 목표를 달성하기 위해 진행 중인 국가 및 지역사회를 기반으로 한 계획의 예를 제시하시오.

왜 관심을 가져야 하는가?

건강 불균형은 예방할 수 있는 질병과 조기 사망으로 이어진다. 그들은 우리 경제에 매년 수십억 달러의 비용이 들지만, 우리 사회의 각 구성원들의 완전한 참여를 빼앗았다. 이와는 대조적으로, 건강 형평성을 위해 일하는 것은 여러분의 가정에 도전하고, 대인관계를 유지하며, 일반적으로 여러분의 세계를 확장시킨다. 중요한 것은, 더 나은 건강과 더 큰 기회를 향한 인구 이동은 궁극적으로 우리 모두에게 이익이 되는 동시에 의료 서비스 비용을 통제하는 데 도움을 준다.

미국은 3억 2,500만 명 이상의 독특한 개인들이 살고 있는 세계에서 가장 다양한 나라들 중 하나이다. 이러한 개인은 인종과 민족성, 사회경제적 지위, 교육적 성취, 성적 지향, 성별 정체성, 나이, 종교, 능력 및 장애의 차이에서 거의 헤아릴 수 없는 복잡성을 나타낸다. 그것들은 또한 다른 태도, 믿음, 두려움, 가치, 목표, 그리고 꿈을 나타낸다. 우리는 미국 독립선언서에서 우리 모두가 평등하게 태어났다고 선언했던 나라에 살고 있다. 그렇다면, 미국이 세계에서 가장 부유한 11개 선진국들 사이에서 지속적으로 건강 분야 최하위를 차지했다는 것은 역설적이다.[1] 건강 형평성이란 무엇인가, 그리고 왜 우리는 건강 형평성 차원에서 그렇게 낮은가? 왜 우리가 관심을 가져야 하는가? 이 장은 어떻게 차이가 건강 불균형과 심각한 불균형을 초래하는지를 탐구한다. 건강 형평성을 향해 나아가기 위해 우리가 개별적으로, 그리고 집단적으로 무엇을 할 수 있는지에 대해 생각해보는 것은 우리에게 도전적이다.

LO 1 | 미국에서 건강 형평성이 왜 중요한 문제인가?

건강 불균형에 가장 취약한 인구와 사회에 대한 비용을 확인하고, 21세기 미국에서 건강 형평성이 중요한 문제가 된 이유를 설명하시오.

제1장에서 당신은 외과총국(Surgeon General)의 건강 증진 계획 Health people 2020의 주요 목표 중 하나가 건강 형평성 달성, 불균형 해소, 모든 집단의 건강 증진이라는 것을 배웠다.[2] 이것은 무엇을 의미하며, 왜 그것이 중요한가?

건강 형평성은 모든 사람들에게 최적의 건강 수준의 달성

전 세계 보건 기구는 형평성을 '피할 수 있거나 고칠 수 있는 사람들 사이의 차이점 부재'로 정의한다.[3] **건강 형평성**(health equity)을 특징으로 하는 사회는 지속적인 빈곤과 건강을 해치는 차별과 같은 조건을 방지하거나 역전시키는 데 힘썼다. 공정성과 정의의 가치에 의해 이루어지는 그러한 사회는 건강을 각 개인의 발전을 위한 필수적인 자원으로, 그리고 중요한 공공의 이익으로 중시한다.[4] Health People 2020은 건강 형평성이 모든 사람들에게 최적의 건강 수준을 달성하는 것이라고 말한다.[5]

분명히, 건강 형평성이 결여된 사회는 높은 건강 불균형을 가지고 있다. 건강 불균형은 '사회적, 경제적, 환경적 불이익과 밀접하게 연계된 건강의 차이'라는 것을 제1장에서 상기하라.[6] 이러한 차이는 교육에서 주택, 적절한 건강 보험과 생활 임금을 제공하는 일자리에 이르기까지 사회 자원의 불평등한 분배에서 비롯된다.[7] 따라서 건강 불균형은 근본적으로 부당하며, 건강 위험과 건강 자원의 불공평한 분배를 반영한다.[8]

미국: 다양성이 증가하는 나라

미국은 **다양성**(diversity)이 증가하는 나라이다. 2014년에는 미국인의 62.2%가 비 히스패닉계 백인이고, 17.4%는 히스패닉계 또는 라틴계 미국인이었으며, 12.4%는 비 히스패닉계 흑인이었다. 5.2%는 아시아계였고, 나머지는 아메리카계 미국인과 그 밖의 다른 사람들이다.[9] 오늘날 미국에 살고 있는 모든 사람들의 약 27%는 미국 태생의 자녀를 포함한 이민자들이다.[10]

이민은 21세기 내내 계속해서 미국 인구를 다양화할 것으로 예상된다. 미국 인구조사국은 2014~2060년 사이에 인구가 약 9,800만 명 증가함에 따라 비 히스패닉계 백인 비율이 1/4 이상 감소할 것으로 예상하고 있다(그림 1). 같은 기간 동안, 히스패닉계 인구는 2배 이상 증가하고, 비 히스패닉계 흑인, 아시아계 미국인, 혼혈인 인구는 적당히 증가할 것이다. 2044년에는 '주요-소수 교차'가 발생하며, 비 히스패닉계 백인 미국인이 미국 인구의 50% 미만을 차지할 것이다.[11]

미국의 나이 구성도 변하고 있다. 예를 들어, 18세 미만 미국인의 인구는 2014~2060년 사이에 7,400만 명에서 8,200만 명으로 약간 증가할 것으로 예상된다. 이와는 대조적으로, 65세 이상의 미국인의 인구는 4,600만 명에서 9,800만 명으로 2배 이상 증가할 것으로 예상된다.[12] 이러한 증가하는 노인들의 수는 우리에게 연령에 맞는 의료 및 기

건강 형평성(health equity) 건강에서 피할 수 있거나 교정할 수 있는 차이가 없는 상태와 모두를 위한 최적의 건강 수준의 달성에 의해 특징지어지는 상태.

다양성(diversity) 다양한 구성, 특히 문화, 인종/민족, 종교, 성적 지향, 그리고 이와 같은 면에서 다양한 구성으로 특징지어지는 조건.

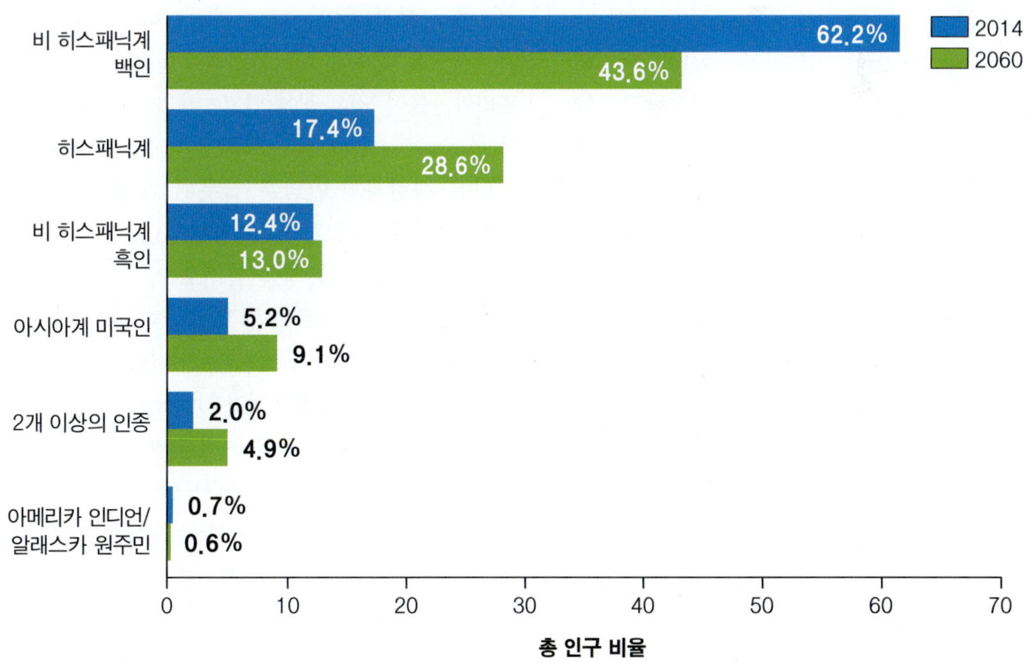

그림 1 미국 인구의 인종과 민족 다양성은 2014~2060년 사이에 증가할 것으로 예상된다.

Source: S.L. Colby and J. M. Ortman, "Projections of the Size and Composition of the U.S. Population: 2014–2060," U.S. Census Bureau, March 2015, Available at www.census.gov/content/dam/Census/library/publications/2015/demo/ p25-1143.pdf.

타 사회 및 지역사회 서비스를 교통에서 영양가 있는 식사로 확장시키고, 사회적 상호작용을 장려하는 프로그램으로 확대하고 고립을 줄이도록 요구할 것이다. 이러한 지원이 없다면, 많은 노인들이 건강 형평성으로부터 멀어질 것이다.

미국인들은 또한 자아 정체성 속에서 다양해지고 있다. 전화 조사에 따르면, 2000~2017년 사이에 미국인의 LGBT(레즈비언, 게이, 양성애자, 트랜스젠더: lesbian, gay, bisexual, transgender) 식별 비율은 2%에서 4.1%로 2배 이상 증가했으며, 밀레니얼(80~1998년생) 중 현재 7.3%이다.[13,14] LGBT 범주는 그 자체로 다양화되었으며, 특히 미국 대학캠퍼스에서, LGBTQIAA+(레즈비언, 게이, 양성애자, 트랜스젠더, 동성애자, 인터섹스, 무성애자, 동맹자, 포괄적: lesbian, gay, bisexual, transgender, queer, intersex, asexual, ally, inclusive)를 포함한다. 성 정체성 자체는 유동적이다: 미국인들은 성 정체성, 성 정체성 또는 성별 괴짜로 확인하거나 성별의 개념을 완전히 거부하고 있다(여성도 남성도 아닌 무성의, agender).

또한 종교적 정체성도 다양해지고 있다. 기독교인인 미국인의 비율은 수십 년 동안 감소하고 있는 반면, 기독교인이 아닌 미국인의 비율은 증가했다. 2007년에 이슬람교도들은 미국 인구의 0.4%에 불과했다. 현재 거의 1%의 미국인이 무슬림이다.[15] 종교적으로 무관한 미국인의 비율(무신론자, 불가지론자, 또는 '특별히 아무것도 없다')도 2007년에 약 15%에서 2015년에 22.8%로 증가하고 있다.[16,17] 젊은 밀레니얼의 약 36%가 무관하며, 이러한 세대적 추세는 서로 연관될 것으로 예상된다.[18]

차이(difference) 다른 사람이 어떤 중요한 면에서 자신과 다르다는 것을 인정하는 것.

고정관념(stereotyping) 일반화되고 전형적으로 음의 속성을 다른 모집단 그룹의 개인에게 할당하는 것.

타인과 상호작용(othering) 본질적으로 열등하거나 존경받을 자격이 없거나 위협적인 것처럼 다른 사람들과 상호작용하는 것.

우리의 건강과 웰빙에 있어 미국의 다양성 증가는 어떤 영향을 미칠까? 그것은 부분적으로 우리의 반응에 달려있다.

차이에 대한 우리의 반응은 건강의 불균형으로 이어질 수 있다

우리의 차이들은 우리를 풍요롭게 할 잠재력을 가지고 있어서, 우리는 서로 배울 수 있고, 변화하는 세계의 복잡한 도전을 충족시키기 위해 우리의 자원을 모을 수 있게 해준다. 하지만 우리의 차이점은 또한 우리를 갈라놓을 수 있는 잠재력을 가지고 있다. 사회심리학에서 **차이**(difference)은 다른 사람들이 어떤 중요한 면에서, 우리와 다른 존재로 인식되는 것이다. 우리는 결코 다른 사람을 실제처럼 완전히 알 수 없기 때문에, 차이를 인식하는 능력은 매우 제한적이다: 우리는 단지 그 사람의 외모와 행동에 대한 우리의 관찰에 근거할 수 있다. 우리 사회가 우리에게 누가 그리고 무엇이 다른지 말해준다는 것을 알아야 한다. 예를 들어, 나이지리아 미국인 작가 아디치(C. N. Adichie)는 많은 아프리카 국가에 살고 있는 아프리카인들은 피부색으로 서로를 구분하지 않는다고 관찰한다. 그들이 미국으로 이주해야만 검은 피부를 가진 아프리카인들이 '검은색'이 되고, 따라서 다르다.[19]

다른 사람과의 만남은 잘못된 가정, 오해, 인식되지 않은 편견, **고정관념**(stereotyping)에 대한 가능성을 가져오고, 여기서 일반화되고 전형적으로 부정적인 속성이 다른 인구 집단의 개인에게 할당된다. 이러한 사고 패턴은 결국 **타인과 상호작용**(othering), 즉 본질적으로 그들이 우리의 존경과 보살핌을 덜 받을 수 있는 방식으로 우리보다 더 열등해 보이는 사람들과 상호작용하는 것으로 이어질 수 있다. 그러한 사고방식은 또한 차별과 다른 사회적 불평등에 기여할 수 있고, 편견을 조사하고 차이에 대한 존중을 높이기 위해 마음챙김을 사용하는 방법을 포함하여 캠퍼스, 지역사회 및 개인 생활에서 건강 형평성을 증진시키기 위해 취할 수 있는 구체적인 조치에 대해 논의하라. 오해와 인식되지 않은 편견이 개인으로서 우리의 선택에 얼마나 영향을 미칠 수 있는지를 고려해보자. 예를 들어, 그들은 레즈비언 커플에게 아파트를 임대할 것인지, 더 나이 든 사람을 고용할 것인지, 아니면 심지어 두건을 쓰고 있는 동창과 대화를 할 것인지에 어떤 영향을 미칠 수 있을까? 그들은 또한 우리가 한 사회로서 취하는 행동을 알려준다. 예를 들어, 지역사회 구성원들은 그들이 '타인'이라고 생각하는 사람들에 대한 인식되지 않은 편견 때문에 이웃의 고품질의 저소득 주택에 투자하는 조치에 반대할 수도 있다. 이러한 방식으로 차이에 대한 우리의 개인적이고 집단적인 반응은 기회를 줄이고, 불평등을 초래하며, 건강 불균형으로 특징지어지는 사회를 만들 수 있다.

특정 인구 집단이 건강 불균형에 더 취약하다

Health People 2020은 "인종이나 민족, 종교, 사회경제적 지위, 성별, 연령, 정신 건강, 인지, 감각, 또는 신체적 장애, 성적 지향, 또는 성 정체성에 기초하여 체계적으로 건강에 더 큰 장애를 경험한 사람으로 파악한다. 지리적 위치, 또는 역사적으로 차별이나 배제와 관련된 기타 특성이 있는 건강 불균형에 특히 취약한 사람들을 구분한다."

위의 각 범주 내에서, 특정 모집단은 질병, 장애 및 사망의 수준이 더 높은 경향이 있다. 예를 들어, 비 히스패닉계 흑인들은 전반적으로 비 히스패닉계 백인보다 건강상의 차이가 더 큰 경향이 있는데, 이 본문에서 다루는 많은 영역에서 주목하게 될 것이다. 그들은 심장병, 뇌졸중, 그리고 대부분의 암으로 사망할 가능성이 더 높다. 그들은 총과 관련된 폭력으로 사망할 가능성이 더 높고, 더 낮은 평균 기대수명을 가진다.[20,21] 그러나 이러한 일반적인 경향에 대한 많은 예외들이 존재한다. 예를 들어, 비 히스패닉계 백인들은 비 히스패닉계 흑인들보다 더 많은 자살과 약물 과다

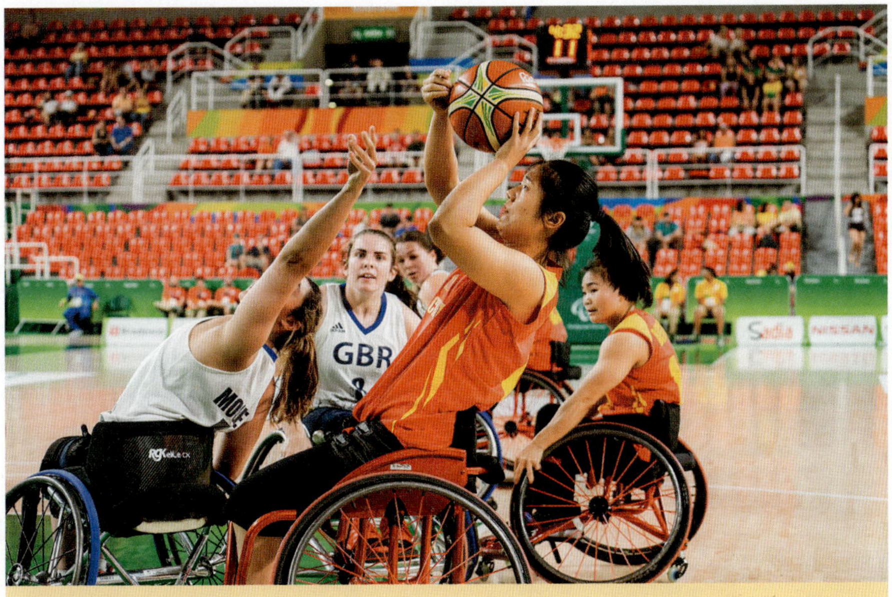

인구 집단에서 각 개인의 경험은 독특하다.

복용으로 인해 사망을 경험한다. 사실, 주로 이러한 죽음들 때문에, 중년의 비 히스패닉계 백인들의 사망률은 1999~2013년 사이에 증가했지만, 다른 모든 인종과 민족 집단들 사이에서는 감소하였다.[22] 다른 한편으로 불균형은 종종 집단과 교차한다. 예를 들어, 동남쪽에 사는 흑인과 백인 모두 다른 지역에 사는 사람들보다 기대수명이 훨씬 낮다.[23]

불균형은 모집단 사이뿐만 아니라 모집단 내의 부분군 사이에도 발생한다. 예를 들어, LGBT 인구를 생각해보자. 흡연율은 이성애자(14.9%)보다 레즈비언, 동성애자, 양성애자(20.6%)가 높지만, 트랜스젠더(35.5%)가 가장 높다.[24] 이와 유사하게, 비 트랜스젠더 LGB 인구 내에서보다 트랜스젠더 개인들 사이에서 임상적 우울증과 자살이 더 흔하다.[25]

또한 집단 내의 사람들 사이에는 셀 수 없이 많은 차이가 존재한다. 우리는 '유대인의 경험'이나 '빈곤의 경험'을 말할지 모르지만, 어떤 인구 집단 내의 개인의 삶은 독특하고 극적으로 달라질 수 있다. 다른 모집단에 대한 우리의 가정은 전형적으로 그러한 모집단의 개인에 대한 제한된 노출에 기초하기 때문에, 그것들은 부정확할 가능성이 있다. 질병통제예방센터(CDC)와 같은 정부 기관의 건강 통계도 평균에 불과하며, 따라서 그러한 통계가 나타내는 사람들 사이의 큰 차이를 반영하지 않는다.

건강 불균형은 막대한 비용을 초래한다

"어릴 때 죽거나 장애가 있거나 최적의 수준에서 기능을 발휘하지 못하는 모든 사람들은 개인과 가족의 비극일 뿐만 아니라 우리 지역사회와 우리나라를 가난하게 만든다. 우리는 모두 건강 상태의 차이에서 비롯되는 창조성, 공헌성, 참여성을 박탈당한다."[26]

CDC 책임자가 제시한 위의 인용문은 미국의 건강 불균형에 따른 인간의 비용을 포함시키기 시작할 뿐이다. 건강 불균형도 상당한 경제적 비용을 가지고 있다. 인종 및 민족적 건강 불균형만으로도 미국 경제는 약 350억 달러의 직접 의료비 지출, 100억 달러의 생산성 손실 및 거의 2,000억 달러의 조기 사망을 초래할 것으로 추정된다.[27] 이러한 비용은 제2형 당뇨병과 같은 만성질환이 예방되지 않거나 적절하게 관리되지 않을 때 발생한다. 1차 진료에 대한 접근은 병원 응급 부서에서 가장 비용이 많이 드는 유형의 의료 시설에서 치료를 요청한다. 부적절한 건강 교육이 보호되지 않는 성행위, 흡연 및 기타 위험한 건강 행동에 기여한다. 그리고 약물 남용과 정신 건강 장애가 있는 사람들은 치료 프로그램에 접근할 수 없다. 따라서 일하던 직장을 떠나고, 직장에 절대 들어가지 못하거나, 약물 과다 복용 및 자살의 희생자가 된다.

다시 말하지만, 건강 불균형과 그에 수반되는 비용은 피할 수 있다. 우리가 사회로서 그것들을 줄이려면, 우리는 그들이 밀접하게 연관되어 있는 사회적, 경제적 및 환경적 단점을 이해할 필요가 있다.[28]

LO 2 | 사회적 결정 요인은 미국의 건강 불균형에 어떻게 영향을 미치는가?

미국의 건강 불균형에 가장 크게 영향을 미치는 건강의 사회적 결정 요인을 확인하시오.

질병 및 사망률과 같은 건강 불균형의 지표는 개인의 가치를 똑같이 평가하지 않는 시스템의 결과물이다. 이러한 평가의 불공평은 특정 인구에 대한 건강 위험을 증가시키는 동시에 그들이 번성하는 데 도움이 될 수 있는 자원에 대한 접근을 감소시킨다. 이와는 대조적으로, 특정 다른 모집단은 자원 및 권리가 거부되거나 다른 모집단이 이용할 수 없는 **특권**(privilege)을 가지고 있다. 예를 들어, 부유한 가정에서 태어난 아이들은 영양가 있는 식단, 훌륭한 교육 기회, 그리고 고품질의 의료 서비스를 받을 수 있다. 이러한 자원은 건강을 지탱한다. 자신이 소중하게 여겨지고 양육되는 가정에서 태어난 아이들은 비록 부유하지는 않더라도 사회적 연결성과 전반적인 안전과 안전 의식을 포함한 건강을 지탱하는

특권(privilege) 사회의 일부 구성원만이 얻을 수 있는 장점과 권리.

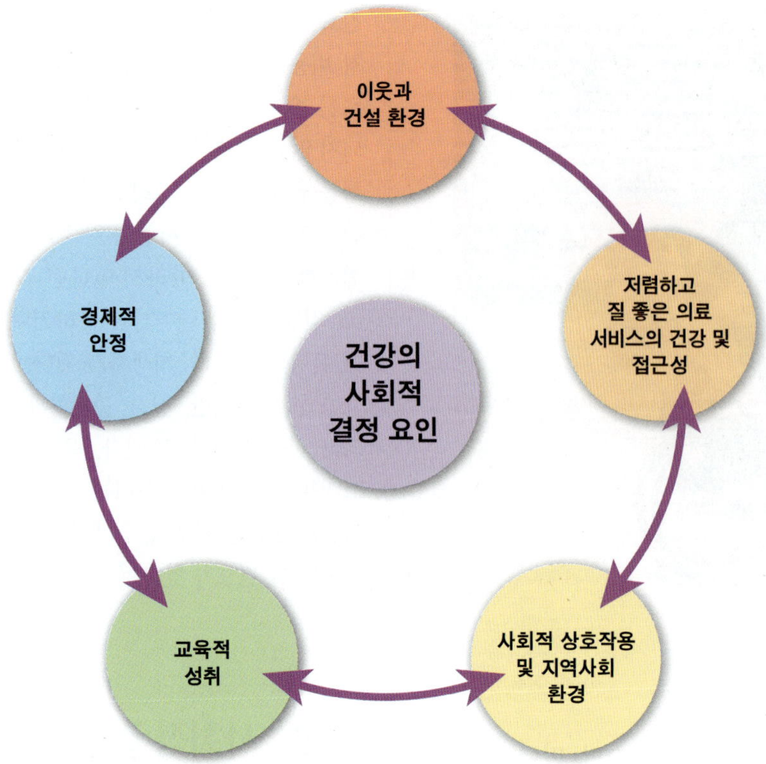

그림 2 건강의 사회적 결정 요인(SDOH).

자원을 가지고 있다.

보건 관련 자원의 접근 및 분배에 영향을 미치는 조건은 **건강의 사회적 결정 요인**(social determinants of health, **SDOH**)으로 알려져 있다.[29] 제1장에서 이러한 조건들을 접했다. 여기서 우리는 그것들이 직간접적으로 건강과 건강 불균형에 어떻게 영향을 미치는지 자세히 살펴볼 것이다. 예를 들어, 저소득층 개인들은 천식을 치료하기 위한 약에 대한 처방을 받을 여유가 없을 수도 있다. 직접적으로 말하자면, 개인의 주거 선택권은 천식을 악화시키는 높은 수준의 대기오염을 가진 이웃들로 제한될 수도 있다. SDOH는 서로 연결되어 있다. 예를 들어, 차별은 교육적 성취, 주택, 고용 선택 및 소득, 그 밖의 SDOH에 영향을 미칠 수 있다.[30]

건강의 사회적 결정 요인(social determinants of health, SDOH) 사람들이 살고 있는 환경의 사회적, 경제적, 신체적 조건들이 다양한 건강, 기능, 삶의 질적 결과 및 위험에 영향을 미친다.

식량 부족(food insecure) 모든 가정 구성원을 위한 충분한 식품에 대한 신뢰할 수 있는 접근 부족.

식품 사막(food desert) 주민들이 신선하고, 건강하며, 저렴한 음식을 쉽게 접할 수 없는 지역사회.

경제적 안정성과 교육적 성취

제2차 세계대전 이후 수십 년간 소득은 미국 사회 전반에 걸쳐 광범위하게 공유되었다. 그러나 1980~2013년 사이에 빈부격차가 극적으로 벌어져 이른바 '중산층의 실종'에 기여했다.[31] 2014년 가장 부유한 20% 가구의 평균소득은 19만 4,053달러로 하위 20% 가구의 평균소득인 11,676달러의 17배에 육박했다.[32]

2015년 미국 인구조사국은 빈곤을 1인 가구당 연간 12,331달러, 3인 가구당 18,871달러로 규정했다. 연방 최저임금(시급 7.25달러)으로, 풀타임으로 일하는 두 자녀를 둔 한 부모는 1년에 15,080달러를 벌게 되는데 이는 빈곤선보다 훨씬 낮은 금액이다. 비록 대다수의 미국 주가 시간당 최저임금을 7.25달러 이상으로 정했지만, 많은 주들은 연방 최저임금을 준수한다. 주의 최저임금을 알아보려면 www.ncsl.org.에서 '주최저임금도'를 검색하라.

수십 년의 연구 결과, 빈곤과 건강의 밀접한 연관성을 뒷받침한다.[33] 예를 들어, 많은 가난한 미국인들이 배고픔을 경험한다. 2015년, 거의 13%의 미국 가정이 **식량 부족**(food insecure)을 겪게 되었고, 이는 그들이 모든 가정 구성원을 위한 충분한 음식을 섭취할 수 없다는 것을 의미한다.[34] 게다가 가난한 미국인들이 **식품 사막**(food desert), 신선한 과일과 야채, 통곡빵, 생선, 그리고 다른 영양가 있는 음식을 판매하는 식품점에 접근성이 낮거나 없는 지역사회에 거주할 가능성이 더 높다는 것을 의미한다. 식품 사막에서 사는 것은 비만 및 비만과 관련된 질병과 같은 건강 문제의 위험을 증가시킨다. 저소득 지역사회들은 또한 낮은 보행성, 낮은 학업 성적, 낮은 수준의 의료 서비스 시설, 그리고 평균적인 오염 수준과 폭력 수준을 가질 수 있다.[35]

> 4,310만 명의 미국인들은 빈곤에 살고 미국 가정의 거의 13%가 충분한 음식이 부족하다. 도시와 시골 지역사회의 많은 가난한 미국인들이 식품 사막에서 산다.

뚜렷한 SDOH인 낮은 교육적 성취는 증가하는 빈곤과 함께 증가한다. 중산층 미국인과 비교했을 때, 가장 가난한 미국인은 고등학교의 미완성률이 3배나 된다. 교육은 다양한 방법으로 건강을 증진시킨다. 그것은 직접적으로 건강에 영향을 미치는 영양, 신체활동, 음주 및 다른 생활 방식 선택에 대한 정보에 대한 접근을 증가시킨다. 그것은 또한 더 나은 일자리 기회를 이끌어내고, 더 나은 근로 조건, 병가, 유급 휴가, 건강 보험 보장, 그리고 양질의 주택, 음식 및 기타 필수품들을 감당할 수 있는 능력을 포함한 다른 혜택들을 이끌어낸다.[36] 소득 안정과 교육적 성취는 평생 건강을 증진시키는 감정적, 사회적, 물질적 자원을 제공한다.[37]

사회의 자원에 대한 접근을 줄임으로써, 빈곤은 중요하고 만성적인 스트레스에 기여하는데, 이것은 어린 시절에 시작되고 전형적으로 수명 내내 지속되는 신체적, 정신적 건강 문제를 야기한다.[38] 가장 두드러진 빈곤과 관련된 건강 불균형 중 하나는 기대수명에 있다. 소득 하위 10%의 남성은 상위 10%의 소득을 가진 남성의 기대수명보다 14년 낮은 기대수명을 가지고 있다. 여성의 경우, 격차가 13년이다.[39] 빈곤과 관련된 다른 불균형에는 임신 전 출생과 유아 사망률에 대한 위험을 증가시켰다.[40] 어린이의 신경발달장애, 41세 미만 접근성이 포함된다. 의료, 치과 진료, 처방약[42], 그리고 만성질환과 장애의 높은 비율.[43] 2014년 빈곤선 이하에 살고 있는 18~64세 사이의 가난한 미국인의 37% 이상이 적어도 하나의 장애를 가지고 있었으며, 이는 중산층이나 부유층 미국인의 17%와 비교된다.[44]

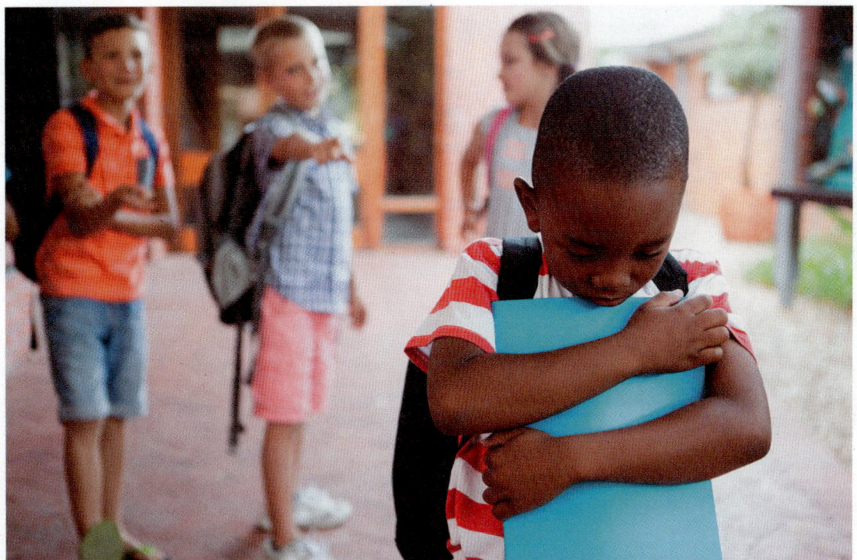

소수 민족-스트레스 이론은 스트레스와 소수 집단 구성원들이 경험하는 차별 사이의 연관성을 설명하려고 시도한다. 이 이론에 따르면, 차별에 대한 기대조차도 스트레스 반응을 촉발시킬 수 있다.

사회적 상호작용 및 지역사회 환경

우리의 사회적 상호작용과 지역사회 환경은 우리의 건강에 강하게 영향을 미친다. 그러한 요인들은 우리의 사회적 지원 수준, 사회적 규범과 태도, 문화적 영향, 언어 장벽과 읽고 쓰는 능력의 수준, 감금 비율, 그리고 지역사회 기반 자원의 가용성을 포함한다.[45]

이러한 요인 중 차별은 스트레스와 스트레스 관련 증상과 건강악화의 주요 원인으로 부상했다.[46] 미국 심리학협회의 최근 보고서는 빈곤층, 장애인, 인종/민족 소수자, LGBT 미국인, 그리고 나이 든 미국인들 사이의 차별에 대한 위험 증가가 확인되었다.[47] 소수 스트레스의 이론은 차별에 자주 노출되는 것, 예를 들어, 경찰에게 부당하게 저지당하거나 승진에 합격하거나 선생님에 의해 낙담하거나 심지어 무례하게 대우받는 것과, 건강을 감소시키는 스트레스 수준 사이의 연관성을 설명하려고 시도한다. 차별에 대한 기대조차도 스트레스를 증가시킨다. 예를 들어, 정직함에 익숙한 나이 든 근로자는 고용되기 위해 구직 신청서에 나이에 대해 거짓말을 할 필요성을 느낄 수 있다. 극심한 스트레스를 겪는다고 보고한 미국인들은 스트레스 수준이 낮은 사람들에 비해 공정하거나 좋지 않은 건강 상태를 보고할 가능성이 2배 더 높다.[48] (스트레스와 건강 사이의 연관성에 대한 자세한 내용은 제3장을 참고하라.)

문화(culture), 즉 한 집단의 태도, 신념, 가치관, 행동도 건강에 영향을 미칠 수 있다. 문화는 언어, 물질적 대상, 예술, 의식, 제도, 그리고 다른 방식을 통해 전달되며, 사람들이 사회와 환경적 변화에 적응하면서 세대에서 세대로 전달된다. 개인은 질병의 원인, 적절한 치료법, 또는 전혀 치료를 추구하지 않는지에 대해 문화적으로 기반한 믿음을 가질 수 있다. 문화적으로 기반한 행동 패턴은 또한 의료 서비스 제공자와의 신뢰와 의사소통에 영향을 미칠 수 있으며, 식단과 신체활동 수준과 같은 건강 관련 생활 방식 선택에도 영향을 미칠 수 있다. 문화는 널리 알려진 건강의 결정 요인이지만, 우리 모두는 문화적으로 영향을 받을 수도 있고 그렇지 않을 수도 있는 복잡하고 다양한 행동에 참여하는 개인이라는 것을 인식하는 것이 중요하다.

언어 장벽과 문맹도 건강에 영향을 미칠 수 있다. **건강 정보 이해 능력**(health literacy)이란 적절한 보건 결정을 내리는 데 필요한 건강 정보 및 서비스를 입수, 처리 및 이해할 수 있는 능력이다.[49] 예를 들어, 처방약, 예약 전표, 건강 교육 책자, 의사 지침, 보험 및 동의서 양식 등을 이해할 수 있는 능력을 포함한다.[50] 또한 낮은 건강 정보 이해 능력으로 의료 서비스 제공자와 의사소통하는 데 문제가 있을 수 있으며, 정보에 입각한 의료 서비스 결정을 내릴 수 없을 수도 있다. 결과적으로 그들은 권장되는 예방접종, 암 검진 및 다른 종류의 예방치료를 받지 못할 가능성이 더 높고, 약물 오류를 일으킬 수도 있고, 질병

문화(culture) 한 집단을 다른 집단과 구별하는 집단적 태도, 신념, 가치관, 행동.

건강 정보 이해 능력(health literacy) 적절한 건강 결정을 내리는 데 필요한 건강 정보 및 서비스를 입수, 처리 및 이해할 수 있는 능력.

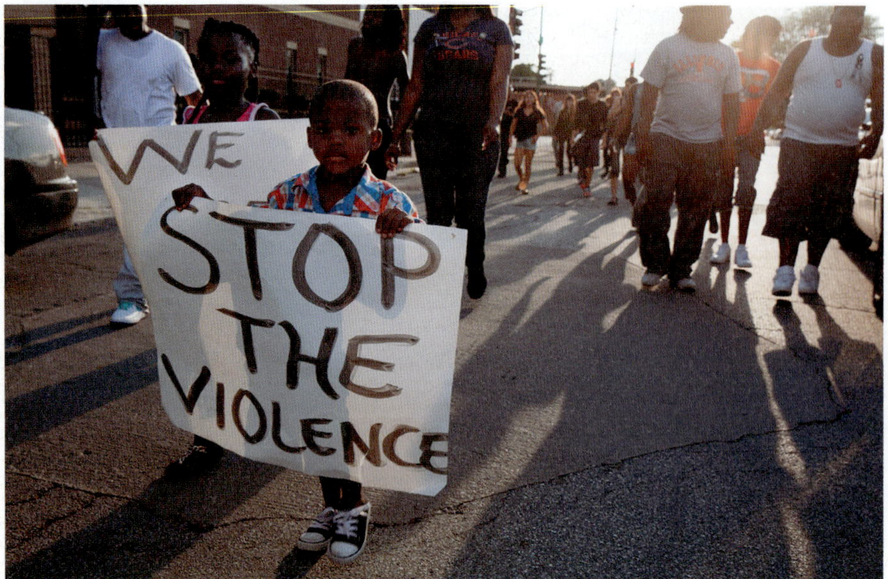

이웃 폭력에 대한 노출은 또 다른 강력한 건강의 사회적 결정 요인이다.

관리를 잘못하여 합병증을 겪을 수 있으며, 입원할 가능성이 더 높다. 그들은 또한 더 높은 사망률을 가지고 있다.[51]

이웃과 건설 환경

보행성, 건강 선택권을 많이 제공하는 음식점의 존재, 그리고 오락 시설의 밀도와 같은 이웃의 특성들 또한 건강에 영향을 미친다.[52] 다양한 연구가 시골 환경을 신체활동에 대한 기회의 감소와 비만의 증가 수준과 연관시켰다.[53]

건강 불균형에 기여할 수 있는 건설 환경의 또 다른 측면은 공기, 물, 토양의 산업 및 교통 오염 수준이다.[54,55] 2015년 미국 환경보호청이 인구의 40% 이상이 빈곤선 아래에 살고 있는 미시간 주 플린트의 공공 용수 공급에서 납 오염이 발견되자, 미국 전역의 다른 저소득 지역사회들의 도시 물 시스템도 납에 오염된 것으로 밝혀졌다.[56] 이웃 폭력에 대한 노출은 또 다른 강력한 SDOH로, 정신적, 신체적 건강상의 차이와 몇몇 만성질환의 위험 증가에 간접적으로 기여한다.[57,58,59,60,61]

LO 3 | 당신의 행동은 건강 형평성에 어떻게 기여할 수 있는가?

편견을 조사하고 차이에 대한 존중을 높이기 위해 마음챙김을 사용하는 방법을 포함하여 캠퍼스, 지역사회 및 개인 생활에서 건강 형평성을 증진시키기 위해 취할 수 있는 구체적인 조치에 대해 논의하시오.

건강 불균형에 기여하는 요인은 복잡하고 상호 연관되어 있으며, 특히 시스템 관점에서 볼 때 해결책은 압도적으로 보일 수 있다. 그러나 건강 불균형은 당신의 이웃과 당신의 마음에서 더 작은 규모로 해결될 수 있다.

가정과 편견(assumptions and biases)을 조사하기 위해 마음챙김 실천하기

제1장에서 논의했듯이, 우리를 제한하는 신념과 태도에 도전하는 매우 효과적인 전략은 마음챙김을 기르는 것이다. 최근 마음챙김 훈련 프로그램에 참여한 참가자들은 자신의 무의식적 편견에 주의를 기울이는 능력을 향상시켰으며, 다른 사람들의 행동의 무의식적 측면에 대한 통찰력과 이해를 증진시켰으며, 상호작용에 대한 '우리' 대 '그들' 접근법을 덜 채택했다.[62] 또 다른 연구에 따르면, 훈련을 받은 사람들은 인종 및 연령 편견이 줄어들고, 그러한 편견으로 인해 발생하는 부정적인 행동이 줄어드는 것으로 나타났다.[63] 자신의 마음과 주변 환경에서 일어나는 것에 주의를 기울일 때, 우리는 인식하고, 인식을 해석하고, 반응하는 이전에 확립된 습관적인 신경학적 경로를 비활성화한다.[64]

이 장의 후반부에서 자가 평가는 가정, 인식 및 편견을 조사하기 위한 단계를 제공한다.

다양성의 이점 확인하기

같은 언어, 문화, 종교, 인종, 또는 민족을 공유하는 인구가 있는 지역에서 자랐는가? 당신이 엄청나게 다양한 지역에 있더라도 대부분 자신의 집단에 충실했는가? 그렇다면 캠퍼스 생활의 다양성이 활기차고 도전적일 수 있다. 모국어가 영어가 아닌 강사에게 수업을 받거나 연령, 배경, 또는 능력이 다른 사람들과 팀 프로젝트를 수행하는 것은 스트레스가 될 수 있다. 다양성의 이점을 이해하고 확인하면 도움이 될 수 있다.

다양성은 선생님이다. 당신이 다른 사람들과 매일 소통하는 것은 당신의 가정에 도전하고, 당신을 새로운 생각, 가치, 경험에 노출시키며, 일반적으로 당신의 세계를 확장시킨다. 여러 가지 차이들을 극복하면서 일하는 데 있어서 발전하는 기술들은 아마도 국제적인 취업 기회에 대비할 수 있도록 당신의 직업 전망을 향상시킬 가능성이 있다. 자신의 가치관, 믿음, 그리고 개인사를 다른 사람들의 그것과 비교하고 대조할 때, 당신은 자신에 대해 더 많이 발견하게 된다. 이 더 깊은 자각은 차례로 여러분의 수업, 사회생활, 그리고 미래의 계획에 대한 결정을 하는 데 도움을 줄 수 있다.[65] 마지막으로, 다른 사람들과 관계를 맺는 것은 당신을 새로운 음식, 새로운 스포츠, 새로운 음악, 새로운 작가, 그리고 많은 재미에 노출시킬 수 있다!

차이를 통해 의사소통하는 법 배우기

습관적으로 자신의 편견을 조사하고 마음챙김을 실천하는 사람들 중에서도 잘못된 의사소통이 발생할 수 있다. 다음 기술은 실제와 상상의 차이를 효과적으로 전달하는 데 도움이 된다.[66]

첫 번째 단계는 대화의 규칙을 설정하여 의사소통의 가치와 목표에 대한 공유된 합의를 만드는 것이다. 예를 들어, 당신은 시민, 정직 및 상호존중에 헌신하는가? 대화에서 무엇을 얻고 싶은가?

상대방이 말을 할 때는 내면의 독백을 멈추고 진정으로 들어보라. 상대방의 메시지 내용뿐만 아니라 상대방이 말하는 방식에도 주의를 기울여라. 당신의 마음이 방황하기 시작할 때마다, 다른 사람의 말로 돌려주어라. 상대방이 말을 마친 후에는 자신이 들었다고 생각하는 것을 역설하라. 확인하기: 당신의 말이 그 사람이 실제로 말한 것에 가까운가? 그렇지 않다면, 정중하게 설명을 요청하라.

완전한 공개를 목표로 한다. 다시 말해서, 당신의 나이, 성 정체성, 인종 또는 민족, 능력과 장애, 삶의 경험, 그리고 수많은 다른 요인들은 대화의 순간에 당신이 다른 사람들을 어떻게 인식하고, 그들이 당신을 어떻게 인식하는지를 포함하여 기여했음을 인정한다. 상황이 긴장되면 일시 정지 버튼을 눌러라. 당신의 차이에 영향을 미치는 요인들을 되돌아보는 시간을 가져라.

대화로 대화를 마무리하라. 즉, 의사소통 과정과 질문에 대한 관찰 내용과 향후 대화를 위한 제안을 공유하라.

자신과 타인을 위한 옹호하기

마음챙김을 실천하고 차이에 대해 의사소통하는 것 외에도 자신과 타인을 옹호함으로써 건강 형평성에 기여할 수 있다. 그렇게 하려면 다른 사람과 차별이 있을 때 이를 인식하고 건강을 보호하고 향후 상호작용을 변화시키기 위한 조치를 취하는 것이 도움이 된다. 전략에 대해서는 이 페이지의 '행동을 변화시키는 기술'을 참고하라.

행동을 변화시키는 기술

자신의 옹호자가 되기

만약 당신이 타인과 상호작용, 고정관념, 차별을 경험했다면, 당신은 단순히 상황을 받아들이고 나아가고 싶은 유혹을 받을 수도 있다. 하지만 더 건강한 방법은 자신의 옹호자가 되는 것이다. 다음과 같은 몇 가지 제안이 있다.

- 받은 부정적 메시지를 적극적으로 거부하라. 당신의 선량함, 당신의 핵심 가치, 그리고 당신의 삶의 목적을 상기하라.
- 가족 구성원, 친구, 학생 다양성 집단의 구성원, 캠퍼스 다양성 센터의 리더, 또는 정신 보건 전문가와 함께 경험을 토론하라.
- 만약 당신을 부당하게 대했던 한 사람과 마주할 가능성이 있다면, 당신의 상호작용으로 어떻게 바뀌기를 원하는지 미리 결정하라. 당신이 의사소통하고 싶은 메시지와 그것을 차분하고, 명확하며, 효과적으로 전달하는 방법에 대해 정신적으로 또는 글로 나타내라.
- 자신의 이익을 대변할 권리가 있다는 것을 기억하라. 다른 누군가가 당신에게 동의하지 않거나 방어적인 것은 당신의 필요성이나 그것을 알릴 수 있는 권리의 중요성을 부정하지 않는다.
- 만약 당신이 주택이나 고용에서 차별을 받았다고 생각한다면, 고소하라. 예를 들어, 일자리 차별은 미국 균등기회고용위원회 www.eeoc.gov.에 문의하라.
- 당신이 공개적으로 말함으로써 다른 사람들을 돕고 있다는 것을 기억하라.

LO 4 | 어떻게 체계적인 변화가 모든 사람들을 위한 건강을 이끄는가?

미국이 모든 사람들의 좋은 건강을 향해 나아갈 수 있도록 하기 위해 필요한 체계적인 변화를 설명하고, 현재 이 목표를 달성하기 위해 진행 중인 국가 및 지역사회를 기반으로 한 계획의 예를 제시하시오.

'모든 사람들을 위한 건강'은 신체적, 정신적, 경제적, 사회적으로 번영할 수 있는 기회를 제공하는 지역사회에서 사는 것을 의미한다. 건강한 영양 섭취, 신체활동, 안전하고 저렴한 주거, 유아기부터 성인기에 이르는 교육, 생활임금, 직업 기회, 사회 지원, 지역사회 자원, 차별로부터의 자유, 고품질의 의료 서비스, 그리고 다른 사회 자원에 대한 접근을 의미한다. 이것이 바로 사회로서 우리가 가고자 하는 곳이다.

의료 서비스에 대한 접근성 향상

2014년 미국 외과총국(Surgeon General)은 건강 불균형 해소에 관한 국가 예방 전략을 발표했다. 그 권고안 중 하나는 특히 가장 큰 건강 위협이 있는 지역사회들 사이에서 의료에 대한 접근성을 증가시키는 것이었다.[67]

공중 보건 전문가들은 보다 공평한 의료 분배를 달성하기 위해 다음과 같은 계획을 제안했다.

- **소수 제공자를 늘린다.** 소수 민족 구성원들은 그들 자신의 인종이나 민족성의 의료 서비스 제공자로부터 치료를 받을 가능성이 더 높다.[68] 교육 프로그램과 정책은 소수 미국인(인종 또는 소수 민족, LGBT 미

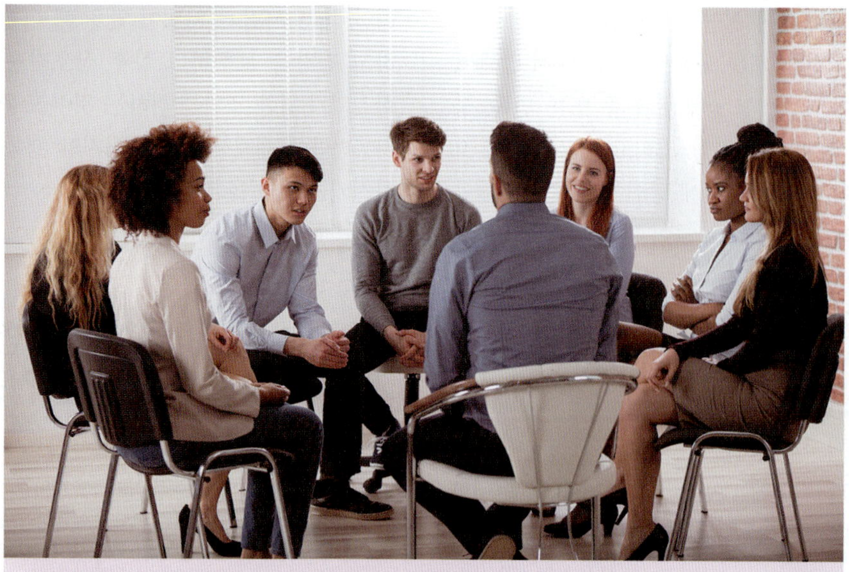
성공적인 의사소통을 위해서는 공손함, 정직함, 상호 존중이 필수적이다.

국인, 장애가 있는 미국인)이 건강 직업에 종사하도록 장려해야 한다.[69]

- **다양성 교육을 강화한다.** 모든 의료 서비스 제공자는 자신이 서비스를 제공하고 있는 고객의 언어와 적절한 이해 능력 수준에서 건강 정보를 전달하는 능력을 향상시키기 위해 다양성 교육을 받아야 한다.[70] 사람이 젊거나 늙거나, 마르거나 과체중이거나, 동성애자 또는 이성애자, 장애의 유무와 관계없이 즉각적이고 존중하여 제공되는 고품질 서비스가 목표가 되어야 한다.
- **예방 서비스를 강화한다.** 시, 고용주, 학군 및 의료 서비스 기관은 정신 보건 서비스, 치과 시험 및 청소, 시력 검사, 예방접종, 혈압 검사 및 소외 인구를 위한 기타 서비스와 같은 예방 서비스를 제공하기 위해 협력해야 한다.
- **건강 보험에 대한 접근을 확대한다.** 모든 인구 집단의 의료 서비스에 대한 접근성을 높이는 데 아마도 가장 큰 영향을 미친 국가 계획은 2010년에 법안으로 통과되어 단계적으로 시행된 Acordable Care Act(ACA)이다. ACA에서는 보험에 가입하지 않은 빈곤층과 근빈층 미국인의 비율이 2013년에 각각 27%와 29%에서 2015년에 17%와 18%로 낮아졌다.[71] 현재 일부 의회 의원들은 보험에 가입하지 않았다고 말하고 있고, 다른 의원들은 보험에 가입하지 않은 미국인의 빈곤층과 근빈층 비율이 크게 감소하고 있다.

건강 불균형에 기여하는 사회적 결정 요인 줄이기

양질의 진료에 대한 접근성을 높이는 것 외에도 건강 불균형에 크게 기여하는 SDOH를 줄여야 한다. 이러한 결정 요인들이 서로 얽혀 있기 때문에 사회 프로그램, 경제적 투자, 공교육 개혁, 정신 건강 프로그램의 개선, 형사사법 시스템의 개혁, 지역사회와 기관의 분리 감소 및 더 많은 자금과 같은 체계적인 조치로 대응해야 하고, 의료 서비스 불균형에 대한 포괄적인 연구가 진행되어야 한다.[72]

예를 들어, 외과총국(Surgeon General)의 국가 예방 전략은 주요 지역사회 대표자들이 지역사회의 건강 요구와 그러한 요구를 충족시키는 장벽을 확인하기 위해 다양한 지역사회 조직의 전문가들과 만날 것을 권고한다.[73] 물리적 환경에 영향을 미치는 SDOH를 줄이기 위한 구체적인 전략에는 고품질, 안전, 저렴한 주택건설이 포함된다. 오염원 파악 및 교정 작업, 인근 보행성 증가, 공원 및 놀이터 조성, 과외, 신체활동 및 사회적 지원을 위한 방과 후 프로그램 수립, 체인점들이 건강에 좋은 음식점을 열 수 있도록 인센티브 제공하기, 지

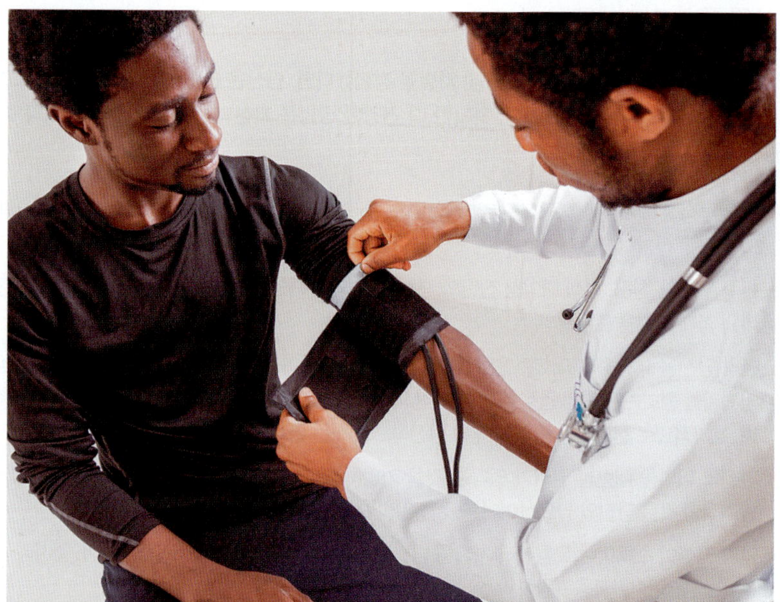
소수 민족 구성원들은 그들 자신의 인종이나 민족을 가진 의료 제공자들로부터 보살핌을 받을 가능성이 더 높다.

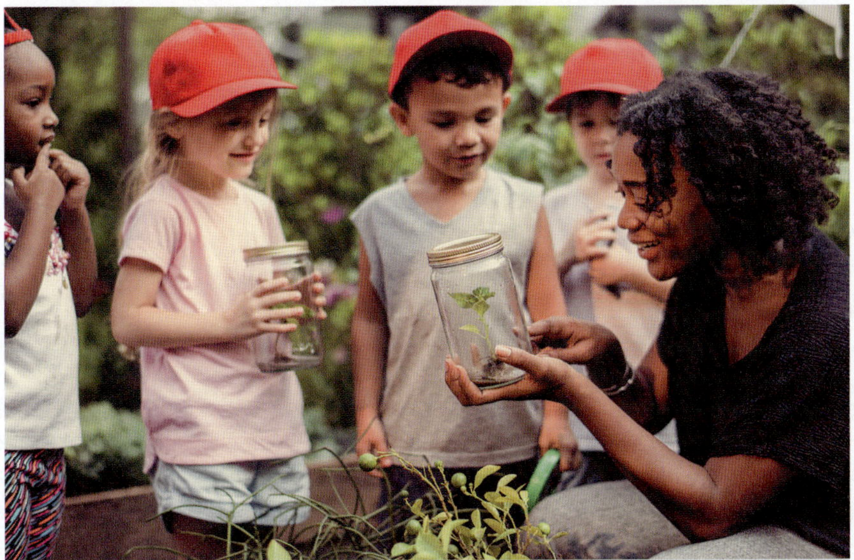

지역사회 정원은 영양가 있는 음식에 대한 접근을 증가시키고 건강 격차를 줄이는 데 도움을 줄 수 있다.

역사회 정원 만들기; 공동 작업을 촉진하고, 이웃 감시 프로그램을 확립하기 위한 법 집행관과 지역사회 구성원들 간의 회의 지원, 그리고 건강 정보 이해 능력을 높이기 위해 도서관과 지역사회 센터를 이용하는 것이다. 이 전략들 각각은 건강 불균형을 줄일 수 있는 가능성을 가지고 있다. 그들은 함께라면 변화할 수 있을 것이다.

모든 사람들의 건강을 증진하기 위한 계획의 예

20세기 후반에는 건강 불균형이 존재한다는 것을 인식하고, '모든 사람들을 위한 건강'을 향상시키기 위해 몇 가지 국가 및 지역사회 차원의 계획이 실행되었다. 여기에서 우리는 가장 중요한 몇 가지를 검토한다.

국가 계획

1979년 건강한 사람들의 계획은 부상, 예방 가능한 질병, 조기 사망에 대한 국가적 목표를 수립한 문서인 건강한 사람들: 외과 전문의의 건강증진 및 질병예방 보고서(Healthy people: The Surgeon General's Report on Health Promotion and Disease Prevention)의 출판과 함께 시작되었다.[74] 1985년 미국 보건국(Department of Health and Human Services Task Force on Black and Minority Health)[75] 및 의학 연구소인 외과총국(Surgeon General), CDC의 건강 불균형에 대한 새로운 보고서의 creation을 포함한 다른 계획이 뒤따랐다. 비록 이 보고서들이 건강 불균형을 줄이기 위한 목표와 목적을 설정했지만, 책임감과 자금 조달이 부족했기 때문에 그러한 목표들을 충족시키기 위한 최소한의 진전만이 이루어졌다.

시, 군 및 주 계획

시, 군 및 주 정부는 건강 형평성을 개선하기 위해 다양한 접근 방식을 사용할 수 있다. 이러한 노력에는 공공 주택 및 기업 건설 표준 개선; 주거 지역에서 합리적인 거리 내에 살충제 및 기타 오염 물질이 방출되지 않도록 구역 조례 변경; 슈퍼마켓, 의료 시설, 학교 및 대학에 대한 접근성을 높이기 위한 대중교통 지원; 공공장소에서 최저임금을 늘리고 환경 담배 연기를 금지하는 정책 또는 법률; 지역사회 의료 서비스 시설을 구축; 인근 보행성을 향상시키고 유명한 시장이나 지역사회 정원을 지원한다.

캠퍼스 계획

캠퍼스에서의 계획은 소외된 지역사회의 학생들에게 학생 건강 센터, 학생회 및 기숙사에서의 건강한 식사 선택, 피트니스 시설 및 보안 서비스를 통해 보다 건강에 좋은 습관을 기를 수 있는 기회를 제공할 수 있다. 일부 캠퍼스에는 건강에 좋은 음식을 제공하기 위해 노력하는 푸드 서비스 제공 업체가 있으며, 다른 캠퍼스에는 공동 정원이 있으며, 일부는 학생용 식품 저장실이 있다. 캠퍼스 기반 프로그램에 대한 연구를 수행하여 건강 형평성을 향상시키고, 자신의 캠퍼스에 맞는 모델 프로그램을 추천하라.

자가 평가

가정, 인식 및 편견 조사

우리의 믿음은 우리가 다른 사람들과 어떻게 상호작용하는지에 영향을 미친다.
검증되지 않은 가정, 인식, 편견은 우리가 고정관념, 타인과 상호작용, 차별에 관여하게 할 수 있다.
당신의 편견이 당신의 건강과 다른 사람들의 건강에 어떤 영향을 미칠 수 있는지를 알기 위해 다음 질문들을 통해 생각해보라.

1. 어떤 종류의 지역사회(예: 도시, 농촌, 교외, 소규모, 대규모)에서 자랐는가? 그것이 다양했던 몇 가지 방법들을 나열하라. 당신의 지역사회나 가정생활이 당신의 건강에 어떤 영향을 미쳤는가?
2. '다르다'는 면에서 자신을 어떻게 특징지을 것인가? 당신은 특정한 집단이나 집단에 속한다고 느끼는가? 왜 그런가? 혹은 왜 그렇지 않은가? 당신의 차이점이나 유사점들은 당신이 사회 전반에 맞는 것처럼 느끼게 하는가, 그렇지 않은가? 설명하라.
3. 당신의 가족, 친구, 지역사회를 다른 인구나 집단에 대해 받아들이거나 편견을 갖는 것으로 묘사하겠는가? 당신이 사귀는 사람들, 타인에 대한 당신의 동정심, 그리고 다른 사람들의 치료에 대한 당신의 관심의 관점에서 그러한 수용이나 편견은 어떻게 작용하는가?
4. 당신의 다른 사람들과의 상호작용은 다양한 인구를 포함하는 경향이 있는가? 당신은 자신과 다른 사람들을 적극적으로 찾는가, 아니면 당신과 같은 사람들과의 상호작용을 선호하는가?
5. 어떤 사람들은 "모든 사람이 편파적이다. 그들은 그것을 깨닫지 못한다."라고 말할 것이다. 이 성명문에 동의하는가? 왜 그런가? 혹은 왜 그렇지 않은가? 당신이 다른 인구에 있는 사람에 대해 가질 수 있는 편견의 예를 들어보자. 왜 그런 편견을 가지고 있다고 생각하는가? 그런 감정들을 탐구하고 변화시키기 위해 무엇을 할 수 있는가?
6. 당신의 가정, 오해, 편견이 당신 이외의 다른 사람의 건강에 영향을 미칠 수 있는 방법은 무엇인가?

변화를 위한 여러분의 계획

자가 평가 활동은 당신 자신의 가족 건강 기록을 만들고, 당신의 가족에 존재하는 건강상의 위험을 확인할 수 있는 기회를 주었다. 이제 당신은 당신의 운명을 책임질 수 있도록 돕는 조치를 취할 수 있다.

오늘, 당신은 할 수 있다.

- □ 스스로 평가한 질문에 대한 답변을 검토하고, 건강 불균형에 기여할 수 있는 모든 측면을 파악하라.
- □ 동급생이나 가까운 친구와 당신의 대답을 논의하고, 당신이 다루지 않았을지도 모르는 통찰력을 포함하여 피드백을 요청하는 것을 고려해보라.

다음 2주 안에, 당신은 할 수 있다.

- □ 당신과 다른 것으로 보이는 사람들에 대한 자동 반응에 대한 인식을 높일 수 있다. 무엇이 반응을 유발하는지 생각하고, 반응이 적절한지 평가하라.
- □ 편견을 조장하거나 도전하는 가족, 친구, 지역사회 구성원 및 미디어의 메시지에 대한 인식을 높이고 이러한 메시지가 건강 불균형에 어떻게 기여하거나 감소시킬 수 있는지에 대해 생각해보라. 모두에게 건강을 증진시키는 태도를 채택하도록 노력하라.

학기말까지, 당신은 할 수 있다.

- □ 건강 형평성을 뒷받침하는 가치를 나열하라.
- □ 소셜 네트워킹 사이트에 이 문제에 대한 글을 쓰거나, 식품 저장고나 노숙자 클리닉에서 자원봉사를 하거나 사회 정의 집단의 지역 지부에 가입하는 등 건강 형평성을 촉진하기 위해 지역 차원에서 적어도 한 가지 조치를 취하라.
- □ 국경 없는 의사회(Doctors Without Borders)나 Feeding America)와 같은 국가 또는 국제 건강 형평성 또는 차별 금지 단체에 가입하라.

학습 계획

복습

LO 1 | 미국에서 건강 형평성이 왜 중요한 문제인가?

■ 공정성과 정의의 가치를 통해 알 수 있는 건강 형평성은 모든 국민에게 최적의 건강 수준을 달성하는 것이다. 건강 불균형은 지속적이고 부당한 사회적, 경제적 및/또는 환경적 불이익과 관련된 건강상의 차이들이다. 우리 사회의 진화하는 다양성은 잘못된 가정, 오해, 인식되지 않은 편견, 차별, 고정관념에 대한 가능성을 증가시킨다.

LO 2 | 사회적 결정 요인은 미국의 건강 불균형에 어떻게 영향을 미치는가?

■ 건강 관련 자원의 접근과 분배에 영향을 미치는 조건은 건강의 사회적 결정 요인으로 알려져 있다. 가장 중요한 것은 지속적인 빈곤, 낮은 교육적 성취, 차별과 소수 스트레스, 그리고 많은 건강 선택, 오염 수준 및 이웃 폭력을 제공하는 음식점의 존재와 같은 건강과 관련된 이웃 특성들이다.

LO 3 | 당신의 행동은 건강 형평성에 어떻게 기여할 수 있는가?

■ 마음챙김의 실천은 마음과 주변에서 일어나고 있는 일에 세심한 주의를 기울여서 편견을 줄이는 데 도움이 될 수 있다. 대화의 공유 규칙, 가치 및 목표 설정, 경청 및 해석, 그리고 완전한 공개와 같은 차이 전반에 걸친 의사소통을 위한 기술을 배우는 것은 다른 인구 집단의 사람들과 보다 효과적으로 의사소통하는 데 도움이 될 수 있다.

LO 4 | 어떻게 체계적인 변화가 모든 사람들을 위한 건강을 이끄는가?

■ 건강 형평성 증가는 모든 사람이 고품질의 의료 서비스를 받을 수 있는 기회를 늘려야 한다. 우리는 또한 빈곤, 낮은 교육적 성취, 차별, 오염, 폭력과 같은 건강 불균형에 가장 크게 기여하는 건강의 사회적 결정 요인을 줄이기 위한 체계적인 해결책을 실행해야 한다. 국가, 주, 군 및 지역 계획도 중요하다.

깜짝 퀴즈

LO 1 | 미국에서 건강 형평성이 왜 중요한 문제인가?

1. 일반화되고 일반적으로 부정적인 속성을 다른 인구 집단의 개인에게 할당하는 것은 다음과 같이 알려져 있다.
- a. 타인과 상호작용,
- b. 고정관념
- c. 부정
- d. 차별

LO 2 | 사회적 결정 요인은 미국의 건강 불균형에 어떻게 영향을 미치는가?

2. 만성 스트레스에 크게 기여하는 건강의 사회적 결정 요인은 다음 중 어느 것인가?
- a. 빈곤
- b. 차별
- c. 이웃 폭력에 대한 노출
- d. a~c 모두 옳다.

LO 3 | 당신의 행동은 건강 형평성에 어떻게 기여할 수 있는가?

3. 다음 중 마음챙김 훈련의 효과로 생각되는 것은?
- a. 이전에 확립된 신경학적 경로를 보다 효과적으로 활성화하여 우리가 다른 사람을 인지하고 반응할 수 있다.
- b. 부정적인 고정관념을 강화하는 것을 도울 수 있다.
- c. 뇌가 자동 음의 연관성을 활성화하는 것을 감소시킬 수 있다.
- d. 편견에서 비롯되는 부정적인 행동을 증가시킬 수 있다.

LO 4 | 어떻게 체계적인 변화가 모든 사람들을 위한 건강을 이끄는가?

4. 다음 중 의료 서비스의 보다 공평한 분배를 달성할 가능성이 가장 높은 계획은?
- a. 이웃 폭력의 근본 원인에 대한 연구를 실시한다.
- b. 담배 제품에 대한 세금을 인상한다.
- c. 소수 집단의 구성원들이 건강 직업에 종사하도록 장려하기 위한 교육 프로그램과 정책을 수립한다.
- d. 의료보험 자격 연령을 75세로 높인다.

2

정신 건강 증진 및 유지

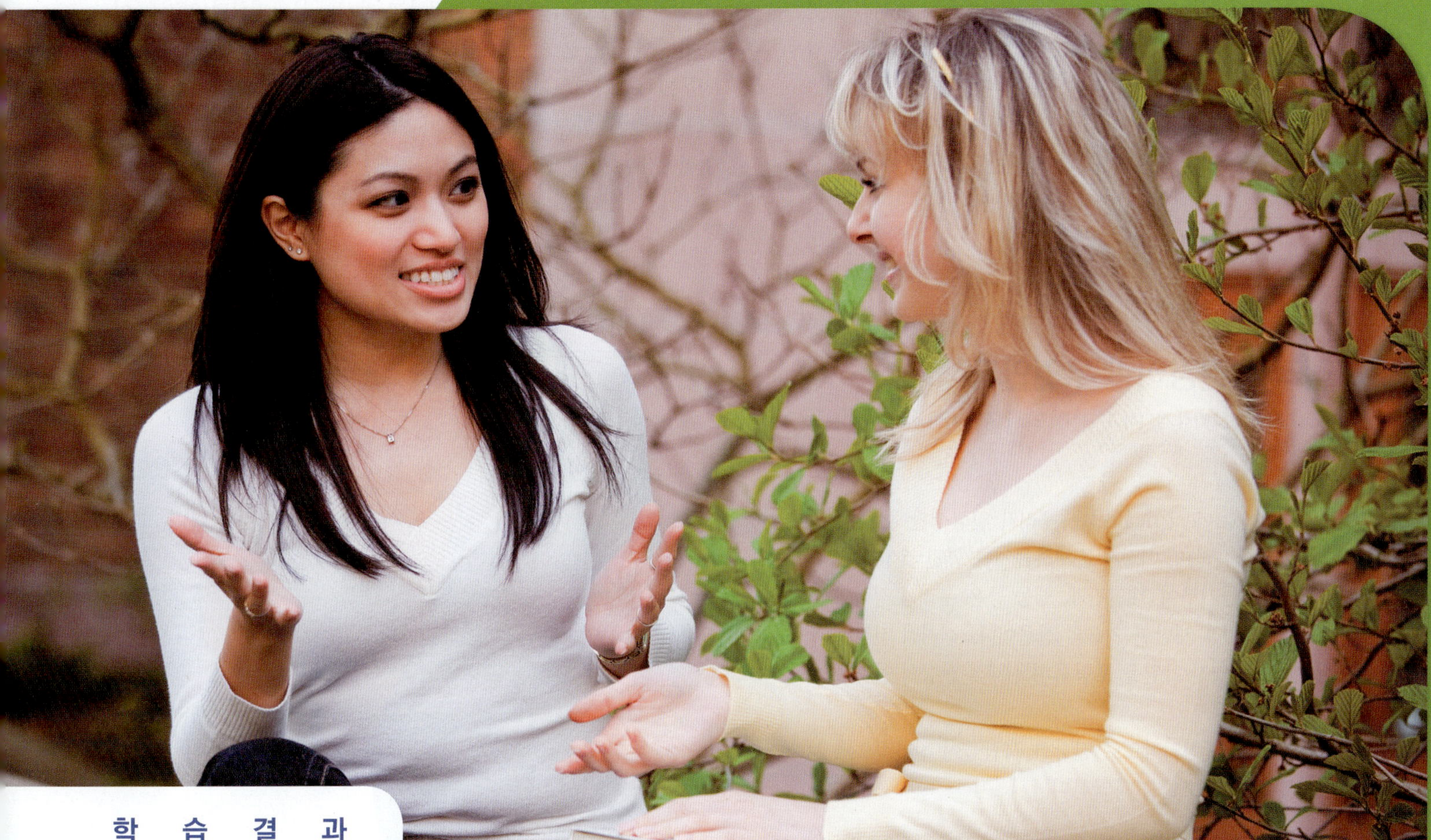

학 습 결 과

LO 1 심리적 건강의 네 가지 요소를 각각 정의하고, 심리적으로 건강한 사람들이 공유하는 기본적인 특징을 파악하시오.

LO 2 심리적 웰빙에서 자기효능감과 자아존중감, 정서적 지능, 성격, 성숙, 행복의 역할에 대해 논의하시오.

LO 3 기분장애, 불안장애, 강박장애, 외상 후 스트레스 장애, 성격장애, 정신분열증 등 심리장애에 대해 논의하고 구분하여 그 원인과 치료법을 설명하시오.

LO 4 자살에 대한 위험 요소와 가능한 경고 징후, 그리고 자살을 고려하는 사람을 돕기 위해 취할 수 있는 조치에 대해 논의하시오.

LO 5 정신 건강 문제를 겪고 있는 사람들이 이용할 수 있는 다양한 유형의 치료 옵션과 전문적인 서비스에 대해 설명하시오.

왜 관심을 가져야 하는가?

정신 건강 문제가 증가하면서 캠퍼스 지도자들과 상담 센터들 사이에 우려가 커지고 있다. 정신 건강 문제는 관계, 학업, 직업 잠재력, 전반적인 복지를 포함한 한 개인의 삶의 모든 측면에 영향을 미칠 수 있다. 정신질환에 대한 괴담은 많은 사람들이 도움을 청하는 것을 방해한다. 고군분투하고 있는 사람(자신을 포함)들의 증상과 징후를 알고, 도움을 청하러 어디로 가야 할지를 아는 것은 심각한 문제를 피하는 데 열쇠가 된다.

대부분의 학생들은 대학 시절을 인생 중 최고의 시절로 묘사하지만, 관계 문제, 가족 걱정, 학업 경쟁, 재정 압박, 직업 걱정, 대학 생활에 적응하는 데 따른 심리적 고통 등을 겪는 시기이기도 하다. 전문가들은 캠퍼스 환경을 불안하게 만드는 것이 과음과 과식 등 건강상의 나쁜 결정을 하게 하는 주요 원인이라고 보고 있다. 결국 이러한 것들은 학업적 성공과 전반적인 건강에 영향을 미칠 수 있다.

LO 1 심리적 건강이란 무엇인가?

심리적 건강의 네 가지 요소를 각각 정의하고, 심리적으로 건강한 사람들이 공유하는 기본적인 특징을 파악하시오.

심리적 건강(psychological health)은 우리가 일상생활에서 어떻게 생각하고, 느끼고, 공감하며, 어떻게 존재하는지를 합친 것이다. 우리의 생각, 인식, 감정, 동기부여, 대인관계, 행동 등은 우리의 경험과 삶의 도전에 부응하기 위해 개발한 기술의 산물이다. 심리적 건강은 정신적, 정서적, 사회적, 영적 차원을 포함하며 신체적 건강의 영향을 받을 수 있다(그림 2.1).

대부분의 전문가들은 심리적으로 건강한 사람들이 정기적으로 보이는 몇 가지 기본적인 요소들을 파악한다.

- **그들은 자신에 대해 좋게 생각한다.** 그들은 전형적으로 두려움, 사랑, 분노, 질투, 죄책감, 또는 걱정으로 압도되지 않는다. 그들은 자신이 누구인지 알고, 그들의 능력에 대한 현실적인 감각을 가지고 있으며, 자신을 존중한다.
- **타인과 있을 때 편안함을 느끼고, 타인을 존중하며, 타인에 대해 연민을 가진다.** 그들은 만족스럽고, 지속적으로 개인적인 관계를 유지하며, 다른 사람들을 이용하거나 다른 사람들이 그들을 이용하도록 허락하지 않는다. 그들은 사랑을 주고, 다른 사람들의 장점을 고려하며, 다른 사람들을 돕는 데 시간을 들이고, 개인적인 차이를 존중할 수 있다.

심리적 건강(psycological health) 건강의 정신적, 정서적, 사회적 및 영적 차원.

- **이들은 '자기 공감대'이다.** 친절하고 자신의 불완전함과 약점을 이해하면서, 그들은 자신의 '인간성'을 인정한다. 그들은 삶의 문제를 염두에 두고, 그들의 한계와 통제할 수 없는 것들을 고려해 볼 때, 그들이 될 수 있는 최고의 존재가 되기 위해 일한다. 그들은 자기도취적이거나 자기 자신에 대해 지나치게 비판적이지 않다.[1]

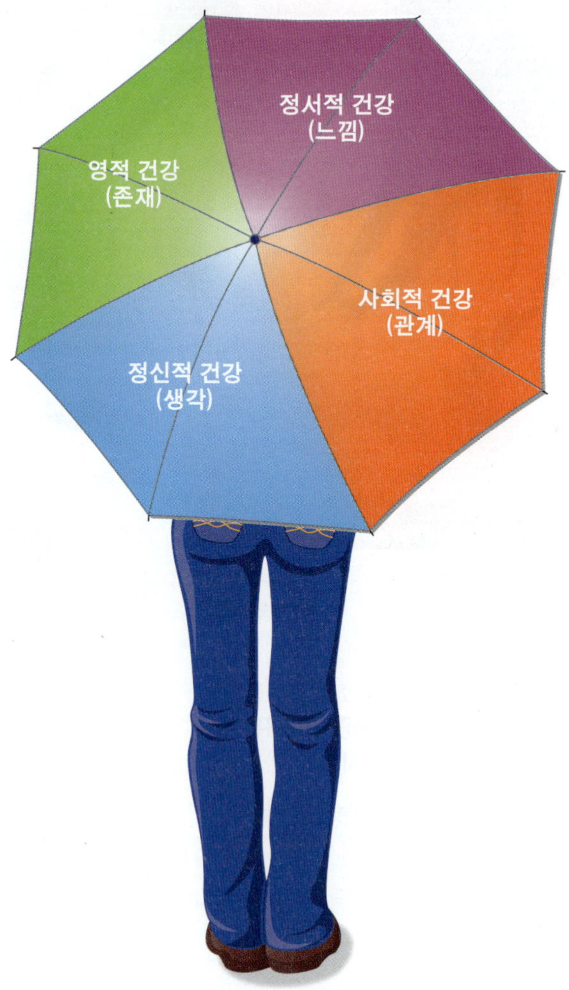

그림 2.1 **심리적 건강.** 건강의 정신적, 정서적, 사회적 및 영적 차원의 복잡한 상호작용을 말한다. 이러한 차원에서의 힘과 회복력은 당신의 전반적인 안녕을 유지하고 인생의 폭풍우를 헤쳐나가는 데 도움을 줄 수 있다.

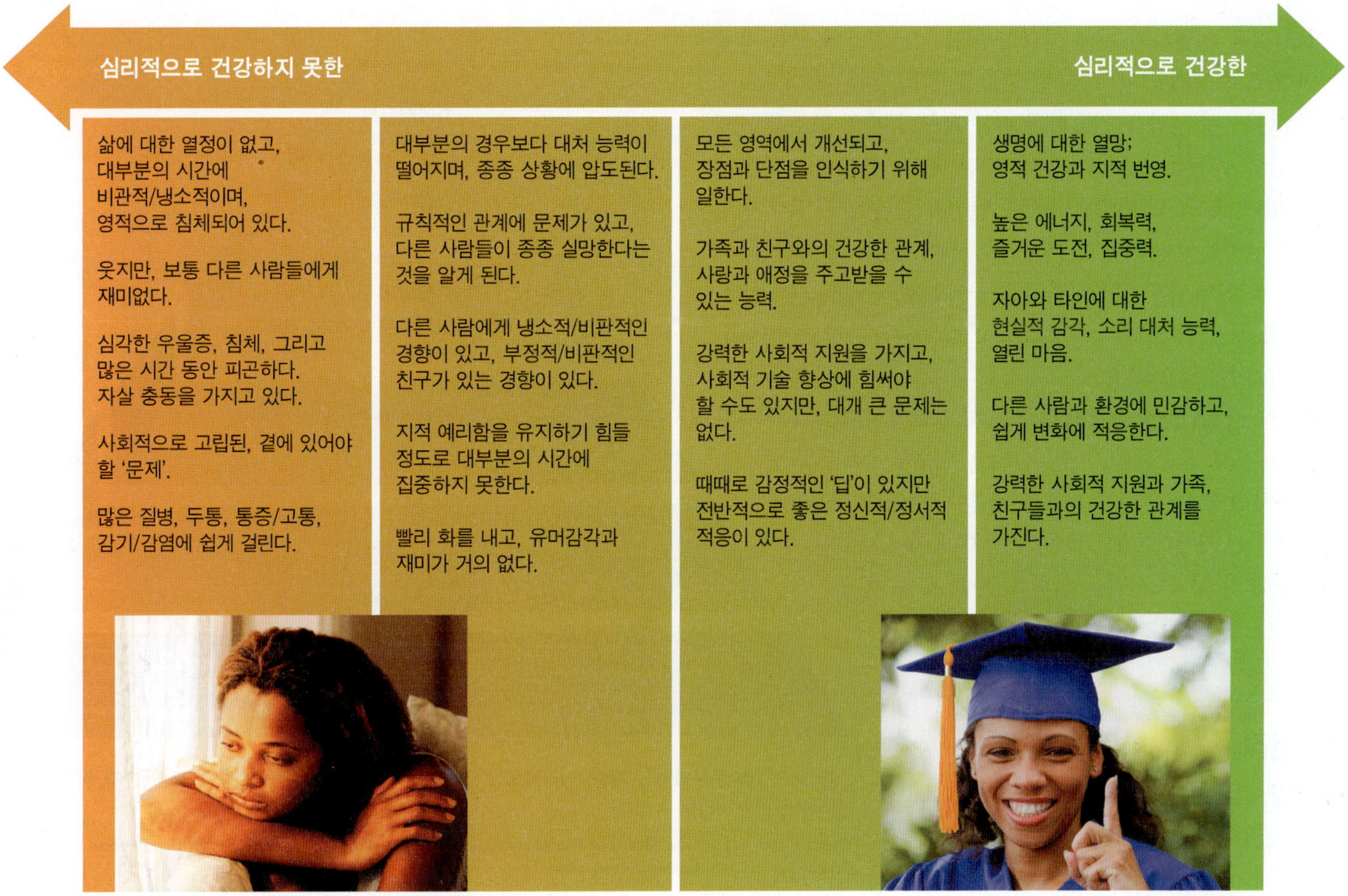
심리적으로 건강하지 못한
심리적으로 건강한
삶에 대한 열정이 없고, 대부분의 시간에 비관적/냉소적이며, 영적으로 침체되어 있다.
웃지만, 보통 다른 사람들에게 재미없다.
심각한 우울증, 침체, 그리고 많은 시간 동안 피곤하다. 자살 충동을 가지고 있다.
사회적으로 고립된, 곁에 있어야 할 '문제'.
많은 질병, 두통, 통증/고통, 감기/감염에 쉽게 걸린다.
대부분의 경우보다 대처 능력이 떨어지며, 종종 상황에 압도된다.
규칙적인 관계에 문제가 있고, 다른 사람들이 종종 실망한다는 것을 알게 된다.
다른 사람에게 냉소적/비판적인 경향이 있고, 부정적/비판적인 친구가 있는 경향이 있다.
지적 예리함을 유지하기 힘들 정도로 대부분의 시간에 집중하지 못한다.
빨리 화를 내고, 유머감각과 재미가 거의 없다.
모든 영역에서 개선되고, 장점과 단점을 인식하기 위해 일한다.
가족과 친구와의 건강한 관계, 사랑과 애정을 주고받을 수 있는 능력.
강력한 사회적 지원을 가지고, 사회적 기술 향상에 힘써야 할 수도 있지만, 대개 큰 문제는 없다.
때때로 감정적인 '딥'이 있지만 전반적으로 좋은 정신적/정서적 적응이 있다.
생명에 대한 열망; 영적 건강과 지적 번영.
높은 에너지, 회복력, 즐거운 도전, 집중력.
자아와 타인에 대한 현실적 감각, 소리 대처 능력, 열린 마음.
다른 사람과 환경에 민감하고, 쉽게 변화에 적응한다.
강력한 사회적 지원과 가족, 친구들과의 건강한 관계를 가진다.

그림 2.2 심리적으로 건강하고 건강하지 못한 사람들의 특징. 이 연속체에서 당신은 어디에 속하는가?

- **긴장과 불안을 조절한다.** 그들은 삶에서 스트레스와 불안의 근본적인 원인과 증상을 인식하고 의식적으로 비합리적인 생각, 적대감, 지나친 변명을 피하고 자신의 문제를 남의 탓으로 돌린다. 그들은 스트레스를 받는 상황에 대한 반응을 조절하기 위해 자원을 사용하고 기술을 배운다.
- **그들은 삶의 요구에 부응한다.** 그들은 문제가 발생함에 따라 문제를 해결하고, 책임을 받아들이고, 미리 계획을 세우려고 한다. 현실적인 목표를 정하고, 스스로 생각하고, 독자적인 결정을 내린다. 변화가 불가피하다는 것을 인정하면서, 그들은 새로운 경험을 환영한다.
- **그들은 증오와 죄책감을 억제한다.** 그들은 분노, 경솔함, 이기심, 복수심, 혹은 부적절한 감정들로 반응하는 경향을 인정하고 투쟁한다. 그들은 출세하기 위해 다른 사람들을 옆으로 밀치려 하지 않고 오히려 다른 사람들을 돕기 위해 손을 뻗는다.
- **그들은 긍정적인 관점을 유지한다.** 그들은 매일 일이 잘 될 것이라고 가정하고 접근한다. 그들은 두려워하기보다 열정적으로 미래를 바라본다. 자신을 위한 시간과 즐거운 시간을 보내는 것은 그들 삶에서 필수적인 부분이다.
- **그들은 다양성을 중시한다.** 그들은 다른 성별, 종교, 성적 지향, 인종, 민족, 나이, 또는 정당을 가진 사람들에게 위협을 느끼지 않는다. 그들은 비판단적이고 그들의 신념과 가치를 다른 사람들에게 강요하지 않는다.
- **그들 주변의 세상을 감상하고 존중한다.** 주변 환경을 즐기는 데 시간이 걸리고, 우주에서의 자신의 위치를 의식하며, 환경을 보존하기 위해 책임감 있게 행동한다.

요컨대 심리적으로 건강한 사람들은 정서적, 정신적, 사회적 및 영적 **회복력**(resiliency)을 가지고 있다. 회복력이 있는 사람들은 우리가 종종 직면하는 주요 비극에서 사소한 실망과 전형적인 삶의 장애에 이르기까지 어려움을 극복할 수 있는 능력을 가지고 있다. 그들은 종종 실수에도 불구하고 대개 도전과 좌절에 적절한 방법으로 대응한다(그림 2.2 참고). 그들이 실수를 하면, 그들은 그것을 인식하고, 끝없는 자기 질책을 하기보다는 자신에게 친절하며, 상황을 바로잡기 위해 조치를 취한다.

심리학자들은 오랫동안 우리가 심리적 건강이라는 위의 특

회복력(resiliency) 건강하고 유연한 방법으로 변화와 스트레스에 적응할 수 있는 능력.

징 중 어느 것을 성취하기 전에 인간의 어떤 기본적인 욕구를 충족시켜야 한다고 주장해왔다. 1960년대에 휴머니즘 이론가 매슬로우(A. Maslow)는 이 생각을 기술하기 위한 욕구의 계층 구조를 개발했다(그림 2.3). 가장 아래에는 음식, 수면, 물과 같은 기본적인 생존 욕구가 있다. 다음 단계에는 피난처, 안전과 같은 안전 욕구가 있다. 세 번째 단계에서 사회적 욕구는 소속감과 애정을 포함한다. 네 번째 단계는 타인에 대한 존중, 자기 존중에 대한 존중의 욕구이다. 그리고 맨 위에는 자아실현(self-actualization)과 자기 초월(self-transcendence)이 필요하다.

매슬로우에 따르면, 한 사람의 욕구는 이 각각의 수준에서 충족되어야만 진정으로 건강해질 수 있다. 낮은 수준에서 욕구를 충족시키지 못하면 높은 수준의 욕구를 해결할 수 있는 개인의 능력에 방해가 될 것이다. 예를 들어, 노숙자나 폭력으로 인한 위협에 대해 걱정하는 사람은 사회적, 존중, 또는 자아실현의 욕구를 충족시키는 데 집중할 수 없을 것이다.[2]

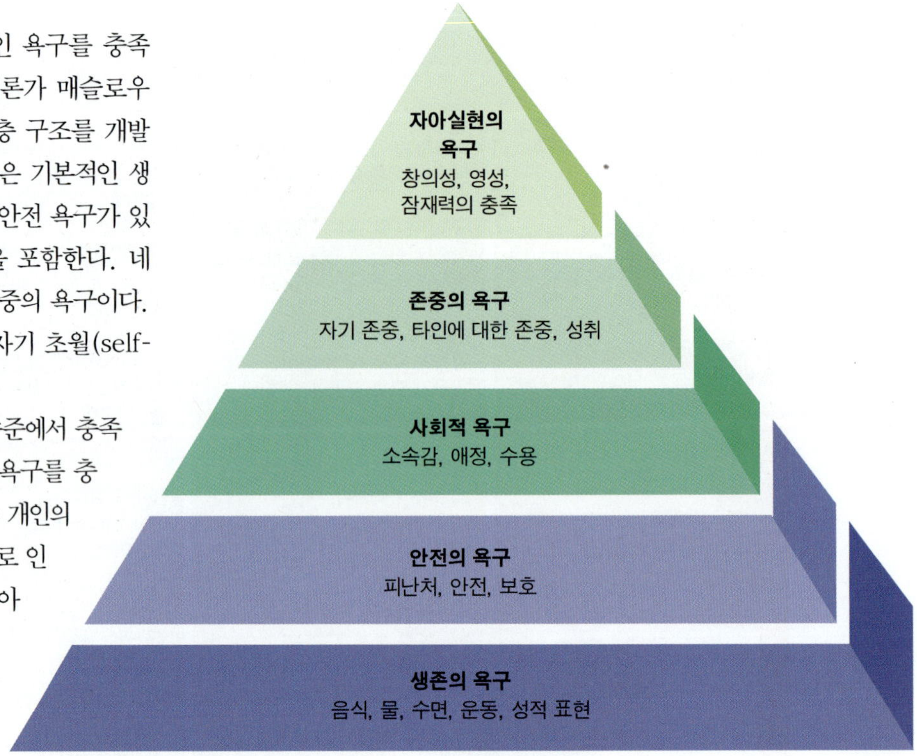

그림 2.3 매슬로우의 욕구 계층. 심리적으로 건강해지려면 기본적인 욕구가 충족되어야 한다. 이것들이 없다면, 인생의 도전은 어려울 수 있다.

Source: From A.H. Maslow, Motivation and Personality, 3rd ed., eds. R.D. Frager and J. Fadiman (Upper Saddle River, NJ: Pearson Education, Inc., 1987). Reprinted by permission.

정신적 건강

정신적 건강(mental health)이라는 용어는 우리 건강의 '생각'이나 '합리적인' 차원을 묘사하기 위해 사용된다. 정신적으로 건강한 사람은 삶을 현실적인 방법으로 인식함으로써 변화에 적응하고, 문제를 해결하기 위한 이성적인 전략을 개발할 수 있으며, 개인적이고 전문적인 책임을 수행할 수 있다. 또한 정신적으로 건강한 사람은 정보를 효과적으로 배우고 사용할 수 있는 지적 능력을 가지고 있으며, 지속적인 성장을 위해 노력한다. 이것을 흔히 지적 건강이라고 하는데, 정신적 건강의 일부분이다.[3]

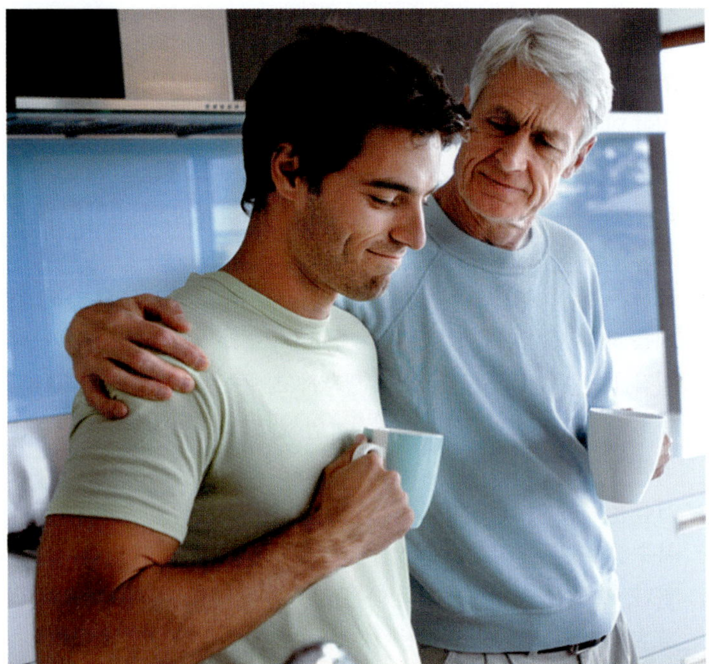

당신의 가족은 당신의 심리적 건강에 중요한 역할을 한다. 당신이 자라면서, 그들은 당신이 인지적으로 그리고 사회적으로 발전할 수 있도록 돕는 행동과 기술을 모델링했다. 그들의 사랑과 지원은 당신에게 자긍심을 줄 수 있고, 다른 사람들을 연민과 배려로 대하도록 격려할 수 있다.

정서적 건강

정서적 건강(emotional health)이라는 용어는 심리적 건강의 느낌, 즉 주관적인 측면을 가리킨다. **감정**(emotion)은 우리가 정기적으로 경험하는 심화된 감정이나 복잡한 감정의 패턴이다. 그것들은 다른 것 중에서 사랑, 증오, 좌절, 불안, 그리고 기쁨을 포함한다. 전형적으로 감정은 생리적 흥분, 감정, 인지(사상) 과정, 행동적 반응의 네 가지 구성요소의 상호작용으로 묘사된다. 이성적인 존재로서 우리는 우리의 개별적인 정서적 반응, 그들의 원인, 그리고 우리 행동의 적절성을 평가할 책임이 있다.

정서적으로 건강한 사람들은 보통 기분 나쁜 사건에 적절하게

정신적 건강(mental health) 심리적 건강의 사고 부분은 당신의 가치, 태도, 그리고 믿음을 포함한다.

정서적 건강(emotional health) 심리적 건강의 감정 부분은 삶에 대한 당신의 정서적 반응을 포함한다.

감정(emotion) 심화된 감정이나 복잡한 감정의 패턴.

반응한다. 극단적인 방법으로 반응하거나 모순적이거나 무례하게 행동하기보다는 감정을 표현하고, 다른 사람들과 의사소통하며, 적절한 방법으로 감정을 보여준다. 이와는 대조적으로, 정서적으로 건강하지 못한 사람들은 그들의 감정이 자신을 압도하도록 내버려둘 가능성이 훨씬 더 높다. 그들은 매우 불안정하고 예측할 수 없는 정서적 반응을 일으킬 수 있다.

사회적 건강

사회적 건강(social health)은 다른 사람들과의 상호작용, 어려울 때 사회적 지원과 사회적 자원을 사용할 수 있는 능력, 그리고 다양한 사회적 상황에 적응할 수 있는 능력을 포함한다. 전형적으로 사회적으로 건강한 사람들은 듣고, 표현하고, 건강한 애착을 형성하고, 사회적으로 용인되고, 책임감 있는 방식으로 행동하며, 끊임없이 변화하는 사회에 적응할 수 있다. 많은 연구들은 가족, 친구, 직장 동료, 지역사회 집단 및 다른 중요한 사람들이 전반적인 복지에 긍정적인 관계와 지원이 중요하다는 것을 기술하고 있다. 또한 사회적 지원은 스트레스의 영향을 완화하고, 우울증의 위험을 줄이며, 전반적인 수명을 향상시키는 것으로 나타났다.[4]

가정은 심리 발달에 큰 영향을 미친다. 건강한 가정은 문제를 해결하고, 사회적으로 받아들일 수 있는 방법으로 감정을 표현하고, 스트레스를 관리하며, 자기 가치와 목적을 개발하는 데 필요한 인지적, 사회적 기술을 개발하는 데 도움을 준다. 성인기에 가족 지원은 건강과 행복의 가장 좋은 예측 변수 중 하나이다.[5] 아이들은 **역기능 가정**(dysfunctional family)—폭력, 불신, 분노, 식이 부족, 약물 남용, 부모의 심각한 불화, 학대가 있는—에서 자라면, 심리적인 문제의 위험이 증가할 수 있다.[6]

사회적 지원(social support)의 개념은 우리가 상호작용하고 사회적 연결을 공유하는 사람들과 서비스를 말한다. 이러한 사람들과 서비스들은 아기 돌봄 서비스나 청구서 지불을 돕기 위한 돈 또는 당신의 걱정을 공유하도록 격려하는 것과 같은 무형의 지원 같은 실질적인 지원을 제공할 수 있다. 연구는 적절한 사회적 지원을 받는 대학생들이 높은 GPA, 수학 및 과학 과목에서 높은 인지 능력, 낮은 스트레스와 우울증, 낮은 자살률, 그리고 높은 전반적인 삶의 만족도를 가지고 있다는 것을 보여준다.[7]

우리가 살고 있는 지역사회는 종교기관, 학교(자신의 캠퍼스 커뮤니티 포함), 클리닉, 공중보건 프로그램 및 서비스, 사회서비스, 그리고 도움이 필요한 사람들을 지원하기 위해 일하는 지역 사업과 마찬가지로 사회적 지원을 제공할 수 있다.

외로움

행복은 친구와 가족을 갖는 것과 가장 밀접하게 연관되어 있다. 당신의 주위에 끊임없이 사람들이 존재하지만, 여전히 깊고 만연한 외로움을 경험할 수 있다. 외로움은 혼자 있는 것과 같지 않다. 외로움은 공허함이나 쓸쓸함을 느끼는 것으로, 사람들이 혼자라고 느끼고 원치 않는 것을 느끼게 한다. 대학생의 약 61%가 지난 1년 동안 외로움을 느낀다고 보고했다.[8]

현대 사회의 외로움에 대한 보고에 몇 가지 요인이 기여할 수 있다. 이러한 요인들은 이혼과 죽음, 더 오래 살고 가장 가까운 친구들을 잃는 것, 소셜 미디어를 통해 더 많은 사람들과 연결되지만 더 적은 사회적 관계를 가지는 것, 사람들이 재택근무를 하거나 직장과 장소를 자주 바꿀 수 있는 좀 더 이동 가능한 인력, 그리고 많은 사회적 고립

사회적 건강(social health) 타인과의 상호작용, 사회적 지원을 사용할 수 있는 능력, 다양한 상황에 적응할 수 있는 능력을 포함하는 심리적 건강의 측면.

역기능 가정(dysfunctional family) 폭력, 신체적, 감정적 또는 성적 학대, 심각한 부모의 불화 또는 기타 부정적인 가족 상호작용이 있는 가정.

사회적 지원(social support) 당신과 관계를 공유하고 지원을 받는 사용자 및 서비스의 네트워크.

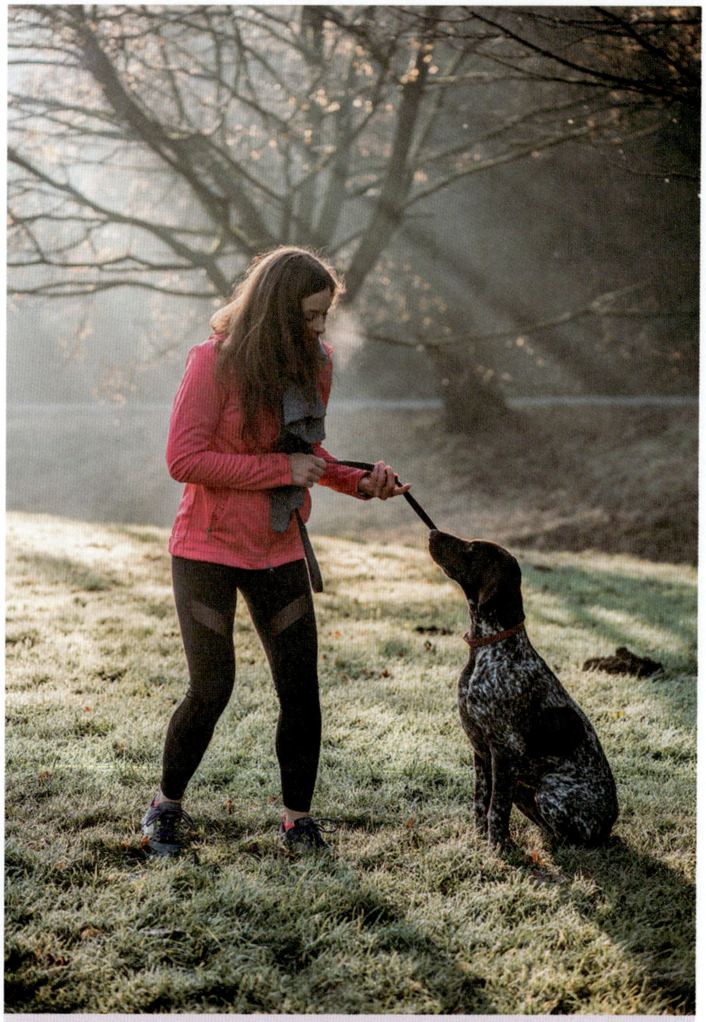

당신의 가장 친한 친구와 신선한 공기를 마시며 시간을 보내는 것은 당신이 심리적 건강을 증진시키기 위해 할 수 있는 간단한 일이다.

영적 건강(spiritual health) 자신의 삶에 대한 의미와 목적의식을 갖는 것과 관련된 심리적 건강의 측면은 물론, 다른 사람들과 자연과의 유대감이다.

자기효능감(self-efficacy) 특정한 행동에 성공적으로 관여하고 실행할 수 있는지에 대한 개인의 믿음.

자아존중감(self-esteem) 한 사람의 현실적인 자기 존중이나 자기 가치.

학습된 무력감(learned helplessness) 과거의 지속적인 실패로 인해 포기함으로써 상황에 대응하는 패턴.

학습된 낙관주의(learned optimism) 긍정적으로 생각하도록 스스로를 가르치는 것.

의 다른 원인들을 포함한다.[9] 쌍둥이를 분리하여 함께 키우는 최근 연구는 유전자가 외로움에 대한 위험에서 역할을 할 수 있다는 예비 증거를 제공한다. 유전학과 외로움의 잠재적인 역할에 대한 더 많은 연구가 필요하다.[10]

외로움의 건강상의 위험 중 일부는 우울증과 자살, 증가하는 스트레스 수준, 반사회적 행동, 알코올 및 약물 남용이다.[11] 외로움의 감정을 바꿀 수 있는 방법을 찾는 것이 중요하다. 첫 번째 단계는 외로움의 감정을 인식하고 그것을 표현할 방법을 찾는 것이다. 캠퍼스 활동이나 모임에 참여하는 것은 비슷한 관심사를 가진 다른 사람들을 만날 기회를 제공하는데, 이것은 종종 외로움을 완화시킬 것이다.

영적 건강

정신적으로, 정서적으로, 그리고 사회적으로 건강하고, 여전히 최적의 심리적 행복을 얻지 못하는 것이 가능하다. 많은 사람들에게 삶의 목적을 주는 묘사하기 어려운 요소는 영적 차원이다.

영성이라는 용어는 삶의 목적과 의미에 대한 개인의 감각으로 정의된다. 그것은 다른 사람들과의 평화와 유대감을 포함한다.[12] 영성은 종교를 포함한 여러 가지 방법으로 행해질 수 있다. 그러나 종교는 영성인의 삶의 일부가 될 필요는 없다. **영적 건강**(spiritual health)이란 순수하게 신체적인 또는 개인적인 존재의 차원보다 더 큰 것에 속하는 느낌을 말한다. 어떤 사람들에게는 이 결합력이 곧 자연이고, 다른 사람들에게는 다른 사람들과의 유대감이고, 다른 사람들에게는 신이나 더 높은 힘이 될 수도 있다. (Focus on: 영적 건강의 배양은 당신의 전반적인 건강에서 영성이 차지하는 역할을 탐구한다.)

LO 2 | 심리적 건강 증진을 위한 열쇠

심리적 웰빙에서 자기효능감과 자아존중감, 정서적 지능, 성격, 성숙, 행복의 역할에 대해 논의하시오.

심리적 건강은 가족, 사회적 지원, 공동체를 포함한 많은 영향력의 산물이다. 심리적 건강은 또한 자기효능감과 자아존중감, 성격, 그리고 성숙함에 의해 형성된다.

자기효능감과 자아존중감

우리의 형성기 동안, 삶의 모든 측면에서의 성공과 실패는 우리의 개인적인 가치와 능력에 대한 믿음을 미묘하게 형성한다. 이러한 믿음은 우리의 심리적 건강에 내부적인 영향을 미친다.

자기효능감(self-efficacy)은 어떤 특정한 행동에 성공적으로 관여하고 실행할 수 있는지에 대한 사람의 믿음을 묘사한다. **자아존중감**(self-esteem)은 자신의 현실적인 자기 존중이나 자기 가치를 말한다. 자기효능감과 자아존중감이 높은 사람들은 삶에 대한 긍정적인 시각을 표현하는 경향이 있다. 자아존중감은 우리가 성장하면서 부모와 가족, 나이가 들면서 친구, 친밀한 관계를 형성하면서 중요한 다른 사람들과 가지는 관계, 그리고 평생 동안 선생님, 직장 동료 및 다른 사람들과의 관계에서 비롯된다.

심리학자들은 자아존중감이 긍정적인 성장과 발전에 중요하다는 생각을 지지하지만, 너무 많은 것을 갖는 것은 가능할 수도 있다. 예비 연구는 실패(아마도 선의의 부모와 선생님들에 의해)로부터 보호받고 극도로 높은 자아존중감을 가진 사람들은 다른 사람들이 그들을 칭찬하지 않거나 즉각적인 만족에 대한 그들의 욕구를 충족시키지 못할 때 분노, 공격성, 그리고 다른 부정적인 행동을 더 잘 할 수 있다는 것을 보여준다. 둘째, 지는 법을 배우는 것은 우리에게 귀중한 교훈을 줄 수 있다.[13] 스탠포드 대학의 심리학 교수 드웍(C. Dweck)은 꾸준한 칭찬 식이요법을 한 후, 아이들이 어려움의 첫 번째 경험에서 실패했다는 것을 발견했다.[14] 실패는 우리에게 계속 노력하도록 가르칠 수 있다. 그리고 단지 나타나는 것만으로는 뛰어나기엔 충분하지 않다. 지나친 자아존중감과 그에 대처하는 최선의 방법들의 잠재적인 위험을 조사하기 위해 더 많은 연구가 필요하다.

학습된 무력감과 학습된 낙관주의

심리학자 셀리그만(M. Seligman)은 지속적으로 실패를 경험하는 사람들은 그들이 포기하고 자신을 돕기 위한 조치를 취하지 않는 **학습된 무력감**(learned helplessness)으로 알려진 대응 패턴을 개발할 수 있다고 제안했다.[15] 셀리그만은 이 대응을 피해자학(victimology)에 대한 사회의 경향에 대해 부분적으로 기술하고 있다. 즉, 자신의 문제를 다른 사람들과 상황의 탓으로 돌린다. 비록 우리를 희생자로 보는 것이 일시적으로 우리를 낫게 할 수 있지만, 그것은 문제의 근본적인 원인을 다루지는 않는다. 궁극적으로 그것은 우리가 상황을 개선할 수 없다는 것을 느끼게 함으로써 자기효능감을 잠식할 수 있다.

오늘날 많은 자조 프로그램들은 **학습된 낙관주의**(learned optimism)라는 셀리그만의 원리의 요소들을 사용한다. 그 생각은 우리가 낙관적이 되도록 스스로 가르칠 수 있다는 것이다. 자기 말을 바꾸고, 반응을 살피고, 부정적인 생각을 차단함으로써 우리는 습관적인 부정적인 사고 과정을 '배울 수 없다'고 할 수 있다. 어떤 프로그램들은 고객들에게 자신에 대해 긍정적인 것들을 인정하는 습관을 가르치면서 고객들과 긍정적 확언을 실천한다.

방어 기전

프로이트(S. Freud)는 부정적인 감정과 스트레스를 바꾸기 위해, 우리는 무의식적으로 현재의 현실을 왜곡하여 불안을 피하기 위해 사용하는 방어 기전을 개발하자고 제안했다. 방어 기전이 극단적으로 받아들여지면, 병적인 것이 될 수 있는 반면, 업무 스트레스에 대처하기 위한 휴가를 공상하는 것이나 연극에서 주인공을 뽑는 것이 왜 계획대로 되지 않았는지를 합리화하는 것은 스트레스와 실망을 해소하는 데 도움이 될 수 있다.[16]

정서 지능

지능은 오랫동안 성공적인 직업과 건강한 사회생활의 열쇠로 여겨져 왔다. 1990년대에 살레이비(P. Salavey)와 메이어(J. Mayer)라는 2명의 저명한 심리학자는 **정서 지능**(emotional intelligence, **EI**)으로 알려진 지능에 대한 보다 포괄적인 관점을 옹호했다.[17] 정서 지능은 우리 자신의 감정과 다른 사람들의 감정을 식별, 사용, 이해, 관리하는 우리의 능력이다. 그러한 감정들에 대해 긍정적이고 건설적인 방식으로 반응하고 전달하는 것은 웰빙을 향상시키는 것으로 나타났다.[18] 당신의 정서 지능 지수(emotional intelligence quotient, EQ)는 사회적, 대인관계적 능력의 지표로서 정서적으로 충전된 환경에서 성공적으로 기동할 수 있는 능력이다. 정서 지능은 일반적으로 다음과 같이 구성된다.

- **자기인식.** 자신의 감정, 기분, 반응을 인식하는 능력뿐만 아니라 다른 사람들이 자신을 어떻게 인식하거나 반응하는지에 대한 인식을 가지고 능력.
- **자기조절/자기관리.** 감정적 충동을 조절하고, 반응하기 전에 생각하고, 자신을 적절하게 표현하는 능력.
- **내부 동기부여.** 신뢰할 수 있고 안정적이며, 일관성이 있을 뿐만 아니라, 사물을 학습하고, 주도권을 잡고, 이를 관철할 수 있는 추진력.
- **공감.** 자기 자신에게 너무 몰두해서 다른 사람을 의식하지 못하기보다는 다른 사람들이 어떤 일을 겪고 있을지에 대해 인식한다. 다른 사람들의 작은 '정신적 순간'에 대해 적절히 생각하고 반응하는 데 있어서 판단력이 강하고 경직되지 않는 것이 이 요소의 일부분이다.
- **사회적 기술.** 사회적 단서 파악, 적절한 경청 및 대응 능력, 공동의 이익을 위해 타인과 협력하는 방법, 타인과의 충돌을 피하는 방법 등을 포함하는 능력.

정서 지능의 지지자들은 정서 지능을 개발하거나 증가시키는 것이 더 강한 관계를 구축하고, 직장에서 성공하며, 목표를 달성하는 데 도움이 될 수 있다고 제안한다.[19]

정서 지능(emotional intelligence, EI) 감정 상태를 긍정적이고 건설적인 방법으로 식별, 이해, 사용 및 관리하는 개인의 능력.

성격

성격은 다른 사람들과 구별되는 독특한 특성들의 혼합이다. 예절, 환경, 문화, 경험은 각자가 어떻게 발전하는지에 영향을 미친다. 성격은 우리가 인생의 도전에 어떻게 반응하고, 우리의 감정을 해석하고, 갈등을 해결하는지를 결정한다. 5요인 모델이라고 불리는 선도적인 성격 이론은 성격을 5가지 특성으로 증류하는데, 종종 '빅파이브(Big five)'라고 불린다.[20]

- **친화성.** 높은 점수를 받은 사람들은 신뢰하고, 호감이 가고, 친절한 준수와 사랑을 보여주며, 낮은 점수를 받은 사람들은 비판적이고 의심이 많다.
- **개방성.** 높은 점수를 받은 사람들은 호기심, 독립성, 그리고 상상력을 보여준다. 낮은 점수를 받은 사람들은 더 관습적이고 현실적이다.
- **신경성.** 신경성에서 높은 점수를 받은 사람들은 불안하고 불안정하다. 낮은 점수를 받은 사람들은 감정적인 통제력을 유지할 수 있는 능력을 보여준다.
- **성실성.** 높은 점수를 받은 사람들은 믿을 수 있고 자제력, 훈련, 그리고 성취해야 할 필요성을 보여준다. 낮은 점수를 받은 사람들은 체계적이지 못하고 충동적이다.
- **외향성.** 높은 점수를 받은 사람들은 사회적 상황에 잘 적응하고, 자기주장을 내세우며, 다른 사람들과의 즐거움을 이끌어낸다. 낮은 점수를 받은 사람들은 더 내성적이고 수동적이다.

신경성을 낮게 평가하면서 친화성, 개방성, 성실성, 외향성을 높이 평가하는 것은 종종 심리적 행복과 관련이 있다.

대부분의 최근의 심리학 이론의 학교들은 우리가 우리의 행동을 이해하고 변화시킬 수 있는 힘을 가지고 있다는 것을 나타내고 있다.[21] 비록 인류를 형성할 수 없는 사회 환경이 그것을 더 어렵게 하지만, 우리의 장기적인 심리적 행복을 증진시키고 변화시킬 수 있는 기회들이 있다.

수명과 성숙도

비록 우리의 기질은 유전학에 의해 결정되지만, 나이가 들면서 감정을 받아들일 수 있는 방법으로 전달하는 법을 배운다. 대학 시절과 같은 전환기는 문제를 해결하는 방법, 개인적 가치를 정의하고 고수하는 방

정신신경면역학(psychoneuroimmunology, PNI) 행동, 신경, 내분비 기능의 상호작용과 신체의 면역체계의 기능에 대한 연구.

긍정심리학(positive psychology) 인간의 장점과 미덕에 대한 과학적 연구.

법, 관계를 확립하는 방법 등과 같은 초기 개발 과제를 성공적으로 달성한 사람들에게 더 쉽다. 대학을 졸업하는 것은 많은 이들이 성인이 되고 더 나아가 독립하는 또 다른 전환점이 될 수 있다. 적응 기간을 예측하고 신입생을 위한 캠퍼스 자원을 탐구하는 것은 졸업 후 자율성 개발에 도움이 될 수 있다.

행복과 심신의 연결

부정적인 감정이 사람을 신체적으로 아프게 할 수 있을까? 긍정적인 감정이 우리가 잘 지내도록 도와줄 수 있을까? 심신 연결의 핵심에는 행동, 신경, 내분비 기능의 상호작용과 신체의 면역체계의 기능에 대한 연구인 **정신신경면역학**(psychoneuroimmunology, **PNI**)이 있다.

건강 증진에 있어 특히 유망한 것으로 보이는 연구 분야 중 하나는 **긍정심리학**(positive psychology)이다. 그 창시자로 보여지는 심리학자 셀리그만에 따르면, 긍정심리학은 인간의 장점과 미덕을 과학적으로 연구하는 학문이라고 한다.[22] 정신적 건강이라고 묘사되는 사람들은 특정한 장점과 미덕을 공통적으로 가지고 있다.

- 그들은 높은 자아존중감을 가진다.
- 그들은 현실적이다.
- 그들은 다른 사람들과의 친밀한 관계를 중시한다.
- 그들은 열정과 에너지를 가지고 삶에 접근한다.
- 그들은 모든 면으로 사물을 생각하고 검토한다.

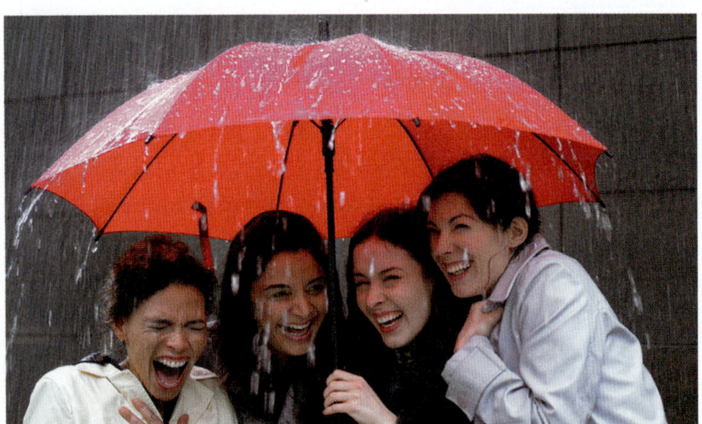

연구에 따르면, 웃음은 혈류를 증가시키고, 면역 반응을 증가시키며, 혈당 수치를 낮추고, 더 나은 수면을 취할 수 있게 한다. 또한 다른 사람들과 웃음, 즐거움을 나누는 것은 일상생활에 사회적 유대를 강화하고 행복을 가져다 줄 수 있다.

긍정심리학 개입은 정서적, 인지적, 신체적 건강을 증진시키고, 우울증을 줄이고, 질병과 장애를 줄이고, 수명을 늘리는 데 효과적이라는 것이 입증되었다.[23]

셀리그만은 우리가 긍정적인 심리적 행동을 실천함으로써 웰빙을 발전시킬 수 있다고 말했다. 그는 인간의 번영을 돕는 웰빙—긍정적인 감정, 참여, 관계, 의미, 성취(**P**ositive Emotion, **E**ngagement, **R**elationship, **M**eaning, and **A**ccomplishment, PERMA)—의 다섯 가지 요소를 설명한다.[24] '행동을 변화시키는 기술'은 당신이 자신의 삶에 PERMA 원칙을 포함시키기 위해 할 수 있는 몇 가지 제안을 제공한다.

행동을 변화시키는 기술

행복을 증진시키기 위한 PERMA 사용

웰빙을 강화하고 보다 긍정적인 관점을 유지하기 위해 다음과 같은 전략을 구현한다.

'P' — 긍정적인 감정

- 무엇이 당신에게 가장 많은 행복을 가져다주는지 고려하고, 자주 그 행동에 관여하라.
- 새로운 경험들을 접하고, 호기심을 가지며, 친절히 대하라.

'E' — 참여

- 현재의 순간에 존재한 것에 대한 감사와 마음챙김을 채택하라.
- 어떤 활동이 여러분을 완전히 흡수하는지 고려하고, 그러한 활동에 더 많은 시간을 투자하라.

'R' — 관계

- 새로운 관계를 형성하고, 기존 관계를 심화시키기 위해 자신을 개방하라.
- 다른 사람들에게 사회적 지원을 제공하고, 당신에게 제공되는 지원을 받아들여라.

'M' — 의미

- 당신의 유산은 무엇인가?
- 평화를 가져오는 활동에 시간을 투자하라: 다른 사람들을 위해 기도하고, 명상하고, 돌보아라.

'A' — 성취

- 실제적인 목표를 설정하고 이를 추구하라.
- 성취가 기술과 노력이라면, 강한 기술을 쌓기 위한 노력을 기울여라.

Source: Adapted from E. Terantin-O'Brien, IDEA Health and Fitness Association, "Applying the PERMA Model," June 2013, Available at: www.ideafit.com/fitness-library/applyingthe-perma-model; M. Seligman, *Flourish: A Visionary New Understanding of Happiness and Well-Being* (New York: Free Press, 2011).

행복(happiness)—개인이 자기 주변의 세계를 적극적으로 포용하는 몇몇 긍정적인 상태를 집단적으로 일컫는 용어—에 대한 연구는 긍정심리학 연구의 일부분이다.[25] 행복한 사람들은 건강(건강한 습관을 알고 참여하는 것), 친밀감(친구와 가족의 동반을 즐길 수 있는 것, 공감 연습), 자원(삶의 조건에 대한 특정 기관의 소유), 역량(새로운 기술을 배울 수 있는 지식 및 능력)의 네 가지 특징을 공유한다.[26] 행복감을 더 많이 느끼는 사람들은 정신 건강 문제(우울증, 불안, 강박장애), 행동 건강 문제, 그리고 신체 건강 문제(예: 심혈관질환, 비만, 암)가 적다.[27] 그러나 최근의 몇몇 연구는 행복하거나 불행하다는 것이 사망률에 직접적인 영향을 미치지 않는다는 것을 보여주며, 이전의 연구들이 원인과 결과를 혼합시켰다고 제안했다.[28]

LO 3 | 심리적 건강이 악화될 때

기분장애, 불안장애, 강박장애, 외상 후 스트레스 장애, 성격장애, 정신분열증 등 심리장애에 대해 논의하고 구분하여 그 원인과 치료법을 설명하시오.

정신질환(mental illness)은 사고, 감정, 기분, 행동을 방해하고 일상생활에서 다양한 기능 장애를 일으키는 질환이다. 그것들은 다양한 생화학적, 유전적, 환경적 요인에 의해 야기된 것으로 믿어진다.[29] 가장 흔한 위험 요인들 중 하나는 유전적 또는 가족적 성향과 해결되지 않은 과도한 스트레스, 특히 외상이나 전쟁 또는 파괴적인 자연적 또는 인간이 야기한 재난 때문이다. 질병, 약물 사용, 또는 다른 불균형으로 인한 생화학의 변화는 특이한 정신장애를 일으킬 수 있다. 신체적인 뇌 손상을 일으키는 자동차 사고나 직업상의 부상은 뇌 건강에 대한 일반적인 위협이다. 또한 임신 중에 산모가 바이러스나 독성 화학물질에 노출되는 것도 위협이 될 수 있는데, 이는 아동학대나 태만에 대한 이력이 있을 수 있기 때문이다.[30] 정신질환은 경미한 것부터 심각한 것까지 다양하며, 질병이 있는 사람들과 그 주변에 있는 모든 사람들에게 삶의 질에 큰 타격을 줄 수 있다.

정신질환은 미국과 전 세계에서 흔하다. 미국의 정신질환 진단 근거는 정신질환 진단 및 통계 매뉴얼(the fifth edition of the Diagnostic and Statistical Manual of Mental Disorders, DSM-5) 제5판이다. 18세 이상 미국인의 약 17.9%, 즉 성인의 5명 중 1명꼴로, 그중 절반 가까이가 동시에 1명 이상의 정신질환을 앓고 있다.[31] 약 4%인 20명 중 1명은 세심한 모니터링, 주거 관리, 약물치료를 요하는 심각한 정신질환을 앓고 있다.[32] 정신질환은 15~44세 사이의 사람들에게 전세계적으로 장애를 일으키는 주요 원인으로서 미국에서만 연간 4,640억 달러가 넘는 비용이 든다.[33]

행복(happiness) 개인이 자기 주변의 세계를 적극적으로 포용하는 몇몇 긍정적인 상태를 집단적으로 일컫는 용어.

정신질환(mental illness) 사고, 감정, 기분, 행동을 방해하고 일상 기능을 저해하는 장애.

대학생들에 대한 정신 건강 위협

대학생들의 정신 건강 문제는 수와 심각도 모두에서 증가하고 있다.[34] 가장 최근의 국립대학 건강 평가 조사에서 약 38%의 학부생들이 적어도 1년에 한 번은 "너무 우울해서 기능을 발휘하기가 어렵다."고 보고했고, 10.4%의 학생들이 최근 1년 동안 "자살 시도를 심각하게 고려하고 있다."고 보고했다.[35] 대학생 4명 중 1명 이상이 매년 정신 건강 문제로 전문의에게 진단 또는 치료를 받고 있다.[36] 불안은 가장 흔하며, 우울증(13.9%)은 크게 뒤처지지 않는다.[37] 이러한 데이터는 놀라운 것으로 보일 수 있지만, 그것은 잘못된 것이다. 장애의 전반적인 확산의 실제적인 증가 외에도 도움을 구하는 행동의 증가가 이러한 경향에 기여할 수 있다는 점에 유의해야 한다. 그림 2.4는 미국 대학생들이 보고한 정신 건강 문제를 보여준다.

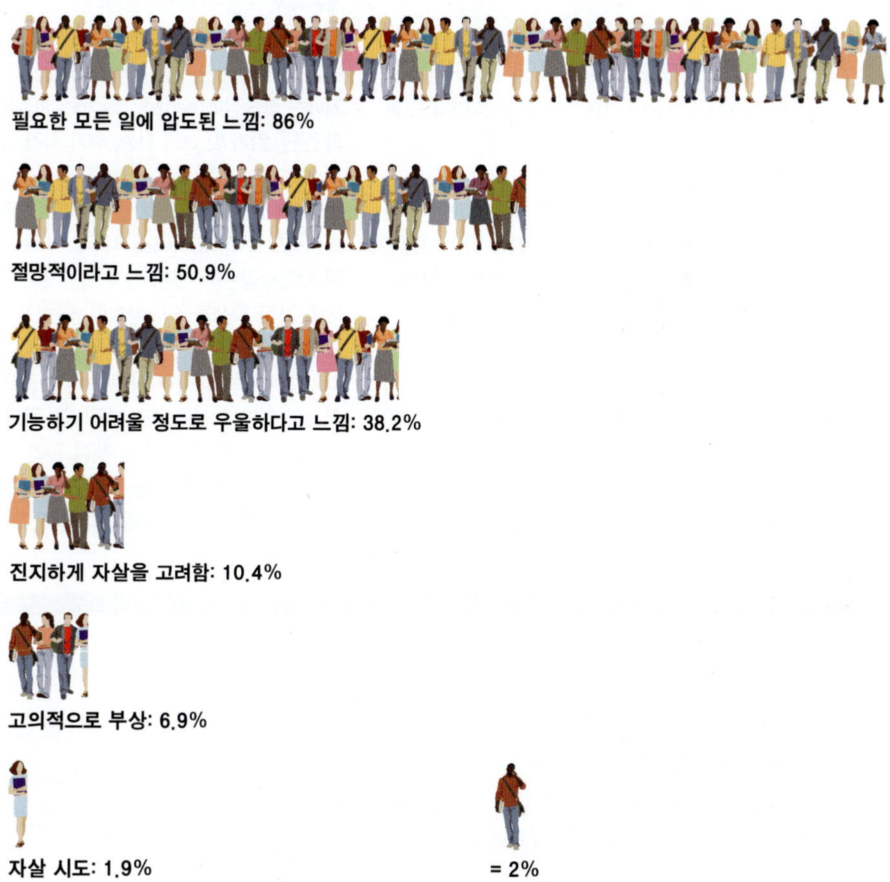

그림 2.4 지난 12개월 동안 미국 대학생들의 정신 건강 우려.

Source: Data from American College Health Association, American College Health Association, National College Health Assessment II (ACHA-NCHA II): Reference Group Data Report, Fall 2016 (Hanover, MD: American College Health Association, 2017).

@ 건강 헤드라인

학습장애 및 신경발달장애를 가진 학생의 대학에서 성공하기

어떤 뇌에 기초한 장애는 정신질환이 아니다. 정신질환을 앓고 있는 사람들이 적절한 상담, 약물치료, 또는 숙소로 성공할 수 있는 것처럼 학습장애와 신경발달장애를 가진 사람들도 적절한 지원을 받으면 성공할 수 있다.

주의력 결핍장애[attention-deficit (hyperactivity) disorder, **ADD/ADHD**]는 보통 학령 아동과 관련된 학습장애지만, 성인기까지 지속될 수 있다. ADD/ADHD를 앓고 있는 사람들은 종종 주의가 산만해진다. 그들이 집중하려고 해도, 그들은 그것을 어려워한다. 사물을 정리하고, 지시를 듣고, 세세한 것을 기억하는 것은 특히 어렵다. 성인 인구의 약 4%인 1,200만 명의 성인들이 ADHD로 살고 있다. 최근 연구는 ADHD가 대학생들의 2~8% 사이에 영향을 미친다는 것을 보여준다. ADHD는 치료되지 않은 채, 직업에서부터 관계, 재정적인 안정성에 이르기까지 모든 것을 파괴할 수 있다. 운영 중단의 주요 영역에는 다음이 포함될 수 있다.

- **건강.** 알코올과 약물 남용, 강박적인 식사, 그리고 중요한 약물을 복용하는 것을 잊어버리는 것은 ADHD가 건강에 영향을 미칠 수 있는 모든 방법이다.
- **일과 재정.** 집중, 과제 완료, 경청, 그리고 다른 사람들과 관련된 어려움은 직장이나 학교에서 문제를 일으킬 수 있다. ADHD를 앓고 있는 사람은 또한 제때에 청구서를 지불하기 위해 고군분투하거나 서류를 잃어버리거나 마감일을 놓치거나 충동적으로 소비하여 빚을 지게 될 수도 있다.
- **관계.** 만약 당신이 ADHD를 앓고 있다면, 당신의 친구들과 사랑하는 사람들이 규칙적으로 당신을 단정하게 하고 일을 끝내도록 부추기는 것처럼 느낄지도 모른다. 만약 당신의 파트너가 ADHD를 앓고 있다면, 당신은 사랑하는 사람이 당신의 말을 듣지 않는 것 같아서 상처를 받을 수도 있고, 상처받은 것들을 흐리게 하고, 당신에게 많은 조직과 계획을 남겨줄 수도 있다.

난독증(dyslexia)은 읽기, 쓰기, 철자에 문제를 일으킬 수 있는 언어 기반의 학습장애이다. 덜 알려져 있지만 똑같이 어려움을 겪는 것은 **난산증**(dyscalculia)과 **난필증**(dysgraphia)이다. 난필증이 있는 사람들은 한 페이지에 글자, 숫자, 단어를 순서대로 넣는 데 어려움을 겪을 수 있다.

자폐 스펙트럼 장애(autism spectrum disorder, **ASD**)는 학습장애가 아니라 뇌 발달장애이다. ASD를 가진 사람들은 계속해서 지적으로 배우고 성장하지만 의사소통과 사회적 행동 기술을 습득하기 위해 고군분투하고 있으며, 이는 학교와 직장에서 그들의 수행에 영향을 미친다. ASD를 가진 일부 성인들[특히 **아스퍼거 증후군**(Asperger syndrome)으로 알려진 고기능 자폐증 환자들]은 대학에 다니고 계속해서 노동력에서 성공한다.

대학들은 정기적으로 학습장애가 있는 학생들을 돕기 위해 다양한 지원 서비스를 제공하고 있다. 여기에는 학습장애(learning disorder, LD)에 대한 시험과 진단, 읽기 및 쓰기 지원, 추가 시간, 또는 조용한 장소와 같은 시험 시설, 그리고 공부 기술과 시험 불안감에 대한 수업이 포함될 수 있다. 이러한 지원은 일반적으로 장애 서비스 사무소나 보건소를 통해 무료로 제공된다. 일부 캠퍼스는 자폐 스펙트럼 장애를 가진 학생들을 대상으로 하는 프로그램을 개발했다. ASD를 받은 학생들은 보통 대학에서 성공하기 위해서는 상당한 양의 지원이 필요하다. 학습장애가 있는 학생들에게 제공되는 무료 서비스 외에도, 일부 학교들은 과외, 재정 관리 지원, 사회적 상호작용과 여가 활동을 위한 지원 그룹을 포함한 추가적인 비용 기반 지원을 제공한다.

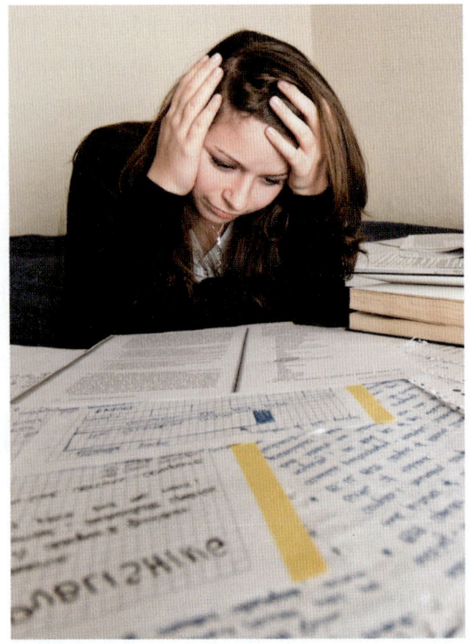

장애와 혼란은 우리 모두에게 골칫거리가 될 수 있지만, ADHD 환자들은 그것에 대처할 수 없는 장애물들을 발견할 수도 있다.

Source: Centers for Disease Control and Prevention, "Attention-Deficit Hyperactivity Disorder," January 2016, www.cdc.gov/ncbddd/ adhd/facts.html; Healthline, "ADHD by the Numbers: Facts, Statistics, and You," September 2014, www.healthline.com/health/adhd/factsstatistics-infographic#1; Helpguide.org, "Adult ADD/ADHD: Signs, Symptoms, Effects, and Treatment," December 2014, www.helpguide.org/ articles/add-adhd/adult-adhd-attention-deficitdisorder; National Center for Learning Disabilities, "Types of LD," Accessed February 2014, www.ncld.org/types-learning-disabilities; M. Gormley et al., "First-Year GPA and Academic Service Use among College Students with and without ADHD," *Journal of Attention Disorders* (2016), doi:10.1177/1087054715623046; P. Pedrelli et al., "College Students: Mental Health Problems and Treatment Considerations," Academic Psychiatry 39 no. 5 (2015): 503-11; A. Fleming et al., "Pilot Randomized Controlled Trial of Dialectical Behavior Therapy Group Skills Training for ADHD Among College Students," *Journal of Attention Disorders* 19, no. 3 (2015): 260-71.

정신질환은 여러 종류가 있지만 대학생들 사이에서 가장 많이 나타나는 질환, 즉 기분장애, 불안장애, 강박장애(obsessive-compulsive disorder, OCD), 외상 후 스트레스 장애(post-traumatic stress disorder, PTSD), 성격장애, 정신분열증 등에 초점을 맞출 예정이다. 청소년들의 다른 뇌 기반 장애에 대한 정보는 '건강 헤드라인'을 참고하라. (정신질환으로 분류되는 중독의 범위는 제6장을 참고하라.)

기분장애

만성 기분장애(chronic mood disorder)는 지속적인 슬픔이나 행복감 같은 감정에 영향을 미친다. 예를 들어 주요 우울증, 지속적인 우울증, 조울증, 계절성 정서장애 등이 있다. 어떤 특정한 해에, 18세 이상의 미국인들 중 약 10%가 기분장애를 겪고 있다.[38]

주요 우울증

우리 모두는 인생의 도전이 우리를 격언에 따라 밀어내는 날들을 보냈지만, 짧은 기간의 우울증은 주요 우울증과 같지 않다. 주요 우울증이나 임상 우울증은 흔한 기분장애로, 특정 해에 미국 성인 인구의 약 9%에 영향을 미친다.[39]

주요 우울증(major depression)은 일, 공부, 수면, 식욕, 관계, 삶의 즐거움에 방해가 되는 증상들이 복합적으로 나타나는 것이 특징이다. 증상은 몇 주, 몇 달, 또는 몇 년 동안 지속될 수 있고 강도는 다양하다.[40] 슬픔과 절망은 우울증의 주요 증상이다.[41] 다른 일반적인 징후는 다음과 같다.

- 쾌적한 활동에 대한 동기부여나 관심 상실
- 자신의 실패나 부족함에 대한 집착, 다른 사람의 사고에 대한 걱정
- 집중의 어려움, 우유부단함, 기억력 상실
- 성욕 상실 또는 타인과 친해지는 것에 대한 관심 부족, 피로, 늦잠, 불면증, 에너지 손실
- 불안감, 무가치함, 또는 절망감
- 식욕 변화로 인한 상당한 체중 감소 또는 증가
- 삶이 가치 없다고 느끼는 사고의 순환, 죽음이나 자살에 대한 생각

대학생의 우울증

정신 건강 문제, 특히 우울증은 대학에서의 건강한 적응과 성공의 장애물로 인식되고 있다. 의사소통 능력이 약하거나 대학이 기대했던 것과 다르다는 것을 알게 되거나 동기부여가 부족한 학생들은 종종 어려움을 겪는다. 관계에 대한 불안감, 좋은 성적을 받고 사회적 인정을 받아야 한다는 압박, 알코올과 다른 약물의 남용, 형편없는 식습관, 수면 부족과 같은 스트레스는 가장 회복력이 뛰어난 학생들도 압도할 수 있다. 가족과 친구들의 안전이 보장되지 않은 채 집에서 멀리 떨어져 있는 것은 문제를 악화시킬 수 있다. 국제 학생들은 특히 취약하다. 미국 대학건강협회의 최근 조사에서 대학생의 13.9%가 지난 12개월 동안 우울증 진단을 받거나 치료를 받았다고 보고했다.[42]

지속성 우울증

지속성 우울증(persistent depressive disorder, **PDD**)은 이전에 기분부전장애(dysthymical disorder 또는 dysthymia)라고 불렸던 만성적인 가벼운 우울증의 덜 심각한 형태이다. PDD를 가진 사람들은 잘 기능하는 것처럼 보일 수 있지만, 쉽게 에너지가 부족하고 피로할 수 있으며, 성격이 급하고, 지나치게 비관적이며, 고집이 세고, 또는 상당히 평등한 느낌이 들지 않을 수 있지만 뚜렷한 증상이 없을 수 있다. 유전자와 학대, 방심, 외상의 이력과 높은 스트레스 수준이 의심스러운 원인들 중 하나이다. PDD가 있는 사람들은 시간이 지남에 따라 주요 우울증에 빠질 수 있다. 진단을 위해서는 성인의 경우 적어도 2년 이상 증상이 지속되어야 한다. 이 장애는 특정 해에 미국 성인 인구의 약 1.5%에 영향을 미친다.[43]

양극성 장애

양극성 장애[bipolar disorder 또는 조울증(manic-depressive illness)]를 앓고 있는 사람들은 종종 극도의 높은 상태(조증)에서 극도의 낮은 상태(우울증)에 이르는 심각한 감정의 변화를 겪는다. 때때로 이러한 감정의 기복은 극적이고 빠르며 다른 때는 느리고 점진적이다. 조증기(manic phase)에 있을 때, 그 사람은 지나치게 활동적이고 말이 많고 전형적으로 엄청난 에너지를 가질 수 있다. 우울한 단계(depressed phase)에서, 그 사람은 심각한 우울증의 증상 중 일부 또는 전부를 경험할 수 있다. 조울증은 미국 성인 인구의 약 2.6%, 미국의 13~18세 중 11.2%에 영향을 미친다.[44]

조울증의 원인은 알려지지 않았지만 약물 남용과 스트레스 또는 심리적으로 충격적인 사건 등 생물학적, 유전적, 환경적 요인들이 관련되어 있는 것으로 보인다. 에피소드를 촉발시키는 데 있어서 일단 진단을 받으면 양극성 장애를 앓고 있는 사람들은 여러 가지 상담과 약물을 선택할 수 있으며, 대부분은 치료를 받는 동안 건강하고 기능적인 삶을 살 수 있다.

계절성 정서장애

계절성 우울증은 일반적으로 **계절성 정서장애**(seasonal affective disorder, **SAD**)라고 불리며, 가을과 겨울 동안 발병하고, 햇빛에 대한 노출 감소와 관련이 있다. SAD를 앓고 있는 사람들은 극심한 피로, 짜증, 무관심, 탄수화물 갈망과 체중 증가, 수면시간 증가, 그리고 일반적인 슬픔에 시달린다. 신체의 자연 순환 리듬의 붕괴, 멜라토닌 호르몬 및 뇌화학 세로토닌의 수치 변화를 포함한 몇 가지 요인들이 SAD 발달과 관련되어 있다.[45] 미국의 50만 명 이상이 SAD를 겪고 있다. SAD를 가진 사람들 중 거의 3/4

주의력 결핍장애[attention-deficit(hyper-activity) disorder, ADD/ADHD] 보통 어린 시절 집중력, 정리, 지시사항 듣기, 세부사항 기억 등에 어려움을 겪는 아이들과 관련된 학습장애.

난독증(dyslexia) 읽기, 쓰기, 철자에 문제를 일으킬 수 있는 언어 기반의 학습장애.

난산증(dyscalculia) 수학에 관련된 학습장애.

난필증(dysgraphia) 글쓰기와 관련된 학습장애, 개인들은 한 페이지에 글자, 숫자, 단어들을 정리하는 데 어려움을 겪을 수 있다.

자폐 스펙트럼 장애(autism spectrum disorder, ASD) 개인이 평생 동안 지적으로 배우고 성장하지만 의사소통 및 사회 행동 기술을 습득하기 위해 애쓰는 신경발달장애(뇌 발달장애)로 학교와 업무 수행에 영향을 미친다.

아스퍼거 증후군(Asperger syndrome) 고기능 자폐증의 한 형태.

만성 기분장애(chronic mood disorder) 슬픔, 절망, 절망, 또는 행복감 같은 지속적인 감정 상태를 수반하는 장애.

주요 우울증(major depression) 수면장애와 탈진 같은 신체적 효과와 집중력이 떨어지는 것과 같은 정신적 효과를 가진 심각한 우울증 또한 임상 우울증이라고도 불린다.

지속성 우울증(Persistent depressive disorder, PDD) 심각한 우울증보다 더 온화하고 인식하기 어려운 우울증의 일종, 만성, 그리고 종종 피로, 비관, 또는 성미 급증으로 특징지어진다. 이전에는 기분부전장애로 알려져 있었다.

양극성 장애(bipolar disorder) 조증과 우울증을 교대로 하는 것이 특징인 기분장애의 한 형태, 조울증이라고도 한다.

계절성 정서장애(seasonal affective disorder, SAD) 일조량이 낮은 겨울철에 나타나는 우울증의 일종.

불안장애(anxiety disorder) 일상의 문제에 대처하는 데 있어서 지속적인 위협과 걱정으로 특징지어지는 정신질환.

범불안장애(generalized anxiety disorder, GAD) 안절부절 못하며, 집중하기 어렵고, 긴장, 그리고 다른 증상들을 야기할 수 있는 끊임없는 걱정.

공황발작(panic attack) 흔히 알 수 없는 이유로 특정 상황이 공포를 일으키는 심각한 불안 반응.

공포증(phobia) 공포의 근원을 피하고 싶은 강한 욕구를 불러일으키는 특정한 사물, 활동, 또는 상황에 대한 깊고 지속적인 두려움.

사회불안장애(social anxiety disorder) 사회적 상황에 대한 두려움과 회피로 특징지어지는 공포증, 사회적 공포증이라고도 불린다.

은 성년 초의 여성들, 특히 긴 겨울밤의 높은 위도에 사는 여성들이다.[46]

SAD를 위한 가장 유익한 치료법은 광선 치료법인데, 이것은 환자들을 햇빛을 모사하는 램프에 노출시킨다. 그 밖의 치료법으로는 식생활 변화(더 복잡한 탄수화물을 섭취하는 것 등), 운동량 증가, 스트레스 관리 기법, 수면 제한(24시간 수면 시간 제한), 심리치료, 처방약 등이 있다.

기분장애의 원인은 무엇인가?

기분장애는 생물학적 차이, 호르몬, 유전적 특성, 생명 사건, 유아기 외상 등 여러 가지 요인에 의해 발생한다.[47] 기분장애의 생물학은 신경전달물질이라고 불리는 뇌 화학물질의 개별 수준과 관련이 있다. 양극성 장애를 포함한 여러 종류의 우울증은 유전적 요소를 가지고 있는 것으로 보인다. 우울증은 또한 심각한 손실, 어려운 관계, 재정 문제, 그리고 성공에 대한 압박에 의해 촉발될 수 있다. 부모의 상실과 같은 어린 시절의 외상(trauma)은 뇌에 영구적인 변화를 일으켜 우울증에 걸리기 더 쉽다. 신체적 건강의 변화는 정신적 변화, 특히 우울증을 동반할 수 있다. 뇌졸중, 심장마비, 암, 파킨슨병, 만성통증, 제2형 당뇨병, 특정약, 알코올, 호르몬장애, 그 밖의 광범위한 괴로움은 사람을 우울하게 하거나 좌절시키거나 화나게 할 수 있다. 이렇게 되면 기진맥진하고 패배했다고 느끼는 사람은 병과 싸울 의지가 부족하고 회복을 최적화하기 위해 필요한 일을 할 수 있기 때문에 회복이 더 어려운 경우가 많다.

불안장애

불안장애(anxiety disorder)는 지속적인 위협과 걱정으로 특징지어지며 범불안장애, 공황장애, 공포장애를 포함한다. 미국에서 가장 큰 정신 건강 문제인 불안장애는 어떤 해에도 4,000만 명 이상의 성인에게 영향을 미친다. 불안장애는 13~17세 사이에 가장 많이 발생하며, 중간 연령인 6세 정도에서 발병한다.[48] 미국 대학생들의 약 9%는 지난 1년 동안 불안에 대한 진단을 받거나 치료를 받은 것으로 보고되었다.[49]

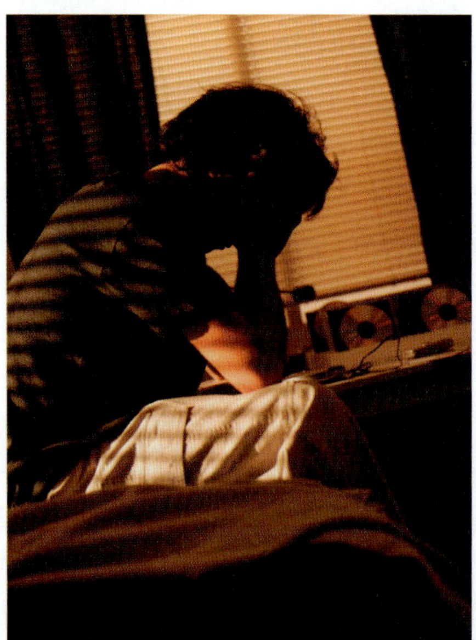

우울증에는 단순히 우울함을 느끼는 것 이상의 것이 있다. 임상적으로 우울증이 있는 사람은 기능을 발휘하기 어렵다는 것을 알게 되고, 때로는 아침에 침대에서 일어나거나 대화를 따라가기 위해 고군분투하기도 한다.

범불안장애

불안장애의 한 가지 흔한 형태인 **범불안장애**(generalized anxiety disorder, **GAD**)는 일상생활에 크게 방해가 될 정도로 심각하다. GAD 진단을 받으려면 6개월 이상 지속되지 않는 증상 중 적어도 3가지 이상을 보여야 한다. 즉, 안절부절 못하거나 긴장하거나 초조해하는 것, 쉽게 피로해지는 것, 집중하기 어렵거나 정신이 멍해지는 것, 짜증을 내는 것, 근육 긴장 및/또는 수면장애 등이 그것이다.[50]

공황장애

공황장애는 **공황발작**(panic attack)의 발생, 격렬한 신체반응을 일으키는 급성 불안감 등이 특징이다. 대학생의 약 4%가 작년에 공황발작 진단을 받거나 치료를 받았다고 보고된다. 공황발작과 장애는 특히 젊은 여성들 사이에서 발병률이 증가하고 있다.

비록 치료할 수 있지만, 공황발작이 자주 일어나거나 사람이 많은 공공장소에 가거나 다른 사람들과 교류하는 것을 피하게 되는 경우, 공황발작은 쇠약해지고 파괴적이 될 수 있다. 공황발작은 일반적으로 갑작스럽게 시작되고, 10분 이내에 최고조에 달하며, 약 30분 동안 지속되어 결국 지치게 된다. 증상은 호흡의 증가, 오한, 전신열감, 호흡의 부족, 위경련, 가슴통증, 삼킬 수 없는 고통, 그리고 죽음에 대한 느낌 등이다.[52]

공포장애

공포증(phobia) 또는 공포장애는 종종 상황에 맞지 않는 특정한 사물, 활동, 또는 상황에 대한 지속적이고 비이성적인 두려움을 포함한다. 미국 성인의 5~12%가 거미, 뱀, 엘리베이터를 타는 것과 같은 특정한 공포증을 앓고 있다.[53]

또 다른 7.4%의 미국 성인은 **사회불안장애**(social anxiety disorder)를 겪고 있는데, 이는 또한 사회적 공포증이라고 불린다.[54] 사회불안장애는 사회 상황에 대한 지속적인 두려움과 회피로 특징지어진다. 본질적으로 사회불안장애가 있는 사람은 이런 상황을 모욕감이나 당황, 혹은 심지어 쳐다볼지도 모른다는 두려움을 느낀다. 이러한 장애는 범위가 다양하다. 어떤 개인은 발표를 하기 위해 교실 앞에 서는 것과 같은 특정한 상황에서만 어려움을 겪는다. 극단적인 경우, 한 사람은 다른 사람들과의 모든 접촉을 피한다.

불안장애의 원인은 무엇인가?

불안장애는 복잡성과 정도가 다르기 때문에, 왜 한 사람에게만 그것이 나타나고, 다른 사람은 그렇지 않은지는 아직 확실하지 않다. 가능한 원인으로는 다음과 같은 요인들을 들 수 있다.[55]

- **생물학.** 일부 과학자들은 불안의 기원을 뇌와 그 기능으로 추적한다. 과학자들은 정교한 PET(양전자 방출 단층 촬영) 스캔을 사용하여 불안 발생 시 반응하는 뇌의 영역을 분석할 수 있다. 가족들은 비슷한 뇌와 생리적 반응을 보인다. 따라서 우리는 불안장애에 대한 경향을 물려받을 수 있다.
- **환경.** 불안은 학습된 반응일 수 있다. 특정 상황에 대해 반복적인 반응 패턴을 경험하면 뇌가 특정한 방식으로 반응하도록 프로그램할 수 있다. 예를 들어, 만약 형제자매 중 1명이 거미에 대한 엄청난 두려움을 가지고 있고, 어린 시절 그것이 시야에 들어올 때마다 소리를 질렀다면, 여러분은 비슷한 불안을 느낄지도 모른다.
- **사회적 및 문화적 역할.** 남성과 여성은 각기 다른 역할을 맡도록 가르치기 때문에, 여성들은 비명을 지르거나 떨거나 그렇지 않으면 극도의 불안을 표현하는 것을 더 받아들일 수 있을 것이다. 이와는 대조적으로, 남성들은 행동하기보다는 불안한 감정을 억누르는 법을 배웠을지도 모른다.

강박장애

의식을 반복해서 수행해야 한다고 느끼는 사람들, 더러움이나 오염을 두려워하고, 질서와 대칭, 정확성에 대해 부자연스러운 우려를 갖고 있는 사람들, 또는 지속적인 침투적 사고를 가진 사람들은 **강박장애**(obsessive-compulsive disorder, **OCD**)를 겪고 있을 수도 있다. 18세 이상 미국인의 약 1%가 강박장애를 가지고 있다.[56]

완벽주의자인 것과 혼동하지 않기 위해 강박장애가 있는 사람은 종종 그러한 행동이 비이성적이지만 그들을 막을 힘이 없다는 것을 안다. OCD의 진단인 DSM-5에 따르면, 강박장애는 하루에 1시간 이상을 소비하고 정상적인 사회 활동이나 생활을 방해할 때 강박장애로 진단된다. 비록 OCD의 정확한 원인은 알려지지 않았지만, 유전학적, 생물학적 이상, 학습된 행동, 그리고 환경적인 요인들이 모두 고려되었다. 강박장애는 보통 어린 시절이나 10대에 시작된다. 대부분의 사람들은 20세 이전에 진단을 받는다.[57]

비록 강박장애는 치료 가능성이 높지만, 그 장애를 가진 사람들의 1/3만이 치료를 받는다. 치료는 장애 유형, 심각성 및 기타 요인에 따라 다양하다. 가장 효과적인 치료는 항우울제나 항불안제 같은 증상을 치료하기 위해 고안된 심리치료와 약물의 조합이 되는 경향이 있다.[58]

외상 후 스트레스 장애

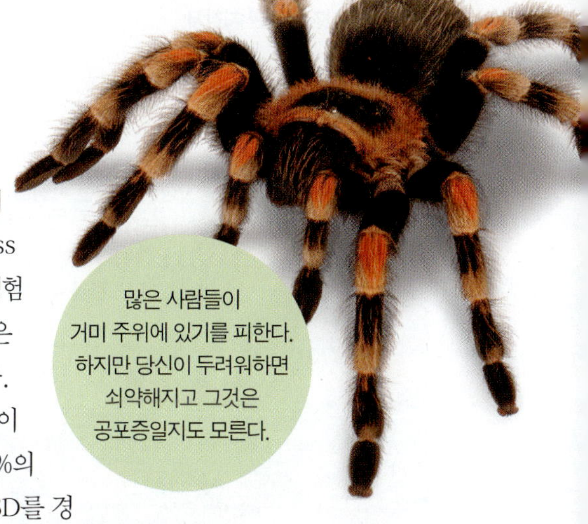

많은 사람들이 거미 주위에 있기를 피한다. 하지만 당신이 두려워하면 쇠약해지고 그것은 공포증일지도 모른다.

외상 후 스트레스 장애(posttrau-matic stress disorder, **PTSD**)를 경험했거나 목격한 사람은 PTSD에 걸릴 수 있다. 매년 약 4%의 미국인이 PTSD를 겪으며, 약 7%의 미국인이 평생 동안 PTSD를 경험할 것이다.[59] 이라크와 아프가니스탄에서 싸웠던 미군 전투 참전용사 중 14%가 PTSD를 경험한 적이 있다.[60] 그러나 PTSD를 가진 사람들에 의해 가장 자주 보고되는 최악의 스트레스는 전쟁과 관련된 것이 아니라, 누군가의 예상치 못한 죽음, 심각한 질병, 혹은 가까운 사람의 부상과 성폭력이다. 여성의 PTSD는 학대, 강간, 폭행의 역사와 관련이 있다. 자연재해, 심각한 사고, 급습, 테러는 남성과 여성 모두에게 PTSD의 모든 원인이다.[61] PTSD는 실제로 뇌에 화학적 변화를 일으킬 수 있으며, PTSD는 다음을 포함한다.

- 해리, 감정 상태, 또는 심지어 육체로부터 정신의 인식된 분리
- 회상, 악몽, 반복적인 생각이나 이미지 등 외상적 사건에 대한 침입적 기억
- 사람이 과민반응하거나 쉽게 울거나 감정의 변화를 경험할 수 있는 급성 불안이나 초조함
- 불면증과 집중하기 어려움
- 무언가가 그 사람에게 외상적 사건을 상기시킬 때 흔들림이나 메스꺼움 같은 강렬한 생리적 반응

외상 후 최소 1개월 동안 증상이 나타나면 PTSD 진단을 받을 수 있다. 그러나 몇 달, 심지어 몇 년이 지나서야 증상이 나타나는 경우도 있다. PTSD를 위한 치료는 우울증, 불안, 그리고 수면을 돕기 위한 약물뿐만 아니라 심리치료를 포함할 수 있다. PTSD의 성격과 심각성에 따라 집단치료와 개별대화 치료도 자주 권장된다.

인격장애

DSM-5에 따르면, **인격장애**(personality disorder)는 "개인의 문화에 대한 기대에서 현저하게 벗어나 널리 퍼져 있고, 융통성이 없는 내면의 경험과 행동의 지속적인 패턴이다."[63] 미국 성인의 최소

강박장애(obsessive-compulsive disorder, OCD) 재발하고 원치 않는 생각과 반복적인 행동으로 특징지어지는 불안장애의 한 형태.

외상 후 스트레스 장애(posttraumatic stress disorder, PTSD) 외상적 사건 또는 일련의 사건에 대한 지연 반응으로 발생할 수 있는 증상의 모음.

인격장애(personality disorder) 사회적 고통을 주는 행동을 유도하는 사고와 신념의 융통성 없는 패턴으로 특징지어지는 정신장애.

알고 있는가?

공황장애가 있는 사람 3명 중 1명꼴로 광장공포증이 나타나는데, 이는 공황발작 시 탈출이 어려울 수 있는 군중이나 넓은 공간과 같은 어떤 장소나 상황에 있는 것을 두려워하게 되는 상태이다.

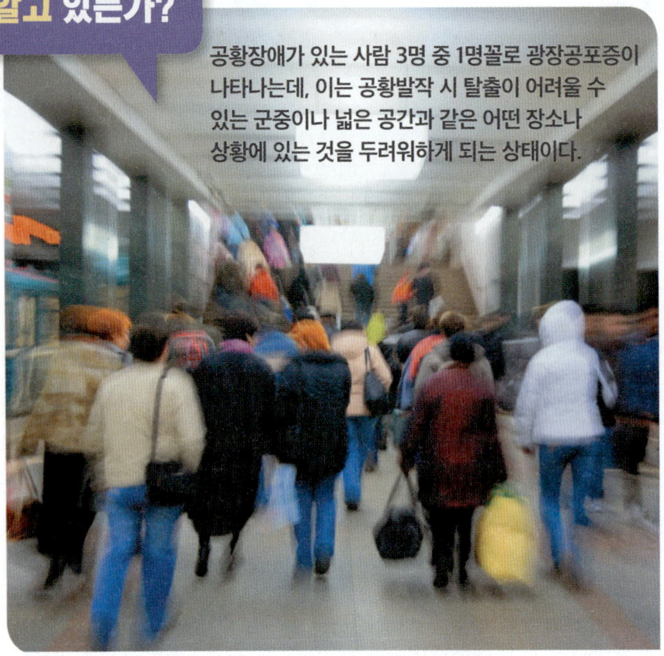

Source: Anxiety and Depression Association of America, "Panic Disorder and Agoraphobia," Accessed February 2016, https://www.adaa.org/understanding-anxiety/panic-disorder-agoraphobia.

10%는 DSM-5에서 정의한 어떤 형태의 인격장애를 가지고 있는 것으로 추정된다.[64] 인격장애를 겪고 있는 개인들과 살고 있거나 일하거나 관계를 맺고 있는 사람들은 종종 그들과 상호작용을 하는 것이 도전적이고 파괴적이라고 생각한다.

인격장애의 한 가지 흔한 유형은 편집증적 인격장애로, 다른 사람들에 대한 만연, 근거 없는 의심과 불신, 비합리적인 질투, 비밀주의를 포함한다. 이 병에 걸린 사람들은 가족이나 사랑하는 사람들로부터 정부에 이르기까지 모든 사람들에게 박해를 받는다는 망상을 가지고 있다.

자기도취적 인격장애는 과장된 자만과 자기 몰두를 수반한다. 자기도취적인 성격을 가진 사람들은 자신이 얼마나 멋진 사람인가에 대한 환상에 사로잡혀 있다. 일반적으로 그들은 지나치게 궁핍하며 까다롭고 그들이 최고가 아니면 안 된다고 믿는다.

반사회적 인격장애를 가진 사람들은 다른 사람들을 조종하고 이용하는, 종종 범죄적인 방식으로 장기적인 패턴을 보여준다. 증상은 타인의 안전을 무시하는 것, 회한의 부족, 오만, 분노 등이다. 반사회적 인격장애가 있는 남성은 여성보다 훨씬 많고, 모든 인격장애 중 치료하기 가장 어려운 질환 중 하나로 남아 있다.[65]

정신분열증(schizophrenia) 비이성적인 행동, 심각한 감각의 변화, 그리고 종종 사회에서 기능을 발휘하지 못하는 것이 특징인 생물학적 기원을 가진 정신질환.

경계성 인격장애(BPD)는 심한 정서불안, 충동성, 감정기복, 부실한 자기 이미지로 특징지어진다.[66] 높은 자살률, 예측할 수 없는 감정기복, 도박, 안전하지 않은 성행위, 불법 약물 사용, 무모한 운전, 자해 등 불규칙하고 위험한 행동들이 대표적이다. (자해에 대한 더 자세한 내용은 '오늘날 학생들의 건강'을 참고하라.) 인과관계가 명확하지는 않지만 유전학과 환경이 융합되어 BPD의 위험을 증가시키는 것처럼 보인다. 미국의 약 160만 명의 성인들이 특정 해에 BPD를 가지고 있다. BPD는 보통 청소년기나 초기 성인기에 나타나기 시작한다.[68]

인격장애 치료에 대해서는 개인과 집단 심리치료, 기술개발, 가족교육, 동료들의 지원, 약물치료 등이 장기 예후를 좋게 할 수 있다.[69]

정신분열증

정신분열증(schizophrenia)은 미국 인구의 약 1%에 영향을 미치는 심각한 질환이다.[70] 정신분열증은 감각의 변화, 들어오는 자극을 분류, 처리하지 못하며, 적절한 반응을 하지 못하고, 자기감각 변화, 그리고 감정, 움직임, 행동의 급격한 변화로 특징지어진다. 일반적인 증상으로는 망상행동, 환각, 앞뒤가 맞지 않는 언변, 논리적으로 생각할 수 없는 장애, 불규칙한 움직임, 이상한 몸짓, 일상생활의 활동으로 인한 어려움 등이 있다.[71] 증상은 보통 10대 후반~20대 후반의 남성에게 나타나는 반면, 여성은 일반적으로 20대 후반~30대 초반에서 증상을 보인다.[72] 종종 이상하거나 위험한 것으로 간주되고, 정신분열증 환자들은 사회적 상호작용에 어려움을 겪을 수 있고 위축될 수도 있다.

수십 년 동안 과학자들은 정신분열증은 아이가 사는 환경에 의해 유발된 광기의 한 형태라고 믿었다. 1980년대 중반에, 자기공명영상(MRI)과 PET 스캔은 과학자들이 뇌의 기능을 더 자세히 연구할 수 있게 되었다. 그 지식은 정신분열증이 뇌의 생물학적 질병이라는 것을 보여준다. 뇌 손상은 태아 발달의 임신 중기에 일어날 수 있는, 생명의 초기에 발생한다. 독성물질, 감염, 의약품에 대한 태아 노출이 가능한 위험으로 연구되었으며, 유전적 연관성을 탐구하고 있다.

정신분열증의 비정상적인 가정생활이나 어린 시절의 외상을 원인으로 하는 이론들이 생물학적 이론을 지지하여 폐기되었지만 오명(stigma)은 여전히 남아 있다. 정신분열증을 가진 사람들의 가족들은 종종 분노와 죄책감을 경험한다. 그들은 종종 정신분열증 환자의 피난처, 의료, 직업 훈련, 사회적 상호작용에 대한 필요를 충족시키는 방법에 대한 상담이 필요하다.

현재 정신분열증은 치료가 가능하지만 치료될 수는 없다. 치료에는 보통 입원, 약물치료, 심리치료의 조합이 포함된다. 적절한 약물치료, 대중의 이해, 사랑하는 사람들의 지원, 그리고 치료에 대한 접근으로, 정신분열증을 가진 많은 사람들이 정상적인 삶을 영위한다.

오늘날 학생들의 건강

자해 행동과 원인

고통, 압박, 스트레스를 감당하지 못하는 사람은 자해를 할 수 있다. **자해**(self-injury)란 자살 시도 없이 의도적으로 신체 조직을 손상시키는 행위이다.

자해하는 가장 흔한 방법은 (레이저, 유리, 칼, 또는 다른 날카로운 물건으로) 절단하는 것이다. 다른 방법으로는 화상을 입거나 타박상을 입거나 손톱을 지나치게 깎거나 뼈를 부러뜨리거나 머리카락을 뽑고 피부 밑에 날카로운 물체를 박아 넣는 방법이 있다.

미국 성인의 약 4~6%가 NSI에 한 번 이상 참여한 적이 있다. 그러나 NSI의 발생은 청소년들에게 훨씬 더 높다. 대학생들의 NSI 유병률은 대략 6%이다. NSI는 여대생들에게 더 흔하게 발생하는데, 지난 12개월 동안 약 7%로 남성들의 약 4%와 비교된다. 대부분의 연구는 청소년과 청장년의 14~18%가 적어도 1번은 자해를 한다고 보고하고 있다. 자신을 해치는 많은 사람들은 다른 정신 건강 상태에 시달리며 성적, 신체적, 감정적 학대를 경험해왔다. 자해는 또한 경계성 인격장애, 우울증, 불안장애, 물질남용장애, 외상 후 스트레스 장애, 섭식장애와 같은 정신질환과도 관련이 있다.

자해 징후로는 다수의 흉터, 현재 절단 및 찰과상, 그리고 상처와 현재 진행 중인 부상에 대한 신뢰할 수 없는 설명이 있다. 자해한 사람은 긴 소매와 바지를 입음으로써 흉터와 상처를 감추려 할 수도 있다. 다른 증상으로는 분노의 취급 곤란, 사회적 위축, 거절에 대한 민감성, 또는 신체소외감 등이 있다. 만약 당신이나 당신이 알고 있는 누군가가 자해를 한다면, 전문가의 도움을 구해야 한다. 치료는 도전적이다. 자해하는 행동을 중단해야 할 뿐만 아니라, 고통받는 사람은 그것을 유발하는 감정을 인식하고 관리하는 법을 배워야 한다.

만약 회복 중인 경우, 다음 단계가 치료의 일부일 수 있다.

1. 자신을 자극하는 감정과 상황을 인지하는 것으로 시작하라.
2. 충동을 느낄 때 대신 할 수 있는 일에 대한 계획을 파악하라.
3. 다음을 포함한 대안 목록을 작성하라.
   - 주의가 산만해질 수 있는 일
   - 마음을 진정시킬 수 있는 일
   - 자신을 표현하는 데 도움이 될 수 있는 일
   - 신체적 긴장감과 스트레스를 해소하는 데 도움이 될 수 있는 일
   - 지지받고 연결되었다고 느끼는 데 도움이 될 수 있는 일
   - 자해 느낌(cutting sensation)을 대신할 수 있는 것

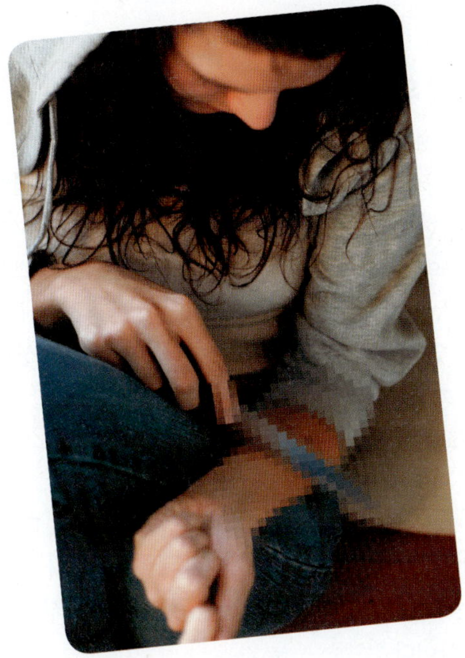

자해에서, 절단이나 긁는 행동은 여성에게서 더 흔하고, 화상이나 때리는 행동은 남성에게서 더 흔하다.

LO 4 | 자살: 삶에 대한 포기

자살에 대한 위험 요소와 가능한 경고 징후, 그리고 자살을 고려하는 사람을 돕기 위해 취할 수 있는 조치에 대해 논의하시오.

"세계 어딘가에서 40초마다 한 사람이 자살로 사망한다. 또 다른 20초 정도는 자살을 시도한다." 이러한 암울한 통계들은 매년 증가하고 있는 자살의 국제적인 사망자 수를 강조한다.[73] 매년 80만 명 이상이 국제적으로 보고되고 있다. 15~29세 사이의 개인들은 특히 취약하며, 자살은 국제적으로 이 집단에서 두 번째 주요 사망 원인이다.[74] 일부 부유한 나라에서는 여성보다 3배 이상의 남성이 자살로 사망한다. 그러나 저소득층과 중산층 국가에서는 남녀 자살률이 모든 여성의 1.5명에 불과하다. 전 세계적으로 자살은 남성들의 50%, 여성들의 71% 이상을 차지한다. 가장 높은 자살률은 70세 이상 노인들 사이에서 나타난다.[75]

미국에서 노인들의 자살률은 이 연령 집단의 전반적인 국제 비율에 필적한다. 자살은 15~19세 사이의 두 번째 주요 사망 원인이고, 20~24세 사이의 두 번째 주요 사망 원인이다.[76] 대학 시절의 압박감, 실망, 도전, 그리고 변화는 청년이 자살을 고려하게 될 수 있는 정서적 혼란의 원인이 될 수 있다. 2016년 국립대 건강평가에 따르면, 약 9%의 학생들이 일생 중 어느 시점에 자살을 심각하게 고려했고, 1.9%는 자살을 시도했다.[77] 그러나 대학에 다니지 않는 청년들 또한 위험에 처해있다. 사실 자살률은 대학생보다 일반 인구의 청년들에게 더 높게 나타난다.[78]

자해(self injury) 과도한 부정적 감정에 대처하기 위한 시도로 의도적으로 자신의 신체에 부상을 입히는 것. 또는 비자살적 자해라고도 한다.

약 930만 명의 성인이 지난 1년 간
심각하게 자살을 고려했다.

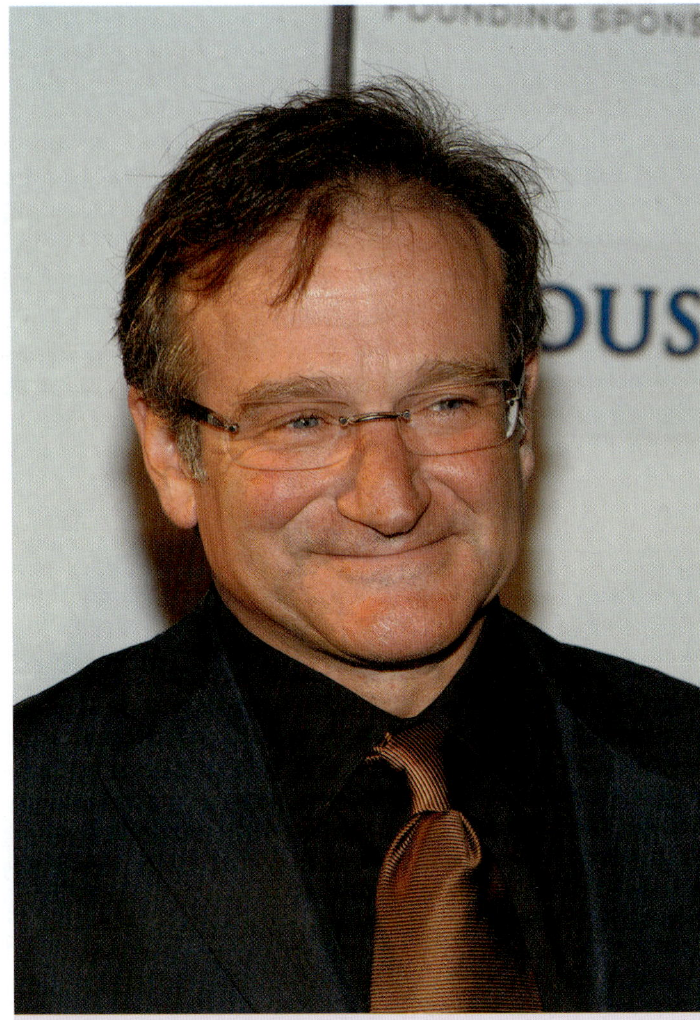

자살 증상이 항상 분명한 것은 아니다. 개그맨이자 배우 윌리엄스(R. Williams)의 심한 우울증 투쟁이 널리 알려진 것은 2014년 8월 자살 이후였다.

자살 위험 요인

위험 요인으로는 자살의 가족력, 이전의 자살 시도, 과도한 마약과 음주, 장기간의 우울증, 재정적 어려움, 자기 자신이나 사랑하는 사람의 심각한 질병, 죽음이나 거절을 통한 사랑하는 사람의 상실 등이 있다. 최근의 연구는 레즈비언, 게이, 양성애자, 트랜스젠더(LGBT) 사람들이 이성애자보다 훨씬 더 많이 자살을 생각하거나 시도할 가능성이 높다는 것을 보여준다.[79] 트랜스젠더 개인들은 동성애 혐오를 용납하지 않는 가정과 학교 환경에서 자란 사람들로 자살 시도율이 낮은 반면, 고등교육을 받지 못하고 약물 남용이 있는 저소득층 가정 사람들은 자살 시도 횟수가 훨씬 더 많았다.[80]

그들이 자살을 시도할 가능성이 더 높든, 더 자주 성공하든, 거의 4배나 되는 많은 남성들이 자살로 사망한다.[81] 남성들 사이에서 가장 많이 사용되는 자살 방법은 총기이다. 여성들에게 가장 흔한 방법은 독살이다.[82]

자살의 경고 신호

다른 사람들이 항상 그 경고를 인식하지는 않지만, 자살하는 사람들은 대개 그들의 의도를 나타낸다.[83] 자살에 대한 욕망을 표출하거나 시도를 한 사람은 누구나 위험에 처한다. 자살을 고려하고 있는 일반적인 징후는 다음과 같다.[84]

- 최근의 상실과 슬픔을 놓지 못하는 것 같은 모습
- 우울증 이력
- 슬픔, 위축, 짜증, 불안, 피로, 우유부단함, 무관심 등 성격 변화
- 집중하지 못하는 행동, 수업이나 일에 대한 관심 상실, 우울증에 따른 행복의 설명 없는 시연 또는 위험 감수 등 행동의 변화
- 성적 관심의 변화
- 수면 패턴 및/또는 식습관의 변화
- "모든 것을 끝내는 것이 좋겠다."와 같은 자살에 대한 직접 진술(소셜 미디어에 게재된 진술 포함)
- "더 이상 내 걱정은 하지 않아도 돼."와 같은 간접 진술(소셜 미디어에 게재된 진술 포함)
- 유언장 작성, 소중한 재산 증여, 공개편지나 SNS 게시물 작성 등 최종 준비
- 죽음을 주제로 한 집착
- 개인 외모의 변화를 표시

자살 예방

자살을 시도하는 대부분의 사람들은 정말로 살기를 원하지만 죽음을 견딜 수 없는 상황에서 벗어날 수 있는 유일한 방법이라고 본다. 위기 상담사와 자살 상담 전화들은 일시적으로 도움이 될 수 있지만, 자살을 예방하는 가장 좋은 방법은 알코올, 마약, 외로움, 고립, 총기 접근 등 시도를 촉발시킬 수 있는 조건과 물질을 제거하는 것이다.

만약 당신이 아는 누군가가 자살을 위협받거나 경고 신호를 보낸다면, 관여하라. 질문을 하고 도움을 구하라. 수행할 수 있는 특정 작업에는 다음이 포함된다.[85]

- **경고 신호를 관찰하라.** 그 사람을 주시하거나 다른 사람이 있는지 확인하라. 그 사람을 혼자 두지 마라.
- **위협을 심각하게 받아들여라.** 자살에 대한 이야기를 '관심을 끌기 위한 시도'라고 무시하지 마라.

- **당신이 얼마나 신경 쓰는지 그 사람에게 알려라.** 당신이 도와주기 위해 그곳에 있다고 진술하라.
- **직접 물어보아라.** "자살할 생각이야?"라고 물어라. 판단하지 마라. 그들이 생각을 공유하게 하라.
- **조치를 취하라.** 그 지역에서 자살에 사용될 수 있는 총기나 물건들을 모두 제거하라.
- **자살에 대한 대안을 생각하도록 도와라.** 그 사람과 함께 도움을 제공하라. 지역 자살 상담 전화에 전화하여 이용 가능한 모든 지역사회와 캠퍼스 자원을 이용하라.
- **당사자의 배우자, 부모, 형제자매, 또는 상담사에게 말하라.** 자신에게 의심을 품지마라. 만약 당신의 친구가 자살 시도에서 성공한다면, 당신은 스스로를 비난할지도 모른다.

LO 5 전문적인 도움 구하기

정신 건강 문제를 겪고 있는 사람들이 이용할 수 있는 다양한 유형의 치료 옵션과 전문적인 서비스에 대해 설명하시오.

신체적 질병은 대부분의 사람들을 가장 가까운 건강 전문가에게 쉽게 보내지만, 많은 사람들은 개인적인 실패를 인정하는 것으로 심리적인 문제에 대한 도움을 구하는 것을 본다. 비록 추정 결과 성인의 약 20%가 일종의 정신질환을 앓고 있는 반면, 성인의 13%만이 정신 건강 상담 서비스를 이용하고 있다.[86]

다음 상황에서 도움을 구하는 것을 고려하라.

- 당신은 걷잡을 수 없는 기분이 든다.
- 당신은 정상적인 자극에 대한 엉뚱한 기분 변화나 부적절한 감정적 반응을 경험한다.
- 당신의 두려움이나 죄책감이 주의를 산만하게 하는 경우가 많다.
- 당신은 다른 사람으로부터 위축되기 시작한다.
- 당신은 환각증세가 있다.
- 당신은 부적절하거나 가치 없다고 느끼거나 삶이 살 가치가 없다고 느낀다. 당신은 매일이 반복되는 위기 상황의 연속처럼 보인다.
- 당신은 자살을 고려하고 있다.
- 당신은 문제들를 피하기 위해 마약이나 알코올로 눈을 돌린다.

학생들이 정신질환을 포함한 모든 종류의 문제를 다루도록 돕기 위해 대학 캠퍼스에서 저비용 또는 무료 상담이나 지원 그룹을 종종 이용할 수 있다. 여러분의 캠퍼스 내 관련 프로그램을 확인하라.

정신질환 오명

오명(stigma)은 사람들의 집단이나 특정한 상황이나 조건에 대한 부정적인 인식을 말한다. 정신질환을 앓고 있는 사람들에 대한 일반적인 생각은 그들이 위험하고 무책임하며 지속적인 보살핌이 필요하거나 그들이 '그것만 극복하면 된다'는 것이다. 실제로 전체 폭력 행위의 3~5%만이 심각한 정신질환을 앓고 있는 사람들에게 기인한다. 정신질환자가 폭력의 희생자가 될 확률이 10배나 높지만, 정신 건강에 문제가 있는 대부분의 사람들이 다른 사람들보다 더 폭력적일 가능성은 없다. 대부분은 정규직을 갖고 있고 사회의 생산적인 구성원이며 정상적인 삶을 영위한다.[87]

> 오명(stigma) 사람들의 집단이나 특정 상황이나 조건에 대한 부정적인 인식.

정신질환이라는 오명은 종종 수치심과 죄책감, 자아존중감의 상실, 고립과 절망으로 이어진다. 정신질환을 성공적으로 관리해 온 많은 사람들은 오명이 때로는 질병 자체보다 더 무력화되었다고 보고한다.[88] 오명은 정신질환에 허덕이는 사람들에게 친구로부터 자신의 어려움을 숨기거나 치료를 받는 것을 지연시키거나 그들의 증상과 삶의 질을 극적으로 향상시킬 수 있는 치료를 피하게 할 수 있다.

치료에 대한 평가받기

치료를 고려하고 있다면, 먼저 전체 평가를 완료하라. 다음과 같은 철저한 검사를 위해 자격 증명을 갖춘 의료 전문가에게 문의하라.

- 갑상선 질환, 바이러스 감염, 빈혈 등을 배제하는 신체검진과 우울증 같은 증상을 유발할 수 있는 조정, 반사, 균형 등의 신경학적 검사를 통해 뇌 질환 배제
- 외관상 장애, 유전적 또는 가족적 요인, 과거 치료 과정을 추적할 정신의학적 이력
- 생각, 말하기 과정, 기억력을 평가하고 다른 정신질환에 대한 심층 면접을 포함하는 정신의학적 증상 검사

일단 물리적인 요인들이 배제되면, 당신은 심리적인 건강만을 전문으로 하는 전문가와 상의하기로 결정할 수도 있다.

> **어떻게 생각하는가?**
>
> **당신의 지역사회에서 정신질환과 관련된 오명(stigma)을 발견하는가?**
>
> - 정신 건강 문제나 일반적인 상황을 묘사하는 데 사용되는 '미친(crazy)' 또는 '괴짜(whacko)' 같은 용어를 얼마나 자주 듣는가? 왜 그런 표현이 해로운가?
> - 왜 그렇게 많은 사람들이 정신질환을 숨기거나 치료를 거부하는가? 정신질환 공개의 두려움을 줄이기 위해 무엇을 할 수 있는가?

표 2.1 | 정신 건강 전문가

뭐라고 호칭하는가?	그들은 어떤 종류의 훈련을 받고 있는가?	그들은 어떤 종류의 치료법을 사용하는가?	전문가 단체
정신과 의사	의사학위(MD), 4년 간 정신 건강 교육 실시	약을 처방할 수 있고 지역 병원에서 특권을 인정받을 수 있다.	미국 정신과협회 www.mych.org
심리학자.	상담이나 임상심리학(PhD) 분야의 박사학위 및 자격증을 취득하기 위한 수년 간의 감독된 실습	인지행동치료, 가족 또는 성 상담 등 전공과 같은 다양한 유형	미국 심리학회 www.apa.org
의료/정신의학적 사회복지사	사회사업 석사(MSW), 자격증 취득을 위한 임상 환경에서의 2년 경력	약물 남용 상담이나 아동 상담과 같은 특정 전문 분야에서 훈련을 받을 수 있다.	전국사회노동자협회 www.social workers.org
상담사	상담, 심리학, 교육심리학, 또는 관련 인간 서비스 분야의 석사학위, 일반적으로 자격증을 취득하려면, 최소 2년 이상의 감독된 관행을 이수해야 한다.	많은 사람들이 개인과 집단 치료를 제공하도록 훈련받는다. 가족, 부부, 관계, 아동, 약물 남용과 같은 한 가지 유형의 상담을 전문으로 할 수 있다.	미국 상담협회 www.counseling.org
정신분석학자	심리학이나 정신의학(PhD 또는 MD)의 대학원 학위, 그 후 8~10년 동안 정신분석 교육을 받았는데, 그중에는 분석 자체를 받는 것도 포함된다.	프로이트와 다른 심리학자들의 이론에 근거하여 개인의 성장을 가로막는 사고, 행동의 패턴, 초기 외상을 떠올리는 것에 초점을 맞추고 있다. 치료는 5~10년 정도 지속되며, 일주일에 3~4회 정도 치료한다.	미국 정신분석학회 www.apsa.org
공인된 결혼 및 가족 치료사	가족 및 대인관계 역학을 전문으로 하는 심리학, 사회사업 또는 상담의 석사, 또는 박사학위, 일반적으로 자격증을 취득하기 위해 최소 2년 이상의 감독된 관행을 이수해야 한다.	관계 상담을 원하는 개인이나 가족을 치료한다. 치료는 종종 간단하고 특정한 관계 문제에 대한 해결책을 찾는 데 초점을 맞춘다.	미국 결혼가족치료회 www.aamft.org

정신 건강 전문가

몇 가지 유형의 정신 건강 전문가들을 이용할 수 있다. 표 2.1은 가장 일반적인 유형의 실무자에 대한 정보를 제공한다. 치료사를 선택할 때는 적절한 훈련과 인증을 받았는지 확인하는 것이 중요하다. 가장 중요한 요인은 당신이 치료사와 함께 일할 수 있다고 느끼는가 하는 것이다. 자격을 갖춘 정신 건강 전문가는 초기 상담 중에 기꺼이 당신의 모든 질문에 대답해야 한다. 치료사 또는 자신에게 물어볼 질문은 다음과 같다.

- **치료 시작 전 상담사와 인터뷰가 가능한가?** 첫 만남은 이 사람이 잘 맞을지 여부를 결정하는 데 도움을 줄 수 있다.
- **치료사를 사람으로서 좋아하는가?** 당신은 치료사와 편하게 대화할 수 있는가?
- **치료사가 시계를 보고 있는가, 아니면 쉽게 주의가 산만해지는가?** 당신은 그 세션에 집중해야 한다.
- **치료사가 전문성을 입증하는가?** 치료사가 자주 늦거나 약속을 어기거나 치료 세션 밖에서 사회적 상호작용을 제안하거나 자기 자신에 대해 부적절하게 이야기하거나 의심스러운 청구 관행이 있거나 치료에서 당신을 풀어주는 것을 거부하는지 걱정하라.
- **치료사가 당신의 목표와 시간표를 정하는 데 도움을 주는가?** 훌륭한 전문가는 당신의 일반적인 상황을 평가하고 당신이 세션들 사이에 일할 목표를 세우도록 도와야 한다.

치료사 또는 상담사의 사용은 국가적으로 규제되지 않는다는 점에 유의한다. 자격 증명을 확인하고 신중하게 선택해야 한다.

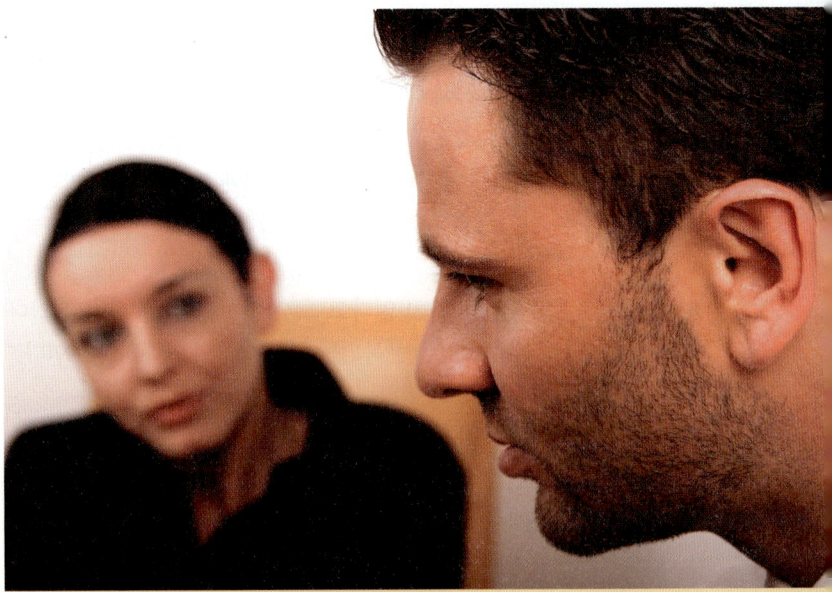

정신 건강 전문가를 만나기 시작하면 그 사람과 관계를 맺게 되고, 여느 사람과 마찬가지로 다른 사람보다 어떤 치료사와도 더 잘 연결된다. 만약 당신이 한 치료사 또는 상담사와의 관계가 '올바른' 느낌이 들지 않는다면, 당신의 본능을 믿고 다른 누군가를 찾아라.

마음챙김과 당신

정신 건강 치료로서의 마음챙김

약물 대신 의사의 진료실에 가서 마음챙김을 받는다고 상상해보라. 이것은 미래에 일어날지도 모른다. 연구 결과에 따르면, 정신 건강의 실천이 정신 건강 문제를 치료하는 데 긍정적인 영향을 미친다고 한다.

수백만 명의 미국인들은 정신 건강 문제, 불안과 우울증이 가장 흔하다. 오늘날, 마음챙김 기반 스트레스 완화(Mindfulness-Based Stress Reduction, MBSR), 마음챙김 기반 인지 치료(Mindfulness-Based Cognitive Therapy, MBCT)와 같은 일부 마음챙김 훈련은 불안과 우울증을 치료하기 위한 치료법으로서 유망한 결과를 보여준다. 마음챙김 치료는 과거의 사건이나 미래의 사건에 대한 재난을 숙고하지 않고 현재의 순간을 받아들이는 것을 강조한다.

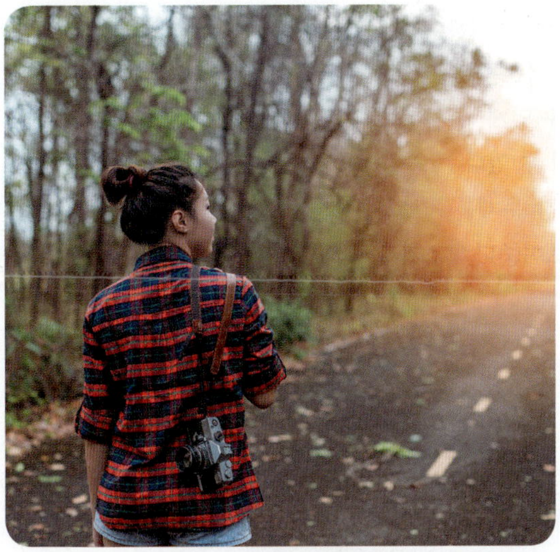

최근의 연구에서는 마음챙김 기반 치료의 효능을 우울증, 불안증을 가진 개인에 대한 표준 인지 기반 치료와 비교한 연구에서, 마음챙김 기반 치료는 우울증과 불안을 줄이는 데 있어 전통적인 치료법만큼 효과적인 것으로 결정되었다. 그 연구의 저자들은 마음챙김 기반 치료가 전통적인 치료법보다 더 실행 가능한 대안이며, 비용이 덜 들고, 실행하기가 더 쉬울 수도 있다고 결론지었다. 이것은 또한 약에 반응하지 않는 사람들에게 매우 도움이 될 수 있다.

마음챙김 훈련은 뇌에 지속적인 변화를 보여준다. 8주간의 MBSR 과정 후에 참가자들은 뇌의 일부 영역(해마, hippocampus 등)에서 회백질 체적이 증가하고, 다른 영역(아미그달라, amygdala 등)에서 회백질 체적이 감소하는 것을 보여주며, 마음챙김이 현재 경험의 표현 능력을 증가시키고, 즉각적인 감정 변화에 대한 자동 반응을 감소시킨다는 생각을 지지했다.

마음챙김 기반 치료에 관심이 있다면 학교 상담 센터에 문의하라. 어떤 센터들은 그들만의 마음챙김 그룹 세션을 가지고 있다. 다른 센터들은 당신에게 마음챙김 기반 치료를 전문으로 하는 상담사를 추천해줄 수 있다.

Source: National Institute of Mental Health, “Major Depression among Adults,” Accessed April 2017, https://www.nimh.nih.gov/health/ statistics/prevalence/major-depressionamong-adults.shtml; National Institute of Mental Health, “Any Anxiety Disorder among Adults,” Accessed April 2017, https://www. nimh.nih.gov/health/statistics/prevalence/any-anxiety-disorder-among-adults.shtml; National Institute of Mental Health, “Any Anxiety Disorder among Children,” Accessed April 2017, https://www.nimh.nih.gov/ health/statistics/prevalence/any-anxiety-disorderamong-children. shtml; N. Farm et al., “The Mindful Brain and Emotion Regulation in Mood Disorders,” *Canadian Journal of Psychiatry* 57, no. 2 (2012): 70-7; J. Vøllestad et al., “Mindfulnessand Acceptance-Based Interventions for Anxiety Disorders: A Systematic Review and Metaanalysis,” *British Journal of Clinical Psychology* 51, no. 3 (2012): 239-60; J. Sundquist et al., “Mindfulness Group Therapy in Primary Care Patients with Depression, Anxiety and Stress and Adjustment Disorders: Randomised Controlled Trial,” *British Journal of Psychiatry* 206, no. 2 (2015): 128-35.

치료에서 기대해야 할 사항

대부분의 사람들은 치료법이 무엇이고 무엇을 할 수 있는지에 대해 잘못된 생각을 가지고 있다. 치료사가 무엇을 할지 또는 어떻게 행동해야 할지 말해줄 것이라고 기대하지 마라. 행동 개선에 대한 책임은 당신에게 있다.

약속을 잡기 전에, 정보를 요청하고 당신의 요구를 간단히 설명하라. 업무 시간, 정책 및 절차, 수수료, 보험 참여에 대해 물어보아라. 첫 번째 방문은 당신과 치료사 사이에 평가를 내리는 역할을 한다. 만약 당신이 첫 방문(또는 몇 번의 방문) 후에 이 사람과 함께 일할 수 없다고 느낀다면, 그렇게 말하라. 당신은 적어도 당신의 문제를 제시하는 방법과 치료사에게 필요한 자질을 배우게 될 것이다. 치료사는 심지어 당신에게 더 잘 맞는 사람을 소개해 줄 수도 있다.

정신 건강 문제가 있는 학생들의
약 50%는 치료를 받는다.

치료 모델

정신역학적 치료(psychodynamic therapy), 대인관계 치료(interpersonal therapy), 인지행동치료(cognitive-behavioral therapy) 등 많은 종류의 상담이 존재한다.

정신역학적 치료는 정서적 고통의 심리적 뿌리에 초점을 맞춘다. 그것은 자기반성, 자기진단, 그리고 치료사와 환자의 관계를 환자의 생활에서 문제 있는 관계 형태로의 창구로 활용하는 것을 포함한다. 그것의 목표는 가장 명백한 증상을 완화시킬 뿐만 아니라 사람들이 더 건강한 삶을 살도록 돕는 것이다.[89]

대인관계 요법은 사회적 역할과 관계에 초점을 맞춘다. 환자는 치료사와 협력하여 가족, 친구와의 갈등이나 중대한 삶의 변화나 이행과 같은 특정한 문제 영역을 평가한다. 비록 과거의 경험이 그 과정을 알리는 데 도움이 되지만, 대인관계 요법은 주로 현재에 있어서의 관계 개선에 초점을 맞추고 있다.[90]

정신장애에 대한 치료에는 다양한 인지행동치료가 포함될 수 있다. 인지치료는 생각과 사고가 감정과 행동에 미치는 영향에 초점을 맞춘다. 삶을 이성적으로 바라보고 습관적으로 비관적이거나 잘못된 사고 패턴을 바로잡는 데 도움이 된다. 행동치료는 우리가 하는 일에 초점을 맞춘다. 행동치료는 자극, 반응, 강화의 개념을 사용해 행동 패턴을 바꾼다. 인지행동치료를 사용하면, 당신은 정신 건강 전문가와 구조적인 방식으로 함께 일하며, 제한된 수의 세션에 참여하여 부정확하거나 부정적인 생각을 인식하게 된다. 인지행동치료는 도전적인 상황을 보다 명확하게 보고 더 효과적으로 대응할 수 있게 해준다. 그것은 불안이나 우울증을 치료하는 데 매우 도움이 될 수 있다.[91]

최근의 연구는 또한 마음챙김이 정신 건강 문제를 치료하는 데 긍정적인 영향을 미칠 수 있다는 것을 보여준다. 더 자세한 내용은 '마음챙김과 당신'을 참고하라.

약물치료

어떤 조건에 대한 치료는 인지행동치료와 정신활성제를 결합한다. 정신활성 약물은 의사의 처방이 필요하며, 미국 식품의약국(FDA)의 승인을 받아야 한다. 정신활성 약물의 일반적인 부작용으로는 마른 입, 두통, 메스꺼움, 성기능장애, 체중 증가 등이 있다. 또한 FDA는 18~24세 사이의 청년들의 약물치료 중 자살 사고와 행동의 위험 증가를 경고하는 블랙박스 라벨(블랙박스 경고문은 FDA의 가장 엄격한 경고)을 포함한 항우울제에 대한 경고를 요구한다.[92]

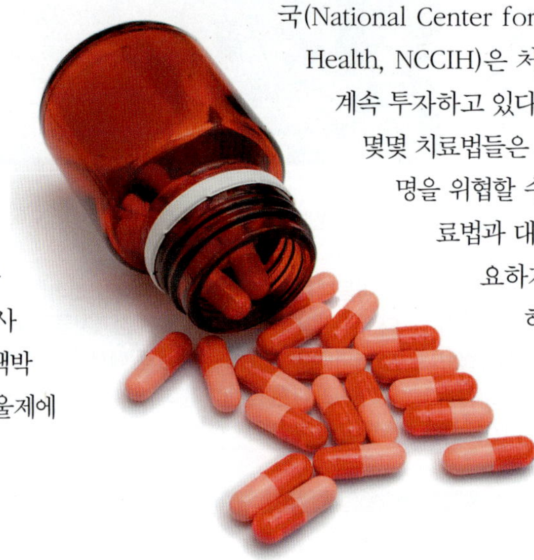

정신활성제의 효력, 복용량 및 부작용은 크게 다를 수 있다. 의료 제공자와 대화하여 처방된 의약품의 위험과 이점을 완전히 이해하는 것은 매우 중요하다. 마찬가지로 의사는 당신이 경험할 수 있는 어떤 부작용에 대해서도 통지해야 한다. 항우울제와 같은 몇몇 약물치료에서는 몇 주 동안 치료 효과를 느끼지 못할 수도 있으므로 인내심이 중요하다. 마지막으로 어떤 약물치료의 시작이나 종료에 대한 의사의 권고를 반드시 따르도록 하라.

일부 환자들은 정신활성 약물의 부작용을 피하기 위해 우울증에는 세인트존스워트(St. John's wort) 또는 오메가-3 지방산, 불안에는 카바 또는 침술과 같은 보완요법이나 대체요법을 선택한다. 이러한 치료법의 효능은 아직 결정되지 않았지만, 미국 보완통합의학국(National Center for Complementary and Integrative Health, NCCIH)은 처방약의 대안을 모색하기 위한 연구에 계속 투자하고 있다. 예를 들어, St. John's wort와 같은 몇몇 치료법들은 전통적인 우울증 약물과 결합하면 생명을 위협할 수 있다. 정신질환에 대한 전통적인 치료법과 대체요법에 대한 많은 연구가 여전히 필요하기 때문에, 어떤 새로운 치료법을 고려하고 있을 때 의료 전문가와 상담하는 것이 필수적이다.

자가 평가

당신은 심리적으로 얼마나 건강한가?

심리적으로 건강하려면 개선이 필요한 분야에 대한 자기 성찰과 의지가 필요하다. 다음 평가 척도를 완료함으로써 시작하라. 각 진술이 당신을 얼마나 잘 묘사하는지 결정하기 위해 그것을 사용하라. 완료되면 자신과 매우 가까운 사람에게 자신의 인식에 따라 동일한 테스트를 받도록 요청하라.

	절대	드물게	꽤 자주	대부분의 시간	항상
1. 나의 행동과 상호작용은 나의 능력에 자신이 있음을 보여준다.	1	2	3	4	5
2. 나는 내 인생에서 잘못되는 일에 대해 다른 사람의 탓으로 돌리는 것이 빠르다.	1	2	3	4	5
3. 나는 자발적이고 다른 사람들과 즐거운 시간을 보내는 것을 좋아한다.	1	2	3	4	5
4. 나는 다른 사람들에게 사랑과 애정을 줄 수 있고 내 감정을 보여줄 수 있다.	1	2	3	4	5
5. 나는 불안감 없이 다른 사람으로부터 사랑과 애정의 표시를 받을 수 있다.	1	2	3	4	5
6. 나는 일반적으로 내 인생에 대해 긍정적이고 낙관적이다.	1	2	3	4	5
7. 나는 냉소적이고 다른 사람들에게 비판적인 경향이 있다.	1	2	3	4	5
8. 나는 좋은 친구라고 생각하는 많은 사람들이 있다.	1	2	3	4	5
9. 나는 내 인생에서 다른 사람들을 위해 시간을 보낸다.	1	2	3	4	5
10. 나는 매일 조용한 자기 성찰, 즐거운 시간, 혹은 아무 일도 하지 않는 내 자신을 위한 시간을 보낸다.	1	2	3	4	5
11. 나는 내 행동에 강박적이고 경쟁적이다.	1	2	3	4	5
12. 나는 스트레스를 잘 다루며, 다른 사람들에게 화를 내거나 스트레스를 받는 일이 거의 없다.	1	2	3	4	5
13. 나는 잘못을 찾기 전에 모든 사람들과 모든 상황에서 좋은 점을 찾으려고 노력한다.	1	2	3	4	5
14. 나는 새로운 사람들을 만나는 것이 편하고 사회적 환경에서 잘 소통한다.	1	2	3	4	5
15. 나는 친구들을 사귀거나 다른 사람들과 교류하기보다는 집에 있으면서 TV를 보거나 책을 읽는 편이 더 낫다.	1	2	3	4	5

	절대	드물게	꽤 자주	대부분의 시간	항상
16. 나나는 융통성이 있고, 심지어 좋아하지 않는 대부분의 상황에도 적응할 수 있다.	1	2	3	4	5
17. 자연, 환경, 그리고 다른 생명체들은 내 삶의 중요한 측면들이다.	1	2	3	4	5
18. 나는 내 감정에 반응하기 전에 생각한다.	1	2	3	4	5
19. 나는 다른 사람의 욕구보다 내 자신의 욕구를 먼저 생각하는 경향이 있다.	1	2	3	4	5
20. 나는 의식적으로 더 나은 사람이 되기 위해 노력하고 있다.	1	2	3	4	5
21. 나는 내 자신을 위해 현실적인 목표를 설정하고 미리 계획한다.	1	2	3	4	5
22. 나는 다른 사람들을 있는 그대로 받아들인다.	1	2	3	4	5
23. 나는 문화, 인종, 성적 지향, 종교, 또는 다른 차이에 관계없이 다양성을 중시하고 타인의 권리를 존중한다.	1	2	3	4	5
24. 나는 매일 마지막인 것처럼 하루를 살아가려고 노력한다.	1	2	3	4	5
25. 나는 많은 에너지를 가지고 있고 인생의 작은 것들에 감사한다.	1	2	3	4	5
26. 나는 스트레스에 적절한 방법으로 대처한다.	1	2	3	4	5
27. 나는 매일 충분한 잠을 자고 피곤함을 거의 느끼지 않는다.	1	2	3	4	5
28. 나는 가족들과 건강한 관계를 맺고 있다.	1	2	3	4	5
29. 나는 마음만 먹으면 대부분의 일을 해낼 자신이 있다.	1	2	3	4	5
30. 나는 다른 사람의 의견을 존중하고, 나와 의견이 다를 때에도 다른 사람이 자유롭게 의견을 표현할 수 있어야 한다고 믿는다.	1	2	3	4	5

점수 해석

2, 7, 11, 15, 19 항목을 보라. 이 5개 항목에 대한 점수를 합산하고 5로 나누어라. ________

이 항목에 대한 평균은 3 이상인가, 아니면 그 이하인가? 이 항목들 중 어떤 항목에서 5점을 받았는가? 어느 부분에 대한 작업이 필요한가?

이제 나머지 항목에 대한 점수를 보아라. (25개의 항목이 있어야 한다.) 이 점수들을 합쳐서 25로 나누어라. ________

당신의 평균은 3 이상인가, 아니면 그 이하인가? 어떤 항목에서 5점을 받았는가? 분명히 당신은 이 분야에서 잘하고 있다. 이제 이 25개(점수 5)의 그룹에서 이러한 항목들을 제거하고, 나머지 항목들에 대한 점수를 합산하라. 그런 다음 총계를 포함된 항목의 수로 나누어라. 이제 당신의 평균은 얼마인가? ________

당신의 친구나 가족이 완성한 점수에 대해서도 똑같이 하라. 만약 있다면, 어떤 점수가 다른가, 그리고 어떻게 다른가? 어느 부분에 대한 작업이 필요한가? 지금 이 부분에서 순위를 높이기 위해 어떤 조치를 취할 수 있는가?

변화를 위한 여러분의 계획

자가 평가 활동인 "당신은 심리적으로 얼마나 건강한가?"는 당신의 심리적 건강의 다양한 측면을 살펴보고, 당신의 자가 평가를 친구의 인식과 비교할 수 있는 기회를 준다. 이러한 결과를 고려한 후, 당신은 해로울 수 있는 행동을 변화시키기 위한 조치를 취할 수 있다.

오늘, 당신은 할 수 있다.

- ☐ 당신의 행동을 평가하고, 심리적 건강에 부정적인 영향을 미치는 패턴과 특정한 행동을 파악하라. 지금 무엇을 바꿀 수 있는가? 당신은 가까운 미래에 무엇을 변화시킬 수 있는가?
- ☐ 일기를 쓰기 시작하고 삶에 의지하고 신뢰할 수 있는 사람들을 나열하라. 이 개인들은 당신의 전반적인 삶의 만족도에 어떻게 기여하는가? 당신의 행복에 기여하는 사람들을 위해 더 많은 공간을 만들기 위해 당신은 무엇을 할 수 있는가?

다음 2주 안에, 당신은 할 수 있다.

- ☐ 당신은 캠퍼스 건강센터의 웹사이트를 방문해서 그들이 제공하는 상담 서비스에 대해 알아보아라. 만약 당신이 압도당하거나 우울하거나 불안하다면, 상담사와 약속을 잡아라.
- ☐ 하루 종일 떠오르는 부정적인 생각에 주목하라. 자신의 능력을 약화시키는 자신을 발견할 때를 기록하고, 부정적인 태도를 보일 때 주목하라. 이러한 생각들에 대한 인식을 가져다주는 것은 당신에게 그것들을 멈추고 재평가할 기회를 준다. 부정적인 생각을 차단하고, 인생의 긍정적인 면에 집중하도록 하라.

학기말까지, 당신은 할 수 있다.

- ☐ 당신의 심리적 건강을 증진시키기 위한 지속적인 실천에 전념하라. 당신의 현재 상황에 따라, 이것은 상담사를 만나거나 당신의 삶을 향상시키는 사람들을 더 지지하기 위해 시간을 보내거나, 외롭고 도움이 필요하고 혹은 어려움에 직면하고 있는 다른 사람들을 돕기 위해 시간을 보내는 것에서부터 어떤 것을 의미할 수 있다.
- ☐ 당신이 아끼는 지역 단체와 정기적으로 자원봉사를 하라. 다른 사람의 삶이나 환경을 개선하는 데 도움을 주어 에너지를 집중하고 만족감을 얻어라.

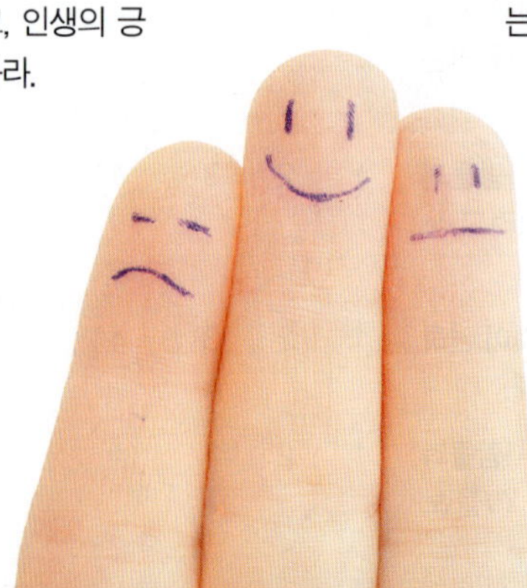

학습 계획

복습

LO 1 | 심리적 건강이란 무엇인가?

- 정신 건강은 정신적, 정서적, 사회적, 영적 차원을 포함하는 복합적인 현상이다.

LO 2 | 심리적 건강 증진을 위한 열쇠

자아존중감과 자기효능감의 발달, 정서 지능 강화, 건강한 성격 특성 배양, 행복 추구 등은 심리적 건강 증진을 위한 열쇠이다. 심신 연결은 전반적인 건강과 웰빙에서 중요한 연결고리이다.

LO 3 | 심리적 건강이 악화될 때

- 대학 시절은 높은 스트레스 수준, 성적 압박, 재정 문제 등으로 우울증이나 불안과 같은 장애에 대한 위험도가 높은 시기이다.
- 기분장애는 주요 우울증, 지속성 우울증, 양극성 장애, 계절성 정서장애 등이다. 불안장애는 범불안장애, 공황장애, 공포장애를 포함한다. 강박장애을 가진 사람들은 종종 질서, 대칭, 정확성에 대해 비이성적인 관심을 가지거나 지속적인 침투적 사고를 한다.
- 외상 후 스트레스 장애(PTSD)는 전쟁, 자연재해, 또는 사랑하는 사람을 잃은 것과 같은 충격적인 사건을 경험하거나 목격함으로써 발생한다. 인격장애는 편집증, 자기도취적 및 경계성 인격장애 등을 포함한다. 정신분열증은 다른 것들 중에서 환각과 환청, 변화된 자기 감각, 그리고 급격한 감정의 변화로 종종 특징지어진다.

LO 4 | 자살: 삶에 대한 포기

- 자살은 삶에 대한 부정적인 심리적 반응의 결과이다. 자살을 하려는 사람들은 종종 그들의 의도를 경고하는 징후를 보이고, 도움을 받을 수 있다. 자살 예방은 시도로 이어질 수 있는 조건들을 제거하는 것을 포함한다.

LO 5 | 전문적인 도움 구하기

정신 건강 전문가들로는 정신과 의사, 정신분석가, 심리학자, 사회사업가, 상담사, 또는 치료사가 있다. 정신역학, 대인관계, 인지행동치료 등 많은 치료법이 존재한다.

- 정신장애의 치료는 항우울제와 같은 정신활성 약물을 이용한 대화 치료와 약물치료를 병행할 수 있다.

깜짝 퀴즈

LO 1 | 심리적 건강이란 무엇인가?

1. 다음의 모든 특성은 이것을 제외하고는 심리적으로 건강한 사람을 특징짓는 것으로 확인되었다.

a. 성실성　　b. 이해심
c. 개방성　　d. 친화성

LO 2 | 심리적 건강 증진을 위한 열쇠

2. 자아존중감이 높은 사람은
a. 자기 존중과 자기 가치가 있다.
b. 그나 그녀가 성공적으로 특정한 행동에 관여할 수 있다고 믿는다.
c. 외부의 영향이 사람의 심리적 건강을 형성한다고 믿는다.
d. 이타적인 능력이 높다.

3. 같은 과업에서 거듭되는 실패를 경험한 사람들은 결국 포기하고 아예 시도를 그만두게 될지도 모른다. 이런 행동 패턴은 일컬어진다.
a. 외상 후 스트레스 장애
b. 학습된 무력감
c. 자기효능감
d. 자기 성찰

4. PERMA의 'A'는 어떤 개념을 나타내는가?
a. 활동(Activity)
b. 옹호(Advocacy)
c. 수락(Acceptance)
d. 성취(Accomplishment)

LO 3 | 심리적 건강이 악화될 때

5. 다음 중 옳지 않은 것은?
a. 미국의 성인 5명 중 1명은 특정 해에 진단 가능한 정신장애를 앓고 있다.
b. 정신장애는 미국에서 장애의 주요 원인이다.
c. 기분부전장애(dysthymia)는 불안장애의 한 예이다.
d. 양극성 (기분)장애는 조울증이라고도 할 수 있다.

6. 다음 중 옳지 않은 것은?
a. 계절성 우울증과 계절성 정서장애는 서로 바꿔서 사용하는 용어이다.
b. 지속성 우울증은 사실 오랫동안 지속되는 주요 우울증이다.
c. 양극성 장애는 역사적으로 조울증 질환으로 일컬어왔다.
d. 남성보다 더 많은 여성들이 우울증에 시달린다.

7. 미국에서 가장 흔한 정신 건강 문제는 무엇인가?
a. 우울증　　b. 불안장애
c. 알코올 의존　　d. 정신분열증

8. 의식을 반복해서 수행해야 할 필요성, 더러움이나 오염에 대한 두려움, 또는 질서, 대칭, 정확성에 대한 부자연스러운 관심으로 특징지어지는 장애는 다음과 같다.
a. 인격장애　　b. 강박장애
c. 공포장애　　d. 외상 후 스트레스 장애

LO 4 | 자살: 삶에 대한 포기

9. 미국의 15~29세 청소년들에게 자살은 ___ 주요 사망 원인이다.
   a. 첫 번째 b. 두 번째
   c. 세 번째 d. 네 번째

LO 5 | 전문적인 도움 구하기

10. 상담심리학 박사, 다양한 치료의 유형에 박사학위를 가지고 있는 사람은 다음과 같다.
   a. 정신과 의사 b. 심리학자
   c. 사회복지사 d. 정신분석학자

생각해보기

LO 1 | 심리적 건강이란 무엇인가?

1. 심리적 건강이란 무엇인가? 사람이 심리적으로 건강하거나 건강하지 않다는 것을 나타내는 것은? 왜 대학 환경이 심리적 건강에 어려움을 제공하는가?

LO 2 | 심리적 건강 증진을 위한 열쇠

2. 당신의 전반적인 심리 건강 수준에 영향을 미치는 요인들을 고려해보라. 어떤 요인을 바꿀 수 있는가? 어떤 것이 더 변화하기 어려울 수 있는가?
3. 어떤 심리적 차원을 연구해야 하는가? 당신에게 가장 중요한 것은 무엇이고, 그 이유는 무엇인가? 오늘 어떤 조치를 취할 수 있는가?

LO 3 | 심리적 건강이 악화될 때

4. 정신질환의 일부 유형을 앓고 있는 학생 집단의 비율은 얼마인가? 당신의 캠퍼스에는 어떤 유형의 지원 네트워크가 존재하는가?
5. 주요 우울증의 증상은 무엇인가? 불안장애? 공황발작? 각 위험 요인은 무엇이며, 어떻게 치료하는가?

LO 4 | 자살: 삶에 대한 포기

6. 자살의 경고 신호는 무엇인가? 왜 어떤 사람들은 다른 사람들보다 자살에 더 취약한가? 만약 당신이 반 친구가 특별히 아무에게도 "세상에 호의를 베풀고 모든 것을 끝내겠다."고 말하지 않는 것을 들었다면, 어떻게 할 수 있겠는가?

LO 5 | 전문적인 도움 구하기

7. 정신 건강 전문가의 다양한 유형과 치료법을 기술하라. 만약 당신이 장기간의 관계를 단절하는 것에 대해 우울함을 느낀다면, 어떤 전문가와 치료법이 당신에게 가장 유익할 것이라고 생각하는가?

Focus on 영적 건강의 배양

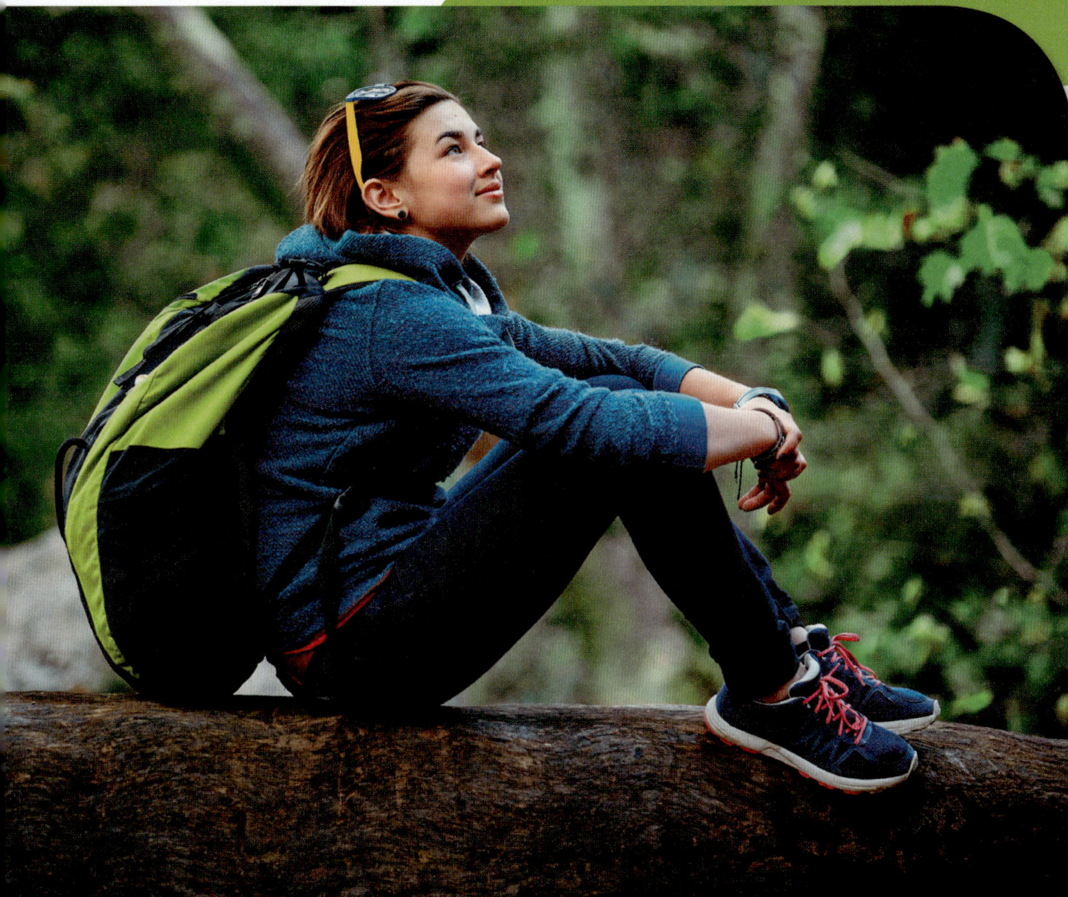

학 습 결 과

LO **1** 영성을 정의하고, 그것의 세 가지 측면을 기술하며, 종교와 영성을 구별하시오.

LO **2** 영적 건강이 신체적 및 심리적 이점을 가지며, 스트레스를 낮춘다는 증거에 대해 서술하시오.

LO **3** 당신의 영적 건강을 발전시킬 수 있는 세 가지 방법을 서술하시오.

왜 관심을 가져야 하는가?

영성은 개인에게 신체적, 심리적 이점(혈압을 낮추고 스트레스와 불안을 감소시키는 것과 같은)을 제공할 수 있으며, 또한 지역사회가 더 강하고 더 연결되도록 도울 수 있다—건강한 학생들과 건강한 캠퍼스를 위한 모든 중요한 요인들. 명상과 같은 영적인 행위는 집중력과 정보를 처리하는 뇌의 능력을 향상시킬 수 있다. 그것은 또한 스트레스, 불안, 우울증을 감소시킬 수 있다. 모든 것이 수업 관리와 일일 수요 처리에 중요하다.

리아가 캠퍼스에서 가장 좋아하는 장소는 도서관 남쪽에 있는 한적한 일본식 정원이다. 그녀가 시험에 대해 스트레스를 받든, 중요한 결정에 대해 곰곰이 생각을 하든, 정원에 있는 시간은 항상 도움이 되는 것 같다. 때때로 그녀는 조용히 앉아 새들이 오가는 것을 지켜보거나 카메라를 꺼내 특히 빛나는 꽃들을 찍는다. 종종 그녀는 휴식을 취하고, 눈을 감고 햇살의 따뜻함을 느끼며, 자신의 생각을 자신의 건강, 사랑하는 가족, 그리고 대학에 다닐 기회에 대한 감사로 돌린다. 그러나 그녀는 정원에서 휴식을 취하면서 생기를 되찾고, 하루의 도전에 대처하는 능력에 대한 자신감을 갖게 한다.

UCLA의 고등교육연구소에 따르면, 리아의 삶의 목적, 의미, 조화를 찾고자 하는 욕구는 대다수의 미국 대학생들이 공유하고 있다.[1] 2015년 캠퍼스에 도착했을 때 조사된

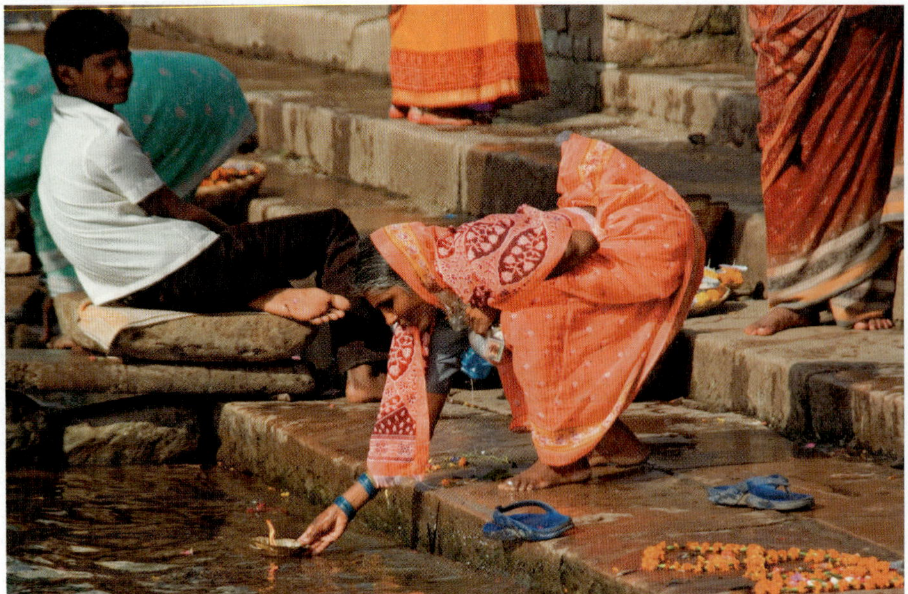

영성과 종교는 동일하지 않다. 예를 들어, 많은 사람들은 힌두교 여인이 예배에 참석하거나 성스러운 갠지스 강에 작은 램프를 놓는 것과 같은 제물을 바치는 종교적 관습이 그들의 영성에 초점을 맞추는 데 도움이 된다는 것을 알게 된다. 그러나 종교가 영적인 삶의 일부가 될 필요는 없다.

150만 명의 신입생들 중 대부분이 영적 또는 종교적 관심사를 보고했다. 실제로 37%가 넘는 학생들이 그들 자신을 평균 연령의 사람과 비교하도록 요청받았을 때 영성에서는 평균 이상으로 평가했다.[2]

영적 건강은 건강의 6가지 핵심 차원 중 하나이다(제1장의 그림 1.4 참고). 이 장에서는 영적 건강이 무엇인지 살펴보고, 자신의 영적 건강을 증진시키기 위한 도구를 제공할 것이다.

LO 1 영성이란 무엇인가?

영성을 정의하고, 그것의 세 가지 측면을 기술하며, 종교와 영성을 구별하시오.

하루에서 다음날까지, 우리들 중 다수는 물질적 소유물을 획득하고, '올바른 군중'과 어울리며, 우리가 하는 모든 일에서 '최고'가 됨으로써 소속감과 자아존중감에 대한 욕구를 충족시키려고 한다. 그러나 새로운 '장난감'과 다른 사람들과 알게 되는 것이 반드시 행복을 가져다주거나, 자기 가치나 건강을 향상시키거나, 인생의 우여곡절로부터 우리를 보호해주지는 않는다. 친구와 가족들은 실망할 수 있고, 관계는 흔들릴 수 있으며, 심지어 최상의 계획조차도 실패할 수 있다. 삶에 지친 많은 사람들은 우리가 대처하는 데 도움이 되는 방식으로 성장하고 발전하기를 바라면서 더 많은 해답을 찾기 시작한다. 이 탐구와 함께 영성을 향한 우리의 탐구가 시작된다.

영성(spirituality) 개인의 평화, 목적, 타인과의 연결성, 삶의 의미에 대한 믿음.

그러나 영성이란 무엇인가? 그 근원을 탐구하는 것부터 시작해보자. 즉, 여러 문화권에서 숨결을 지칭하는 정령(spirit) 또는 생명에 활기를 불어넣는 힘이다. 당신이 '영감'을 느낄 때, 당신은 에너지로 가득 차 있다. 일과 삶의 목적이나 의미에 대한 의심에 얽매이지 않는다. 실제로 영성에 대한 많은 정의는 우리의 일과 삶이 심리적, 정서적 행복과 맞물리는 방식에 초점을 맞춘 이러한 초월성을 포함한다. **영성**(spirituality)은 삶, 신성, 또는 초월에 대해 내적 또는 개인적으로 의미와 답변을 찾는 것으로 정의되었다.[3] 신성하거나 초월적인 것은 보다 높은 권력이나 존재로 생각할 수도 있고, 우리가 설명할 수 없는 자연이나 힘과의 관계나 삶의 본질적인 선량함을 언급할 수도 있을 것이다.

영성과 종교

영성과 종교는 같은 것이 아니다. 종교는 하나 이상의 특정한 신(신, 알라, 부처 등 많은 신)으로 대표되는 신성한 또는 신에 대한 연결의 느낌을 가능하게 하기 위한 의식, 믿음, 상징 및 실천의 집합이다. 종교적이지 않고 영적인 것, 영적이지 않고 종교적인 것, 종교적이고 영적인 것이 모두 가능하다. 실제로 한 국제 조사에서 전 세계 5명 중 4명이 종교적으로 결속되어 있는 것으로 나타났지만, 16%(11억 명)가 결속되어 있지 않아 조사 대상 3위 그룹인 것으로 나타났다.[4] 종교가 없는 많은 사람들은 아직도 약간의 종교적 또는 영적 믿음을 가지고 있다.[5] 연구에 따르면, 나이 든 미국인들보다 1981년과 1996년 사이에 태어난 밀레니얼이라고 불리는 사람들은 종교가 그들에게 매우 중요하다고 말할 가능성이 더 낮다. 대조적으로 그들은 영성이 중요하다고 보고할 가능성이 나이 든 미국인들만큼 높다.[6] 영성은 사람들 사이의 상호 연결성과 개인보다 더 큰 힘의 인식에 대한 믿음이다. 이것은 자연에서 시간을 보내거나 전통적인 종교 숭배를 통해서 접근할 수 있다.[7] 영성은 종교적인 교파, 의식, 건축, 또는 교리의 소속에 의해 구속되지 않는다. 개인들은 삶의 의미와 목적의식을 찾을 수 있는 어떤 길이나 길도 선택할 수 있는 선택권을 가지고 있다. 표 1은 종교와 영성을 구별하는 데 도움이 될 수 있는 몇 가지 특성을 보여준다.

1학년의 29.5%가 '불가지론자', '무신론자', 또는 '절대자'를 그들의 종교적 선호로 표시했는데, 1971년에 종교적 선호도를 나타내지 않았던 15.4%의 거의 2배가 되었다.

표 1 | 종교와 영성을 구별하는 특징

종교	영성
관찰 가능, 측정 가능, 목표	측정 가능성이 낮고, 더 주관적
형식적, 정통적, 조직적	덜 형식적이고, 덜 정통적이고, 덜 체계적인
행동 지향적, 외관적 관행	감정 지향적, 내면 지향적
행동 면에서 권위적인	덜 권위적이고, 낮은 책임감
선과 악을 구분하는 교리	교리 지향적이 아닌 통합

Source: R.F. Paloutzian and C.L. Park, *Handbook of the Psychology of Religion and Spirituality*, 2nd ed. (New York: Guilford Press, 2013); National Center for Complementary and Integrative Health, "Prayer and Spirituality in Health: Ancient Practices, Modern Science," *CAM at the NIH* 12, no. 1 (2005): 1–4.

관계, 가치 및 목적

영성에 대한 또 다른 정의는 세 가지 측면, 즉 관계, 가치, 삶의 목적(그림 1)을 통합한다.[8] 이 세 영역에서 발생하는 질문들은 우리들 중 많은 이들이 영적인 답을 찾도록 유도한다.

관계

당신이 끌렸던 누군가가 당신에게 적합한지 아닌지를 의심해 본 적이 있는가? 반대로 장기간의 관계를 끊어야 할지 고민해 본 적이 있는가? 당신은 더 많은 친구들을 갖기를 바랐거나 자신에게 더 나은 친구가 되기를 바랐던 적이 있는가? 많은 사람들에게 그러한 의문과 갈망은 영적 성장을 위한 자연스러운 계발이다: 우리가 인생의 동반자로서 누구를 선택해야 할지, 혹은 친구와의 다툼을 어떻게 해결할지 고민하면서, 우리는 개인으로서 무엇이 옳은지에 대한 우리 자신의 내면적 감각을 키워 나가기 시작하고, 어떻게 우리의 선택을 주의 깊게 반영할 수 있는지를 이해하기 시작한다. 동시에 건강한 관계는 영적 행복의 신호이다. 우리가 우리 자신을 잘 생각하고 다른 사람들을 존중, 정직, 성실, 사랑으로 대할 때, 우리는 우리의 영적 건강을 드러내고 있다.

가치

우리의 개인적인 **가치**(value)는 우리의 원칙이다. 즉, 우리의 삶을 수행하는 근본적인 규칙이다. 우리의 가치는 우리가 대표하는 것이다. 가치를 명확히 하고 그 가치에 따라 살아가려고 할 때, 우리는 영적으로 건강한 삶에 더 가까워질 수 있다. 영적 건강은 자신의 가치에 대한 개인적인 이해뿐만 아니라 우리 지역사회의 다른 사람들의 가치에 대한 존경과 호기심으로 특징지어진다.

인생의 목적

어떤 것들이 당신을 완전하다고 느끼게 하는가? 당신의 삶에서 어떻게 의미를 찾기를 바라는가? 당신이 바로잡도록 돕고 싶은 잘못된 점이 세상에 있는가? 이러한 선택들은 당신이 삶에서 목적으로서 가지고 있는 것을 어떻게 반영하는가? 당신의 삶을 사는 방식이 당신의 지역사회와 사회에 어떻게 기여할 것인가? 영적 성장은 이와 같은 질문들, 즉 개인의 이익과 물질적 소유보다는 세계에서의 우리의 위치에 대한 질문들을 숙고함으로써 촉진된다. 영적으로 건강한 사람들은 목적을 찾는 것을 명확히 할 수 있고, 그 목적을 나타내는 선택을 할 수 있다.

당신이 생각하기에 세상을 더 나은 곳으로 만들었다고 생각하는 사람을 상상해보라. 아마도 그들의 지역사회에서 자원봉사를 하거나 청년들과 함께 일하거나 그들 주변의 삶의 질을 향상시키는 다른 방법을 찾음으로써 말이다. 이 사람은 당신과 가까운 사람일

가치(value) 우리의 생각과 감정에 영향을 주고 우리의 삶에서 우리가 하는 선택을 인도하는 원리.

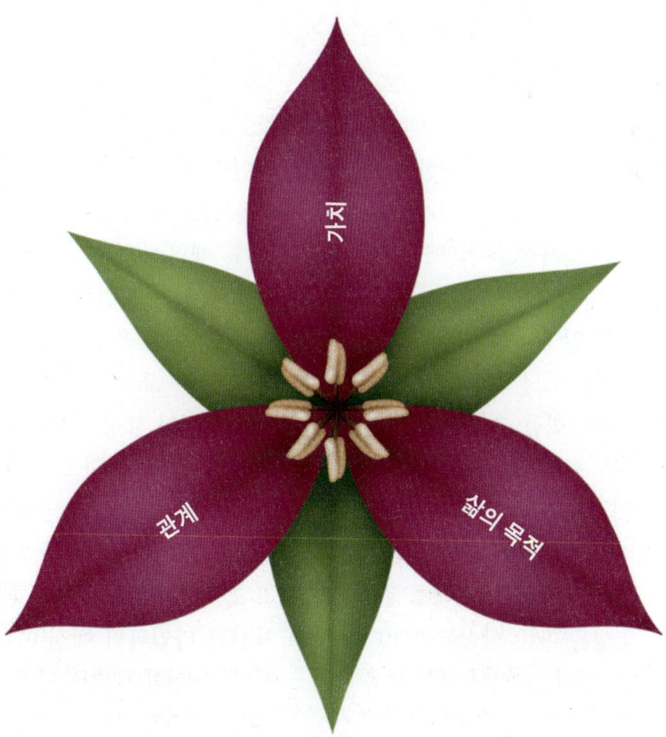

그림 1 영성의 세 가지 측면. 우리들 대부분은 우리의 관계, 가치관, 삶의 목적과 관련된 질문들 때문에 우리의 영성을 탐구하도록 자극받는다. 동시에, 이 세 가지 측면이 함께 정신적인 행복을 형성한다.

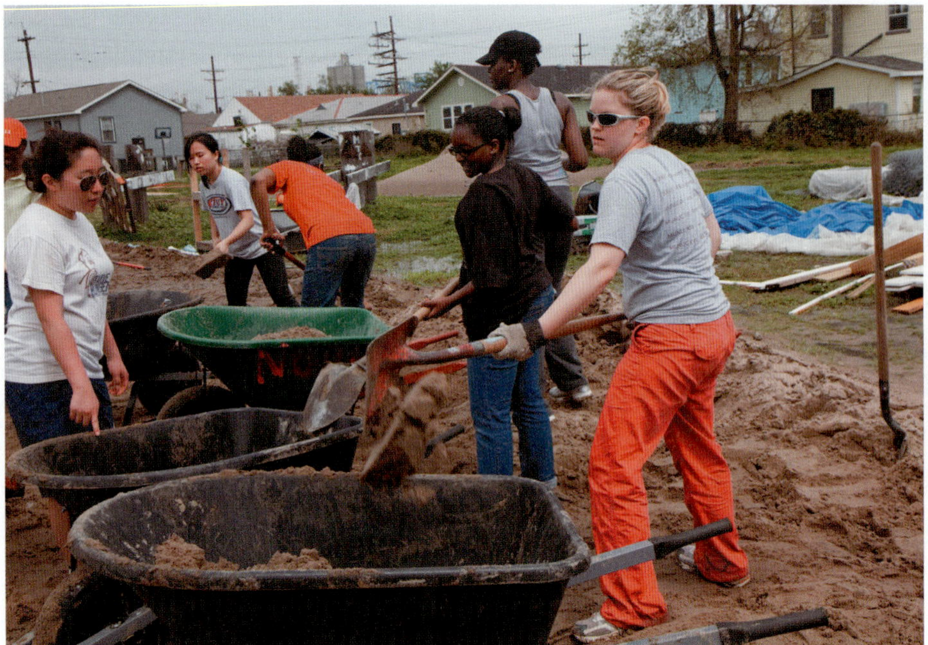

영적이고 윤리적인 관심은 대부분의 미국 대학생들에게 중요하다. 학생들이 영성을 표현하는 방법 중 하나는 세상의 고통을 줄이기 위해 노력하는 것이다. 많은 학생들이 그들의 시간과 기술을 해비타트 운동(Habitat for Humanity)과 같은 자원봉사 단체에 기부한다.

수도 있고, 간디, 마틴 루터 킹, 주니어, 또는 테레사 수녀 같은 사람일 수도 있다. 이 개인들은 각자 자신의 삶을 다른 사람들에게 더 나은 세상이 되도록 돕는 데 헌신했다. 그들은 사회적, 정치적 부정을 개선하기 위해 '좋은 싸움'과 싸웠고, 평화롭지만 강력한 방법으로 그렇게 했다. 그들의 삶은 의미가 있었고, 그들 각자는 삶의 독특한 목적과 그것을 성취하기 위한 길을 가지고 있었다. 다른 사람들의 삶이나 세상에 있어서 좀 더 보편적으로 차이를 만들 수 있는, 당신이 하고 싶은 일을 생각해보라. 가족, 직업, 그리고 다른 인생 과정 사건 외에도, 무엇이 당신의 삶을 더 의미 있게 만드는가? 자신의 삶이 사명감과 목적을 가지고 있다고 스스로 보도록 하라.

어떻게 영성을 자신의 삶, 일, 경험에 끌어들일 수 있는가? 영성은 다른 사람들에게 다른 형태를 취할 수도 있다. 그러나 흔히 다음과 같은 몇 가지 공통 요소가 있다.

- **인생의 의미를 적극적으로 탐색한다.** 당신의 행동이 당신의 지역사회에서 어떤 목적으로 작용하는가?
- **타인에 대한 봉사가 진정한 행복의 원천임을 알고 되돌려 줄 수 있는 방법을 찾는다.** 캠퍼스에 도움이 필요한 조직과 연결할 수 있는 자원봉사 허브가 있는가?
- **인간성, 자연, 우주의 상호 연결성을 이해하고 모든 요소를 존중한다.** 당신은 자연이 당신의 감정 상태에 영향을 미칠 수 있는 방법을 존중하고 감사하면서 밖에서 시간을 보내는가? 당신은 환경과 모든 생명체를 상호 연결된 우주의 일부로 보호하고 보존하기 위한 조치를 취하는가?
- **자신과 타인과의 애정 어린 관계를 형성한다.** 당신의 관계는 당신에게 기쁨을 가져다주는가? 그들은 상호 존중과 사랑에 바탕을 두고 있는가?
- **매일이 중요한 것처럼, 의도한 대로 산다.** 작은 일(과제에 대한 태도나 반 친구와의 짧은 교감 등)도 주변 세계에 긍정적인 영향을 미칠 수 있다는 감각을 가지고 있는가?
- **일상적 태도와 결정을 안내하는 삶의 철학을 개발한다.** 당신의 행동과 결정의 대부분이 진정 옳고 그른 것에 대한 신념체계에 의해 인도되고 있는가?
- **자신의 한계와 장점을 수용한다.** 어떻게 자신의 장점을 활용하여 환경에 긍정적인 영향을 미칠 수 있는가? 어떻게 다른 사람들과 협력하여 집단의 강점을 쌓을 수 있는가?

본질적으로 영성은 우리의 행동들이 지역사회에 미치는 영향을 고려하면서 존중과 인식을 강조하고, 우리의 관계, 지역사회, 그리고 우리 자신에게 적극적으로 관심을 기울이는 것이다.

영적 지능

우리의 관계, 가치관, 목적의식이 함께 우리의 전반적인 **영적 지능**(spiritual intelligence, **SI**)에 기여한다. 이 용어는 물리학자 겸 철학자 조하르(D. Zohar)가 도입하였는데, 그는 이것을 '자아의 더 높은 의미, 가치, 준수 목적, 무의식적인 측면에 접근하는 능력'이라고 정의하였다.[9] 겸손, '상자 밖'에 있는 생각을 고려하는 능력, 그리고 그녀의 정의에 들어맞는 자아를 벗어나 에너지를 이용하는 것이다. SI는 가치, 의미, 목적을 활용하여 보다 창의적이고 우리의 삶을 풍요롭게 해준다.

조하르가 SI의 개념을 도입한 이후 많은 심리학자들, 성직자들, 그리고 심지어 비즈니스 컨설턴트들까지도 용어의 정의를 확장하는 자유를 얻었다. 예를 들어, 영적 지능 전문가 위글스워스(C. Wigglesworth)는 SI가 우리를 삶으로 인도하는 연민과 지혜를 찾는 데 도움을 준다고 설명한다.[10] SI는 또한 우리가 평화로운 중심을 유지하는 데 도움을 준다. 자신의 영적 IQ를 알아보려면 자가 평가 활동을 참고하라.

영적 지능(spiritual intelligence, SI) 더 높은 의미, 가치, 준수 목적, 그리고 자아의 무의식적인 측면에 접근하는 능력, 삶을 통해 우리를 인도할 도덕적이고 윤리적인 길을 찾는 데 도움을 주는 특성이다.

LO 2 영적 건강의 이점

영적 건강이 신체적 및 심리적 이점을 가지며, 스트레스를 낮춘다는 증거에 대해 서술하시오.

광범위한 대규모 조사는 인간의 건강과 웰빙에 대한 심신 연결의 중요성을 입증했다.

신체적 이점

심신 의학은 미국 보완통합의학국(NCCIH)의 중점 연구 분야이며, 2016년 전략 계획의 중요한 목표이다. 연구되고 있는 한 영역은 뇌와 신경계에 미치는 영향에 대해 특별히 주의를 기울이면서, 정신-신체 간 개입이 웰빙과 일반 건강에 영향을 미치는 방법이다. NCCIH는 이러한 개입(마음챙김, 침술, 명상, 마사지 등)이 다른 건강 결과 외에도, 고통에 대한 우리의 인식과 통제를 어떻게 변화시킬 수 있는지를 연구하고 있다.[11] 요가, 깊은 명상, 기도 같은 특정한 영적 실천이 마음, 신체, 사회에 미치는 영향을 조사하는 연구가 증가하고 있다.

정서적 건강, 행동, 그리고 이러한 행동들이 어떻게 건강을 증진시키고, 건강한 행동을 촉진시킬 수 있는지에 대한 영향을 조사하는 연구가 증가하고 있다.[12]

미국 국립암연구소(National Cancer Institute, NCI)는 우리가 아플 때, 우리의 영적 또는 종교적 행복은 우리의 건강을 회복하고 삶의 질을 향상시키는 데 도움을 줄 수 있다고 주장한다.[13]

- 불안, 우울, 분노, 불쾌감, 고립감 감소
- 알코올·약물 남용 감소
- 혈압 저하 및 심장병 위험 감소
- 질병의 영향과 치료의 대처 능력 향상
- 희망과 낙관주의의 고조된 감정, 후회로부터의 자유, 삶에 대한 만족, 내면의 평화 증가

몇몇 연구는 영성 및/또는 종교, 그리고 암을 포함한 다양한 신체적 질병에 대처할 수 있는 개인의 능력 사이의 연관성을 보여준다.[14] 그러나 다른 연구들은 작은 표본 크기와 방법론적 문제들을 언급하며 이들 연구의 많은 효과에 의문을 제기하였다.[15]

최근 33,000명이 넘는 성인을 대상으로 한 연구는 친구나 친척 방문, 이웃 방문, 교회 출석, 클럽 가입, 클럽 모임 참석과 같은 '사회적 자본'의 지표들이 콜레스테롤과 혈압 같은 개선된 생물지표들과 관련이 있다는 것을 발견했다.[16] 최근 문헌에 대한 또 다른 리뷰는 혈압, 면역인자, 심장반응 또한, 질병의 진행과 같은 생물지표와 관련이 있다는 것을 발견했다.[17] 게다가 영적 웰빙과 영적 성장은 전반적인 신체적 건강에 대한 보고와 관련이 있는 것으로 나타났다.[18] 대학생들에 대한 최근 연구에 따르면, 신체활동, 음주 및 자살 자해 행동 감소와 같은 개인적인 영성과 건강한 대학 행동 사이의 관계가 발견되었다.[19]

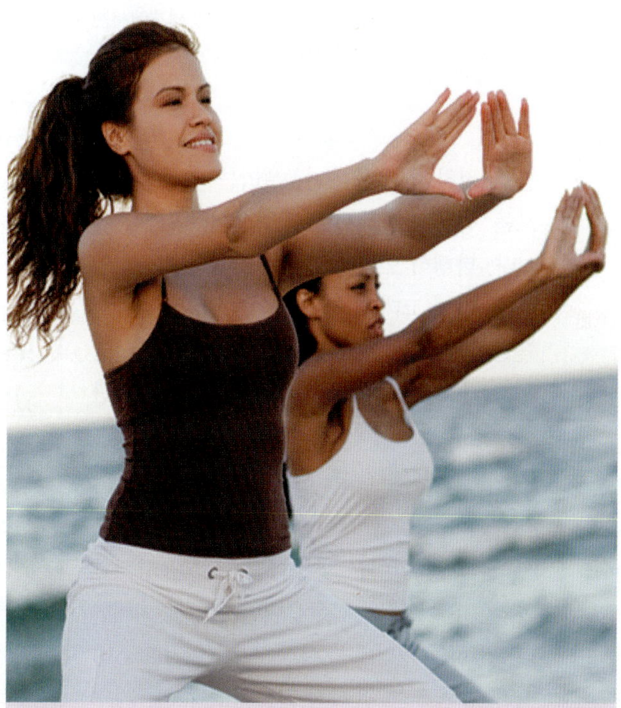

영성은 전반적인 질병과 사망률의 감소에서 질병과 스트레스에 대처하는 능력 향상까지 건강과 웰빙에 긍정적인 영향을 미친다고 널리 인정받고 있다. 이 학생들은 그들의 정신적 건강을 향상시키기 위해 태극권의 운동 기법을 사용하고 있다.

영성공동체(spiritual community) 영성을 풍부하게 하고 확장할 목적으로 함께 만나는 사람들의 집단.

심리학적 이점

현재 연구는 또한 영적 건강이 심리적 건강에 기여한다는 것을 시사한다. 예를 들어, 미국 국립암연구소(NCI)와 독립 연구는 영성이 불안, 스트레스 및 우울증의 수준을 감소시킨다는 것을 발견했다.[20] 학생 결과의 경우, 영성을 향상시키는 관행이 번아웃에 대한 보호 요인을 제공할 수 있다. 예를 들어, 학교에서 명상 중재에 대한 검토는 웰빙, 사회적 능력, 학업 성취도를 포함한 학생 결과에 명상이 미치는 약간의 영향을 보여주었다.[21]

사람들이 심리적 외상(psychological trauma)을 겪을 때, 삶의 의미는 심각한 도전을 받을 수 있다. 상담사들은 외상 생존자들과 함께 그들의 외상에서 의미를 찾도록 돕고, 그들의 사고방식을 바꾸고, 의미 있는 삶의 경험에 관여하는 쪽으로 그들을 이동시키기 위해 일한다. 미국 보훈부의 심리학자들도 전투 복무 결과 외상 후 스트레스 장애를 겪고 있는 퇴역 군인들을 대상으로 광범위한 임상작업을 벌여왔다. 연구에 따르면, 외상에 이어 분노, 격노, 그리고 균등하게 되기를 원하는 것과 같은 강력한 감정들이 용서나 다른 영적 믿음 및 실천과 같은 심리적 또는 정서적 행동에 의해 완화된다고 한다.[22]

영성공동체(spiritual community)를 발견한 사람들—목적을 위해 함께 만나는 사람들의 집단과 그들의 영성을 풍부하게 하고 확장하는 것—또한 사회적 지원이 증가함에 따라 이익을 얻는다. 예를 들어, 자선 단체, 종교 단체, 독서 모임, 명상 모임, 사교 모임, 곤경에 처한 사람들을 돕기 위한 기금 모금, 또는 영적 학습 경험 등에 참여하는 것은 구성원들이 그

들의 가치와 행동에 대해 비판적으로 생각하고, 고립을 피할 수 있도록 도울 수 있다. 공동체에는 맞벌이 부부를 위한 보육, 중독이나 정신 건강 문제가 있는 개인에 대한 지원, 노숙자들을 위한 피난처와 음식, 의료 약속에 대한 교통수단을 제공하는 은퇴한 구성원들이 포함될 수 있다. 영적으로 활동적인 구성원들은 자원봉사를 하거나 다른 자원봉사자들로부터 도움을 받을 수 있으며, 이 모든 것들은 자만심, 안전, 소속감을 증진시킬 수 있다. 이것은 공동체뿐만 아니라 개인 참여자들에게도 이익이 된다.

또한 미국 국립암연구소(NCI)는 스트레스 감소를 건강, 장수, 질병에 대한 더 나은 대처의 개선을 위한 영적으로 건강한 사람들 사이의 하나의 가능한 기전으로 언급하고 있다.[23] 제3장 '스트레스 관리 및 삶의 어려움 극복하기'는 이 주제에 대해 더 자세히 설명한다.

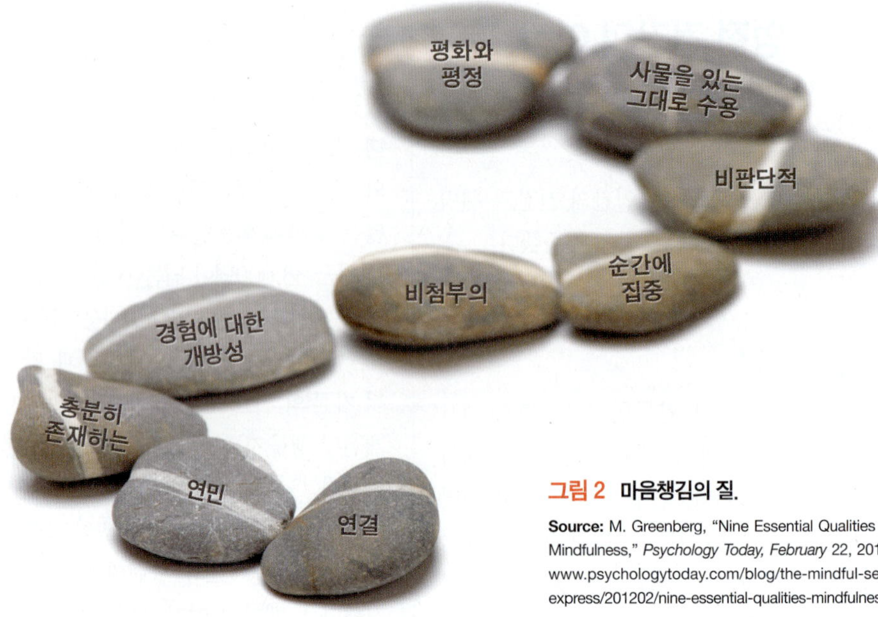

그림 2 마음챙김의 질.

Source: M. Greenberg, "Nine Essential Qualities of Mindfulness," *Psychology Today, February* 22, 2012, www.psychologytoday.com/blog/the-mindful-self-express/201202/nine-essential-qualities-mindfulness.

LO 3 | 영적 건강의 배양

당신의 영적 건강을 발전시킬 수 있는 세 가지 방법을 서술하시오.

영적인 면을 배양하는 것은 신체적으로 건강해지는 것만큼 많은 노력이 필요하다. 영적 건강을 발전시키는 방법에는 자신에게 적응하고, 신체를 단련하며, 손을 뻗는 것이 포함된다.

자기 자신 및 주변 환경에 적응

당신의 영적 건강에 초점을 맞추는 것은 라디오의 방송국에 동조하는 것과 비유될 수 있다: 영성은 우리에게 영구히 이용 가능하지만, 만약 우리가 그것에 대해 우리의 '수신기'

어떻게 생각하는가?

당신은 왜 마음챙김 훈련이 더 많은 인정을 받고 있다고 생각하는가?

- 마음챙김의 이점은 무엇인가?
- 오늘날 빠르게 진행되는 멀티태스킹 세계에서는 정기적으로 마음챙김을 실천하기 위한 도전은 무엇인가?

를 조정하지 못한다면, 우리는 일상생활의 모든 '정적'을 통해서 그것을 얻을 수 없을 것이다. 다행히 오늘날에도 여전히 사용되고 있는 네 가지 고대 관습은 당신이 일상생활에서 특별히 영적인 것에 집중하는 데 도움을 줄 수 있다. 이것들은 사색(연구), 마음챙김(관찰), 명상(조용), 기도(신성과의 소통)이다.

사색

사색이라는 단어는 촛불의 불꽃이든 양자역학의 이론이든 어떤 것에 대한 연구를 의미한다. 영성의 영역에서 **사색**(contemplation)이란 영적 또는 윤리적 질문이나 주제, 자연계의 견해, 또는 신성을 대표하는 아이콘이나 다른 이미지에 정신을 집중시키는 것을 말한다. 대부분의 종교적, 영적 전통은 감사, 용서, 그리고 무조건적인 사랑의 사색에 관여하는 것을 옹호한다. 이 관여는 일기나 블로그와 같은 많은 형태를 취할 수 있다.

마음챙김

집중적이고 비판단적인 관찰, **마음챙김**(mindfulness)의 실천은 그 순간에 완전히 존재하는 능력이다(그림 2). '그 순간'은 음악 듣기, 주변에 친구 사귀기, 종교 예배 참석, 지역사회에서의 자원봉사를 포함할 수 있다. 마음챙김은 현재 순간의 현실에 대한 인식이다. 즉, 어떤 걱정이나 '자동화(autopilot)'에 집중하기보다는 그 순간에 전적으로 관여하는 전체적인 느낌이다.[24] 마음챙김을 실천할 수 있는 기회는 우리 삶의 순간만큼이나 많다. 마음 놓고 산다는 것은 우리가 어느 때라도 경험하고 있는 것에 대해 우리 스스로 완전히 인식하도록 하는 것을 의미한다.[25]

근접한 집중이 필요한 거의 모든 노력을 기울이는 것은 당신이 마음챙김을 발전시키는 데 도움을 줄 수 있다. 영성을 기르는 데 도움이 되는 활동과 연계되어, 마음챙김은 의도적으로 건강한 관계를 육성하고, 우리의 생활 철학을 강조하는 활동에 관여하는 데 사용될 수 있다. 마음챙김은 또한 치유

사색(contemplation) 정신적으로나 윤리적인 질문이나 주제, 자연계에 대한 견해, 또는 신을 대표하는 아이콘이나 다른 이미지에 정신을 집중시키는 연습.

마음챙김(mindfulness) 그 사람이 그 순간에 완전히 존재하는 고의적이고 비판단적인 관찰의 실천.

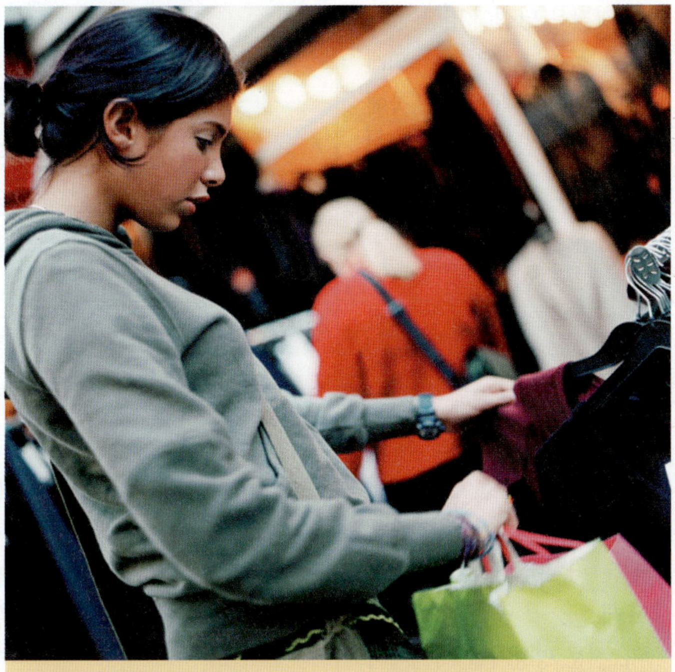

의식적으로 녹색을 띠려면 "내 몫은 무엇인가?"와 "내가 정말 얼마나 필요한가?"와 같은 어려운 질문을 스스로에게 던져야 한다.

연습이 될 수 있어, 우리가 삶의 많은 일상적 도전에 직면하는 연습에 정서적이고 정신적인 공간을 줄 수 있다. 장애물(감정, 사건, 사람 등)이 가로막고 있을 때, 우리의 길을 계속 가는 어려운 일은 우리의 회복력을 향상시키고 다른 사람들과 함께 성장할 수 있게 해주는 '정신적인 일'이다. 마음챙김은 우리의 감정, 느낌, 경험을 그들이 우리를 정의하도록 허락하지 않고 인정하는 방법이다.[26]

명상

명상(meditation)은 고요하거나 조용한 마음을 길러주는 실천이다. 비록 정확한 세부사항들은 각기 다른 명상의 학교에 따라 다르지만, 근본적인 과제는 동일하다. 즉, 마음의 소음을 잠재우는 것이다. 여러 가지 면에서 명상과 마음챙김은 서로 통한다.

수천 년 동안, 다른 문화와 전통을 가진 사람들은 매일 명상적인 고요의 시기를 달성하는 것이 그들의 영적 건강을 증진시킨다는 것을 발견했다. 오늘날, 연구자들은 그 이유를 발견하기 시작하고 있다. 연구는 마음챙김 및 동정 명상에 참여하는 사람들이 다른 사람에 대한 연민의 증가 수준뿐만 아니라 다른 사람의 경험을 이해하고 공유하는 능력인 공감의 수준이 크게 증가했음을 보여준다.[27] 연구들은 또한 마음챙김 명상이 뇌의 정보 처리 능력을 향상시킨다고 제안한다—스트레스, 불안, 우울증 감소, 불면증 감소, 집중력 향상, 혈압 저하.[28]

이러한 효과를 내는 생리적 과정은 부분적으로만 이해된다. 한 이론은 마음챙김 명상을 하는 것이 신체의 스트레스 반응을 감소시킴으로써 효과가 있다는 것을 암시한다. 이 실천에 관여하는 사람들은 신체의 시스템 활동을 촉진하여, 평온함과 주관적인 행복감을 가져오고, 호흡을 늦추고, 혈압을 낮추며, 수면을 개선하고, 소화기 문제의 증상을 감소시킬 수 있는 신체적 이완으로 이어지는 것 같다.[29]

새로운 연구는 명상의 이력이 없는 사람들에 비해 경험이 있는 명상가들의 뇌 구조에서 실제적인 차이를 보여주었다.[30] 다른 연구들은 학습과 기억력에 중요한 뇌 부분의 회백질 밀도를 증가시키기 위해 마음챙김 명상을 보여주었고 심리적, 정서적 건강, 연민, 자기 성찰을 향상시켰다.[31] 동시에 마음챙김 명상은 불안과 스트레스에서 중요한 역할을 하는 것으로 알려진 뇌 부분의 회백질을 감소시킬 수 있다.[32]

그러면 어떻게 명상을 하는가? 자세한 지침은 이 본문의 범위를 벗어나지만, 대부분의 선생님들은 당신이 방해받지 않을 조명이 낮은 조용한 곳에 앉는 것부터 시작할 것을 제안한다. 많은 사람들은 다리가 무릎에 완전히 구부러져 있고, 각 발목이 반대편 무릎 위에 있는 완전한 연꽃 자세를 취한다고 주장한다. 만약 이것이 불가능하거나 불편하다면, 당신은 단지 다리를 앞에 두고 연꽃 자세를 변형한 것으로 가정하고 싶을 것이다. 손을 무릎 위에 올려놓고 손바닥을 위로 향하게 한다. 초심자들은 대개 눈을 감고 명상을 하는 것이 더 쉽다는 것을 알게 된다.

일단 자리를 잡으면 마음을 비우기 시작할 때가 되었다. 명상의 다양한 학교들은 이것을 성취하기 위해 다른 방법을 가르친다. 일부 옵션에는 다음이 포함된다.

- **만트라 명상.** 만트라(mantra), 옴(Om), 아멘(Amen), 사랑(Love), 또는 신(God)과 같은 단어에 초점을 맞추고, 이 말을 조용히 반복한다. 산만한 생각이 떠오르면 그냥 제쳐놓아라. 그것은 그 생각을 잎사귀처럼 상상하고, 그것을 완만하게 흐르는 개울 위에 놓는 것을 시각화하는 데 도움이 될 것이다. 정신이 산만해진다고 자신을 나무라지 마라. 단순히 그 생각을 알아차리고, 그것을 풀어주고, 당신의 만트라로 돌아가라.
- **호흡 명상.** 각 호흡 수를 세어라: 각각의 들숨, 이어지는 짧은 멈춤, 그리고 날숨에 집중하라. 함께, 이 호흡은 같은 것이다.

명상(meditation) 현재의 순간에 대한 인식을 높이고, 스트레스를 줄이고, 휴식을 촉진하며, 개인적, 영적 성장을 증진시키기 위해 소리, 사물, 시각화, 호흡, 움직임, 또는 주의 그 자체에 집중하는 연습.

알고 있는가?

전국 조사에 따르면, 미국인의 79%가 자신의 치유를 기도했고, 87%가 다른 사람의 치유를 기도했다고 한다.

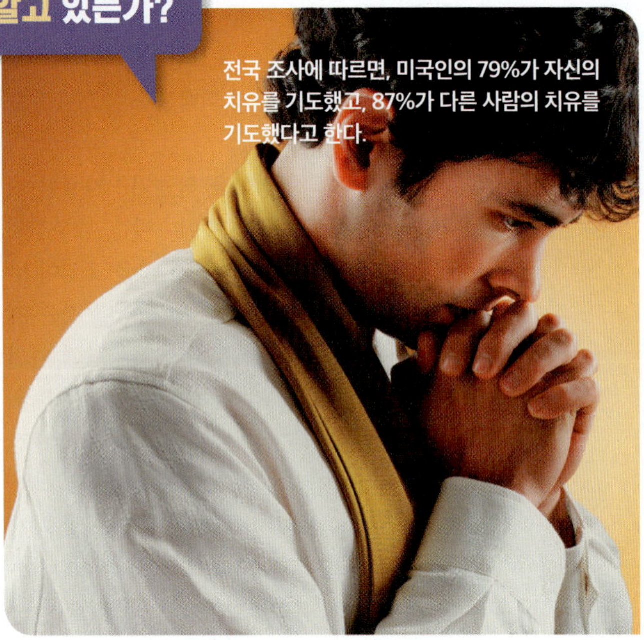

Source: J. Levin, "Prevalence and Religious Predictors of Healing Prayer Use in the USA: Findings from the Baylor Religion Survey," *Journal of Religion and Health* 55, no. 4 (2016): 1136–58, doi:10.1007/s10943-016-0240-9.

기도(prayer) 초월적인 존재와의 의사소통.

요가(yoga) 통제된 호흡, 신체적 자세(Asana, 아사나), 명상, 구호, 그리고 우주의 영적 생명 원리인 아트만(Atman)과의 단결을 배양하는 것으로 여겨지는 그 밖의 실천을 수반하는 신체적, 정신적 훈련의 체계.

숨을 10번 세고 나면 다시 시작하라. 1부터 세어라. 만트라 명상과 마찬가지로, 정신이 산만해지면 그것을 풀어주고, 호흡을 따라 돌아간다.

- **색 명상.** 눈을 감으면 깊고 편안한 파란색과 같은 색의 영역을 감지할 수 있다. 이 색에 집중하라. 다른 형태의 명상처럼 산만함을 다루어라.
- **촛불 명상.** 눈을 뜬 채 촛불의 불꽃에 집중하라. 이 물체에 명상을 하면서 눈이 부드러워지도록 하라. 다른 형태의 명상처럼 산만함을 다루어라.

실천을 하면서 몇 분간 명상을 한 후에, 당신은 때때로 '내려가는 것'으로 묘사되는 감각을 경험하게 될 수도 있는데, 이 감각은 당신이 명상에 자신을 풀어놓는 것을 느끼게 될 것이다. 깨어 있는 잠에 비유할 수 있는 이 상태에서는 산만한 생각이 들 가능성이 훨씬 적지만, 놀라운 통찰력을 받을 수도 있다.

처음에는 하루에 한두 번 10~20분 정도만 명상을 하도록 한다. 제때에 당신은 세션을 30분 이상으로 늘릴 수 있다. 당신이 더 오랜 기간 동안 명상을 할 때, 당신은 더 휴식을 취하고, 스트레스를 덜 받는다고 느끼며, 전문 명상가들 사이에서 기록된 공감의 증가된 수준을 경험하기 시작할 것이다.

기도

기도(prayer)할 때, 개인은 초월적인 존재와의 의사소통에 정신을 집중시킨다. 많은 사람들에게 기도는 편안함, 즉 우리가 혼자가 아니라는 느낌을 준다. 그것은 다른 사람들에 대한 걱정을 표현하고, 범죄를 인정하고, 용서를 구하고, 희망과 목적을 새롭게 하는 수단이 될 수 있다. 우리가 감사하는 것들에 초점을 맞추면, 사람들이 희망을 가지고 미래를 바라보도록 하고, 그들에게 가장 어려운 시기를 헤쳐 나갈 수 있는 힘을 줄 수 있다. 연구에 따르면, 영적 실천은 암 환자들의 스트레스를 줄이고 대처하는 능력을 증가시킬 수 있다.[33]

영적 또는 종교적 과목의 수업을 듣거나 종교적인 모임이나 예배에 참석하거나 신성한 교서를 공부함으로써 다른 영적 실천에 대한 인식을 더욱 넓힐 수 있다. 각각의 경우, 마주치는 메시지와 아이디어를 평가하고, 어떤 실천이나 믿음이 당신에게 의미를 부여하는지 결정한다.

3,100만 명의 미국 성인이 요가를 실천했으며, 지난 12개월 동안 2,100만 명의 사람들이 요가를 실천했다. 이 중 18~29세의 사람들이 요가를 실천할 가능성이 가장 높았다.

신체 단련하기

수천 년 동안, 세계 전역의 지역에서, 영적 탐구자들은 신체적 수단을 통해 초월성을 추구

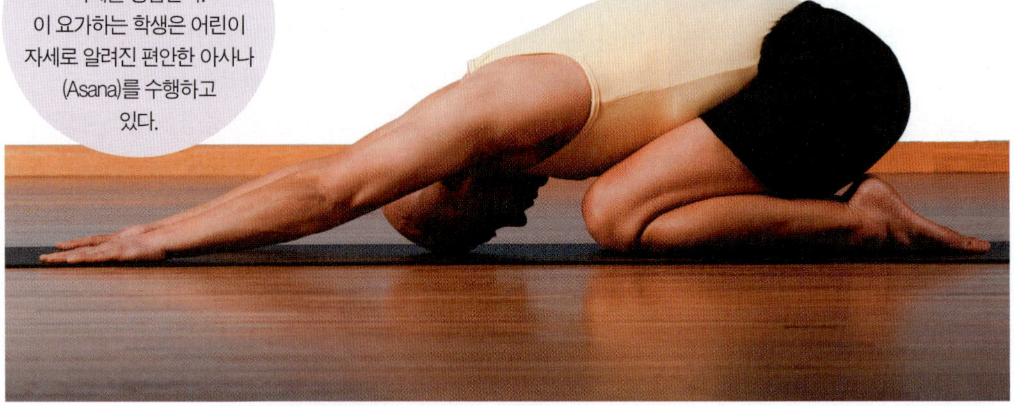

요가는 활기차고 편안한 자세에서 다양한 자세를 통합한다. 이 요가하는 학생은 어린이 자세로 알려진 편안한 아사나(Asana)를 수행하고 있다.

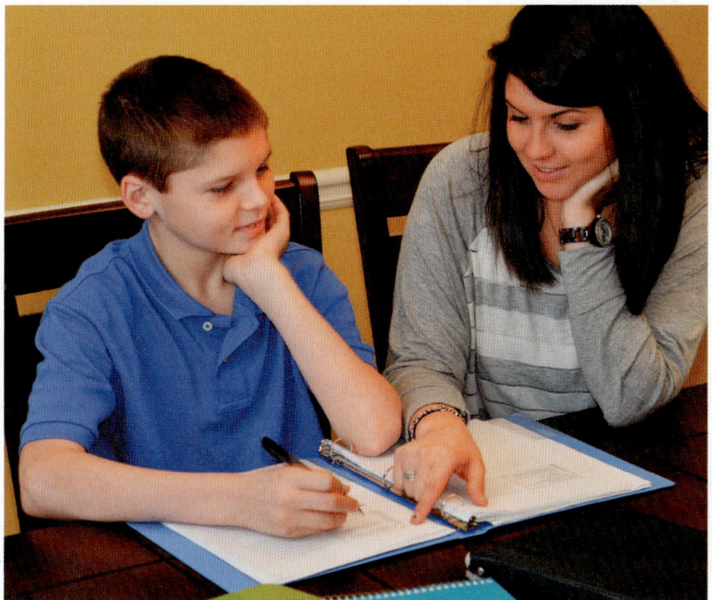

자원봉사는 당신의 경험을 넓히고, 당신을 지역사회와 연결하며, 당신의 영적 건강에 집중할 수 있는 즐겁고 만족스러운 방법이 될 수 있다.

해 왔다. 가장 중요한 예 중 하나는 **요가**(yoga)의 실천이다. 서양의 많은 사람들이 요가를 많은 신체적 자세와 통제된 호흡과 관련이 있다고 생각하는 경향이 있지만, 더 많은 전통적인 형태들은 또한 아트만, 즉 우주의 영적 생명 원리와의 통합을 장려하는 것으로 여겨지는 외침, 명상, 그리고 다른 기술들을 강조하는 경향이 있다.

만약 당신이 요가를 탐구하는 것에 관심이 있다면, 수업에 등록하라. 당신에게 맞는 것처럼 보이는 형태를 선택하라: 하타(hatha) 요가와 같은 어떤 것들은 유연성, 깊은 호흡, 그리고 평온함을 발달시키는 것에 초점을 맞추고, 아쉬탕가(ashtanga) 요가와 같은 어떤 것들은 빠르게 하는 것을 요구하며, 신체적 건강을 발달시키는 데 더 초점을 맞춘다. 다양한 스타일의 요가에 대한 더 자세한 내용은 제3장과 제10장을 참고하라.

태극권(tai chi)이나 기공(qigong)의 동양의 명상적 운동 관행은 또한 신체활동과 정신 집중을 증가시킬 수 있다. 한의학에 뿌리를 둔 이 두 가지 모두 뼈의 건강, 스트레스, 심폐 건강, 기분, 균형, 삶의 질에 유익한 영향을 미치는 것으로 나타났다.[34] 태극권, 기공 등에 대한 더 자세한 내용은 제3장을 참고하라.

영적 건강을 증진시키기 위해 신체를 단련하는 것이 반드시 형식적인 실천에 관여하도록 요구하는 것은 아니다. 당신의 신체에 에너지를 주고 정신의 초점을 날카롭게 함으로써 조깅, 자전거 타기, 에어로빅, 춤, 또는 다른 규칙적인 운동은 당신의 영적 건강에 기여할 수 있다. 특히 운동을 하거나 신체활동에 관여하는 동안 정신을 집중하면 신체적 이점을 증진시킬 수 있다.

행동을 변화시키는 기술

서비스를 통해 영적 측면 찾기

우리가 모두 다른 사람들에 대한 책임과 책임을 가진 더 큰 시스템의 일부라는 것을 인식하는 것은 영적 성장의 핵심 부분이다. 시간과 에너지를 자원하는 것은 다른 사람들과 연결되고, 자신의 건강을 향상시키면서 세상을 더 나은 곳으로 만드는 데 도움을 주는 좋은 방법이다. 몇 가지 아이디어가 있다.

- 잔디 관리나 간단한 가정 수리로 노인 이웃을 돕는 것을 제공한다.
- 사람들이 적절한 음식을 얻을 수 있도록 돕는, 지역 무료 급식소, 푸드뱅크, 또는 다른 프로그램에서 자원봉사를 한다.
- 이웃 어린이들을 위한 방과 후 또는 여름 활동을 조직하거나 참여한다.
- 고속도로, 해변, 또는 인근 지역 청소, 공원 산책로 및 수로 복원, 또는 기타 환경 보존 프로젝트에 참여하라.
- 지역 인도주의 사회나 동물 보호소에서 자원봉사를 한다.
- 빅 브라더나 빅 시스터가 되기 위해 지원하며, 상당한 어려움에 직면하거나 역할 모델이 부족한 아이를 지도한다.
- 지구온난화나 기아와 같은 목적을 위해 일하는 조직에 가입하거나 직접 그러한 조직을 시작하라. 다음과 같은 고무적인 예를 확인하라. 세계 무관심 반대 학생, 환경 학생, 기아와 노숙자 반대 전국 학생 운동.
- 가난, 낮은 문맹 퇴치 수준, 또는 자연재해에 시달리는 이웃에 자원봉사자를 한다. 또는 해비타트 운동(Habitat for Humanity)과 같은 단체에 자원하여 집을 짓거나 개발 중인 지역사회에 다른 원조를 제공한다.

다른 사람에게 접근

타인에 대한 진정한 관심에서 자신을 부여하는 **이타주의**(altruism)는 영적으로 건강한 생활 방식의 핵심 측면이다. 자원봉사하는 것, 푸드뱅크나 다른 프로그램에 돈이나 다른 자원을 기부하는 것, 심지어 당신의 이웃에서 쓰레기를 줍는 것을 오후로 보내는 것, 모든 것은 다른 사람들을 위해 봉사하는 것과 동시에 당신의 영적, 전반적인 건강을 증진시키는 방법이다. 연구자들은 자원봉사의 이점을 '헬퍼스하이(helper's high)'라고 언급했는데, 이는 다른 사람들을 돕는 것과 관련된 특정한 감정이다.[35] 자원봉사의 형태로 이타주의는 도움을 받는 개인 도우미, 도움을 받는 사람들, 그리고 거주자들의 만족도와 상호 연결성을 통해 그들이 살고 있는 지역사회에 이익을 줄 수 있다.[36]

다른 사람들에게 손을 내밀어 영적 건강을 증진시키는 더 많은 전략은 '행동을 변화시키는 기술'을 참고하라.

이타주의(altruism) 다른 사람들에 대한 진정한 관심에서 자신을 부여하는 것.

자가 평가

당신의 영적 IQ는 무엇인가?

영적 지능(SI)을 평가하기 위해 많은 도구를 사용할 수 있다. 대상 청중(예: 치료 고객, 기업 경영진, 교회 구성원)에 따라 도구들이 크게 다르지만, 대부분의 도구들은 아래의 설문지에 반영된 특정한 기본 원칙을 공유한다. 각 질문에 다음과 같이 답하라.

0 = 전혀 사실이 아니다
1 = 어느 정도 사실이다
2 = 매우 사실이다

____ 1. 나는 내 인생의 많은 축복에 대해 종종 감사함을 느낀다.

____ 2. 나는 종종 지구의 아름다움, 음악, 시, 또는 일상생활의 다른 측면에 감동한다.

____ 3. 나는 나에게 실수를 한 사람들에게 기꺼이 용서를 구한다.

____ 4. 나는 다른 사람들의 외모와 행동보다 더 중요한 그들의 자질을 인정한다.

____ 5. 시험을 잘 못 치거나 중요한 게임을 잃거나 관계에서 거절당했을 때, 그 경험이 내가 누구인지 정의하지 못한다는 것을 알 수 있다.

____ 6. 두려움이 생길 때, 나는 내가 영원히 안전하고 사랑받고 있다는 것을 알 수 있다.

____ 7. 나는 매일 명상을 하거나 기도한다.

____ 8. 나는 자주 그리고 겁 없이 사후 세계의 가능성을 곰곰이 생각해본다.

____ 9. 나는 내 삶을 건설하는 데 있어 내가 선택한 것에 대해 전적으로 책임을 진다.

____ 10. 나는 독특하고 신성한 이유로 지구상에 있다고 느낀다.

점수 합산

이 퀴즈에서 점수가 높을수록 SI가 높다. 점수를 향상시키려면 이 장의 영적 실천에 대한 제안을 적용하라.

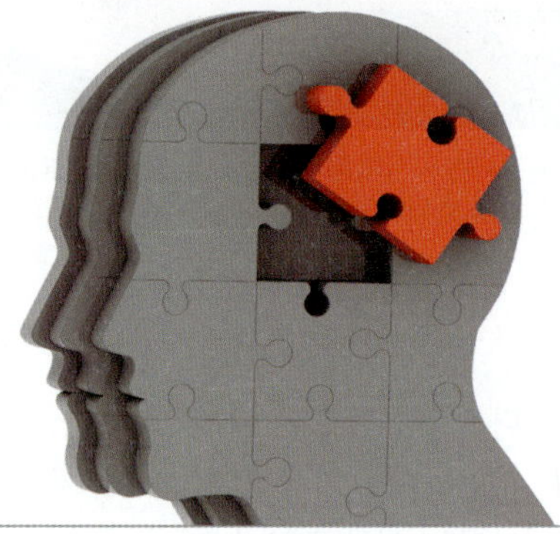

변화를 위한 여러분의 계획

자가 평가 활동은 당신의 영적 지능을 평가할 수 있는 기회를 주고, 수백만 명의 사람들이 그들의 영적 건강을 증진시키기 위해 여러 세대에 걸쳐 성공적으로 사용했던 몇 가지 관행을 소개했다. 만약 당신이 당신의 영성을 더욱 배양하는 것에 관심이 있다면, 아래에 열거된 작지만 중요한 단계들 중 몇 가지를 고려해보라.

오늘, 당신은 할 수 있다.

- ☐ 조용한 곳을 찾아 핸드폰을 끄고, 눈을 감고, 10분 동안 숙고하거나 명상하거나 기도하거나 조용히 주위를 유념하면서 10분을 보내라.
- ☐ 일기나 컴퓨터에서 최소한 10가지 감사한 일들의 목록을 작성하라. 생각나는 대로 사람, 애완동물, 재능과 능력, 업적, 장소, 음식을 포함한다.

다음 2주 안에, 당신은 할 수 있다.

- ☐ 심리치료를 시작하거나 영적 또는 종교 단체에 가입하거나 긍정적인 변화를 위해 일하는 단체와 자원봉사를 할 수 있는 캠퍼스의 선택사항을 살펴보아라.
- ☐ 갈등을 겪은 사람을 생각해보라. 이 사람에 대한 용서를 숙고하며 잠시 시간을 보낸 다음, 어떤 죄라도 사과하고, 그 대가로 용서를 구하는 편지나 이메일을 써라. 당신이 정말로 메시지를 보낼 준비가 되었는지 결정하기 전에 하루나 이틀을 기다려라.
- ☐ 잠깐 나가라. 주변의 소리, 광경, 그리고 냄새에 초점을 맞추어라. '안녕'이라고 말하며 지나가는 사람들을 바라보거나 그저 고개를 끄덕여 그들의 존재를 알아챘다는 것을 나타내면서 시간을 보내라. 오늘 당신이 알아차린 아름다운 것들 혹은 전에는 전혀 알아채지 못했던 것들을 적어라.

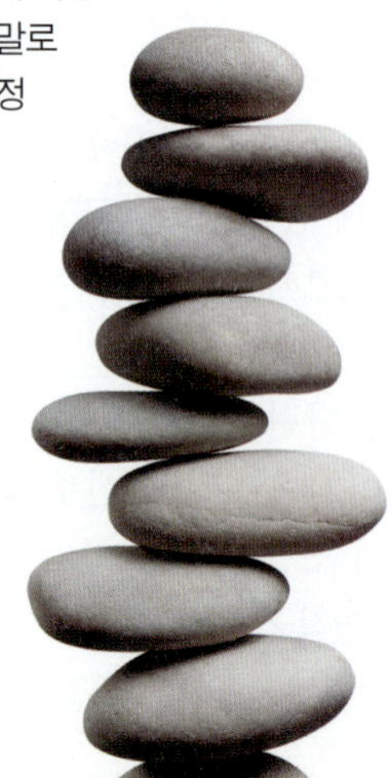

학기말까지, 당신은 할 수 있다.

- ☐ 쉬는 동안 읽고 싶은 몇 가지 영적 텍스트 목록을 작성하라.
- ☐ 다른 사람들에게 봉사하고, 당신에게 의미가 있는 자원봉사를 위한 선택사항들을 탐구하기 시작하라.

학습 계획

복습

LO 1 | 영성이란 무엇인가?

- 영성은 정의하기 어렵고, 다른 사람에게도 다른 의미를 가질 수 있지만, 개인의 평화 의식, 목적, 타인과의 연결성, 삶의 의미에 대한 믿음 등을 포괄한다. 그것은 한 개인의 가치관과 삶을 보고, 세상에서 행동하는 방식을 포함하며, 종종 더 높은 존재에 대한 연결의식에 의해 인도된다.

LO 2 | 영적 건강의 이점

- 인간의 영적 경험의 다양성과 종교적 실천과 영성이 겹치기 때문에 영적 믿음과 행동의 정확한 영향을 기술하기 어려운 경우가 많다. 그러나 최근에는 마음챙김, 명상, 기도 등 구체적인 실천에 대한 많은 연구 결과에 따르면, 좋은 영적 건강은 스트레스를 줄이고, 불안과 우울증을 감소시키며, 질병으로 치유하고, 치료에 대처할 수 있는 능력을 증가시키며, 다른 긍정적인 이점들 중에서 희망과 낙관적인 감정을 증가시킨다는 것이 밝혀져 왔다.

LO 3 | 영적 건강의 배양

- 신체적 건강의 발달과 마찬가지로 정신적 건강의 발달은 지식, 지도, 헌신, 일관성을 필요로 한다. 마음챙김, 명상, 사색, 바른 마음, 기도, 봉사 같은 학습 실천과 그것을 규칙적으로 하는 것은 영적 건강의 기반을 구축하는데 도움이 될 것이다.

깜짝 퀴즈

LO 1 | 영성이란 무엇인가?

1. 다음 중 영성의 특징으로 옳지 않은 것은?
   a. 마음챙김의 실천과 같이 현재에 더 큰 인식을 가져다준다.
   b. 관계, 가치관, 삶의 의미 있는 목적을 찾는 것에 초점을 맞춘다.
   c. 단기적인 문제 해결 모델을 이용한 심리치료에 참여한다.
   d. 고대 영적 전통으로부터의 가르침을 연구한다.

LO 2 | 영적 건강의 이점

2. 다음 중 영적 건강의 이점으로 옳지 않은 것은?
   a. 혈압 저하 및 심장병의 위험의 감소
   b. 규칙적인 저항 운동 중 근육량의 증가
   c. 질병으로부터 치유하는 능력의 증가
   d. 약물과 음주의 감소

LO 3 | 영적 건강의 배양

3. 다음 중 영적 건강을 기르기 위한 목적의 방법으로 옳지 않은 것은?
   a. 대학 세계교회연합 센터에서 제공되는 관계 개선에 대한 강좌를 수강한다.
   b. 프로젝트를 담당하고 있는 귀여운 소년이나 소녀를 만나고 싶기 때문에 해비타트 운동(Habitat for Humanity) 집을 짓는 것을 돕는 자원봉사를 한다.
   c. 하타 요가 수업을 수강한다.
   d. 우리 시대의 영적인 선생님들이 쓴 책을 찾기 위해 아마존을 검색한다.

3 스트레스 관리 및 삶의 어려움 극복하기

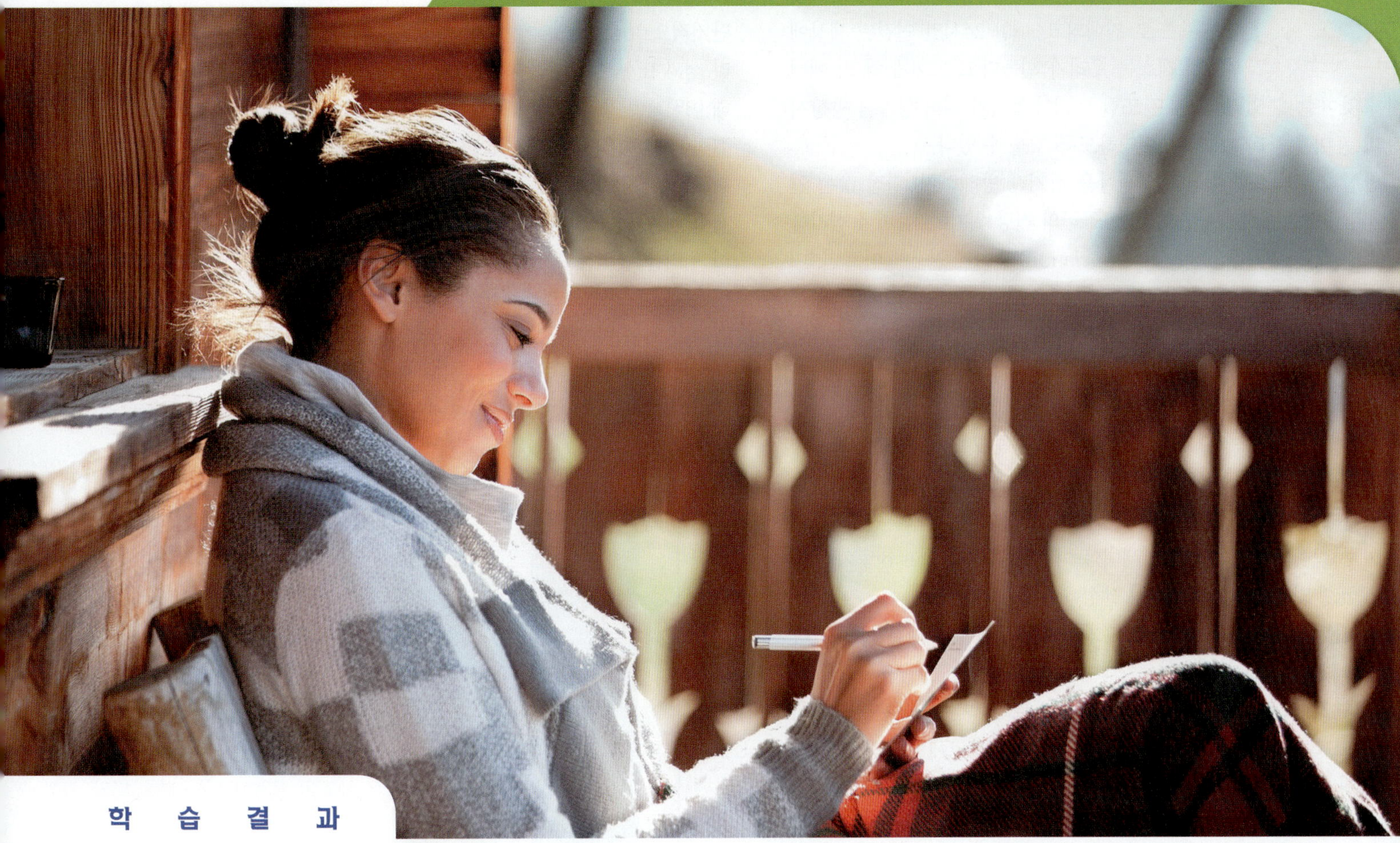

학습결과

LO 1 스트레스를 정의하고, 스트레스가 우리의 건강, 관계, 대학 생활과 인생의 성공에 미칠 수 있는 잠재적인 영향에 대해 살펴보시오.

LO 2 스트레스에 관한 중요한 이론들을 설명하고, 스트레스로 인하여 일어나는 정서적, 정신적 및 신체적 변화들을 설명하시오.

LO 3 만성 스트레스로 인하여 일어날 수 있는 신체적 건강의 위험들을 자세히 살펴보시오.

LO 4 스트레스가 우리의 지성 및 심리에 미치는 영향과 이로 인해 대학생들이 어떠한 영향을 받는지 살펴보시오.

LO 5 스트레스의 원인들을 논의하고 청년들, 주로 대학생들에게 영향을 미치는 스트레스 요인에 대해 살펴보시오.

LO 6 개인의 중요한 요인들이 스트레스 요인을 극복하는 데 도움이 되는지 설명하시오.

LO 7 스트레스 관리와 스트레스를 줄이는 전략들, 스트레스를 효과적으로 극복할 수 있는 방법들 및 마음챙김 전략으로 우리의 삶을 더욱 풍성하게 하고, 건강의 위험을 줄일 수 있는 방법들에 대해 알아보시오.

왜 관심을 가져야 하는가?

스트레스 수준은 지금 당신의 잠, 관계, 그리고 전염병을 예방하는 면역력에 유의한 영향을 주고 있을 수 있다. 스트레스는 낮은 성적과 저조한 성과에 기여하고, 당신의 진로 선택을 제한할 수 있다. 만성 스트레스는 고혈압, 심장부정맥과 심혈관질환, 당뇨병, 그리고 그 밖의 많은 기타 건강과 관련된 문제들의 위험에 영향을 미칠 수 있다. 스트레스의 영향들은 누적되고, 당신의 몸은 하나뿐이다. 너무 많은 스트레스가 누적되기 전에 스트레스에 대한 인식과 반응을 예방하고 조절할 수 있는 방법을 생각해보라.

오늘날 빠른 속도로 진행되고, 매일 24시간 연결된 세상에서 스트레스는 우리가 힘들다고 느끼게 하고, 에너지를 앗아갈 수 있다. 그것은 또한 우리의 동기가 되어 성과를 향상시키고, 흥미를 불러일으키며, 번영하도록 도울 수 있다.

만성 스트레스는 정상적인 생활을 장기간 방해하며, 점점 많은 연령대의 사람들에게 영향을 미치는 공공의 건강 위기이다. 미국 심리학회(American Psychological Association)의 최근 연구에 따르면, 미국의 의료 서비스 체계는 미국인들이 스트레스를 극복하고, 건강한 생활을 할 수 있도록 지원을 하고 있지 않다. 그들이 찾은 내용은 다음과 같다.[1]

- 미국인들은 지속적으로 높은 스트레스 수준(20%의 과도한 스트레스)을 보고하고, 10대는 어른들과 비슷한 스트레스 수준을 보인다.
- 높은 스트레스를 보고하는 이들은 저소득층 사람들, 흑인들, 라틴계 사람들, 밀레니얼, 엑스 세대와 여성들이다. (Focus on: 차이점, 불균형 및 건강: 건강 형평성 달성을 참고하라.)
- 10대들의 절반 정도는 스스로 개인적인 문제들을 해결할 수 있다는 자신감이 있다고 한다.
- 18~32세의 사람들 사이에서 가장 큰 스트레스의 원인들은 일, 관계, 돈, 그리고 직업 안정성이다. 모든 어른들의 보고에 의하면, 스트레스의 원인은 돈이 우선이고, 일과 가족, 건강이 그 이후에 따른다.

스트레스의 주요 원인들(돈, 일과 건강)은 남성과 여성에게서 비슷하지만, 어떻게 스트레스를 경험하고 보고하며 극복하는지에는 아주 큰 차이점들이 있다. 남성과 여성 모두 평균적으로 높은 스트레스를 보고한다. 하지만 여성들은 더 높고 과도한 스트레스를 보고할 가능성이 높다.[2] 또한 여성들은 스트레스로 인해 먹는 습관에 영향을 받으며, 생활 방식에 변화를 주는 데 방해를 받는다고 보고할 가능성이 더 높다.[3] 추가적으로 남성들은 스트레스를 인식하고 보고하지만, 스트레스를 줄이는 행동을 취할 확률이 더 낮다.[4] 스트레스를 많이 받는 것은 모든 연령대의 사람들에게 큰 비용을 치르게 할 수 있다(그림 3.1).

스트레스가 항상 나쁜 것은 아니다. 사실 자연스러운 신체적 반응이다. '시동을 걸 듯이' 우리의 육체가 깨어있도록 디자인 된 것이다. 단기적으로 보았을 때, 이러한 반응은 에너지 수준을 높일 뿐만 아니라 성과 또한 향상시킨다. 우리가 실질적인 또는 인식하는 위험들에 대해 어떻게 반응하는지는 스트레스 요인이 활성화되는지 약해지는지를 결정한다. 특히 우리가 힘들다는 느낌이 지속될 때—쉬지 않고 몇 주간 학업의 강요들이 있는 사이에 다른 사람들과의 부정적인 상호작용, 재정적인 걱정, 그 밖의 삶의 어려움들이 닥쳐올 때—스트레스는 천천히 우리를 공격하고, 남은 힘을 빼앗아 심각한 건강 문제들을 일으킬 수 있다. 우리가 스트레스에 대하여 어떻게 인식하고 반응하는지를 의식하여 배우는 것—스트레스를 예측하고, 피하고, 스트레스의 원인을 줄이거나 관리하기 위한 기술들을 개발하여 우리의 에너지에 다시 집중하는 것—은 중요하다. 스트레스를 다루고 줄이는 첫 번째 단계는

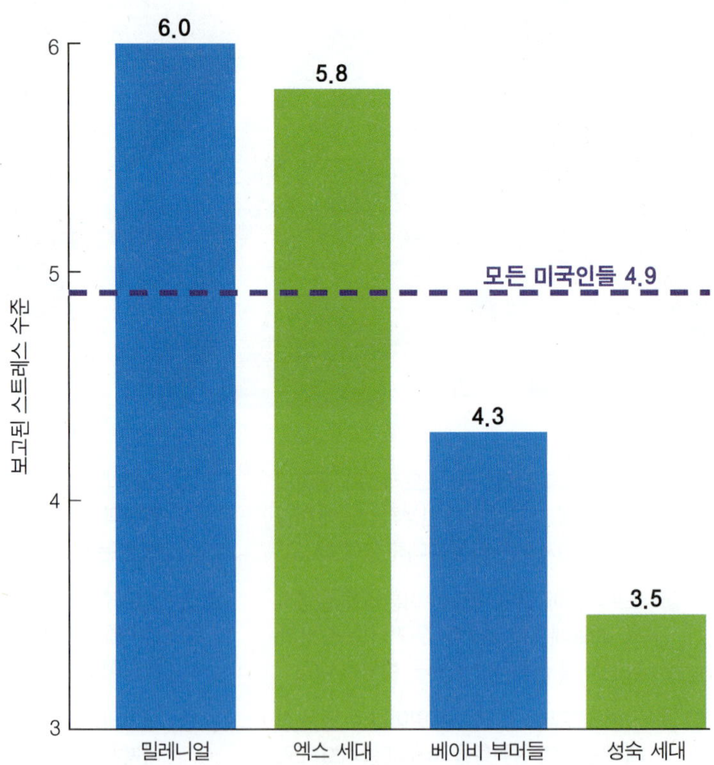

그림 3.1 연령별 스트레스 수준. 엑스 세대와 밀레니얼의 스트레스 수준은 평균 이상이며, 특히 기성 세대와 비교된다.

Source: American Psychological Association, "Stress in America, The Impact of Discrimination," March 2016, http://www.apa.org/news/press/releases/stress/2015/ impact-of-discrimination.pdf.

알고 있는가?

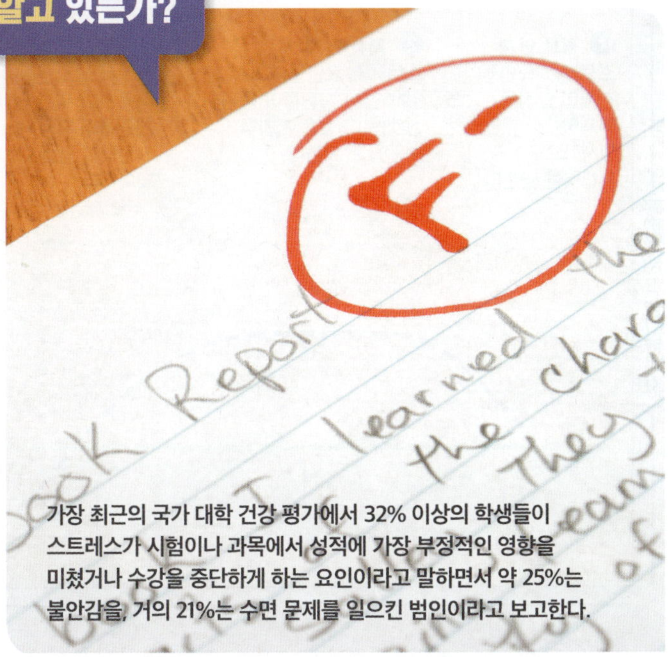

가장 최근의 국가 대학 건강 평가에서 32% 이상의 학생들이 스트레스가 시험이나 과목에서 성적에 가장 부정적인 영향을 미쳤거나 수강을 중단하게 하는 요인이라고 말하면서 약 25%는 불안감을, 거의 21%는 수면 문제를 일으킨 범인이라고 보고한다.

Source: Data are from American College Health Association, American College Health Association?National College Health Assessment II (ACHA-NCHA II): Reference Group Data Report Fall, 2016. (Hanover, MD: American College Health Association, 2017).

스트레스가 무엇인지 이해하고, 신체에 어떠한 영향을 미치는지, 그리고 왜 우리가 특히 취약한지에 대해 아는 것이다.

LO 1 | 스트레스란 무엇인가?

스트레스를 정의하고, 스트레스가 우리의 건강, 관계, 대학 생활과 인생의 성공에 미칠 수 있는 잠재적인 영향에 대해 살펴보시오.

현재 **스트레스**(stress)에 대한 대부분의 정의는 정신적, 신체적 반응과 실질적인 또는 인식된 변화와 도전에 대한 우리 신체의 적응으로 묘사된다. **스트레스 요인**(stressor)은 신체가 반응하거나 반응하도록 만드는 실질적인 또는 인식된 신체적, 사회적, 또는 심리적인 사건이나 자극이다. 스트레스 요인에 대하여 어떻게 반응하는지에 미치는 몇 가지 요인들이 있다. 예를 들어, 스트레스 요인의 특성들(얼마나 충격적인가? 통제할 수 있는 것인가? 그것으로 인하여 놀랐는가?), 생물학적 요인들(예를 들어, 당신의 나이, 성별, 건강 상태, 또는 최근에 잠을 충분히 잤는지), 그리고 과거의 경험들(예를 들어, 당신에게 일어난 일들, 그 결과들, 그리고 그 일들로 인하여 어떻게 느끼고 반응했는지)이다. 스트레스 요인들은 실체가 있을 수 있다. 성적을 망치거나 다른 사람의 부모님을 처음 만날 때의 불안감 같은 무형의 것일 수도 있다. 변화는 또한 주요 스트레스 요인이 될 수 있다.

일반적으로 긍정적인 스트레스는 **유스트레스**(eustress)라고 불린다. 유스트레스는 우리가 성장하고 만족을 얻을 수 있는 기회를 선사하며, 실제로 건강을 증강할 수 있다. 결혼을 할 때, 첫 데이트의 설레임 또는 치열한 경쟁 속에서 승리를 하는 것은 좋은 느낌과 연관된 유스트레스이다.

스트레스(stress) 정신적, 신체적 반응과 실질적인 또는 인식된 변화와 도전에 대한 우리 신체의 적응.

스트레스 요인(stressor) 신체가 반응하거나 반응하도록 만드는 실질적인 또는 인식된 신체적, 사회적, 또는 심리적인 사건이나 자극.

유스트레스(eustress) 우리가 성장하고 만족을 얻을 수 있는 기회를 선사하는 긍정적인 스트레스.

디스트레스(distress) 건강을 악화시키는 부정적인 스트레스.

급성 스트레스(acute stress) 가까운 미래의 요구들과 압박감으로부터 오는 신체적 반응.

일시적인 급성 스트레스(episodic acute stress) 여러 상황들을 규칙적으로 급성 스트레스로 대처하는 상태.

디스트레스(distress) 또는 부정적인 스트레스는 당신이 피곤할 때 나타날 가능성이 더 높다: 술에 취하거나 약물의 영향을 받고 있을 때, 좋은 성과를 내야 한다는 압박감이 있을 때, 질병을 극복하고 있을 때, 금전적 또는 관계에 대한 어려움들이 있을 때. 디스트레스에는 여러 가지가 있다. 가장 흔한 디스트레스, **급성 스트레스**(acute stress)는 최근이나 가까운 미래의 요구들과 압박감으로부터 오는 것이다.[5] 보통 급성 스트레스는 강렬하게 단기간 나타났다가 금방 사라져서 건강에 영구적인 해를 끼치지 않는다. 당신은 짝사랑하는 사람을 보면서 갑자기 심장이 두근거리고 근육들이 긴장할 수 있지만, 겉으로는 침착하고 차분해 보일 수 있다. 이러한 급성 스트레스에 대하여 긍정적인 반응이 있다면, 당신은 이런 상황에서 당신의 가장 매력적인 모습을 보일 것이다. 반대로 사람들 앞에 서는 것을 즐기지 않는다면, 많은 사람들 앞에서 발표를 해야 할 때 손과 목소리가 떨리기 시작하고 토할 것 같고 머리가 아프고 화장실에 가고 싶고 심장이 뛰고 머리가 하얘질 수도 있다. **일시적인 급성 스트레스**(episodic acute stress)는 규칙적으로 여러 상황들을 급성 스트레스로 대처하는 상태이다. 일시적인 급성 스트레스를 경험하는 개인들은 자신이 해야 할 일들이 많다고 불평할 수 있고,

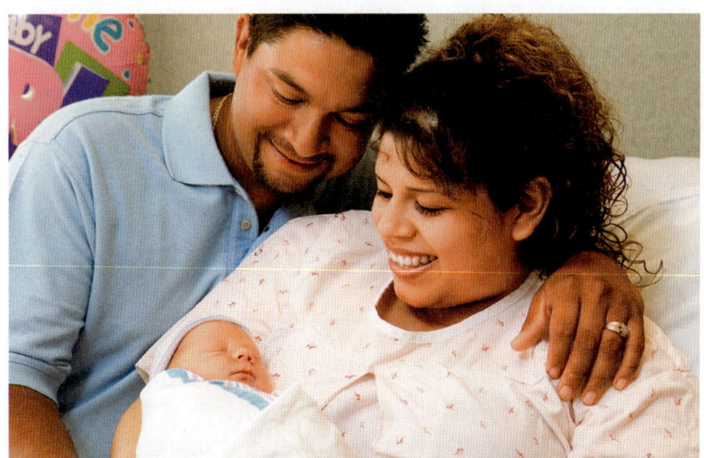

모든 스트레스가 당신에게 나쁜 것은 아니다. 자연재해와 같은 장기적인 디스트레스를 유발하는 사건은 건강을 해칠 수 있지만, 자녀 출산이나 새로운 사랑의 흥분과 같은 유스트레스를 유발하는 사건은 개인의 성장과 웰빙에 긍정적인 영향을 줄 수 있다.

만성 스트레스(chronic stress) 지속되는 여러 위협들을 인식하여 신체적인 각성을 유지하는 상태.

외상성 스트레스(traumatic stress) 심각한 사고, 폭력 및 전쟁, 또는 자연재해에 의한 사건을 목격하거나 경험하고 나서 장기간 동안 신체적, 정신적 반응을 하는 것.

항상성(homeostasis) 모든 신체 체계가 평형을 유지하기 위해 원활하게 작동하는 균형 상태.

적응 반응(adaptive response) 항상성으로 돌아가려고 하는 신체적인 조절.

일반적인 적응 증후군(general adaptation syndrome, GAS) 스트레스에 대하여 반응하고 따르는 세 단계: 경보, 저항 및 고갈.

싸움 또는 도주 반응(fight-or-flight response) 실질적인 또는 인식된 위협에 신체가 반응하여 싸우거나 도망가기 위한 준비.

발생하거나 발생하지 않을 수도 있는 부정적인 사건들에 집중할 수 있다. 이러한 '악화'는 종종 반응과 불안으로 비롯되는데, 지속적인 수면 부족과 그들이 해야 할 모든 일들에 대해 불평한다. 어떠한 사람들은 습관화되어 정상이라고 생각한다. 다른 사람들은 스트레스에 대하여 반응할 때 지나치게 활동적이며, 쾌활하고, 행복한 모습을 나타낸다.

급성 스트레스와 일시적인 급성 스트레스는 신체적 및 정서적 반응을 모두 포함할 수 있지만, 부정적인 신체적 또는 정서적 결과를 초래할 수도 있고, 그렇지 않을 수도 있다. 사실 그들은 일종의 자기 보호 역할을 할 수도 있다.

이와는 대조적으로 **만성 스트레스**(chronic stress)는 무기한으로 머무르며, 신체 체계에 조용히 혼란을 일으킬 수 있다. 간병인들은 자기가 돌보는 사람이 병에 걸려 투쟁하는 것을 보면서 생리적인 스트레스가 장기화되는 것에 특히 취약하며, 아픈 사람을 돌보는 일과 자신의 삶의 다른 측면들에 대하여 책임감이 증가한다. 자기가 사랑하는 사람이 사망하면, 생존자들은 감정의 처리와 일상생활과의 균형을 맞추기 위해 고군분투할 수도 있다.

또 다른 유형의 스트레스, **외상성 스트레스**(traumatic stress)는 심각한 사고, 폭력 및 전쟁, 또는 자연재해에 의한 사건을 목격하거나 경험한 결과로 인한 급성 스트레스의 한 형태이다. 외상성 스트레스의 영향은 사건 발생 후 수년간 느낄 수 있으며 중대한 장애를 유발하여 잠재적으로 외상 후 스트레스 장애 또는 PTSD(posttraumatic stress disorder, 제2장의 PTSD에 대한 논의 참고)를 유발할 수 있다.[6]

LO 2 | 스트레스에 대한 신체 반응

스트레스에 관한 중요한 이론들을 설명하고, 스트레스로 인하여 일어나는 정서적, 정신적 및 신체적 변화들을 설명하시오.

지난 몇 년간, 몇몇 이론들은 한 사람이 스트레스 요인을 인지하거나 경험할 때 (생리적 및 심리적으로) 일어나는 일들과 왜 어떤 사람들은 스트레스가 많은 상황에서 잘되지만, 또 다른 사람들은 약해지는지를 설명하기 위해서 진화되어 왔다. 이 절에서 우리는 몇 가지 핵심 이론을 살펴볼 것이다.

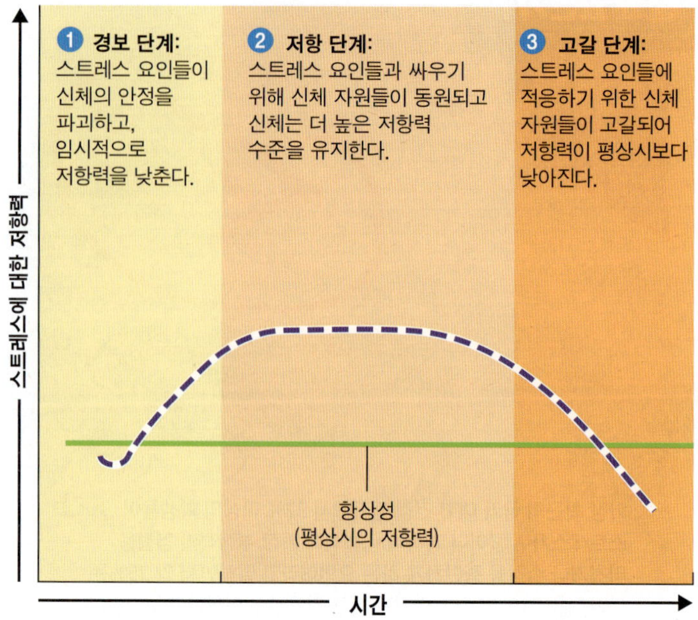

그림 3.2 일반적인 적응 증후군(GAS). GAS는 장기간의 스트레스를 극복하기 위한 신체의 대처법이다.

생리학/시스템 이론: 일반적인 적응 증후군

스트레스 수준이 낮을 때, 신체는 **항상성**(homeostasis) 또는 균형 상태에 있다. 모든 신체 체계는 평형을 유지하기 위해 원활하게 작동한다. 스트레스 요인은 위기 상태의 생리적 반응을 일으키고, 그 이후에 신체는 **적응 반응**(adaptive response)을 통해 항상성으로 돌아가려고 한다. 1936년, 셀리(H. Selye)가 처음으로 특정지은 스트레스 요인에 직면하여 항상성을 회복하기 위한 내적 싸움은 **일반적인 적응 증후군**(general adaptation syndrome, **GAS**)(그림 3.2)으로 알려져 있다. 일반적인 적응 증후군은 세 단계로 구분된다: 경보, 저항 및 고갈.[7]

경보 단계: 신체가 '보호 상태'에 있을 때

상상해 보아라. 당신이 저녁에 수업을 듣고 나서 어두운 조명의 캠퍼스를 걸으며 집을 향해 가고 있다. 당신은 뒤에서 누군가가 콜록거리는 소리를 듣고, 그 사람이 당신을 향해 쫓아오는 것을 인식한다. 당신은 더 빨리 걷지만, 그 누군가의 발소리가 더 빨라지는 것을 듣는다. 당신의 오감은 예민해지고, 숨소리는 거칠어지고, 심장이 뛰고, 땀이 나기 시작한다. 필사적으로 당신은 멈추고 가방을 그 누군가에게 던질 준비를 한다. 뒤돌아서 팔을 크게 흔들며 소리를 지른다. 당신이 예상치 못하게 그 누군가도 놀라서 소리를 지른다. 그 누군가는 어둠 속에서 혼자 있기 두려워 당신과 가까이 있으려고 한 같은 수업을 들은 학생이었다! 당신은 방금 경보 단계의 일반적인 적응 증후군을 경험했다. 이것은 **싸움 또는 도주 반응**(fight-or-flight response)이라 알려졌고, 이 생리적 반응은 우리의 가장 기본적인 생존 본능 중 하나

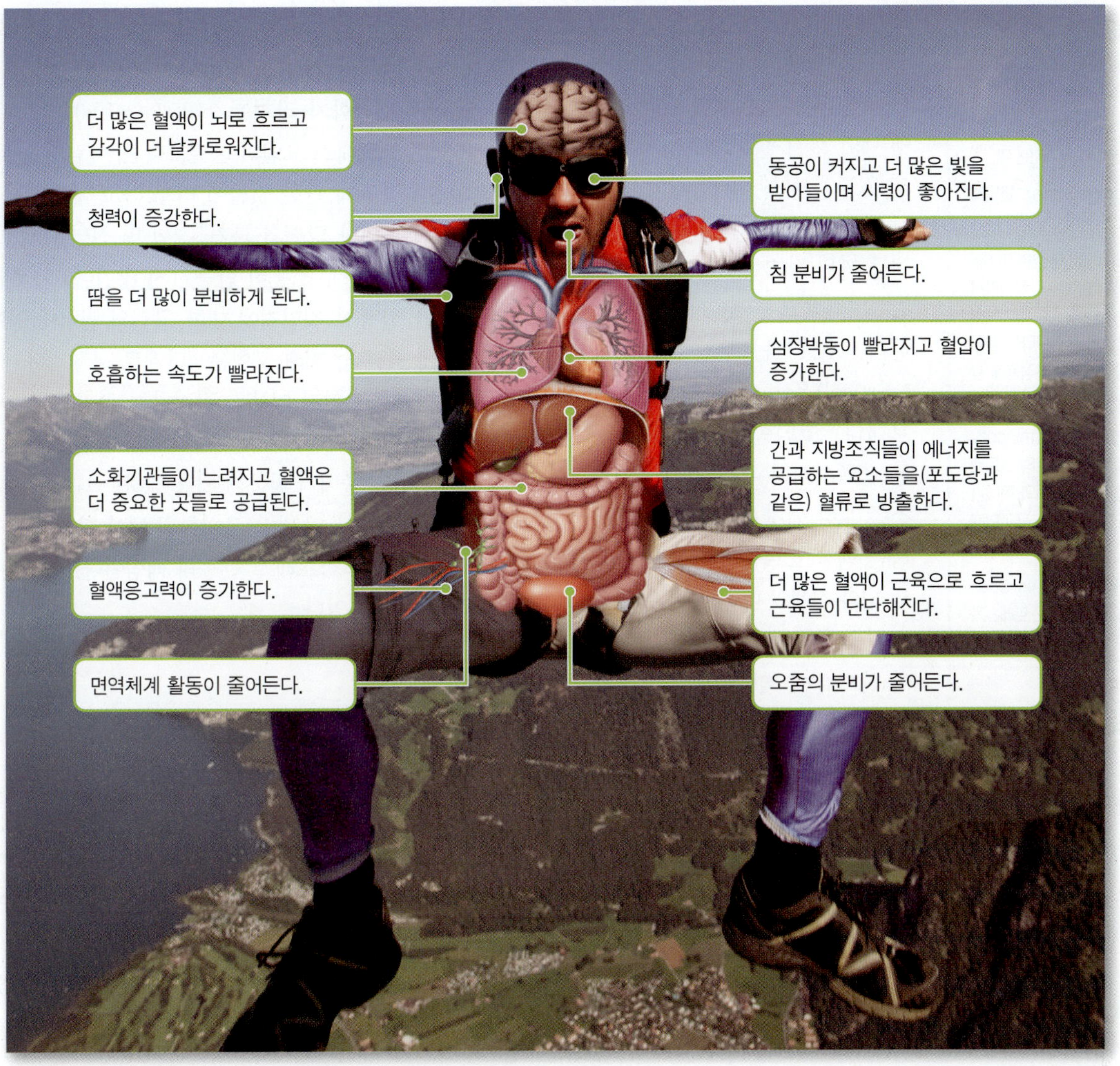
더 많은 혈액이 뇌로 흐르고
감각이 더 날카로워진다.
청력이 증강한다.
땀을 더 많이 분비하게 된다.
호흡하는 속도가 빨라진다.
소화기관들이 느려지고 혈액은
더 중요한 곳들로 공급된다.
혈액응고력이 증가한다.
면역체계 활동이 줄어든다.
동공이 커지고 더 많은 빛을
받아들이며 시력이 좋아진다.
침 분비가 줄어든다.
심장박동이 빨라지고 혈압이
증가한다.
간과 지방조직들이 에너지를
공급하는 요소들을(포도당과
같은) 혈류로 방출한다.
더 많은 혈액이 근육으로 흐르고
근육들이 단단해진다.
오줌의 분비가 줄어든다.

그림 3.3 싸움 또는 도주 반응: 신체의 스트레스 반응. 어떤 유형의 스트레스에 노출되더라도 비자발적인 신체 반응을 일으킨다.

이다(그림 3.3).[8]

정신이 실질적인 또는 가상의 스트레스 요인을 인지할 때, 사건의 본질을 해석하는 대뇌겉질은 행동을 위해 신체를 준비하는 **자율신경계**(autonomic nervous system, **ANS**) 반응을 유발한다. 자율신경계는 우리가 보통 의식적으로 통제하지 못하는 심장, 호흡과 같은 신체 기능을 조절하는 신경계의 부분이다.

자율신경계에는 두 가지가 있다: 교감신경과 부교감신경. **교감신경계**(sympathetic nervous system)는 싸우거나 도망가기 위해 신체에 활력을 주고, **부교감신경계**(parasympathetic nervous system)는 스트레스 반응으로 인하여 자극되는 체계들을 느리게 만든다.

스트레스에 대한 교감신경계의 반응은 신체의 다른 부분들 사이에 일어나는 일련의 생화학적 교환을 포함한다. **시상하부**(hypothalamus, 뇌의 구조)는 교감신경계를 조절하는 중심지로서 기능하며, 스트레스 요인들에 대한 전반적인 반응을 결정한다. 시상하부가 스트레스 요인과 싸우기 위해 여분의 에너지가 필요하다고 인식하면, 콩팥 근처에 있는 부신을 자극하여 아드레날린이라고도 불리는 호르몬인 **에피네프린**(epinephrine)을 방출한다. 에피네프린은 몸의 '시동'을 걸어 기어를 올리고, 심장의 박동이 더 많은 혈액을 옮기도록 해주고, 허파의 기도를 팽창시켜 산소 섭취를 늘려 호흡률을 높이며, 간을 자극하여 더 많은 포도당을 배출한다(근육 운동을 자극). 그리고 시각적 감도

자율신경계(autonomic nervous system, ANS) 보통 의식적으로 통제하지 못하는 신체 기능들을 조절하는 신경계의 부분.

교감신경계(sympathetic nervous system) 스트레스에 의한 각성을 책임지는 자율신경계의 한 가지.

부교감신경계(parasympathetic nervous) 스트레스 반응으로 인하여 자극된 체계들을 늦춰주는 역할을 책임지는 자율신경계.

시상하부(hypothalamus) 교감신경계와 스트레스 반응을 조절하는 뇌의 한 구조.

에피네프린(epinephrine) 스트레스에 반응하여 신체 체계를 자극하는 호르몬, 아드레날린이라고도 불린다.

코티솔(cortisol) 에너지 요구를 충족시키기 위해 저장된 영양소를 보다 쉽게 사용할 수 있게 하는 핵심 호르몬.

체적 부하(allostatic load) 장기간의 과도한 스트레스로 인하여 신체가 망가지는 것.

면역 능력(immunocompetence) 면역계가 공격에 대응 할 수 있는 능력.

스트레스와 대처의 거래 모형(transactional model of stress and coping) 심리학자인 리챠드 라자루스는 스트레스에 대한 우리의 반응은 스트레스 요인의 본질보다는 사람의 인식, 대처 능력, 환경 간의 상호작용에 관한 것들이 더 많다는 이론을 제시했다.

스트레스에 대한 소수 집단의 관점(minority stress perspective) 소수 집단의 스트레스는 빈부차와 지속적인 거부, 소외와 적대감을 겪는 인구에 내재된 만성 스트레스에 의해 설명될 수 있다는 이론.

Yerkes-Dodson의 각성법(Yerkes-Dodson law of arousal) 각성이나 스트레스가 증가하면 성과가 향상되지만 어느 시점 이후에는 감소한다는 이론.

를 향상시키기 위해 동공을 확장시킨다. 싸움 또는 도주 반응에 더하여 경보 단계에서 스트레스에 대한 장기적인 반응을 유발할 수 있다. 시상하부는 화학적 정보를 전달해서 두뇌 내의 뇌하수체를 깨워 강력한 호르몬인 부신겉질자극호르몬(ACTH)을 방출한다. ACTH는 부신이 **코티솔**(cortisol)을 방출하도록 신호를 보낸다. 코티솔은 에너지 요구를 충족시키기 위해 저장된 영양소를 보다 쉽게 이용할 수 있도록 하는 핵심 호르몬이다. 마지막으로 뇌와 신체의 다른 부분은 엔도르핀을 방출하여 스트레스 요인이 일으킬 수 있는 고통과 불안을 완화시킬 수 있다.

저항 단계: 신체 자원 동원

GAS의 저항 단계에서 신체는 경보 반응에 저항하여 항상성으로 되돌아가려고 한다. 그러나 인지된 스트레스 요인이 여전히 존재하기 때문에 신체는 완전한 평온함이나 휴식을 취하지 못한다. 대신 신체는 일부 장기 조직에서 더 높은 신진대사율을 유발하는 수준으로 활성화되거나 자극된다.

고갈 단계: 신체 자원 고갈

고갈 단계에서는 스트레스 반응을 유발하고 유지시키는 호르몬, 화학물질 및 시스템이 고갈되고, 신체가 균형 상태로 되돌아간다. 신체가 정상으로 돌아올 때 피곤하거나 에너지가 배수된 것처럼 느껴질 수 있다. 스트레스가 만성적인 상황에서는 신체에 자극이 유발되어 신체 체계를 각성 상태로 유지할 수 있다. 스트레스 반응에 적응하기 위한 장기간의 노력은 신체에 완전 **체적 부하**(allostatic load) 또는 무리를 준다. 신체가 만성적으로 해결되지 않은 스트레스에 적응하면 부신은 저항 상태로 지속된다. 코티솔이 혈류에 꾸준하게 풀어지고 느린 신진대사율의 반응으로 인하여 오랜 시간 동안 혈류에 남아있게 된다. 시간이 지남에 따라 코티솔은 면역체계가 공격에 대응할 수 있는 **면역능력**(immunocompetence)을 감소시킬 수 있으며 우울증, 당뇨병, 심장부정맥, 암, 염증반응, 심혈관질환(CVD), 소화기질환, 체중 증가, 불면증, 그리고 많은 다른 건강 문제를 유발할 위험이 있다.[9]

심리학 이론: 스트레스와 대처의 거래 모형

스트레스와 대처의 거래 모형(transactional model of stress and coping)에서 심리학자 라자루스(R. Lazarus)는 스트레스에 대한 우리의 반응은 스트레스 요인의 본질보다는 사람의 인식, 대처 능력, 환경 간의 상호작용에 관한 것들이 더 많다고 제안했다. 다시 말해, 스트레스 요인에 대한 당신의 과거, 경험 및 신념은 당신이 걱정해야 하는지, 행동할 것인지, 조용히 반응하지 않거나 과거에 효과가 있었던 대처 전략을 활용할 것인지에 대한 당신의 인식에 영향을 줄 것이다. 라자루스에 의하면, 거래 모형은 4단계로 구성된다: (1) 스트레스 요인이 실질적인 위협인지 여부를 결정하는 평가, (2) 2차적 평가: 귀하의 행동으로 인해 귀하가 가진 자원으로 위협을 감소시킬 수 있는지 평가, (3) 위협을 줄이기 위한 조치를 취하는 대처, (4) 사후 평가를 통해 사태를 조사하고 더 많은 조치를 취해야 할지 여부를 결정한다. 이 모형에서는 인식이 스트레스 반응의 핵심이다. 인식을 바꾸면 스트레스 영향을 줄일 수 있다.

스트레스에 대한 소수 집단의 관점

부정적인 스트레스 요인의 역할을 설명하는 또 다른 이론은 스트레스가 소수 집단의 삶에서 차지하는 역할과 관련이 있다. **스트레스에 대한 소수 집단의 관점**(minority stress perspective)에 따르면, 소수 집단과 지배 집단 구성원 간에는 해결되지 않은 갈등이 있다. 이 관점에서 소수 집단의 스트레스는 불균형과 지속적인 거부, 소외, 적대감을 겪는 인구에 내재된 만성 스트레스에 의해 설명될 수 있다. 이는 특히 폭력, 학대, 차별, 희생 등의 오랜 역사가 있는 경우이다.[10]

Yerkes-Dodson의 각성법

Yerkes-Dodson의 각성법(Yerkes-Dodson law of arousal)에 따르면, 각성이나 스트레스가 증가하면 성과가 향상되지만 어느 시점까지만이다. 너무 많은 스트레스로 인해 성과가 저하될 수 있다. 예를 들어, 미식 축구리그(NFL) 고용주가 대회 결승전의 현장에 있을 때 정규시즌 경기에서 공을 잘 던졌던 대학 운동선수가 공을 갑자기 잘못 던질 수 있다. 또는 당신이 이틀 동안 밤샘을 해서 4개의 시험을 준비한다면, 당신은 모든 시험을 망칠 수도 있다. 너무 피곤하고 무기력해서 집중하기가 어려워 성적이 떨어지는 것을 무력하게 지켜보게 될 수도 있다. 스트레스에 대한 반응은 보통 종 모양의 곡선으로 묘사된다. 스트레스가 증감함에 따라 성과가 향상되지만, 어느 수준의 스트레스에 도달하면 성과는 저하된다. 만일 스트레스를 지속적으로 받으면 성과가 급격히 저하된다.[11]

남성과 여성은 스트레스에 다르게 반응하는가?

캐논(W. Cannon)의 1930년대의 획기적인 연구 결과에 따르면, 인간과 많은 동물 종들은 스트레스가 많은 사건들에 대하여 유사하게 반응한다고 한다. 그러나 새로운 연구에 따르면, 남성과 여성은 스트레스 요인에 대해 실질적으로 다르게 반응할 수 있다. 남성은 싸우거나 도망치는 경향이 있는 반면, 여성은 스트레스 관련 반응을 완화하기 위해 '도움을 주고 돌봐 줄' 가능성이 더 높다.[12] 많은 연구자들은 신경전달물질인 옥시토신이 이러한 반응의 핵심이라고 믿는다. 본질적으로 스트레스를 받는 여성은 비슷한 상황에 있는 남성보다 옥시토신 수치가 높고, 스트레스 수준이 높을 때 긴밀한 사회적 동맹을 형성하고, 공감을 느끼며, 친구에게 지원을 요청할 가능성이 더 높다. 이와는 대조적으로 남성은 스트레스가 심할 때 회피할 가능성이 더 높다.[13]

LO 3 | 스트레스의 신체적 영향

만성 스트레스로 인하여 일어날 수 있는 신체적 건강의 위험들을 자세히 살펴보시오.

연구자들은 최근에 들어서야 사람의 신체적, 지적, 정서적 건강에 큰 타격을 줄 수 있는 스트레스에 대한 반응들의 복잡한 문제들을 풀기 시작했다. 스트레스는 종종 연속으로 이어지는 장기간의 각성으로 인하여 질병으로 나타나는 부정적인 건강의 영향으로 설명된다. 장기간 스트레스의 몇 가지 경고 증상들이 그림 3.4에 나와 있다.

경험하는 스트레스 수준이 높고 스트레스가 만성으로 이어질수록 신체적 건강에 대한 손상 가능성이 커진다.[14] 최근의 국제 연구는 만성적으로 높은 스트레스를 가진 사람들의 심장발작 및 뇌졸중에 대한 보편적인 경향을 나타낸다.[15] 새로운 연구에 따르면, 일부 집단의 경험은 **누적된 불행함**(cumulative adversity: 복합적 외상을 포함한 전체적인 스트레스 요인 노출)이 클수록 정신병리학 및 발달 문제의 위험이 높으며 광범위한 사회적, 정서적 및 심리적 문제의 위험이 증가한다.[16]

스트레스와 심혈관질환

아마도 해결되지 않은 스트레스의 가장 많이 연구되고 문서화된 건강 결과는 심혈관질환(CVD)이다. 최근 연구에 따르면, 만성 스트레스는 심장 부정맥, 고혈압, 동맥경화, 죽상경화증의 위험을 증가시키는 혈관 염증 및 기타 여러 가지 CVD 위험의 증가에 중요한 역할을 한다.[17]

> **누적된 불행함(cumulative adversity)** 복합적 외상을 포함한 전체적인 스트레스 요인 노출.

최근 수십 년 동안, 스트레스와 CVD 사이의 관계는 CVD의 발병 및 진행, 직무적 압박과 같은 스트레스 요인, 보육, 사별, 자연재해와 직접적인 관련성을 보여주었다.[18] (CVD에 대한 자세한 내용은 제11장을 참고하라.)

스트레스 및 체중 증가

당신은 '스트레스 먹보'인가 '감정적인 먹보'인가? 압박감을 느끼거나 불안감을 느끼거나 우울할 때 냉장고를 이용하는가? 극도로 스트레스를 받았을 때, 더 많이 먹고 체중이 증가하는 경향이 있다고 생각한다면, 상상한 것이 아니다. 스트레스 수준이 높을수록 혈류의 코티솔 수치가 높아져 배고픔의 증가에 기여하고 지방 축적 효소를 활성화시

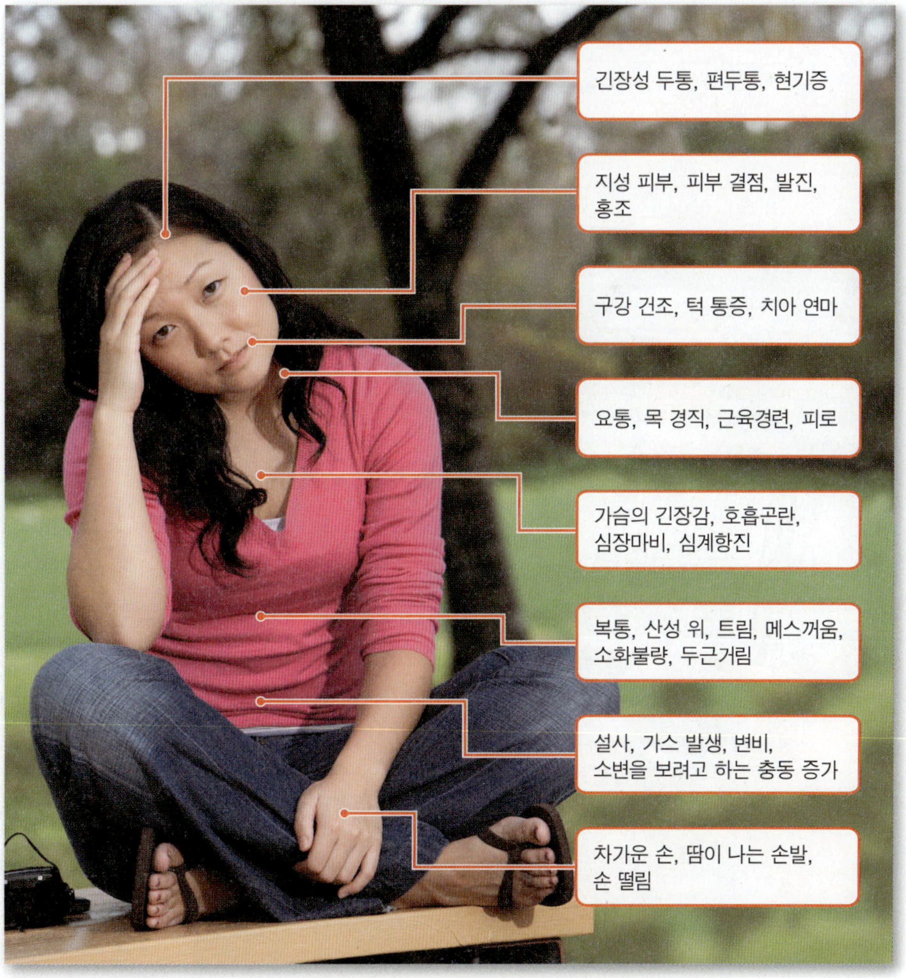
긴장성 두통, 편두통, 현기증
지성 피부, 피부 결점, 발진, 홍조
구강 건조, 턱 통증, 치아 연마
요통, 목 경직, 근육경련, 피로
가슴의 긴장감, 호흡곤란, 심장마비, 심계항진
복통, 산성 위, 트림, 메스꺼움, 소화불량, 두근거림
설사, 가스 발생, 변비, 소변을 보려고 하는 충동 증가
차가운 손, 땀이 나는 손발, 손 떨림

그림 3.4 **일반적인 스트레스의 신체적 증상.** 때로는 몸이 신호를 보내기 시작할 때까지 얼마나 스트레스를 받았는지 눈치채지 못할 수도 있다. 이러한 스트레스의 신체적 증상을 자주 경험하는가?

정신신경면역학(psychoneuroimmunology) 정신과 신체와 면역체계 간의 상호 관계가 연구되는 학문.

키는 것으로 보인다. 외상 후 스트레스로 고통받는 대상들을 포함한 동물과 인간의 연구는 코티솔이 여분의 복부지방을 공급하고, 식행동을 증가시키는 역할을 한다는 이론을 뒷받침하는 것으로 보인다.[19]

스트레스와 탈모: 거의 알려지지 않은 사실

너무 많은 스트레스는 남성과 여성의 머리카락을 가늘게 하고, 심지어 대머리가 될 수도 있다. 가장 일반적인 스트레스로 인한 탈모 유형은 휴지기 유출(telogen effluvium)이다. 사랑하는 사람을 잃은 사람이나 심한 체중 감소 또는 다른 외상을 경험한 사람에게서 종종 볼 수 있는 이 상태는 모낭군을 휴지 단계로 밀어 넣는다. 시간이 지남에 따라 머리카락이 빠진다. 일반적으로 이것은 영구적인 상태가 아니며, 모발이 다시 자라기 시작한다. 원형 탈모증으로 알려진 유사한 스트레스 관련 증상은 스트레스가 백혈구를 자극하여 모낭을 공격하고 파괴하도록 유발할 때 발생한다.[20]

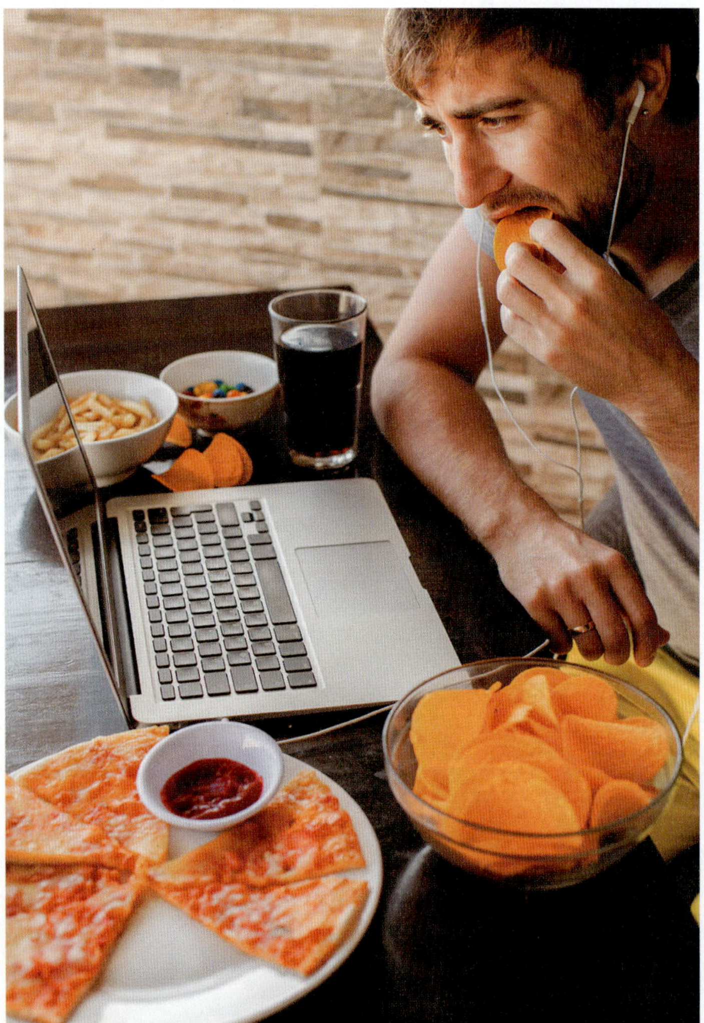

스트레스 수준이 높으면 혈류의 코티솔 수치가 높아져 배고픔이 증가하고 스트레스 먹보가 된다.

스트레스와 당뇨병

미국 당뇨병협회(American Diabetes Association)의 새로운 지침은 제2형 당뇨병의 위험을 낮추고, 단기적 및 장기적인 당뇨병의 예후를 돕는 데 있어 스트레스 관리의 중요성을 강조한다.[21] 스트레스를 많이 받는 사람들은 종종 충분한 수면을 취하지 못하고, 우울증을 앓거나 불안해하거나 잘 먹지 않을 수 있으며, 스트레스가 많은 기간 동안에 술을 마시기도 하고, 마약을 복용할 수도 있다. 이러한 모든 행동들은 혈당 수치를 변화시키고, 제2형 당뇨병의 위험을 증가시키는 것으로 보인다.[22] 스트레스 호르몬, 특히 코티솔은 혈당 수치에 직접적인 영향을 줄 수 있다.[23] (자세한 내용은 Focus on: 당뇨병의 위험 최소화하기를 참고하라.)

스트레스와 소화장애

소화장애는 원인을 알 수 없는 신체적 증상이다. 스트레스가 메스꺼움, 구토, 위경련 및 내장 통증 또는 설사를 유발할 때, 근본적인 질병, 병원체, 부상 또는 염증이 이미 존재한다고 널리 추정된다. 스트레스가 이러한 증상을 직접적으로 유발하지는 않지만 분명히 스트레스와 관련이 있으며 증상이 악화될 위험이 있다.[24] 예를 들어, 우울증이나 불안, 긴장감, 분노, 또는 압박감을 느끼는 사람은 탈수증, 염증 및 기타 소화장애에 더 취약하다.[25]

스트레스와 면역력 저하

정신신경면역학(psychoneuroimmunology)으로 알려진 과학 분야의 연구가 점차 증가함에 따라 스트레스에 대한 정신의 반응과 면역체계가 효과적으로 기능하는 능력 간의 복잡한 관계가 분석된다. 최근의 여러 연구 결과는 장기간에 걸쳐 너무 많은 스트레스가 있을 때, 세포 면역 반응의 여러 측면에 부정적으로 영향을 미칠 수 있다고 한다. 이로 인해 상부 호흡기 감염 및 특정 만성질환에 대한 위험이 증가하고, 임산부의 부정적인 태아 발달 및 출생 결과가 증가하며, 외상 후 스트레스로 고통받는 어린이 및 성인의 문제가 악화된다.[26] 사랑하는 사람의 상실, 간병, 장애를 가지고 생활하기, 실업 등과 같은 장기간 스트레스 요인은 또한 시간이 지남에 따라 자연 면역 반응을 손상시키는 것으로 나타났다.[27]

LO 4 | 과도한 타격을 받을 때: 정신 건강의 위협들

스트레스가 우리의 지성 및 심리에 미치는 영향과 이로 인해 대학생들이 어떠한 영향을 받는지 살펴보시오.

최근 대학생에 대한 전국 조사에서 응답자의 56%(남성 43%, 여성 61%)는 지난 2주 이내에 해야 할 일들에 대해 압박감을 느낀다고 반응했으며 비슷한 수치가 피로감을 느낀다고 보고했다.[28] 작년에 거의 56%의 학생들이 평균 이상의 스트레스를 보였다. 당연히 이 같은 학생들은 학업 성취에 가장 큰 걸림돌로 스트레스를 언급했다.[29] 스트레스는 학생들이 학교에 머물러 있는지, 좋은 성적을 얻었는지, 커리어에서 성공하는지에 대해 큰 역할을 한다. 또한 정보를 이해하고, 집중 및 유지하기 위한 학생들의 능력에 영향을 미친다.

스트레스, 기억력 및 집중력

비록 스트레스가 성적과 직무 수행에 영향을 미치는 정확한 과정은 복잡하지만 새로운 연구가 가능한 단서를 제공한다. 동물 연구에 따르면, 글루코코르티코이드—부신겉질에서 방출된 스트레스 호르몬—는 인지 기능과 전반적인 정신 건강에 영향을 미칠 수 있다. 사람의 경우, 급성 스트레스가 호르몬과 신경전달물질로 뇌를 공격하여 우리가 생각하는 방식에 영향을 미치고, 의사결정을 내리며, 스트레스가 많은 상황에서 반응할 때 기억이 손상된다.[30] 최근의 연구 결과에 따르면, 코티솔의 장기간 노출은 뇌의 주요 기억의 중심인 해마의 실제적 위축으로 연결된다.[31] 다른 연구 결과에 따르면, 스트레스 호르몬의 높은 수준의 장기간 노출은 실제로 여성들을, 특히 알츠하이머병으로 이끌 수 있음을 나타낸다.[32] 이러한 이론의 타당성을 결정하기 위해서는 더 많은 연구가 필요하다.

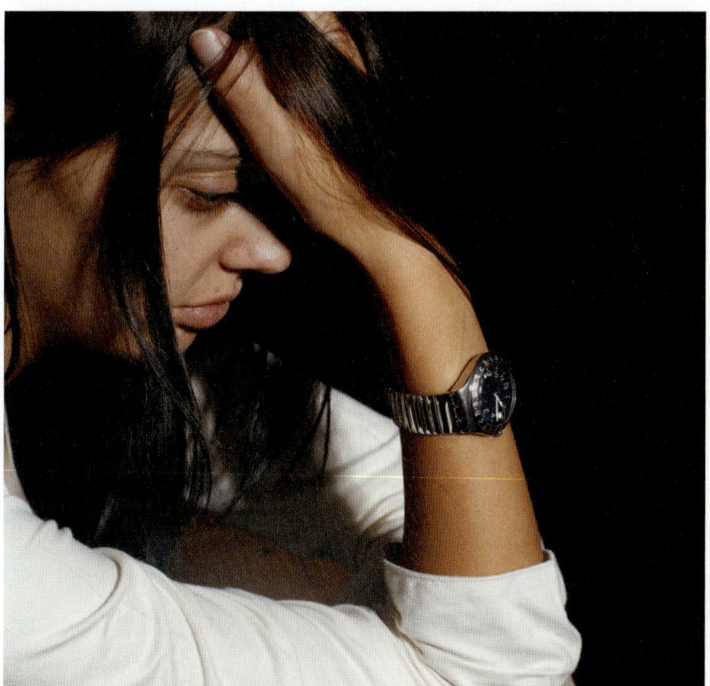

스트레스, 불안 및 우울증은 정서적, 생리적 및 생화학적 과정을 기반으로 복잡한 상호 연결이 있다. 장기간 스트레스는 감수성이 있는 사람들의 우울증을 유발할 수 있으며, 우울증 이전 기간의 개인들은 스트레스를 받기 쉽다.

스트레스의 심리적 영향

스트레스는 산업화된 나라에서 정신적 장애와 정서적 기능장애를 일으키는 가장 큰 원인 중 하나이다. 연구에 따르면, 만성 스트레스는 뇌의 구조적 변화와 기능장애를 일으켜 우울증, 치매 및 알츠하이머병을 유발할 수 있으며, 폭력발생률이 높아질 수 있다.[33]

LO 5 | 스트레스의 원인은 무엇인가?

스트레스의 원인들을 논의하고 청년들, 주로 대학생들에게 영향을 미치는 스트레스 요인에 대해 살펴보시오.

스트레스는 다양한 원인에서 비롯된다. 미국 심리학회(American Psychological Association)는 매년 다양한 집단의 스트레스를 조사하는 가장 포괄적인 연구 중 하나를 수행한다. 2015년 조사에 따르면 돈, 일, 가족에 대한 책임, 개인 및 가족의 건강 및 경제에 대한 우려가 미국의 성인들에게 가장 큰 스트레스 원인들로 나타났다(그림 3.5).[34] 젊은 성인과 여성들은 스트레스로 고생할 가능성이 더 높다. 좋은 소식은 미국인의 다수가 건강에 대한 스트레스의 신체적 및 정신적 영향을 인식하고 스트레스를 피하거나 예방하거나 통제하기 위해 정신적으로 도움이 되는 활동에 참여하는 것뿐만 아니라 문제에 대한 심리적 도움을 구하는 것이다.

대학생들: 변화에 적응하기

대학생들은 특히 경쟁 환경이 될 수 있는 분야에서 내부 원인들과 외부 원인들로부터 여러 가지 스트레스 요인들을 직면하고 있다. 불행히도 캠퍼스에서의 첫날은 흥미진진할 수 있지만, 인생 가운데 스트레스를 가장 많이 겪는 때일 수도 있다. 집을 떠나고, 새로운 친구들을 사귀고, 새로운 일정을 조정하고, 가정의 안락함이 부족한 주거지에서 낯선 사람들과 함께 생활하는 법을 배우는 것은 모두 불면증과 불안을 야기할 수 있으며, 신체를 지속적으로 싸움 또는 도주 상태로 있도록 할 수 있다.

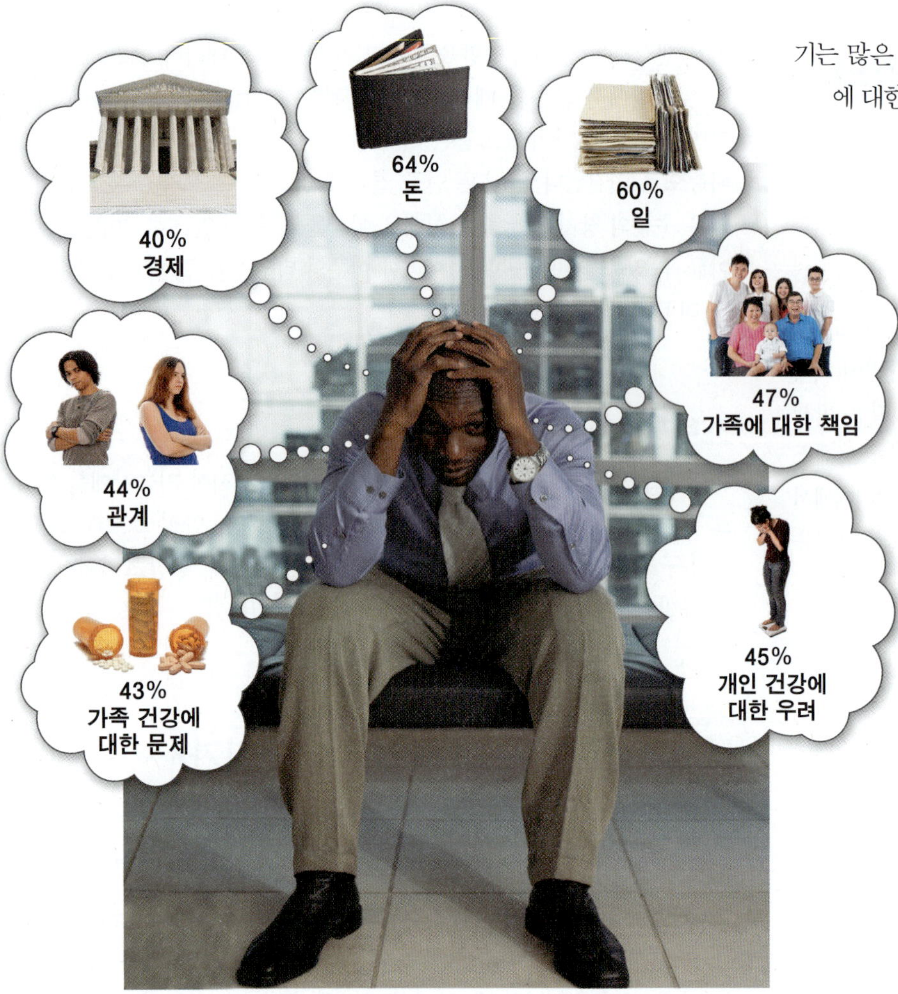
64%
돈
60%
일
40%
경제
47%
가족에 대한 책임
44%
관계
45%
개인 건강에
대한 우려
43%
가족 건강에
대한 문제

그림 3.5 **우리에게 스트레스를 주는 것은 무엇인가?** 이 자료는 각 카테고리를 자신의 삶에서 스트레스의 매우 중요하거나 다소 중요한 원인으로 보고한 미국 성인의 비율을 나타낸다. 돈, 일, 가족에 대한 책임 및 건강은 최고의 스트레스 요인들이다.

Source: Data from American Psychological Association, "Stress in America: Paying with Our Health," 2015, http://www.apa.org/news/press/releases/stress/2014/stress-report.pdf.

번거로움: 당신을 괴롭히는 작은 것들

점점 많은 심리학자들은 한 목소리로 작은 스트레스 요인들, 좌절감, 사소한 성가심들이 총체적으로 번거로움이 되어 결국 주요 삶의 변화와 마찬가지로 결과적으로 과도한 스트레스가 되어 신체 및 정신 건강에 해를 끼칠 수 있다고 한다.[37] 누적된 번거로움이 더해지면 체적 부하가 증가하고 신체가 고갈된다. 수업 시간에 한 사람이 독점해서 말을 하는 것을 듣는 것, 긴 줄, 주차 자리를 찾는 것, 공부하려고 하는데, 큰 소리로 음악을 트는 것과 자그마한 것들이 당신을 괴롭혀서 싸움 또는 도주 반응을 유발할 수 있다. 일생 동안 번거로운 일들로 인하여 정신 건강 문제와 고혈압 및 기타 만성적인 건강 문제들을 일으킬 수 있다.[38] 생활과 직장 스트레스 요인들 외에도 전자기기는 많은 사람들에게 스트레스 부하를 가중시킨다. 테크노스트레스에 대한 자세한 내용은 '마음챙김과 당신'을 참고하라.

상대적 박탈감(relative deprivation) 저소득층이 같은 지역 사회의 고소득층과 동일한 생활 방식을 유지할 수 없어서 결과적으로 느껴지는 불안함과 열등감.

스트레스: 관계의 지불

상황을 직면하라. 관계는 모든 사람들의 가장 큰 싸움 또는 도주 반응을 유발할 수 있다. 로맨틱한 관계는 종종 우리가 먼저 생각하는 것들이지만, 우리 삶의 다른 사람들, 특히 직장 동료와의 관계는 높은 스트레스를 유발할 수 있다. 직업 불안정, 높은 수요와 낮은 통제력을 가진 직업, 사람들이 승진과 보너스를 위해 경쟁해야 하는 직업, 높은 기대치가 있는 직업은 특성상 건강 위험을 증가시킨다. 새로운 연구는 스트레스가 많으면 건강을 악화시킬 수 있는 성격 특성을 보고한다. 특히 과도하게 성취하려고 하는 사람들이 있다.[39] 특정 계층의 직원들을 또 다른 직원들과 서로 경쟁하게 하는 보상 체계는 가장 스트레스가 많은 작업 환경 중 하나이다.

돈과 스트레스

대학생들은 계속 증가하는 수업료, 주거비용 및 대학 생활의 일반 경비를 관리하는 데 어려움을 겪는다. 많은 학생들은 직업을 얻기까지 중간 단계에 머물러야 하며, 일부 학생들은 거액의 학생 대출로 빚을 지게 된다. 최근 추정에 따르면, 2016년 졸업반은 가장 부채가 많은 반이었으며, 70% 이상이 평균 37,000달러 이상의 부채를 가지고 졸업했다. 이는 고용 시장이 긴축되고, 주택 가격이 폭등한 시기에 발생했다. 이 학생들 중 11% 이상이 대출금을 채무 불이행할 가능성이 높고, 다른 39%는 부모님과 함께 또는 이미 그들에게로 돌아갈 것이다. 사적 및 영리를 목적으로 하는 온라인 대학원 프로그램의 통계는 더욱 안 좋다.[40] 졸업 후 직업을 찾는 것에 대한 걱정과 학생 대출에 대한 상환의 필요성은 대부분의 학생들에게 재정이 스트레스의 주요 원인이라는 사실을 강조한다.[41]

돈은 종종 지위와 성공의 지표로 간주되며, 장기적인 금융 불안정을 가진 사람들은 열등감, 낮은 자아존중감, 자기를 의심하는 감정이 증가할 수 있다. 이러한 감정의 일부는 저소득층이 같은 지역 사회의 고소득층과 동일한 생활 방식을 유지할 수 없다는 **상대적 박탈감**(relative deprivation) 때문이다.

급성 및 만성 스트레스의 다른 형태와 마찬가지로, 돈에 대한 걱정은 미국에서 가장 큰 스트레스 요인 중 하나이며, 많은 건강 문제를 야기할 수 있다.[42]

마음챙김과 당신

마음챙김으로 테크노스트레스 이겨내기

수업에 들어가 휴대전화를 잊어버린 것을 알고 염려했다면, 당신은 왜 당신이 취할 수 있는 것보다 더 많은 시간 동안 휴대전화를 꺼두지 않았는지 생각해 볼 필요가 있다. 고주파 휴대전화 사용이 증가하고 있으며, 이로 인해 다양한 문제가 생겨나고 있다. 새로운 연구에 따르면, 모바일 기기에서 손을 뗄 수 없는 대학생들은 자신의 휴대전화를 덜 사용하는 동료보다 높은 수준의 불안감, 삶에 대한 낮은 만족도, 그리고 성적이 더 낮다고 보고되고 있다. 조사된 평균 학생은 휴대전화를 거의 하루에 5시간 사용하고 있다고 한다. 놀라운가?

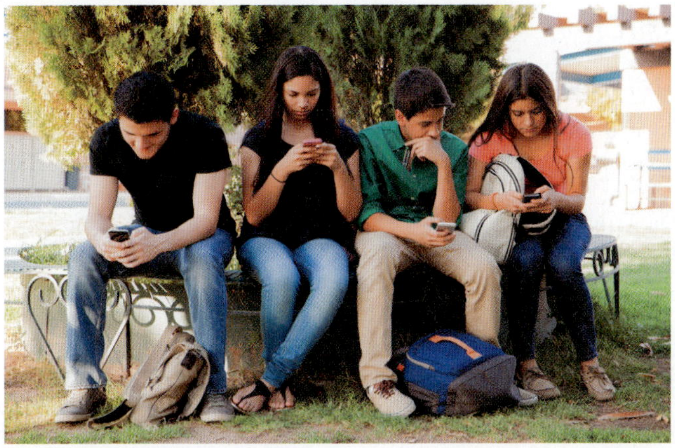

기술은 당신을 다른 사람들과 연결시켜줄 수 있지만 스트레스를 더할 수 있고 건강한 실상에서의 교제를 줄일 수 있다.

테크노스트레스는 기술에 대한 의존성과 끊임없는 연결 상태로 인해 생성된 스트레스를 나타낸다. 반응, 채팅, 또는 트위트에 반응해야 한다는 인지된 의무를 포함할 수 있다. 개인이 평균 하루에 35~50번 전화를 확인하고, 심지어 밤에 잠에서 깨어나서 반응한다면, 어떤 이는 이러한 강박관념을 기술 중독의 한 형태로 연계한다. 이러한 강박적인 행동은 에너지를 낭비하고, 불면증과 수면장애, 사람들과의 관계 및 일반적인 상호작용에 손상을 가져오고, 성적을 망칠 수 있다. 이러한 중독성이 있는 행동의 부정적인 결과를 아이디스오더(iDisorder)라고 하며, 증가하고 있는 추세이다. 만약 당신이 스마트폰이나 태블릿과 건강하지 않은 관계에 있는 것을 발견하면, 기기를 꺼두어야 한다. 당신이 더 나은 삶을 살도록 하는 몇 가지 주의 깊은 전략은 다음과 같다.

- **화면을 보는 시간을 정하라.** 전자 메일, 문자 메시지 및 페이스북 및 트위터를 확인할 시간을 별도로 정하라. 정해진 시간 이외에는 확인하고 싶은 충동을 억제하라. 한밤중에 메시지를 읽지 말아야 한다!
- **불필요한 친구들을 목록에서 삭제하라.** 진정으로 중요한 사람들에게만 집중하고 긍정적인 방식으로 하루를 더함으로써 짐을 가볍게 만들어라.
- **친구와 실제적으로 연결하라.** 친구들과 인격적으로 사귀어라. 그리고 당신이 교제하는 동안 휴대전화를 멀리 해야 한다.
- **전원 장치를 꺼두어라.** 운전 중, 수업 중, 일할 때, 침대에서, 친구와 함께 저녁 식사를 할 때, 휴가 중인 경우 모든 기기를 완전히 꺼두어라.

Sources: S. Deatherage, H. Servaty-Seib, and I. Aksoz, "Stress, Coping and the Internet Use of College Students," *Journal of American Health* 62, no. 1 (2014): 40-46; Y. Lee et al., "The Dark Side of Smartphone Usage: Psychological Traits, Compulsive Behavior and Technostress," *Computers in Human Behavior* 31 (2014): 373-81; A. Lepp, J. Barkley, and A. Karpinski, "The Relationship between Cell Phone Use, Academic Performance, Anxiety, and Satisfaction with Life in College Students," Computers in Human Behavior 31 (2014): 343-50; G. Guitierez, et al."Cell Phone Addiction: A Review. 7(2016).https://www.ncbi. nlm.nih.gov/pmc/articles/ PMC5076301/. H. Elgendi. "The Effect of Facebook on College Students" International Journal of Networks and Communications, Vol. 5 No. 2. 2015, pp. 37-40. doi: 10.5923/j.ijnc.20150502.03. T. Panova and A. Lleras. "Avoidance or boredom: Negative mental health outcomes associated with use of Information and Communication Technologies depend on users' motivations." Computers in Human Behavior, 2016; 58: 249 DOI: 10.1016/j.chb.2015.12.06.

과적

과적(overload)은 지나치게 해야 할 일들이 많은 상황에서 우리가 해야 할 모든 일들을 하기에 충분한 시간이 없을 때 발생한다. 과적으로 고통받는 학생들은 우울증, 불면증, 기분 변화, 좌절감, 불안, 또는 여러 다른 증상들을 경험할 수 있다. 폭음 및 정크푸드의 높은 소비—종종 스트레스 과적에 대한 대처 전략—는 부정적인 행동으로 나타나 실제로 스트레스 과적에 더해짐으로써 상황을 점점 악화시킨다. 견딜 수 없는 스트레스와 과적은 **번아웃**(burnout)으로 알려진 신체적 및 정신적 피로를 일으킬 수 있다.

스트레스가 많은 환경

많은 학생들의 생활환경은 상당한 수준의 스트레스를 유발한다. 아마도 안전하고 편안한 주택을 제공할 여력이 없을 것이다. 아마도 귀찮은 또는 불행한 룸메이트가 끊임없이 인생을 비참하게 만든다. 또는 시끄러운 이웃으로 인해 밤에 잠을 이루지 못할 수도 있다. 소음, 혼잡한 생활을 하는 상황에서 사람들의 압박, 그리고 음식과 주거에 대한 불확실성은 가장 회복력 있는 사람조차도 곤두서게 할 수 있다.

자연재해는 발생 시점과 이후 몇 년 동안 엄청난 스트레스를 유발할 수 있다. 엑슨발데즈와 걸프 오일 유출, 테러 공격, 전쟁 폐허와 같은 인간이 만든 재해뿐만

과적(overload) 사람들에게 해야 할 일들이 너무 많이 요구되어 압박감을 과도하게 느끼는 상태.

번아웃(burnout) 지속된 과도한 스트레스로 인한 신체적 및 정신적 피로.

성인의 72%는 적어도 어느 정도는 돈에 대해 스트레스를 받는다고 보고하고, 26%는 항상 돈에 대해 스트레스를 받는다고 보고한다.

아니라 태풍과 허리케인, 지진과 쓰나미, 살상 토네이도가 수백만의 생명을 파괴하고 생태계를 손상시켰다. 고통의 초기 이미지와 위기가 가라앉은 후에도 휘발유, 깨끗한 물, 음식, 주거, 의료 서비스, 하수 처리 및 기타 필수품과 같은 중요한 자원의 부족뿐만 아니라 정전 및 교통 문제가 지역 사회 및 캠퍼스를 황폐하게 만들 수 있다.

소음, 공기 및 수질 오염과 같은 환경의 **배경 디스트레스 요인**(background distressor), 알레르기가 있는 꽃가루와 먼지, 안전하지 않은 음식, 또는 타인의 담배 연기도 엄청난 스트레스 요인이 될 수 있다. 다른 도전들과 마찬가지로, 우리의 신체는 GAS와 함께 환경 디스트레스 요인들에 반응한다. 배경 디스트레스 요인들을 피할 수 없는 사람들은 일정한 저항 단계에 존재할 수 있다.

배경 디스트레스 요인(background distressor) 사람들이 잘 의식하지 못하는 배경에 있는 스트레스 요인들.

평가(appraisal) 감각으로 뇌에 제공되는 정보를 해석하고 평가하는 것.

자살 충동(suicidal ideation) 죽음에 대한 욕망과 자살에 대한 생각.

편견과 차별

학생, 교수진, 교직원의 인종 및 민족적 다양성은 캠퍼스 내 모든 사람의 교육 경험을 풍부하게 한다. 또한 우리의 개인적인 태도, 신념 및 편견을 조사하도록 요구한다. 오늘날 캠퍼스에는 다양한 삶의 경험, 언어 및 관습의 다양한 문화적 기반이 있다. 인종, 민족, 종교적 성향, 연령, 성적 취향, 기타 실질적인 또는 인식된 차이—시각, 외모, 행동, 또는 배경에 관계없이—를 기반으로 한 편견과 차별은 편협함, 무감각, 괴롭힘, 적대감의 형태로 나타날 수 있고, 또한 사람이나 그룹을 무시할 수 있는데 피해자의 건강에 큰 영향을 미칠 수 있다. (자세한 내용은 Focus on: 차이점, 불균형 및 건강: 건강 형평성 달성을 참고하라.)

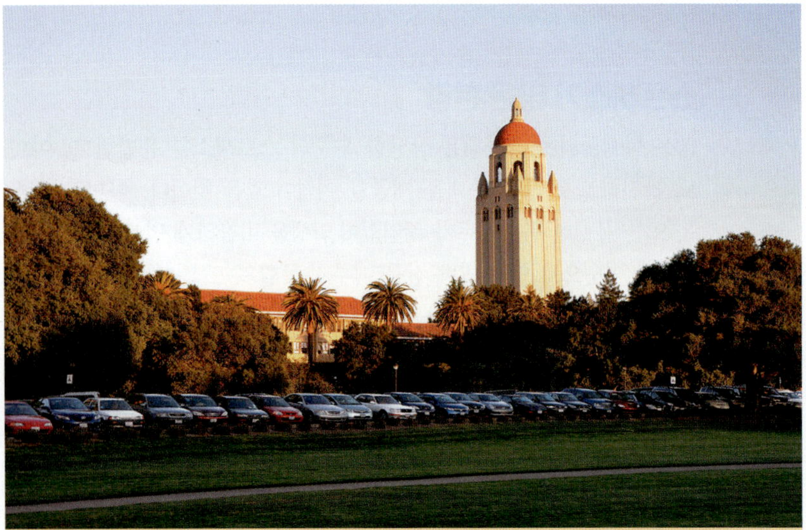

캠퍼스 주차 요금이 인상되었지만, 허가가 주차 허가라기보다 '사냥 면허증'에 해당하는 경우가 많기 때문에 주차장을 찾는 것은 큰 스트레스 요인이 될 수 있다.

어떻게 생각하는가?

집이나 학교 환경에서 스트레스를 받고 있는가?

- 어떤 환경 스트레스 요인이 가장 큰 괴롭힘을 주는가?
- 이러한 환경 스트레스 요인을 만나면 어떤 행동을 취하는가?

LO 6 | 스트레스 반응에 영향을 미치는 개별 요인들

개인의 중요한 요인들이 스트레스 요인을 극복하는 데 도움이 되는지 설명하시오.

스트레스는 환경 및 외부 요인으로부터 비롯될 수 있지만, 내부 또는 개인적 요인의 결과일 수도 있다—우리가 평생 동안, 평생의 실제적이고 인지된 경험으로부터 가지고 다니는 '짐'들. 낮은 자아존중감, 부정적인 평가, 자기자비 부족, 두려움과 불안, 나르시스트 경향 및 기타 학습된 행동과 대처 메커니즘은 스트레스 수준을 높일 수 있다.

평가

많은 시간, 우리 자신의 요구가 아닌 삶의 요구에 대한 **평가**(appraisal) 때문에 우리는 스트레스를 경험하게 된다. 평가는 감각으로 뇌에 제공되는 정보를 해석하고 평가하는 것으로 정의된다. 새로운 정보가 제공됨에 따라 평가는 스트레스 요인을 인지하고, 과거의 경험과 감정을 토대로 평가하여 우리가 감당할 수 있는지 판단하는 데 도움이 된다. 압도적인 삶의 스트레스 요인들이 있다고 느끼고 통제력이 부족할 때, 압박과 디스트레스를 느낄 가능성이 더 높다.

자아존중감

자아존중감이란 자기 가치에 대한 감각, 즉 다른 사람과 비교하여 자신을 어떻게 판단하는지를 나타낸다. 청소년과 청년에 대한 연구는 높은 스트레스와 낮은 자아존중감이 **자살 충동**(suicidal ideation), 죽음에 대한 욕망과 자살에 대한 생각을 유의하게 예측한다는 것을 나타낸다. 다행스럽게도, 연구 결과에 따르면, 자아존중감을 높임으로써 스트레스에

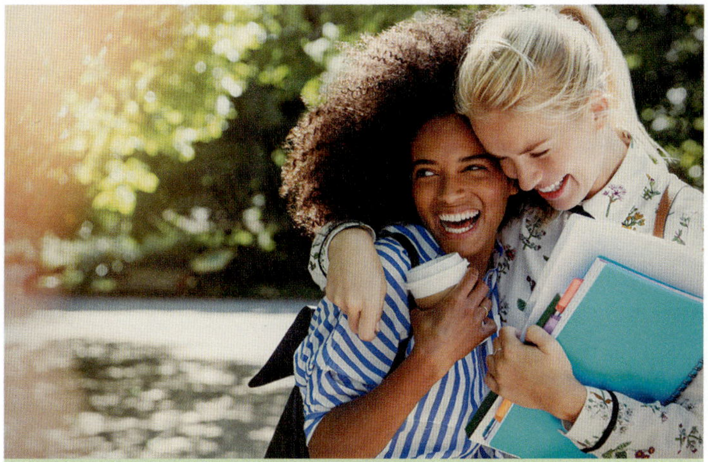

새로운 연구에 따르면, 기분이 좋지 않을 때 안아주는 것은 삶의 스트레스에 대한 영향을 완화할 수 있다. 더 많이 안아주고, 안아주는 것이 당신을 어떻게 느끼게 하는지 집중하라. 안아주는 것은 하루 중 스트레스를 감소시킬 수 있는 가장 쉬운 방법 중 하나이다!

Source: S. Cohen, et al., "Does Hugging Provide Stress-Buffering Social Support? A Study of Susceptibility to Upper Respiratory Infection and Illness," *Psychological Science* 26, no. 2 (2015): 135-47.)

대처할 수 있는 능력을 향상시킬 수 있다고 한다.[43]

자아존중감은 오랫동안 정신 건강에 필요한 것으로 간주되어 왔지만, 새로운 연구는 잠재적인 어두운 면을 지적한다. 자아존중감 운동 비판자들은 오늘날 대학생들이 가장 높은 수준의 나르시시즘을 기록했으며, 페이스북에 수천 명의 '친구'들을 가지기 위해 애쓰거나 어마한 트위터의 추종자들이 심각한 스트레스 요인이 될 수 있음을 지적한다.[44] 개인이 존재하는 환경에서 항상 다른 사람들과 비교된다면, 자기 가치의 지표가 엘리트주의에 더 많이 기여할 수 있고, 권력을 목적으로 더 많은 약자를 괴롭힐 수 있고, 집단 간의 편견이 더 많을 수 있으며, 졸업 후 다른 사람들과 일하는 것이 더 어려워질 수 있다.[45]

자기효능감

연구에 따르면, 자신의 실력에 대한 자신감이 높고 삶의 어려움에 대처할 수 있는 능력이 있는 사람은 스트레스가 많은 상황을 보다 잘 통제하고, 스트레스 영향을 덜 받는 것으로 나타났다.[46] 자기효능감은 심리적 및 생리적 스트레스 반응에 영향을 미치는 가장 중요한 성격 특성 중 하나로 간주된다.[47] 자기효능감을 개발하는 것은 학업적 압박과 걱정을 극복하고 대처하는 데 있어서도 필수적이다.[48] 시험에 대한 높은 불안감은 시험에서 학업 성적의 변동에 15%까지 차지하는 것으로 나타났다.[49] 연구에 따르면, 시험 불안을 다루는 법을 배우는 것은 자신감을 높이고 시험 점수가 향상되어 전반적으로 좋은 성적을 얻는 데 도움이 된다.[50] 시험 불안을 다루고, 자기효능감을 유지하는 방법에 대한 내용은 '행동을 변화시키는 기술'을 참고하라.

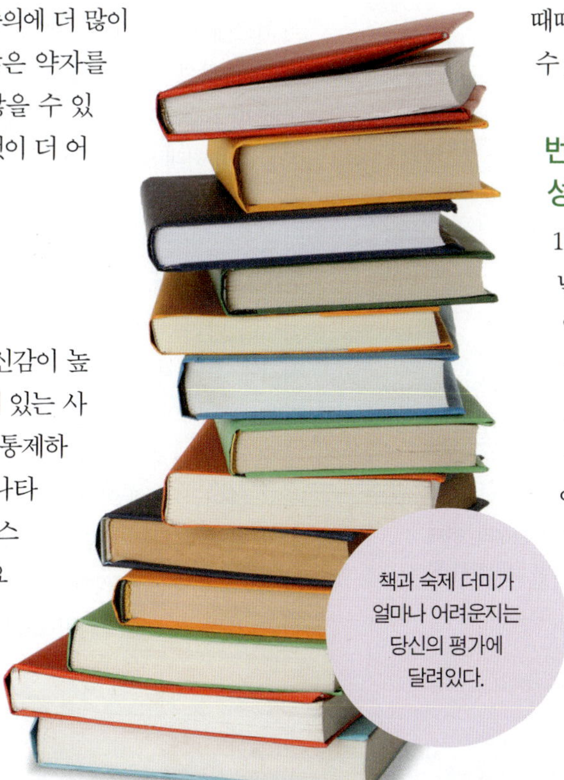
책과 숙제 더미가
얼마나 어려운지는
당신의 평가에
달려있다.

심리적 강인성(psychological hardiness) 어려움들을 통제하고 헌신하여 받아들이는 성격 특성.

심리적 탄력성(psychological resilience) 역경, 외상, 위기, 위협과 유의한 스트레스 요인들을 마주할지라도 건강한 정신을 회복하고 유지할 수 있는 능력.

성격 유형 A와 성격 유형 B

당신이 행복하고 사회적으로 잘 적응하는지 또는 슬프고 사회적으로 고립되어 있는지 여부에 성격이 영향을 미칠 수 있다는 것은 놀라운 일이 아니다. 그러나 성격은 스트레스 수준과 CVD, 암 및 기타 만성 및 전염병 위험을 결정하는 데 중요한 요인이 될 수 있다.

1974년 프리드먼(M. Friedman)과 로젠먼(R. Rosenman) 의사는 성격 유형 A 환자들은 스트레스 반응이 장기간 지속되고, 심박수와 혈압 상승 등 생리적 반응이 증가하여 심장병의 위험이 크게 증가한다는 책을 출판했다.[51] 성격 유형 A 사람들의 개성은 열심히 살고, 경쟁하고, 시간 중심의 완벽주의자로 정의되었다. 이와는 대조적으로, 성격 유형 B 사람들은 편안하고, 경쟁을 하지 않으며, 타인에 대해 더 관대하다고 묘사된다. 오늘날 대부분의 연구자들은 우리 중 누구도 완전히 A형 또는 B형이라고 인식하지 못한다. 우리는 때때로 다른 상황에서 다른 유형의 특성을 나타낼 수 있다.

번성하는 성격 유형 A: 강인성, 심리적 탄력성 및 끈기

1970년대 심리학자 코바사(S. Kobasa)는 엄청난 스트레스를 받은 사람들 중 건강에 부정적인 영향을 미치지 않는 사람들이 있다는 것을 관찰하였다. 그녀의 **심리적 강인성**(psychological hardiness) 이론은 강건한 사람들은 삶의 어려움들에 굴복하기보다는 통제하고, 헌신하고, 받아들인다고 적절하게 묘사했다.[52] 오늘날, 코바사의 연구는 확장되어 일부 개인은 적어도 단기적으로는 과급된 생활 방식을 통해서 번성하는 것처럼 보일 정도라고 제안하였다. 이 사람들은 **심리적 탄력성**(psychological resilience)을 가지고 있는 것으로 묘사된다.

적대감(hostility) 분노, 불신과 냉소주의로 가는 인지적, 정서적 및 행동적 경향.

변화와 지속(shift and persist) 우리의 삶을 스트레스의 부정적인 영향으로부터 보호하기 위해서 현재의 스트레스 요인들을 긍정적으로 평가하여 미래에 초점을 유지할 수 있도록 하는 전략.

역동적인 과정으로 역경과 외상에 지속적으로 노출된 사람들이 긍정적으로 적응한다고 한다.[53] 이러한 높은 성취를 하는 사람들은 (1) 긍정적이고 적극적인 성격, (2) 자기효능감에 기여하는 경험과 학습 이력, (3) 통제, 융통성 및 적응력—'흐름과 함께 나아갈' 수 있는 능력, (4) 그들의 반응에서의 균형과 관점, (5) 사회적 지지의 안전망이 감지된다.[54] 새로운 연구자들은 스트레스에도 불구하고 번성하고 회복력을 발휘하는 또 다른 요인에 관심을 기울였다. 끈기(grit)는 중요한 목표를 위해 노력하고 높은 성취를 하는 사람들이 모든 삶의 방식에서 보여주는 열정과 인내의 결합이다.[55] 젊음에 대한 연구에 따르면, 스트레스 관리 및 주의 깊은 교육은 스트레스 관리 프로그램 중 특히 강한 사회적 지원, 건강한 가족 환경 및 지역 사회의 지원이 있는 경우 사람들이 회복력과 끈기를 개발하는 데 도움이 될 수 있다.

행동을 변화시키는 기술

시험을 보는 것에 대한 불안감 이겨내기

시험을 잘 보는 능력은 대학을 졸업하고 나서도 필요하다. 다음 시험 때 이 팁들을 시도해 보아라.

시험 보기 전

- 공부를 미루지 마라. 학기 동안에 꾸준히 읽어라. 시험 보기 일주일 전부터 하루에 일정한 시간을 정해서 공부하라. 시험 보기 전날 밤에 절제된 복습을 하고 깊은 수면을 취하며 시험을 보기 위해 일찍 출발하라.
- 시험 보기 전에 균형 있는 식사를 하라. 설탕이 많거나 위에 부담을 주는 음식들을 피하라. 최상의 상태로 시험을 보아라.
- 시험장에 시계가 없다면 시험 당일 시계를 차고 가라.

시험을 보는 동안

- 시험을 보는 동안에는 시간을 잘 관리하라. 질문이 몇 개 있는지 보고 한 문제당 몇 점인지도 확인하라. 점수가 높은 문제들을 우선순위로 하고 각 질문에 시간을 잘 분배하고 쉴 수 있는 시간도 남겨두어라. 이 계획을 유지하라.
- 속도를 늦추고 신경을 쓰도록 하라. 모든 문제에 집중하라. 문제에 여러 부문이 있다면 한 부문씩 확인하면서 답이 정확한지 확인하라.

성격 유형 A와 독성 중심

번성하는 사람들과는 달리 일부 유형 A 사람들은 분노, 두려움, 변덕, 불신, 슬픔, 냉소적인 삶에 대한 잔이 반이나 비어있다는 접근 등 부정적인 감정의 불균형한 양으로 구성된 '독성 중심'을 전시하는데 **적대감**(hostility)이라고 불리는 일련의 특징이다. 이러한 사람들은 심장병 및 다른 건강 문제들을 겪을 위험이 높다.[57]

상심증후군

상심증후군은 스트레스 유발성 심근병증(stress-induced cardiomyopathy)이라고도 알려져 있으며, 만성적인 쇠약 스트레스, 우울증, 손실, 이별, 배신, 또는 다른 중요한 정서적 타격의 결과로 일부 사람들이 겪은 실제 심장 손상이다. 결과적으로 아드레날린과 같은 스트레스 호르몬의 과도로 인하여 심전도(심장부정맥 포함) 또는 심장 근육의 손상(심근병증)이 심장의 혈액을 옮길 수 있는 능력을 방해한다. 심장발작과 유사한 증상이 나타나면, 이 증후군은 심부전으로 이어질 수 있으며 치료를 받지 않으면 사망할 수도 있다.[58]

성격 유형 C와 성격 유형 D

CVD 이외에도 성격 유형은 종종 다른 여러 질병에 대한 위험 증가와 관련이 있다. 세 번째 성격 유형은 감정을 채우고 다른 사람들의 희망에 따르는 경향이 있는 금욕주의자로 특징지어지는 성격 유형 C이다. 예비 연구에 따르면, C형 사람들은 천식, 다발성 경화증, 자가면역질환 및 암과 같은 질병에 더 취약할 수 있다. 그러나 이 관계를 뒷받침하는 데 더 많은 연구가 필요하다.[59]

최근에 확인된 성격 유형은 유형 D(괴로워하는)로 과도한 부정적인 걱정, 과민성, 우울함 및 사회적 억압 경향이 특징이다. 최근의 여러 연구에 따르면, D형 사람들은 심장발작이나 갑작스런 사망으로 사망할 가능성이 최대 8배까지 높다.[60]

변화와 지속

최근에 나타나기 시작한 사회학 연구는 극단적이고 지속적인 역경의 시기에 종종 자신의 삶에서 긍정적인 역할 모형의 도움을 받는 젊은 사람들이 현재의 스트레스 요인에 대한 평가를 더욱 긍정적으로 (변화하면서) 미래에 초점을 유지할 수 있다고 제안한다. 이 전망은 사람들로 하여금 삶에 의미 있는 것을 적용하고 유지하며 낙관적이고 긍정적인 채로 현재를 견딜 수 있게 한다. 이러한 **변화와 지속**(shift and persist) 전략은 우리의 삶을 스트레스의 부정적인 영향으로부터 보호하는 가장 최근에 확인된 요인 중 하나이다.[61]

LO 7 | 대학에서 스트레스 관리하기: 과적 다루기(압도적인 대처)

스트레스 관리와 스트레스를 줄이는 전략들, 스트레스를 효과적으로 극복할 수 있는 방법들 및 마음챙김 전략으로 우리의 삶을 더욱 풍성하게 하고, 건강의 위험을 줄일 수 있는 방법들에 대해 알아보시오.

대학생들은 일정한 스트레스를 받으면서 번성한다. 그러나 과도한 스트레스는 그들을 압도하여 그들이 대처할 수 없도록 할 수 있다. 대학생들에 대한 최근 연구에 따르면, 1학년의 정서적 건강 자체 등급은 동료들과 비교하여 사상 최저 수준이다. 사실 연구자들은 1985년 조사가 처음 수행된 이후 학생의 정서적 건강이 급격히 감소했으며, 점점 더 많은 학생들이 압도당하는 것으로 느낀다고 보고한다.[62] 그들은 공부하는 데 더 많은 시간을 할애하고, 친구들과 보내는 시간을 줄이고, 거의 10%는 성공하기를 원하며, 자주 우울하다고 보고한다.[63] 이와는 대조적으로 2학년 및 3학년 학생들은 이러한 문제에 대한 문제점을 거의 보고하지 않았으며, 4학년은 가장 적은 문제를 보고했다. 이것은 경험, 성숙함, 지원 시설들에 대한 인식 증가 및 더 많은 사회적 연결을 통한 학생들의 점진적인 정서적 성장을 나타낼 수 있다.[64] 또한 높은 스트레스를 받은 1학년 학생들 중 일부는 대학 교육을 계속하지 않을 수도 있다.

모든 스트레스 요인을 제거할 수는 없지만 스트레스의 원인이 되는 사건을 인식하고 그에 대한 반응을 예상하도록 훈련시킬 수 있다. **대처**(coping)는 과도한 스트레스로 인한 신체적 또는 심리적 영향을 줄이기 위해 사건이나 조건을 관리하는 행위이다.[65] 스트레스 요인을 제거하기 위한 가장 효과적인 방법 중 하나는 스트레스 관리 기술로 통칭하는 대처 전략 및 기술을 개발하는 것이다. 마음챙김 전략, 특히 **마음챙김 성향**(dispositional mindfulness)—상황에 대한 비판적 견해를 찾는 데 초점을 맞춘 사고, 감정 및 반응에 대한 '조정'과 인식—에 대한 훈련은 전반적인 스트레스 반응을 크게 향상시킬 수 있다.[66]

스트레스에 대한 주의 깊은 접근

스트레스 관리는 그냥 일어나는 것이 아니다. 그것은 당신의 삶에서 일어나는 일에 대해 이해하고, 주의 깊게 살펴보고, 개인행동 계획을 수립할 것을 요구한다.

스트레스 요인들에 대처하는 유용한 방법 중 하나는 **스트레스 면역**(stress inoculation)으로 알려진 기술인데, 의식적으로 예상하고 준비하는 것이다. 예를 들어, 발표하는 것이 두렵다면 친구나 비디오 카메라 앞에서 연습하여 발표 당일에 긴장하지 않도록 한다.

귀하의 인식은 종종 문제의 일부이기 때문에 자기 대화, 신념 및 행동을 평가하는 것은 좋은 첫 단계이다. 이 절의 도구를 사용하면 도움이 된다.

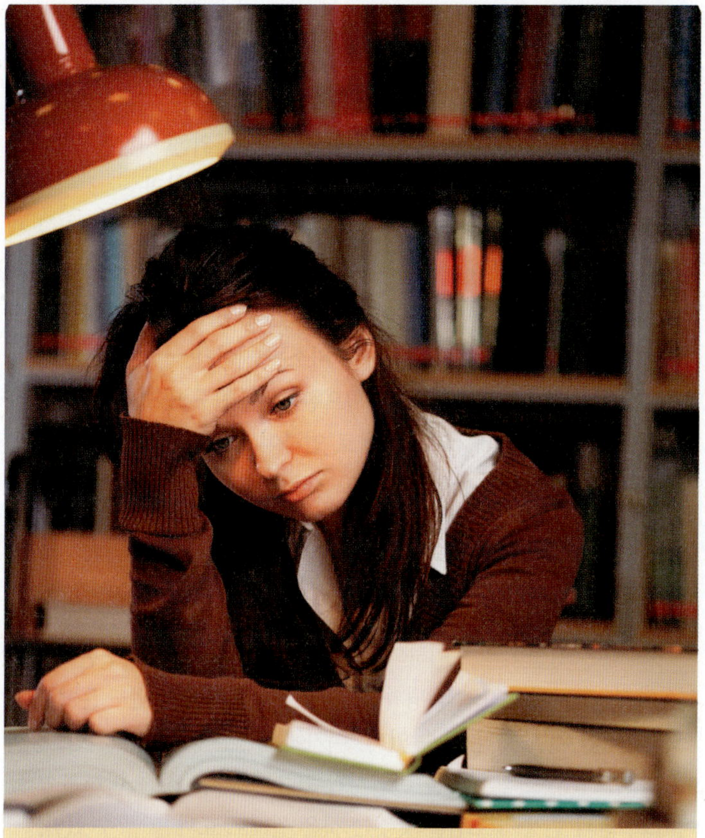

연구에 따르면, 대학생들이 다른 집단보다 스트레스를 많이 받는 것으로 나타났다. 새로운 환경, 동료 및 부모의 압박의 결합, 직장, 학교 및 사회생활의 요구를 동시에 다루어야 하는 것이 이러한 현상에 기여할 가능성이 높다.

문제를 주의 깊게 해결하기 위한 스트레스 요인 평가

삶의 스트레스 요인을 예방하거나 통제하기 전에 먼저 스트레스 요인들을 분석해야 한다. 매일의 경험과 당신이 얼마나 스트레스를 잘 해결하는지 살펴보는 데 도움이 될 수 있는 몇 가지 평가가 온라인에 있다. 자가 평가 이외에도 스트레스를 줄일 수 있는 방법에 대한 몇 가지 제안이 있다.

- **일기를 써라.** 당신의 걱정거리나 스트레스를 유발하는 요인들이 무엇인지 일주일 동안 지켜보아라. 스트레스가 가장 많을 때가 언제인지, 그때 누가 옆에 있는지, 그리고 당신이 어떻게 반응하는지 생각해보라. 당신은 그것에 연연하는 경향이 있는가, 아니면 앞으로 나아가는가?
- **스트레스의 원인들을 점검하라.** 실체가 있는 것들은 무엇인가? 무형인 것들은 무엇인가?

대처(coping) 과도한 스트레스로 인한 신체적 또는 심리적 영향을 줄이기 위해 사건이나 조건을 관리하는 행위.

마음챙김 성향(dispositional mindfulness) 상황에 대한 비판적 견해를 찾는 데 초점을 맞춘 사고, 감정 및 반응에 대한 조정과 인식.

스트레스 면역(stress inoculation) 의식적으로 스트레스 요인들을 예측하고 준비하는 스트레스 관리 기술.

- **지금 무슨 일이 일어나고 있는지 생각해보라.** 당신은 상처를 입었고 날카로운가? 피곤한가? 누군가에게 좀 화가 나 있는가? 당신의 몸에 집중하라. 긴장되는가? 땀을 흘리고 있는가? 지쳤는가? 심호흡을 여러 번 하고 호흡에 집중하라. 자신을 위한 시간을 가져라. 자기 자신을 되찾고 당신을 괴롭히는 것에서 벗어나라.
- **10분 동안 휴식을 취하라.** 산책하라. 공기 중의 냄새, 풍경의 색채, 또는 걱정에서 벗어나도록 하는 것에 집중하라. 큰소리로 또는 생각으로 자신이 판단하고 있다면, 그만하라. 가까운 사람들의 좋은 점에 집중하라. 낯선 사람에게 미소를 지어라.
- **스트레스 요인에 집중하라.** 불필요한 혼란, 친구 및 가족과의 갈등, 또는 혼란스러운 세상의 사건들로 인하여 스트레스를 받고 있다면, 변화시킬 세 가지 사항을 적어두고 지금 시작하라. 불안한 뉴스에 노출되는 것을 하루에 30분 이하로 제한하라. 혼란을 해결하라. 긍정적인 것에 집중하라.

주의 깊은 행동 계획—귀하의 자기 인식을 높이고, 몸과 주변 환경을 의식하고, 스트레스 요인을 평가하고, 그것을 피하는 방법—은 스트레스를 줄이는 데 도움이 될 수 있다. 여기에는 많은 것들이 있지만, 당신이 대처할 수 있도록 지구를 변화시킬 필요는 없다. 작은 변화를 만들어내고, 삶과 반응에 초점을 맞추는 것은 실제로 효과를 낼 수 있다.

내면의 목소리를 바꿔라: 인정을 베풀어라

종종 우리는 우리 자신의 최악의 적이다—우리 자신이나 우리가 관심을 가지는 사람들보다 낯선 사람들에게 더 잘해준다. 동정심은 친절, 공감, 관용, 다른 사람에 대한 관심, 감수성, 정서적 또는 실질적인 도움이 필요한 사람들을 도우려는 욕망을 포함한다는 것을 기억하라. 불행히도 우리 중 많은 사람들은 다친 동물들을 보고 슬퍼하지만, 노숙자들을 보지 않고 지나가거나 그들을 봐도 무시한다. 마찬가지로 우리의 편견, 신념 및 가치는 우리가 특정 집단에 대한 동정심을 갖지 못하게 한다. 우리는 또한 우리 자신에 대한 최악의 비평가가 될 수 있으며, 자신에 대한 동정심을 거의 나타내지 않는다.

자신을 동정하는 것으로부터 시작한다. 단점만을 보는 대신 인생의 좋은 점이나 자신에 대해 좋아하는 점 등 감사하다고 느끼는 2~3가지 것으로 하루를 시작하라. 마음챙김 훈련을 하는 것은 스트레스 상호작용을 줄이고, 잠재적인 비판에 덜 민감하며, 보다 긍정적인 시각으로 하루를 보게 할 수 있다.

몇 가지 유형의 부정적인 자기 대화가 존재한다. 가장 흔한 것은 비관론이나 부정적인 것에 초점을 맞추는 것이다. 완벽주의 또는 초인적인 기준을 기대한다. '했어야만 하는' 또는 당신이 해야 할 일들을 생각하며 자신을 책망하는 것이다. 상황이나 사건에 대해 자신이나 타인을 탓하고 모든 것을 흑과 백(좋거나 나쁘다)으로 보는 이분법적 사고가 있다. 부정적인 자기 대화와 맞서기 위해서는 우선 그것을 인식하고 멈추고 긍정적인 행동으로 부정적인 생각을 대체해야 한다. 즉, **인지적 재구성**(cognitive restructuring)이라 불리는 과정이다. 일단 당신의 생각 중 일부가 부정적, 비합리적, 과민 반응, 또는 편견을 반영한다는 것을 알게 된다면, '멈추어라'(숨을 차거나 소리 내서)라고 말함으로써 자기 대화를 중단하고, 긍정적으로 생각하기 위해 의식적으로 노력하라. 주의 깊게 다시 생각하는 방법에 대한 내용은 '행동을 변화시키는 기술'을 참고하라.

인지적 재구성(cognitive restructuring) 스트레스를 유발하는 사고, 생각, 또는 믿음을 변경하는 것.

지원 네트워크 개발

스트레스를 관리하기 위한 계획을 세울 때, 소셜 네트워크와 사회의 관계들의 중요성을 기억하라. 우정은 유해한 스트레스 요인으로부터 자신을 보호하기 위해 중요하다. 대학생들에 대한 연구에 따르면, 특히 어린 시절의 스트레스 요인의 악영향으로부터 개인을 완충하는 데 있어 신뢰할 수 있는 친구 및 가족의 사회적 지원의 중요성이 입증되었다.[67] 대부분의 대학에서는 단기적인 위기에 대해 무료로 상담 서비스를 제공한다. 압도적인 것처럼 보인다. 성직자, 강사 및 거주지 감독자도 훌륭한 지원자가 될 수 있다.

행동을 변화시키는 기술

생각하는 습관에 대해 의식하며 다시 생각해보기

때로는 우리 자신의 생각하는 습관이 스트레스의 원인이 될 수 있다. 이러한 생각하는 습관을 다시 생각해 볼 수 있는 몇 가지 방법이 있다.

- 긍정적인 관점에서 비참한 사건을 재구성하라. 문제에 대한 당신의 시각을 바꾸어 당신의 강점을 강조하라.
- 아무도 완벽하지 않다는 것을 기억하라. 실수를 용납하라. 어디에 초점을 두어야 할지와 자기 자신에게 하는 말을 바꿔라. 자신을 덜 심각하게 생각하고 판단을 중단하라.
- 변경할 수 없는 것을 그냥 그대로 두고 받아들이는 법을 배워라. 항상 통제할 필요가 없다는 것을 기억하라.
- 걱정하는 습관을 버려라. 만약에 최악의 사태 시나리오에 정신이 팔린다면 다음 제안 사항이 걱정을 덜어줄 수 있다.
  - 걱정할 필요가 있다면 매일 걱정하는 것에 대해 일기를 쓰거나 이야기할 수 있는 20분의 '걱정의 시간'을 만들어라. 그 후에 다시 걱정들이 떠오른다면 차단하라.
  - 잘못될 수 있는 것보다 올바르게 진행되는 것에 집중하라.
  - 도움을 구하라. 신뢰할 수 있는 친구 또는 가족과 이야기하거나 상담사와 약속을 잡아라.

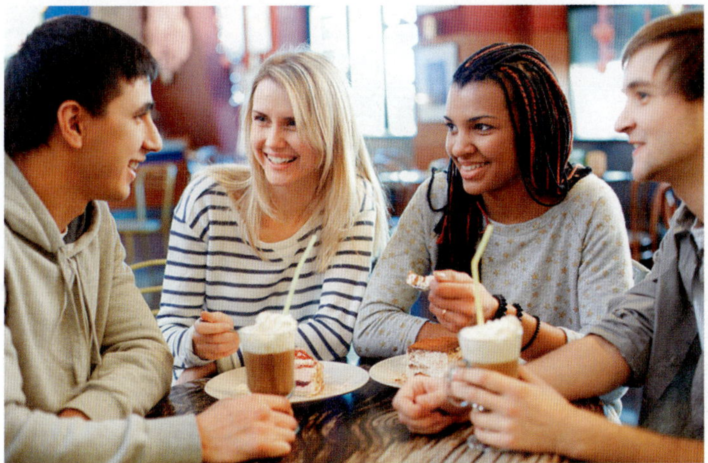

만나서 교제하는 것은 건강한 사회생활의 중요한 부분이다. 최근에 친구와 저녁 식사를 하면서 얼마나 많은 사람들이 휴대전화를 확인하는 대신 서로 이야기하고 있었는가?

건강한 사회적 지원 네트워크를 갖추려면 시간과 에너지를 투자해야 한다. 신뢰 관계, 상호 수용과 이해, 정직, 진정한 보살핌을 바탕으로 구축된 관계를 육성하라. 인생의 스트레스 요인에 대처하는 데 도움을 줄 다른 사람들을 원한다면, 당신도 그들이 원할 때 도움을 줄 수 있어야 한다. 만남의 시간을 더 많이 가져라.

영적인 면을 키우는 것

인생에서 스트레스를 줄이는 데 가장 중요한 요인 중 하나는 영적인 측면을 키울 시간을 가지는 것이다. 목적을 찾고 하루를 더 완전하게 사는 것. 영적 건강과 실천은 지원 시스템의 핵심 구성 요소가 될 수 있으며, 종종 당신과 같은 생각을 가진 사람들이 있는 지역 사회와 연결하고 당신에게 시각을 제공한다. (자세한 내용은 Focus on: 영적 건강의 배양을 참고하라.)

감정적인 반응 관리하기

당신은 단지 당신의 인식이 잘못되었다는 것을 발견하기 위해 무언가에 화가 난 적이 있는가? 우리는 종종 현실에 의해서가 아닌 우리의 잘못된 인식에 의해 화를 내기도 한다. 디지털 커뮤니케이션에서 말하고 읽는 가운데에 존재하지 않는 문제를 인식하는 것은 너무 쉽다.

진정한 의미를 해석하는 데 수수께끼 같은 문자 또는 전자 메일보다 신체 언어와 음성 억양이 명확한 이해를 하기 위해 훨씬 더 좋다.

스트레스 관리는 감정적인 반응을 살펴야 한다. 어떤 감정적인 반응이라도, 당신은 감정과 결과적인 행동에 대한 책임이 있다. 평상시의 감정적인 반응과 비합리적인 신념에 근거하거나 과도하게 보이는 감정의 차이를 알면, 감정을 멈추거나 건강한 방식으로 표현할 수 있다.

> 정서적 지지가 없는 사람들의 43%는 작년에 전반적인 스트레스 수준에서 증가를 보고했다.

분노를 피하라

분노의 주요 원인은 (1) 우리 자신이나 다른 사람들에 대한 인식된 위협, (2) 불공정한 행동, 정책, 또는 행동의 불평등에 대한 반응, (3) 부정적인 반응을 일으키는 두려움(이 주제에 대한 자세한 내용은 '건강 헤드라인'을 참고), (4) 잘못된 정서적 추론 또는 정상적인 사건에 대한 오해, (5) 스트레스, 마약, 수면 부족 및 다른 요인에 의해 종종 경험되는 좌절감으로 인한 낮은 내성, (6) 자신과 타인에 대한 부당한 기대, (7) 사람들을 평가하는 것 또는 비판하는 것이다.

분노를 다루는 세 가지 주요 접근법이 있다: 표현, 억압, 또는 진정. 당신이 공격적이라기보다 독단적으로 표현한다면, 분노를 표현하는 것이 장기적으로 가장 건강한 일이라는 것을 알면 놀랄 것이다. 적극적인 대응을 유지하기 위해 사용할 수 있는 몇 가지 전략이 있다.[68]

- **분노하는 방법을 확인하라.** 수동적으로 또는 적극적으로 분노를 표현하는가? 분노를 참는가, 아니면 폭발하는가?
- **분노 반응의 패턴을 인식하고 그것을 완화시키기 위한 방법을 배워라.** 한 일주일 동안, 당신을 화나게 하는 모든 것들을 기록하고 지켜보아라. 어떠한 생각들이나 느낌들이 당신이 분노하는 시점까지 가도록 만드는가? 1~10까지 세는 것, 물을 마시러 가는 것, 또는 깊게 심호흡을 몇 번 하는 것과 같이 분노하는 것을 중단할 방법들을 찾아보아라.
- **갈등 해소를 위한 적절한 단어를 찾아라.** 갈등이 일어날 때, 상대방을 존중하고 쏘아 붙이기보다는 당신의 요구나 감정들을 설명하라. '당신은 항상' 또는 '당신은 절대로'라는 문장을 피하고, 대신 "나는 당신이 ___ 나는 ___ 느낀다." 또는 "나는 당신이 ___ 해주면 정말 감사하다." 그래도 당신이 화가 나고 전투 태세로 있다면, 주장하는 훈련을 받거나 분노를 관리하는 수업을 들어보아라.
- **앞서 계획하라.** 교통 체증과 같은 분노를 유발하는 상황에 대한 노출을 최소화하기 위한 방법을 탐색하라.
- **친구에게 말하라.** 당신이 신뢰하고 당신에게 솔직할 수 있는 친한 친구를 찾아라. 그들이 경청하고 객관적인 관점을 제공할 수 있도록 허락하라. 하지만 지속적으로 호언장담하여 당신의 지지자를 지치게 하지는 마라.
- **자신과 타인에 대한 현실적인 기대감을 개발하라.** 자신과 다른 사람들의 기대가 현실적인가? 당신이 침착할 때 개입된 사람들과 당신의 감정을 이야기해보라.

- **불만을 요청으로 바꿔라.** 당신이 좌절하고 있거나 누군가에게 화가 난다면, 문제를 요청으로 다시 시도하라. 이웃 사람들이 새벽 2시에 음악을 울릴 때 벽을 치며 소리를 지르는 대신, 그들과 이야기하라. 당신이 사용할 단어에 대해 생각하고 모든 사람들이 동의할 수 있는 합의에 도달하려고 노력하라.
- **과거의 분노를 중단하라.** 문제를 해결하는 방법을 배우고 반복해서 가져오지 마라. 내버려 두어라. 그렇게 할 수 없는 경우 전문가의 조언을 받아 방법을 찾아라.

웃고 즐기며 우는 법을 배워라

'웃음은 최고의 약' 그리고 "웃으면 세상은 너와 함께 웃는다."는 아무데서나 나온 말이 아니다. 인간은 오랫동안 미소 짓고, 웃고, 노래하고, 춤을 추는 등의 행동이 기분을 좋게 하고, 스트레스를 줄여주며, 우리의 관계를 개선할 수 있다는 것을 인식해왔다. 우는 것은 비슷한 긍정적인 생리적 효과를 가질 수 있다. 예비 연구에 따르면, 웃음과 기쁨은 엔도르핀 수준을 높이고, 혈중 산소량을 증가시키며, 스트레스 수준을 줄이고, 통증을 완화하며, 심혈관질환의 회복을 돕고, 관계를 개선하며, 만성질환의 위험을 줄일 수 있다. 그러나 장기적인 영향에 대한 증거는 보다 엄격한 연구가 필요하다.[69]

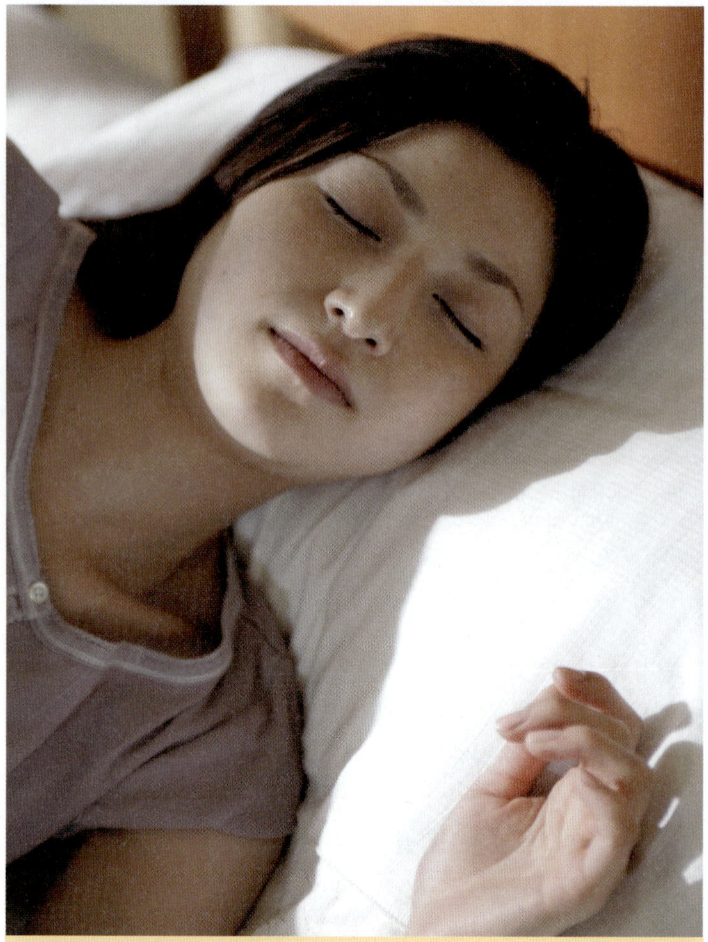

신체 건강을 관리하는 것—깊은 수면, 충분한 운동 및 건강한 영양 섭취—은 스트레스를 관리하는 데 중요한 요소이다.

신체적 행동 취하기

당신은 종종 부진하고 낮잠을 자야겠다고 느끼는가? 또는 초조하거나 불안하거나 폭발 직전이라고 느끼는 경향이 있는가? 어느 쪽이든 너무 많은 스트레스의 결과일 수 있다.

충분한 운동을 하라

인간의 스트레스 반응은 신체활동(싸움 또는 도주)에서 끝나기 위한 것임을 기억하라. 운동은 기존의 스트레스 호르몬을 의도된 대사 기능으로 향하게 함으로써 기존의 스트레스 호르몬을 태워버리게 한다.[70] 운동은 또한 혈류에서 엔도르핀—기분이 좋아지게 하는 진통 호르몬—의 수치를 높이고, 에너지를 증가시키며, 적대감을 감소시키고, 정신력을 향상시킴으로써 스트레스 해소에 도움이 된다. 스트레스와 운동 연구에 대한 최근의 메타 분석에 따르면, 운동은 스트레스를 받을 때 먹는 사람들—특히 앉아 있고 과체중인 개인들—에게 가장 유익하다. 건강과 스트레스 해소를 위한 운동을 꺼리는 사람들에게 큰 동기 부여는 거대한 보상을 얻을 수 있는 주요 도전 과제이다.[71] (운동의 유익한 효과에 대한 더 자세한 내용은 제10장을 참고하라.)

교감신경흥분제(sympathomimetic) 스트레스와 유사한 반응들을 가져다주는 음식의 성분들.

충분한 수면을 취하라

충분한 수면으로 생체 에너지를 재충전하고, 여러 스트레스 요인에 효과적으로 대처하며, 필요할 때 생산성을 높일 수 있다. 실제로 수면은 모든 사람들의 가장 큰 스트레스 대책 중 하나이다. (제4장에서 이러한 수면과 기타 등등의 이점에 대한 더 자세한 내용이 논의되었다.)

건강하게 먹어라

건강하고 균형 잡힌 식사를 하는 것은 전적으로 이해할 수 없는 방식들을 통해서까지도 당신을 스트레스로부터 보호해준다. 너무 적게 먹거나 과식하는 것, 그리고 안 좋은 음식들을 먹는 것은 체내에 고통을 가져다줄 수 있다. 특히 **교감신경흥분제**(sympathomimetic)와 카페인 같은 스트레스와 유사한 반응들을 가져다주거나 비슷한 성분들이 있는 음식들을 피해야 한다. (건강한 영양소의 이점에 대한 더 자세한 내용은 제8장을 참고하라.)

시간 관리하기

전날 밤까지 과제 작성을 미뤄본 적이 있는가? 우리 모두는 지연으로 인

@ 건강 헤드라인

미국에서 전염되는 두려움

우리 스스로 불필요하게 스트레스를 받고 있는 것인가, 아니면 실질적인 위협이 있는가?

누군가가 지금 가장 큰 두려움이 무엇인지, 가장 두려워했던 것이 무엇인지, 당신에게 물어본다면, 당신은 어떻게 반응하겠는가? 놀랄 만한 것은 아니지만, 2015년에 미국인 표본을 통해 상위 10가지 두려움을 평가하도록 요청받았을 때, 다음의 것들이 응답자들에게서 중요한 비율(%)로 높게 나타났다.

- 공무원의 부패(58.0%)
- 사이버 테러(44.8%)
- 개인정보의 기업 추적(44.6%)
- 테러리스트의 공격들(44.4%)
- 개인정보의 정부 추적(41.4%)
- 바이오 전쟁(40.9%)
- 신분 도용(39.6%)
- 경제적 붕괴(39.2%)
- 미래의 재정이 다 떨어짐(37.4%)
- 신용카드 사기(36.9%)

두려움이 당신의 행동을 방해하고 있는 것 같을 때마다 다음의 자기 검진들을 고려하라.

1. 나의 두려움은 이성적인 것인가, 아니면 비이성적인 것인가? 플로리다에서 총격 사건이 발생했기 때문에 우리 지역 사회의 콘서트나 축구 경기에서 내가 총을 맞게 될 것이라는 증거가 어디에 있는가? 여기에 그리고 지금은 통계에 근거한 위협은 무엇인가? 나를 보호하기 위해 어떤 안전망이 있는가?
2. 내가 그것에 관하여 어떤 것을 할 수 있는가? 스스로를 보호할 수 있는 것들이 있는가?

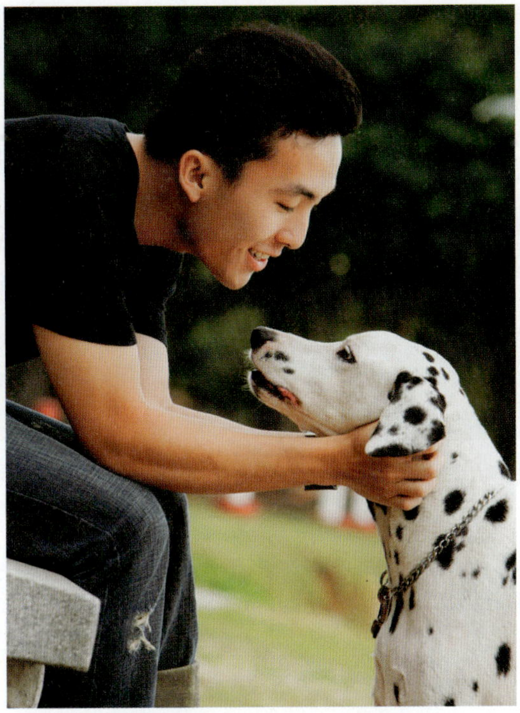

개들은 스트레스를 굉장히 많이 해소해줄 수 있으며, 자신 외에 다른 것에 집중할 수 있게 해주고, 우리의 삶에 웃음을 더해줄 수 있다.

3. 공무원들이 부패했다는 증거가 어디에 있는가? 이득을 얻기 위하여 미디어에서 사람들이 타인을 깎아내리는 방법이나 정치적 캠페인에서 증가하는 악독함은 사실인가? 또는 부분적인 것인가? 선거에서 이기기 위하여 상황들에 관한 잘못된 오해/신화에 의하여 조작되고 있는 것인가? 만약 정치에서 부패의 부분이 사실이라면, 내가 이러한 상황을 바꿀 수 있는가?
4. 그 사실들에 관하여 스스로를 교육해 왔는가? 지카 바이러스가 내가 있는 지역에 지금 바로 나타난다면? 식당에 식중독이 발생했다면, 비슷한 식당들은 피해야만 하는가? 나의 안전을 지키기 위하여 무엇을 할 수 있는가? 상황에 관하여 더 발견할 수 있는 것은 무엇이며, 취할 수 있는 행동은 무엇인가?
5. 나의 두려움을 일으키는 것에 대해 생각하는가? 그것에 대해 내가 말할 수 있는 누군가가 있는가? 나의 관심사를 표현하고, 문제를 토론할 수 있는 장소에 연사들과 지지그룹들이 있는가?
6. 내가 가고 싶어 하는 장소 또는 하고 싶어 하는 어떤 일을 나의 두려움이 막고 있는가? 만약 그렇다면, 위의 항목 1~5에 대답하는 것이 두려움을 파악하는 데 도움이 될 것이다. 나의 믿음이 비현실적이고, 내가 부정적이고 불필요한 방식으로 생활 방식을 바꾸려고 한다는 것을 더 잘 이해하라. 만약 당신의 두려움이 실제인 것을 발견했다면, 안전하게 지내기 위한 행동을 취하고 타인들로부터 지원을 구하라.

Source: S. Ledbetter, "America's Top Fears, 2015," The Chapman University Survey of American Fears, 2015, October 13, 2015, https:// blogs.chapman.edu/wilkinson/2015/10/13/ americas-top-fears-2015/.

해 상황이 더 나빠질 것을 예상함에도 불구하고, 어떤 일을 **미루거나**(procrastinate) 자발적으로 지연시킨다. 반드시 해야만 하는 과제가 어렵다고 계속해서 미루는 것은 학업, 재정, 인간관계에 문제를 가져다 줄 뿐만 아니라 여러 가지 스트레스와 관련된 질병들을 초래할 수 있다.

그렇다면 어떻게 미루는 것으로부터의 유혹을 피할 수 있는가? 대학생들을 중심으로 한 최근의 연구 결과에 따르면, 핵심은 과제를 수행하는 데 있어서 과제를 마감할 때까지 명확한 일련의 **실행 목표**(implementation intention)들을 설정해야 한다는 것이다.[72] 구체적인 행동들 혹은 마감일을 포함시킨 계획을 세운다. (그리고 목표를 충족할 때마다 스스로에게 보상해주는 것은 그 과제를 계속해서 수행해 나갈 수 있도록 도와준다.) 시간을 관리하는 방법은 다음과 같다.

미루다(procrastinate) 자발적으로 일을 미루는 것.

실행 목표(implementation intention) 뚜렷한 목적을 향하는 일련의 목표들.

- **한 번에 한 가지 일만 해라.** 여러 가지 일을 동시에 하지 마라. 텔레비전을 보거나 빨래를 하거나 기말 과제 작성을 모두 동시에 하는 것 대신에 한 가지 일에만 집중할 수 있도록 방해받지 않는 시간을 미리 계획하라. 당신을 압도하는 큰 과제들을 작게 배분하라.

오늘날 학생들의 건강

스트레스를 완화시키는 풍수

오늘날 많은 인테리어 디자이너들은 힘든 삶의 스트레스를 줄이기 위해 평화로운 '자기 자신만의 동굴'을 만들어주기 위해 노력하고 있다. 풍수(Feng Shui: 風水, 바람과 물)는 (새로운) 환경을 만들어내는 것으로부터 도움을 받아 기의 조화를 회복시키고 고요함, 평화로움과 조화로움을 창조해내기 위해 고안된 고대 중국의 예술이다.

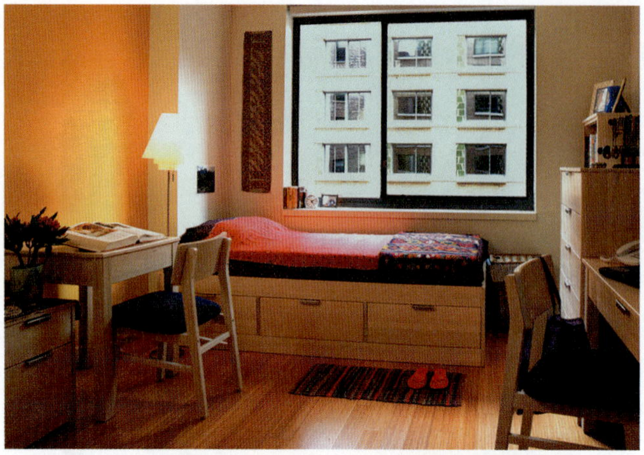

풍수 기법을 이용하여 어수선한 방을 청소하고 잘 정돈된 상태로 유지하면 스트레스를 줄일 수 있다.

- **어수선한 방을 청소하라.** 당신의 공간에 있는 (쓸모없는) 부차적인 물건들을 없애고, 매일 그것들을 정리하고 버려라.
- **아름답게 하라.** 당신의 방을 고요하고 평화로우며 사람들을 반겨주는 색상으로 페인트칠하고, 방의 벽과 침구들을 따뜻함을 배가시키는 색상들로 코디하라. 당신에게 고요함과 평화로움을 가져다주는 물건들을 가져다 놓아라.
- **재배치하라.** 당신의 침대는 방문과 일직선상에 있으면 절대 안 된다. 스탠드 역시 침대의 한쪽에 조화롭게 배치하고, 거울은 절대 침대를 향해 있으면 안 된다.
- **세상을 차단시켜라.** 가림막들을 이용하여 방의 채광을 조정하거나 어둡게 할 수 있도록 하라. 만약 책상 위에 물건들을 치울 수 없다면, 커튼을 사용해서라도 시야에서 보이지 않게 해야 한다.
- **투자하라.** 여러 장의 부드러운 침대 시트들, 솜이불 커버들과 담요들을 세트로 구비하라. 볼록하고 푹신한 베개들도 마련하라.
- **상쾌하게(리프레시) 하라.** 창문을 열어 오래된 냄새들을 제거하라. 피로를 풀어주고 안정감과 행복감을 가져다주는 라벤더 같은 향을 사용하는 것을 고려하라.

- **책상을 깨끗이 하라.** 책상 위에 있는 물건들을 분류하고, 필요하지 않은 문서와 우편들을 정리하고, 중요한 문서들은 라벨을 붙인 폴더들로 분류하여 파일로 만들어라. (스트레스를 줄이기 위한 정리정돈 법에 대한 더 자세한 내용은 '오늘날 학생들의 건강'을 참고하라.)
- **과제들에 우선순위를 매겨라.** 매일 '해야 할 일' 리스트를 작성하고, 그것을 실천하라. 오늘 반드시 해야 하는 일을 분류하고 범주화하라. 다시 말해, 해야 할 일과 무엇이 하기 좋은 일인지를 분류해내야 한다. '하기 좋은 일'들은 다른 것들을 다 끝냈을 때만 하고 남은 시간에 사치를 누리는 것쯤으로 여겨라.
- **최상의 상태일 때 일하라.** 당신이 아침형 인간이라면, 공부하고 논문을 작성하는 것은 아침에 하고 속도가 느려지기 시작하면, 쉬는 시간을 가져라. 밤에 일이 더 잘된다면, 낮에는 부담이 덜한 일들을 하라.
- **시간이 소중하다는 것을 기억하라.** 많은 사람들이 불치병에 직면했을 때만 시간을 소중히 여기는 법을 배운다. 매일을 소중하게 여기려고 노력하라. 지나치게 불필요한 헌신을 피하기 위해서는 호의적이지만 단호하게 거절하는 법을 배워야 한다.

심신 안정

> 다운시프트(downshifting) 한 걸음 물러서서 정신없이 바쁘고, 압박과 스트레스로 가득 차 있으며, 따라잡기 위해 노력하는 데 초점을 맞추는 생활 방식을 단순화하는 것이다. 즉, 자발적인 단순함이라고도 한다.

오늘날 생활 방식은 정신없이 바쁘고, 이를 유지하는 과정에서 스트레스를 가져온다. 많은 사람들이 "모든 것을 가지고 있다."는 가치가 있는지, 아니면 전혀 할 수 있는지 의문을 제기하고 있으며, 삶을 단순화하기 위해 노력하고 있다. 이러한 경향은 **다운시프트**(downshifting) 또는 자발적인 단순함으로 분류되었다. 대도시에서 벗어나 작은 도시의 작은 집으로 이사하기, 삶을 즐기기 위해 스트레스를 많이 받는 직업을 포기하기, 집을 정리하기, 다른 삶으로 바꾸는 것은 다운시프트의 한 부분이다.

인생에서 가장 중요한 것을 결정하고, 물질적인 것들을 줄이며, 환경적 영향을 고려하는 것은 다운시프트의 일부이다. 어떤 형태의 다운시프트를 생각해 보거나 심지어 이런 식으로 당신의 경력을 시작할지라도 천천히 움직이고 계획을 세우는 것이 중요하다.

스트레스 관리를 위한 완화 기술

스트레스를 줄이기 위한 완화 기술은 수 세기 동안 행해져 왔고, 당신

기술과 건강 | 긴장을 풀 수 있는 앱들

당신은 긴장을 풀 수 있는 방법을 찾고 있는가? 소비자 집단 및 다른 사람들이 내놓은 앱의 연간 리뷰를 확인하라. 검토자나 출판사가 제조사와 관련이 있는지 또는 관심사가 서로 충돌하는지 확인하라. 비용에 세심한 주의를 기울여라. 앱이 당신의 기기에서 사용할 공간, 초기 무료 사용 기간 이후에 구독이 필요한 기기, 지원되는 기기, 개인 정보 보호 문제 및 소비자 평점 등이 포함된다. 이러한 리뷰는 앱의 효율성에 대한 과학적 평가가 아니다: 오히려 기본 정보를 제공하도록 설계되었다. 앱이 정기적으로 변경되므로 최신 리뷰를 찾아야 한다. 간단한 구글 검색을 사용하면 도움이 된다. 2015년 스트레스 및 불안 관련 앱에 대한 주목할 만한 요약 리뷰이다.

- **2015년의 안드로이드와 아이폰 앱에서 15가지 가장 염려된 것의 요약은** www.healthine.com/healthy/anxiety/top-iphone-android-apps에서 찾을 수 있다.
- **2015년 Tech Times에서 볼 수 있는 두 번째 리뷰는** 스트레스와 불안을 줄이는 12개의 모바일 앱에 대한 개요를 제공한다. 이것은 www.techtimes.com/articles/57571/20150605/12-mobile-apps-that-help-relieve-stress-and-anxiety.htm에서 찾을 수 있다.

의 신경 에너지를 안정시키고, 삶의 어려움에 대처할 수 있는 기회를 제공한다. 일반적인 기술로는 요가, 기공, 태극권, 깊은 호흡, 명상, 시각화, 진행성 근육 이완, 마사지요법, 생체 자기 제어, 최면 등이 있다. 새로운 형태의 휴식은 최신 기술에서 찾을 수 있다. 자세한 내용은 '기술과 건강'을 참고하라.

요가

요가는 긴장을 풀고 상쾌하게 하며 젊어지게 하는 명상, 스트레칭, 호흡법을 결합한 고대 관습이다. 인도에서 약 5,000년 전에 시작된 요가의 관습은 그 후로 계속 발전해왔다. 인구의 34%인 8,000만 명 이상의 미국인들이 내년에 요가를 연습할 가능성이 높거나 어느 정도 가능성이 있다고 한다.[73] 사람들은 스트레스를 줄이고 균형과 유연성을 높이며 전반적인 건강과 체력을 향상시키기 위해 고안된 생활 방식의 일부로 요가에 몰려들고 있다.

고전적인 요가는 거의 모든 현대 요가 형태의 조상이다. 호흡, 자세 및 구두 진언은 종종 고전적인 요가의 일부이다. 고전적인 요가의 많은 분지의 하타 요가는 가장 잘 알려져 있다. 그것은 집중력과 유연성을 향상시키는 숨가쁜 자세와 아나나 홀드 자세 및 안무 운동의 실천을 포함하여 몸에 초점을 맞춘다. 최근 연구에 따르면, 요가가 염증을 줄이고 기분을 좋게 하며 이완을 늘리고 규칙적으로 운동하는 사람들의 스트레스를 줄이는 데 도움이 된다고 나타났다.[74] 요가에는 불면증과 PTSD 치료, 불안감 감소, 심장 감퇴 속도 및 혈압, 피트니스 및 유연성 향상, 통증 감소 및 기타 이점을 고려할 때, 이 연구의 상당 부분은 아직 초기 단계에 있으며 더 추가적인 연구가 필요하다. (Focus on: 영적 건강의 배양을 참고하라.)

기공과 태극권

가장 빠르게 성장하고 널리 받아들여지는 정신 신체 건강 운동의 하나인 기공(Qigong)은 특히 전국에서 가장 큰 의료 기관, 특히 만성질환 또는 스트레스로 고통받는 사람들을 위해 사용된다. 고대 중국의 관행인 기공은 기(qi) 또는 치(che)로 알려진 신체 에너지의 중요성에 대한 인식과 통제를 포함한다. 경락이라고 불리는 내부 경로의 복잡한 시스템은 몸 전체에 기를 운반하는 것으로 믿어진다. 기가 정체되거나 막히면, 당신은 느리고 힘이 없다고 느낄 것이다. 기공은 일련의 흐르는 움직임, 호흡법, 정신적 시각화 운동, 그리고 균형을 회복하고 마음과 몸을 통합하며 새로 고치기 위해 고안된 치유 소리의 발성 등을 포함하는 주의 깊은 기술을 통합한다.

심신 운동의 또 다른 인기 있는 형태는 태극권(tai chi)으로, 흔히 '동작하는 명상'으로 묘사된다. 원래 2,000년 이전에 중국에서 개발된 이 우아한 운동 형태는 자기 방어의 한 형태로 시작되었다. 비경쟁과 자기 페이스, 태극권은 천천히, 우아한 방식으로 정의된 일련의 자세 또는 움직임을 포함한다. 각 움직임이나 자세는 멈추지 않고 다음으로 흐른다. 태극권은 수 세기 동안 중국에서 광범위하게 시행되어 왔으며, 기본적인 운동 프로그램과 스트레스 감소, 균형 및 유연성 프로그램의 주요 구성 요소로서 전 세계적으로 점점 인기를 얻고 있다. 이러한 이점의 효과를 보여주는 연구는 초기 단계에 불과하다.

깊은 호흡

일반적으로 우리는 가슴과 흉부를 사용하여 숨을 쉰다. 간단히 말해서 깊은 호흡은 횡격막과 하복부의 움직임을 포함하여 허파를 최대한 채우는 심호흡이다. 이 기술은 일반적으로 요가 운동 및 기타 명상 연습에 사용된다. 지금 바로 그림 3.6의 깊은 호흡 운동을 시도하라. 좀 더 편안하다고 느끼는가?

명상

명상을 하는 사람들이 중요한 건강적 보상을 받을 가능성이 있음을

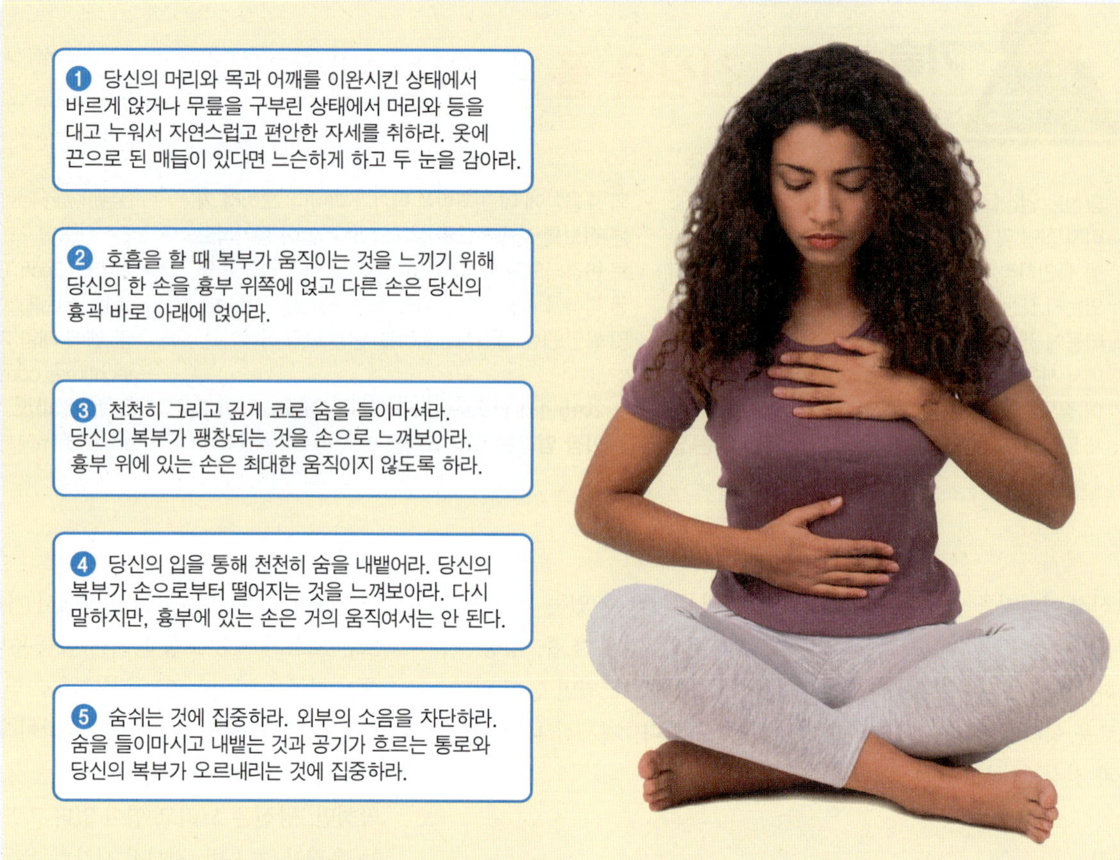
1 당신의 머리와 목과 어깨를 이완시킨 상태에서 바르게 앉거나 무릎을 구부린 상태에서 머리와 등을 대고 누워서 자연스럽고 편안한 자세를 취하라. 옷에 끈으로 된 매듭이 있다면 느슨하게 하고 두 눈을 감아라.
2 호흡을 할 때 복부가 움직이는 것을 느끼기 위해 당신의 한 손을 흉부 위쪽에 얹고 다른 손은 당신의 흉곽 바로 아래에 얹어라.
3 천천히 그리고 깊게 코로 숨을 들이마셔라. 당신의 복부가 팽창되는 것을 손으로 느껴보아라. 흉부 위에 있는 손은 최대한 움직이지 않도록 하라.
4 당신의 입을 통해 천천히 숨을 내뱉어라. 당신의 복부가 손으로부터 떨어지는 것을 느껴보아라. 다시 말하지만, 흉부에 있는 손은 거의 움직여서는 안 된다.
5 숨쉬는 것에 집중하라. 외부의 소음을 차단하라. 숨을 들이마시고 내뱉는 것과 공기가 흐르는 통로와 당신의 복부가 오르내리는 것에 집중하라.

그림 3.6 깊은 호흡. 이 운동은 스트레스를 완화하기 위해 당신이 깊게 호흡하는 방법을 배울 수 있도록 도와줄 것이다. 하루에 5~10분 정도 연습하면, 깊은 호흡이 당신에게 금세 자연스러워질 수 있다.

보여주는 증거들이 증가하고 있다. 점점 더 많은 미국인들이 스트레스 해소, 전반적인 건강 증진 및 이완을 돕기 위해 명상을 하고 있다. 명상을 가들은 40~64세 사이의 여성이며, 미국 서부에 살고, 적어도 대학 교육을 받았으며, 관계에 개입하지 않을 가능성이 가장 높다. 그들은 또한 하나 이상의 만성 건강 문제를 가질 가능성이 더 높다.[75] 많은 다른 형태의 명상이 있지만, 대부분 15~20분 동안 조용히 앉아서 자신의 생각을 집중하고, 인생의 '소음'을 차단하고, 호흡을 조절하며, 궁극적으로 휴식한다.

미국 심장학회(AHA)의 핵심 무작위 통제 연구(RCT)에 대한 최근의 리뷰에 따르면, 초월 명상(TM)—연꽃 자세로 앉아서 내부적으로 만트라를 노래하고, 자신의 삶에서 부정적인 것 위에 떠오르는 것에 집중하는—은 혈압, 전반적인 사망률 및 CVD 발생률을 낮추는 데 가장 효과적이다. 다른 형태의 명상은 이러한 건강 위험에 거의 또는 전혀 영향을 미치지 않는 것으로 보인다.[76] 더 엄격하고 통제된 연구들은 명상의 잠재적인 이점들에 관해서 더 잘 설명할 수 있어야 한다. (Focus on: 영적 건강의 배양을 참고하라.)

점진적 이완

점진적 이완은 긴장에 대한 감각을 알아차리는 것과 신체 부분들에 체계적으로 주의를 기울임으로써 긴장을 완화시키는 것을 포함하여 숨을 깊게 들이마시고 내뱉는 동안 다양한 근육 부위들을 수축시키고 이완시키는 것을 가르친다. 표준이 되는 유형은 발부터 시작하여 다른 신체 부위로 근육을 수축시키고 이완시키며 차근차근 올라가는 것이다(그림 3.7). 연습을 통해서 당신은 몸의 긴장을 빨리 구분해낼 수 있고 진정시키기 위해서 이러한 긴장을 의식적으로 이완시킬 수 있다.

마사지요법

마사지는 기분을 좋게 만들 뿐만 아니라, 휴식을 취하는 가장 좋은 방법이기도 하다. 마사지 기술에는 딥티슈(지압하거나 두들겨서 근육 조직의 긴장을 풀어주는 마사지 역주) 마사지부터 좀 더 부드럽게 지압하는 마사지 기술들과 경직된 근육 뭉치 위에 뜨거운 돌을 올리는 방법, 그리고 또 다른 넓은 범위의 다른 기술들로 나누어진다. 마사지가 건강에 미치는 효과에 대해 평가해온 연구들이 다양하게 있음에도 불구하고 많은 연구가 잘 통제되지 않거나 부족한 양의 샘플들을 가지고 행해졌으며 결과는 예비적인 단계에 그치거나 모순되는 경우가 많다. 하지만 마사지가 등의 통증을 완화시켜 주고 불안감을 감소시키며 암 환자뿐만 아니라 후천성 면역결핍증/에이즈 환자들과 우울증을 가지고 있는 환자들에게도 삶의 질적 성장을 가져다줄 확률이 높

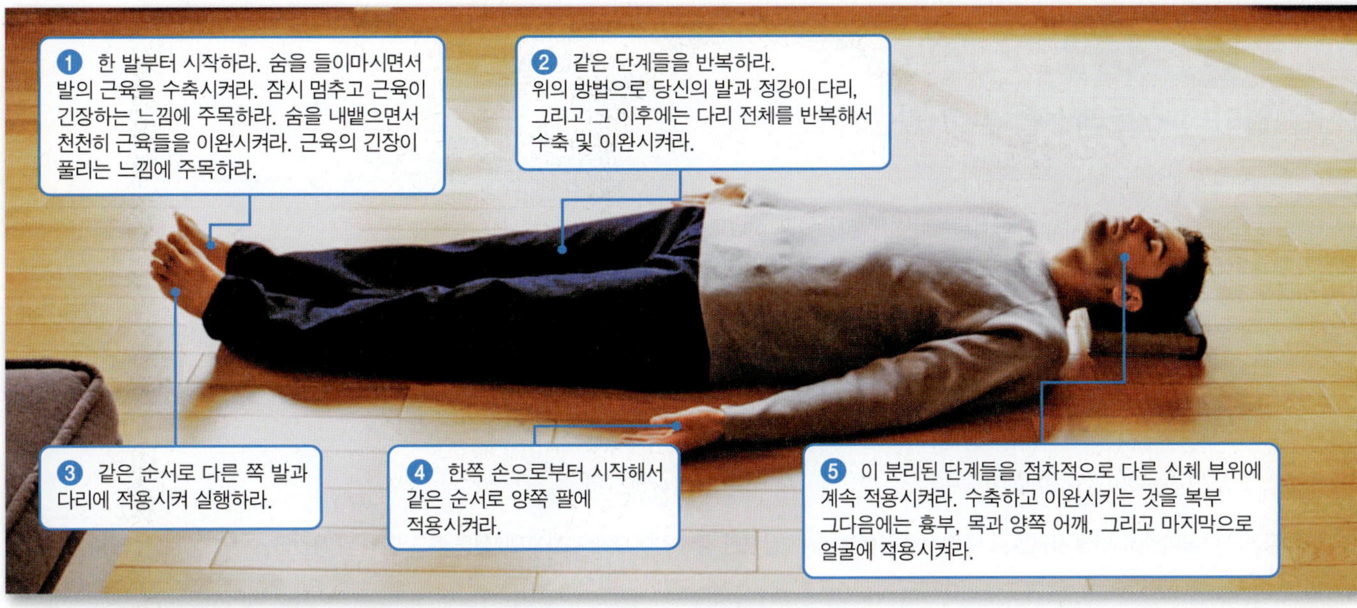

그림 3.7 점진적 이완요법. 편안한 자세로 앉거나 누워서 위에 묘사된 단계들을 따라함으로써 체내의 긴장을 인식하고 이를 완화시키는 능력을 향상시켜라.

다는 신체적인 증거가 증가하고 있다.[77] 하지만 아직 이 연구는 초기 단계에 불과하다. (마사지와 몸에 기초를 두는 다른 방법의 이점들에 대한 더 자세한 내용은 Focus on: 보완요법 및 통합의학의 이해를 참고하라.)

바이오 피드백

바이오 피드백(biofeedback)은 심박수, 체온, 호흡률과 같은 신체 기능들을 의식적으로 조절하기 위해 마음을 사용하는 법을 배우는 기술이다. 체온의 변화에 따라 색이 변하는 것을 통해 스트레스를 감지하는 간단한 기구들 혹은 전자 센서들을 사용한 정교한 기구들을 사용해서 개인들이 자신의 신체에 어떻게 주의를 기울일 수 있는지 배우고 특정한 근육들을 쉬게 하거나 그들의 호흡을 바꾸거나 혹은 심박수를 늦추고 휴식을 가지는 데 집중하는 것 등의 필요한 조치들을 취한다. 결국 개인들은 기계 없이도 스트레스에 대한 반응들을 알아차리고 그것을 낮추는 능력을 향상시킬 수 있고 어디서든 바이오 피드백 기술들을 연습해볼 수 있다.

바이오 피드백(biofeedback) 기계가 스트레스에 대한 신체 반응을 스스로 모니터링하는 기술.

자가 평가

당신은 얼마나 스트레스를 받고 있는가?

대학 생활을 포함하여 인생의 어떤 시기는 특히 스트레스를 많이 받을 수 있다. '쉼'을 배우는 것은 인생 경험과 스트레스가 많은 상황에 대한 당신의 반응을 정직하게 조사하는 것으로 시작된다. 지시에 따라 점수를 매기고 각 부분에 반응하라. 각 부문에서 점수를 합산한 다음, 이를 삶의 스트레스 요인 측정치와 비교하라.

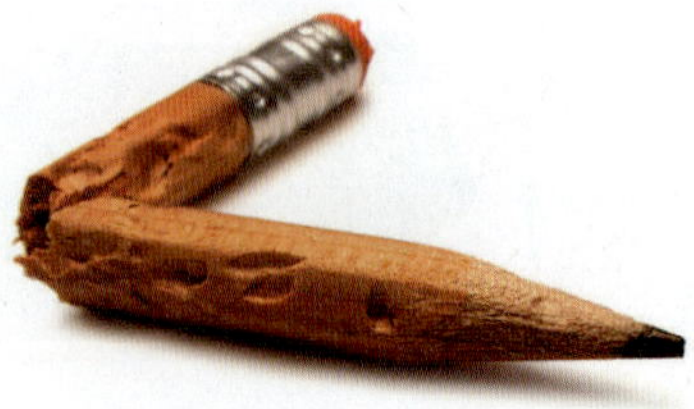

1 최근 기록

지난 해, 당신은 다음의 주요 인생 사건들 중 몇 가지를 경험했는가? (경험한 각 사건에 대해 자신에게 5점을 주고, 만약 한 사건을 2번 이상 경험한 경우 5점을 부여하라.)

1. 가까운 가족이나 친척 또는 친구의 죽음 ____________
2. 이별(당신의 선택이든 아니든) ____________
3. 대학 생활에 지장을 줄 수 있는 주요 재정적 어려움 ____________
4. 친구, 가족 및/또는 과거 생활을 뒤로 한 먼 이사 ____________
5. 심각한 질병(당신의) ____________
6. 심각한 질병(당신과 가까운 누군가의) ____________
7. 결혼 혹은 새로운 연인 관계의 시작 ____________
8. 매우 사랑했던 애완동물의 죽음 ____________
9. 법적인 갈등이나 관련된 일에 휘말림 ____________
10. 적대적, 폭력적, 또는 위협적인 관계에 휘말림 ____________

총 점수: ____________

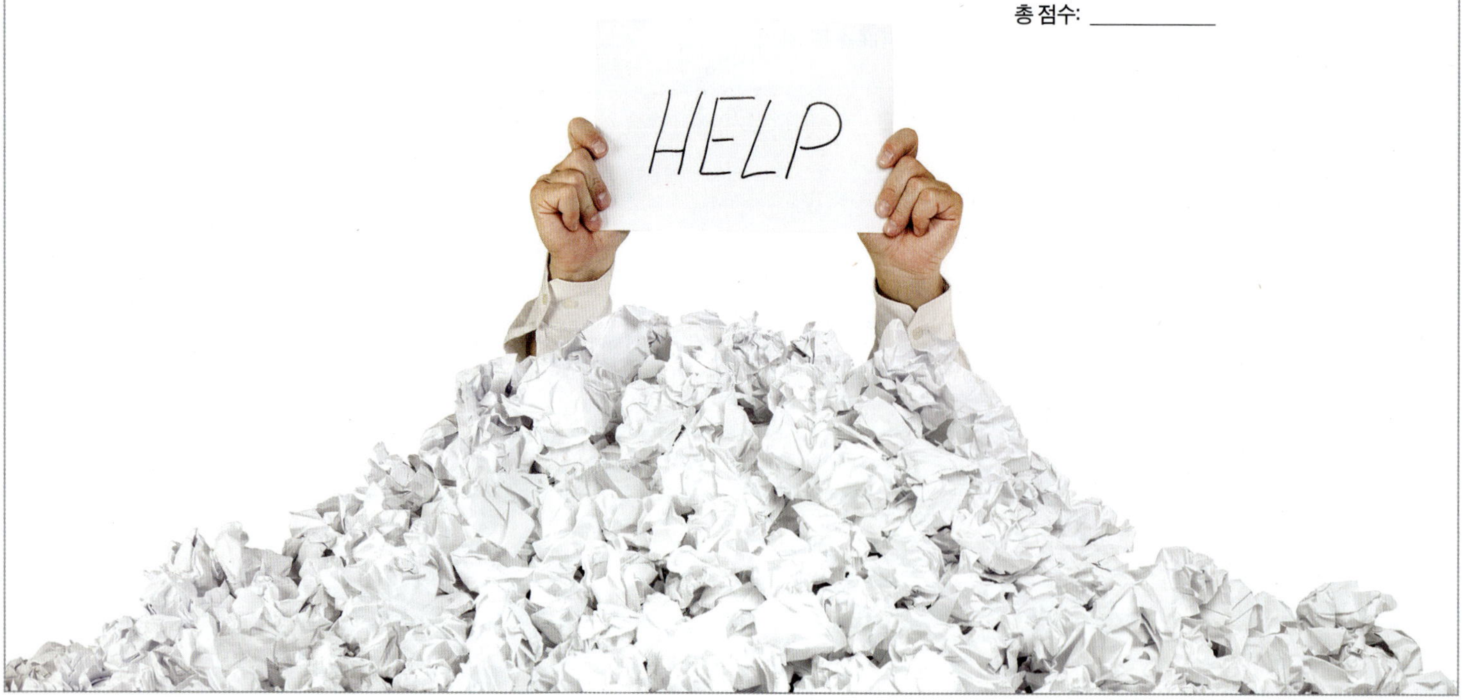

2 스스로 돌아보기

아래 문항에서 0~5까지 자신이 어디에 해당하는지 체크하라.

문항	0 (매우 동의함)	1	2	3	4	5 (매우 동의하지 않음)
1. 나는 가정과 학교에 많은 걱정이 있다.	0	1	2	3	4	5
2. 나의 친구들 및/또는 가족들은 나에게 너무 많은 압박을 준다.	0	1	2	3	4	5
3. 나는 학교 과제를 할 때 종종 방해를 받거나 집중하는 데 어려움을 겪는다.	0	1	2	3	4	5
4. 나는 매우 정돈되어 있지 않은 상태이고 학교 과제를 마감 직전에 하는 경향이 있다.	0	1	2	3	4	5
5. 나의 인생은 지나치게 많은 위기 상황들이 닥치는 것 같다.	0	1	2	3	4	5
6. 대부분의 시간은 앉아서 보내고 운동을 거의 하지 않는다.	0	1	2	3	4	5
7. 나의 인생에 영향을 미치는 결정들에 대해 충분한 통제력을 가지고 있지 않다.	0	1	2	3	4	5
8. 나는 주로 일어날 때 피곤하다/나는 훨씬 더 많은 수면이 필요하다고 느낀다.	0	1	2	3	4	5
9. 나는 종종 홀로 있다고 느끼거나 다른 사람들과 잘 어울리지 못한다.	0	1	2	3	4	5
10. 나의 감정 혹은 생각들을 함께 나눌 수 있는 친구들이나 사람들이 많지 않다.	0	1	2	3	4	5
11. 나는 외모에 만족하지 않으며 바꿀 수 있다면 나의 생김새를 바꾸고 싶다.	0	1	2	3	4	5
12. 나는 전공과 졸업 이후 좋은 직업을 가질 수 있을지에 대해 매우 걱정하고 있다.	0	1	2	3	4	5
13. 내가 식당이나 줄에서 기다려야 한다면 나는 금세 짜증이 나거나 화가 난다.	0	1	2	3	4	5
14. 나는 스포츠 활동에 참여할 때 꼭 이기거나 가장 잘해야 하고 수업 시간 역시 가장 뛰어난 학생이 되어야 한다. 만약 그렇지 않으면, 나는 스스로에게 화가 난다.	0	1	2	3	4	5
15. 나는 지구촌 각지에서 일어나는 일들에 괴로워하고 사람들이 행동하는 것에 대해 냉소적이고 화가 난다.	0	1	2	3	4	5
16. 나는 해야 할 일이 너무 많고 매일 시간이 항상 부족하다.	0	1	2	3	4	5
17. 나는 일에 얽매여 쉬고 있거나 아무것도 하지 않을 때 불안하다.	0	1	2	3	4	5
18. 나는 핸드폰을 침대 가까이에 놓고 잠들고 자주 메시지, 트위터, 문자들을 밤중에 확인한다.	0	1	2	3	4	5
19. 나는 혼자 있는 시간을 즐기지만 매일 혼자 있는 시간을 충분히 가지지 못한다.	0	1	2	3	4	5
20. 나는 다른 사람들이 나를 좋아하는지 아닌지에 대해 걱정한다.	0	1	2	3	4	5
21. 나는 수업 시간에 고군분투하고 실패하지 않을까 걱정한다.	0	1	2	3	4	5
22. 나는 가족들과 그다지 사랑받고 지지받는 관계를 형성하고 있지 않다.	0	1	2	3	4	5
23. 내가 사람들을 관찰할 때 그들에 관해서 비판적이거나 부정적으로 생각하는 경향이 있다.	0	1	2	3	4	5
24. 나는 사람들이 본질적으로 이기적이고 신뢰할 수 없다고 믿으며 그들 주변에 있을 때 조심스럽다.	0	1	2	3	4	5
25. 인생은 원래 불공평하고 거의 대부분의 경우 내가 바꿀 수 있는 것은 거의 없다.	0	1	2	3	4	5
26. 나는 사람들과의 관계를 맺을 때 내가 더 주는 편이다.	0	1	2	3	4	5
27. 나는 종종 일을 충분히 잘 못한다고 생각하거나 더 잘해야 한다고 생각하는 경향이 있다.	0	1	2	3	4	5
28. 친구들은 나를 스트레스를 매우 많이 받고, 금세 화를 내거나 좌절감을 표시하는 사람으로 묘사할 것이다.	0	1	2	3	4	5
29. 친구들은 내가 휴가를 내서 휴식을 취해야 할 필요가 있다고 항상 말한다.	0	1	2	3	4	5
30. 전반적으로 나의 현재 삶의 질은 그다지 좋지 않다.	0	1	2	3	4	5

총 점수: ____________

1절과 2절의 총 점수를 합산한다.
다음 점수는 진단을 위한 것이 아니지만 잠재적 문제 영역의 지표로 사용된다.

0~50
스트레스 수준은 낮지만, 점수를 받고 스트레스 수준을 줄이기 위한 조치를 취하는 영역을 검토해 보는 것이 좋다.

51~100
인생에서 어떤 스트레스를 줄여야 할 수도 있다. 장기간 스트레스와 압박감은 비생산적이다. 사물, 행동, 또는 환경에 대한 인식을 바꾸기 위해 할 수 있는 일을 생각해 보아라.

100~150
당신은 스트레스를 꽤 받는 편이다. 주요 스트레스 요인을 조사하고 스트레스 수준을 줄이기 위한 계획을 수립하라. 스트레스가 성적, 사회생활, 그리고 당신의 미래 전체에 심각한 문제, 영향을 줄 수 있기 때문에 이것을 지연시키거나 날려버리지 마라!

151~200
당신은 높은 스트레스를 받고 있으며, 변화하지 않으면 심각한 어려움을 겪을 수 있다. 스트레스를 유발하는 주요 문제에 대해 이야기하기 위해 캠퍼스의 상담가를 찾아라. 더 많은 수면과 운동을 하고 긴장을 풀어라. 당신을 지지하며 당신을 안전하고 유능하다고 느끼게 하는 사람들을 만나라.

변화를 위한 여러분의 계획

자가 평가 활동은 당신의 만성적인 스트레스의 원인들을 살펴볼 수 있는 기회를 제공해주고, 작년에 경험한 주요한 스트레스 요인들을 알아보며, 당신이 스트레스에 보통 어떤 방식으로 반응하는지 알 수 있게 해준다. 이제 당신은 이러한 패턴들을 알게 되었으므로 스트레스를 줄이도록 이끌어줄 행동들을 발전시키는 것에 집중할 수 있다.

오늘, 당신은 할 수 있다.

- ☐ 한 가지의 새로운 스트레스 관리 기술을 실행해 볼 수 있다. 예를 들어, 당신은 10분 동안 깊은 호흡 운동 혹은 캠퍼스에서 명상할 수 있는 좋은 장소를 찾을 수 있다.
- ☐ 일기를 쓸 때 당신이 삶에서 현재 스트레스 요인이라고 믿는 가장 중요한 다섯 가지 상황을 나열하라. 강렬한 감정적 경험에 초점을 맞추고 그것이 당신에게 어떤 영향을 미치는지 알아보아라.

다음 2주 안에, 당신은 할 수 있다.

- ☐ 요가, 태극권, 기공, 명상, 혹은 다른 스트레스를 감소시켜 주는 활동들에 관한 수업이나 워크숍에 참석할 수 있다. 캠퍼스나 당신이 속한 지역 사회에서 제공하고 있는 기초반들을 찾아보아라.
- ☐ 다가오는 학기에 당신이 작성해야 할 논문, 과제, 시험들의 리스트를 작성해볼 수 있다. 그리고 그것들을 실행하기 위한 스케줄을 작성하라. 프로젝트들과 기말과제들을 관리할 수 있는 작은 단위로 나누어 각각 완성할 수 있는 계획을 세워라. 그 과제들을 완성하는 데 얼마나 많은 시간이 필요한지에 관해서는 현실적으로 냉정하게 판단해야 한다.
- ☐ 당신의 일정표를 작성하라. 페이스북, 트위터, 혹은 인터넷 서핑에 시간을 얼마나 보냈는지, 당신의 학교 과제, 운동, 그리고 텔레비전을 보는 데 시간을 얼마나 보냈는지 꼼꼼히 기록하라. 당신을 위한 시간을 따로 떼어놓아야 하지만, 매일 생산적이지 않은 시간은 제한하도록 하라.

학기말까지, 당신은 할 수 있다.

- ☐ 당신이 사용한 돈에 대해 꼼꼼히 기록하고 어디에 쓰였는지도 꼭 기록하라. 만약 당신의 지출이 통제를 벗어났다면, 당신의 신용도와 저축은 대폭 감소되고 스트레스 지수는 높아질 것이다. 당신의 하루 지출을 추적하라. 당신이 지출할 수 있을 정도의 범위의 즐거움을 위한 예산으로 필요한 생필품 예산을 현실성 있게 책정하고, 그것을 고수하라.
- ☐ 당신이 정기적으로 할 수 있는 운동을 찾아라. 헬스장에 등록하거나 정기적으로 걷기 위한 요일을 정하거나 친구들과 함께 하는 사이클링(자전거 타기)을 고려할 수도 있다. 매일 최소 30분 운동하려고 노력하는 동시에 알맞은 식이요법을 동반한 근력 운동을 포함하는 것을 잊지 마라. (근력 운동에 관한 더 내용은 정보는 제9장을 참고하라.)

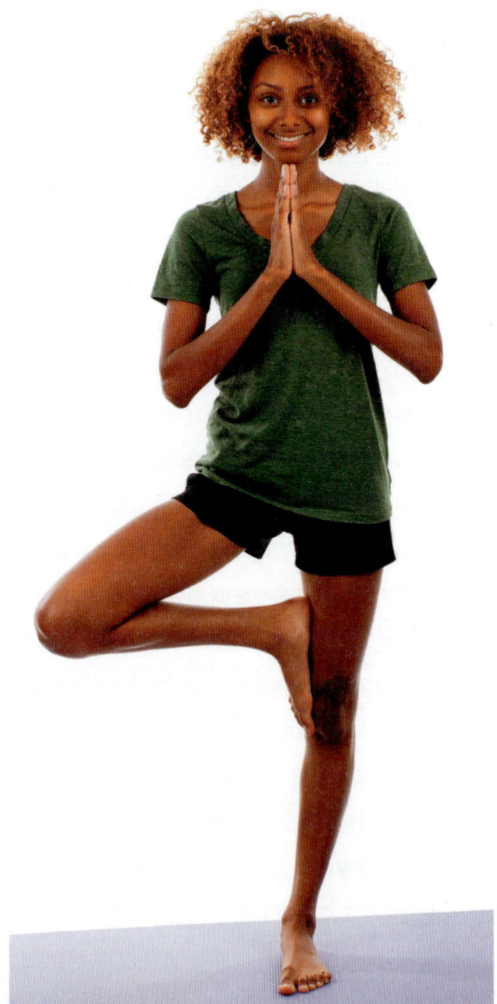

학습 계획

복습

LO 1 | 스트레스란 무엇인가?

- 스트레스는 피할 수 없다. 유스트레스는 긍정적인 사건들과 연관되어 있는 반면, 디스트레스는 부정적인 사건들과 연관되어 있다. 모두 당신의 건강에 부정적인 영향을 가져다줄 수 있다.

LO 2 | 스트레스에 대한 신체 반응

- 일반적인 적응 증후군(general adaptation syndrome, GAS)의 경보, 저항, 고갈 단계는 실질적인 혹은 인식된 스트레스 요인과 복잡한 호르몬 반응들에 대한 다양한 생리적 반응을 포함한다. 거래 이론, 소수 집단의 스트레스 이론, 그리고 Yerkes-Dodson의 각성법은 스트레스가 어떻게 인식되고, 사람들이 어떻게 대처하며, 건강 불균형이 스트레스 수준에 어떻게 영향을 미칠 수 있는지에 대한 다른 요인들을 설명하는 데 도움을 준다.

LO 3 | 스트레스의 신체적 효과

- 과도한 스트레스를 장기간 동안 경험하면 면역체계가 손상될 수 있다. 스트레스는 심혈관 질환, 체중 증가, 탈모, 당뇨병, 소화장애 및 전염병에 대한 감수성 증가와 관련이 있다. 정신신경면역학은 스트레스에 대한 정신 반응과 면역체계 기능 사이의 관계를 분석한다.

LO 4 | 과도한 타격을 받을 때: 정신 건강의 위협들

- 스트레스는 기억 상실, 집중력 저하, 우울증, 불안 및 기타 장애를 포함하여 지적 및 심리적 건강에 부정적인 영향을 미칠 수 있다.

LO 5 | 스트레스의 원인은 무엇인가?

- 스트레스의 원인으로는 변화, 번거로움, 관계, 학업 및 재정적 압박, 좌절과 갈등, 과부하, 편견/차별, 환경 스트레스 요인 등이 있다.

LO 6 | 스트레스 반응에 영향을 미치는 개별 요인들

- 스트레스의 일부 원인은 내부적이며 평가, 자아존중감, 자기효능감, 성격 유형, 강건함, 탄력성 및 교대 요인 및 지속성 요인과 관련이 있다.

LO 7 | 대학에서 스트레스 관리하기: 과적 다루기

- 정서적 반응, 행동 취하기, 지원 네트워크 개발, 정신력 배양, 다운시프트, 학습 시간 관리, 재정 관리, 또는 휴식 기술 습득을 통해 장기간 스트레스에 더 잘 대처할 수 있다. 마음챙김에 중점을 두는 것이 도움이 된다.

깜짝 퀴즈

LO 1 | 스트레스란 무엇인가?

1. 안드레(Andre)는 대학을 졸업하고 새로운 도시로 이사했을 때, 스트레스를 경험했지만 이러한 변화를 성장의 기회로 간주했다. 안드레의 스트레스는 무엇인가?
   a. 압박 b. 디스트레스
   c. 유스트레스 d. 적응 반응

LO 2 | 스트레스에 대한 신체 반응

2. 일반적인 적응 증후군의 어느 단계에서 싸움 또는 도주 반응이 발생하는가?
   a. 고갈 단계 b. 경보 단계
   c. 저항 단계 d. 대응 단계
3. 싸우거나 도망갈 수 있도록 신체에 활력을 불어넣는 자율신경계의 한 부분은?
   a. 중추신경계 b. 부교감신경계
   c. 교감신경계 d. 내분비계

LO 3 | 스트레스의 신체적 효과

4. 스트레스에 대한 정신의 반응과 면역 기능이 효과적으로 기능을 발휘할 수 있는 능력 사이의 관계를 분석하는 과학적 조사 영역은 다음과 같다.
   a. 정신신경면역학 b. 면역 능력
   c. 정신면역학 d. 심리학

LO 4 | 과도한 타격을 받을 때: 정신 건강의 위협들

5. 제시가 스트레스 상황에 직면했을 때, 그녀는 잘 적응하고 쉽게 되돌아온다. 제시가 스트레스를 해결하기 위해 보여주는 보호 요인은 무엇인가?
   a. 인지적 재구성 b. 성격 유형 A
   c. 높은 자아존중감 d. 심리적 탄력성

LO 5 | 스트레스의 원인은 무엇인가?

6. 열쇠를 잃어버리는 것이 어떤 심리사회적 스트레스의 원인인가?
   a. 누적된 역경 b. 상대적 박탈
   c. 번거로움 d. 갈등
7. 과도한 스트레스로 인한 육체 및 정신적 피로의 상태는 무엇인가?
   a. 충돌 b. 과적
   c. 번거로움 d. 번아웃

LO 6 | 스트레스 반응에 영향을 미치는 개별 요인들

8. 친절, 공감, 관용, 다른 사람들에 대한 걱정, 감수성, 그리고 도움을 원하는 욕구는 마음챙

김의 어떤 요인의 예인가?

a. 보강 요인 b. 적응 열생성
c. 동정심 d. 심리적 탄력성

LO 7 | 대학에서 스트레스 관리하기: 과적 다루기

9. 다음 중 시험에 대한 불안을 피하기 위한 가장 좋은 전략은 무엇인가?
   a. 시험 전날 밤에 대부분을 공부하라. 공부한 것들이 마음에 새롭게 다가온다.
   b. 전날 밤 철저한 재검토로 일정 시간 공부하라.
   c. 교감신경흥분제가 스트레스를 감소시키기 때문에 시험 전에 카페인을 함유한 음료를 마셔라.
   d. 가능한 한 빨리 시험에 응시하여 잠재적인 실수에 연연하지 마라.
10. 톰(Tom)은 70시간의 근무로 5년 동안 일한 후, 고임금, 높은 스트레스가 많은 법률 사무소를 떠나 보다 단순한 생활 방식을 따르기로 결정했다. 이 추세는 무엇인가?
   a. 적응 b. 갈등 해결
   c. 번아웃 감소 d. 다운시프트

생각해보기

LO 1 | 스트레스란 무엇인가?

1. 스트레스를 정의하라. 당신이 디스트레스와 유스트레스를 느낄 수 있는 상황의 예는 무엇인가?

LO 2 | 스트레스에 대한 신체 반응

2. 일반적인 적응 증후군의 경보, 저항, 고갈 단계 및 스트레스에 대한 신체의 생리적 반응을 설명하라. 스트레스가 더 많은 과민 반응이나 감정을 유발하는가, 아니면 과민 반응이나 감정이 스트레스를 유발하는가? 예시를 들어라.

LO 3 | 스트레스의 신체적 효과

3. 만성 스트레스로 인한 건강상의 위험에는 어떤 것들이 있는가? 정신신경면역학의 연구는 스트레스와 질병을 어떻게 연결하는가?

LO 4 | 과도한 타격을 받을 때: 정신 건강의 위협들

4. 왜 스트레스와 정신장애가 상호 연관될 수 있는가?

LO 5 | 스트레스의 원인은 무엇인가?

5. 왜 대학 생활이 많은 학생들에게 스트레스를 많이 주는 시기인가? 스트레스 위험을 증가시키는 요인은 무엇인가?

LO 6 | 스트레스 반응에 영향을 미치는 개별 요인들

6. 스트레스에 대처할 수 있는 당신의 능력에 영향을 미치는 유전적 소인, 강화 요인 및 가능 요인은 무엇인가?

LO 7 | 대학에서 스트레스 관리하기: 과적 다루기

7. 분노가 신체에 어떤 영향을 미치는가? 자신의 분노를 관리하기 위해 취할 수 있는 조치에 대해 토론하라.
8. 어떤 상황들이 당신을 가장 미루는 사람으로 만드는가? 미루는 것의 가능성을 줄이기 위해 당신은 무엇을 할 수 있는가?

4 수면 개선하기

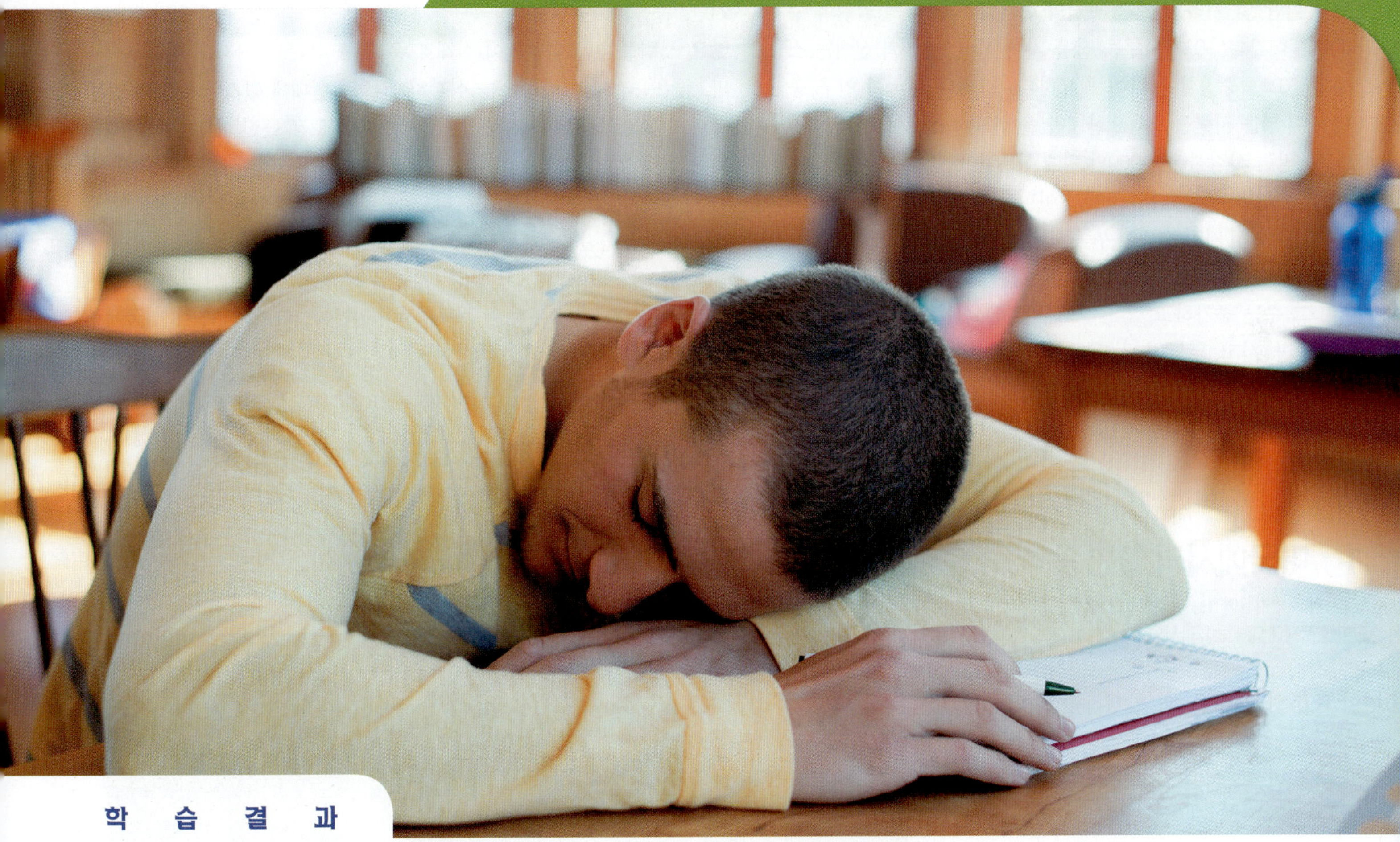

학 습 결 과

LO 1 캠퍼스에서의 수면박탈이라는 독특한 도전들을 포함하여 미국의 수면박탈 문제에 대해 논의하시오.

LO 2 우리가 수면을 필요로 하는 이유와 건강에 대한 잠재적인 신체적, 정서적 및 사회적 안전 위협을 포함하여 충분한 수면을 취하지 않으면 어떻게 되는지 설명하시오.

LO 3 2단계 모형, 하루주기리듬 및 수면 상태와 깨어 있는 상태의 주기를 포함한 수면 과정과 그들이 어떻게 일하는지 살펴보고 편안한 수면을 취하는 것의 중요성을 설명하시오.

LO 4 위험 요인을 포함하여 수면장애를 예방하고 치료하기 위해 가장 일반적인 수면장애에 대해 논의하시오.

LO 5 매일의 습관 개선, 환경 조성, 수면장애를 일으키는 요인들 피하기, 마음챙김 수면 전략 채택, 기타 건전한 수면 위생 방법들을 사용하여 수면을 개선할 수 있는 방법을 모색하시오.

왜 관심을 가져야 하는가?

수면은 대부분의 신체 체계에 유익한 영향을 미친다. 하지만 지속적으로 숙면을 취하지 못하면, 신체가 제대로 기능하지 않으며 다양한 건강 문제에 더 취약해진다. 만성적인 수면 결핍은 학업 성취도 저하, 체중 증가, 알코올 남용 증가, 사고, 학생 문제, 주간 졸음, 성적 문제, 우울증 등과 관련이 있다.

거의 매일 밤, 우리는 깨어 있는 세계를 떠나 심박수, 호흡 수, 혈압 및 기타 신체적 과정의 변화로 구분되는 일련의 수면 단계로 들어간다. 우리 모두는 잠을 자야 한다. 우리의 신체는 스스로 회복하고 재충전할 시간이 필요하다. 그러나 미국의 인구 중 8,300만 명이 넘는 사람들이 필요한 수면을 취하지 않으며, 실제 수면 장애로 고통받는 사람들은 7,000만 명에 이른다.[1]

부적절한 수면은 미국인만의 문제가 아니다. 미국, 영국, 독일, 캐나다, 일본은 세계에서 가장 수면이 부족한 국가들이다. 전반적으로 부족한 수면은 삶의 질, 생산성, 신체 및 정신 건강, 사회적 상호작용에 영향을 미치며 그 수는 증가하고 있다.[2] 수면박탈은 심혈관질환, 악성신생물, 뇌혈관질환, 사고, 당뇨병 및 고혈압을 포함하여 미국의 15가지 주요 사망 원인 중 7가지와 관련이 있다.[3] 그림 4.1은 여러 국가의 평균 야간 수면 시간을 비교한다.

LO 1 미국에서의 불면증

캠퍼스에서의 수면박탈이라는 독특한 도전들을 포함하여 미국의 수면박탈 문제에 대해 논의하시오.

수면이 충분하지 않을 때 발생하는 **수면박탈**(sleep deprivation)은 얼마나 심각한가? 일상생활에 영향을 미칠 수 있는 **기면**(somnolence)—졸음, 나른함 및 정신적 각성의 부족으로 고통받는 미국인의 수는 얼마나 되는가?[4] 거의 45만 명의 미국 성인들의 자가보고로 이루어진 수면 습관에 대한 최근 설문조사에 따르면, 65% 이상이 지난 24시간 동안 권장된 7시간을 자고, 35%의 사람들—8,300만 명이 넘는—은 그렇지 않았다. 미국인의 38% 이상이 지난달에 적어도 하루는 의도치 않게 잠이 들었다고 보고했다.[5]

수면박탈(sleep deprivation) 수면 부족일 때 발생하는 상태.

기면(somnolence) 일상의 성과에 영향을 주고 생명을 위협하는 졸음운전으로 이어질 수 있는 졸음, 나른함 및 정신적 각성의 부족.

수업이나 시험 공부를 하다가 조는 것은 심각한 영향을 미칠 수 있지만, 졸음과 관련된 가장 큰 잠재된 위험 중 하나는 졸음운전이다. 많은 사람들은 졸음운전이 실제로 운전 중 잠든 상태라고 생각하지만, 졸음운전자의 상당수는 심각하게 졸린 상태에 있거나 재빨리 반응하지 못하거나 얼마나 운전했는지 모를 정도로 졸린 상태이며, 실제로 잠들어 있는 상태는 아니다. 이것은 깨어 있는 상태여도 운전해서는 안 되는 음주운전과 비슷하다. 설문조사에서 응답자의 5% 이상이 지난달 졸음운전을 했다고 보고했으며, 25명 중 1명은 실제로 운전대를 잡고 잠들었다고 보고했다![6] 경찰이 보고한 거의 10만 건의 충돌사고와 71,000건의 부상은 졸음운전이 원인이었다. 2015년에 미국에서 1,500명이 사망하고, 그 손실은 140억 달러에 달한다.[7]

수면이 부족한 캠퍼스: 피곤하고 녹초가 된 학생들

대학생들은 특히 수면 문제에 취약한 것 같다. 최근 미국 건강협회(American College Health Association)가 실시한 설문조사에 따르

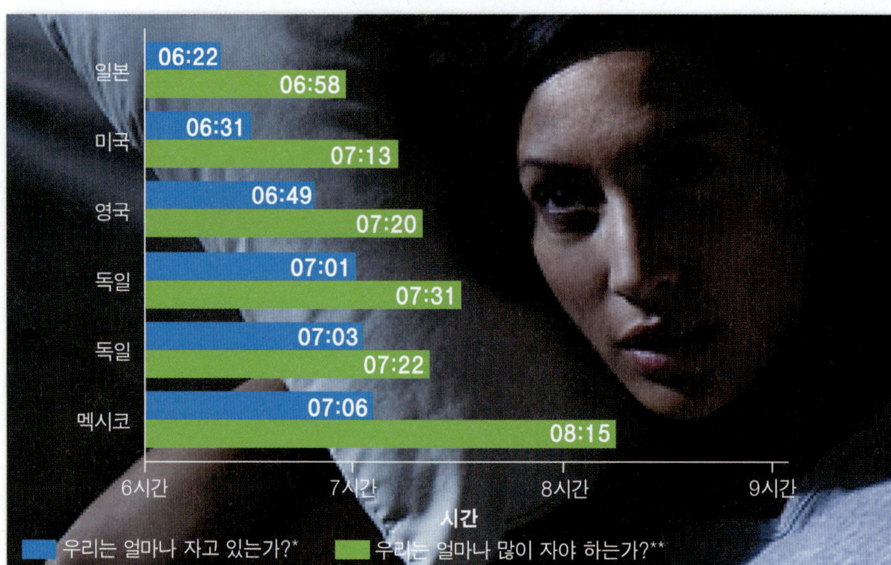
일본
06:22
06:58
미국
06:31
07:13
영국
06:49
07:20
독일
07:01
07:31
독일
07:03
07:22
멕시코
07:06
08:15
6시간
7시간
8시간
9시간
시간
우리는 얼마나 자고 있는가?*
우리는 얼마나 많이 자야 하는가?**

*근무일을 나타낸다. 모든 사람들이 주말에 평균보다 45분 이상 더 잤다.
**응답자가 다음날 (자신이 보고한) 최선을 다해 기능을 수행하는 데 필요한 시간을 나타낸다.

그림 4.1 국가별 수면 통계

Source: Data from National Sleep Foundation, *2013 International Sleep Poll: Summary of Findings*(Arlington, VA: National Sleep Foundation, 2014), Available at http://sleepfoundation.org/sites/default/files /RPT495a.pdf.

면, 학생 중 10.6%만이 충분한 수면을 취한다고 보고했다.[8] 학생의 거의 63%가 7일 중 3일은 졸리거나 피곤하다고 말한다.[9] 18~29세 학생의 61%는 종종 늦게까지 깨어 있고 일찍 일어난다고 말한다.[10] 그들은 또한 지난주에 수면의 양과 질이 약간의 문제(26%), 큰 문제(13.3%), 또는 매우 큰 문제(5.5%)였다고 보고했다.[11] 수면 결핍은 학업 성취도 저하, 체중 증가, 알코올 남용 증가, 사고, 학생 문제, 주간 졸음, 관계 문제, 우울증 등과 관련이 있다.[12] 수면 문제를 보고한 학생들은 많았지만 5% 미만의 학생들이 불면증 치료를 원했고, 단지 2%만이 기타 수면 문제에 대한 치료를 모색했다.[13] 분명 미국의 캠퍼스들은 수면에 관한 자료들과 지원되는 서비스들을 쉽게 접근할 수 있다는 인식을 더 높일 수 있다.

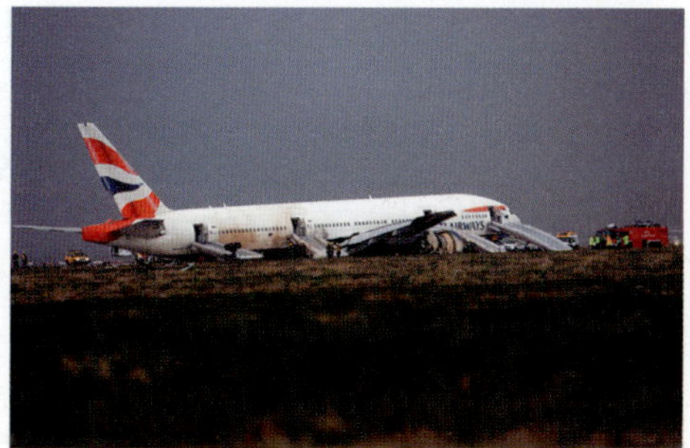

많은 주요 교통 및 산업 재해는 교대 근무자 또는 만성 수면박탈로 고통받는 사람들 사이에서 발생한다.

졸음운전으로 인한
모든 충돌 사고의 20%는 치명적이며
수면이 적을수록 위험이 커진다.

미국 인구의 약 20%는 **과도한 주간 졸음**(excessive daytime sleepiness) 또는 **과도한 졸음**(excessive sleepiness)으로 알려진 상태에 처해 있다—이는 지속적인 나른함, 피로감과 함께 사람들이 부적절한 시간에 졸음을 일으키고, 삶의 질을 방해할 수 있다.[14] 16~24세 사이의 성인들은 40~59세 사이의 성인들보다 사고가 났을 당시에 졸릴 가능성이 2배로 높으며, 평소에도 낮에 졸 가능성이 높다(표 4.1 참고).[15] 임상적 측면에서 볼 때, **특발성 과다수면**(primary idiopathic hypersomnia)은 기면증이 없는 과도한 주간 졸음이나 다른 수면장애와 관련된 특징으로 나타난다.[16]

우리는 왜 그렇게 잠이 부족한가?

몇 가지 요인이 수면박탈로 이어질 수 있다.

- **교대 근무.** 하루에서 다음날로 바뀌는 교대 근무와 9시부터 5시까지의 정상적인 근무 일정을 벗어난 교대 근무는 생체 시계를 방해하여 불면증 및 기타 여러 가지 문제를 가져올 수 있다.[17] 만성 불면증 및 생체 시계의 중단으로 작업 중 많은 오류가 발생할 수 있다. 실제로 졸린 근로자는 충분한 수면을 취하는 사람들보다 사고에 연루될 확률이 70% 이상 더 높다.[18] 일부 열차 충돌, 크루즈 선박 충돌 및 기타 심각한 사고가 수면과 관련이 있는 것으로 나타난다. 졸음운전은 주요 공중 보건 문제이며, 특히 적절한 수면을 취하지 않고 일상적으로 운전을 하는 950만 명의 교대 근무자에게 영향을 주고, 교대 근무를 마친 후 30분 이내에 사고 위험이 훨씬 더 높은 것으로 나타난다.[19] 잠이 부족하거나 졸린 근로자는 우울증에 빠지거나 일자리를 놓칠 가능성이 있으며, 현장 사고와 근로자 보상 청구를 증가시켰다.[20]
- **장거리 운전.** 치명적인 트럭 충돌의 65%는 장거리 트럭을 포함한다. 4명의 트럭 운전자 중 1명 이상이 지난달 운전대를 붙잡고 잠이 들었다고 보고한다. 장거리 운전자의 2/3 이상이 비만이며, 많은 사람들이 수면무호흡을 앓고 있다. 수면박탈은 트럭 운전자, 특히 주당 60시간 이상 상업적으로 운전하고 혼자 운전하는 사람들에게 일반적이다.[21]
- **마약과 약물.** 경고 라벨에 명시된 바와 같이 많은 처방의약품 및 일반의약품이 일부 불법 약물과 마찬가지로 과도한 졸음을 유발할 수 있다. 항히스타민제, 불안치료제, 파킨슨병 치료제, 항우울제, 특정 혈압 및 항구토제, 근육이완제, 알코올 및 마리화나가 주요 원인이다.

과도한 주간 졸음 또는 과도한 졸음(excessive daytime sleepiness or excessive sleepiness) 보통 사람들이 깨어 있는 시간에 자야 된다고 강하게 느끼는 지속적인 나른함과 피로감.

특발성 과다수면(primary idiopathic hypersomnia) 기면증 또는 그 외의 수면장애 없이 평소에 잠을 너무 많이 자는 것.

4,110억 달러는 수면 부족이 낮은 생산성
또는 병가를 통해 매년 미국인들에게
비용을 지불할 수 있는 금액이다.

표 4.1 | 12개 주에서 선택된 수면 행동을 보고하는 성인

연령	지난달 적어도 한 번 이상 의도치 않게 낮 동안 잠이 들었다	지난달 운전을 하는 도중에 졸거나 잠이 들었다
18~25	43.7%	4.5%
25~35	36.1%	7.2%
35~45	34.0%	5.7%
45~55	35.3%	3.9%
55~65	36.5%	3.1%
>65	44.6%	2.0%

Source: Centers for Disease Control and Prevention, "Insufficient Sleep is a Public Health Problem," September 3, 2015, www.cdc.gov/features/dssleep.

- **고통.** 과도한 통증으로 밤새도록 몸부림친 이들은 통증 완화를 위해 과도한 양의 진통제를 사용하므로 하루 동안 수백만 명의 사람들이 졸린 느낌을 받을 수 있다. 만성 또는 급성 통증을 경험하는 사람들은 스트레스 수준이 높을수록 삶의 질이 악화되고, 우울증이 심하며, 신체적 및 정신적 건강 문제가 더 많이 나타날 수 있다. 지나친 소음, 너무 밝은 조명, 높고 낮은 실내 온도, 불편한 잠자리 같은 열악한 환경 조건이 불면증을 초래할 수 있다.[22]
- **수면 습관.** 침실에 향초를 피워놓기, 잠자기 직전의 운동, 스마트폰이나 태블릿의 장시간 사용은 과도한 졸음을 유발할 수 있다. 장시간 화면 시청 시 부작용에 대한 자세한 내용은 '기술과 건강'을 참고하라.
- **성별.** 남성과 여성은 같은 수면을 필요로 하지만, 평생 동안 다른 수면에 직면한다. 여성은 남성보다 수면장애가 2배나 많으며 이는 호르몬 요인, 임신, 폐경, 불안 및 우울증과 같은 신체적 문제에 의한 것으로 추정된다.[23] 여성은 불면증에 직면할 가능성이 높고, 특히 중년과 후년에 호르몬이 극적으로 변화할 수 있다. 에스트로겐은 온도 조절뿐만 아니라 잠드는 데 걸리는 시간, 수면의 안정, 수면 시간에 영향을 미친다. 에스트로겐 수치의 변화는 수면을 방해하고 어려움을 겪을 수 있다. 테스토스테론 수치는 남녀 모두에서 변동되며, 일반적으로 수면 중 밤에는 증가하고 낮에는 감소한다. 테스토스테론 수치가 낮으면, 성적 활동에 더 많은 영향을 미칠 수 있는데, 이는 만성 피로와 성에 대한 무관심으로 이어질 수 있다. 또한 낮은 테스토스테론 수치는 수면무호흡 및 심혈관질환의 위험을 증가시킬 수 있다. 남성은 코골이 및 수면무호흡과 같은 수면호흡장애으로 인해 어려움을 겪을 가능성이 높고, 이는 심혈관질환 및 기타 다양한 건강 문제의 위험을 높인다. 남성은 수면호흡장애의 위험이 더 높지만, 수면 문제에 대한 도움을 구하기 어렵고, 종종 인생의 후반기에 예방될 수 있는 상태로 진단된다.[24]
- **수면장애.** 하루주기리듬(circadian rhythm)의 모든 만성적인 혼란은 정신병, 심혈관계, 대사성 및 호르몬질환에 대한 주요 위험을 초래할 수 있으며, 사회 건강, 관계 및 정서적 건강에 광범위한 영향을 미칠 수 있다. 또한 과도한 주간 졸음은 인지 기능과 전문적인 효율성에 영향을 미칠 수 있으며, 사고를 증가시키고, 직간접적으로 건강관리 비용에 상당한 영향을 미친다.

LO 2 수면의 중요성

우리가 수면을 필요로 하는 이유와 건강에 대한 잠재적인 신체적, 정서적 및 사회적 안전 위협을 포함하여 충분한 수면을 취하지 않으면 어떻게 되는지 설명하시오.

낮 시간이 충분하지 않으면, 수면 시간이 짧아질 수 있다. 미국인들은 잠을 적게 자면서 기능을 발휘하기 때문에 수면 권장량이 반드시 필요한 것은 아니라고 결론 내릴 수도 있다. 사실 전반적인 건강과 일상생활에 필요한 적절한 수면의 중요성에 대한 증거는 날마다 증가하고 있다. 수면은 신체 건강을 유지하고 효과적으로 기능하는 데 영향을 미치며 여러 면에서 지적, 사회적, 정서적 및 심리적 건강을 향상시킨다.

- **수면은 신체적, 정신적 기능을 정상 수준으로 회복시킨다.** 잠자는 동안 특정 회복용 화학물질이 방출된다. 수면 중에 뇌가 일상의 미세한 특징을 제거하고 학습이 합성되며 기억이 통합된다는 증거도 있다.
- **수면은 신체 에너지를 보존한다.** 수면 시에는 평소 체온보다 0.5℃ 정도 낮아지고, 대사활동 수준도 감소시킨다. 이것은 깨어있는 시간 동안 활동을 수행하는 데 더 많은 에너지를 남긴다.
- **수면은 인생의 어려움에 대처하는 데 도움이 된다.** 수면은 당신을 상쾌하게 한다. 그것은 인지, 생리 및 감정적 과정과 자율 기능을 통합하는 데 도움이 된다. 좋은 휴식을 취한 사람들은 더 행복해지고, 삶에서 더 활기를 띠며, 수면이 결핍된 사람들보다 더 긍정적인 시각을 보이는 경향이 있다. 충분한 휴식을 취하는 사람들은 또한 자신의 감정을 통제하고 보다 긍정적인 사회적 상호작용을 할 가능성이 더 높다.[26]

수면과 건강

수면은 대부분의 신체 체계에 유익한 영향을 미친다. 즉, 지속적으로 숙면을 취하지 못하면, 신체가 제대로 기능하지 않으며 다양한 건강 문제에 더 취약해진다.[27] 연구자들은 수면의 신체적 이점을 탐색하기 시작했다. 다음은 이러한 신체적 이점에 대한 간략한 요약이다.

- **수면은 면역체계를 유지하는 데 도움이 된다.** 일반적인 감기, 인두염(strep throat), 독감, 단핵구증, 감기에 걸리는 염증 및 다양한 질병은 면역체계가 침체될 때 발생하기 쉽다. 충분한 수면을 취하지 않으면, 신체의 면역 반응이 약해진다. 쌍둥이 연구는 습관적으로 잠을 자지 못한 성인이 보통 감기, 염증 반응 및 습관적으로 야간 권장 시간에 수면을 취했던 쌍둥이보다 다른 질병에 훨씬 더 민감하다는 강력한 증거를 제시했다.[28] 다른 연구에 따르면, 수면 교란, 특히 하루주기리듬이 반복적으로 교란될 때 전반적인 면역 기능이 방해를 받는다.[29] 이와는 대조적으로 청소년은 밤에 9시간 이상 자면, 면역 기능의 지표가 향상된다.[30]
- **수면은 심혈관질환의 위험을 줄이는 데 도움이 된다.** 최근의 몇몇 연구는 수면 시간과 만성 염증의 연관성, 관상동맥질환의 위험 증가, 뇌졸중, 고혈압, 대사증후군, 비만 및 고밀도 지단백질(HDL-cholesterol, '좋은 콜레스테롤') 수치의 감소와 콜레스테롤 대사 및 기타 심혈관계 위험의 증가를 초래한다.[31] 수면무호흡과 야간

기술과 건강

기술이 우리의 수면에 미치는 영향

스트리밍(streaming)보다는 꿈을 꾸어야 하는 이유

만약 당신이 침대에서 잠을 자다가 TV를 켜고 몇 시간 동안 깨어 있는 자신을 발견한다면, 당신은 혼자가 아니다. 당신이 졸기 쉬운 경향이 있거나 강사의 강좌에 집중할 수 없다는 것을 알게 되면 놀랄 필요가 없다. 바깥세상에서 어떤 일이 벌어지고 있는지를 보기 위해 끊임없이 스마트폰으로 눈을 돌리고 있을 때, 당신은 많은 동료와 같을 수 있다. 강사가 강의를 하는 동안 Cyberloafing(근무자가 근무 시간에 인터넷으로 시간을 보내거나 개인적인 것을 하기 위해 컴퓨터를 사용하는 것)이 점점 더 보편화된다. 최근 연구에 따르면, 대학생들은 메모를 하는 대신 일반 수업이나 문자 메시지, 전자 메일, 또는 페이스북에 게시하는 동안 디지털기기, 특히 스마트폰을 거의 12번 확인하면서 그 어느 때보다 산만해졌다. 실제로 학생들의 약 3%만이 강의 중에 전자기기를 들여다보지 않는다. 대학생들은 특별하지 않다. 미국의 평균적인 사람은 주어진 시간에 거의 4개의 연결된 기기를 사용한다. 16~24세 사이에서 가장 기기를 많이 사용하는 경향이 있지만, 25~44세 사이의 연령층은 가장 많은 기기들을 소유한다. 우리는 머리에서 몇 인치 떨어진 곳에 휴대전화를 두고 자고, 자야 할 시간에도 문자를 확인하며, 일어나자마자 휴대전화를 찾는다. 수면장애는 끊이지 않는 연결 상태를 유지할 필요의 결과 중 하나이다. 우리의 수면, 건강 및 학업 성공에 잠재적으로 위험한 '연결'에 지나치게 많은 시간을 소비하는 이유는 무엇인가? 수많은 연구 결과에 따르면, 기술은 여러 면에서 우리의 건강에 영향을 미칠 수 있다.

- 빛, 특히 대부분의 전자기기 및 가정에서 볼 수 있는 LED 화면의 청색광은 두뇌에게 낮이라고 가르키며 깨운다. 특히 우리가 잠자리에 들 준비가 되면, 이 빛은 멜라토닌을 억제할 수 있다. 멜라토닌은 당신이 잠을 자고 잠들 수 있도록 돕는 호르몬이다. 화면 크기, 화면의 근접성 및 켜져 있는 기기의 수는 모두 모닝콜의 중요성에 영향을 미친다. 장기적인 멜라토닌 부족은 제2형 당뇨병, 심장부정맥, 편두통 및 기타 여러 문제에 대한 위험을 증가시킬 뿐만 아니라 깨어 있을 때 좀비처럼 느끼게 한다.
- 연결되면 속도가 느려질 때와 같이 뇌를 연결하고 자극할 수 있다. 늦은 시간에 혼란스러운 문자나 이메일을 받은 적이 있는 사람이라면, 의사소통이 당신의 각성에 주요 영향을 미칠 수 있음을 알려준다. 또한 늦은 밤에 노트북이나 태블릿을 사용하거나 침대에 누워 지난주에 읽었어야 하는 장을 보는 것은 침대를 수면보다는 일과 연관시키는 행동 양식을 만들어낼 수 있다. 오후 10시까지 TV를 끄고, 침실에서 일을 하지 마라. 정해진 시간이 지나면 휴대전화를 무음으로 설정하고 어떤 이유로든 밤에 로그인하지 마라.

수면과 건강에 대한 청색광의 멜라토닌 배출 효과를 피하고 건강한 수면 환경을 조성하는 몇 가지 방법이 있다.

- 이상적인 경우에는 침실에 TV, 컴퓨터, 또는 노트북을 설치하지 않아야 한다. 방 안에 기기가 있어야 하는 경우, 작은 화면을 사용하고 시야와 멀리 떨어진 곳에 두어라. 취침 시간대로 화면을 어둡게 하고 LED 조명을 꺼라.
- 해질 무렵 폭력적인 비디오 게임이나 친구들과의 심도 깊은 토론을 하지 마라. 수면을 위한 준비로 음악을 클래식이나 찬양으로 바꿔라.
- 안경이나 선글라스를 구입할 때는 안경이 주문됨에 따라 청색광으로부터 보호 장치를 구입하라. 처방전의 청색광 차단제를 구입할 수없는 경우, 청색광을 차단하는 호박색의 안경을 구입하라.
- 어두운 곳에서 1시간 또는 2시간의 화면 시간만 허용하라. 좋아하는 프로그램을 녹화하고 낮에는 침실에서 시청하지 마라.

Sources: L. Rosen et al., "Sleeping with Technology: Cognitive, Affective, and Technology Usage Predictors of Sleep Problems among College Students," *Sleep Health* 2, no. 1 (2016): 49-56; S. Gokcearslan et al., "Modeling Smartphone Addiction: The Role of Smartphone Usage, Selfregulation, General Self-efficacy and Cyberloafing in University Students," *Computers in Human Behavior* 63 (2016): 639-49; F. Yilmaz, "Cyberloafing as a Barrier to the Successful Integration of Information and Communication Technologies into Teaching and Learning Environments," *Computers in Human Behavior* 45 (2015): 290-98; C Buckle, "Digital Consumers Own 3.64 Connected Devices," Global Webindex, February 18, 2016, https://www.globalwebindex.net/blog/digital-consumers-own-3.64-connected-devices; C. Czeisler et al., "Problems Associated with Use of Mobile Devices in the Sleep Environment—Streaming Instead of Dreaming," *JAMA Pediatrics* 170, no. 12 (2016):1146-47; M. Grandner et al., "The Use of Technology at Night: Impact on Sleep and Health," *Journal of Clinical Sleep Medicine* 9, no. 12 (2013) :1301-02; B. McCoy, "Digital Distractions in the Classroom Phase II: Student Classroom Use of Digital Devices for Non Class-related Activity," *Journal of Media Education* 7, no. 11 (2016): 5-11.

산소 부족을 앓고 있는 사람들 중에서 자율신경계장애, 심장부정맥 및 심부전 위험은 모든 연령층에서 극적으로 증가한다.[32] 새로운 연구는 단기간 수면과 심혈관질환의 발생 및/또는 사망의 위험이 증가한다는 강력한 연관성을 지적하고 있다.[33]

- **수면은 건강한 신진대사에 기여한다.** 신체 세포의 화학 반응은 음식물을 분해하고 신체가 필요로 하는 화합물을 합성한다. 이러한 모든 반응의 합을 신진대사라고 한다. 최근 연구에 따르면, 수면은 건강한 신진대사와 체중 조절에 도움이 된다고 한다. 실제로 밤에 5시간 미만으로 자는 사람은 밤에 7~8시간 자는 사람보다 비만이 발생할 위험이 40% 더 높다.[34] 더 적은 수면을 취하는 것은 특히 고지방, 고단백 식품을 더 많이 섭취하고, 운동을 적게 하는 것과 관련이 있다.[35]
- **짧은 수면은 제2형 당뇨병의 위험을 증가시킨다.** 수면 결핍, 특히 수면무호흡과 같은 수면장애는 제2형 당뇨병의 위험을 증가시킬 수 있다는 증거가 있다.[36]
- **수면은 남성의 생식 건강에 영향을 줄 수 있다.** 성적 관심과 성생활에 관한 문제는 피곤한 사람들에게 공통적인 문제이지만, 새로운 연구에 따르면 수면박탈은 남성들이 생각하는 것보다 그들에게 더 큰 영향을 미칠 수 있다고 한다. 만성 수면 결핍으로 고통받는 젊은 남성은 더 높은 수면 수준을 가진 남성보다 정액의 질이 낮고, 정자 운동성이 감소하며, 고환 크기가 더 작은 것으로 나타났다. 여성에서는 수태와 전반적인 임신에 대한 문제를 증가시켰다.[37] 이러한 문제들에 기여하는 메커니즘을 결정하기 위해서는 더 많은 연구가 필요하다.

■ **수면은 신경/정신/인지 기능에 기여한다.** 수면을 제한하면 주의력 결핍, 기억력이 저하되거나, 인지 기능 및 집중력 저하 등 광범위한 신경학적 문제를 일으킬 수 있다.[38] 대학생들을 대상으로 한 연구는 시험을 잘 보거나 생산적이기를 원한다면 밤을 새우는 것이 나쁜 생각이라는 것을 지속적으로 보여준다. 작업 전후의 수면은 수행 능력을 향상시키고, 기억 통합 및 유지에 중요하다.[39] 오리건 보건과학대학교(Oregon Health and Science University)의 새로운 연구에 따르면, 만성적인 수면 부족은 조기 치매로 이어지고, 알츠하이머병(Alzheimer's disease)의 발병 단계를 초래할 수 있음을 나타낸다. 뇌의 자기공명영상(MRI) 촬영을 기반으로, 그들은 깊은 수면 중에 뇌가 독소를 제거하기 위해 작동하고 있다고 가정한다. 깨어 있는 사람은 뇌가 다른 활동으로 바쁘고, 문제를 일으키는 독소가 증가할 수 있다.[40] 여러 연구에 따르면, 만성적인 수면 부족이 기억력에 영향을 미칠 수 있다. 부족한 수면은 또한 우울증, 불안 및 담배 사용(흡연)의 주요한 요인이다. 부족한 수면은 다양한 사회적, 정서적 및 신체적 건강의 위험을 악화시킬 수 있다.[41]

■ **수면은 운동 기능을 향상시킨다.** 수면은 또한 운동 기능, 즉 농구공 던지기, 악기 연주, 또는 자동차 운전과 같은 작업을 수행하는 기능에 회복 효과를 준다. 운동 기능은 다른 사람들 사이에서 수명이 다할 때까지 수면의 영향을 받는다.[42] 일부 연구자들은 수면 시간이 4~5시간 이하인 운전자들이 7시간의 수면 시간을 권장 받은 운전자들의 4배에 달하는 차량 충돌 비율을 가진다고 주장한다. 음주운전을 하는 사람들의 충돌 비율과 비슷하다.[43] 실제로 권장되는 7~8시간 대신 5~6시간의 수면을 취하는 운전자들은 충돌 위험이 2배가 넘는다. 작년에 35,000명이 넘는 사람들이 자동차 사고로 사망했다. 최근 사망한 사람 중 7~20%는 졸음운전을 한 것으로 여겨진다.[44] 최근의 설문조사에 따르면, 지난 한 달 동안 운전자의 약 1/3이 눈을 뜨기 힘들 정도로 졸린 상태에서 운전을 했다고 한다.[45] 지난 한 해 동안 26세가 졸음운전을 할 가능성이 가장 높은 연령 집단이라도 보고되고, 모든 연령대의 남성이 여성보다 더 많은 졸음운전을 한다.[46]

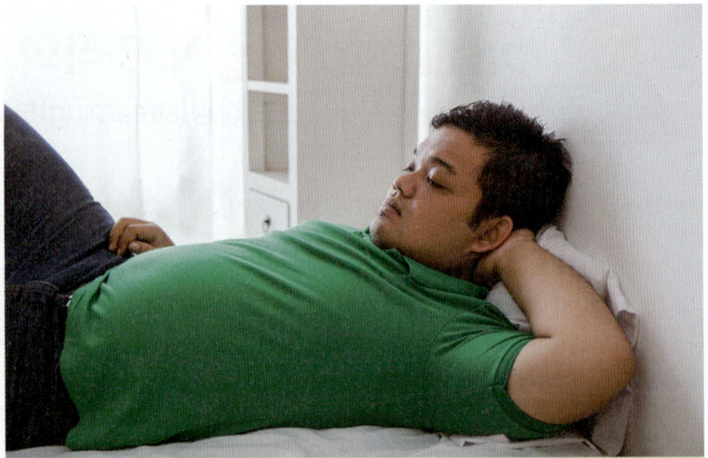
비만은 당뇨병과 관련된 과도한 주간 졸음뿐만 아니라 다양한 수면장애의 주요 위험 요인이다.

■ **수면은 스트레스 관리와 정신 건강에 중요한 역할을 한다.** 수면과 스트레스의 관계는 매우 복잡하다. 스트레스는 수면 문제를 유발하거나 기여할 수 있으며, 수면 문제는 스트레스 수준을 높이거나 낮출 수 있다. 우울증과 불안장애도 마찬가지이다. 수면의 질이 저하되거나 부족하면 이러한 장애가 유발될 수 있지만, 이로 인한 일반적인 증상의 결과이기도 하다. 만성 불면증을 앓고 있는 사람들은 우울증에 걸릴 위험이 2배 이상 높다.[47]

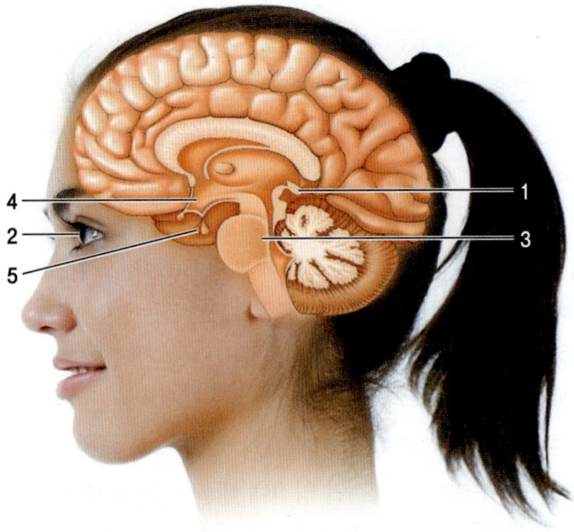

1. 솔방울샘(송과체, pineal body)
빛이 희미해지고 해가 질 때 졸음을 유발하는 호르몬인 멜라토닌을 방출하도록 한다. 하루 동안 솔방울샘은 활동하지 않으며 당신은 깨어 있게 된다.

2. 망막(retina)
빛은 망막을 통해 이동하고, 멜라토닌의 조절을 유발하여 햇빛에서 멜라토닌의 생산을 느리게 하며, 어둠 속에서도 이를 촉진하여 수면 주기를 조절한다.

3. 다리뇌(뇌교, pons)
뇌의 가장 작은 영역 중 하나인 다리뇌는 주요 메시지 송신기이며, 우리의 수면 각성 주기에서 일어나는 일의 상당 부분을 담당한다. 방해가 없을 때 다리뇌는 렘수면에 들어가도록 도와주며 숙면을 유지할 수 있게 해준다.

4. 시상하부(hypothalamus)
하루주기리듬을 조절하는 신체 시계 역할과 함께 시상하부는 솔방울샘을 자극하여 멜라토닌을 분비한다.

5. 뇌하수체(pituitary gland)
시상하부에 의해 자극을 받은 후 뇌하수체가 호르몬을 분비하여 조직에 영향을 미친다. 특히, 성장호르몬은 몸에 마모된 조직을 고치도록 신호를 보낸다.

그림 4.2 수면과 뇌.

LO 3 | 수면 과정

2단계 모형, 하루주기리듬 및 수면 상태와 깨어 있는 상태의 주기를 포함한 수면 과정과 그들이 어떻게 일하는지 살펴보고 편안한 수면을 취하는 것의 중요성을 설명하시오.

2개 이상의 시간대를 횡단한 비행을 한 적이 있다면, 시차를 경험했을 것이다. 몸의 '내부 시계'가 목적지에서 낮과 어둠의 시간과 일치하지 않는다는 느낌이다. 시차로 인한 피로감은 새로운 주간/야간 패턴으로 하루 24시간 생체 시계를 방해하여 하루 종일 자거나 깨어 있고, 습관적인 행동을 하는 데 익숙해져서 발생한다. **하루주기리듬**(circadian rhythm)으로 알려진 이 주기는 신경세포, 단백질 및 유전자의 활동을 조정하는 마스터 시계에 의해 통제된다. 뇌의 시상하부와 작은 샘은 솔방울샘(송과체)이라고 불리며, **멜라토닌**(melatonin)이라고 부르는 졸음 유발 호르몬을 생성하는 역할을 한다.[48] 수면과 관련된 뇌 구조에 대해서는 그림 4.2를 참고하라.

수면의 단계와 주기

인간은 하루 24시간 중 약 1/3을 자는 것이 좋다. 수면 연구자들은 일반적으로 두 가지 주요 수면 단계를 구별한다. **렘수면**(REM sleep) 중에는 빠른눈운동과 꿈을 꾸고, 뇌파 활동은 깨어 있을 때와 유사하게 나타난다. 반대로 **비렘수면**[Non-REM(NREM) sleep]은 빠른눈운동을 포함하지 않는 둔한 뇌 활동으로 편안한 수면의 기간이다. 밤에는 비렘수면과 렘수면을 번갈아 가며 90분마다 한 번씩 전체 주기를 반복한다.[49] 전반적으로 비렘수면에서 매일 밤 약 75%, 렘수면에서 25%를 소비한다(그림 4.3).

비렘수면은 회복적이다

비렘수면 중에 몸은 휴식을 취한다. 체온과 에너지 사용이 모두 떨어진다. 감각이 둔해지고 뇌파, 심박수 및 호흡이 느려진다. 대조적으로 소화 과정은 가속화되고, 몸은 영양소를 저장한다. 서파수면(slow-wave sleep)이라고도 하는 비렘수면 중에는 일반적으로 꿈을 꾸지 않는다. 비렘수면의 4가지 단계는 두뇌의 전기적 활동을 감지하는 뇌파도(electroencephalogram, EEG)에서 볼 수 있는 특징적인 뇌파 패턴으로 구별된다.

하루주기리듬(circadian rhythm) 평소에 잠을 자고 일어나고 습관적인 행동을 하는 데 익숙해진 24시간 주기.

멜라토닌(melatonin) 수면의 주기에 영향을 주며 졸음을 유발하는 호르몬.

렘수면(REM sleep) 이 수면 단계에서 빠른눈운동을 하고 꿈을 꾼다. 뇌파 활동은 깨어 있을 때와 유사하게 나타난다.

비렘수면[Non-REM(NREM) sleep] 빠른 눈운동을 포함하지 않는 둔한 뇌 활동으로 편안한 수면을 가질 때의 기간.

1단계는 가장 가벼운 수면 단계로 몇 분만 지속되며 깨어 있는 것과 자는 것의 전환이 수반된다. 두뇌는 세타파(느린 뇌파)를 생성하기 시작하고, 당신은 빠르고 삐걱거리는 근육 반응으로 떨어지는 느낌을 경험할 수 있다. 2단계에서는 눈을 감고 신체 움직임이 느려지고 환경에서 벗어난다. 3단계와 4단계에서 뇌는 느려지고 큰 진폭의 델타파를 생성한다. 혈압이 떨어지고 심장박동과 호흡이 상당히 느려지며 깊은 잠에 빠지게 된다. 시상하부는 뇌하수체를 자극하여 호르몬을 분비하여 조직에 영향을 미친다. 특히, 성장호르몬은 몸에 마모된 조직을 고치도록 신호를 보낸다. 말하기와 운동은 최종 단계에서 거의 발생하지 않는다. (그러나 일부 사람들은 이 단계에서 수면, 요리, 청소, 또는 운전을 하는 경우가 있다.)

렘수면은 활기를 준다

꿈은 주로 렘수면 중에 일어난다. 뇌파도에서 렘수면자의 뇌파 활동은 깨어 있는 사람의 것과 거의 구별할 수 없으며, 뇌의 에너지 사용은 어려운 수학 문제를 수행하는 사람의 에너지 사용보다 높다.[50] 뇌의 가장 작은 영역 중 하나인 다리뇌(뇌교)는 두뇌의 주요 메시지 송신기이며, 수면 각성 주기(sleep-wake cycle)에서 일어나는 일의 상당 부분을 담당한다. 방해가 없을 때 다리뇌는 렘수면에 들어가도록 도

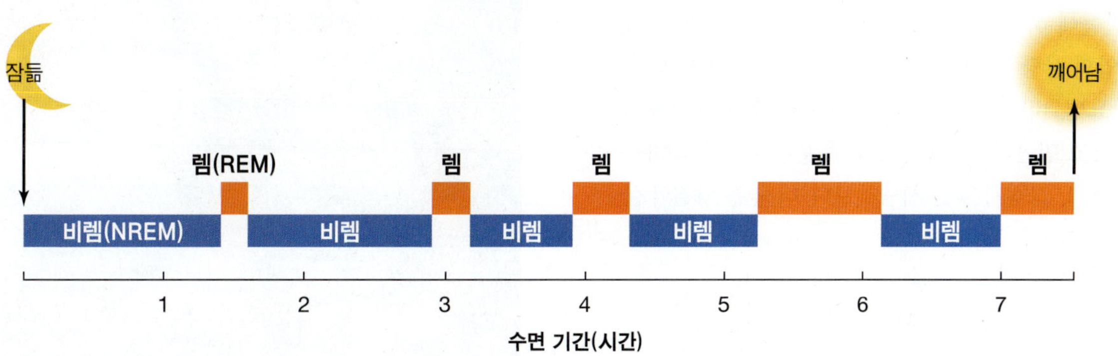

그림 4.3 야간 수면 주기. 수면 시간이 길어지면 두뇌가 렘수면에서 더 많은 시간을 보낸다. 따라서 너무 적은 시간 동안 자는 것은 본질적으로 렘수면을 벗어나는 것을 의미할 수 있다.

와주며 숙면을 유지할 수 있게 해준다. 당신은 암벽 등반을 꿈꾸지만, 당신의 몸은 움직일 수 없다. 거의 유일한 예외는 호흡 근육을 호흡할 수 있게 해주고, 눈의 작은 근육은 눈을 빠르게 움직이는 것처럼 꿈의 시나리오를 따르는 것이다. 이 빠른눈운동은 렘수면이라고 부른다.

연구에 따르면, 서파수면의 깊은 단계가 하루의 정보를 통합하고 정리하는 반면, 렘수면은 통합된 기억을 안정화시킨다는 것이 밝혀졌다.[51] 적절한 서파수면과 렘수면이 없으면, 단기 기억력이 어려움을 겪을 수 있다.

수면 욕구

최근에는 건강한 성인이 매일 밤 얼마나 많이 자는지에 대한 지침을 제공하는 미국의 주요 합의문이 게시되었다. 주요 권장사항은 다음과 같다.[52]

- 성인은 최적의 건강을 증진하기 위해 매일 밤 7시간 이상 자야 한다.
- 정기적으로 밤에 7시간 미만의 수면을 취하면, 건강에 해로운 결과가 발생할 위험이 증가한다.
- 정기적으로 9시간 이상의 수면을 취하는 것은 젊은 성인, 수면 부채로부터 회복하려는 사람들, 그리고 질병으로부터 회복하고 있는 사람들에게 적합할 수 있다. 다른 많은 사람들에게 수면을 취하는 것이 건강 위험과 관련이 있는지 여부는 분명하지 않다.

수면 욕구는 사람마다 다르다. 당신의 성별, 건강 및 생활 방식 또한 신체가 얼마나 쉬어야 하는지에 영향을 미친다. 예를 들어, 여성은 남성보다 더 많은 수면이 필요하다.[53]

수면 패턴이 수명에 걸쳐 변화한다는 것은 가치가 있다. 신생아는 매일 16~18시간의 수면을 필요로 하며, 청소년 및 청년은 밤마다 평균 8~9시간이 필요하며, 성인 평균보다 약간 더 많다. 노인들은 건강 상태, 통증 및 화장실 사용 빈도 증가로 인해 야간 휴식 시간이 줄어들어 수면장애를 경험할 수 있다.[54]

젊은 성인을 대상으로 한 최근 연구 결과는 짧은 수면 주기가 긴 수면 주기를 가진 사람들에 비해 스트레스가 많은 자극에 노출된 후에 심박수와 이완기 혈압의 상당한 연장을 가져온다는 것을 나타낸다.[55] 많은 과학자들은 당뇨병, 비만 및 기타 대사장애가 생체 시계 활동과 관련이 있을 수도 있다고 믿는다.[56] 일반적으로 충분한 수면을 취하는 사람들은 오랫동안 살고, 그렇지 않은 사람들보다 더 좋은 양질의 삶을 누린다.[57]

수면 부채(sleep debt) 주어진 시간에 개인이 필요로 하는 수면 시간과 실제로 잠을 자는 시간의 차이.

수면 부채

신체의 생리적인 욕구 이외에 현재의 **수면 부채**(sleep debt)를 고려하라. 그것은 당신에게 부족한 총 수면 시간을 의미한다. 지난주 월요일 밤부터 목요일까지 4~5시간 동안 수면을 관리했다고 가정해보자. 심지어 금요일 밤부터 일요일까지 7~8시간일지라도, 해결되지 않은 8~12시간의 수면 부채는 당신이 주를 다시 시작할 때 피곤하고 잠이 덜 깼다고 느끼게 한다. 연구 결과는 수일 동안 수면 부족이 누적되면, 졸릴 뿐만 아니라 다양한 활동을 수행하는 데 영향을 미치고, 염증을 유발하며, 면역체계에 부정적인 영향을 줄 수 있다는 것을 지속적으로 보여준다. 만성 수면 부채를 가진 사람들은 보통 감기나 다른 질병을 앓을 위험이 최대 4배가 될 수 있다.[58]

주말에 수면을 취함으로써 잃어버린 수면을 해결할 수 있는가? 어떤 연구는 당신이 그것에 대해 현명하게 가면 따라잡을 수 있음을 보여준다. 따라잡으려는 시도는 당신이 더 넓은 깨어남을 느끼게 할 뿐만 아니라 눈가의 다크서클을 줄인다. 그것은 또한 수면이 부족한 동안 스트레스와 상승되었던 코티솔(cortisol) 수치를 감소시킬 수 있다. 반대로 잠을 보충하지 않으면, 당신의 수행 수준에 큰 차이를 만들지 않으며, 기능을 회복시키지 않고, 하루주기리듬을 혼란시킬 것이다. 일주일 내내 건강한 수면을 취할 수 있도록 좋은 수면 위생을 설정하는 것이 가장 좋다.[59]

어떻게 생각하는가?

매일 밤 7~8시간의 수면을 취하는 것이 어려운가?

- 당신이 놓친 잠을 따라잡을 수 있다고 생각하는가? 수면 부채를 없애는 가장 좋은 방법은 무엇인가?
- 너무 적은 양의 수면이 당신의 삶에 부정적인 영향을 미칠 수 있음을 알아챘는가?

알고 있는가?

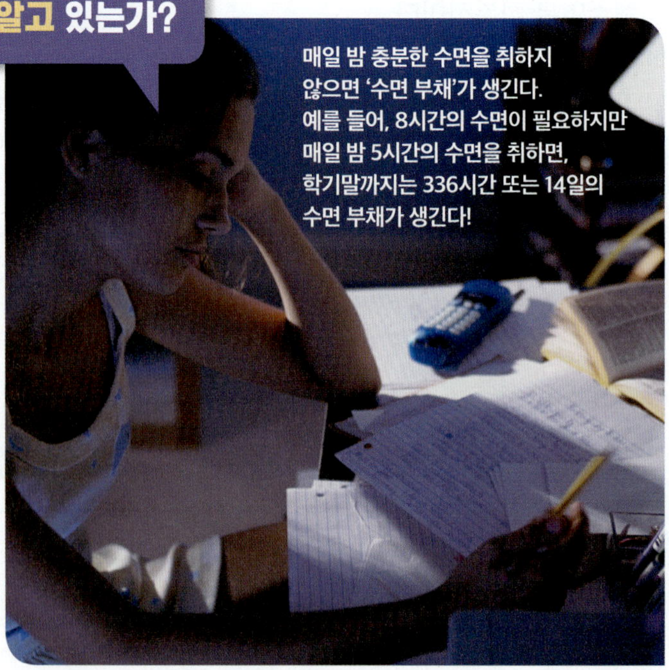

매일 밤 충분한 수면을 취하지 않으면 '수면 부채'가 생긴다. 예를 들어, 8시간의 수면이 필요하지만 매일 밤 5시간의 수면을 취하면, 학기말까지는 336시간 또는 14일의 수면 부채가 생긴다!

낮잠을 자는 것은 좋은 생각인가?

수면 부채, 낮잠으로 갚을 수 있는가? 낮잠은 상당한 수면 부채를 완전히 상쇄할 수는 없지만 기분, 각성 및 수행 능력을 향상시킬 수 있다. 정기적인 낮잠은 또한 면역 기능을 개선시키고 감염을 예방할 뿐만 아니라 수행 능력을 향상시키고 졸음을 감소시킬 수 있다.[60] 뇌 속의 솔방울샘이 소량의 멜라토닌을 분비하고, 당신의 몸이 그것의 하루주기리듬에서 자연적으로 하강하는 것을 경험할 때, 이른 오후에서 오후 중반까지 낮잠을 자는 것이 가장 좋다. 그날 밤 잠들 수 있는 능력을 방해할 수 있으므로 절대 늦은 오후에 낮잠을 자면 안 된다. 낮잠을 짧게 유지하라. 만약 30분 이상 낮잠을 자면, 인지장애, 비틀거림, 메스꺼움, 방향감각 이상으로 특징지어지는 **수면무력증**(sleep inertia)의 상태를 경험할 수 있다.

'짧은 잠을 자는 사람'

비록 충분한 수면을 취하지 못한 많은 사람들이 그 결과를 겪는다. 아마도 1% 미만의 소규모 그룹이 밤마다 6시간 미만의 수면 시간을 취하는 것으로 보인다. 최근의 연구는 낮/밤 주기의 변화에 영향을 줄 수 있는 가능한 유전자인 *DEC2* 유전자를 지적한다. 이 유전자를 가진 사람은 잠을 거의 자지 않아도 부작용이 거의 없는 것처럼 보인다. 그들은 전형적인 수면 부채의 부정적인 결과를 낳지 않으며, 수면 문학에서 독특한 것으로 간주된다.[61]

LO 4 | 수면장애

위험 요인을 포함하여 수면장애를 예방하고 치료하기 위해 가장 일반적인 수면장애에 대해 논의하시오.

수면장애(sleep disorder, somnipathy 또는 dyssomnia라고도 함)는 수면 패턴에 부정적인 영향을 미치는 의학적 장애이다. 수백만 명의 사람들이 주어진 밤에 충분한 수면을 취하지 못하는 반면, 실제 수면 관련 장애로 고통받는 사람은 7,000만 명에 이른다.[62] 18~29세 사이의 대학생 중 61% 이상이 늦게까지 깨어 있고, 일찍 일어난다고 한다—수면박탈 치료법.[63] 불면증 치료를 받는 대학생의 4% 이상이 불면증 치료를 받았다고 보고했음에도 불구하고, 충분한 수면을 취하려고 할 때 대다수가 스스로 불면증을 극복하려고 한다.[64] 학생 중 거의 2.5%가 불면증 이외의 수면장애를 가졌다고 보고했다.[65] 작년에 거의 29%의 학생들이 외상이나 다루기 힘든 수면장애를 겪었다고 한다.[66] 이 장의 조언을 따른 후에도 여전히 잘 수 없다면 병원을 방문하는 것이 좋다. 진단을 돕기 위해 그림 4.4와 같은 수면 일기를 유지하도록 요청받을 것이다. 당신은 또한 하룻밤의 임상 **수면 연구**(sleep study)를 위해 수면장애 센터에 의뢰될 수도 있다. 수면 센터에서 잠들어 있을 때 센서와 전극은 수면 전문가가 검토할 데이터를 기록하며, 환자와 의사는 수면 문제를 진단하고 치료한다.

미국 수면의학회는 80개 이상의 수면장애를 확인한다. 성인에게 가장 흔한 장애는 불면증, 수면무호흡, 하지불안증후군 및 기면증이다.

> **수면무력증(sleep inertia)** 짧은 수면 또는 너무 긴 낮잠으로 인하여 인지장애, 비틀거림, 메스꺼움 및 방향감각 이상을 경험하는 상태.
>
> **수면장애(sleep disorder, somnipathy 또는 dyssomnia)** 수면 패턴에 부정적인 영향을 미치는 의학적 장애.
>
> **수면 연구(sleep study)** 수면장애 센터에서 잠들어 있는 환자를 모니터링하는 수면의 임상적 평가.
>
> **불면증(insomnia)** 잠드는 것이 어렵고 자는 동안 빈번하게 일어나고 이른 아침에 깨는 수면장애.
>
> **만성 불면증에 대한 인지 행동 치료(cognitive-behavioral therapy for chronic insomnia, CBT-I)** 사람들이 어떠한 생각들과 감정들이 자신들의 행동에 영향을 주는지를 더 잘 이해하도록 돕고 수면을 방해하는 습관들을 개선하는 치료.

불면증

불면증(insomnia)—잠들기 어려움, 수면 중 빈번한 각성 또는 이른 아침 각성—은 가장 흔한 수면에 대한 증상이다. 18~29세 사이의 젊은 성인이 가장 많은 불면증을 겪으며 68%가 증상을 호소하고, 종종 우울증, 스트레스 및 불안과 관련된다.[67] 30~64세 사이의 성인(59%)은 평상시 증상을 경험하지만 65세 이상인 사람들의 44%만이 평상시 증상을 나타낸다.[68] 가정에 어린이가 있는 성인들은 어린이가 없는 사람들보다 불면증 증상이 더 많은 것으로 나타난다.[69] 미국인의 약 10~15%는 한 달 이상 지속되는 만성 불면증을 경험했다. 거의 2배나 많은 여성들이 불면증 증상을 경험한다.[70] 비록 21%의 학생들이 수면장애로 학업 성적에 영향을 받고 있으나 5%만이 불면증 치료를 받았다고 보고했다.[71]

불면증의 증상 및 원인

불면증의 증상은 수면장애, 밤에 자주 깨는 증상, 수면으로 돌아가는 어려움, 너무 이른 아침에 깨는 증상, 상쾌하지 않은 수면, 주간 졸음, 집중력 저하 및 과민 반응을 포함한다. 때때로 불면증은 스트레스 및 걱정과 관련이 있다. 다른 경우에는 시간대에 따른 이동, 교대 근무 및 기타 주요 일정 변경으로 발생할 수 있는 방해가 되는 하루주기리듬과 관련될 수 있다. 치료하지 않고 방치한 장기간의 불면증은 우울증, 약물 및 알코올 사용, 심장병과 관련될 수 있다.[72]

불면증의 치료

때때로 호르몬 변화 또는 위장관이나 방광 문제가 불면증의 원인이 될 수 있다. 과도한 스트레스도 주요 요인이 될 수 있으며, 근본적인 기여 요인을 치료하거나 통제하기 위해 고안된 전략은 불면증을 줄이는 데 도움이 될 수 있다.

새로운 주요 '학문 연구'는 **만성 불면증에 대한 인지 행동 치료**(cognitive-behavioral therapy for chronic insomnia, **CBT-I**)가 잠을 이루지 못하거나 밤에 깨어나 다시 잠을 잘 수 없는 사람들에게 가장 좋은 예방 중 하나라는 것을 나타낸다.[73] 기본적으로 CBT-I는

	1일	2일	3일
아침에 기록할 것			
취침	11 pm	11:30 pm	
기상	7:30 am	8:30 am	
잠드는 데 걸린 시간	45 min	30 min	
깨어남(얼마나 자주, 얼마나 오래 깨어났는가?)	2번 1시간	1번 45분	
총 수면 시간	6.75시간	7.75시간	
일어날 때의 기분 (상쾌, 피곤 등)	여전히 피곤함	에너지 충전됨	
취침 시간에 기록할 것			
운동 (무엇을, 언제, 얼마나 오래 했는가?)	오후 2시, 30분 동안 조깅함	오후 4시, 2시간 동안 축구 연습함	
낮잠 (언제, 어디서, 얼마나 오래 잤는가?)	오후 4시, 침대에서 30분 동안 잠	오후 2시, 도서관에서 1시간 동안 잠	
카페인 (무엇을, 언제, 얼마나 많이 섭취했는가?)	오전 8시, 커피 2잔 마심	오전 10시, 라떼 1잔 마심 저녁 9시, 탄산음료 1잔 마심	
술 (무엇을, 언제, 얼마나 많이 마셨는가?)	저녁 8시, 맥주 1잔 마심	없음	
야식 (무엇을, 언제, 얼마나 많이 먹었는가?)	저녁 10시, 팝콘 한 봉지 먹음	저녁 9시, 과자와 탄산음료 마심	
약 (무엇을, 언제, 얼마나 많이 섭취했는가?)	없음	없음	
감정 (행복, 불안, 원인 등)	과제로 인한 스트레스	여동생에 대한 걱정	
취침 한 시간 전의 행동들 (무엇을, 얼마나 오래 했는가?)	과제를 함	TV 시청	

그림 4.4 수면 일기 샘플. 수면 일기를 사용하면 수면 문제에 영향을 줄 수 있는 행동 요인을 발견할 수 있다.

사람들이 행동에 영향을 미치는 생각과 느낌을 더 잘 이해하도록 돕고, 수면을 방해하는 습관을 변화시키는 데 초점을 맞춘다. 사고 차단, 사고 재조정, 명상 학습, 편안한 음악 듣기, 생체 자기 제어, 심호흡 및 기타 행동과 같은 전략은 불안하기 쉬운 침실 경험을 잠자는 동안 조용한 환경으로 전환시키는 데 도움이 될 수 있다. 오늘날 수면 치료사의 수가 증가함에 따라 깊은 수면을 예방할 수 있는 환경적 요인을 비롯하여 수면 위생을 개선하는 데 도움이 된다.

요가와 명상을 포함한 이완 전략은 신체가 수면을 취할 수 있도록 준비하는 데 도움이 될 수 있다. 하루 중 이른 시간에 운동하는 것은 스트레스를 줄이고 깊은 수면을 도울 수 있다. 변화를 위한 최선의 노력에도 불구하고 불면증을 경험한다면 건강 전문가와 상담하라.

수면무호흡(sleep apnea) 수면 중에 일시적으로 호흡을 반복적으로 중단하는 장애.

수면무호흡

수면무호흡(sleep apnea)은 수면 중에 일시적으로 호흡이 중단되는 반복적인 장애이다.[74] 무호흡은 적어도 10초간 지속되는 호흡의 정지를 말한다. 수면무호흡은 1,800만 명 이상의 미국인 또는 15명 중 1명에게 영향을 미친다.[75]

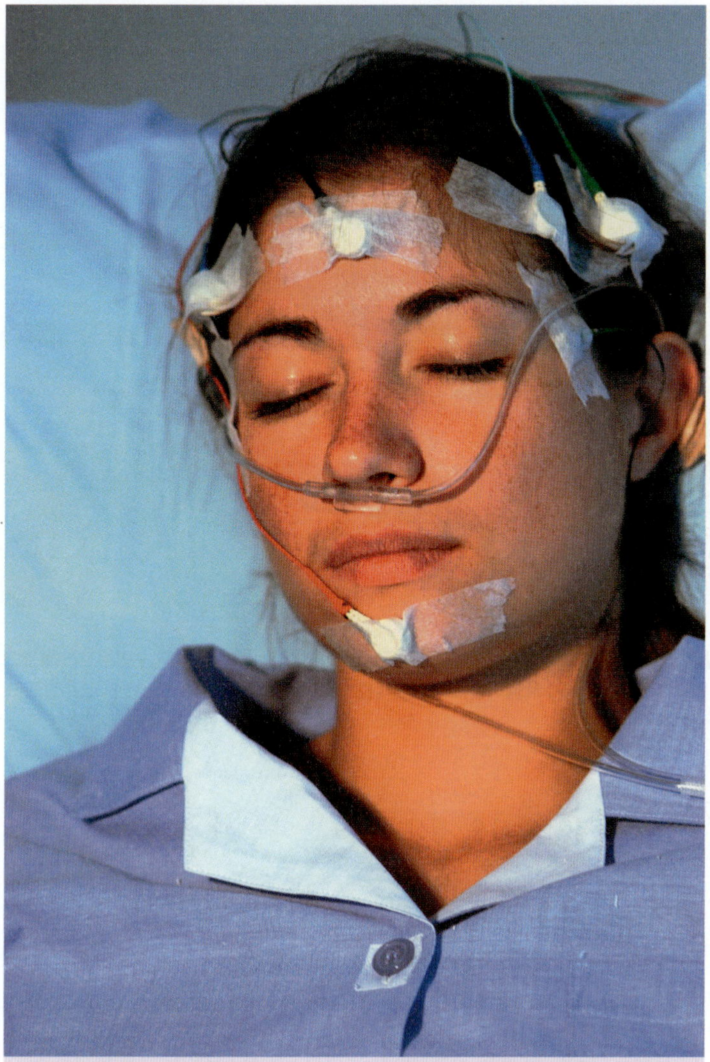

7,000만 명의 미국인에게 영향을 미치는 80가지 이상의 임상적 수면장애가 있다. 가장 일반적인 장애 중 하나는 수면무호흡이며, 일반적으로 최종 진단을 위해 수면 검사가 필요하다.

수면무호흡의 증상 및 원인

수면무호흡의 주요 유형에는 중추 및 폐쇄가 있다. 중추수면무호흡은 뇌가 호흡 근육에게 호흡을 시작하라고 하지 못할 때 발생한다. 알코올, 특정 불법 약물 및 특정 약물의 섭취는 중추수면무호흡의 원인이 될 수 있다.

폐쇄수면무호흡(OSA)이 더 흔하며, 몸이 호흡을 시도하더라도 사람의 코나 입으로 공기가 빠져나갈 수 없는 경우에 발생한다. 일반적으로 OSA는 사람의 인후 근육과 혀가 수면 중에 휴식을 취하고 기도를 막아 코흡입, 코골이 및 구토를 유발할 때 발생한다. 이러한 소리는 혈중 산소포화도가 떨어지면서 신체의 자율신경계를 자극하여 흡입작용을 일으키면서 갑작스런 가쁜 숨을 쉬게 하기 때문에 생긴다. 이 반응은 사람을 깨우고 깊은 수면을 막아서 잠을 자지 않은 것처럼 아침에 잠에서 깨게 할 수 있다.

과체중인 사람들은 종종 내부 목구멍의 처짐이 있어 수면무호흡에 걸릴 확률이 높다. 다른 위험 요인으로는 흡연과 음주가 있으며 40세 이상, 인종—아프리카계 미국인, 태평양의 섬 주민, 히스패닉계에서는 수면무호흡이 더 높은 비율로 발생한다.[76] OSA의 해부학적 위험 요인에는 작은 상기도(또는 큰 혀, 편도선, 또는 목젖), 움푹 들어간 턱, 작은 턱이나 큰 피개교합, 큰 목의 크기가 있다. OSA는 일부 가정에서 나타나기 때문에 유전적 요인이 중요한 역할을 할 수 있다.[77] OSA는 만성 고혈압, 불규칙한 심장박동, 심장마비 및 뇌졸중 위험이 높다. 무호흡과 관련된 불면증은 또한 제2형 당뇨병, 면역체계 결핍 및 기타 여러 가지 문제의 위험을 증가시킬 수 있다.[78]

수면무호흡의 치료

과체중인 경우 수면무호흡을 예방하고 치료하는 가장 효과적인 방법은 위험을 증가시키는 요인을 피하는 것과 함께 체중을 감량하는 것이다. OSA에 대해 가장 일반적으로 처방되는 치료법은 공기 흐름 장치, 긴 유연 튜브 및 마스크로 구성된 기계의 사용과 관련된 지속적 기도양압(CPAP)이다(그림 4.5 참고). 수면무호흡을 앓고 있는 사람들은 수면 중에 마스크를 착용하고, 기도를 열어두기 위해 공기를 코 안으로 밀어 넣는다. FDA는 최근 CPAP 장치를 견딜 수 없는 사람들이 사용할 수 있는 'Inspire'라는 삽입형 상기도 자극기(UAS)를 승인했다. 가슴 위쪽의 피부 아래에 묻혀있는 Inspire는 기도 근육 활동을 촉진하고, 호흡을 개선하는 작은 맥박 장치이며, 의사가 원격으로 프로그래밍 할 수 있다. 매일 밤 잠자리에 들기 전 켜지고 아침에 꺼진다.[79]

OSA를 치료하는 다른 방법에는 아래턱과 혀의 위치를 바꾸는 치과 기구와 상기도에 있는 조직을 제거하는 수술이 있다. 일반적으로 이러한 접근법은 경미한 질병이나 코 고는 것에 가장 도움이 된다. 이것은 심각한 수면무호흡에는 그다지 효과가 없을지도 모른다.

하지불안증후군

하지불안증후군(restless legs syndrome, **RLS**)은 다리에 불쾌한 감각이 나타나는 것이 특징이며, 휴식 중에 이러한 느낌을 완화하기 위해 다리를 움직이고자 하는 참을 수 없는 충동을 동반하는 신경계장애이다. 감각의 범위는 경미한 불편함에서 고통스러운 정도까지 다양하다. 일부 연구자들은 RLS가 미국 인구의 10% 이상에 영향을 주어 모든 연령대에서 진단이 증가한다고 추정한다.[80]

하지불안증후군의 증상 및 원인

하지불안증후군의 감각은 종종 불에 타는 느낌, 누군가가 잡아당기는 느낌, 또는 곤충이 기어 다니거나 다리 안쪽에서 움직이는 느낌이 든다고 한다. 일반적으로

하지불안증후군(restless legs syndrome, RLS) 휴식 중에 다리를 움직이고자 하는 참을 수 없는 충동을 동반하는 신경계장애.

증상은 저녁이나 밤에 더 두드러진다. 누워있거나 긴장을 풀려고 하면 증상이 활성화되고, 다리를 움직이면 불편함이 완화되므로 RLS를 앓고 있는 사람들은 종종 잠이 들거나 잠든 상태를 유지하는 데 어려움을 겪는다.

대부분의 경우 RLS의 원인을 알 수 없다. 이 질환의 가족력은 약 50%의 사례에서 나타나며 유전적 연관성을 시사한다. 다른 경우 RLS는 파킨슨병, 신부전, 당뇨병, 말초신경병증 및 빈혈을 비롯한 다른 조건과 관련이 있는 것으로 보인다. 임신이나 호르몬 변화가 증상을 악화시킬 수 있다.[81]

하지불안증후군의 치료

하지불안증후군의 근본적인 증상이 있는 경우, 그 상태를 치료하면 도움이 된다. 다른 치료 방법으로는 처방된 약물 사용, 담배 및 알코올 사용 감소, 다리에 열을 가하는 것 등이 있다. 일부 사람들에게는 이완 기술이나 스트레칭 운동이 증상을 완화시킬 수 있다.

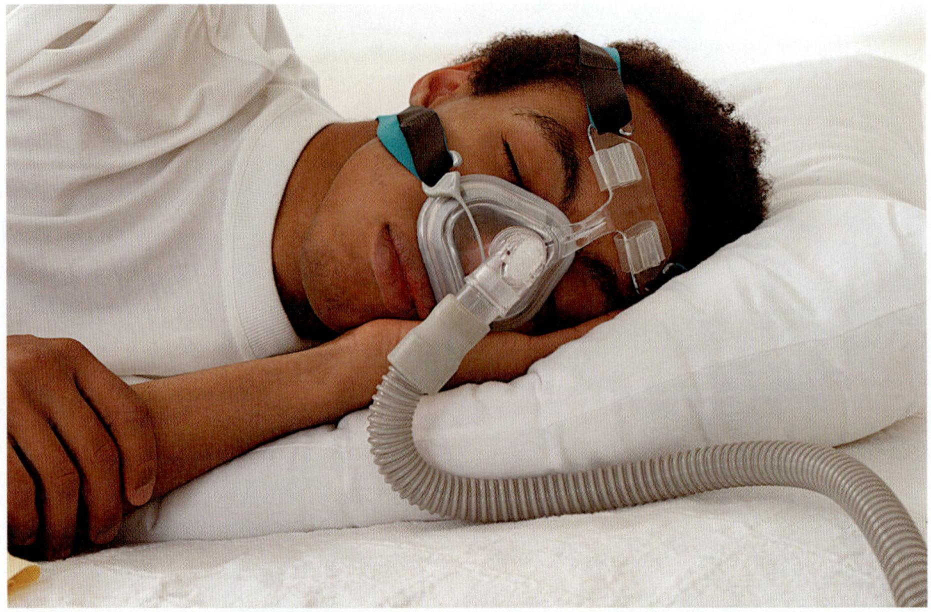

그림 4.5 지속적 기도양압(Continuous Positive Airway Pressure) 장치. CPAP 장치를 착용하면 수면무호흡을 앓고 있는 환자는 잠을 더 잘 수 있다. 부드러운 공기 흐름이 마스크에 연결된 튜브를 통해 지속적으로 코 안으로 흐르고, 수면자의 기도가 열린 상태로 유지된다.

기면증

기면증(narcolepsy)은 뇌가 수면-각성 주기를 적절하게 조절하지 못하여 발생하는 신경계장애이다. 결과적으로 과도하게 방해되는 졸음과 함께 낮에 갑자기 잠이 들게 한다. 기면증은 약 3,000명당 1명에게 발생한다.[82] 기면증은 드물지 않지만, 많이 인식되지 않고 진단되지 않은 질환이다.

기면증의 증상 및 원인

기면증은 낮 동안 압도적으로 통제할 수 없는 졸음이 특징이다. 기면증 환자는 부적절한 시간과 장소에서 수업 중, 직장에서, 운전 중이거나 식사 중, 심지어 대화 중간에 잠들기 쉽다. 이러한 수면발작은 몇 초에서 수 분까지 지속될 수 있다. 다른 증상으로는 허탈발작(정서적 자극에 의해 자주 유발되는 자발적인 근육의 갑작스런 상실), 자는 동안 또는 깨어 있는 동안의 환각, 수면 각성 전환 중 마비가 일어나는 짧은 사건들을 포함한다.

대부분의 경우, 기면증은 뇌에서 수면 조절 화학물질의 결핍에 의한 것으로 보인다. 유전적 요인 또한 역할을 할 수 있다.[83] 다른 가능한 요인으로는 다른 수면장애, 특정 약물 사용, 정신장애, 또는 약물남용장애가 있다.

> **기면증(narcolepsy)** 낮에 비자발적으로 잠들게 하는 신경계장애.
>
> **사건수면(parasomnias)** 수면무호흡과 같은 주요 문제 외의 수면을 방해하는 모든 비정상적인 것들.

기면증의 치료

기면증은 일반적으로 각성을 향상시키는 약물로 치료되며, 항우울제는 허탈발작, 환각, 수면마비를 치료하기 위해 처방될 수 있다. 행동요법은 기면증 환자들이 그들의 상태에 대처하는 데 도움을 줄 수 있다. 낮잠 시간을 줄이거나 규칙적으로 적은 식사를 하는 등 생활 습관의 변화가 도움이 될 수 있다.

기타 사건수면

사건수면(parasomnias)에는 수면무호흡과 같은 주요 문제를 벗어난 수면을 방해하는 모든 비정상적인 것들이 포함된다. 가장 일반적인 사건수면 중에는 시차 및 교대 근무 조정으로 인해 수면 각성 주기에 이상이 있는 하루주기리듬 장애를 포함한다. 한 사람이 너무 일찍 깨거나 잠이 드는 수면위상장애; 한 사람이 부엌에서 우적우적 먹다가 발견될 수도 있지만 나중에 케이크나 아이스크림 한 통을 통째로 먹은 기억이 없는 수면 관련 섭식장애; 개인이 집안을 돌아다니거나 심지어 운전을 하면서 기억하지 못하는 몽유병; 한 사람이 놀라서 비명을 지르면서 잠에서 깨는 악몽들, 종종 왜 그런지 알지 못한다. (아마도 비렘수면 주기에서 자주 발생하기 때문일 것이다.) 잠들어 있는 동안 성적 행동을 하며 사건을 기억하지 못하는 섹스솜니아(sexsomnia); 그 사람이 그것을 인식하지 못한 채 침대를 적시는 야뇨증; 흡입 공기가 인후 또는 비

오늘날 학생들의 건강 — 수면제 주의할 만한 이야기

피곤하고 화를 잘 내며 잠을 자다가 돌이킬 수 없는 시간에 좌절감을 느끼는가? 수면제 복용에 대해 생각하는가? 그렇다면 혼자가 아니다. 37~42% 사이의 미국인들은 지난 1년간 처방전 없이 구입할 수 있는(OTC) 또는 처방된 수면보조제를 사용해왔다. 다른 약물과 마찬가지로 잠재적 건강 위험을 초래할 수 있다. 당신은 아는가? 그것들은 당신이 생각하는 만큼 도움이 되지 않을수도 있다.

새로운 연구 결과에 따르면, 벨솜라(Belsomra), 루네스타(Lunesta), 소나타(Sonata), 앰비엔 CR(Ambien CR) 및 일부 OTC 수면보조제와 같은 더 새로운 처방전의 수면제를 복용한 사람들은 위약을 복용한 환자보다 6~20분 더 오래 자는 것으로 나타났다. 소미넥스(Sominex) 및 타이레놀 PM(Tylenol PM)과 같은 오래된 약품은 더 잘 수행하지 못한다. 멜라토닌은 교대 근무자들 사이에 수면 부족을 완화시키는 것으로 알려진 인기 있는 OTC 보충제로, 비사용자에 비해 사용자가 '잠이 드는' 시간을 7분 단축하고, 수면 시간을 8분 더 길게 하는 결과를 낳는다.

여분의 6~20분의 수면 외에 무엇을 얻는가? 부작용이 있다. 수면제 사용자의 20% 이상이 이상 증상을 호소한다. 이 약에 대한 운전 사고가 발생할 위험이 증가한다. 사실 벨솜라와 앰비엔 CR의 삽입은 사용 후 하루 동안 운전에 대해 전혀 주의를 기울이지 않는다. 처방전의 수면제 및 일반적인 OTC 수면보조제의 기타 부작용으로는 내성과 의존, 주간 졸음, 신경통, 성기능장애 및 몽유병이 있다.

궁극적으로 약물을 사용할 경우에는 단기 수정으로 치료하고 가장 안전한 방법에 대해 의사와 상담하라. 수면보조제를 복용할 때는 7~8시간 동안 수면을 취하게 하고, 알코올이나 다른 약물과 함께 복용하지 말고, 최저 복용량을 섭취하며, 라벨을 읽고 지시를 따라라. 나중에 후회하지 말고 안전을 우선시하자.

Sources: Consumer Reports, "The Problem with Sleeping Pills," February 2016, http://www. consumerreports.org/drugs/the-problem-withsleeping-pills; Lester Holt, "Consumer Alert: Dangers of Over-the-Counter Sleep Aids," NBC News, January 2017, http://www.nbcnews.com/ nightly-news/video/consumer-alert-dangers-ofover-the-counter-sleep-aids-867097667898; B. Duff-Brown, "Taking Painkillers with Sleeping Pills Is an Increasingly Risky Business," SCOPE, March 14, 2017, http://scopeblog.stanford. edu/2017/03/14/taking-painkillers-with-sleepingpills-is-an-increasingly-risky-business; Consumer Reports, "Does Melatonin Really Help You Sleep?" January 5, 2016, http://www.consumerreports.org/ vitamins-supplements/does-melatonin-really-helpyou-sleep.

강의 뒤쪽에 있는 느슨한 조직 위로 지나가고, 딸랑거리는 소리가 나는 코골이; 느슨한 조직이 호흡을 방해하지 않으면 코골이는 그 자체로 문제가 되지 않는다. 많은 경우 처방전의 수면보조제와 다른 약물이 이러한 사건수면 중 일부에 기여할 수 있다. (수면제에 대한 진실은 '오늘날 학생들의 건강'을 참고하라.) 외상, 근본적인 질병, 또는 기타 신경학적 증상도 요인이 될 수 있다. 다른 사람들에게는 그 원인을 알 수 없다. 수면장애가 있는 많은 사람들, 수면 문제를 겪는 사람들과 함께 살거나 잠이 드는 사람들이나 가족들은 종종 잠이 부족하며, 우리의 전반적인 수면 부족 통계를 표로 만들지 못할 수도 있다!

LO 5 | 충분한 숙면 취하기

매일의 습관 개선, 환경 조성, 수면장애를 일으키는 요인들 피하기, 마음챙김 수면 전략 채택, 기타 건전한 수면 위생 방법들을 사용하여 수면을 개선할 수 있는 방법을 모색하시오.

많은 사람들이 정기적으로 숙면을 취하는 데 어려움을 겪는다. 문제가 있는 수면자를 위한 좋은 소식은 수면의 질과 기간을 향상시키기 위해 할 수 있는 일이 많다는 것이다. **수면 위생**(sleep hygiene)은 정상적이고 양질의 야간 수면과 주간 각성를 만들고 유지하는 데 도움이 되는 광범위한 범위의 실천들을 의미한다.[84] 다음 절에서는 매일의 수면 패턴을 개선하고, 시간을 최대한 활용할 수 있는 입증된 전략을 제시한다.

잠이 잘 오는 환경 조성하기

> 수면 위생(sleep hygiene) 체계적이고 정상적인 양의 깊은 수면을 취할 수 있도록 도와주고 일상 동안 완전히 깨어 있을 수 있도록 도와줄 수 있는 광범위한 범위의 실천들.

당신이 잠을 자는 곳은 당신이 얼마나 잘 자는가와 많은 관련이 있다. 편안하게 수면을 취할 수 있는 침실을 조성하고 싶다면 차분한 분위기로 꾸며야 한다. 다음과 같은 몇 가지 방법이 있다.

- **차게 하라.** 말 그대로 시원함: 온도를 내려라. 가장 좋은 수면은 시원한 침실에서 발생한다—전문가에 따르면 약 18.3℃이다. 일반적으로 졸리면 체온이 떨어지기 시작하고, 대부분의 수면 시간을 통해 신체가 에너지를 보존하고, 새벽 직전에 기온이 점차 상승한다. 빛이 방에 닿으면 체온은 정상적인 하루주기리듬의 일부로 에너지 수준과 함께 올라간다. 너무 덥거나 너무 많은 옷, 담요, 또는 열을 많이 뿜어내는 사람 옆에서 자는 경우, 온도가 높아서 자연스러운 신체 리듬을 방해하여 깊은 수면에 들어가기보다 얕은 수면에 머물러 있게 된다. 결과적으로 불면증 및 기타 문제가 발생한다.[85] 모든 사람들은 체지방률 및 기타 신진대사의 차이에 근거한 이상적인 수면 온도를 가지고 있다. 다른 온도 및 습도 상황에서 당신에게 가장 잘 맞는 것으로 보이는 것을 알아내는 것이 수면에 대한 환경 조정의 핵심이다. 당신과 당신의 파트너 또는 룸메이트가 이상적인 수면 온도에서 덥거나 추워지면, 좋은 절충 온도를 찾는 것이 당신의 수면을 유지하는 데 도움이 될 수 있다.

마음챙김과 당신 이완 반응 불러일으키기

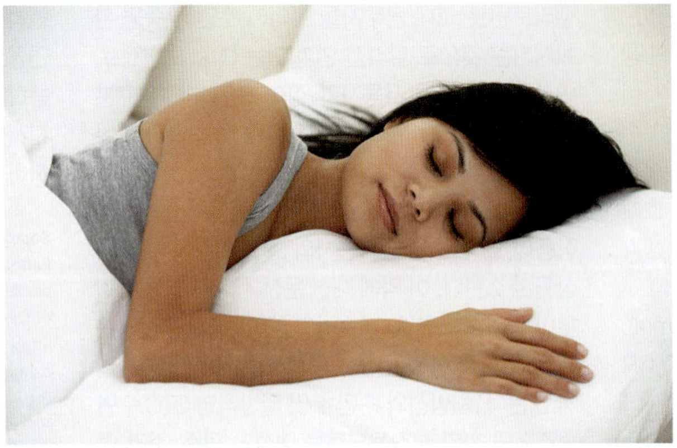

한 연구에서 마음챙김에 기반한 스트레스 감소의 사용은 70%의 참가자들이 불면증으로부터 상당한 안도감을 경험하도록 도왔다.

과학자들이 불면증의 유행으로 보이는 것에 대한 해결책을 모색함에 따라 마음챙김 기반의 중재는 점점 더 많은 임상, 지역 사회, 개인 및 연구 관심을 받고 있다. 특히 연구는 사람들이 잠잠하고 평범하지 않은 방식으로 그 순간에 집중하도록 돕기 위해 고안된 마음챙김 기반 스트레스 감소(mindfulness-based stress reduction, MBSR)에 초점을 맞추고 있다. MBSR은 질병, 고통, 스트레스 및 불안과 같은 문제에 대처할 수 있도록 개인의 마음과 신체를 진정시키는 법을 배우며, 유익하고 효과적인 프로그램으로 선전한다. 마음챙김 명상과 함께 수면 제한, 자극 조절 및 수면 위생에 초점을 맞춘 8주간의 통제된 중재 과정에서 불면증에 대한 MBSR 사용의 주요 연구는 매우 유망한 결과를 보여주었다. 치료 그룹 참가자의 70% 이상이 중재 후 6개월까지 불면증으로부터 상당한 안도감을 경험했다.

MBSR과 함께, 마음챙김 명상(마음챙김 진정 기술을 사용하여 명상을 하는 명상의 한 형태) 및 기타 마음챙김 전략은 스트레스 반응의 반대되는 생리적 활동의 변화—이완 반응을 불러 일으키는 효과가 있는 것으로 나타났다. 건강 증진을 진정시키는 간단한 행동을 취하면 불면증과 다른 수면장애를 도울 수 있는 이완 반응을 일으킬 수 있다는 증거가 점점 늘어나고 있다. 수면을 취할 때 이완 반응을 불러 일으킬 수 있는 단계는 다음과 같다.

- **차분하게 집중하라.** 본인의 호흡을 듣고 긍정적인 단어를 사용하는 것(예: 휴식, 조용한 노래 듣기, 또는 느려지고 편안해진다와 같은)은 몇 가지 예시이다. 어떤 사람들은 아름답고 평화로운 환경에 초점을 둔다. 예를 들어, 숲속에서 눈이 부드럽게 내릴 때에 산책하는 것 또는 해질녘에 호수의 소리를 듣는 것이다. 하루에 여러 번 초점을 맞추기 위해 10분간 휴식을 취하라.
- **신체의 일부가 이완되는 것을 느끼면서 긴장을 풀어라.** 몸이 이완될 때까지 이마, 얼굴, 목, 팔, 턱의 근육을 천천히 부드럽게 해준다. 긴장을 풀고 몸의 각 부분을 매트리스에 가라앉게 하라. 시트의 시원함을 피부에 느끼거나 이불의 아늑한 따뜻함을 느껴보아라. 외부 소음이나 생각이 들끓는 경우 심호흡을 하고 몸이 어떻게 표류하기 시작하는지 집중하라. 어떤 사람들은 명상 음악이나 자연 소리가 평화롭고 조용한 환경을 조성하는 데 도움이 된다는 사실을 알고 있다.
- **비판단적인 세계관을 가져라.** 일반적으로 당신과 당신의 삶 주위에서 무엇을 발견했는지 생각해 볼 때, 생각, 감정, 감각을 좋고 나쁘거나 옳고 그른 것으로 판단하지 마라. 스스로 판단하는 것을 멈춰라. 사물, 경험, 사람, 감정에 대하여 개방하라.
- **노력하지 마라.** 순간에 살고 순간을 가치 있는 것으로 받아들여라. 앞서가는 대신 시간을 내어 지금 이 순간을 경험하라. 휴식하고 관찰하고 느껴라.
- **그대로 두어라.** 당신이 지켜보았을 때, 당신 주변의 사람이나 물건을 바꾸거나 고치려고 하지 마라. 사물을 그대로 두어라. 변화를 좋고 나쁘게 보는 대신에 관찰하고 연민을 가지며 함께 나아가라.
- **자립성을 가져라.** 관찰하고 자신을 신뢰하며 감정이나 순간적 결정보다 진리와 지혜에 기반한 행동을 취하라.

Sources: J. Corliss, "Mindfulness Meditation Helps Fight Insomnia, Improves Sleep," Harvard Health Publications, February 18, 2015, http:// www.health.harvard.edu/blog/mindfulness -meditation-helps-fight-insomnia-improves -sleep-201502187726; S. Kim et al., "Effects of Mindfulness-Based Stress Reduction for Adults with Sleep Disturbance: A Protocol for an Update of a Systematic Review and Meta-analysis," *Systematic Reviews* 5, no. 1 (2016): 51; M. Bamber and J. Schneider, "Mindfulness-Based Meditation to Decrease Stress and Anxiety in College Students," *Educational Research Review* 18(2016): 1-32; S. Garland et al., "The Quest for Mindful Sleep: A Critical Synthesis of the Impact of Mindfulness-Based Interventions for Insomnia," *Current Sleep Medicine Reports* 2, no. 3(2016): 142-53; D. Black et al., "Mindfulness Meditation and Improvement in Sleep Quality and Daytime Impairments among Older Adults with Sleep Disturbances: A Randomized Clinical Trial," *JAMA Internal Medicine* 175, no. 4(2015): 494-501; J. Ong et al., "A Randomized Controlled Trial of Mindfulness Meditation for Chronic Insomnia," Sleep 37, no. 9(2014): 1553-63; M. Hafner et al, Why Sleep Matters-The Economic Costs of Insufficient Sleep: *A Cross-Country Comparative Analysis*(Santa Monica, CA: RAND Corporation, 2016).

- **수면 '동굴'을 만들어라.** 취침 시간이 되면 침실을 조용하고 차분하게 유지하라. 전자기기를 끄거나 안대를 착용하여 밝은 빛, 특히 청색광에 노출되는 것을 피하라. 청색광은 수면 호르몬인 멜라토닌 분비의 핵심 요인이다. 휴대전화의 불빛, 태블릿 화면이나 컴퓨터 모니터, 침실의 TV로부터 많은 청색광에 노출되면, 멜라토닌 생산량이 떨어지고 잠들거나 잠든 상태를 유지하기 어려울 수도 있다.
- **침대와 수면을 연관시켜라.** 침대를 편안함과 휴식을 위한 장소로 만들어라—당신이 생산적이고 건강해야 할 수면을 취할 수 있는 장소, 이는 당신의 사무실이나 소셜미디어 센터로 사용해서는 안 된다. 당신은 잠자는 시간의 1/3을 소비해야 하므로 좋은 매트리스에 투자하고, 당신에게 딱 맞는 부드럽고 시원하며 편안한 휴식용 베개를 구입하라. 침구를 매주 또는 격주로 세탁하고 침실을 깨끗하게 유지하고 신선한 향을 맡아라. 혼란을 없애고 일들을 정리하라. 휴대전화의 벨소리를 끄고 침입으로부터 자유로워지며, 수면 중에 휴대전화나 태블릿을 보고 싶은 유혹을 받지 않도록 손이 닿지 않는 곳에 충전하라. 침실에 TV가 있어야 하는 경우 한 시간

후에 꺼지도록 설정하고, 리모컨을 침대에서 멀리 두어 TV를 다시 켜는 유혹을 받지 않도록 하라.

- **피곤할 때만 자라.** 잠자리에 들고 20~30분 안에 잠을 잘 수 없는 경우에는 일어나서 조명을 어둡게 하고 편안한 음악을 듣거나 명상하라. 컴퓨터로 어려운 공부를 하거나 복잡한 내용을 외우려고 시도하지 말고 TV를 보거나 휴대전화를 만지지 마라. 이것은 당신을 깨어 있게 한다.
- **취침 시간과 깨우는 의식을 수립하라.** 매일 같은 시간에 잠자리에 들고 일어나라. 취침 시간의 확립은 당신의 신체에 이제 자야 할 때라는 신호를 보낸다. 조용한 노래를 듣고, 명상 및 심호흡 연습을 하거나 따뜻한 샤워를 하거나 조용히 긴장을 풀 수 있는 무언가를 읽어라. 시원한 시트와 침구 및 라벤더 향이 나는 방은 진정되고 보다 편안한 수면을 선사한다. 마음챙김 전략이 당신의 수면을 향상시키는 방법에 대한 자세한 내용은 '마음챙김과 당신'을 참고하라. 잠에서 깨어나면 침대를 정리하고 방을 환기하라.[86]

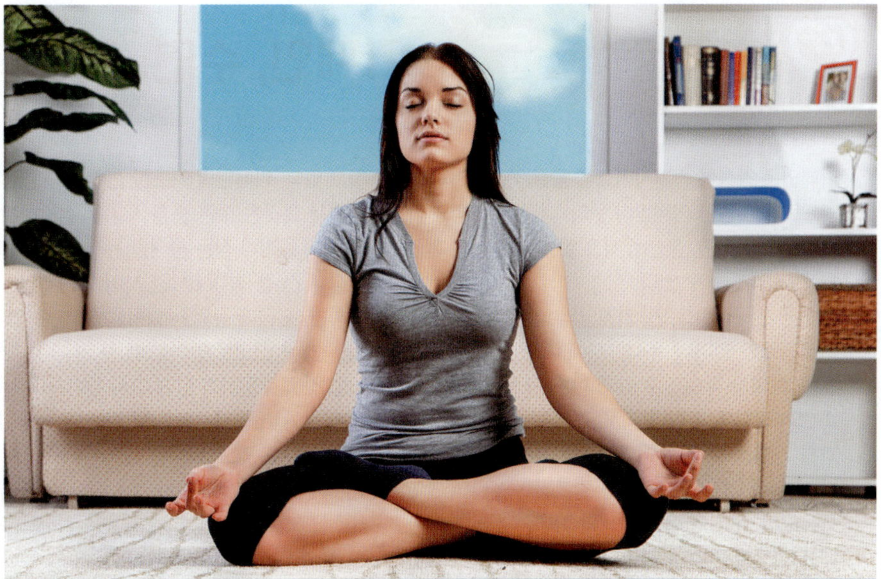

마음챙김 명상을 시도하라. 호흡, 핵심 단어, 또는 시각화에 초점을 맞춤으로써 자신의 생각을 진정시키고 스트레스 요인을 없애는 조치를 취하라.

주간 습관을 조정하기

침실에서 일어나는 일들을 수면에 중요한 영향을 미친다고 자주 생각하지만, 낮 동안 무엇을 하는지가 수면의 질과 기간에 중요한 영향을 미칠 수 있다.

주간에 적절한 빛에 노출되어라

밴더빌트(Vanderbilt) 수면장애 센터의 브라운(K. Brown), M.D.에 따르면, 빛은 내부 시계를 제어하는 가장 좋은 도구이다. 빛은 망막을 통과하여 멜라토닌을 조절하여 주간에 그 생산을 느리게 하고 어둠 속에서 생산을 격려하여 수면 각성 주기를 조절하도록 돕는다.[87] 낮에 깨어 있고 밤에 자고 싶다면, 낮에(햇빛 차단제를 바르고) 최대한 자연광을 많이 받아라. 블라인드를 열어라. 계절의 질병에 대한 치료법으로 권장되고 주간 각성에 도움이 되는 램프와 전구를 찾아라. 이러한 특수 조명은 빛에 대한 노출을 증가시키고 어두운 겨울날, 햇빛이 부족한 지역 및 계절성 정서장애(일 년 중 계절, 특히 겨울과 관련된 우울증)와 관련된 다른 문제들로부터 보호할 수 있다.

아침이나 오후에 운동하라

하이킹, 오랫동안 수영을 하거나 자전거를 탄 후에 피곤하다고 느낀 적이 있는가? 실제로 운동은 잠을 유발하는 위대한 영약일지도 모른다.[88] 당신은 자기 전에 3~4시간 운동을 할 필요가 있다. 왜? 운동으로 신진대사가 빨라지고 신체활동을 고조시키며 에너지 저장을 고갈시키므로 체온을 상승시킨다. 생리적 변화를 가져오려면 몇 시간이 걸린다. 오전이나 오후에 운동을 시작하면 학기말 리포트를 작성하거나 공부하느라 깨어 있을 것이다. 그러나 최적의 수면을 위해 몸을 편안하게 하고 식히기 위한 시간을 설정하라. 혼자만의 시간을 가져라. 저녁에 개와 산책하거나 혼자 산책하러 가고 싶다면 천천히 주의 깊은 산책을 하며 주위의 것들에 집중하라. 부정적인 생각과 걱정을 차단하라. 과제나 앞으로의 시험에 직면해야 할 문제들을 해결하기 위해 마음을 쓰지 마라. 당신과 그 순간, 그리고 주변의 광경과 소리에 집중하라.

특히 자기 전, 식단을 보아라

취침 시간의 2~3시간 이내에 무거운 식사를 피하라. 트립토판(tryptophan), 아미노산(amino acid: 호두 버터, 바나나, 참치, 계란, 닭고기, 칠면조, 요구르트, 우유 및 돼지고기뿐만 아니라 빵과 패스트리와 같은 고탄수화물 식품에서도 발견됨)을 함유한 식품은 졸음을 조장할 수 있다. 빈속에 트립토판을 함유한 식품을 섭취하라. 그러나 단백질 함량이 높고 티라민(tyramine: 소시지, 가지, 베이컨, 라즈베리, 초콜릿, 아보카도, 견과류, 콩 및 적포도주와 같은)을 포함한 식품과 기름지거나 매운 음식들은 수면을 방해하여 깨어 있게 할 수 있다.[89]

일반적인 수면 방해 요인 피하기

몇 가지 요인들이 잠이 들거나 잠든 상태를 유지하는 데 중요한 역할을 한다. 가장 큰 수면 방해 요인 중 일부는 흔히 볼 수 있으며, 즉시

오늘날 학생들의 건강

카페인, 수면, 그리고 건강

카페인은 각성을 증가시키고 졸음을 감소시키는 능력으로 오랫동안 인정받아 왔다. 너무 많은 양의 카페인을 섭취하면, 절실히 자고 싶을 때 당신은 완전히 깨어 있게 될 수 있다.

최근 연구에 따르면, 카페인의 영향은 커피나 에너지음료가 얼마나 유력한지에 따라 5.5~7.7시간 또는 그 이상 지속될 수 있다. 에스프레소의 더블 샷과 조부모님의 드립 커피포트 1잔은 아주 다른 결과를 가져올 수 있는 엄청난 양의 카페인을 제공한다. 많은 에너지음료는 또한 칼로리와 설탕이 많이 함유되어 있다. 전국 대학생의 카페인 소비에 대한 대표적인 연구 결과에 따르면, 전국의 캠퍼스에서 높은 카페인 섭취가 증가하는 추세를 보였으며 잠이 들거나 잠든 상태에서 문제가 발생했다. 젊은 성인이 카페인의 큰 소비자인 것이 분명하지만, 건강에 미치는 영향을 이해하고 있는지 여부는 명확하지 않다. 카페인 금단, 의존 및 중독은 모두 당신의 재정에 상당한 손실을 가져오는 것 외에 모두 가능하다. 그러나 이것은 시작일 뿐이다. 부정맥, 우울증 및 불안과 같은 심리적인 문제, 두통 및 편두통과 같은 신경학적 부작용을 포함하여(이에 국한되지 않음) 심장 부정의 위험이 증가하는 연구가 점차 증가하고 있다. 카페인의 과도한 섭취에 대한 우려가 커지면서 그것은 수면 순환 주기를 심각하게 방해하여 잠이 들거나 잠든 상태를 유지하지 못하게 한다. 취침 시간 전 최대 8시간 사이에 카페인음료를 섭취하면, 수면에 유의한 영향을 미칠 수 있다! 당신이 수업 후 집으로 돌아갈 때 큰 커피나 에스프레소 더블 샷을 주문하기 전에 다시 한번 생각하라. 그것은 당신의 취침 시간이 훨씬 지난 후에 당신을 깨어 있게 할 수도 있고, 짜증을 내거나 짜증나게 할 수도 있으며, 이미 스트레스가 많은 날에도 또 다른 스트레스를 더할 수도 있다.

Sources: N. Chaudhary et al., "Caffeine Consumption, Insomnia, and Sleep Duration: Results from a Nationally Representative Sample," *Nutrition* 32, no. 11(2016): 1193-99; A. Haas et al., "Proportion as a Metric of Problematic AlcoholEnergy Drink Consumption in College Students," *Journal of Substance Use*(2017): 1-6; M.-D. Drici et al., "Cardiac Safety of So-Called 'Energy Drinks,'" *European Heart Journal* 35(2014); H. Whiteman, "Rising Energy Drink Consumption May Pose a Threat to Public Health, Says WHO," *Medical News Today*, October 15, 2014, www .medicalnewstoday.com/articles/283929; J. J. Breda et al., "Energy Drink Consumption in Europe: A Review of the Risks, Adverse Health Effects and Policy Options," *Frontiers in Public Health* 2(2014), doi:10:3389/fpubh.2014.00134.

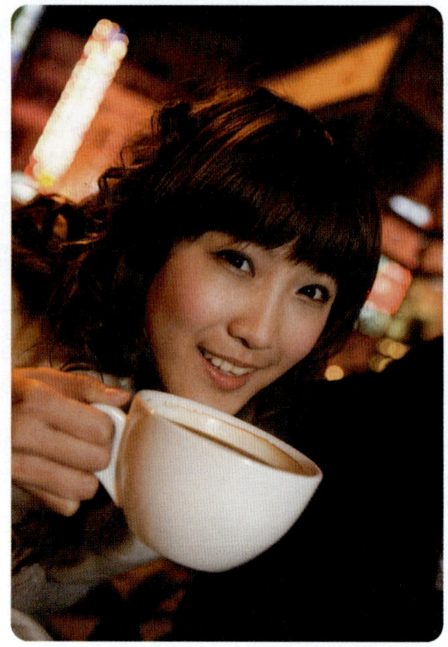

알아차리게 될 것이다. 다른 요인, 덜 알려진 방해 요인은 당신이 적어도 그것을 기대할 때 당신에게 닥쳐오는 요인 중 하나일 수 있다. 당신이 잠을 자야할 때 천장을 바라보도록 한다. 이러한 행동 중 일부를 피하고 자도록 하라.

- **카페인을 적당히 섭취하라.** 카페인은 깨어 있어야 할 때 각성과 경계를 높이고 졸음을 줄이는 능력으로 오랫동안 인정받고 있으며, 특히 늦은 오후 또는 저녁에 섭취할 때 수면을 방해할 수 있다. 카페인과 건강에 대한 자세한 내용은 '오늘날 학생들의 건강'을 참고하라.
- **자기 전에 니코틴, 알코올 및 액체를 피하라.** 카페인, 니코틴, 알코올 및 액체—심지어 평범한 물—는 수면장애의 가능성을 증가시킨다. 알코올로 인해 졸린 상태가 될 수도 있지만, 그것은 당신이 필요로 하는 회복적이고 더 깊은 수준의 수면을 방해한다.[90] 알코올, 특히 폭음은 주요 수면장애가 되는 것으로 나타났다.[91] 밤늦게까지 심지어 카페인이 없는, 어떤 액체를 섭취하면, 야간뇨(nocturia) 또는 과민성 방광을 유발하여 밤중에 여러 번 깰 수 있다. (임산부는 종종 야간뇨로 어려움을 겪는다. 특히 임신 초기에 그렇다.)
- **화면을 꺼라.** TV 시청, 컴퓨터 게임, 페이스북, 또는 기타 소셜미디어 활동, 웹서핑, 이른 아침까지 노트북이나 태블릿에서 논문 작성하기—이 모든 것들이 마음을 사로잡을 수 있으며 청색광에 노출될 수 있다. 숙면을 취하기 위한 당신의 기회를 망친다.
- **갈등을 조정하라.** 논쟁, 실망 및 기타 감정적인 스트레스 요인으로 끝날 수 있는 심야 전화, 문자, 또는 이메일을 피하라. 잠자리에 들기 전에 무언가가 당신을 귀찮게 했다면, 간단히 그것에 관해서 일지를 작성한 다음, 그 다음날 그것에 대해서 생각과 감정을 더 깊이 탐구하도록 한다.

자가 평가

충분한 수면을 취하고 있는가?

아래의 각 진술을 읽은 다음, 현재 학기 중에 당신에게 적용되는지 여부에 따라 진실 또는 거짓을 선택하라.

1. 나는 때때로 아침 수업에서 졸리다.	진실	거짓
2. 나는 때때로 마지막 수업에서 졸리다.	진실	거짓
3. 나는 피곤한 느낌으로 대부분의 시간을 보낸다.	진실	거짓
4. 나는 버스나 차를 탈 때 졸리다.	진실	거짓
5. 나는 종종 독서 또는 공부하는 동안 잠이 든다.	진실	거짓
6. 나는 종종 컴퓨터를 보거나 TV를 보다가 잠이 든다.	진실	거짓
7. 잠이 드는 데 보통 오랜 시간이 걸린다.	진실	거짓
8. 룸메이트가 나에게 코를 곤다고 말한다.	진실	거짓
9. 나는 밤중에 자주 깬다.	진실	거짓
10. 운전 중에 잠든 적이 있다.	진실	거짓

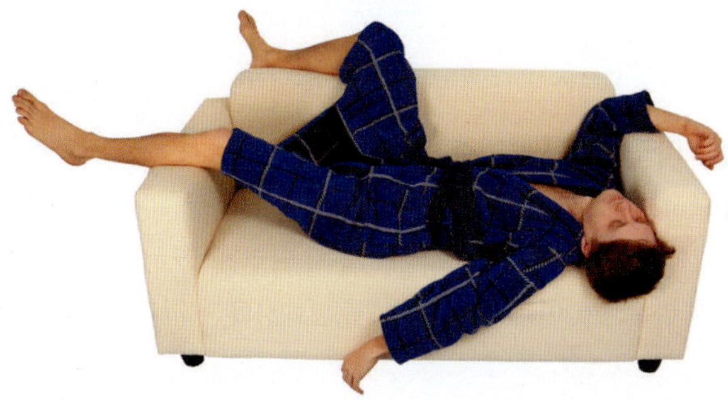

진실로 한 번 이상 대답하면, 당신은 수면박탈일 수 있다. 더 좋은 질의 수면을 취하기 위한 이 장의 전략을 시도하라. 그러나 여전히 졸음을 경험한다면 건강관리 제공자와 상담하라.

변화를 위한 여러분의 계획

오늘 밤부터 시작하여 수면을 개선하기 위해 취할 수 있는 몇 가지 조치가 있다.

오늘, 당신은 할 수 있다.

- □ 숙면을 취하지 못하게 하는 것들을 식별하라. 계획을 세워라. 오늘부터 다르게 할 수 있는 일은 무엇인가?
- □ 해야 할 것과 하지 말아야 할 것의 개인적인 목록을 작성하라. 예: 오후 11시 이후에 휴대전화를 꺼라. 오후 3시 이후에는 카페인이 든 음료를 마시지 마라.

다음 2주 안에, 당신은 할 수 있다.

- □ 매일 밤 몇 시간의 수면을 취할 뿐만 아니라 다음 날 어떤 기분과 기능을 하는지에 대해서도 수면 일기를 작성하라.
- □ 편안한 수면을 취할 수 있도록 방을 정리하라. 그것을 조용하고, 시원하고, 어둡고 편안하게 유지하라.
- □ 숙면을 취하는 방법에 대한 더 자세한 정보는 캠퍼스 보건 센터를 방문하라.

학기말까지, 당신은 할 수 있다.

- □ 정기적인 수면 일정을 수립하라. 주말에도 같은 시간에 일어나는 습관을 들여라.
- □ 스트레칭, 명상, 무언가를 읽거나 음악을 듣는 등의 의식을 만들어 매일 밤마다 편안한 수면으로, 하루의 활동으로부터 몸을 편안하게 한다.
- □ 여전히 수면에 어려움을 겪고 있다면, 건강관리 제공자와 상담하라.

학습 계획

복습

LO 1 | 미국에서의 불면증

- 수면박탈은 미국의 주요 문제로, 7,000만 명의 성인과 학생의 60%에 영향을 주어 과도한 주간 졸음으로 인해 심각한 문제를 초래한다.

LO 2 | 수면의 중요성

- 수면은 정신 및 신체를 회복시키는 역할을 하며 에너지를 보존하고 심혈관질환 및 기타 만성질환의 위험을 줄인다. 또한 건강한 신진대사와 신경 기능을 돕고 운동 기능을 향상시키며 스트레스 관리를 돕는다.

LO 3 | 수면 과정

- 하루주기리듬으로 알려진 수면 주기는 신경세포, 단백질 및 유전자의 활동을 조정하는 생체 시계에 의해 조절된다. 멜라토닌은 수면 주기를 조절하는 호르몬이다.
- 밤에는 렘수면과 비렘수면이 일어난다. 비렘수면은 서파수면, 편안한 수면, 렘수면은 깨어 있는 상태처럼 보인다.
- 얼마나 많은 수면이 필요한지는 수명의 연령에 따라 다르다.

LO 4 | 수면장애

- 수면장애(somnipathy 또는 dyssomnia라고도 함)는 수면 패턴에 부정적인 영향을 미치는 의학적 장애이다. 많은 수면장애가 있지만, 가장 흔한 증상은 불면증, 수면무호흡, 하지불안증후군 및 기면증이다. 이들은 다양한 증상, 원인, 예방 및 치료 옵션이 있다.

LO 5 | 충분한 숙면 취하기

- 활동적, 수면 환경에 주의를 기울이는 것, 수면 위생을 개선하는 것, 자기 전에 음식과 음료뿐만 아니라 감정적인 흥분을 피하는 것은 모두 숙면을 취하는 데 중요하다. 마음챙김 명상 및 기타 마음챙김 전략을 실천하는 것은 편안한 수면을 보장하는 데 도움이 될 수 있다.

깜짝 퀴즈

LO 1 | 미국에서의 불면증

1. 다음 중 미국의 불면증에 대한 설명으로 옳지 않은 것은?
   a. 여성은 남성보다 불면증으로 고통받을 가능성이 더 높다.
   b. 남성은 여성보다 코를 골고 수면무호흡일 가능성이 더 높다.
   c. 호르몬의 변화 또는 변동은 편안한 수면에 거의 영향을 미치지 않는다.
   d. 정기적으로 과도한 수면을 취하면 조기 치매 및/또는 알츠하이머병의 위험이 상당히 증가할 수 있다.

LO 2 | 수면의 중요성

2. 다음 연령층에서 운전 중 잠들 가능성이 가장 높은 것으로 나타나는 연령은?
   a. 60세 이상
   b. 45세 이상
   c. 26세 미만
   d. 18세 미만

LO 3 | 수면 과정

3. 신체의 하루주기리듬이 일광 시간과 맞지 않을 때 다음 중 어느 것이 발생하는가?
   a. 시차
   b. 렘수면
   c. 비렘수면
   d. 기면

LO 4 | 수면장애

4. 잠이 드는 데 어려움을 겪고, 밤중에 깨거나 다시 잠들 때 어려움이 있는 수면장애는 무엇인가?
   a. 폐쇄수면무호흡
   b. 기면증
   c. 하지불안증후군
   d. 불면증

LO 5 | 충분한 숙면 취하기

5. 다음 중 숙면을 취하고 싶은 경우 권장하지 않는 것은?
   a. 낮에는 빛, 특히 햇빛에 적절히 노출되어라.
   b. 매일 아침 또는 오후에 운동하라.
   c. 조명, 청결한 향기 및 시원한 온도를 포함하여 수면 환경에 세심한 주의를 기울여라.
   d. 자기 전에 수면을 유도하는 많은 수분과 음식을 섭취하라.

생각해보기

LO 1 | 미국에서의 불면증

1. 왜 미국은 세계에서 가장 수면이 부족한 나라 중 하나라고 생각하는가? 대학생들은 종종 충분한 수면을 취하지 못하지만 도움을 요청하는 사람은 거의 없다. 왜 이것이 사실이라고 생각하는가? 일부 사람들은 수면 부족 상태가 긍정적인 직업 윤리의 지표라고 생각하는가?

LO 2 | 수면의 중요성

2. 대학에 다니는 동안 수면은 왜 중요한가? 장기간 수면을 취할 때 건강에 변화가 있음을 눈치챘는가? 다른 사람들과의 상호작용에 영향을 주는가?

LO 3 | 수면 과정

3. 수면 주기를 방해하고 수면 과정에 문제를 일으키는 요인은 무엇인가? 이러한 방해 요인들 중 당신이 바꿀 수 있는 것이 있는가? 왜 이 문제가 중요한가?

LO 4 | 수면장애

4. 이 절을 읽은 후, 당신이나 사랑하는 사람이 가질 수 있는 수면장애를 식별할 수 있는가? 특정 장애에 도움이 되도록 자신이나 다른 사람들에게 어떤 행동 변화를 권할 수 있는가? 캠퍼스 또는 지역 사회에 수면 전문가가 있는가?

LO 5 | 충분한 숙면 취하기

5. 매주 밤 적어도 6일 동안 숙면을 취할 수 있도록 하기 위해 취할 수 있는 조치는 무엇인가? 어떻게 마음챙김 전략을 사용하여 당신을 도울 수 있는가? 만약 부모님이나 친구 중 한 명이 수면 문제를 겪는다면, 당신은 그들이 매일 밤 잠이 들거나 잠든 상태를 유지하는 데 도움이 되기 위해 그들이 하도록 권장하고 싶은 네 가지 일은 무엇인가?

5 폭력 및 상해 예방

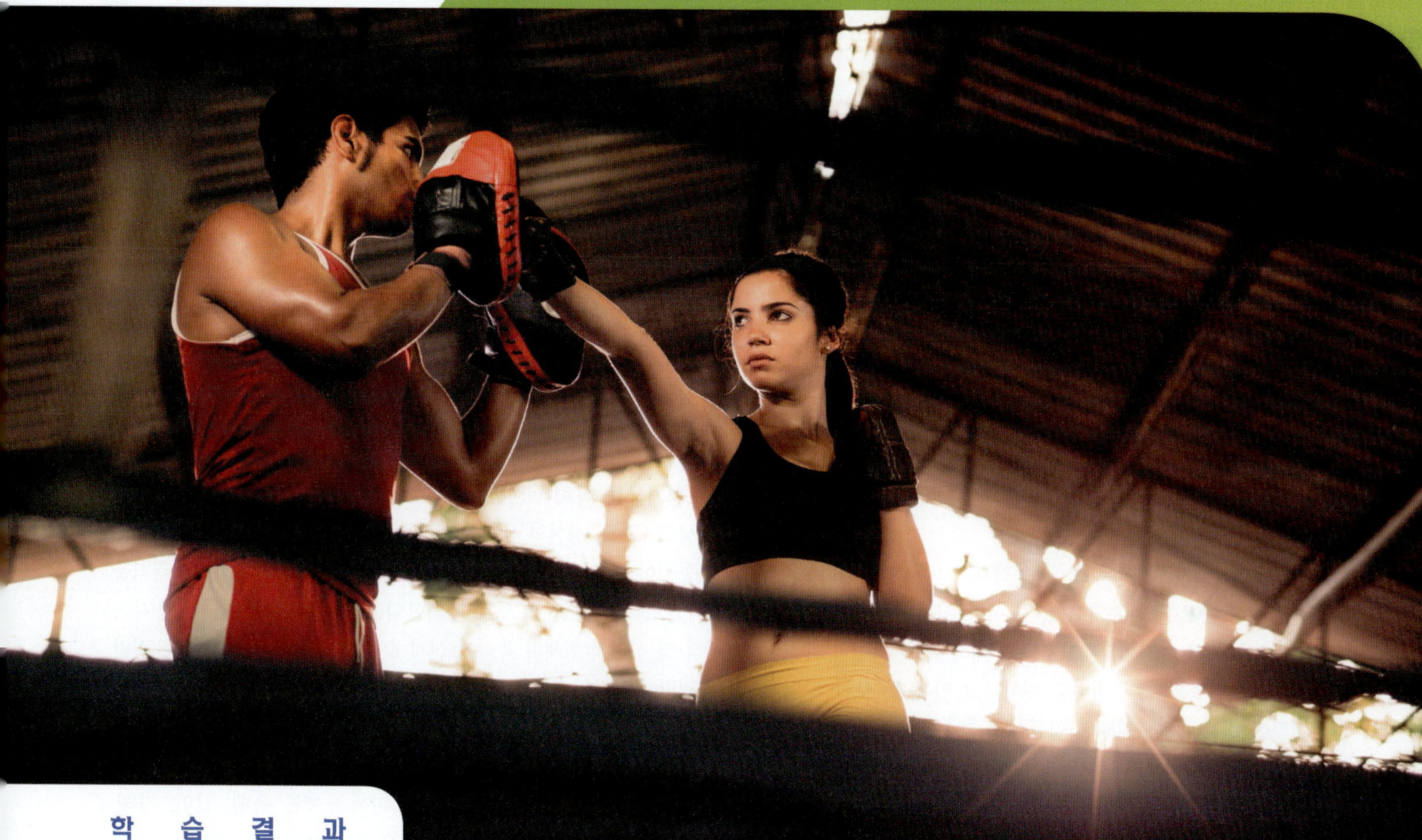

학 습 결 과

LO 1 의도적 상해와 비의도적 상해를 구분하고 미국 사회와 대학 내 폭력의 추세에 대해 논의하시오.

LO 2 의도적 폭력 행위가 일어나는 데 기여하는 요인들에 대해 목록을 나열하고 설명하시오.

LO 3 대인관계 폭력 및 집단 폭력의 만연, 이를 일으키는 일반적 요인들, 해당 위험에 처한 집단에 대해 논의하고 친밀한 파트너 폭력 및 IPV 사이클에 대해 자세히 살펴보시오.

LO 4 성적 학대의 여러 유형, 환경 및 사회적으로 이에 영향을 주는 것들, 성적 학대의 예방과 대응을 위한 전략의 효과에 대해 자세히 알아보시오.

LO 5 폭력의 위험을 최소화하기 위해 마련되어 있는 개인적 및 공동체적 전략에 대해 논의하시오.

LO 6 비의도적 상해의 위험을 최소화할 수 있을 것으로 보이는 주요 전략들에 대해 논의하시오.

왜 관심을 가져야 하는가?

폭력은 우리 일상 속에 여러 층으로 침투하는 것처럼 보인다. 우리는 폭력의 위협에 두려움을 느끼고, 이는 미묘한 방식으로 우리에게 영향을 미친다. 우리는 서로 다른 삶을 영위해 나가고 있으며 더 많은 불신을 가지고 있고 낯선 사람을 조심하도록 교육받으며 위험하거나 위험의 가능성이 있을지 모르는 특정한 영역을 피한다. 세계에서 벌어지는 일들의 불확실성으로 인해 우리는 미래의 모습이 어떨지 의문을 가지게 된다. 매일 뉴스에서 선행, 평화로운 공존, 타인에 대한 배려, 사회 개선을 장려하는 내용을 전하는 세상, 즉 모든 이가 건강과 행복 추구에 대한 권리와 기회를 가지는 세상을 상상해볼 수 있는가? 미래의 모습을 만들어 나가는 부분에서 우리 모두에게 크고 작은 각자의 배역이 있다.

두려움은 범죄에 따라 붙으며 그에 대한 처벌이다.
_Voltaire, 1694~1778.[1]

약 25년 전, Deborah Prothrow-Stith 의학 박사는 미국 내에서 폭력이 급속히 퍼지고 있다고 주장하며, 이러한 확산은 이제껏 겪은 그 어느 것 이상으로 미국 사회를 잠재적으로 파괴하는 것이라고 하였다.[2] 그녀는 '비열행위의 확산(an epidemic of meanness)'이라는 것에 대해 자세히 설명하였다. 중요한 부분으로 그녀는 이러한 현상을 총기 사용 확산, 만연한 불법 약물 판매, 정신질환을 앓는 이들에 대한 충분치 못한 보살핌, 양극성을 표출하는 '사회의 가진 자와 못 가진 자(have and have not society)'와 같이 인간이 초래한 것이라고 믿었다.

오늘날 전쟁, 살인, 강간, 가정폭력, 아동학대, 증오 범죄(hate crime), 기타 심각한 문제들은 계속되고 있다. 시위, 인종 갈등(racial tensions), 시민 불안(civil unrest)은 고조되고 테러 위협, 사이버 위협, 안전에 대한 기타 위협은 통제 범위를 벗어나고 있는 듯 보인다. 막 발생한 사건들이 대중매체에 의해 사람들에게 지속해서 전달이 되면서 **비열행위**(meanness)가 만연해져 가는 모습이다. 심지어 쇼핑몰, 교회, 나이트클럽과 같은 공공장소와 대학 캠퍼스가 위험 속에 놓이게 된 모습이고 사람들의 우려는 점점 더 커져만 가고 있다.

폭력은 항상 인간의 삶에 존재해왔다. 역사적으로 인류는 타인을 지배하고, 종교 및 정치적 권력을 쟁취하며, 땅과 자원을 확보하기 위해 분투해 왔다. 그들은 권력, 돈, 사회적 지위, 때로는 기본적 생존을 위해 싸워왔다. 현대인들은 주변에서 벌어지는 폭력 소식을 훨씬 많이 접하고 있다. 국내의 가장 작은 마을에서 폭력이 일어나도 이를 알 수 있고, 전 세계에서 일어나는 참혹한 행위들을 하루 24시간 자신의 모바일기기, 컴퓨터, TV를 통해 안전거리에서 시청할 수 있다. 폭력이 모두에게 전해진다. 하지만 세상이 실제 보이는 만큼 폭력적일까? 대학생들은 특히 어떤 종류의 폭력에 취약할까? 개인 그리고 캠퍼스와 공동체 차원에서의 정책과 프로그램을 통해 우리 사회의 폭력을 최소화시킬 수 있을까?

> **비열행위(meanness)** 증오, 악의, 잔인함, 이기주의, 사악함을 명확히 내포하는 행동들.
>
> **폭력(violence)** 상해를 초래하는 일련의 행위들과 상해를 포함하여 그로 인한 결과들.
>
> **의도적 상해(intentional injuries)** 피해를 주려는 의도에 의해 상대방이 입는 상해, 죽음, 정신적 상해.
>
> **비의도적 상해(unintentional injuries)** 고의나 계획에 의하지 않고 초래된 상해, 죽음, 정신적 상해.

LO 1 | 폭력이란 무엇인가?

의도적 상해와 비의도적 상해를 구분하고 미국 사회와 대학 내 폭력의 추세에 대해 논의하시오.

세계보건기구는 **폭력**(violence)을 '자신, 타인, 조직, 공동체를 대상으로 상해, 죽음, 정신적 상해, 발달장애 혹은 결핍을 초래하거나 초래할 가능성이 큰 위협 및 실질적 성질을 내포하는 물리적 힘이나 권력을 의도적으로 사용하는 것'으로 정의한다.[3] 오늘날 대부분의 전문가는 감정적 및 심리적 형태의 폭력이 신체에 물리적인 가격을 가하는 것만큼 파괴력이 있다는 것을 깨닫고 있다.

역사적으로 폭력은 상해 의도 여부에 따라 의도적이거나 비의도적인 것으로 분류되어 왔다. 일반적으로 **의도적 상해**(intentional injuries)—해를 가할 의도로 일어난 피해—에는 폭행, 살인, 자해, 자살이 포함된다. 하지만 전문가들은 인간이 환경이나 감정적 폭발에 휩싸이게 되었을 때는 '의도'라고 규정하는 것이 애매할 수 있다고 주장한다. 반면 **비의도적 상해**(unintentional injuries)는 자동차 사고나 화재처럼 피해를 주려는 명백한 의도 없이 피해가 발생하게 되는 경우를 의미한다.

그렇다면 본 문서에서 한 장이 전체적으로 폭력과 상해에 할애되는 이유는 무엇일까? 젊은 성인들은 폭력과 상해에 불균형하게 영향을 받고 있다. 비의도적 상해(특히 자동차 사고와 같은)는 미국 15~44세에서 사망 1순위이고, 자살과 살인은 15~34세에서 각각 2순위와 3순위를 차지한다.[4]

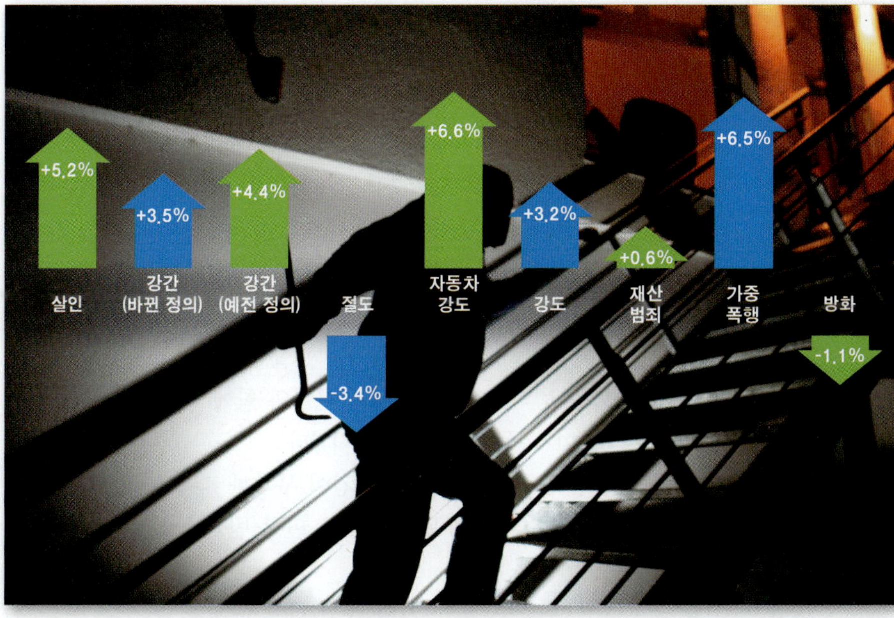

+5.2%
살인
+3.5%
강간 (바뀐 정의)
+4.4%
강간 (예전 정의)
절도
-3.4%
+6.6%
자동차 강도
+3.2%
강도
+0.6%
재산 범죄
+6.5%
가중 폭행
방화
-1.1%

그림 5.1 변화하는 범죄율. FBI 통계에 따르면, 2015년과 2016년 범죄율은 6.2%와 5.3%씩 증가했다. 범죄 유형, 장소, 성별, 기타 변수에 따라 범죄율의 차이가 난다. 대부분의 폭력 범죄는 전반적으로 증가하는 추세이다.

Source: FBI Crime in the United States, 2016 "Preliminary Semiannual Uniform Crime Report, January-June 2016," accessed March 2017, www.fbi.gov.

폭력에 관한 개요

폭력은 오랫동안 미국 사회의 한 단면을 구성해 왔지만, 1980년대가 되어서야 보건복지부는 이를 만성질환으로 분류하여 사회를 향한 만연하는 위협이라는 것을 인정했다. 폭력 범죄는 무력이나 무력적 위협과 관계된 것으로 살인, 비과실치사(nonnegligent manslaughter), 강간, 강도, 가중 폭행(aggravated assault)의 4가지 범행을 포함한다. 연방수사국(FBI)의 통계에 따르면, 전반적 범죄와 특정 유형의 폭력 범죄율은 1973~2006년 사이 증가하다가 이후 서서히 감소하기 시작하여 2012~2014년 사이에 10% 이상 하락했다.[5] 하지만 폭력 범죄율은 2015년 1.7%, 2016년 상반기엔 5.3% 증가했다. 반면 사법통계국(Bureau of Justice Statistics, BJS)은 이와 동일한 기간 중 폭력 범죄 등락에 별다른 변화가 없었다고 보고했다.[6]

> **어떻게 생각하는가?**
>
> **영국이나 일본과 같은 선진국들에 비해 미국 내 폭력율이 훨씬 높은 이유는 무엇이라고 생각하는가? 사회에 만연한 비열행위로는 어떤 것이 있는가?**
>
> - 폭력의 가장 큰 원인은 무엇이라고 생각하는가?
> - 이러한 요인과 관련된 위험을 줄이기 위해 어떤 조치를 취해야 하는가?

어느 쪽 보고가 맞는 걸까? 사실은 둘 다이다! 미국 내 폭력에 대해서는 다음 두 가지 방법이 있다: FBI의 표준범죄보고(UCR)와 사법통계국의 전국범죄피해조사(NCVS). FBI의 UCR은 사법당국에 보고되는 무력이나 위협과 관련된 폭력 범죄 자료를 수집하는 한편, 사법통계국은 1년에 2회씩 9만 가정의 약 16만 명을 대상으로 설문을 실시해 특정 범죄의 발생 빈도 및 그 성질에 대해 자세한 정보를 수집한다.[7] 사법통계국은 또한 UCR 프로그램에서와는 달리 살인 및 사업체를 대상으로 한 범죄에 대해서는 추적하지 않는다.

2016년 첫 6개월간 수집된 자료에 따르면, 재산범죄, 절도, 강도, 방화(감소세를 보인 영역) 이외의 모든 폭력 범죄는 증가했다. 살인과 가중 폭행은 각각 5.2%와 6.5%씩 증가했다. 미국 일부 지역에서 급격한 증가가 보고되었다. 2015년 보고된 폭력 범죄율 변화는 그림 5.1, 범죄 유형별 빈도는 그림 5.2를 참고하라.

전체 범죄율 등락과 관계없이 인종, 성별, 연령, 사회경제적 지위, 장소, 범죄 유형, 기타 요소에 따라 범죄율에 큰 차이가 난다. 게다가 현재 수치는 실제 범죄를 제대로 반영하지 못하는 것일 수 있다. 폭력 피해의 54%가 경찰에 보고되지 않았다.[8] 강간과 같은 범죄에서는 미보고율이 훨씬 높다. 이러한 미보고된 부분이 갑자기 보고되면, 해당 윤곽은 매우 다르게 잡힐지도 모른다. 좋은 소식은 지난 수년간의 범죄율 등락에도 불구하고, 전체 범죄율은 1990년대 초반에 비해 (거의 1/3) 감소했다는 것이다.[9]

당신이 범죄의 직접적인 피해자가 아니라고 하더라도, 피해를 당할 수 있다는 두려움 속에서 살고, 밤에 걷거나 달리기 위해 나가기가 무섭고, 동네에서 폭력의 위험 때문에 자녀가 바깥에 나가 놀게 허락하지 못하며, 테러 위협으로 해외여행이나 대중교통 사용을 피하고 있다면 이미 간접적으로 영향을 받고 있다는 의미와 같다.

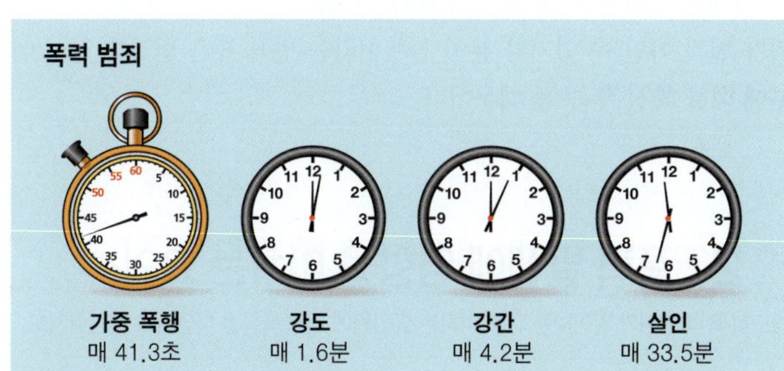

그림 5.2 범죄 시계(Crime Clock). 범죄 시계는 연간 범죄 발생률을 일정한 시간 간격으로 나타낸 것이다. 해당 수치는 평균을 의미한다. 범죄 시계를 범죄가 발생하는 규칙적 주기를 나타낸 것으로 인식해서는 안 된다.

Source: Adapted from Federal Bureau of Investigation, "Crime in the United States, 2015," Accessed March 2017, www.fbi.gov/about-us/cjis/ucr/crimein-the-u.s/2014/crime-in-the-u.s.-2015/figs/crime-clock.jpg.

미국의 캠퍼스 내 폭력

대중매체에서는 캠퍼스 내 폭력을 자주 다루며, 최근엔 총기 사고(gun violence)가 굉장히 많이 뉴스 헤드라인에 올랐다. 32명의 사망자를 냈고, 미국 역사상 캠퍼스 내 총기 사건으로 가장 참혹했던 2007년 버지니아 공대 총기 난사 사건이나 2018년 17명의 사망자를 초래한 플로리다 파크랜드 소재 마조리 스톤맨 더글러스 고등학교에서 발생한 비극은 미국 전역에 대화 및 행동 방안 마련을 촉구하고, 캠퍼스 내 안전 및 안보 강화를 촉구했다. 오늘날 캠퍼스 내 폭력사태에 대한 예방 및 대응으로 여러 형태의 안전 계획을 마련해 두지 않은 캠퍼스는 찾아내기 힘들 것이다. 캠퍼스 총기 사건 발생 시 취해야 할 대책을 알고 있으면 생명을 구조하고, 생명이 위협받을 시 느끼게 되는 피할 수 없는 우려와 공포를 피하는 데 도움이 될 수 있다.

총기 사건이 국가적인 뉴스이지만 여러 형태의 캠퍼스 폭력이 지속되고 있으며 비밀의 베일 뒤로 숨어 있다. 많은 경우 피해자들은 폭행에 대해 보고하는 것을 꺼리고, 폭력 사건이 보고될 경우 캠퍼스 측은 이미지가 실추되지 않기 위해 애쓴다.

관계 폭력(Relationship violence)은 캠퍼스 내 가장 만연한 문제 중 하나이다. 가장 최근의 미국 대학보건협회 조사에서는 여성의 10.9%와 남성의 6.4%가 지난 12개월 동안 친밀한 관계(intimate relationship)에서 정서적 학대를 당해왔다고 보고했다.[10] 여성의 6.6%, 남성의 2.4% 이상이 스토킹을 당했다고 보고했으며, 여성의 2%, 남성의 1.8%가 신체적 학대 관계 속에 있어온 것으로 보고했다.[11] 남성의 약 1%와 여성의 2.7%는 성적 학대 관계 속에 있었다고 보고했다.[12]

하지만 캠퍼스 내 폭력에 관해 보고된 통계자료는 전체 그림을 흘끔 쳐다보기에 불과하다. 강간 사건의 12.5%, 성폭행 사건의 4.3%만이 당국에 신고되었다.[13] 대학 입학 후 성폭행을 당한 대학생 비율은 여성의 21%, 남성의 7% 이상으로 조사되었다.[14]

왜 이런 폭행을 신고하는 사람이 이리도 적은 것일까? 일반적으로는 사생활에 대한 우려, 보복에 대한 두려움, 당황, 지원 부족, 해당 범죄가 별것 아닐 수 있거나 본인 잘못이라는 인식 혹은 범죄 관련성 여부에 대한 확신 부족 등 때문이다.

LO 2 | 폭력 발생에 영향을 미치는 요인

의도적 폭력 행위가 일어나는 데 기여하는 요인들에 대해 목록을 나열하고 설명하시오.

사회적, 공동체적, 관계적 및 개인적 측면의 몇몇 요소들은 폭력 행위를 일으킬 가능성을 높인다. 사람들을 폭력범이 되게 하는 단일한 기준이 존재하는 것은 아니지만, 주요 위험 요인에는 다음이 포함된다.[15]

- **공동체 환경.** 지속적 빈곤, 특히 주거, 주변 환경, 학교, 직장의 불안정성은 마약, 총기, 갱단에 노출될 위험성을 높인다. 경찰 및 사회적 서비스 불충분으로 이러한 위험이 가중된다.[16]
- **사회적 요인.** 불평등이나 차이를 없애고, 차별이 발생하지 않도록 애쓰는 경찰 당국 및 프로그램은 위험을 감소시킨다. 여성 위에 남성이 존재한다거나 폭력이 문제 해결의 수단이 된다고 보는 인식을 옹호하는 사회적 및 문화적 규범은 위험을 증가시킨다.[17]
- **종교적 신념 및 차이.** 극단적인 종교적 신념은 타인에게 폭력을 가하는 것이 정당하다는 생각을 가지게 할 수 있다.
- **정치적 차이.** 역사적으로 시민의 불안과 함께 정당 연합체 및 신념에서의 차이가 폭력 행위를 촉발시켰다.
- **부실한 형사사법제도.** 수용 공간이 부족한 감옥 및 정신 보건 서비스 이용이 원활하지 못한 문제로 반복 범죄와 미래의 폭력이 촉발될 수 있다.
- **스트레스, 우울증, 또는 기타 정신 건강 문제들.** 위기감, 우울, 위협, 스트레스에 휩싸인 사람은 과잉 반응을 보일 가능성이 높아 타인에게 대항하거나 화를 표출하거나 비이성적 행동을 나타낸다.[18]

일부 사람들이 폭력적 성향을 가지도록 만드는 것은 무엇인가?

개인적 요인으로 인해 폭력의 위험성이 커질 수 있다. 새로이 나오는 증거를 통해 가족 및 가정환경이 가족 폭력을 초래하는 최대 요인일지도 모른다는 사실을 알 수 있다.[19] 공격적 행동에 대한 주요 예측 요소로는 분노와 약물 남용이 있다.[20]

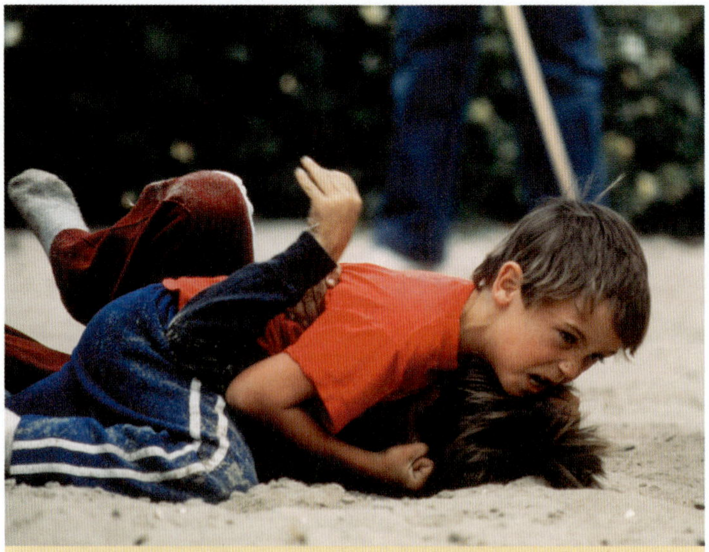

대부분 성인이 되면 분노를 이성적으로 제어하는 법을 익히게 된다. 하지만 분노 및 폭력과 관련, 자기주장이나 절망적 상황에 대한 반응을 표하는 방식을 어린 시절 하던 방식과 매우 유사하게 공격적 성향으로 드러내는 사람들도 있다.

마음챙김과 당신 분노가 치밀 때 이를 알고 진정시키는 전략

당신은 그 기분을 안다. 수업이 끝나고 집에 왔는데 누군가 당신의 주차 공간에 차를 대 놓았다. 왠지 모르게 기분이 언짢아져서 자신의 집으로 들어갔는데 난장판이다. 그릇은 높게 쌓여 있고, 싱크대 위는 먹다 남은 냄새나는 오래된 음식물로 어지럽혀져 있다. 저녁 식사를 위해 미리 준비해 둔 음식은 냉장고 안에 없다. 누군가가 허락도 없이 해치워버린 것이다. 이제 큰 목소리로 따지거나 싸움으로 맞서 폭발할 준비가 되어있다. "이런 게으르고 생각 없는 빈둥대는 놈은 꺼져야 해!" 피가 솟구친다. 시험 때문에 힘든 하루였고 집에서 이제 좀 여유로운 저녁을 누려보고자 했건만 그런 소망은 아주 확실히 물 건너갔다. 이런 기분이 아닐까?

분노가 당신을 통제하도록 허용해서는 안 된다. 절망스러울 때는 다음과 같이 마음챙김 전략을 시도하여 분노를 가라앉혀라.

1. 조용한 장소로 가서 분노가 당신의 신체를 통해 어떻게 표출되고 있는지 바라보라. 심장박동이 빨라지는가? 숨이 가빠지는가? 가슴이 쿵쾅거리는가? 얼굴이 달아오르는가? 근육이 긴장되는가? 화가 당신의 신체에 미치는 영향에 집중하라.
2. 눈을 감고 호흡을 한다. 천천히 리듬감 있게 10번 숨을 가다듬는다. 손과 팔로 온기가 돌아오는 것을 느낀다. 안면 근육을 부드럽게 이완시키고, 목 근육의 긴장이 풀리는 것을 느낀다.
3. 분노를 불기운과 타오르는 것으로 생각해 본다. 차분히 가라앉히는 데 집중한다—차분한 기운이 자신을 감싼다는 생각에 집중한다. 호흡을 한다.
4. 자신의 생각에 집중한다. 화날 수 있을 만한 일이었고 대부분의 사람도 그렇게 느꼈을 거라고 인식한다. 하지만 그러한 분노로 인해 누구의 신체가 영향을 받게 되는가? 그것이 본인이 느끼고자 하는 감정인가? 자기 자신에게 연민을 가져 본다. 자신을 가만히 내버려 둔다. 판단을 하지 않고 그 감정을 그저 수용하면서 분노가 본인에게 어떤 영향을 미쳤는지 느낀다.
5. 한걸음 물러나 생각한다. 자신의 신체적 및 정서적 반응을 관찰한다. 해당 상황이 일상의 사소한 문제였다고 생각해 보도록 한다. 당신은 이를 처리할 수 있다. 역학 변화를 위해 천천히 호흡하고 몸 전체를 부드럽게 이완하도록 하라. 무엇이 당신을 화나게 했는지 곰곰이 생각해 보는 데 급급하다면, 그것을 다시 가져와라.
6. 진정이 되고 나면 자신을 보살핀다. 룸메이트나 파트너에게 가서 당신을 화나게 한 것이 무엇이었는지 설명하되 친절한 태도를 유지하고 비난은 삼간다. 당신이 어떤 감정을 느꼈고, 앞으로 어떻게 개선되었으면 좋겠는지 이야기한다. 좌절감이 느껴진다면 본인은 스스로를 통제할 수 있다는 것을 기억한다. 자신의 신체에 무슨 일이 벌어지는지 느낀다. 분노가 치밀어 오르려고 하면 정서적 안정을 주는 장소로 가거나 해당 공간에서 물리적으로 벗어난다.
7. 마음에 담아두지 마라. 긴장을 풀어라. 진정하는 데 도움이 될 만한 일을 한다. 긍정적 대화를 통해 미래에 역학 변화가 일어나도록 하거나 대체 옵션을 고려해 보거나 차이의 문제를 해결하는 데 도움을 줄 수 있는 중재자를 찾아본다. 친절하고 연민 어린 태도를 갖춘다. 이는 본인과 타인에게 궁극적으로 최고의 영향을 미치게 된다.

공격성과 분노

공격적 행동은 보통 폭력적 관계의 주요 측면을 이룬다. **일차공격성**(primary aggression)은 파괴적 성질이 저변에 깔린 목표지향성과 적대적 자기주장을 의미한다. **반응적 공격성**(reactive aggression)은 보통 삶의 절망적 경험으로 인한 감정의 반응에 관한 것이다. 일차적이든 반응적이든, 공격성은 급성 스트레스(acute stress)에 휩싸이는 순간 폭발해 버린다. 감정 폭발을 다스리는 조언과 관련하여 '마음챙김과 당신'을 참고하라.

분노가 폭력의 촉매제라는 것은 잘 알려진 사실이다. 일반적으로 분노는 촉발 사건(triggering event)으로 인해 터지거나 분노를 표출하면 원하는 것을 얻게 될 것이라고 학습된 것으로 인해 일어난다. 보통 분노하면 활동적이고 공격 지향적 상태가 되는데, 이 기분 속에서 당사자는 일시적으로나마 자신이 강하고 제어하는 위치에 있다는 느낌을 받는다.[21]

생리학적 및 유전적 요인은 화를 잘 내는 성미를 지니는 데 영향을 미칠 수 있다. 폭력적이거나 정서가 결여된 행동을 보이는 사람들에게는 분노나 공격성을 증폭시키는 유전적 요인이 있다는 것을 뒷받침하는 증거자료가 점점 더 나오고 있다. 하지만 연구자들은 폭력적 행동으로 이어지게 되는 몇 가지 경로가 있다는 것을 안다.[22] 일반적으로 가정환경이 파괴적이고 혼란스러우며 구성원 간 감정의 표현이 서툴고 분노, 가정 내 폭력, 학대가 늘 벌어져 온 곳이었다면, 그러한 환경에서 자라온 사람들은 화를 잘 내는 성격을 가지게 되기 쉽다.[23] 학창시절에 집단 괴롭힘을 당한 경우에도 성인이 되어 폭력적 행동을 보이거나 외상 후 스트레스 장애(PTSD)로 고생하게 될 가능성이 높다.[24]

일차공격성(primary aggression) 파괴적 성질이 저변에 깔린 목표지향성과 적대적 자기주장.

반응적 공격성(reactive aggression) 삶의 절망적 경험으로 인한 적대적인 감정의 반응.

약물 남용으로 인한 회복 치료 프로그램을 받는 사람의 2/3가 미국 교도소에 수감된 남성의 14%와 여성의 36%로 어린 시절 학대당한 경험을 가지고 있었다.

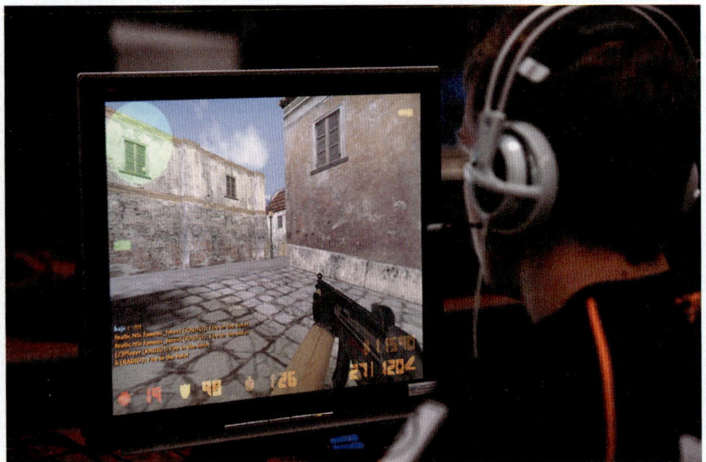

오늘날 미국인들, 특히 어린이들이 그 어느 때보다 폭력에 더 많이 노출되고 있는 것은 분명한 사실이지만, 연구 자료를 통해 폭력적 대중매체에의 노출과 폭력적 행동 성향을 지니게 되는 것과의 연관성이 증명된 바는 없다.

약물 남용

알코올과 약물 남용은 국가 및 국제적으로 사회의 전반적인 폭력 발생과 관련하여 빈번하게 촉매제 역할을 해왔다.[25]

- 폭력 범죄의 42%는 알코올과 관련되어 있다. 미 법무부 보고에 따르면, 수감된 유죄 확정자 200만 명 중 37%가 체포 당시 음주 상태였다.[26]
- 가정폭력, 재산 범죄, 공공질서 위반 등 감옥행으로 이어지는 범죄의 약 80%는 알코올 및 약물과 관련되어 있다.[27]
- 연구에 따르면, 일부 운동선수들의 경우 일반인에 비해 음주 및 폭력율이 높게 나타난다고 한다. 남자다움이 강조되고, 반사회적 표준 하에 놓여 있으며, 사회 정체성(social identity)상 폭력성을 나타내는 것이 그들의 폭력성에 영향을 미친다.[28]
- 자살 및 자살 시도 빈도는 약물 복용 및 음주와 크게 연관되어 있다.[29]

대중매체는 어느 정도 영향을 미치는가?

대중매체가 폭력 확대에 일조한다는 비난이 빈번히 있었지만 이러한 연관성에 대해 논란이 있어 왔다. 초기 연구는 폭력성을 담은 대중매체에 극도로 노출되는 것과 그로 인해 폭력적 행동이 야기되는 것 사이의 연결성을 뒷받침하는 듯 보였으나, 이러한 연구 다수는 부실하고 일관적이지 못하게 폭력을 측정했다는 방법론적인 문제와 치우치게 주제를 선정했다는 문제, 그리고 연구 표본 수(sample size) 측면에서의 문제로 비판을 받아왔다.[30]

대인관계 폭력(interpersonal violence) 타인 또는 소그룹이 한 개인에게 가하는 폭력.

집단 폭력(collective violence) 개인이 모인 조직이 행하는 폭력.

살인(homicide) 해치거나 죽이려는 의도로 야기된 죽음.

최근 미국 심리학회의 메타 분석 자료에 의하면, 폭력적인 게임 활동으로 공격의 위험성이 증가하고 폭력 발생 시 반응에 둔감해질 수 있다고 한다. 하지만 폭력적 영상의 시청이 폭력 범죄 행위에 대한 위험성을 증가시킨다는 증거는 많지 않다. 다른 연구자들은 폭력적인 영상에 대한 노출이 긍정적 또는 부정적인 행동에 장단기적으로 어떻게도 영향을 미치지 않는다고 계속해서 지적한다.[31]

어떻게 생각하는가?

대중매체가 자신의 행동에 영향을 미친다고 생각하는가? 그렇다면 어떻게 영향을 미치는가?

- 그러한 영향으로 자신이 폭력적 성향을 가지게 될 수 있다고 보는가? 왜 그런가 또는 왜 그렇지 않은가?
- 대중매체에서 폭력 및 성행위에 대한 성격과 범위를 제한하는 사례가 있는가? 그렇다면 어떤 상황인가?

이전 연구에 대해 비판하는 이들은 오늘날 젊은이들이 그 이전의 어느 동일한 세대보다 대중매체를 통한 폭력에 더욱 노출되고 있지만, 그들 사이의 폭력율은 지난 40년 연이어 감소해 왔다는 것을 지적한다.[32] 여전히 실시간 대면 소통으로 상호작용하는 대신 불균형하게 많은 양의 시간을 온라인에 소비하는 것이 미칠 영향에 대해서는 우려가 제기되어 왔다.

LO 3 | 대인관계 폭력 및 집단 폭력

대인관계 폭력 및 집단 폭력의 만연, 이를 일으키는 일반적 요인들, 해당 위험에 처한 집단에 대해 논의하고 친밀한 파트너 폭력 및 IPV 사이클에 대해 자세히 살펴보시오.

대인관계 폭력(interpersonal violence)에는 '위협적이고 실질적 성질의 물리적 힘이나 권력(physical force or power, threatened or actual)'을 타인을 향해 의도적으로 사용하여 상해, 죽음, 정신적 상해를 초래하는 것을 포함한다.[33] 살인, 증오 범죄, 가정폭력, 아동학대, 노인학대, 성적 학대가 모두 이에 해당한다. **집단 폭력**(collective violence)은 조직 대 조직으로 대항해 벌어지는 폭력으로 정치, 정부, 종교, 문화, 또는 사회적 측면의 분쟁과 관련한 폭력 행위를 포함한다.[34] 갱단 폭력과 테러는 오늘날 주요 위협이 되는 두 가지 형태의 집단 폭력이다.

370명 중 1명은 개인이 평생에 걸쳐 총기 공격으로 사망하게 될 확률이다. 비교를 위해 평생에 걸쳐 자동차 충돌 사고에서 탑승자 사망률은 647명 중 1명이다.

@ 건강 헤드라인 총기 논쟁 캠퍼스 내로 이동

평균 한 해에 10만 명 정도가 총에 맞는 사건이 미국 내에서 벌어진다. 사상자 관련 31,000명이 사망하고 나머지 살아남은 사람들 중 다수가 신체적 및 정서적으로 심각한 영향을 받는다. 다음은 총기 및 총기 폭력에 관한 몇 가지 사실이다.

- 권총은 다른 무기류보다 많은 사망자를 초래해왔다는 부분에서 일관된 책임을 지고 있다.
- 오늘날 미국 가정의 35%가 가정 내 총기를 소지하고 있으며, 약 3억 건의 총기가 민간인 소유로 등록되어 있고, 수백만 개 이상은 미등록되었거나 불법 소지되고 있다.
- 총기류(firearms)는 미국의 캠퍼스 내 벌어지는 공격 사건에서 가장 빈번하고 일반적으로 사용되는 무기이다. 가장 일반적인 원인은 '친밀한 관계와 관련된 것(related to an intimate relationship)'이고, 그 다음은 '특정 행위에 대한 보복(retaliation for a specific action)'이다.
- 가정 내 총기가 있을 경우 해당 장소 내의 살인 위험은 3배, 자살 위험은 5배 이상 증가한다.

미국 내 총기 사망 발생에 영향을 미치는 요인은 무엇인가? 현재 미국 내 총기 수량은 2억 7,000만~3억 5,000만 개로 이는 해당 국가 내의 인구수보다 더 많다. 민간인 총기 소유에 있어 지구상 그 어느 국가도 이에 근접하지 못한다. 이에 대해 총기류 구매에 대한 신원 조회(background checks) 및 더욱 강력한 총기 규제 법안을 옹호하는 사람들은 강력한 무기류에 비교적 쉽게 접근할 수 있다는 점과 미국 내에 총기(특히 대용량 탄창이 장착된 반자동 공격용 총기)가 독보적으로 많다는 것을 주범으로 지적한다. 하지만 총기 소지 권리(gun rights)를 옹호하는 이들은 해당 문제가 총기류 자체에 있기보다 그것을 소지하는 사람에게 있다고 주장한다.

세상을 떠들썩하게 만든 캠퍼스 및 기타 공공장소 총격 사건으로 총기 논쟁이 캠퍼스 내로 이동했다. 지난 10년간 여러 주가 은폐 총기 소지(concealed weapon carry)를 허가했고, 그중 일부는 캠퍼스 내까지 이를 허용했다. 비평가들은 이를 위험하게 보면서 이러한 상황에서 알코올과 분노가 함께 섞이게 되면, 학생과 교직원이 더욱 위험해질 수 있다고 지적한다. 총기 옹호자들은 총기 난사 사고(mass shooting) 현장에서 사람들에게 무기가 있다면, 사망과 공격을 막을 수 있을지 모른다고 주장한다. 당신의 생각은 어떠한가?

Sources: C. Ingraham, "There Are Now More Guns Than People in the United States," *The Washington Post*, October 5, 2015, https://www.washingtonpost.com/news/wonk/wp/2015/10/05/guns-in-the-united-states-one-for-every-manwoman-and-child-and-then-some; J. Davidson and H. Jones, "The Orlando Shooting Is a Haunting Reminder of Just How Many Guns Are in America," Time, June 14, 2016, http://time.com/4188456/orlando-shooting-mass-shootings-gun-control; D. Drysdale, W. Modzeleski, and A. Simons, *Campus Attacks: Targeted Violence Affecting Institutions of Higher Learning* (Washington, DC: U.S. Secret Service, U.S. Department of Education, and Federal Bureau of Investigation, 2010); National Conference of State Legislatures, "Guns on Campus: Overview," 2015, http://www.ncsl.org/research/education/guns-on-campus-overview.aspx.

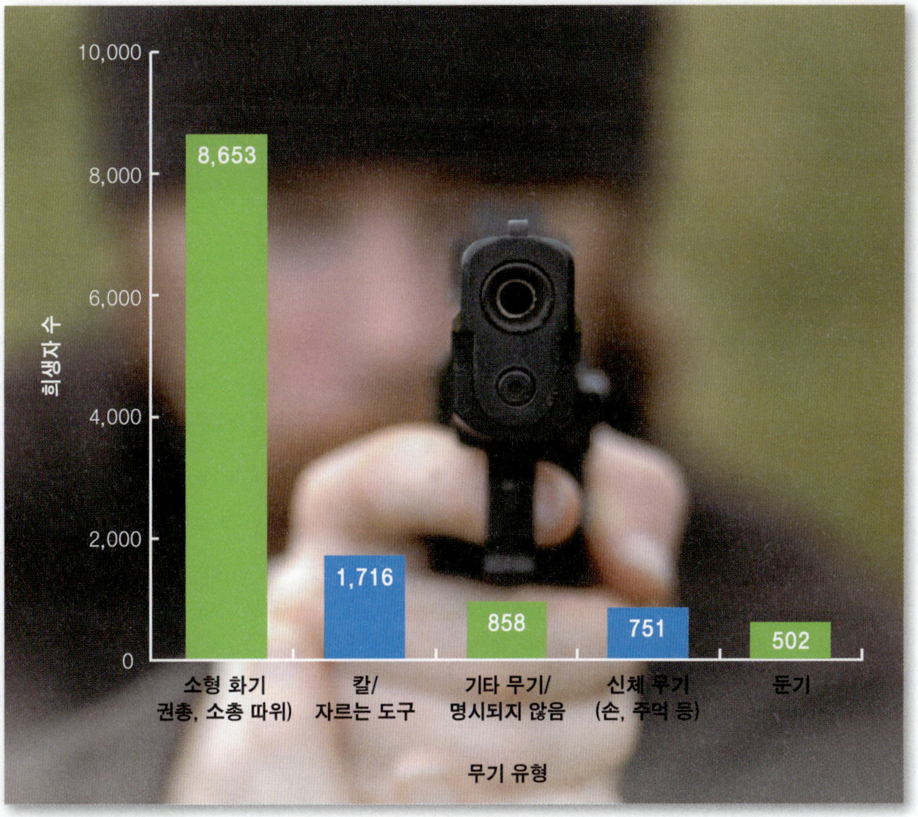

무기 유형별 미국 내 살인, 2015. 미국 내 살인의 67%는 소형 화기 사용으로 초래되며, 이는 다른 유형의 무기를 모두 합친 결과를 훨씬 압도한다.

Source: Data from U.S. Department of Justice, Federal Bureau of Investigation, "Crime in the United States, 2015, Expanded Homicide Data Table 8-Murder Victims by Weapon-2011-2015," 2015, https://ucr.fbi.gov/crime-in-the-u.s/2015/crime-in-the-u.s.-2015/tables/expanded_homicid_data_table_8_murder_victims_by_weapon_2011-2015.xls.

살인

살인(homicide)은 계획적 살인(murder)과 비과실치사(nonnegligent manslaughter)를 포함하며, 미국 내 사망 원인 13위이다. 살인은 1~44세 연령 인구에서 사망의 주요 5가지 원인 중 하나이다.[35] 살인 사건의 거의 절반은 아는 사이에서 일어난다. 사건의 2/3는 가해자와 피해자가 친구나 지인 관계이다. 1/3은 가족 관계에서 벌어진다.[37]

살인율은 인종, 성별, 연령에 따라 확연한 차이를 드러낸다. 살인은 아프리카계 미국인 남성의 사망 원인 5위, 미국 원주민의 사망 원인

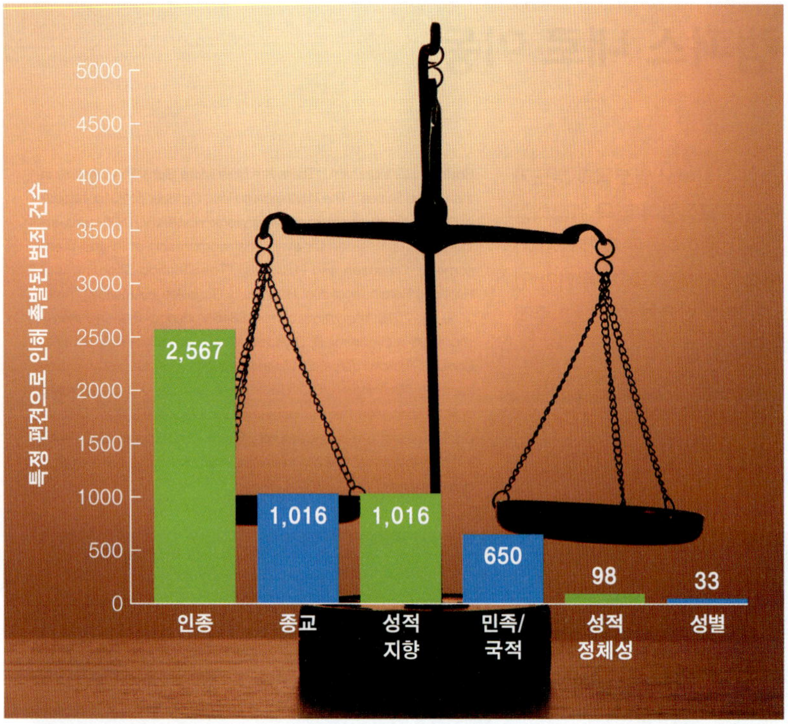

그림 5.3 **편견동기범죄, 단일한 편견별 초래되는 사건, 2015.**

Source: Data from Federal Bureau of Investigation, "Hate Crime Statistics, 2015," Table 1, www.fbi.gov, November 2016.

6위, 중남미 인구의 사망 원인 9위에 해당한다.[38] 총기 및 폭력에 관한 토론과 관련해서 '건강 헤드라인'을 참고하라.

증오 범죄와 편견동기범죄

증오 범죄(hate crime)는 개인, 재산, 조직을 대상으로 자행되는 범죄로 가해자의 인종, 성별, 성 정체성, 종교, 장애, 성적 지향, 민족에 대한 편견에 의해 동기가 부여된다.[39] FBI에 따르면, 2014년에는 증오 범죄 신고가 5,479건으로 감소했다(그림 5.3).[40] 이와는 매우 대조적으로 법무통계국에서 실시한 익명의 범죄피해조사에 따르면, 2012년에 폭력성을 띠거나 재산을 대상으로 한 증오 범죄가 약 294,000건 일어났다.[41] 보복에 대한 두려움으로 수많은 증오 범죄가 묻히고 있다. 증오 범죄의 60%는 전혀 보고된 적이 없었을 것이고, 보고된 사건에 있어서는 그중 1/4만이 피해자 본인이 직접 신고한 것이다.[42]

증오 범죄(hate crime) 사회의 특정 그룹에 대한 적대적 편견으로 동기가 부여되어 그 대상을 목표로 한 범죄.

인종 폭력(ethnoviolence) 특정 민족과 관련한 개인을 향한 폭력.

편견(prejudice) 특정 그룹을 부정적으로 평가하는 것으로 이러한 태도에는 일반적으로 해당 그룹에 대해 비우호적 생각과 잘못된 이해가 깔려 있다.

차별(discrimination) 편견에 의해 특정 집단을 평등하게 대우하거나 동등한 기회를 주지 않는 것.

편견동기범죄(bias-motivated crime)는 때에 따라 **인종 폭력**(ethnoviolence)이라고 불리는데, 큰 사회 내의 인종 집단 간 깔려 있는 편견과 차별로 인해 야기되는 폭력을 의미한다. **편견**(prejudice)은 단일 개인, 집단, 인종, 또는 이들의 짐작되는 성질에 적개심을 품는 비이성적인 태도이다. **차별**(discrimination)은 편견에 기초하여 특정 부류를 평등하게 대우하거나 동등한 기회를 주지 않는 태도를 의미한다.

편견동기범죄 및 증오 범죄를 설명해주는 일반적인 원인은 (1) 집단 공격을 통해 다수의 가해자들이 스릴을 추구, (2) 다른 사람이 자신의 직업이나 재산을 빼앗거나 어떻게든 곤란하게 만들 것이라는 위협감을 느낌, (3) 실제로 모욕이나 무시를 당했거나 이와 같이 생각하고 이에 대해서 보복, (4) 모르는 또는 다른 대상에 대한 두려움이다. 그 외에 종교적 열성, 이해 부족, 또는 왜곡된 도덕적 믿음으로 증오 범죄를 삶의 미션 중 하나로 여기는 사람들도 있다.

캠퍼스 측은 증오 범죄 보고에 대해 다양성을 강조하는 강좌 제공, 위반에 대해 무관용 원칙을 적용, 교직원이 적절한 행동을 할 수 있도록 훈련, 증오 범죄 처벌 시행을 위한 정책 개발로서 대응해왔다.

갱단 폭력

갱단 폭력(gang violence)은 전 세계 여러 곳에서 증가 추세를 보인다. 미국은 마약 거래, 성매매, 총격, 구타, 절도, 차량 강도, 총격전 속 무고한 피해자의 죽음에 관계한 갱단 네트워크로부터 고조되는 위협에 직면해 있다. 미국 내에 33,000개 이상의 갱단이 있으며 총 회원 수는 140만 명이 넘는다.[43] 갱단은 폭력배(street gang)가 전체의 88%로 대부분을 차지하고, 교도소 내 갱단과 오토바이 갱단이 각각

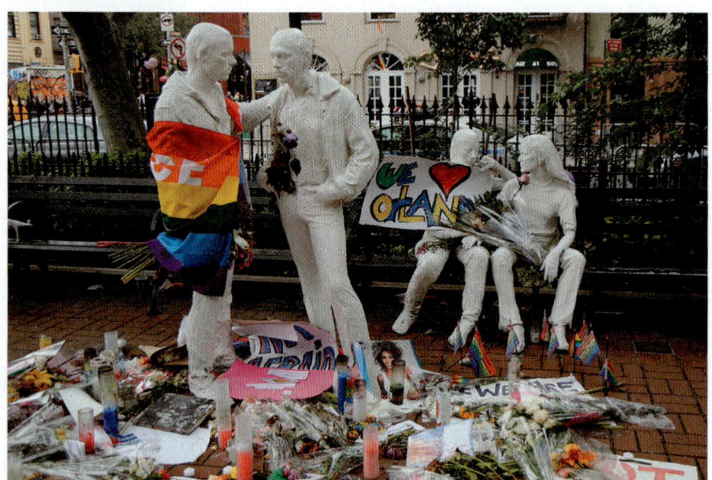

2016년 플로리다주 올랜도의 펄스(Pulse)라는 나이트클럽에서 발생한 총기 난사 사건이나 성 정체성이 기반이 되어 발생한 폭력 사건은 차이를 지닌 집단에 대해 적대적 위협이 증가하고 있다는 것을 보여준다.

9.5%와 2.5%로 그 뒤를 따른다.[44] 미국 전체 폭력 범죄 중 48%가 갱단에 의한 것이고, 지역에 따라 90%까지 차지하기도 한다.[45]

젊은 사람들이 갱단에 가담하는 이유는 무엇일까? 대개 갱단은 회원들이 자부심, 소속감, 동지애, 안정, 흥미의 감정을 느끼게 해준다. 마약 밀매, 매춘, 기타 범죄를 통해 회원들에게 경제적 안정을 제공하는 경우도 있다. 비행을 저지르는 동료와의 우정, 부모의 관리 부실, 인생의 부정적인 사건들, 음주 및 약물 복용이 갱단 결성의 위험을 높이는 것으로 보인다. 다른 위험 요인으로는 낮은 자존감, 캠퍼스 성적 문제, 사회경제적으로 열악한 위치, 가족 및 사회로부터의 소외, 가정 폭력, 갱단이 주름잡는 동네 환경이 포함된다.[46]

사이버범죄

사이버공격은 기반 시설을 흔들고, 선거에 영향을 주며, 영업 비밀을 빼내고, 탈취 기술을 통해 목표물을 장악하는 하이재킹(hijacking) 공격과, 개인 정보 및 신원 정보를 판매하고 렌섬웨어를 통해 민감 정보에 접근을 막아 이를 볼모로 잡고 돈을 요구하는 것 외에 기타 위협을 포함하는 행위로 이는 점점 흔해지고 있으며, 위험성 및 정교함은 높아져 가고 있다.[47] 사이버공격 조사를 담당하는 FBI 연방수사국은 우선순위에 개인정보 및 네트워크 보안을 두고 랜섬웨어를 국가적 사이버 위협으로 지목한다. 개인 스스로가 사이버보안을 지키도록 FBI는 다음 권고사항을 제시한다.[48]

- **컴퓨터 방화벽 설정을 켜둔다.** 방화벽은 잠재적 사이버 위협에 대한 첫 번째 중 사이버범죄로부터 안전하려면 경계를 풀지 않고 모든 기기가 최고의 안보로 유지되게 해야 한다.
- **믿을 만한 안티바이러스와 안티스파이웨어 소프트웨어를 선택한다.** 믿을 만한 고품질 프로그램을 구입하고 독립성 있는 곳에서 리뷰를 찾는다.
- **운영 시스템을 최신 상태로 유지한다.** 최신 시스템에서는 보안 패치를 제공해 보안 취약점이 수정되도록 한다. 모든 기기에 대해 신규 시스템을 구입하여 시스템 상태를 최신으로 유지한다.
- **다운로드 하거나 첨부 항목을 열 때 주의한다.** 알 수 없는 항목이나 사용자 클릭을 유도하는 문구가 적힌 항목은 열지 않는다.
- **사용하지 않을 때는 컴퓨터 전원을 꺼둔다.** 컴퓨터를 지속적으로 켜두게 되면 아무도 모르는 사이 악의적인 침입자가 당신의 계정에 들어갈 수 있다.

테러

> 테러(terrorism) 정치적 또는 사회적 목표를 증진시키기 위해 정부, 민간인, 또는 그 일부를 위협하거나 강요하기 위해 개인이나 재산에 대한 무력 또는 폭력의 사용.

전 세계 테러 공격은 모든 국가의 국내외 위협에 대한 취약성을 드러낸다. 경제에 미치는 영향, 여행 제한, 추가적 안보 조치, 군사력 증강은 테러 위협이 우리 삶에 미치는 영향을 보여주는 몇 가지 예에 불과하다. 미국 연방규정집에서의 정의와 같이 **테러**(terrorism)란 '정치적 및 사회적 목표 촉진을 위해 정부와 시민 또는 이에 속한 부문에게 위협을 가하거나 강요를 하기 위한 수단으로 개인 및 재산을 목표로 자행되는 무력과 폭력의 비합법적 사용'이다.[49] 전 세계 젊은이들을 대상으로 모집과 급진화에 인터넷과 소셜미디어의 사용 비중이 커지고 있다. 미국 및 국제적 주요 그룹들은 이런 행위에 대응하기 위해 애쓰고 있다.[50]

질병통제예방센터(CDC)는 지난 10년간 응급 준비 대응 본부를 설립 및 유지해 오고 있다. 해당 조직은 생물학적 테러, 화학적 비상사태, 방사선 비상사건, 대량 재난, 국가 재난, 격렬한 기상 상황과 같은 잠재적인 공공 보건 문제를 감시, 비상상황 시 사회 공동체가 취해야 할 행동 계획을 개발, 테러 위협과 관련한 정보를 제공한다. 국토안보부는 미래 공격의 예방 업무를 담당하고 FBI 및 다른 정부 기관들은 시민의 보건과 안전 보장 업무를 맡는다. 재난 및 응급 상황 준비 대책을 마련하는 개인과 공동체의 수가 늘고 있다. 여러분의 소속 대학 및 공동체 리더와 함께 어떤 대책이 시행 중에 있고, 안전하게 지내기 위해 본인이 해야 할 일이 무엇인지를 파악하기 위해 점검해보기 바란다.

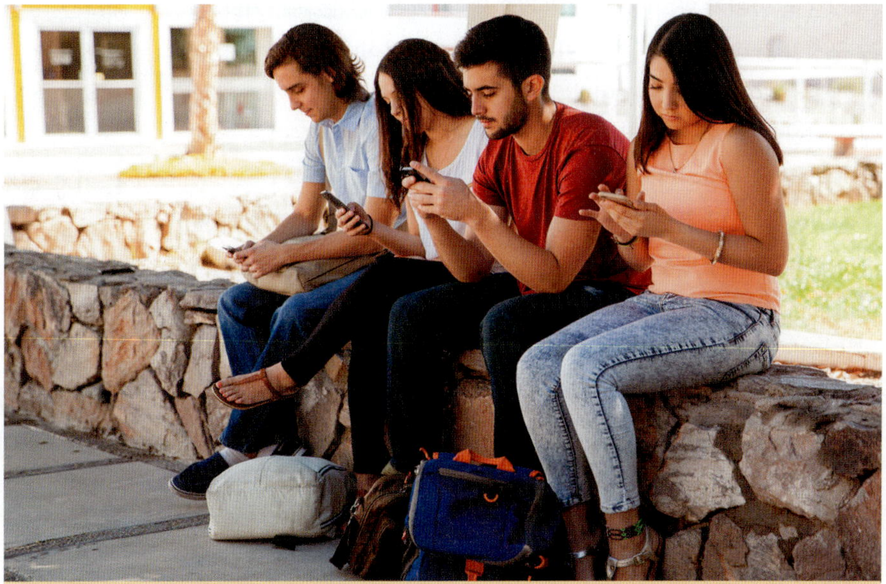

사이버범죄로부터 안전을 유지하려면 주의와 모든 기기에서 최상의 보안 기능이 필요하다.

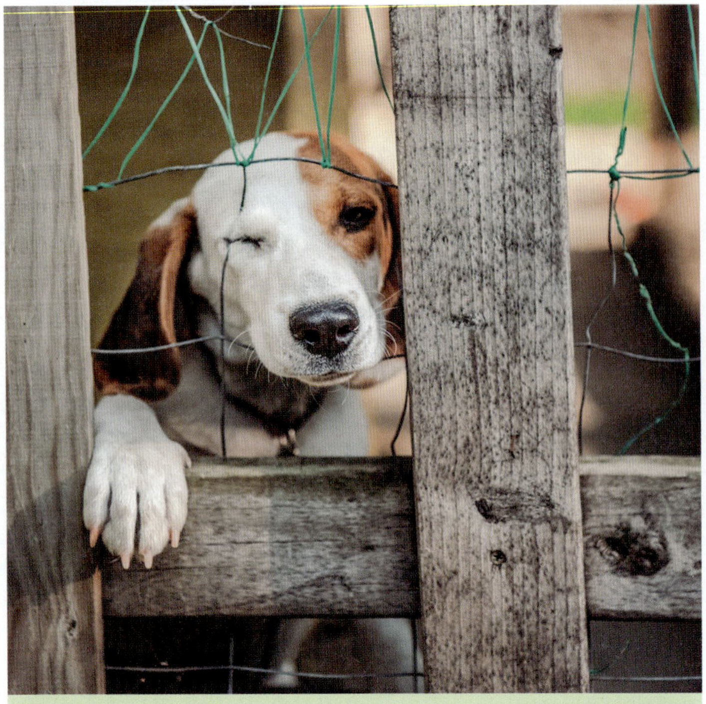

동물학대와 가정폭력 간에는 밀접한 관계가 있다. 폭력 가해자들은 권력과 통제권을 행사하고, 가족 구성원에 대한 복수로 그들을 처벌하고 상처를 입히며, 겁을 주고자 가정에서 기르는 애완동물에게 폭력을 가한다.

Source: M Newberg. "Pets in Danger: Exploring the Link Between Domestic Violence and Animal Abuse." Aggression and Violent Behavior. 2017.34:273-281.

친밀한 파트너 폭력과 가정 폭력

가정폭력(domestic violence)은 역사적으로 가정환경 내에서 상대방에 대한 통제권을 행사하고 힘의 우위를 누리기 위하여 무력을 사용하는 것으로 알려져 왔다. 이러한 폭력은 부모 자식, 형제자매, 기타 가족 구성원 간 관계, 혹은 가장 일반적으로 부부 사이나 친밀한 파트너 사이에서 일어날 수 있다. 여기에는 정서적 및 언어적 학대, 신체적 상해를 입힐 만한 위협, 손바닥으로 치거나 밀어 구타하는 물리적 폭력, 강간, 살인이 포함된다.

친밀한 파트너 폭력(intimate partner violence, **IPV**)은 현재 또는 이전 파트너나 배우자가 가하는 신체적, 성적 및 정신적 상해를 포함하는데, 이는 가정 내 발생에만 국한되지 않는다. 미국에서 평균 1분마다 친밀한 파트너에 의해 20건의 물리적 폭력이 새로이 발생한다.[51] 이러한 유형의 폭력은 모든 유형의 커플 사이에서 일어날 수 있고, 성적 친밀함의 여부가 요구 조건에 포함되지 않는다. 폭력이라고 하면 흔히 낯선 사람이 가하는 행위를 떠올리지만, 미국인들에게는 친밀한 파트너, 많은 경우 함께 거주하거나 알고 지내는 사람에 의해 신체적 및 정신적 학대나 스토킹 등 기타 범죄로 희생되는 일이 많이 일어난다. 살해 후 자살(murder-suicide)의 무려 75%가 친밀한 파트너에 의해 저질러졌고, 해당 사망자의 96%는 여성이었다.[52] 미국에서 현재나 과거의 친밀한 파트너가 저지른 살인이 임신한 여성의 주요 사망 원인이 되고 있다.[53]

가정폭력(domestic violence) 실질적인 피해와 피해의 위협을 포함하여 가정환경에서 다른 사람의 힘을 통제하고 유지하기 위해 무력을 사용하는 것.

친밀한 파트너 폭력(intimate partner violence, IPV) 현재 또는 이전 파트너나 배우자의 신체적, 성적, 또는 정신적 상해.

미국의 남녀 거의 절반이 평생 중 친밀한 파트너에 의해 심리적인 공격을 경험했다.[54] 가난하고 교육을 제대로 받지 못했으며, 매우 빈곤한 지역에 살고 사회적으로 고립되었으며, 약물과 알코올에 의존하는 여성은 IPV 위험에 처할 가능성이 더 높다.[55] 이러한 학대는 지속적인 비난과 수치심을 주는 행위, 언어적 공격, 겁을 주기 위한 분노 폭발, 제압적인 행동의 형태를 띨 수 있다. 이러한 폭력을 경험한 사람들은 우울증, 불안감, 강한 스트레스, 위장장애, 불면증 등 기타 정신 건강 문제를 보고할 확률이 3배 이상 높다.[56]

IPV의 순환

파트너에게 반복적 구타를 당하는 여성에 대한 이야기를 듣고 "왜 그냥 가해자를 떠나지 않는 거지?"라는 의문을 가져본 적이 있는가? 이들이 자각하게 되는 가해자와 관계를 끊기 힘든 수많은 이유가 있다. 특히 어린아이를 키우고 있는 피해자들 중에는 재정적으로 파트너에게 의존하는 경우가 있다. 보복이 두렵기 때문일 수도 있다. 시간이 지나면 뭔가 달라질 것이라는 희망을 가져보는 사람들도 있고, 문화적 또는 종교적 믿음이 이혼을 가로막아서 관계를 유지하게 되는 경우도 있다. 여전히 파트너를 사랑하고 있으며 자신이 떠난 후 파트너에게 벌어질 일에 대해 우려를 하는 이들도 있다.

1970년대에는 심리학자 워커(L. Walker)가 학대적 관계 속에서 일어날 수 있는 심리적 및/또는 신체적 학대의 예측 가능한 반복적 패턴을 설명하는 폭력 순환(cycle of violence) 이론을 개발했다. 해당 순환은 다음의 주요 3단계로 구성된다.[57]

1. **긴장 형성.** 명백한 학대 행위가 있기 전의 긴장 형성에는 소통 단절, 분노, 심리적 공격, 긴장 고조, 두려움이 포함된다.
2. **심각한 학대 사건.** 심각한 공격이 종료된 후 가해자는 자신이 한 행동에 대해 충격과 부인으로 반응하거나 일을 자초했다며 피해자를 비난할 수 있다.
3. **자책/화해.** '신혼' 중이라면 가해자가 친절하고 애정과 사과의 마음을 보이며 자신의 학대 행위에 종지부를 찍겠다는 맹세를 할 수 있다.

워커는 다른 연구자들의 통찰에 영향을 받아 자신의 이론을 개선시키고, 연구 범위를 확대해 매 맞는 아내 증후군(battered woman syndrome)에 초점을 맞추었다.[58] 현재 매 맞는 아내 증후군은 외상 후 스트레스 장애(PTSD)에 포함된 것으로 간주되고 위에 언급된 순환을 최소 2회 이상 겪은 사람을 나타낼 때 주로 사용된다.

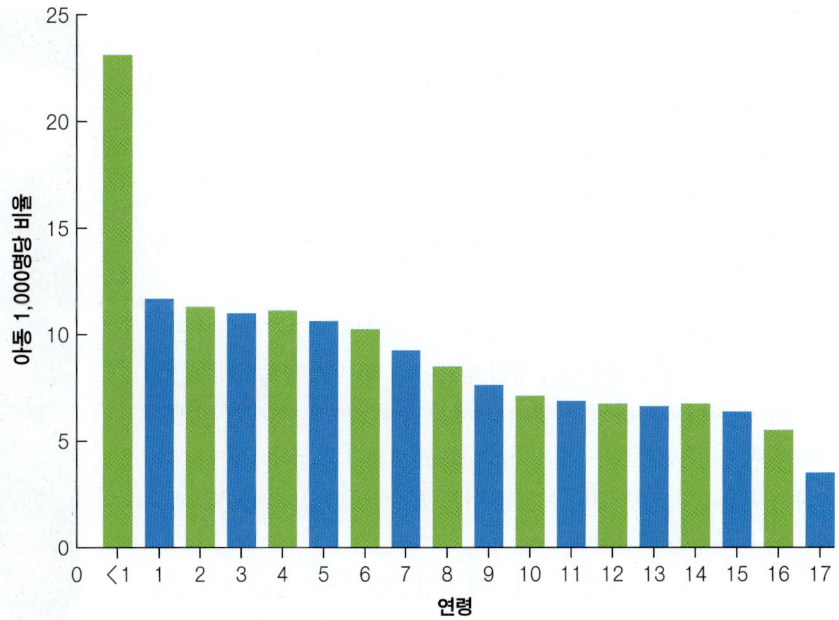

그림 5.4 연령별 아동학대 및 방임 피해 아동, 2015.

Source: U.S. Department of Health and Human Services, Administration for Children and Families 2015, Administration on Children, Youth and Families, Children's Bureau, 2015, Child Maltreatment, Exhibit 3-F, Victims by age. 2015, https://www.acf.hhs.gov/cb/resource/child-maltreatment-20.

아동학대 및 방임

아동학대(child maltreatment)는 부모나 보호자가 아동에게 가하는 상해, 잠재적 상해, 상해의 위협을 초래하는 행동 및 방치 행위와 관련된 단일 또는 일련의 모든 행위를 의미한다.[59] **아동학대**(child abuse)는 아동에게 상해, 잠재적 상해, 상해의 위협을 초래하는 고의적이고 의도적인 언어 및 행위를 의미한다. 아동학대는 성적, 심리적, 신체적, 또는 혼합적 측면과 관계될 수 있다. **방임**(neglect)은 방치를 의미하는 것으로 아이가 필요로 하는 신체적, 정서적, 또는 교육적 욕구를 적절히 채워주지 못하는 것과 아이를 상해와 잠재적 상해에서 제대로 보호해 주지 못하는 것을 의미한다. 아이에게 음식, 주거, 의류의 제공 및 건강관리와 감독의 역할을 제대로 해주지 못하거나 아이가 부적절한 환경적 폭력과 위협에 노출되게 하는 것도 방임에 속한다. 보고되는 사건이 실질적 원인의 일부만을 나타내는 것이지만, 그림 5.4는 최근 보고된 대부분 사건에 대한 개요를 보여주는 것으로 300만 건 이상을 대변한다.[60] 하루 4~5명의 아동이 사망하며, 이는 대개 부모의 행동 때문이거나 행동 부족에 기인한다.[61]

아동학대는 민족과 문화, 모든 종교, 모든 교육 기관을 포함해 모든 사회경제적 측면에서 발생한다. 아동에 대한 폭력은 신체적인 것만을 의미하지 않는다. 정신 건강은 인격, 성격, 능력, 자립성, 인간으로서의 기본적인 자존감에 대한 공격과 같은 심리적 폭력으로 심하게 영향을 받을 수 있다. 학대 및 방임 피해의 생존자들은 일생에서 외상 후 스트레스 장애, 정신병리, 약물 남용, 섭식장애, 경계선 인격장애(borderline personality disorder), 감정조절의 어려움을 겪게 될 가능성이 훨씬 높다.[62] 아동학대 피해자들(특히 반복적인 피해를 입어온 사람들)은 우울증, 의도하지 않은 임신, 성매개질환(sexually transmitted disease, STD), 자살, 약물 복용 및 음주, 전반적으로 낮은 기대수명의 위험성이 높다.[63]

노인학대

2030년에 이르면 미국 내 65세 이상 노인의 수가 7,100만 명을 초과하게 될 것이며, 이는 2000년 측정된 수치의 2배에 해당한다. 매년 수십만 명의 60세 이상 노인이 말년으로 접어들면서 학대, 방임, 재정적 착취를 당하고 있고, 해당 통계 수치는 과소 추정되었을 가능성이 있다.[64] 다수의 피해자들은 당혹감, 가해자를 곤란하게 만들고 싶지 않은 마음, 보복으로 요양원에 보내질 것에 대한 걱정, 학대 행위가 더욱 심해질지도 모른다는 우려로 인해 학대 피해를 끝내 보고하지 못한다. 우리가 다른 취약 인구를 보호하려는 것과 같이 다양한 사회 서비스도 노인 보호에 전력을 다한다.

LO 4 | 성적 학대

성적 학대의 여러 유형, 환경 및 사회적으로 이에 영향을 주는 것들, 성적 학대의 예방과 대응을 위한 전략의 효과에 대해 자세히 알아보시오.

성적 학대(sexual victimization)는 한 사람이 다른 사람에게 성적인 행동이나 접근에 순응하거나 그것을 견디도록 압력이나 강제력을 행사하는 모든 상황을 말한다. 이는 아는 혹은 모르는 가해자에 의한 희롱, 스토킹, 폭행, 강간 모두를 포함한다. 배우자로부터의 강간 및 성적 압력(sexual coercion)도 이에 포함될 수 있다. 공포, 성 회피(sexual avoidance), 불면, 걱정, 우울은 피해자가 장기적으로 입게 되는 단 몇 가지 피해에 불과하다.[65]

아동학대(child maltreatment) 부모나 보호자가 아동에게 가하는 상해, 잠재적 상해, 상해의 위협을 초래하는 행동 및 방치 행위와 관련된 단일 또는 일련의 모든 행위.

아동학대(child abuse) 아동에게 상해, 잠재적 상해, 상해의 위협을 초래하는 고의적이고 의도적인 언어 및 행동.

방임(neglect) 음식, 주거, 의류의 제공 및 건강관리와 같은 아이가 필요로 하는 욕구를 제대로 채워주지 못하는 것.

성폭행 및 강간

성폭행(sexual assault)은 쌍방 간 상호 동의 없이 성적으로 친밀한 상황 속에서 이루어지는 모든 행위를 말한다. 살짝 건드리는 것부터 강제 삽입 행위까지 모든 행동이 이에 포함된다. 구체적으로 말해 친밀에 대한 거부 신호를 무시하는 행위, 위협적인 힘의 행사, 부정적인 결과를 초래하는 행위, 실질적으로 무력을 사용하는 행위가 모두 이에 속한다.

성폭행 중에서도 가장 심한 폭행 행위로 간주되는 **강간**(rape)은 피해자 동의 없이 일어나는 성적 삽입 행위이다. 하지만 명료하게 재정립된 새로운 정의에 의하면, 강간은 피해자 동의 없이 가해자의 신체 부위나 물체를 가지고, 정도가 경미하더라도 피해자의 질이나 항문에 삽입하는 행위이다. 여기에는 물체를 이용한 강간, 남성 간 항문성교 외에 기타 성폭행이 포함된다.[66]

강간 사건은 보통 다음 중 하나에 해당한다: 특수 강간 또는 단순 강간. **특수 강간**(aggravated rape)은 한 명의 낯선 사람 또는 다수의 공격자가 저지르는 흉기나 물리적 구타 등이 포함된 강간이다. **단순 강간**(simple rape)은 아는 사람에게 저지르는 삽입 행위로 신체적 폭력이나 흉기의 사용이 포함되지 않은 강간을 의미한다. 대부분 강간은 단순 강간으로 분류된다. 하지만 이 용어가 단순 강간에 폭력성이나 범죄성이 없다는 의미로 이해되어서는 안 된다.

미국에서는 여성 5명 중 1명, 남성 59명 중 1명이 평생 중 한 번이라도 강간을 당한다. 여성 강간 피해자의 80% 이상은 25세 이전에 강간을 당한다.[67] 남성 강간 피해자의 25% 이상은 10세 이전에 강간을 당한다.[68]

대부분의 지표에서는 미국에서 성폭행과 같은 강간 이외의 사건보고는 증가해 온 반면, 1990년 초 이래부터 강간에 대한 신고 건수는 감소해 왔다는 것을 보여준다. 이는 강력해진 범죄 정책과 함께 강간에 대한 태도 및 대중 인식의 변화와 주요 교육 캠페인 및 미디어의 관심에 기인하는 것으로 보인다. 이런 변화로 강간은 폭력 범죄이고, 그에 맞게 처벌되어야 한다는 인식이 형성되었다. 하지만 수많은 자료에 따르면 강간, 특히 대학 캠퍼스 내 강간은 미보고율이 가장 높은 범죄 중 하나이다.[69]

성폭행(sexual assault) 쌍방 간의 상호 동의 없이 성적으로 친밀한 상황 속에서 이루어지는 모든 행위.

강간(rape) 피해자 동의 없이 일어나는 성적 삽입.

특수 강간(aggravated rape) 1명 혹은 다수의 공격적이거나 낯선 가해자가 저지르거나 흉기나 물리적 구타가 포함된 강간.

단순 강간(Simple rape) 1명의 개인(일반적으로 피해자가 아는 사람)이 저지르고 물리적 구타나 흉기의 사용이 포함되지 않은 강간.

아는 사람에 의한 강간(acquaintance rape) 가해자를 피해자가 아는 상태에서 벌어지는 모든 강간 행위(과거에 데이트 강간과 서로 맞바꿔 사용된 용어).

여학생의 20% 이상이 대학교 기간 중 1회 이상의 성폭행 피해를 겪었다.

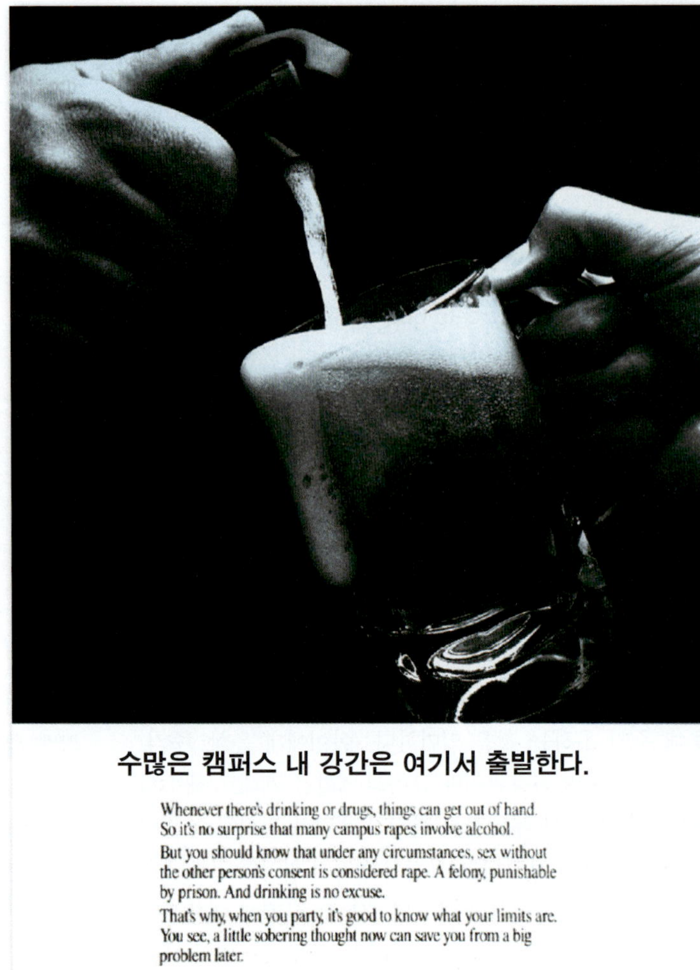

아는 사람에 의한 강간은 특히 대학 캠퍼스 내에서 알코올과 약물 사용으로 젊은 사람들의 판단과 자기 통제력이 약화되면서 발생하는 것이 일반적이다.

아는 사람에 의한 강간

데이트 폭력(date rape)과 아는 사람에 의한 강간은 과거 서로 맞바꿔 사용되던 용어였다. 하지만 오늘날 대부분의 전문가는 데이트 폭력이라는 용어에 있어 데이트 폭력이 특정 합의가 이루어진 관계에서 상호 동의가 성립한 사이를 함축하고 있어서 강간의 범죄 관련성을 최소화시킬지 모르기 때문에 부적절하다고 본다. **아는 사람에 의한 강간**(acquaintance rape)의 현대적 정의는 피해자가 가해자를 아는 상태에서 벌어지는 모든 강간 행위이다. 아는 사람에 의한 강간은 가해자나 피해자가 약물이나 알코올을 사용할 때 일반적으로 발생하는 범죄이다. 이는 대학 캠퍼스 내 파티 환경을 위험하게 만드는 점이기도 하다. 감마 히드록시부티르산(GHB), 케타민(ketamine), 로히프놀(Rohypnol) 등의 강간 약물처럼 알코올도 아는 사람에 의한 강간에 관련되는 경우가 많다.

바깥에 나갈 때는 주변 환경을 잘 살펴야 한다. 음료를 마실 때는 항시 해당 음료에서 눈을 떼지 말아야 한다. 아는 사람이나 믿을 만한 사람과 다니도록 한다. 누군가 개봉된 음료를 건네면 이를 조심해야 한다. 비교적 적은 양의 음료를 마셨는데도 굉장히 피곤하거나 몸이 이상하게 반응한다면 빨리 안전한 장소로 이동한다. '행동을 변화시키는 기술'은 데이트 폭력을 예방하기 위한 실질적인 방법을 더 자세히 제공한다.

캠퍼스 내 강간 사건 줄이기

캠퍼스 강간 문제 범위에 대한 인식이 커지면서 이에 대해 행동에 나서야 한다는 압력 또한 증가해왔다. 수많은 캠퍼스 운동가, 공중 보건 전문가, 주요 정치 인사들은 강간 예방과 형벌 집행, 그리고 피해자 지원을 위하여 교육, 정치, 법적 행동을 취하며 앞장서 왔다.

1990년에 의회가 캠퍼스 보안공개법을 통과시켜 대학 기관으로 하여금 캠퍼스 내 성범죄 관련 자료를 수집 및 보고하도록 규정했다. 해당 법은 부분적으로 다음 3가지 주요 영역에 대해 캠퍼스 측이 해결을 보지 못하면 연방 정부 지원이 끊기게 될 것이라고 규정하였다: (1) 피해자의 권리, (2) 징계 절차, (3) 교육 프로그램.

캠퍼스 내 학생 피해에 대한 대응 실패에 대해 비난이 더욱 거세게 일어나는 가운데 의회는 1992년 캠퍼스 성폭행 피해자를 위한 권리장전을 통과시켰다. 해당 법은 피해자가 캠퍼스 외부 당국에 연락을 취하여 심각한 캠퍼스 범죄에 대한 조사를 요청할 수 있도록 권리를 부여하고, 캠퍼스 측에 교육 프로그램을 개발하고 학생에게 이용 가능한 상담을 통보하도록 요청하는 내용을 담았다.

2013년에는 오바마 행정부의 압력과 맥카스킬(C. McCaskill) 상원 의원이 발표한 미국 캠퍼스 내 학생들이 처한 현존하는 위험의 세부 보고에 대한 반응으로 캠퍼스 성폭행추방법(Campus Sexual Violence Elimination Act)이 통과되고, 2014년 10월 1일 전면 시행되었다.[70] 해당 법은 캠퍼스 측이 친밀한 파트너 폭력, 데이트 폭력, 성폭행 사건을 연례 범죄보고서에 반드시 포함해야 한다는 내용을 부분적으로 담고 있다. 해당 법 조항은 캠퍼스 측이 캠퍼스 환경조사(campus climate survey) 및 예방 활동에 대한 평가를 수행하지 않을 경우 연방 정부로부터 지원금을 받을 수 없다는 내용과 함께 통보 절차, 피해자를 위한 선택지, 보고된 가해자, 피해 결과에 대한 것으로 전반이 구성된다.[71] 이러한 변화가 있었음에도 2014년 연방 정부의 지원 자금을 받지 못한 수많은 대학이 캠퍼스 보고를 행하지 않았다. 실제 이들 기관 중 500곳에서는 강간이나 성폭행 사건이 전무했다고 보고하여 미디어를 타고 전국적 우려가 촉발되었다.[72] 그 결과 캠퍼스 안전과 관련한 가차 없는 기소로서, 강간이 가장 빈번하게 발생한 대학 순위가 여러 자료를 통해 공개되기도 하였다.

2014년 캘리포니아는 최초로 '예스 민스 예스(yes means yes)'법을 집행하였고, 이로써 성적 합의(sexual consent)의 정의가 '성행위에 대한 명확하고 구체적이며 자발적인 동의가 전제되는 것'으로 변경되었다.[73] 만약 피해자가 취해있거나 기타 요인 때문에 해당 동의를 할 수 없는 상황이었다면 가해자는 성폭행 혐의로 기소될 수 있다. 또한 해당 법에서는 주 정부로부터 지원금을 받는 대학에 대해 성폭행과 관련한 수많은 상황에 대한 정책 개발을 요구한다.[74] 덧붙여 오바마 대통령과 조 바이든 부통령은 캠퍼스 내 남녀 모든 대학생이 협력해 여러 실행 중심적 단계를 통하여 대학 내 성폭행 근절에 참여하도록 'It's On Us(우리 모두의 책임입니다)' 프로그램을 추진하였고, 이는 2014~2017년에 걸쳐 시행되었다.

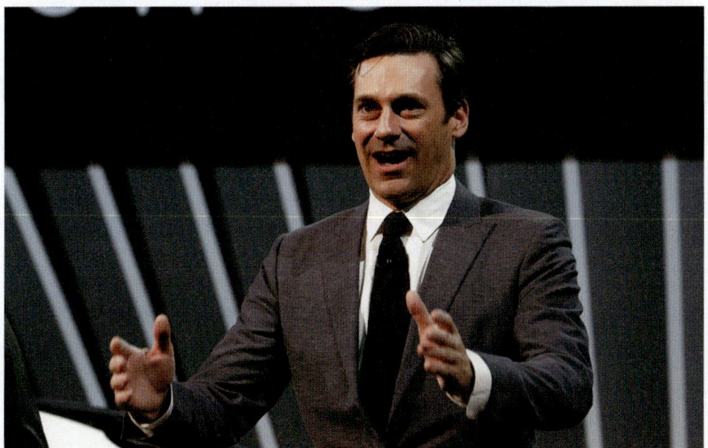

존 햄(J. Hamm)과 같은 유명인들도 조 바이든(J. Biden)의 'It's On Us(우리 모두의 책임입니다)' 캠페인에 참여해 캠퍼스 성폭행 알리기에 힘을 보탰다.

부부 강간

부부 강간(marital rape)의 법적 정의는 미국 내에서 다양하지만, 부부 강간은 배우자 중 한쪽이 동의할 수 없거나 무력이나 무력의 위협 상황에서 일어나는 원치 않는 모든 성교나 삽입(질, 항문, 구강 등) 행위를 포함한다. 의심의 여지없이 결혼 제도의 시작과 함께 부부 강간 문제가 존재해 온 것인데, 1993년까지 미국 50개 주에서 부부 강간을 범죄로 간주하지 않았다는 것은 주목할 만한 사실이다. 여전히 미국 내 13개 주는 안타깝게도 기소로부터 자유로운 '배우자 면책(marital exemptions)'을 허가하고 있는데, 이는 사법제도가 부부 강간을 심각성이 덜한 범죄로 판단하고 있을지 모른다는 것을 의미한다.[75]

수십 년간의 연구가 부부 강간이 그렇게 드문 범죄가 아니라는 것을 드러냈지만, 알거나 낯선 사람에 의한 강간과 해당 범죄를 동일하게 간주할 수 있을 것인지에 관한 인식 차이와 부부 강간 관련 법률 간 차이로 해당 범죄 확률을 정확히 계산하는 것은 힘들다. 국제적으로 남성 지배 인식이 깔려 있고, 여성이 소유물로 간주되는 사회에서 자란 여성들은 결혼 생활에서 강압적인 성관계를 겪을 확률이 높다. 임신 중이거나 병이 있거나 별거 또는 이혼 상태에 있는 여성은 여러 형태의 폭력이 일상화 되었거나 알코올 및 약물 남용 문제가 있는 가정에서 자란 여성들처럼 해당 강간 피해를 입을 가능성이 상대적으로 높다.

부부 강간(marital rape) 현재 또는 과거의 배우자가 무력, 무력적 위협, 협박을 하거나 상대방이 동의할 수 없는 상황에서 저지르는 원치 않는 성적 행위.

성폭력에 대한 사회적 영향

특정한 사회적 인식과 전통은 다음 사항을 포함하여 성폭력 초래에 영향을 미칠 수 있다.

- **사소한 일로 취급.** 많은 사람이 배우자나 친밀한 파트너에 의한 강간은 강간으로 볼 수 없다고 생각한다.
- **피해자를 향한 비난.** 사고방식 극복의 노력에도 불구하고 많은 사람들은 여성이 노출이 심한 옷을 입음으로써 성추행의 원인을 스스로 제공하는 것이라고 생각한다.
- **남자다움(macho)에 대한 압력.** 남성들은 어린 시절부터 감정을 드러내는 것은 나약함의 표시라고 배운다. 남성들에게 공격성과 포식성을 부추겨 여성을 수동적 대상물로 바라보게 하는 것 또한 이를 나타내는 빈번한 예에 해당한다.
- **남성적 사회화.** 여전히 많은 사람은 "여기 저기 씨를 뿌리고 다닌다(sowing wild oats)"나 "남성들은 그렇다(Boys will be boys)"라는 말에 담긴 태도를 남성적 발달에 있어 대수롭지 않은 한 부분으로 생각한다. 미디어를 통해 여성은 대상화(성적 대상물)가 되고, 이는 남성들이 약탈적 성질을 지니는 것이 자연스러운 것이라는 인식에 기여한다.
- **남성들의 오해.** 남성 중에는 여성이 싫다고 말하는 것을 완전한 내숭 행위로 간주하고 남성을 유혹하기 위한 표시라고 믿는 사람이 있다. 이런 사람은 나중에 여성이 강간당한 것이라고 말하면 당혹감을 느낄 수 있다.
- **상황적 요인.** 한쪽에서 모든 것을 다 결정하고 모든 비용을 다 부담하며 일반적으로 전체 상황을 제어하는 데이트 관계는 공격적인 성적 상황으로 이어질 가능성이 높다. 알코올 및 약물 남용은 폭력 발생 위험도와 강도를 높인다.

성희롱

성희롱(sexual harassment)은 고용이나 학생의 수행 평가와 관련한 모든 상황 속에서 상대방의 의사에 반해(unwelcome) 이뤄지는 성적 행위이다. 상대방의 의사에 반하여 성적인 접근을 시도하거나 성적 호의를 요구하는 등 성적 성질의 언어 및 신체 행위들은 다음과 같은 상황에서 성희롱으로 간주된다.

> **성희롱(sexual harassment)** 고용, 교육 성과 측정에 관한 모든 상황과 관련해 모든 형태로의 원치 않는 성적 관심.

- 해당 행위에 순응하는 것이 명시적으로나 암묵적으로 고용이나 교육의 조건이 되는 상황.
- 해당 행위에 대한 순응이나 거부가 고용 또는 교육 관련 결정에 기초로 참작되어 개인에게 영향을 미치는 경우.
- 해당 행위가 심각하거나 만연하여, 의도성 여부와 상관없이 개인의

행동을 변화시키는 기술

데이트 폭력의 위험성 줄이기: 남녀 모두를 향한 제안

현재의 데이트 상대가 당신을 위하고 존중한다면, 당신의 소망과 감정 또한 존중한다는 것을 기억하라. 다음은 데이트나 사교적 관계에서 성적인 압박 및 원치 않는 접근에 대처하는 몇 가지 방법이 제시되어 있다.

- 데이트 전 자신의 가치에 대해 생각해 보고 문 밖으로 나서기 전 개인적인 원칙을 정한다. 안전한 상태에 머물기 위해 계획을 마련하고 이를 준수한다.
- 성적 행위에 동의를 구한다. 수락(yes)과 거절(no)의 의미를 잘 이해하고, 특히 알코올이나 약물이 포함된 상황이라면, 가정(assumption)은 삼가도록 한다. "내 명예와 맞바꿀만한 것인가? 책임지게 될 부분을 감수해서라도 성폭행이나 강간을 저질러야 하는가?"의 질문으로 자문해 본다. 무지로 인해 불법 행위를 저지르는 일은 없어야 한다.
- 강도 높은 음주가 벌어지는 파티 장소에서 특정한 방이나 차량, 침실로 이동하지 않도록 한다. 친구와 함께 있도록 한다. 취한 상태에선 낯선 사람이 집까지 차로 데려다주는 것을 허용하지 않는다. 보는 사람이 있다면 그 수가 많을수록 안전하다.
- 한계(limit)를 정한다. 친구가 평소와 달리 뭔가 압력을 가하거나 데이트 상대가 불편한 기분이 들도록 하면서 압박을 준다면 어떤 말을 할지 미리 연습한다. 통제가 힘든 상황 같거나 성추행이 확실해 보이면 대화 방향을 바꾼다. 불편하다고 말하라. 직설적으로 크고 단호하게 거절하라. 그 사람의 감정이 상하는 것에 대해서는 걱정하지 마라.
- 구매 시점 이후 확실한 통제를 갖지 못한 음료는 받지 않는다. 음료를 항상 곁에 두어라.
- 대수롭지 않게 지나쳐 버린 행위로 여러 곤란에 처하게 될 수 있다는 것을 명심하라. 강제에 의한 키스, 접촉, 신체를 만지는 것 모두 성폭행 기소 대상이 되는 기본 행위이다.
- 데이트 상대자의 행동을 주시하라. 당신을 너무 심하게 놀리거나 술을 자꾸 더 마시게 부추기거나 당신을 다른 친구들로부터 떨어뜨려 놓으려 하는 것 같은 느낌이 들거나 평소와는 다른 압박이 느껴진다면, 이는 비열한 괴롭힘 행위일 수 있다. 당신의 직관을 믿어라.
- 새로운 데이트 상대를 만나러 갈 때는 그룹으로 나가라. 상대방을 알게 되면, 원치 않는 성적 접근에 대한 본인의 생각을 반드시 상대가 이해하도록 해야 한다.
- 친구와 함께 있는다. 파티에서 서로 신경 써 주기로 합의를 보고 파티장을 함께 떠나고 서로 정보를 주고받기로 정해둔다. 절대 술집이나 파티 장소를 낯선 사람과 단둘이 나서지 않는다. 옳지 않은 행동과 타협해 버리거나 위험한 상황에 있는 듯한 사람을 보면 뭔가 말을 해야 한다. 해당 상황을 다른 방향으로 바꾸어 보고자 노력하라. 당신은 친구가 강간으로 기소되거나 피해를 입도록 내버려 두는 것을 원치 않을 것이다.

업무나 캠퍼스 성적에 불합리하게 영향을 미치는 경우, 이런 행위는 위협적이거나 적대적 또는 공격적인 환경을 조성하고, 개별 상황에 합당한 사람에게도 영향을 줄 수 있기 때문이다.[76]

성희롱에 대해 교직원이나 권력자가 통제권 행사의 표시로 성(sex)을 이용하는 것과 관계된 것이라고 생각하는 사람이 종종 보인다. 하지만 성희롱은 또래 간에도 발생할 수 있다. 불필요한 접촉, 상대방의 의사에 반하는 성적 언급 또는 성적 호의를 요구하는 듯한 미묘한 압력, 성적인 것에 기반한 것으로 고의적이거나 반복적으로 굴욕감이나 위협을 주는 행위, 상대방의 의상, 신체, 성, 과거의 성적 관계에 대해 코멘트, 농담, 질문, 언급하는 행위가 성희롱에 해당할 수 있다.

대부분의 학교와 회사에는 성희롱 문제를 처리하기 위한 절차와 성희롱 정책이 마련되어 있다. 미국에서 캠퍼스 내 교직원, 학생, 직원들은 1972년 교육법 개정안 제9편(연방 정부의 지원금을 받는 모든 교육 프로그램과 활동에서 성에 기반하여 차별하는 것을 금지)에 의거해 성희롱 및 기타 성범죄로부터 보호를 받는다.

성희롱을 당하고 있다는 느낌이 들 때 취해야 할 가장 중요한 태도는 단호해지는 것이다.

알고 있는가?

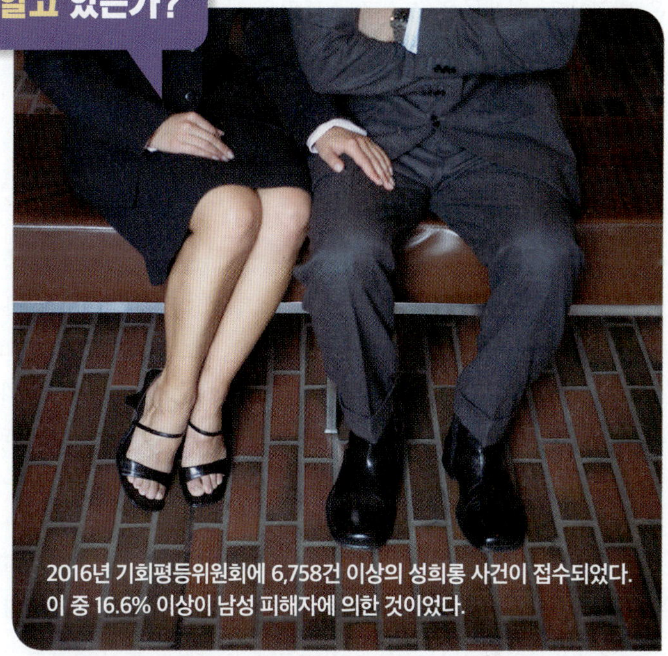

2016년 기회평등위원회에 6,758건 이상의 성희롱 사건이 접수되었다. 이 중 16.6% 이상이 남성 피해자에 의한 것이었다.

Source: Data are from U.S. Equal Employment Opportunity Commission, "Charges Alleging Sexual Harassment, FY 2010-2016)," 2017, www.eeoc.gov.

- **가해자에게 그만하라고 말한다.** 명료하고 직설적으로 말한다. 그만두지 않으면 신고할 것이라고 말한다. 전화나 인터넷을 통한 희롱이라면 가해자를 차단한다.
- **희롱 사건을 기록한다.** 희롱이 참기 힘든 수준으로 치닫는 경우 그 내용을 (시간 및 장소와 함께) 기록해 두면, 본인 입장을 설명하는 데 도움이 될 것이다. 희롱 가해자와의 모든 대화 내용에 대한 복사본을 확보해 둔다.
- **희롱 가해자와 단둘이 있지 않도록 한다.** 주변 목격자의 존재로 해당 사건이 적절히 확인될 수 있다.
- **상급 당국에 신고한다.** 사건을 사법당국, 교수자, 상담사, 또는 상담센터 심리전문가에게 상의한다.
- **본인은 잘못한 것이 없다는 것을 잊지 않는다.** 희롱 당한 뒤의 기분은 매우 불쾌할 것이다(특히 윗사람을 고소해야 하는 상황이라면). 하지만 침묵을 지키지 않겠다는 것에 자부심을 느껴본다.

전통적인 의미의 스토킹과 기술 촉진에 의한 스토킹

스토킹(stalking)은 특정 개인을 향한 행동으로 일반적으로 두려움을 느끼도록 할 수 있는 행위를 의미한다. 피해자는 보통 과거나 현재의 친밀한 파트너인 경우가 많다. 전통적으로 스토킹은 당신의 뒤를 따라다니거나, 당신이 있는 곳에 나타나거나, 연락하고, 선물을 보내거나, 밤에 창문으로 내부를 힐끔 훔쳐보는 등 그 행각을 매우 쉽게 포착할 수 있는 일종의 개인 공간 침입 행위의 한 형태이다.[77] 온라인으로 침입 및 감시하는 것을 **사이버스토킹**(cyberstalking)이라 한다. 오늘날 스토커는 훨씬 더 잠행적인(insidious) 수법에 해당하는 기술 촉진에 의한 수단(technology-facilitated method)을 사용한다. 기술 사용을 통해 침입자는 성적 콘텐츠, 사진, 메시지 등 공유된 자료를 악용하거나 피해자가 지속적으로 감시당하고 있다는 느낌이 들게 만드는 방식으로 편재를 형성하고 피해자를 고립시키고 수치심을 느끼도록 하려고 시도한다. 위치를 알게 해주는 감시 카메라, 추적 장치, GPS 외에도 스파이웨어나 값싼 장치들을 이용해 피해자에게 서서히 공포감을 주며 그들의 행동에 변화를 나타나게 한다.[78]

대학생들이 겪는 스토킹 피해 확률은 일반 대중의 2배에 달하며, 전반적으로 18~24세에서 피해 확률이 가장 높게 나타난다.[79] 대학생들은 또한 강압적 통제(친밀한 파트너가 고립, 조종, 간섭 및 직접적이거나 은밀한 형태의 위협을 통해 상대를 지배하는 상황)에 해당하는 피해를 겪을 가능성이 높다. 스토킹 피해자는 갇혀 있다는 느낌과 어느 곳을 가든 모두가 자신을 감시한다는 느낌을 받으므로, 스토킹은 강압적 통제에 속하는 가장 만연한 행위로 간주되는 경우가 많다. 대부분 가해자는 남성이지만, 모든 성별 및 성적 지향에 걸쳐 피해자나 가해자가 나올 수 있다.[80]

여성의 15% 이상과 남성의 거의 6%가 일생 중 스토킹 피해를 겪은 적이 있었다.[81] 스토커의

스토킹(stalking) 집요하고 반복적, 악의적으로 타인을 따라다니거나 희롱 또는 위협.

사이버스토킹(cyberstalking) 온라인상에서의 스토킹.

10% 미만이 낯선 사람이다.[82] 성희롱과 같이 스토킹은 미보고율이 높은 범죄이다. 학생들은 스스로 스토킹을 신고할 정도의 심각한 사건이 아니라고 생각하거나 경찰이 이를 심각하게 받아들이지 않을 수 있다고 우려하는 경우가 많다.

아동 성학대

성인이나 나이가 많은 아동에 의한 아동 성학대에는 성적 암시가 들어 있는 대화, 부적절한 키스, 접촉, 신체를 만지는 행위, 구강, 항문, 질을 통한 성교 등 기타 성적 상호작용을 시도하는 행위가 포함된다. 2015년 미국 내에서 315,000건의 아동 성학대 사건이 신고되었다.[83] 최근의 연구에서 전체 아동의 1~35% 비율로 아동 성학대가 조사되었는데, 이는 전체 아동 중 18세 이전 성적으로 학대당하는 확률은 4명의 여아 중 1명, 6명의 남아 중 1명임을 의미한다.[84]

이러한 문제를 덮어두는 것으로 인해 미국과 전 세계적으로 보고된 건수는 매우 과소평가된 수치일 가능성이 높다. 안타깝게도 현재 캠퍼스에서 운영되는 관련 교육 프로그램에서는 대개 "낯선 사람을 조심하라(Stranger danger)"에 중점을 두는데, 이는 아이들에게 낯선 사람들이 가해자가 될 가능성이 크다는 그릇된 인식을 심어줄 수 있다. 실제로는 아동 성학대 피해자의 90%가 가해자와 아는 사이이다. 가족 구성원(일반적으로 성인 남성)에게 피해를 당하는 비율은 피해 아동의 70%에 달한다.[85]

아동학대 피해자들은 영적, 심리적 및/또는 신체적 상해를 입는다. 연구 자료에 의하면, 아동 성학대는 피해 아동의 이후 삶에도 영향을 미친다. 성학대 피해 아동은 불안장애, 우울증, 섭식장애, PTSD를 겪거나 자살을 시도할 위험이 높다.[86] 성학대 피해자는 10대에 임신하거나 본인의 자녀를 학대할 가능성이 각각 25%, 30%로 높고, 알코올 남용이나 약물 중독 가능성은 훨씬 더 크다.[87]

LO 5 | 폭력 예방

폭력의 위험을 최소화하기 위해 마련되어 있는 개인적 및 공동체적 전략에 대해 논의하시오.

폭력 행위를 예방하는 것이 회복보다 더욱 바람직하다. 폭력과 의도적 상해를 예방하기 위해 개인과 공동체 모두 중요한 역할을 할 수 있다.

개인적 폭행 및 강간 행위에 대한 자기방어

예방적 조치를 취하더라도 폭행 행위가 발생할 수 있지만, 일반적인 자기방어 전술을 사용해 그 위험성을 낮출 수 있다. 자기방어 기술에는 자각력 증진, 자기 보호 기술 개발, 합리적인 예방 조치 취하기, 변화하는 상황에 재빨리 대응하기 위한 판단력 지니기 등이 포함된다. 잠재적으로 위험한 상황을 피하거나 빠져나오기 위한 방법을 아는 것이 중요하다.

모르는 사람에 의한 공격은 대부분 사전 계획되어 일어난다. 많은 강간범이 공격 개시에 있어 특정한 책략을 사용한다. 도움 요청, 도움 제공, 대상자와 부딪히기, 경찰관 또는 다른 권한이 있는 사람으로 가장하기 등이 그 예이다. 성폭행은 일상적이고 친근한 대화에서 출발하는 경우가 많다.

다음의 '행동을 변화시키는 기술'에서는 폭행당할 위험을 줄이기 위해 취할 수 있는 몇 가지 단계를 제시한다. 덧붙여 자신의 직관을 신뢰하라. 누군가 부적절하거나 위협적인 태도를 보인다면, 단호하고 직설적인 자세를 취해야 한다. 이를 통해 잠재적 공격자는 행동을 멈출 수 있다. 착하게 보이려고 애쓰거나 소란이 일어날까봐 겁을 먹지 않

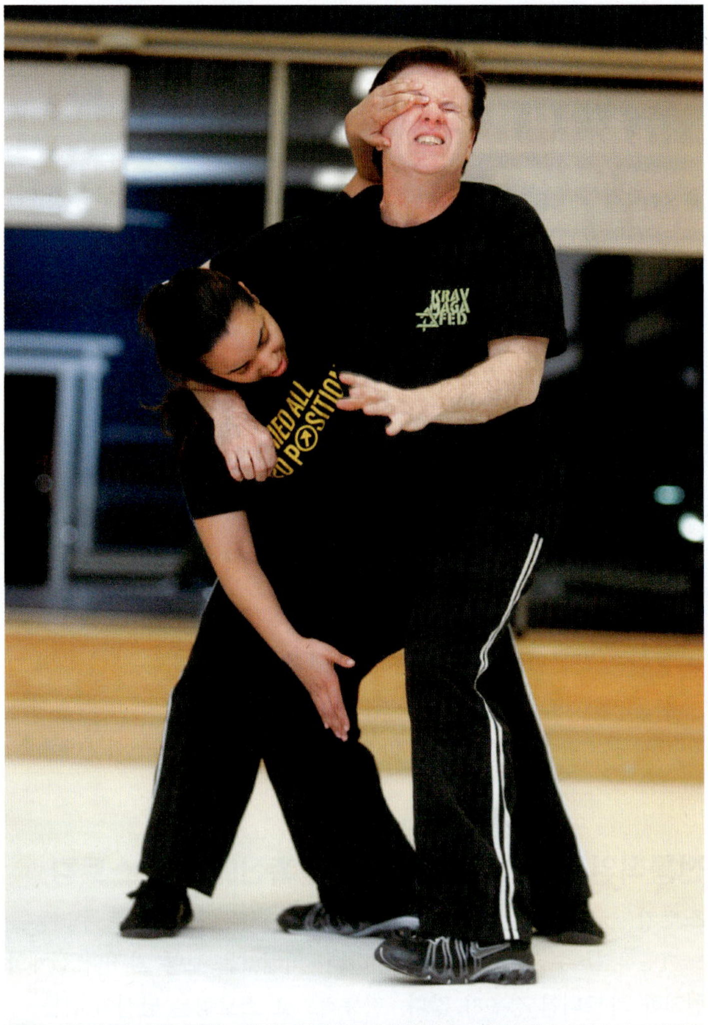

학생들에게 가해자를 격퇴하거나 가해 행위를 단념시키는 데 도움이 될지 모르는 신체적 및 정신적 기술을 제공하기 위해 대학 캠퍼스에서 안전 워크숍과 자기방어 수업을 여는 경우가 많다.

행동을 변화시키는 기술

모든 곳에서 안전 지키기

폭력으로부터 자신을 보호하기 위해 다음 조언을 따른다.

바깥에 혼자 있을 때

- 휴대전화를 가지고 다니고 전원은 켜두되 바깥에서 일어나는 일에 주의를 기울인다.
- 누가 뒤따라오고 있다면 집으로 가지 말고 사람들이 있는 장소로 간다. 뛰기로 마음먹었다면 빠르게 달리면서 큰소리를 질러 주의를 끈다.
- 경로를 여러 번 바꾼다. 다른 사람과 가까운 거리를 유지한다.
- 조명등이 켜져 있는 장소로 걷거나 차를 주차한다. 누군가 숨어 있을지 모르므로 어두운 곳은 피한다.
- 후추 스프레이나 호신용품을 가지고 다닌다. 캠퍼스 안전 동행 서비스 이용도 고려해 본다.
- 자신이 가는 곳과 돌아올 예상 시간을 다른 사람에게 말해 둔다.

차 안에 있을 때

- 차량의 문을 모두 잠근다. 낯선 사람에게 차량의 문이나 창문을 열어주지 않는다.
- 누군가 당신의 차량을 들이받았다면, 인근 주유소나 공공장소로 차량을 몰고 간다. 도움을 구하기 위해 경찰이나 긴급출동 서비스에 연락하고, 그들이 올 때까지 차 안에서 기다린다.
- 차 한 대가 뒤따르고 있다면 집으로 가지 말고 인근 경찰서로 향한다.

집에 있을 때

- 모든 문에 잠금장치를 설치하고, 모든 창문은 잠근다. 잠금 기능이 제대로 작동하는지 확인하고, 스페어 키를 바깥에 두지 않는다.
- 집에 있을 때는 낮이더라도 문을 잠근다. 바깥에 나갈 때와 귀가 후 저녁 동안에는 블라인드나 커튼을 내린다.
- 출입을 위해 보안 또는 고유 코드를 요구하는 아파트를 임대한다. 1층과 같이 접근이 쉬운 위치는 피한다. 새로운 곳으로 이사할 경우 열쇠 수리공을 불러 열쇠와 잠금장치 번호를 바꾼다. (임대하는 경우에는 집주인에게 미리 허락을 받도록 한다.)
- 수리공을 집 안으로 들일 때는 반드시 그 사람의 신원을 확인하고 수리 중에는 아는 사람과 함께 있도록 한다.
- 침대 근처에 휴대전화를 두고 비상시에 112나 119에 전화한다. 본인이 응답할 수 없거나 자신의 위치를 모르는 상황에서 비상 요원이 당신을 찾을 수 있도록 E911(Enhanced 911: 911 응급 콜 서비스 위치식별 기술)이 장착된 휴대전화를 구입한다.
- 귀가 후 누군가 집에 침입해 있다는 것을 알게 됐다면 집안에 들어가지 않는다. 경찰에 신고하라. 침입자와 마주쳤을 때는 저항보다 돈이나 귀중품을 내놓는 것이 현명하다.

는다. 당신이 자기방어 태세를 갖추고 있다는 것을 잠재적 공격자에게 알리기 위해 다음 방법을 사용하라.

- **강한 어조로 말한다.** "저를 좀 내버려 두시면 안 될까요?"라고 말하기보다 "저를 내버려 두세요."라고 말하라. 단호하게 말하는 것처럼 들려야 한다.
- **아이컨택을 유지한다.** 상대방의 움직임을 계속 감시하고 힘과 확신에 찬 느낌을 전달할 수 있다.
- **자리를 박차고 일어나기, 확신 있게 행동하기, 방심하지 않기.** 자신감 있게 걷는다.

공격을 당하면 즉각 행동에 나서라. 주변 사람의 주의를 당신과 가해자에게 쏠리도록 한다. 죽을힘을 다해 "불이야!"라고 외친다. 그냥 비명보다 불이란 단어를 들었을 때 행인이 도움에 나설 확률이 높다.

강간 발생 시 취할 행동

당신이 강간 피해자라면 이를 신고해야 한다. 다음 단계에 따라 행동하라.

- 112나 119에 전화한다.
- 목욕, 샤워, 질 세척, 사건 현장 청소를 해서는 안 되며, 가해자와 닿았을 수 있는 것들과 접촉을 하지 않는다.
- 강간 당시 입고 있었던 옷을 보관해 두고 세탁을 하지 않는다. 이것은 증거품으로 사용될 것이다. 갈아입을 깨끗한 옷을 챙겨 진료소나 병원을 방문한다.
- 해당 지역의 강간 피해지원 서비스 직통 번호로 연락을 취하고, 추가적인 도움이 필요하다면 상담을 위한 조언을 요청한다.

아는 사람이 폭행당한 경우 아래에 따라 돕는다.

- 강간 피해자를 믿는다. 해당 폭행 관련 피해자 과실 가능성을 내포하는 질문은 하지 않는다.
- 피해자에게 즉각 의사를 만나볼 것을 권유한다. 의료상 치료가 필요하지만 도움을 구하기에 너무 당황한 상태일지도 모르기 때문이다. 동행해주겠다고 먼저 제안하라.
- 피해자에게 해당 사건을 경찰에 신고하라고 권한다.
- 이해심 있는 태도를 보이고 피해자가 도움이나 대화가 필요할 때 항상 곁에 있겠다는 것을 알도록 하라.
- 이는 정서에 영향을 미치는 사건이라 피해자가 회복하는 데 시간이 걸릴 수 있다는 것을 알아야 한다.
- 피해자에게 상담을 받아보라고 권한다.

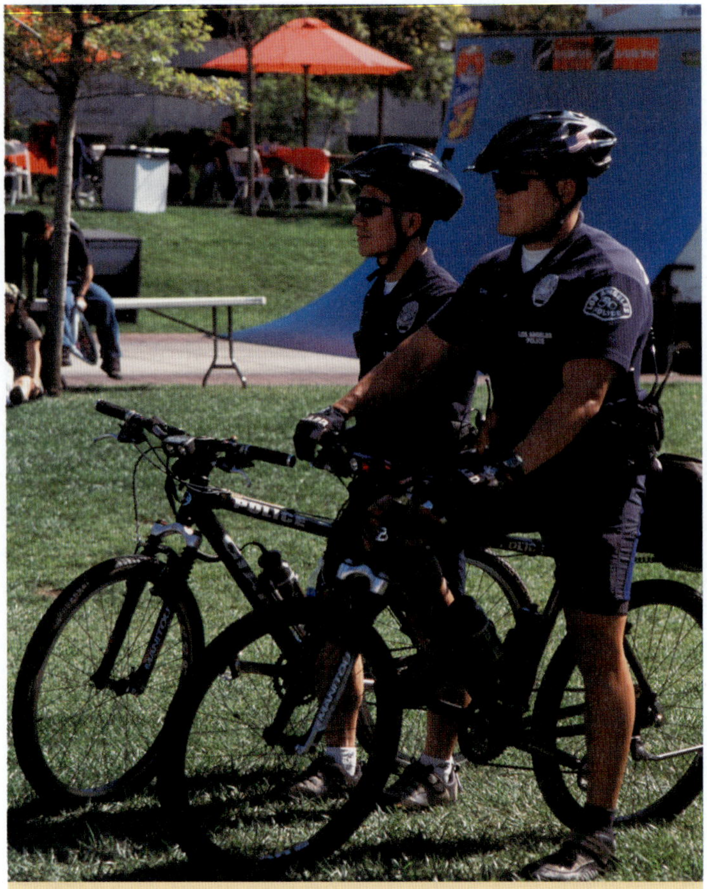

최근 캠퍼스 내 법 집행관의 존재가 커졌고 그들이 눈에 띄는 횟수도 증가했다.

폭력에 대한 범 캠퍼스 차원의 대응

많은 대학의 행정 당국은 폭력 예방을 위한 정책 및 프로그램과 서비스 구축에 사전 준비의 태도를 취해 왔다. 대학들은 비상대응 훈련을 수행하고 이동통신 경보체계와 같은 비상메세지 관리시스템의 효과를 검토 중이다. 미국의 경우, Reverse 9-1-1로 불리는 시스템은 데이터 베이스와 지리정보시스템(GIS) 매핑 기술을 이용해 사건 발생 시 캠퍼스 경찰대와 공동체 구성원들에게 해당 사건을 알릴 수 있고, 그 밖의 기타 시스템의 사용으로 행정 당국은 문자 메시지, 음성, 이메일 형태로 경보를 발송할 수 있다. 일부 대학에선 입학 1학년생의 전화번호, 사진, 기본 학생 정보를 대학 보안 시스템에 입력한다. 이를 통해 위협에 처한 학생이 본인 휴대전화로 버튼 한 번만 누르면 대학 경찰대가 즉시 사건을 통보받아 기기 추적으로 해당 학생의 위치를 알아낼 수 있다.

보안 개선을 위해 캠퍼스 환경에 여러 변화를 도입해 볼 수 있다. 캠퍼스 내에 밝은 조명을 더 많이 설치하고, 주차장 보안, 비상 전화박스, 많이 자란 관목 제거, 학생안전운반(safe-ride) 프로그램 및 강화된 보안 조치를 대학 보안 인력 측은 점점 더 고려에 넣고 있다. 개선된 조명 및 향상된 보안 기능을 포함해 건물을 설계하고 복도, 교실, 공공장소에 보안카메라를 설치할 수 있다.

캠퍼스 법 집행처는 지난 몇 년간 그 수를 늘리고 학생 범죄자에 대해 더 큰 기소 권한을 가지면서 변화해 왔다. 캠퍼스 경찰은 비상대응 책임과 함께 학생과 관련해 일반 사회에서 처리하는 것과 같이 법을 집행할 권한을 지닌다. 현재 많은 대학은 캠퍼스 사건 해결을 위해 별도의 경찰 직원을 두기보다 주립 경찰이나 지역의 법 집행관을 고용하고 있다.

폭력 예방을 위한 공동체 차원의 전략

개인의 안전을 보장하기 위해 당신이 취할 수 있는 여러 단계가 있다. 하지만 폭력 및 안보 문제를 공동체 차원에서 해결하는 것 또한 중요하다. CDC의 상해대응계획(injury response initiatives)에서 권고하는 전략에는 다음이 포함된다.

- 가정에서 아이들에게 폭력 예방 교육을 실시한다. 어린 아이들에게 존중과 책임의 원칙을 교육하는 것은 미래 세대의 건강과 웰빙에 기초를 형성하는 것이다.
- 폭력 예방을 위한 정책 및 법규를 개발한다. 캠퍼스 측이 문제에 자립적으로 나서겠다는 것을 범법자가 알도록 법을 집행한다.
- 대인 간 의사소통을 위한 기본수칙, 건강한 관계를 이루는 요소, 분노 조절, 갈등 해결, 적절한 자기주장, 스트레스 관리, 기타 건강 관련 행동에 대해 교육하는 기술 기반 교육 프로그램을 개발한다.
- 젊은 층의 자존감(self-esteem) 및 자기효능감(self-efficacy) 개발에 도움이 되는 경험을 제공하는 부문으로 가정, 캠퍼스, 공동체 프로그램, 스포츠, 음악, 신앙 관련 단체, 그 밖의 기타 공동체 집단을 포함한다.
- 관용 및 수용의 자세를 향상시키고 차별 금지 정책을 구축하고 개발한다. 다양성 훈련(diversity training: 다양성을 존중하도록 훈련) 제공과 함께 이에 대한 의무적 참여를 포함시킨다.
- 가족 계획, 정신 건강 서비스, 데이케어(day care: 낮에 돌봐주는 서비스), 임시적 간호(respite care), 알코올 및 약물 남용 예방에 중점을 둔 공동체 서비스를 향상시킨다.
- 산책로, 주차장, 기타 공공장소에 조명등이 점등되어 있는지, 탁 트인 공간인지, 정기적 순찰이 시행되고 있는지 여부를 확인한다.
- 피해자에 대한 공동체 차원의 지원 및 처치를 향상시키고, 삶 속에서 폭력이 근절되도록 노력하는 사람들이 이용할 수 있도록 선택지를 마련해 둔다.

LO 6 비의도적 상해

비의도적 상해의 위험을 최소화할 수 있을 것으로 보이는 주요 전략들에 대해 논의하시오.

비의도적 상해는 해를 가하기 위한 계획이나 의도 없이 발생한다. 이는 미국 1~44세 사망의 주요 원인이고, 전반적으로 주요 사망 원인 4위이다.[88] 매년 비의도적 상해로 사망하는 사망자 수는 136,000명이 넘는다.[89]

보통 약물 과다 복용에 의한 비의도적 중독은 최근 자동차 충돌 사고에서 비의도적 사망 원인 1위가 되어버렸다.[90] 그 외에도 젊은 사람들에게 매년 발생하는 중요한 비의도적 사망 사건과 관련한 일반적인 원인으로는 추락사, 익사, 화재사가 있다.

자동차 안전

2016년 미국 내 자동차 충돌 사고(MVC) 상해로 인한 사망자 수는 40,200명 이상으로 이는 전년 대비 6% 증가한 수치이다.[91] 이러한 사망자가 증가하는 원인은 무엇일까? 아마도 여러 요인이 작용했을 것이다. 저렴한 휘발유와 활발한 경제는 주행거리의 증가를 의미한다. 노후한 고속도로 인프라, 경찰 단속을 위한 예산 삭감도 그 요인이 될 수 있다. 난폭운전 및 안전벨트 미착용도 증가하는 사망률에 영향을 미친다. 문제되는 상태에서의 운전이나 부주의 운전이 증가하고 있으며, 이는 도로 위 상해 및 사망에 영향을 미치는 주요 요인이다.[92]

문제되는 상태에서의 운전: 알코올

2014년 자동차 사고로 인한 전체 사망자 중 거의 1/3이 음주운전자인 것으로 확인이 되면서 음주는 **문제되는 상태에서의 운전**(impaired driving)에 주요 원인이 되었다.[93] 사망한 음주운전자 중 7%는 음주운전(DWI) 전과 기록을 가지고 있었고, 또 다른 24%는 면허 정지 또는 취소 이력이 있었다.[94] 음주운전에서 치명적 사고율이 가장 높은 연령대는 21~24세이다.[95]

음주 다음으로 마리화나는, 문제되는 상태에서의 운전과 관련성이 가장 높다.[96] 마리화나 복용은 주의력을 감소시키고 끼어들기 운전을 부추기며 반응을 더디게 만든다.[97] 콜로라도의 최근 연구에서 마리화나 합법화 이후 치명적 사고의 발생 건수 증가를 보여준다.[98] 의사가 처방하는 오피오이드(opioid)와 진정제(sedative) 또한 MVC로 인한 사망을 초래하는 일반적인 요인이다.[99]

문제되는 상태에서의 운전(impaired driving) 알코올 또는 다른 약물에에 취한 상태에서 운전하는 행위.

부주의 운전(distracted driving) 운전자의 주의력을 가장 중요한 운전에서 분산시킬 잠재성이 있고 충돌 사고 위험을 높이는 비운전 활동을 운전과 동시에 하는 행위.

문제되는 상태에서의 운전: 졸음

졸음은 치명적 사고와 관련한 상해를 야기하는 데 주가 되는 형태 중 하나이다. 여러 연구자는 수면 부족 상태에서 운전하는 것이 음주운전만큼 위험하다고 주장한다. 졸음운전으로 인해 발생하는 치명적 MVC는 매년 6,000건 정도로 추산된다.[100]

문제되는 상태에의 운전: 부주의

부주의 운전(distracted driving)에는 세 가지 유형이 있다: 시선을 도로에 두지 않는다. 양손을 핸들에 두지 않는다. 마음을 운전에 두지 않는다.[101] 예를 들어, 휴대전화 사용, 먹거나 마시기, 탑승자와 대화, 음악이나 내비게이션 시스템 조작, 읽기, 단장, 애완동물과 놀기, 옷 갈아입기, 떨어뜨린 물건 줍기, 공상하기 등이 있다. 부주의 운전으로 인한 연간 사망자 수는 최소 4,000명이고, 상해를 입는 수는 400,000명 이상인데, 이런 통계 수치는 과소추정된 것일 수 있다.[102]

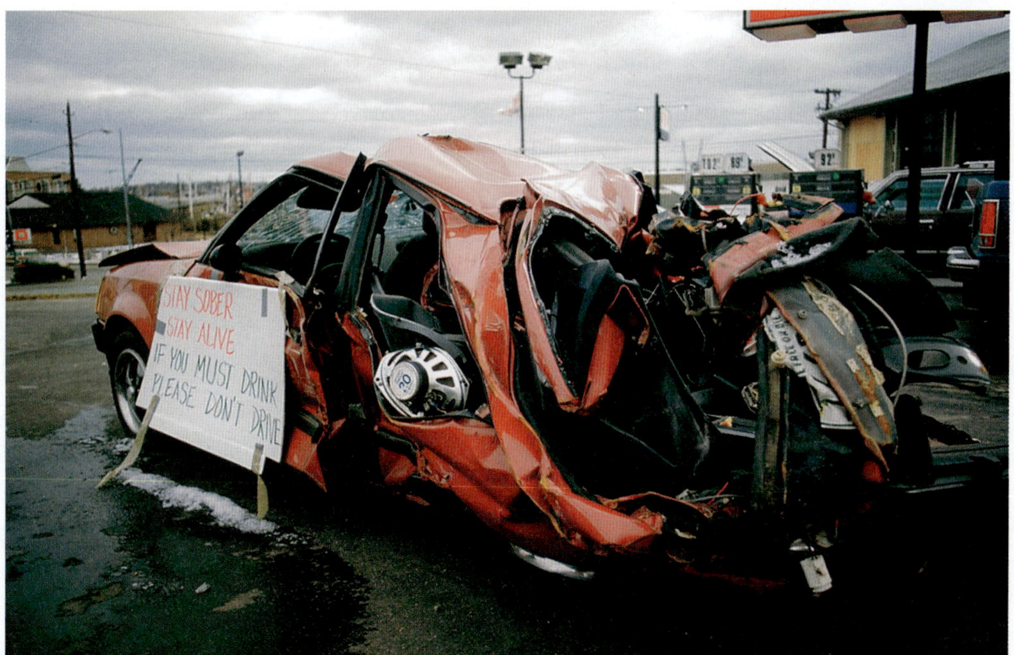
STAY SOBER
STAY ALIVE
IF YOU MUST DRINK
PLEASE DON'T DRIVE

음주운전은 자동차 충돌 사고 연관 위험성을 크게 높인다. 치명적 사고에 관련된 21~24세의 운전자 중 1/3 이상이 적발 기준에 해당하는 음주 상태였다.

Source: National Highway and Traffic Safety Administration, "Traffic Safety Facts 2012 Data: Alcohol-Impaired Driving," DOT HS 811 870, December 2013, www-nrd.nhtsa.dot.gov/Pubs/811870.pdf.

최근 연구는 부주의 운전이 추돌 사고 76%, 도로 이탈로 인한 충돌 사고 89%를 포함해 늘어나는 충돌 사고의 발생 요인이었다고 나타냈다.[103] 운전 중 문자 보내기는 부주의 운전에서 가장 위험한 것으로 위험성이 음주운전의 6배에 달한다.[104] 최근 연구에서 18~20세 운전자의 20%와 21~34세 운전자의 30%가, 반대되는 명확한 통계자료에도 불구하고, 운전 중 문자 보내기가 운전에 영향을 미치지 않는다고 말한 것으로 나타났다.[105] 고속도로 안전 전문가들은 운전 중의 일반적인 문자 전송 행위가 시속 88.5 km로 풋볼 경기장을 횡단하는 데 상응하는 정도의 시간 동안 운전자의 시야를 도로에서 이탈시키는 것과 같다고 추정한다.[106] 현재 46개 주에서는 운전 중 문자 보내기를 금지하고, 14개 주는 운전 중 휴대전화에 대한 일체 사용을 전면 금지한다.[107]

자동차 안전 문제

안전벨트 착용은 충돌 사고에서 사망이나 심각한 상해 위험을 절반 가까이 줄여준다.[108] 미국인의 87% 정도가 안전벨트를 착용한다고 보고하지만, 2014년 MVC로 인한 사망자의 49%는 사고 당시 안전벨트 미착용 상태였다.[109] 매년 안전벨트 착용으로 구제되는 생명이 12,000명 이상인 것으로 추산된다.[110] 따라서 운전자와 탑승자 모두 안전벨트를 착용하도록 권장한다. 자동차에 아기나 어린이를 태울 경우 연령별 카시트의 사용 및 위치에 관한 주법(state law)을 따라야 한다.

또한 도로 위에서 자신과 사랑하는 사람의 안전을 지키고자 한다면, 충돌 안전 검사에서 최고 등급을 받았고 사이드 및 무릎 에어백, 잠김 방지 브레이크, 차체 자세 제어장치가 장착되어 있으며 충격흡수 구역, 견고한 트렁크 및 루프박스, 전방충돌 긴급 대응을 위한 자동브레이크, 사각지대 어시스턴스(blind spot assistance)를 갖추고 있는 자동차를 구입하는 것도 좋은 방법이다. 안타깝게도 이런 모든 안전 기능을 갖추고 있는 차를 몰 수 있는 경제적 여유가 없는 사람들—일반적으로 대학생 그룹—은 MVC 시 위험에 처할 확률이 높다.

운전 기술 개선

조심스러운 운전자들조차 그들의 삶에서 언젠가는 충돌 사고를 피해야 하는 자신을 발견하게 될지 모른다. 다른 운전자의 행동은 통제하지 못해도 위험관리 운전기술을 연습하여 MVC에서 상해 위험을 감소시킬 수 있다. 해당 기술에는 다음이 포함된다.

- 운전 중에 전자기기를 사용하지 않는다. 운전 중에는 핸즈프리 방식을 포함한 전화 통화를 피하고, 문자 전송도 절대 하지 않는다.
- 음주운전을 하지 않는다. 택시나 대리운전을 부른다.
- 시선을 도로에 집중시킨다. 전방 및 양측 도로 상황을 꼼꼼히 파악한다.
- 정신을 도로에 집중한다. 피곤하거나 스트레스를 많이 받았거나 감정 기복이 있는 상태에서 운전하지 않는다.
- 난폭운전을 하지 않는다. 여기에는 과속, 불필요한 차선 변경, 통행 금지된 장소 주행, 빨간불 주행, 우선통행권 양보 미준수가 포함된다. 테일게이팅(tailgating: 앞차를 바짝 뒤쫓아서 운전)도 여기에 포함된다. 앞차 뒤 범퍼와의 거리는 최소 3초를 유지하여 가능한 안전 정차가 이루어지도록 한다. 시야 방해, 속도 증가, 미끄러운 도로 상황에서는 해당 거리를 늘린다.
- 주행 시 하향등을 밤낮 상관없이 켜두어 차가 다른 운전자의 시야에 쉽게 잡히게 한다.
- 방어적으로 운전한다. 신호도 없이 차선을 변경하거나 급정차, 기타 예상치 못한 움직임에 대비해 촉각을 곤두세운다.
- 모든 교통 법규를 준수한다.
- 운전자와 탑승자 모두 항상 안전벨트를 착용한다.

어떻게 생각하는가?

운전 중 문자, 이메일, 트위터 메시지 도착으로 주의력이 분산되는 빈도는 어느 정도인가? 운전 중 기기 사용으로 주의력이 분산된 사람과 동승하면서 불안감을 느껴본 적이 있는가? 휴대전화 사용과 관련해 주법에선 이를 어떻게 규정하고 있는가?

- 부주의 운전자의 과실로 당신에게 소중한 사람이 사망하거나 상해를 입게 된다면 기분이 어떤가?
- 자동차나 휴대전화 업계에서 소프트웨어를 설치해 당신의 자동차 내 블루투스가 켜져 있을 때 문자 수신이 되지 않게 한다면 어떤가?

자전거 안전

고속도로교통안전국의 보고에 따르면, 2014년 자전거 운전자 중 교통사고로 인한 사망자는 726명, 상해를 입은 사람은 50,000명이었다.[111] 자전거가 관련된 충돌 사고 중 가장 치명적인 사고 대부분은 비교차로지점(60%)에서 오후 4시~자정 사이 발생한다. 자동차와 자전거에 모두 관련된 치명적인 충돌 사고의 전체 중 1/3에서 자전거나 자동차 운전자가 음주 상태였다.[112]

자전거 운전자는 자전거 운행 시 항상 머리에 잘 맞는 자전거 헬멧을 착용해야 한다. 머리에 잘 맞는 헬멧 착용은 두부 손상(head injury) 위험률을 1/2 감소시키는 것으로 추산되고 있다.[113] 헬멧 착용 외에도 자전거 운전자는 미국 국가표준협회와 스넬 기념재단(Snell Memorial Foundation)이 승인한 아래 제안 사항을 고려해야 한다.

- 도로 상황을 살피고 교통 상황에 귀를 기울여야 한다. 자전거 운행 중에는 절대로 헤드셋으로 음악을 듣거나 휴대전화로 대화하지 말아야 한다.

- 음주운전을 하지 않는다.
- 모든 교통 관련 법규, 표지판, 신호를 준수한다.
- 교통 흐름에 맞추어 운행한다.
- 새벽, 해 질 무렵, 대낮 동안에는 쉽게 눈에 띌 수 있도록 가볍고 밝은 색상의 반사(reflective) 의상을 착용한다.
- 날이 어두워진 후에는 자전거 운행을 피한다. 꼭 자전거를 밤에 몰아야 한다면 의상에 반사 테이프를 붙이거나 기타 표식을 나타내는 것도 한 방법이다. 전조등이나 빨간색 반사판, 깜박이는 후미등을 이용해 볼 수도 있다.
- 수신호를 적절히 사용한다.
- 자전거 상태를 양호하게 유지한다.
- 가급적이면 자전거 도로를 이용한다.
- 정지표시나 교통 신호 앞에서는 멈춘다.

물속에서 안전 지키기

최근의 통계자료에 따르면, 미국에서 매년 익사로 숨지는 사망자 수는 3,406명으로 익사는 모든 연령의 미국인 중 비의도적 상해로 인한 사망자의 주요 사망 원인 5위에 해당한다.[114] 익사율이 가장 높은 연령은 1~4세이지만 미국인 중에는 젊은 층에 해당하는 15~24세가 연간 507건으로 가장 많이 익사한다.[115] 거의 익사할 뻔했다가 목숨을 구한 사람의 경우 심각한 뇌 손상이 있을 수 있다.[116]

익사 위험 요인

수영 능력의 부족, 감독되지 않은 수영장 주변의 울타리 부족, 물가에 숙련된 감독의 부재, 구명조끼와 같은 **개인부력장치**(personal flotation device, **PFD**) 미착용, 극한 온도로 인한 저체온증, 빠른 조류 및 기타 위험 상황, 발작장애, 과도한 음주 모두 익사의 위험을 증가시킨다. 실제 성인 익사자의 거의 대다수가 PDF 미착용(88%)이거나 음주(70%) 상태이다.[117]

대부분의 익사 사고는 뒷마당의 수영장이나 여가를 목적으로 사람들이 몰리는 자연 물놀이 장소에서 발생한다. 대부분 보호자나 보안요원이 부재한 상황 또는 본인이 예상치 못한 사이 위험에 빠진 상황에서 발생한다. 탄탄한 수영 실력을 갖춘 사람이라도 위험한 물속 상황에서 충분히 재빠르게 빠져나오지 못한다. 안전을 지키기 위해서는 물가에서 다음 예방수칙을 지켜야 한다.

- 수영하는 법을 배운다. 절대 늦지 않았다.
- 심폐소생술(CPR)을 배운다. 1분 1초에 사랑하는 이의 생사가 달린 상황이라면 당신은 그들의 목숨을 구할 준비가 되어 있고 살릴 능력이 본인에게 있길 바랄 것이다.
- 수영 전이나 수영 중에는 음주나 약을 복용하지 않는다.
- 제법 수영을 잘한다 해도 절대 혼자서 수영하지 않는다. 자신이 어디로 가는지 사람들에게 말해야 한다.
- 물의 온도에 신경 써야 한다. 저체온증으로 방향 감각을 잃거나 몸 상태가 매우 빠르게 약해질 수도 있다.
- 물이 아무리 얕아도 절대 아이를 방치해 두면 안 된다. 대문과 뒷마당의 수영장 울타리는 항상 잠가두도록 한다.
- 입수 전 물의 깊이를 점검해야 한다. 대부분 목과 등 부상은 너무 얕은 물에서 다이빙하여 초래된다.
- 유속이 빨라서 편안하고 여유롭게 수영하기 힘든 강물에서는 절대로 수영하지 않는다.
- 급류나 해변 상황을 알리는 경고문을 잘 살핀다. 급류 속에 갇힌 상황이라면 해변과 평행으로 수영한다. 이렇게 급류에서 빠져나온 뒤에 해변 방향으로 수영한다.

개인부력장치(personal flotation device, PFD) 부력을 제공하여 착용자가 의식이 없는 상황에서도 코와 입을 물 바깥에 두면서 몸을 물에 떠 있는 상태로 유지해주는 장치이다. 가장 일반적으로 사용되는 형태로는 구명조끼를 들 수 있다.

보트 타기

2015년 미국 해안경비대에는 보트 사고 상해 피해자 2,613명과 사망자 626명에 대한 신고가 접수되었다.[118] 보트 사고 사망자 중 76%는 익사자였고, 이 중 85%가 PFD 미착용 상태였다.[119]

비록 기계적 결함, 미숙, 과속, 그리고 운전사의 부주의가 사망자를 초래하는 데 영향을 미쳤지만, 주요 요인은 음주였다. 미국 해안경비대와 모든 주에서는 폭력에 대해 과징금, 면허 취소, 심지어 수감 생활의 형태로 처벌을 하는 엄격한 내용의 '보트 음주운전(BUI)'법을 마련해 두고 있다.[121]

보트 탈 때 안전을 지키도록 미국 보트연합에서는 여행 계획을 공유하고, 사전에 날씨를 체크하며, 보트 상태 양호 여부를 점검하고, 적절한 안전 장비를 준비하며, 비상용 라디오와 휴대전화를 소지할 것을 추천한다.[122] 또한 전체 보트 탑승자들이 충분히 사용할 만큼 PFD가 준비되었는지 확인하고, 보트 출발 전에는 구명조끼를 착용하며, 물 위나 보트 정박지에서도 구명조끼를 항상 착용해야 한다. 문제가 발생할 때 구명조끼를 입을 시간이 없을 수 있다.

스노클링, 다이빙, 항해, 패러세일링 등 수상 및 수중 레저 활동을 하러 갈 때는 해당 기업의 자격 사항 및 안전 관련 기록을 확인해 보아야 한다. 보트 운전사가 탑승자와 함께 파티를 하는 여행 상품은 이용하지 않는다.

수영 및 보트 탑승 시 알고 있어야 하는 위험은 익사뿐만이 아니다. 물이 자외선을 반사한다는 것을 기억하고, 자외선 차단 의류를 입고, 노출된 신체 부위에 자외선 차단제를 바르며, 모자 및 자외선 차단 선글라스를 착용해야 한다.

집에서의 안전

집에서 발생하는 비의도적 상해에는 중독, 낙상, 화상이 포함된다. 연령이 높은 사람들이 특히 이러한 사고에 취약하겠지만 젊은 성인, 10대, 어린이들도 다수 이러한 상해로 인한 치료를 받기 위해 응급실로 온다.

중독 예방

독(poison)이란 섭취, 흡입, 주사되거나 피부로 흡수되었을 때 인체에 해로운 모든 물질을 의미한다. 2015년 미국인 2,000만 명 이상을 대상으로 한 약물남용장애(substance abuse disorder)와 관련해 약 10%는 의사 처방이 필요한 진통제였고, 5% 정도는 헤로인과 관련되어 있었다.[123] 2015년 미국에서 발생한 치명적인 약물 과다 복용은 52,404건으로 약물 과다 복용은 미국 내 사고사 원인 1위이다.[124] 이러한 확산에 오피오이드 중독은 큰 몫을 차지하는데, 2015년 의사 처방이 필요한 진통제 및 헤로인 과다 복용으로 인한 사망자 수는 각각 20,101명과 12,990명이었다.[125] 일반의약품도 일반적으로 과다 복용 사건과 연관되어 있다. 일반의약품에는 아스피린 및 기타 진통제를 비롯해 기침약과 수면제가 포함된다.

2015년 미국 내 55곳의 중독관리센터에는 사람, 개, 고양이의 중독 사건과 관련해 각각 210만 건, 50,000건, 5,000건의 신고가 접수되었다.[126] 약물 및 화학 약품과 관련한 종합적인 안전 예방조치를 위해서 담당 의사나 약사와 상담하고 의약품 라벨을 읽어보도록 한다. 질문이 있을 경우 중독관리센터에 문의하도록 한다.[127]

독(poison) 섭취, 흡입, 주사되거나 피부로 흡수되었을 때 인체에 해로운 모든 물질.

낙상 사고 피하기

낙상은 미국에서 비의도적 상해로 인한 사망의 가장 일반적인 원인 중 3위에 속하는 사고로, 2014년에 이로 인한 사망자 수는 31,959명에 달했다.[128] 낙상 사고 피해자의 약 20%는 둔부 골절 또는 두부 손상으로 고통받는다. 사실 이 두 가지 상해를 초래하는 가장 일반적인 사고가 바로 낙상이다.[129] 낙상 사고의 위험을 감소시키기 위해 다음의 대책을 주시하기 바란다.

- 바닥과 계단에 어떠한 물체도 두지 않는다.
- 작은 소형 러그나 매트의 사용은 피한다. 이런 것들은 발아래에서 미끄러져 이탈해 버릴 수 있다. 고무 매트나 미끄럼 방지용 테이프를 사용해 대형 러그를 바닥에 고정한다.
- 애완동물이 당신의 발 근처에 있지 않도록 훈련한다.
- 샤워 장소, 욕조, 계단에 미끄럼 방지용 매트를 설치한다.
- 찬장이나 옷장, 높이 놓여 있는 물건을 집거나 천장 조명을 교체할 때는 적당한 발판이나 낮은 사다리를 사용한다.

화재 위험 줄이기

2014년 미국에서 화재로 인한 사망자 수는 3,500명에 달했다.[130] 미국의 대학 캠퍼스에서 화재 관련 사망은 일반적이지 않지만, 2000년 1월~2015년 5월 사이 총 85건의 치명적인 화재가 발생했고, 이로 인해 118명이 목숨을 잃었다.[131]

이러한 치명적인 화재의 58%에서 화재 경보가 부재하거나 미연결 상태였다. 76%의 요인 중 하나는 음주였다. 구체적으로 말해 해당 사건과 관련한 학생 중 최소 1명 이상이 법적 기준을 초과한 음주 상태에 있었다.[132] 취한 상태(intoxication)는 화재뿐 아니라 화재 발생 시 상해와 사망 위험 또한 높이는데, 이에 대한 부분적 이유는 취한 상태에서는 효과적인 대응 및 대피 능력이 저하되기 때문이다. 대학가 내 화재 발생의 주요 원인에는 요리, 촛불 사용, 흡연, 전선 결함, 방화가 포함된다.[133]

화재 예방을 위한 방법에는 다음 사항이 포함된다.

- 자기 전 모든 재떨이의 담뱃불이 꺼져 있는지 확인하고 절대 침대에서는 담배를 피지 않는다.
- 램프나 촛불은 커튼, 천, 종이 등 기타 가연성 물건과 떨어진 위치에 둔다. 촛불을 방치해 두거나 켜둔 채로 잠이 들면 안 된다.
- 부엌에서는 오븐 장갑, 행주, 키친타월을 가스레인지로부터 떨어진 위치에 두도록 한다. 뜨거운 팬에 직접적으로 손을 뻗치지 않는다. 바비큐 그릴에 불을 붙일 때 조심한다.
- 콘센트에 가전제품 및 기타 코드를 너무 많이 연결하여 사용하지 않는다.
- 화재를 대비해 적당한 소화기를 준비해 두고, 화재경보기의 배터리 교체를 잊지 않으며, 그것의 올바른 작동을 주기적으로 점검한다.

자가 평가

폭력이나 상해의 위험에 있는가?

당신은 얼마나 자주 의도적 또는 비의도적 상해를 입게 될 위험에 있는가? 이를 알아보기 위해 다음 질문에 답하라.

1 관계상의 위험

얼마나 자주, 당신의 파트너는:

	전혀 없음	가끔	자주
1. 당신의 외모(체중, 의상, 머리 등)에 대해 비판하는가?	○	○	○
2. 타인 앞에서 당신을 깎아내려 당혹감을 느끼게 하는가?	○	○	○
3. 자신의 실수에 대해 당신 혹은 타인을 비난하는가?	○	○	○
4. 당신에게 욕설을 내뱉거나 소리 지르거나 당신을 비방, 모욕, 또는 조롱하는가?	○	○	○
5. 걷잡을 수 없는 분노를 표출하는가?	○	○	○
6. 당신의 친구, 가족, 혹은 당신과 가까운 사람에 대해 비난하는가?	○	○	○
7. 당신이 특정하게 요구한 대로 행동하지 않으면 떠나겠다고 협박하는가?	○	○	○
8. 당신이 친구나 가족과 함께 시간을 보내지 못하게 하려고 당신을 교묘히 조종하는가?	○	○	○
9. 당신이 다른 사람들과 함께 시간을 보내면 질투, 불신, 분노를 표출하는가?	○	○	○
10. 애완동물이나 당신이 아끼는 사람들을 해치겠다고 협박하는가?	○	○	○
11. 전화 통화를 통제하고, 당신의 메시지와 당신이 어디에 가는지 감시하며, 허락없이 이메일을 읽어 보는가?	○	○	○
12. 주먹질하거나 때리거나 손바닥으로 치거나 발로 차는가?	○	○	○
13. 불편함과 당혹감이 들게 하는 성적 행위를 당신에게 강요하는가?	○	○	○
14. 당신이 떠나면 자살하겠다고 협박하는가?	○	○	○

2 폭행이나 강간의 위험

얼마나 자주, 당신은:

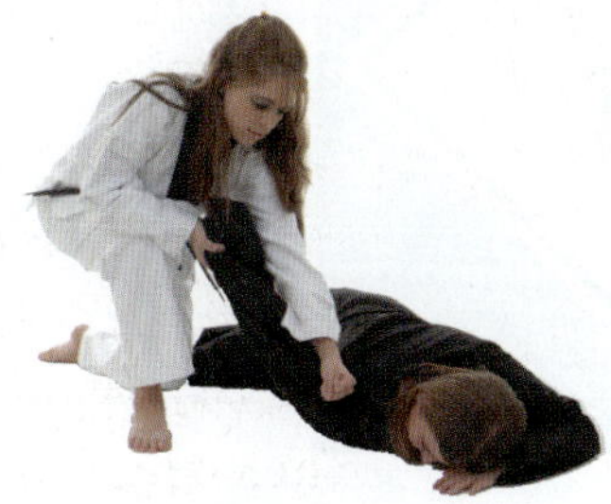

	전혀 없음	가끔	자주
1. 춤을 추기 위해 자리에서 일어나거나 화장실에 갈 때 본인의 음료를 방치해 두는가?	○	○	○
2. 술집이나 파티에서 낯선 사람이 주는 음료를 마시는가?	○	○	○
3. 잘 모르거나 만난 지 얼마 되지도 않은 사람과 함께 파티장을 나서는가?	○	○	○
4. 조명 점등 상태가 불량하거나 낯선 장소를 홀로 걷는가?	○	○	○
5. 낯선 사람에게 문을 열어주는가?	○	○	○
6. 집이나 차의 문을 잠가 두지 않는가?	○	○	○
7. 주변 상황은 잊은 채 통화를 하는가?	○	○	○

3 자동차 상해의 위험

얼마나 자주, 당신은:

	전혀 없음	가끔	자주
1. 술을 한두 잔 마신 이후에도 운전하는가?	○	○	○
2. 술을 3잔 이상 마신 이후에도 운전하는가?	○	○	○
3. 졸리거나 매우 피곤한 상태에서도 운전하는가?	○	○	○
4. 매우 기분이 언짢은 상태에서도 운전하는가?	○	○	○
5. 휴대전화를 사용하거나 손에 쥔 채로 운전하는가?	○	○	○
6. 안전벨트 미착용 상태로 운전하거나 차에 탑승하는가?	○	○	○
7. 제한 속도를 초과해서 운전하는가?	○	○	○
8. 음주 상태인 친구가 차로 데려다 주겠다고 하는 제안을 수락하는가?	○	○	○

4 온라인 안전

얼마나 자주, 당신은:

	전혀 없음	가끔	자주
1. 여러 사이트에 걸쳐 오랜 기간 단 한 가지 패스워드를 사용하는가?	○	○	○
2. 당신의 컴퓨터나 노트북에 원래 설치되어 있는 방화벽, 보안 소프트웨어, 안티스파이웨어 프로그램을 그대로 사용하는가?	○	○	○
3. 당신의 소셜 네트워크 페이지에 개인 사진, 여행 및 휴가 계획, 기타 사적인 자료와 같은 개인 정보를 올리는가?	○	○	○
4. 온라인으로 만난 사람과 데이트를 하는가?	○	○	○
5. 공유 또는 공용 컴퓨터에서 이메일을 체크할 때 브라우저의 캐시를 삭제하지 않는가?	○	○	○

답변 분석하기

각 부문별 질문 목록에서 당신이 체크한 답변을 살펴본다. 첫 번째 부문은 관계에 중점을 두었다. 여기서 당신이 '가끔' 또는 '자주'로 답변했다면, 자신의 상황에 대해 한번 평가해 볼 필요가 있다. 두 번째부터 네 번째 부문까지 질문에 대해 '자주'라고 답변한 적이 한 번이라도 있다면, 본인의 안전을 확실히 지킬 수 있도록 대책에 나서야 할 필요가 있다.

변화를 위한 여러분의 계획

자가 평가를 통해 관계상의 학대 증상 및 삶의 다른 영역에서 안전에 반하는 행동의 징후에 대해 생각해 볼 수 있었다. 이제 이런 증상과 징후를 알게 되었으니 당신의 위험을 줄이기 위한 행동 변화에 나서 볼 수 있다.

오늘, 당신은 할 수 있다.

- □ 캠퍼스 주변에서 늘 지나는 길을 걸으면서 주의 깊게 살피며, 그 길이 가장 안전한 길인지 생각해 본다. 조명은 환하게 잘 점등되어 있는가? 사람들이 자주 지나는 길을 걷고 있는가? 걷고 있는 길을 따라 비상전화 박스가 설치되어 있는가? 캠퍼스 안전 순찰이 이루어지는 경로인가? 만약 걷고 있는 길이 부분적으로라도 안전하지 않다면, 주변의 대체 경로를 찾아본다. 가능하면 다양한 경로를 이용하도록 한다.
- □ 주거지의 안전 기능을 체크해 본다. 외부와 연결된 모든 문에 안전 잠금, 잠금장치, 카드키 입력 시스템이 장착되어 있는가? 창문은 모두 제대로 닫히고 잠기는가? 모든 방과 복도에는 화재경보기가 작동 중인가? 집 바깥에 조명 점등 상태는 양호한가? 아파트나 기숙사에 거주한다면, 정문에 안전 요원이 있는가? 잠재적인 안전상의 위험을 발견하게 되는 즉시 집주인이나 캠퍼스 주거 담당자에게 이를 보고한다.

다음 2주 안에, 당신은 할 수 있다.

- □ 자신의 파트너 또는 친구의 파트너의 잠재적인 학대 행위에 대해 우려하고 있다면, 캠퍼스 상담 센터를 방문하여 본인이 관계상의 잠재적 학대 행위를 다루는 부분에서 캠퍼스나 해당 공동체가 도움을 줄 수 있는지 문의해 본다. 자신의 우려 사항에 대해 상담사와 대화하거나 지원 단체에 참가해 보는 것도 고려한다.
- □ 이제부터 술집이나 파티에 갈 때 위험하거나 옳지 않은 일과 타협하게 되는 상황에 빠지지 않도록 선을 그어 둔다. 술을 몇 잔 마실지 정해 두고, 친구랑 파티에서 서로 챙겨 주기로 약속하며, 집에 돌아갈 때는 안전하고 믿을 만한 방법으로 갈 수 있도록 이를 확인해 둔다.

학기말까지, 당신은 할 수 있다.

- □ 자기방어나 폭력 예방 수업 또는 워크숍에 등록한다.
- □ 안전 향상을 위해 힘쓰는 캠퍼스나 해당 공동체에서 마련된 단체에 참가한다. 폭력 반대 단체의 미팅에 참여, 밤길 되찾기(Take Back the Night) 집회에 합류, 또는 지역 강간 위기 센터나 구타당하는 여성을 위한 쉼터에서 자원봉사 활동을 해 볼 수 있다.

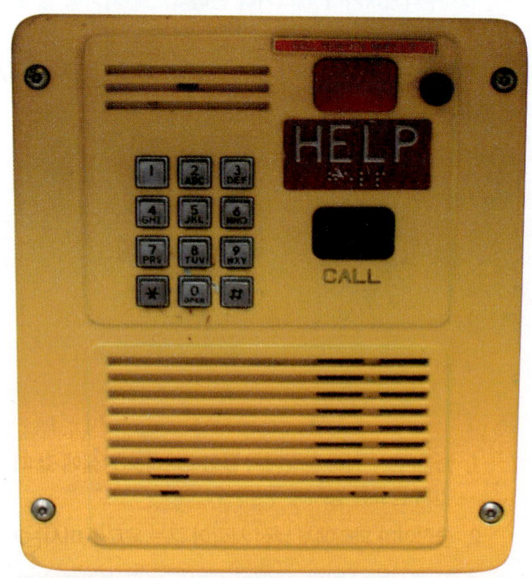

학습 계획

복습

LO 1 | 폭력이란 무엇인가?

- 폭력은 오늘날까지 지속해 온 미국 내 주요 문제이다. 의도적 상해는 해를 입히려는 의도로 초래되는 것이고 비의도적 상해는 해를 입히려는 의도 없이 일어난다. 폭력은 피해자, 그것을 목격한 아이와 가족 구성원, 두려움으로 행동을 변화시키는 사람 모두에게 영향을 미친다.

LO 2 | 폭력 발생에 영향을 미치는 요인

- 폭력을 초래하는 데 영향을 미치는 요인에는 빈곤이나 경제적 어려움, 실업, 부모 및 가족, 문화적 믿음, 차별이나 억압, 종교 및 정치적 차이, 부실한 형사사법제도, 스트레스가 포함된다. 분노와 약물 남용은 폭력 및 공격성을 초래한다.

LO 3 | 대인관계 폭력 및 집단 폭력

- 대인관계 폭력 및 집단 폭력에는 살인, 증오범죄, 친밀한 파트너 폭력, 노인학대가 포함된다. 이런 범죄의 피해자들은 많은 경우 정서적, 사회적 및 신체적으로 오랫동안 피해를 겪는다. 갱단 폭력, 사이버범죄, 테러 등 여러 형태의 집단 폭력은 점점 확산 추세에 있고 사회를 더욱 공포와 우려 속으로 빠뜨린다.

LO 4 | 성적 학대

- 성적 학대 범죄는 대부분 피해자가 알고 있던 사람에 의해 저질러진다. 성적 학대 유형으로는 원치 않는 접촉, 스토킹, 희롱, 강간, 원치 않는 성추행, 아동 성학대가 포함된다.

LO 5 | 폭력 예방

- 폭력 피해의 가능성을 줄이기 위해서는 당신과 친구를 지키는 방법과 어디에 도움을 구해야 하는지 알아두도록 하며, 데이트 상황에서는 성적인 문제와 관련해 상대방과 솔직하고 직접적인 대화를 나누도록 한다. 음주에 대한 절제도 위험을 감소시키는 주요 요인이다. 캠퍼스에서는 교육 프로그램을 강화하고, 피해자를 위해 더 많이 지원하며, 감시를 확대하고, 기술사용을 통해 대응을 개선하고, 피해자의 권리 및 가해자가 초래한 결과에 대해 분명한 메시지를 전달해 왔다. 또한 문제 발생 이전 미리 캠퍼스에서 무슨 일이 일어나고 있는지 보다 잘 이해하기 위해 캠퍼스 환경 조사(campus climate surveys)를 의무 시행해 왔다. 캠퍼스 내 폭력의 신고 사례가 증가하면서 폭력 문화를 변화시키기 위해 우리가 할 수 있는 것이 무엇인지에 대한 국가적 차원의 관심이 가파르게 집중되었다. 공동체 차원의 폭력 예방으로는 정신적 및 정서적 건강을 최우선시하는 것, 어려움에 처한 사람에게 서비스를 제공해 주는 것, 알코올 및 약물 남용 예방, 행동기술 훈련을 제공하는 것 등을 들 수 있다.

LO 6 | 비의도적 상해

- 비의도적 상해, 특히 자동차 상해는 1~44세 인구의 사망 원인 1위를 꾸준히 지켜 왔다. 약물이나 술에 취한 상태에서의 운전, 졸음운전, 부주의 운전은 자동차 사망 및 상해를 일으키는 주요 요인이다. 비의도적 상해 예방을 위해서는 개인적 보호를 실천하고, 개인적 위험을 줄여 나가며, 위협에 대해 주의해야 한다.
- 자전거, 익사, 중독, 낙상, 화재 관련 상해는 특히 매우 어리거나 나이가 많은 미국인을 비롯해 모든 연령대의 사람들에게 위협이 된다. 신체적 및 정신적으로 문제가 있거나 상식적인 안전 관리를 하지 않는 젊은 층에도 영향을 미칠 수 있다. 특히 젊은 여성에 비해 젊은 남성이 비의도적 상해 위험에 훨씬 더 크게 처해 있다.

깜짝 퀴즈

LO 1 | 폭력이란 무엇인가?

1. 의도적 상해의 예로 옳은 것은?
   a. 자동차 사고
   b. 계획적 살인
   c. 익사 사고
   d. 자전거 충돌 사고

LO 2 | 폭력 발생에 영향을 미치는 요인

2. 인생에서의 절망적인 경험으로 인해 초래되는 감정의 반응을 다음과 같이 부른다.
   a. 반응적 공격성
   b. 일차공격성
   c. 이차공격성
   d. 삼차공격성

LO 3 | 대인관계 폭력 및 집단 폭력

3. 다음 중 편견동기범죄에 대한 일반적인 설명으로 옳지 않은 것은?
   a. 모르는 대상에 대한 두려움
   b. 자기방어
   c. 스릴 추구
   d. 무시당했다는 생각에 의한 보복 행위
4. 다음 중 집단 폭력의 예로 옳은 것은?
   a. 성폭행
   b. 살인
   c. 가정폭력
   d. 테러
5. 심리학자 워커(L. Walker)는 다음의 이론을 개발했다.
   a. 공격 사이클
   b. 성희롱 사이클
   c. 아동학대 사이클
   d. 폭력 사이클

LO 4 | 성적 학대

6. 제인이 새로운 직장 생활을 시작했을 때 나머지 직원들은 모두 남성이었다. 그녀의 상사는 제인에게 매혹적인 여성과 일하게 되어 즐겁다고 말하며 윙크를 했다. 상사가 한 말은 다음에 속한다.
   a. 추잡하지만 제인이 칭찬을 좋아한다면 문제가 되지 않는다.
   b. 성폭행
   c. 성희롱
   d. 성폭력
7. 구타나 흉기의 사용 없이 아는 사람에 의해 저질러지는 강간은?
   a. 단순 강간
   b. 성폭행
   c. 단순 폭행
   d. 특수 강간
8. 다음 중 스토킹의 예로 옳지 않은 것은?
   a. 타인에게 문제가 될 만한 성적 발언을 한다.
   b. 사람이 집에 혼자 있는지 누구와 함께 있는지 알아보기 위해 "차를 몰고 집 근처를 훑어본다(drive-bys)."
   c. 상대방이 갈 것으로 예상되는 장소에 나타난다.
   d. 좋아하는 사람에게 무시를 당하더라도 문자와 메시지를 보낸다.

LO 5 | 폭력 예방

9. 다음 중 폭행으로부터 자신을 보호하기 위한 방법은 무엇인가?
   a. 차 한 대가 자신을 따라오는 경우 집으로 들어가서 문을 잠가버린다.
   b. 집에 도착했는데 누군가 침입했다는 것을 감지했다면 집에 들어가 손상된 부분을 확인하고 경찰에 신고한다.
   c. 바깥에 혼자 있다면 바쁘게 보이기 위해 휴대전화로 문자나 통화를 한다.
   d. 혼자 어디에 갈 때는 가는 곳과 돌아올 예상 시간을 다른 사람에게 미리 말해 둔다.

LO 6 | 비의도적 상해

10. 미국에서 15~44세 인구의 주요 사망 원인은?
   a. 살인
   b. 심장질환/심혈관질환(CVD)
   c. 비의도적 상해
   d. 자살

생각해보기

LO 1 | 폭력이란 무엇인가?

1. 현재 미국 사회에 어떤 형태의 폭력이 가장 두드러지며 만연해 있다고 보는가? 그 이유는 무엇인가?
2. 캠퍼스에서 가장 일반적인 폭력 유형은 무엇이라고 생각하는가? 캠퍼스 폭력이 어떻게 캠퍼스 학생들에게 영향을 미치게 된다고 생각하는가? 캠퍼스에서 벌어진 강간 및 폭행 관련 뉴스를 접할 때 남녀 간 반응 차이가 있는가? 그렇다면 그 이유는 무엇인가?

LO 2 | 폭력 발생에 영향을 미치는 요인

3. 왜 누군가는 자라서 폭력적이고 학대하는 사람이 되고, 또 다른 사람들은 평화주의자나 마음이 평온한 사람이 되는 것인가? 폭력적인 가해자를 그렇게 만드는 핵심적인 요인은 무엇인가?

LO 3 | 대인관계 폭력 및 집단 폭력

4. 테러나 갱단 폭력에 영향을 받아본 적이 있는가? 그렇다면 어떤 영향을 받았는가? 개인 및 공동체 차원으로 집단 폭력을 감소시키기 위해 당신이 할 수 있는 일은 무엇인가?

LO 4 | 성적 학대

5. 캠퍼스 내 성폭행을 당한 경험이 있는 사람을 개인적으로 알았던 적이 있는가? 그 피해자가 잘 대처해 나가도록 어떤 조치가 취해졌는가? 그렇다면 캠퍼스 내 어떤 서비스의 도움을 받았는가?

LO 5 | 폭력 예방

6. 폭력의 피해로부터 위험을 최소화하기 위해 매일 스스로 다지는 몇 가지 결심이 있는가? 폭력의 피해자에게 좋은 친구가 되기 위한 방법은?
7. 당신의 캠퍼스는 안전한가? 범 캠퍼스적 폭력 문제를 완화하기 위해 대학 관리처 및 공동체 차원에서 취할 수 있는 조치는 무엇인가?

LO 6 | 비의도적 상해

8. 자신에게 영향을 미친 비의도적 상해에 대해 생각해 본다. 무엇이 그것을 초래했는가? 예방을 위해 어떤 조치가 취해질 수 있는가? 해당 상황에 대한 본인의 통제 범위는 어느 정도였으며, 그 일이 다른 사람으로부터 얼마나 영향을 받았는가?

6 중독과 약물 남용의 인식과 방지

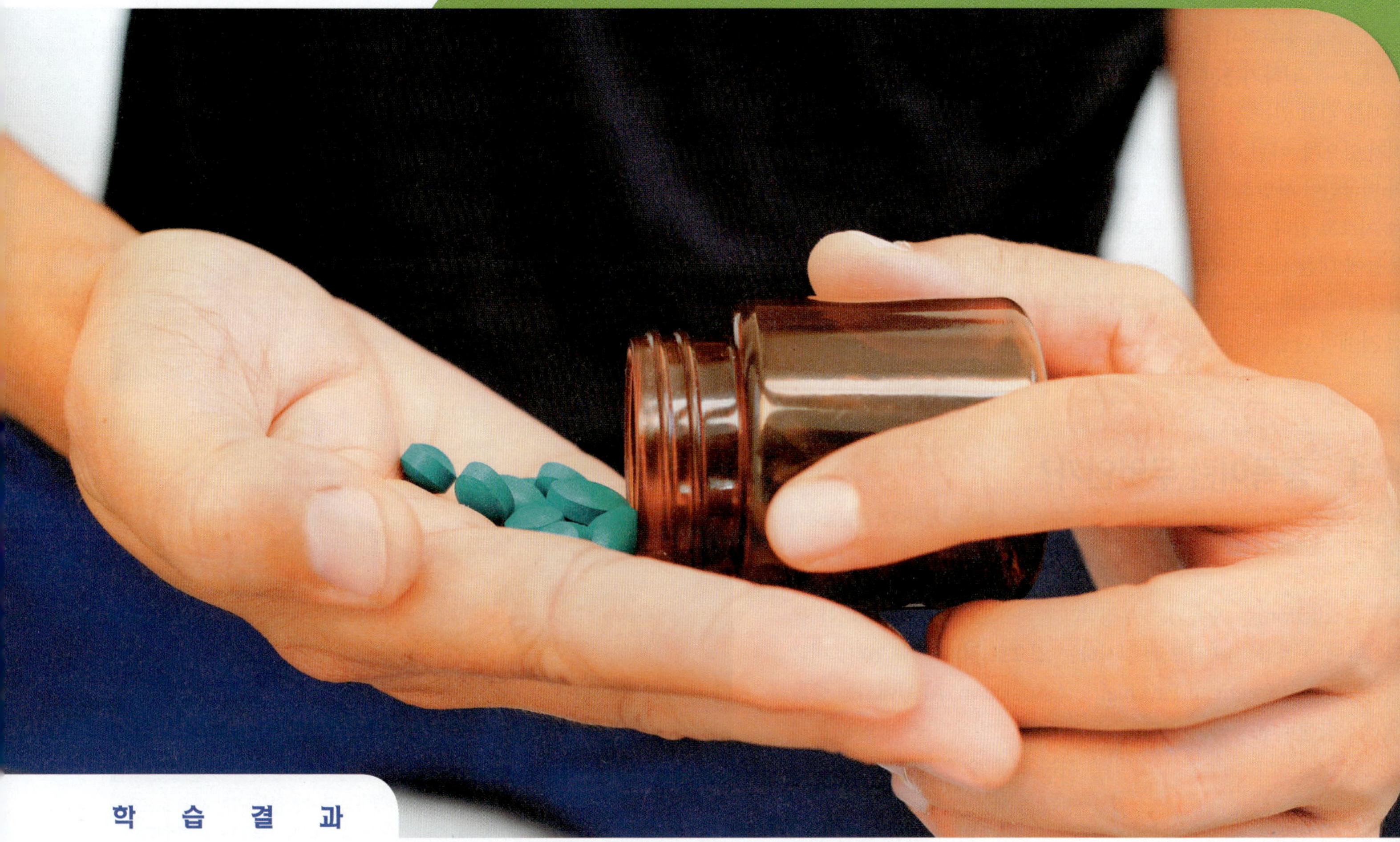

학 습 결 과

LO 1 중독을 정의하고, 중독의 증상에는 어떠한 것들이 있는지 알아보고, 가족과 친구들에게 중독이 미치는 영향에 대해 설명하시오.

LO 2 도박 중독, 운동 중독, 기술 중독, 충동적인 쇼핑 중독과 같은 중독이 되는 과정에 대해 설명하시오.

LO 3 6분류의 약물과 이들의 흡수 과정에 대해 알아보시오.

LO 4 대학생들의 불법 약물 복용과 약물 처방전의 오용 및 남용으로 인한 문제들을 검토하시오.

LO 5 자극제, 마리화나, 대마초, 억제제, 아편(마취제), 환각제, 흡입제, 아나볼릭 스테로이드와 같은 규제된 성분들의 이용과 남용에 대해 논의하시오.

LO 6 약물 남용과 중독이 미치는 사회적 영향을 방지하기 위한 공중 보건적 해결책 및 중독자들을 위한 치료와 회복 방법에 대해 논의하시오.

왜 관심을 가져야 하는가?

약물이 당신을 편안하게 해줌과 동시에 집중력을 향상시켜 주거나 사회적 쾌락을 높여준다고 생각할지도 모른다. 하지만 이러한 효과들은 일시적이며, 종종 환각 증상이기도 하다. 또한 약물로 인한 수많은 부정적인 결과들은 당신의 삶과 건강에 미치는 영향과 비교할 수조차 없다. 지금 또는 나중에라도 약물 오남용은 당신의 삶에 여러 문제들을 일으킬 것이며, 이는 학업과 대인관계, 직장, 법적 및 경제적 문제, 건강과 관련되어 있다. 단지 몇 달간의 즐거움이 인생 전부와 바꿀 만큼 가치 있는 것일까?

최근 충동적이고 파괴적인 행동과 관련한 무수한 사건들을 발견하기는 매우 쉽다. 연예인, 운동선수와 정치인들이 중독 문제를 겪고 있는 것은 흔한 일이다. 헤로인으로 인한 사망은 널리 알려져 있으며, 아편 혹은 헤로인의 지나친 복용으로 인해 19분마다 1명의 미국인이 사망하고 있다.[1] 전 세계 수많은 사람들이 중독과의 전쟁을 치르고 있다. 이 장에서 우리는 흔히 중독되고 남용되는 특정한 약물들에 대한 내용과 함께 먹는 것, 도박, 쇼핑과 같은 흔한 일상적인 활동들에 대한 중독도 함께 다룰 것이다. (음주와 흡연은 제7장에서 더 자세히 다룰 것이다.)

LO 1 중독이란 무엇인가?

중독을 정의하고, 중독의 증상에는 어떠한 것들이 있는지 알아보고, 가족과 친구들에게 중독이 미치는 영향에 대해 설명하시오.

중독(addiction)은 계속되는 부정적인 결과에도 불구하고 어떠한 물질이나 활동들을 지속적으로 실시하는 것으로 정의할 수 있다. 미국정신의학협회(American Psychiatric Association, APA)에서는 중독을 정신장애로 분류하고 있다. 중독 행동은 초반에 다른 방법을 통해서는 얻을 수 없는 기쁨 또는 안정감을 제공한다.

중독이 되기 위해서 특정 물질이나 행동은 희열, 불안과 고통의 감소와 같은 긍정적인 변화들을 일으킬 수 있는 잠재성을 가지고 있어야 한다. 편안함을 느끼거나 일상생활을 하기 위해 이러한 특정 물질과 행동들에 의존할 때에 중독에 대한 위험성은 증가한다. 중독 증상들은 특정 물질이나 행동이 자신과 타인에게 해롭다는 것을 인식하고 있음에도 불구하고 지속할 때 명확해진다.

중독(addiction) 계속되는 부정적인 결과에도 불구하고 지속적으로 실시하는 물질이나 활동.

신체적 의존(physiological dependence) 규칙적인 중독 행동과 중독 행동의 중단으로 나타나는 금단 현상의 결과로 발생하는 뇌와 신체의 적응 상태.

내성(tolerance) 원하는 효과를 얻기 위해서 점진적으로 더 많은 양의 약물을 복용하거나 행동에 더 강한 관여가 필요한 현상.

금단 현상(withdrawal) 중독자가 중독성 있는 화학물질이나 행동을 갑자기 금할 때 발생하는 일련의 일시적인 신체적 및 정신적 증상.

정신적 의존(psychological dependence) 불안, 과민성, 갈망 등의 심리적 금단 현상으로 이어질 수 있는 물질이나 행동에 대한 마음의 의존성.

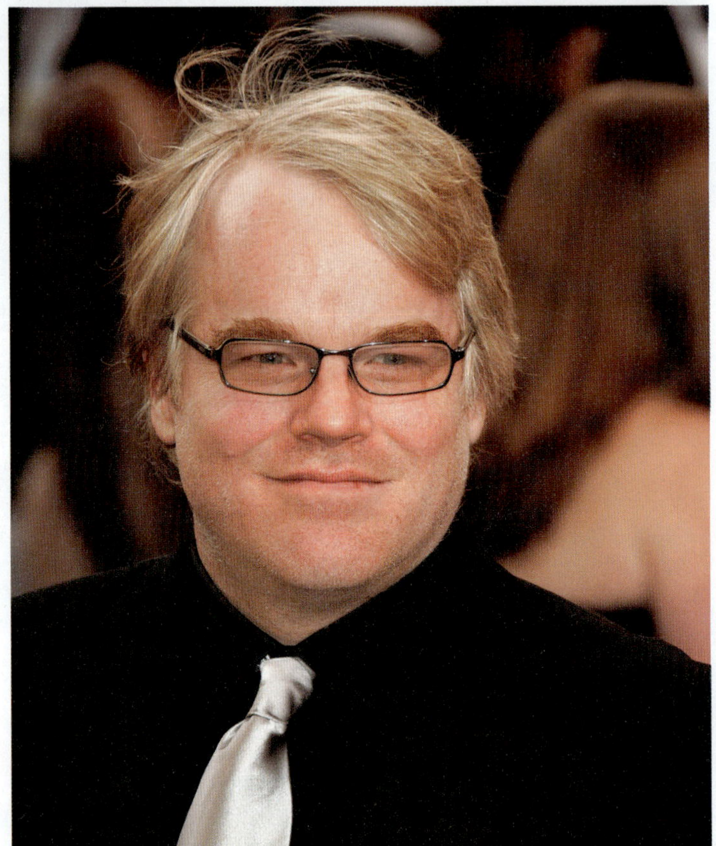

중독은 모든 사람들에게 발생할 수 있다. 아카데미상을 수상한 저명한 배우 호프만(P. Hoffman)은 사망 당시 그의 뉴욕 아파트에서 팔에 바늘이 꽂힌 채로 발견되었다. 코카인, 헤로인과 다른 약물들의 혼합물은 궁극적으로 죽음을 초래할 수 있을 정도로 심각하다고 밝혀졌다.

중독성 있는 약물과 같은 물질에 **신체적 의존**(physiological dependence)을 하는 사람들은 그들이 원하는 효과를 얻기 위해 복용량을 늘려갈 때 **내성**(tolerance)이 생긴다. 그들은 또한 특정 물질의 복용을 중단했을 때 일련의 일시적인 신체적 및 정신적 증상을 겪으며, 이를 **금단 현상**(withdrawal)이라 한다. 내성과 금단 현상은 누군가가 중독되었는지 여부를 결정하는 중요한 기준이다.

정신적 의존(psychological dependence)은 중독에도 중요한 역할을 하는데 도박, 일, 성행위와 같은 약물과 관련 없는 행동들은 긍정적인 기분을 가질 수 있도록 세포 단위에서부터 변화를 일으킬 수 있다.[2] 지속적으로 특정한 활동을 하는 데 있어 강렬하고, 통제 불가능한 욕구를 가진 사람은 심화된 정신적 의존을 보인다고 할 수 있다. 사실 정신적, 신체적 의존은 따로 분리될 수 없을 만큼 깊이 연관되어 있다. 비록 중독이 일어나는 과정에 대해서 정확히 이해할 수는 없지만, 모든 종류의 중독들이 뇌에서 일어나는 특정 생체 역학적 시스템의 기능 이상을 보여줄 것이다.[3]

중독의 보편적인 특성

우리의 뇌는 생명을 유지하는 활동들로 인한 보상 또는 기쁨과 연관시켜 우리가 이러한 활동들을 지속하도록 만들어졌다. 우리는 모두 잠재적으로 중독적인 활동들에 참여하고 있는데, 이는 먹고 마시는 것, 성행위와 같은 생존에 꼭 필요한 행동이기 때문이다.

중독은 5가지의 보편적인 특성을 가지고 있다. (1) 어떠한 행동이나 그 행동을 하기 원하는 과도한 욕구와 같은 **강박**(obsession)과 관련된 **충동**(compulsion), (2) **통제력 상실**(loss of control) 또는 특정 행동이 건강한 것인지, 해로운 것인지를 신뢰성 있게 예측할 수 없는 상태, (3) 신체적 손상, 법적 및 경제적 문제들, 학업의 실패, 또는 가족 간의 불화와 같은 **부정적인 결과**(negative consequence)들, (4) 특정 행동들이 자신을 파괴하는 행위라는 것을 인지하지 못하는 **부인**(denial), (5) **기권 불능**(inability to abstain). 이러한 5가지 요소들은 화학적인 것이든 행위적인 것이든 모든 중독에서 나타난다.

중독은 한 번에 발생하는 것이 아니라 시간이 흐르면서 진행된다(그림 6.1). 중독은 반복적으로 불쾌한 감정이나 상황을 피하기 위한 안정시켜줄 수 있는 환상을 지속적으로 찾을 때에 시작된다. 이러한 패턴은 회피를 통한 충족이라고 일컬어지며, 정서적 욕구를 돌보기 위한 잘못된 방법이다. 중독 행동에 더욱 심각하게 의존하게 되면서 개인적인 삶과 직장생활에 침몰하는 배와 상응하는 파괴를 가져온다. 결국 중독자들은 중독 행동에서 만족감을 느끼지 못하고, 이를 불행한 현실보다는 낫다고 여기며 탈출구를 찾는다.

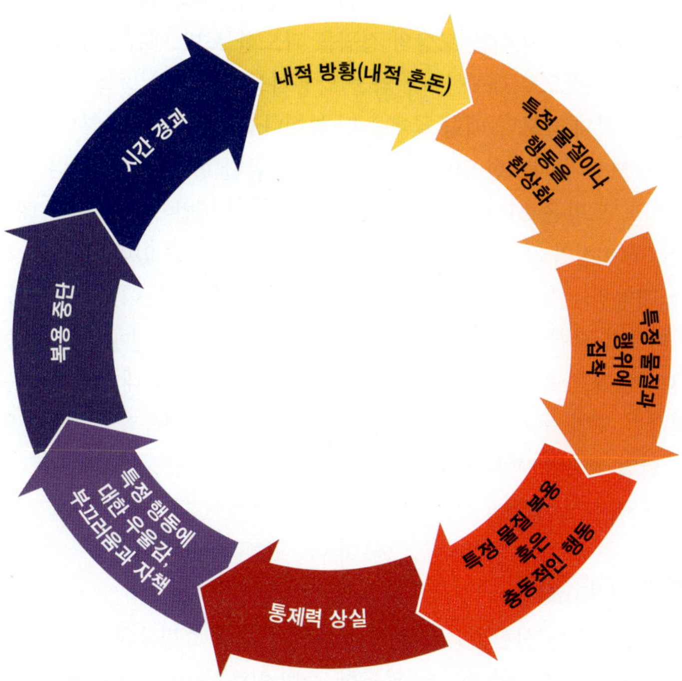

내적 방황(내적 혼돈)
특정 물질이나 행동을 환상화
특정 물질과 행위에 집착
특정 물질 복용 혹은 충동적인 행동
통제력 상실
특정 행동에 대한 우울감, 부끄러움과 자책
불응 중단
시간 경과

그림 6.1 정신적 중독의 순환.

Source: Adapted from Recovery Connection, Cycle of Addiction, 2016, www.recoveryconnection.org/cycle-of-addiction.

가족과 친구들에게 영향을 미치는 중독

중독자의 가족과 친구들 역시 여러 부정적인 결과들로 고통받는다. 종종 그들은 **상호의존**(codependence)의 문제를 겪게 되는데, 이는 자멸적인 관계 패턴으로 중독자들의 중독적인 행위에 통제당하는 것을 말한다. 중독자와 상호의존적인 관계에 있는 사람은 종종 중독자를 돌보기 위해 자신의 욕구를 뒤로 미루곤 한다. 그들은 명확한 경계를 정하기 어렵다고 판단하고 혼란스러움을 자주 겪으며 한쪽으로 편향된 결정을 하곤 한다. 비록 상호의존이라는 단어가 최근에는 비교적 흔하지 않지만, 치료전문가들은 아직도 중독자들을 돕는 데 있어서 그들이 주변 환경에 어떠한 영향을 미치는지 알게 하는 것과 가족, 친구들과 함께 보다 건강한 관계를 형성하는 것이 중요하다고 생각한다.

가족과 친구들은 중독자들이 치료 방법을 찾는 데 중요한 역할을 하며, 특히 그들이 **조력자**(enabler)의 역할을 거절할 때 의식적 혹은 무의식적으로 중독자가 자연스럽게 행동하는 것을 막는다. 만약 중독자들이 그들의 문제를 다룰 필요가 없다면, 그들은 자신들이 하는 행동이 자멸적이라는 것을 인지하지 못하고 계속 이어갈 것이다. 조력자가 되는 것은 대체로 의식적이거나 의도적이지 않다.

강박(obsession) 중독성 있는 물질 또는 행동에 대한 과도한 선입견.

충동(compulsion) 어떤 일을 수행하도록 하는 압도적이고 집착적인 행동.

통제력 상실(loss of control) 중독성 있는 물질이나 행동에 관여하는 특정 사례가 건강한 것인지 또는 해로운 것인지를 신뢰성 있게 예측할 수 없는 상태.

부정적인 결과(negative consequence) 신체적 손상, 법적 문제, 재정적 파탄, 학업 실패, 가족 해체, 그리고 어떠한 행동에도 건강한 관여로 일어나지 않는 다른 심각한 문제들.

부인(denial) 중독성 행동의 자멸적인 효과를 인지하거나 정확하게 해석할 수 없는 능력.

기권 불능(inability to abstain) 일정 기간 동안 약물을 끊는 것의 실패.

상호의존(codependence) 다른 사람의 중독 행동을 돕거나 부추기는 자멸적인 관계 패턴.

조력자(enabler) 고의 혹은 자신도 모르게 중독자를 그들의 행동의 결과로부터 보호하는 사람.

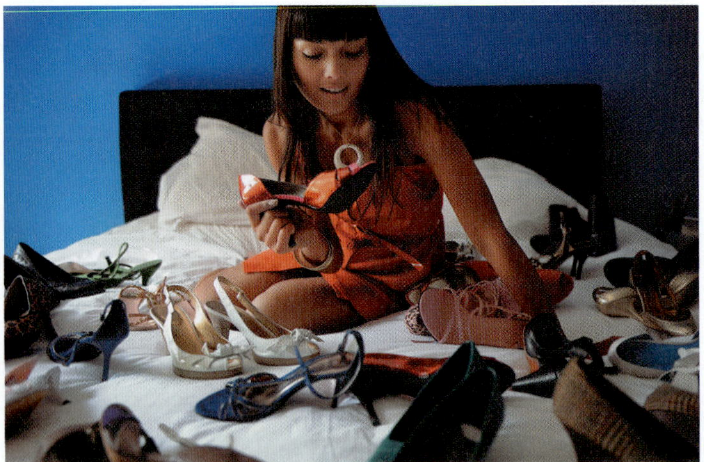

만약 우리가 어떠한 습관을 인식하고 바꾸기로 다짐한다면, 그 습관은 충분히 고칠 수 있다. 하지만 중독의 결과, 충동적인 감정이 너무나 강해 통제가 불가능한 상태가 된다. 예를 들어, 당신이 쇼핑을 하거나 인터넷으로 물건을 싸게 사기 위해 온라인 쇼핑몰을 들여다보는 데 시간을 쏟을 수 있다. 하지만 이러한 행위는 당신이 언제, 어디서, 무엇을, 얼마만큼 사는가에 대한 통제력을 잃지 않는다면, 중독으로 여겨지지 않는다.

LO 2 중독적인 행위들

도박 중독, 운동 중독, 기술 중독, 충동적인 쇼핑 중독과 같은 중독이 되는 과정에 대해 설명하시오.

약물만이 중독의 유일한 요소는 아니다. 뇌의 보상 시스템과 관련된 새로운 연구들은, 뇌에 대한 보상은 화학적인 것에서든 행위적인 것에서든 보상일 뿐이라고 제안한다.[5] **과정 중독**(process addiction)은 기분을 변화시킬 수 있어 중독되는 행위들을 말한다. 무분별한 도박, 충동적인 구매, 인터넷과 기술의 사용, 일중독, 충동적인 운동과 성적인 중독 등이 과정 중독의 예시가 될 수 있다.

도박 중독

도박은 수많은 미국인들에게 흥미와 즐거움을 주는 행위 중 하나이다. 도박을 하는 대부분의 사람들은 부담 없이 적당하게 이기기를 고대하는 마음으로 즐기곤 한다. 하지만 500만 명 이상의 미국인들이 도박 중독의 기준에 부합하며, 도박을 하지 않는 많은 사람들 역시 친구나 주변 사람들의 도박 행위에 직간접적인 영향을 받는다.[6] 미국 정신의학협회(APA)는 **도박 중독**(gambling disorder)을 중독 질환으로 인식한다. APA의 정신질환에 대한 진단적, 수치적 메뉴얼의 5번째 출판본에 따르면, 도박 행위는 도박에 대한 집착, 도박 횟수를 줄이거나 도박을 끊기 위한 노력들의 실패, 우울한 감정을 느낄 때 하는 도박과 가족들에게 도박 행위의 정도를 숨기는 거짓말 등으로 특징지어진다.[7]

과정 중독(process addiction) 도박, 구매, 운동 등 어떤 기분 전환 행동이나 과정에 의존(중독)하는 상태.

도박 중독(gambling disorder, 무분별한 도박 행위) 도박에 대한 집착, 줄이거나 그만두려는 실패한 노력, 문제를 피하기 위해 도박을 이용하는 것, 도박에 관여하는 정도를 감추기 위해 가족에게 거짓말을 하는 것 등 일련의 행동들.

충동구매장애(compulsive buying disorder) 구매 충동에 대한 통제를 하지 않는 쇼핑과 소비에 대한 집착.

도박 중독은 전형적으로 4단계를 거쳐 진행된다.[8]

- 승리의 단계는 주로 한 번의 큰 우승으로 시작되는데, 이는 도박과 연관된 흥분감과 보상을 강화시킨다. 이때 도박을 하는 사람들은 자신이 절대 지지 않을 것이라고 여기게 된다.
- 패배의 단계에서 도박을 하는 사람들은 잃어버린 것을 되찾기 위해 다시 이기려고 노력하게 된다. 이는 종종 직장과 가정에서의 삶을 훼방하곤 한다.
- 절박함의 단계에서 도박을 하는 사람들은 통제력을 잃게 되고, 스스로 부끄러움과 죄책감을 느끼면서도 멈출 수 없게 된다. 그들은 도박을 계속하기 위해 도둑질이나 반칙에 의존하게 될 수도 있다.
- 절망의 단계는 도박을 하는 사람들이 도박을 그만둘 것이라는 희망을 포기한 상태를 말한다. 그들은 자신을 걱정하거나 도와줄 사람이 아무도 없을 것이라고 생각하게 된다.

강력한 증거들이 무분별한 도박에는 어떠한 생물학적 요소들도 존재하지 않는다고 말한다. 도박 중독은 도파민 신경전달계의 기능 이상으로 보여지며, 이는 뇌에 있는 보상 시스템의 주요한 부분에 혈류량이 감소하는 것과 관련이 있다고 여겨진다. 무분별한 도박에 빠져 있는 사람들은 이러한 보상의 결핍을 과도한 도박 행위와 도박 중독에 빠지는 것으로 대체한다.[9] 약물 남용자들처럼 도박 중독자들도 내성—도박의 규모나 배팅 금액을 더 높여나감—을 보이고 불면증, 다한증, 짜증과 과도한 열망을 동반하는 등 금단 현상이 나타난다.[10]

비록 도박은 21세 이하의 모든 사람들에게 불법이지만, 현재 대학생들은 이전의 그 어떤 시대보다 쉽게 도박을 접할 수 있다. 도박을 하는 대학생들은 전체 대학생의 약 75%를 차지했으며, 이는 증가하는 기회들과 관련이 있다.[11] 이 학생들 중 약 18%가 일주일에 한 번 또는 그 이상 도박을 했다고 보고했다.[12] 집계된 바로, 미국 대학생의 6%는 심각한 도박 문제에 빠져있으며, 이는 정신적인 어려움과 빚, 좋지 않은 학업 성적에 영향을 미칠 수 있다.[13]

충동구매장애

미국에서 많은 사람들은 기분이 좋아지기 위해 쇼핑을 한다. 하지만 카드 한도를 초과할 정도로 과도한 '소비 치료'를 받은 사람들은 **충동구매장애**(compulsive buying disorder)를 가지고 있을 수도 있다. 충동적인 구매자들은 물건을 사고 소비하는 것에 지배되어 있으며, 그들은 자신의 충동을 거의 통제하지 않는다. 충동적인 구매는 성인의 6%에 해당하는 것으로 집계된다.[14] 충동적인 구매자들의 대부분은 여성이다.[15]

충동구매장애의 증상으로는 물건을 사고 소비하는 것에 대한 집착, 같은 물건을 2개 이상 사는 것, 예상 시간보다 초과하여 물건을 사는 것, 자신의 필요와 지불 능력을 훨씬 뛰어넘는 물건을 사는 것, 사회활동과 직장에까지 악영향을 미칠 정도로 물건을 사는 것, 재정적 문제를 야기하는 것 등이 있다.[16]

인터넷의 즉각적인 접근성은 과도한 구매 욕구, 최신의 패션 트렌드와 새로운 상품에 대한 지속적인 알림을 제공한다. 이러한 특징들은 충동적인 구매자들에게 중독과 함께 혼자 있도록 만드는데, 이때 구두 혹은 면대면으로 다른 사람의 직접적인 간섭이 미미하거나 없다. 충동적인 구매자들은 주로 가족 구성원을 포함한 그 누구에게도 무엇을, 얼마나 자주 사는지 알리기를 원하지 않는다.[17] 또한 그들이 구매한 상품들은 주로 필요 없거나 사용되지 않은 채로 방치된다.

운동 중독

운동 중독(exercise addict) 항상 혼자 자기만의 패턴으로 운동하는 사람, 아프거나 다쳤을 때에도 매일 2시간 이상 반복적으로 운동하는 사람, 체중 감량이나 칼로리 소모에 중점을 두고 운동하는 사람, 고통스러울 정도로 운동하는 사람, 운동을 위해 일, 수업, 또는 사회활동을 생략하고 운동하는 사람.

일반적으로 대부분의 미국인들은 과하게 운동을 하기보다는 너무 적게 운동을 한다. 하지만 과도한 수준으로 운동을 할 경우 중독이 되는데, 이는 기분이 나아지는 효과가 강하기 때문이다. **운동 중독**(exercise addict)은 다른 물건이나 활동들이 채워줄 수 없는 욕구들—양육, 친밀감, 자기만족과 자기 우월감—을 충족시키기 위해 충동적으로 운동을 하는 것을 말한다. 운동 중독 혹은 충동적인 운동은 다른 중독들과 비슷한 부정적인 결과를 가져온다. 친구와 가족들로부터 멀어지게 되고, 과도한 운동으로 인한 부상, 더 하고 싶은 욕구 등이 있다. 운동 중독을 경고하는 증상으로는 부상과 부상의 재발 등이 있는데, 이는 충분하지 않은 휴식, 집중력 저하, 피로감과 무리한 운동 계획, 칼로리를 태우고 살을 빼는 데 집착하게 되는 것, 운동을 위해 사회

기술과 건강 | 당신은 통신기기, 미디어 매체들과 인터넷에서 벗어날 수 있는가?

만약 당신이 24시간 동안 기술 없이 살아간다면, 얼마나 힘들 것인가? 6대륙의 37개국이 미국의 학생 중 참여한 연구 결과에 따르면, 이것은 매우 힘들다고 한다! 실험에 참여한 모든 학생들은 같은 과제를 받았다: 인터넷, 신문, 잡지, TV, 라디오, 핸드폰, 아이패드와 MP3 플레이어, 영화, 비디오게임과 그 밖의 다른 여러 형태의 전자기기 혹은 소셜 미디어들을 24시간 동안 사용하지 않는 것이다.

전 세계의 학생들이 그들의 미디어 의존적인 모습이 금단 현상과 비슷하다며 중독이라는 용어를 반복적으로 사용했다. 영국의 한 학생은 "미디어는 저의 마약이에요. 미디어가 없으면, 저는 길을 잃은 것처럼 방황해요."라고 말했다. 미국의 학생 중 1명은 "전 마치 코카인 중독자처럼 핸드폰을 하고 싶어서 견딜 수 없었어요.", 슬로바키아의 한 학생은 "저는 슬픔과 고독감, 우울감을 겪었어요."라고 말했다.

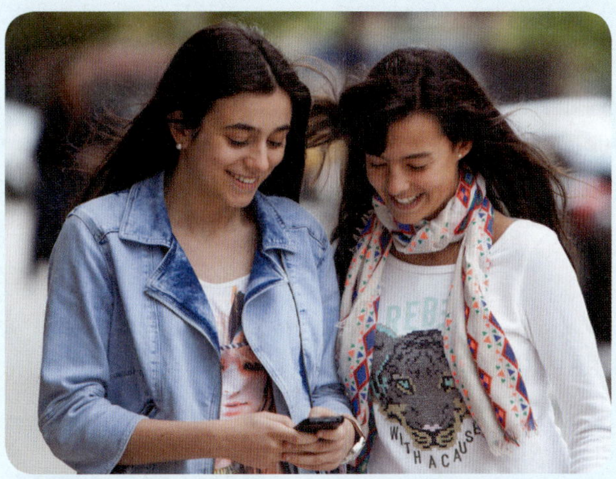

전 세계적으로 무선 통신이 발달하면서 우리들 중 많은 사람들은 점점 더 휴대폰, 노트북, 태블릿 컴퓨터에 집착하고 있다.

학생들은 또한 미디어, 특히 핸드폰이 사실상 자기 자신의 연장선과 다름없어졌다고 말했다. 핸드폰 없이 외출을 하는 것은 마치 그들 자신의 일부를 잃어버린 것과 같다는 것이다.

금단 현상에도 불구하고 많은 학생들은 미디어 없이 살아가는 24시간이 분명한 장점이 있다고 말했다. 몇몇의 학생들은 그들이 다른 사람들과 더 많이 대화하고, 들으며, 나눌 수 있는 시간을 가질 수 있다고 했다. 또한 학생들은 더 자유롭게 느낀다고 말했는데, 그들은 자신이 평상시에 하지 않은 것들에 시간을 쓸 수 있게 되었다. 예를 들어, 친척들을 방문하고 그들과 마주보고 대화하는 것이다.

어떻게 하면 당신은 온라인상의 친구들을 무시하는 것에 대한 불안감 없이 미디어를 사용하지 않을 수 있을까? 어플들이 도움이 될 것이다! 몇몇 어플들은 자동적으로 업로드가 가능한데, 페이스북과 트위터는 미리 설정한 휴면 계정에 대한 알림 기능이 있고, 일시적으로 인터넷 접속을 차단할 수도 있다. 다음 몇 가지 예시들이 있다.

- **Off time.** http://Offtime.co//
- **Unplug and Reconnect.** (Free: Android) www.unplugreconnect.com
- **Unplug** www.weareunplugged.com

Source: Adapted from The World Unplugged, "Going 24 Hours without Media," 2011, http:// theworldunplugged.wordpress.com.

적 활동들을 취소하고, 직장에서 업무를 소홀히 하며, 학교 수업을 빠지는 것, 혹은 고통의 한계를 넘어서서 운동하는 것 등이 원인이 될 수 있다.[19]

기술 중독

당신 혹은 당신의 친구들은 먹는 것, 공부하는 것, 면대면 대화를 하는 것보다 문자를 하거나 트위터를 하는 것에 더 집중하는가? 이러한 자세와 행동들은 일상적인 것이다. 많은 전문가들은 기술 중독이 실제이며 심각한 문제들을 야기한다고 말한다. 인터넷 사용자들의 1/8은 **인터넷 중독**(internet addiction)을 경험했을 것으로 추산되며,[20] 젊은 층들이 중년층보다 인터넷에 중독될 확률이 높다.[21] 대학생들의 약 9%가 인터넷 사용과 컴퓨터 게임이 학업을 방해했던 경험이 있다고 대답하였다.[22] 기술화된 시대를 벗어나지 못하고 있는 학생들에 대한 내용은 '기술과 건강'을 참고하라.

게임과 사이버섹스와 같은 몇몇의 온라인 활동들은 다른 것들보다 훨씬 유혹이 강하며 중독될 잠재성이 크다. 인터넷 중독자들은 전형적으로 건강을 전혀 신경 쓰지 않으며 불면증, 가족과 친구들을 무시하는 경향과 신체활동 부족, 온라인상에서의 환상, 낮은 성적, 저조한 업무 수행 등의 증상을 나타낸다. 인터넷 중독자들은 그들이 오프라인에 있을 때에 우울감과 불편함을 느낀다. 그들은 자신의 외로움, 결혼, 또는 직장생활에서의 문제들, 불만족스러운 사회생활, 혹은 재정적 문제들로부터 벗어나고, 이를 다른 것들로 충족시키고 싶어 온라인에 중독되었을 수도 있다.

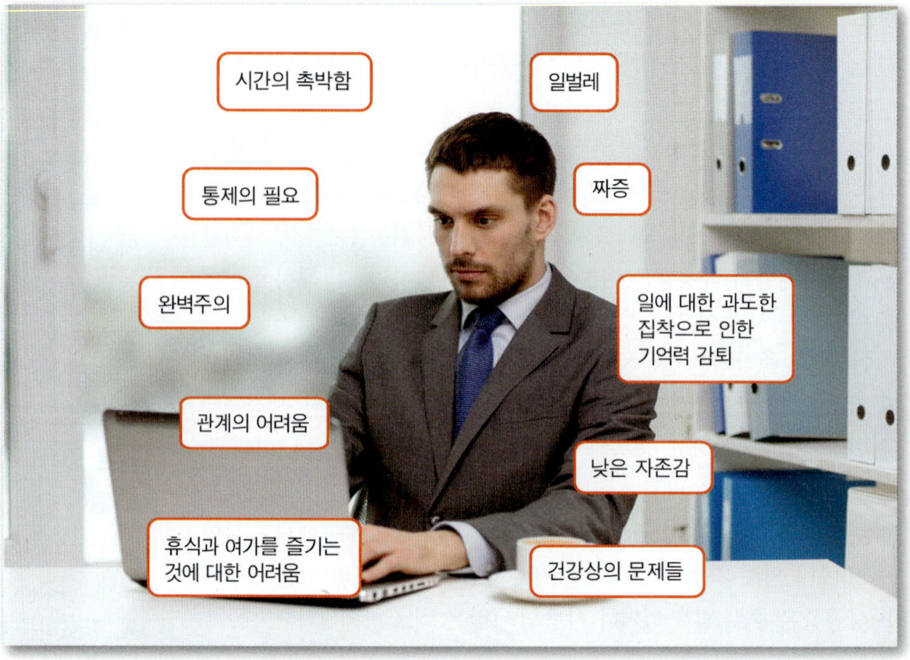
시간의 촉박함
일벌레
통제의 필요
짜증
완벽주의
일에 대한 과도한 집착으로 인한 기억력 감퇴
관계의 어려움
낮은 자존감
휴식과 여가를 즐기는 것에 대한 어려움
건강상의 문제들

그림 6.2 일중독의 증상.

일중독

일중독(work addiction)은 친밀감, 힘과 성공에 대한 욕구를 충족시키기 위해 강박적으로 일을 하는 것을 의미한다. 일중독은 일에 과도한 시간을 쓰거나 일에서 벗어나는 데 어려움이 있으며, 요구되는 것보다 훨씬 더 나아가는 것, 강박적인 직무 수행, 높은 수준의 스트레스와 낮은 삶의 만족감, 결혼생활에서의 갈등과 과로 등의 특징을 가진다.[23] 일중독자들은 그들의 건강을 신경 쓰기에는 너무 바쁘다고 느끼기도 하며, 실제로 그들은 수면 부족, 피로감, 고혈압, 불안감과 우울증, 체중 증가, 궤양과 가슴 통증 혹은 심장병이나 천식과 같은 그보다 더한 만성적인 건강상의 문제들을 야기한다는 몇몇의 증거들이 있다.[24] 그림 6.2에는 일중독의 다른 증상들이 나타나 있다.

일중독은 전 연령대와 인종, 사회경제적 그룹에서 나타나지만, 전형적으로 40대와 50대에게서 많이 나타난다. 남성 일중독자들의 수는 여성을 훨씬 뛰어넘지만, 이러한 형상은 여성이 직장에서 남성과 동등한 대우를 받기 시작하면서 변화하고 있다.[25] 대부분의 일중독자들은 엄격하고 폭력적인 일중독자인 부모님 밑에서 자랐으며, 그렇지 않으면 반대로 능력이 부족한 부모님 밑에서 자랐다.[26] 일중독은 동경을 가져오기도 하지만, 일중독자들이 직장에서 뛰어난 실적을 보이게 되면서 그 개인과 주변에 있는 사람들에게 부정적인 영향을 미치는 정도가 더 심해질 수 있다.[27]

인터넷 중독(internet addiction) 전자 메일, 게임, 쇼핑 및 블로그와 같은 활동을 하기 위해 인터넷에 접속하여 컴퓨터, PDA, 휴대폰, 또는 기타 형태의 기술의 강박적인 사용.

일중독(work addiction) 친밀감, 힘, 성공에 대한 욕구를 충족시키기 위해 강박적으로 일을 하는 것.

성적인 중독(sexual addiction) 성행동에 대한 강박적인 관여.

통제가 힘든 성행동

모든 사람들은 사랑과 유대감을 필요로 한다. 하지만 성행위에 대한 중독은 여기에 포함되지 않는다. **성적인 중독**(sexual addiction)은 통제가 힘들 정도의 성행동을 의미한다.

통제가 힘든 성행동은 일반적으로 기분 좋게 누렸던 성적인 경험들이 집착이 되거나 환상과 연관지어 지는 경우, 혹은 문화적, 법적, 도덕적으로 이해되는 범위를 넘어선 행동들을 의미한다.[28] 성행동에 강박적인 사람들은 불륜, 낯선 사람과의 성행위, 매춘, 관음증, 노출증, 강간, 근친상간, 소아성애를 포함한 광범위한 성행동을 하게 된다. 그들은 종종 발각이 될까 두려워하는 마음으로부터 야기되는 우울증과 불안에 시달린다. 성행동에 강박을 보이는 사람들은 사랑하는 사람과의 친밀감을 잃을 수 있으며, 가족 간의 불화를 비롯한 다른 여러 가지 문제들을 겪게 된다.

이러한 통제가 힘든 성행동은 주로 남성에게서 나타나며, 성적 취향에 상관없이 모든 사람에게 나타날 수 있다. 많은 성행위 중독자들은 신체적, 정서적 및/또는 성적으로 학대를 당하거나 이러한 외상을 가지고 있다.[29]

비록 과정 중독에 대한 사회적 인식이 높아지고는 있지만, 여전히 대중의 관심을 가장 많이 끄는 것은 약물 중독이다.

- **약초 제조물.** 약초 제조물은 대략 750가지 종류의 물질들을 포함하며, 의료적으로 효과가 있다고 여겨지는 차, 식물 유래 성분의 상품 등을 포함한다.
- **불법 약물.** 불법 약물들은 대부분 악명 높은 약물이다. 비록 법이 이러한 약물들은 규제하고 있지만 소유, 재배, 생산과 판매에 대한 규제는 주마다 다르다. 불법 약물은 해로운 것으로 간주되며, 모두 향정신성 약물이다.
- **상업적 약물.** 상업적 약물들은 상업적으로 판매되는 제품들에서 나타난다. 그 종류는 1,000개가 넘으며 향수, 화장품, 가정용 클리너, 페인트, 풀, 잉크, 살충제와 같은 평범해 보이는 제품들에 사용된다.

LO 3 | 약물이란 무엇인가?

6분류의 약물과 이들의 흡수 과정에 대해 알아보시오.

약물(drug)은 화학반응을 통해 우리의 몸과 마음의 구조와 기능에 영향을 미치는 식품과는 다른 물질이다. 많은 약물들은 중요한 이점들을 가지고 있지만, 약물이 뇌에 미치는 영향과 관련하여 치료제로 쓰이는 약물조차 중독의 잠재성이 매우 크다.

과학자들은 약물을 6분류로 나누었다: 처방전을 필요로 하는 약물, 의사의 처방전이 필요 없는 약물(OTC), 기분 전환용 약물, 약초 제조물, 불법 약물과 상업적 약물. 각각의 약물들은 신체를 자극하기도 하며, 신체 기능을 저하시키거나 환각(소리, 이미지, 혹은 다른 여러 실제가 아닌 감각들)을 유발하기도 한다. 또한 각각의 분류는 향정신성 약물들을 포함하고 있다.

- **처방전이 필요한 약물.** 처방전이 필요한 약물들은 반드시 자격증이 있는 건강 전문가에 의해 처방된 처방전이 있어야 구매할 수 있다. 지난달, 미국인의 약 49%가 적어도 한 번 이상 처방전이 필요한 약물을 복용한 적이 있다고 말했다.[30] 5번 혹은 그 이상 처방전이 필요한 약물을 복용한 사람들은 11%를 차지했으며,[31] 진료소 방문의 약 75%는 약물 치료를 수반한다.[32]
- **처방전이 필요 없는 약물.** 처방전이 필요 없는 약물들은 두통에서부터 운동선수의 발까지 모든 부분을 치료하는 데 이용된다. 이러한 약물들은 진료소 방문과 처방전이 필요한 약물들의 이용을 줄여줌으로써 상당한 의료비용의 절약에 도움을 준다.[33] 하지만 오용될 가능성이 있다.[34]
- **기분 전환용 약물.** 일반적으로 사람들은 이러한 약물들을 휴식을 취하거나 사회적으로 어울리기 위해 이용한다. 향정신성 약물임에도 불구하고, 대부분은 합법이며 술, 담배와 카페인이 함유된 상품들이 있다.

약물은 뇌에 어떻게 작용하는가?

과학자들이 흔히 보상이라고 말하는 기쁨은 생존에 강력한 생물학적 원천이다. 뇌는 우리가 마치 기쁨을 줄 수 있는 경험들을 반복하기를 원하는 것처럼 얽혀있다. 먹는 것과 같이 생명 유지를 위한 활동들은 특정한 신경세포들의 회로를 자극함으로써 기쁨을 만들어내고 조절한다. 화학적 **신경전달물질**(neurotransmitter)의 하나인 도파민을 이용하는 중요한 신경세포들은 뇌간의 가장 윗부분에 자리하고 있다. 이러한 도파민을 함유하고 있는 뉴런들은 신경섬유들을 통해 받은 기쁨과 관련된 메시지를 감정 조절을 담당하는 뇌의 변연계의 신경세포들로 전달한다. 동시에 다른 섬유들은 기억, 감지, 사고와 의식을 담당하는 대뇌의 전두엽 부분에 연결되어 있다. 따라서 이러한 '기쁨 회로'는 중변연계 도파민 시스템으로 알려져 있으며, 생명과 관련된 뇌간, 감정 조절의 중추인 변연계와 사고의 중추인 대뇌 전두엽에 걸쳐 있다.

모든 중독을 유발하는 물질과 행동들은 뇌의 기쁨 회로를 자극할 수 있다. 약물 중독은 생물학적, 병리학적 과정으로 뇌의 다른 영역, 기능과 함께 기쁨의 중추를 변경시킬 수 있다. 대부분의 **향정신성 약물**(psychoactive drug, 뇌의 기능 수행을 변화시키는 것)들은 향상과 억제 혹은 방해 등으로 화학적 신경전달에 영향을 줄 수 있다. 반면 몇몇의 약물들은 자연적인 신경전달물질들의 효과를 흉내 내곤 하는데, 수용체와의 접촉을 차단함으로써 신경 메시지가 전달되는 것을 막는다. 또 다른 약물들은 신경전달물질들이 뉴런에 의해 재흡수되는 것을 막음으로써 신경전달물질들이 독립된 뉴런들 사이의 공간인 시냅스 간극에 쌓인다(그림 6.3). 결국에는 정상보다 더 많은 양의 신경전달물질이 분비되도록 한다.

약물(drug) 화학 작용을 통해 정신이나 신체의 구조나 기능에 영향을 미치려는 비영양 비식품 물질.

신경전달물질(neurotransmitter) 신경세포간 또는 신경세포에서 다른 신체 세포로 메시지를 전달하는 화학물질.

향정신성 약물(psychoactive drug) 뇌의 화학 작용에 영향을 미치고 기분이나 행동을 변화시킬 가능성이 있는 약물.

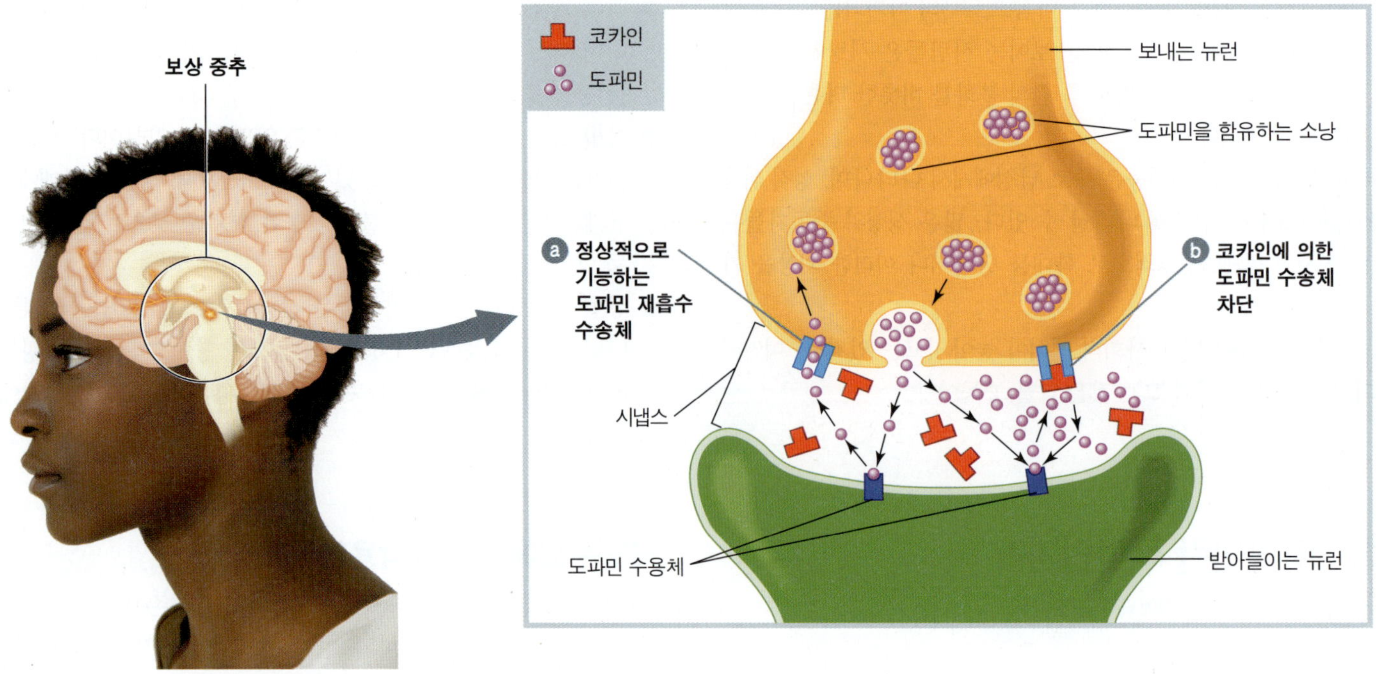

그림 6.3 뇌의 도파민 수용체에서 코카인의 작용. **(a)** 정상적인 신경전달에서, 도파민은 뉴런 사이에 존재하는 시냅스로 분비된다. 이는 일시적으로 받아들이는 뉴런의 도파민 수용체와 결합한 후 수송체에 의해 보내는 뉴런으로 다시 돌아온다. **(b)** 코카인 분자들이 존재할 경우, 이들은 도파민 수용체에 결합하여 재활용되는 과정을 막는다. 따라서 과도하게 남겨진 도파민이 뉴런 사이의 시냅스 간극을 자극하고 흥분과 희열을 느끼도록 한다.

Source: Adapted from NIDA "Cocaine — How the Brain Responds to Cocaine," February 2016, Available at http://www.drugabuse.gov/videos/ reward-circuit-how-brain-responds-to-cocaine.

약물의 흡수 과정

약물의 흡수 과정이란 약물이 체내에 들어와서 처리되는 과정을 의미한다. 가장 흔한 방법 중 하나는 환이나 캡슐, 액체 형태의 약물을 삼키는 것이다(oral ingestion, **구강 섭취**). 구강으로 섭취된 약물은 30분 이내로 혈류까지 가지 않을 수도 있다.

약물은 코를 훌쩍이거나 흡연, 들이마시는 행동 등을 통해 체내로 들어오기도 한다(inhalation, **흡입**). 허파의 작용으로 들이마셔지고 흡수되어진 약물들은 모든 약물의 흡수 과정 중에 가장 빠르게 일어난다.

또 다른 빠른 약물의 흡수 과정으로는 혈류(정맥주사)나 근육(근육 내) 혹은 피부(피하)에 직접적으로 **주입**(injection)하는 방법이 있다. 피하주사기 바늘을 이용하여 정맥에 직접적으로 주사를 놓은 정맥주사 방법은 빠른 속도 덕분에(단 몇 초 만에 빠른 효과를 볼 수 있기에) 약물을 이용하는 사람들에게 가장 흔한 주입 방법 중 하나이다. 이는 또한 가장 위험한 방법 중 하나이기도 한데, 바로 혈관을 손상시킬 위험뿐 아니라 HIV나 간염에 감염될 위험성이 있기 때문이다.

약물은 또한 피부나 조직들을 통해서 흡수(transdermal, **경피**)되기도 하는데, 니코틴 패치가 대표적인 예이다. 또는 코나 질, 항문(suppository, **좌약**)의 점막을 통해서 흡수되기도 한다. 좌약의 경우, 주로 밀랍과 같은 매개체를 혼합함으로써 체온에 잘 녹고 혈류를 통해 약물을 방출할 수 있도록 한다.

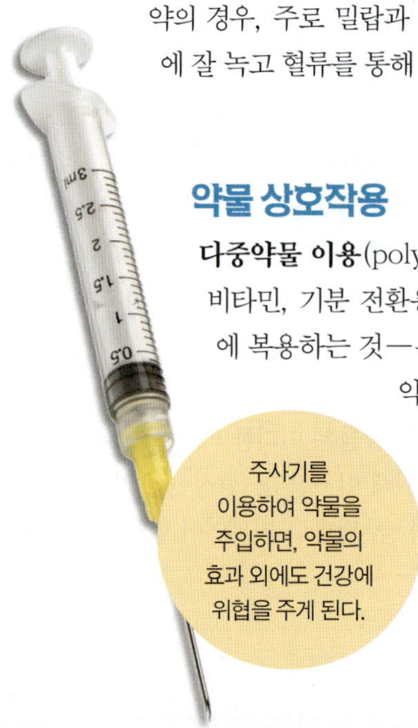

약물 상호작용

다중약물 이용(polydrug use) — 다양한 종류의 약물, 비타민, 기분 전환용 약물, 혹은 불법 약물들을 동시에 복용하는 것 — 은 위험할 수 있다. 특히 술은 다른 약물과 상호작용의 위험성이 높으며, 위험한 상호작용으로는 상승작용, 억제, 길항작용, 불내성과 교차내성 등이 있다.

상승작용(synergism)은 강

구강 섭취(oral ingestion) 입을 통한 약물 섭취.

흡입(inhalation) 호흡기를 통해 몸속으로 약물이 유입되는 것.

주입(injection) 피하주사 바늘을 통해 신체에 약물이 유입되는 것.

경피(transdermal) 피부를 통해 신체에 약물이 유입되는 것.

좌약(suppositories) 항문이나 질에 삽입한 후 체온에서 녹도록 설계된 약물과 왁스 매질의 혼합물.

다중약물 이용(polydrug use) 여러 가지 약물, 비타민, 기분 전환용 약물, 또는 불법 약물의 동시 사용.

상승작용(synergism) 약물을 2개 혹은 그 이상 복용했을 경우 기대했던 것보다 더 현저한 효과를 내는 약물의 상호작용, 강화작용이라고도 부름.

화작용이라고도 부르며, 복합적으로 사용될 경우 독립적으로 사용되었을 때보다 그 효과가 배를 넘어서는 2개 혹은 그 이상의 약물들의 상호작용을 의미한다. 우리는 상승작용을 단지 2+2=10으로 이해하고 있을지도 모르지만, 상승작용은 사실 그 이상으로, 죽음에 이를 수 있을 정도로 위험하다.

길항작용(antagonism)은 비록 상승작용보다는 덜 심각하지만, 원하지 않거나 기분이 좋지 않은 효과를 낼 수 있다. 길항작용 반응에서 약물들은 같은 수용체와 결합하며, 따라서 한 약물이 다른 약물의 작용을 막게 된다. 다른 약물의 작용을 막은 약물이 수용체에 단독으로 결합하게 되어 다른 약물이 수용체와 결합하고 흡수되어 작용하는 것을 방해한다.

억제(inhibition)에서 한 약물의 효과는 다른 약물이 수용체와 결합함으로써 감소되거나 제거된다. **불내성**(intolerance)은 약물이 상당히 불편하고 거북한 반응을 만들어 내기 위해 체내에서 결합될 때 발생한다. 알코올 중독자들의 치료에 이용되는 안타부스는 이 방식을 이용하여 작용한다.

교차내성(cross-tolerance)은 어떠한 약물에 생리적 내성이 생김으로써 비슷한 작용을 하는 다른 물질들에 대해 우리 몸의 내성이 증가할 때 발생한다.

LO 4 | 약물의 오남용

대학생들의 불법 약물 복용과 약물 처방전의 오용 및 남용으로 인한 문제들을 검토하시오.

약물 오용(drug misuse)은 약물을 본래의 용도와는 다른 목적으로 사용하는 것을 말한다. 예를 들어, 친구의 진통제 처방전을 당신의 두통을 위해 사용하는 것은 오용이 될 수 있다. 암페타민과 리탈린을 공부에 도움을 주는 목적으로 사용하는 것 역시 약물 오용이다. 이는 **약물 남용**(drug abuse)과 크게 다른 것이 아니며, 어떤 약물이든 과다 복용할 경우 심각한 해를 입을 수 있다.

비록 약물 남용은 불법 약물들과 관련 있지만, 많은 사람들은 처방전이 필요하거나 처방전 없이 구매 가능한 약물, 기분 전환용 약물들을 오남용하기도 한다. 이 절에서 우리는 약물과 관련된 행동들, 특히 대학생의 약물 이용에 초점을 맞추어 알아볼 것이다.

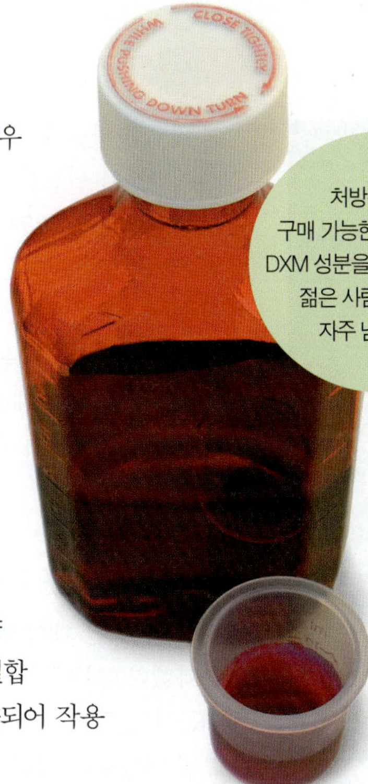

처방전 없이 구매 가능한 감기 시럽은 DXM 성분을 많이 섭취하는 젊은 사람들에 의해 자주 남용된다.

처방전 없이 구매 가능한 약물의 남용

처방전이 별도로 필요 없는 약물은 알약, 액체, 스프레이와 국소 부위에 바르는 크림 등 다양한 형태로 존재한다. 비록 많은 사람들이 합법적으로 처방전이 필요 없는 약물들은 해롭지 않을 것이라고 생각하지만, 이 또한 남용 가능하며 복합적인 건강상의 문제들과 중독의 잠재성을 가지고 있다. 10대와 청년들, 그리고 65세가 넘는 인구들 모두 처방전이 필요 없는 약물의 남용에 취약하다.

이러한 약물들을 권장량보다 많이 섭취하는 것이 대표적인 남용이며, 이때 다른 약물들과 함께 섭취하거나 유통기한이 지난 제품들을 섭취하는 것 역시 문제가 된다.

처방전이 필요 없는 약물의 남용이나 중독은 우연인 경우가 많으며, 의도치 않은 약물에 대한 의존으로 인한 지속적 복용으로 내성이 생길 수도 있다. 그러나 10대들과 청년들은 때때로 각성의 목적으로 남용하기도 하며, 감기약을 과다 복용하는 것이 예시가 될 수 있다. 대표적으로 오남용이 가능한, 처방전 없이 구매 가능한 약물들은 다음과 같다.

- **알약 형태의 카페인과 에너지 드링크.** 에너지 드링크와 처방전 없이 구매 가능한 알약 형태의 카페인, 카페인을 함유한 진통제는 에너지를 주는데, 흔히 남용되는 것들이다. 카페인을 과다 복용할 경우 떨림 증상과 함께 가만히 있지를 못하고 예민해지며 불면증, 탈수증, 공황발작과 불규칙적인 심장박동 등을 비롯한 여러 증상들을 수반한다.
- **감기약(기침약과 정제).** 많은 감기약과 기침약에 들어있는 성분 중에 덱스트로메토르판(dextromethorphan, DXM)이라는 성분이 있다. 약 5%에 해당하는 고등학교 상급생들은 학년이 올라갈수록 DXM이 포함된 약물을 복용한다고 말한 바 있다.[35] DXM이 함유된 제품을 많이 섭취할 경우 환각을 일으킬 수 있으며, 운동 제어 능력의 감소와 신체의 전반적인 감각 인지 능력이 떨어질 수 있다. 알코올 혹은 다른 약물들과 함께 DXM을 과다 복용할 경우 죽음에 이를 정도로 치명적일 수 있다. 일부 주에서는 DXM이 함유된 제품들의 구매 개수를 제한하거나 18세 이하 개인의 구매를 제한하는 법률들이 통과되고 있다.

길항작용(antagonism) 2개 이상의 약물이 동일한 수용체에서 작용하여 한 약물이 다른 약물의 작용을 차단하는 상호작용의 유형.

억제(inhibition) 동일한 수용체에서 다른 약물이 존재함으로써 한 약물의 효과가 제거되거나 감소되는 약물의 상호작용.

불내성(intolerance) 2개 이상의 약물이 극도로 불편한 반응을 일으키는 상호작용의 유형.

교차내성(cross-tolerance) 유사한 다른 약물의 효과를 감소시키는 한 약물에 대한 내성의 발생.

약물 오용(drug misuse) 의도하지 않은 목적으로 약물을 사용하는 것.

약물 남용(drug abuse) 약물의 과도한 사용.

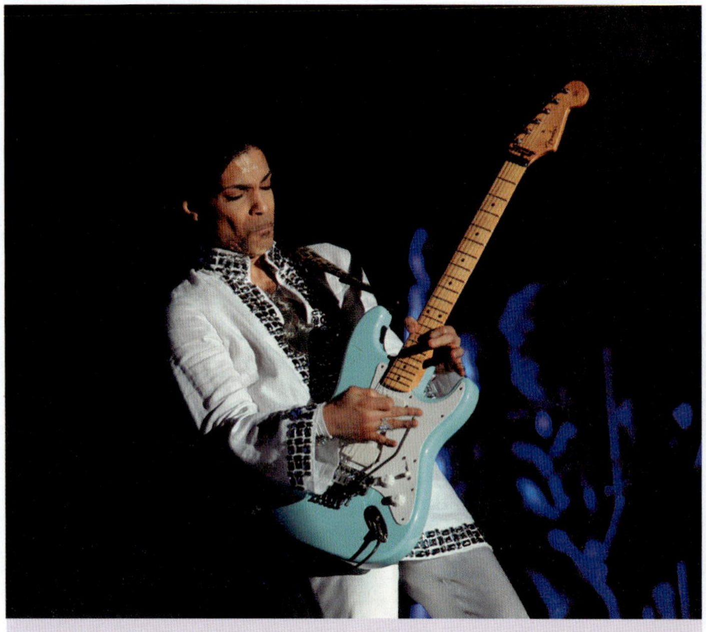

2016년 팝스타 프린스(Prince)가 고통을 치료하기 위해 처방된 마취제인 펜타닐(fentanyl) 과다 복용으로 사망했다는 사실이 비극적으로 증명되었듯이, 처방약을 남용하는 것은 불법 약물을 남용하는 것처럼 안전하지 않다.

- **다이어트 약물.** 비록 다이어트 약물은 체중 감소에 도움을 주도록 만들어졌으나 일부 10대들은 약에 취할 목적으로 이를 이용하기도 한다. 다이어트 약물은 종종 체중 감소에 효과적으로 알려진 카페인이나 *Hoodia gordonii* 등의 허브 성분과 같은 자극제를 함유하고 있다. 비록 이들은 이따금씩 심각한 부작용을 일으킬 수 있지만, 많은 다이어트 약물들은 식이보충제로서 약물이 아닌 식품과 같이 FDA의 규제를 받는다고 광고된다. 이는 제조업자들이 입증되지 않은 효과를 지어내거나 안전하지 않은 재료들을 이용할 수도 있다는 것을 의미한다.
- **수면제.** 수면제를 과다 복용하는 것은 해로울 수 있으며, 수면 주기와 기능이 약화된 신체 부위에 문제를 일으키고, 기면증(과도한 수면을 취하거나 갑작스레 잠이 드는 현상)을 유발하는 등 우리 몸에 해로울 수 있다. 계속적으로 복용할 경우 내성과 의존성이 생길 수도 있다.

처방전이 필요한 약물을 비의료적으로 이용하거나 남용하는 경우

최근 미국에서는 그 어느 때보다 처방전이 필요한 약물들이 많이 남용되고 있다. 단지 마리화나가 대표적인 남용으로 잘 알려져 있을 뿐이다.[37] 사람들이 처방전이 필요한 약물을 남용하는 이유는 쉽게 구입할 수 있으며, 적은 비용으로도 신체적 및 정신적 상태를 바꿔주기 때문이다. 가장 최근 집계에 따르면, 약 640만 명의 12세 이상 인구가 처방전이 필요한 약물을 비의료적으로 사용했다고 한다.[38]

처방전이 필요한 약물의 남용은 특히 10대와 청년들에게 흔하며, 2015년에는 12~17세의 2%, 18~25세의 5%가 지난달 처방전이 필요한 약물을 남용했다.[39] 이러한 약물들은 종종 처방전을 가지고 있는 가족 구성원이나 친구의 처방전을 몰래 이용하거나 처방전을 가지고 있는 사람으로부터 돈을 주고 사거나 무료로 받기도 한다. 이러한 문제들은 더욱 심각해질 수 있으며, 약 13%에 해당하는 고등학생들은 학교를 졸업하면서 이와 같은 약물들을 남용했다고 보고되어진 바 있다.[40]

대학생과 처방전이 필요한 약물의 남용

지난 몇 년간 대학생의 처방전이 필요한 약물의 남용 문제는 급격히 증가했다. 이는 약물들이 의사에 의해 처방되고, FDA의 승인을 받기 때문이며, 많은 대학생들은 처방전이 필요한 약물들을 보다 안전하고 불법 약물보다 사회적으로 용인 가능하다고 받아들이거나 이러한 약물들이 자신의 건강을 향상시키는 데 도움을 줄 것이라고 생각한다. 하지만 이러한 약물들이 오용될 경우 아무 의미가 없다.

2016년에 실시된 미국 대학생건강협회의 전국 대학생 건강 평가에 따르면, 지난해 약 12%의 응답자가 지난해 처방전이 필요한 약물을 불법적으로 사용했다고 한다.[41] 대학교 캠퍼스 내에서 가장 흔히 남용된 약물은 자극제이며, 주의력결핍 과잉행동장애(ADHD)를 다루는 리탈린과 암페타민 등이 있으며, 옥시코닌과 비코딘 같은 진통제가 그 뒤를 이었다.[42] 약 7%의 학생들은 지난 12달간 자신에게 처방되지 않은 처방전을 이용하여 자극제를 복용한 경험이 있는 반면, 5%의 학생들은 위와 같은 방법으로 진통제를 복용한 경험이 있었다.[43]

암페타민과 같은 자극제를 오용한 학생들은 주로 학업 성취도를 향상시키기 위해서였다.[44] 최근 연구 결과에 따르면, 학생들은 이러한 약물들을 매우 쉽게 구할 수 있으며, 친구의 처방전을 이용하는 것이 가장 대표적인 방법이었다.[45] 사람들은 빈번하게 부작용에 대해 들으면서도 흔히 이러한 약물들은 이로울 것이라고 믿으며, 가장 대표적인 부작용에는 불면증, 과민성과 식욕 감퇴 등이 있다.

불법 약물의 이용과 남용

불법 약물들의 문제는 우리 모두에게 영향을 미친다. 우리는 스스로 법으로 규제된 물질을 이용하기도 하고, 우리가 사랑하는 사람이 약물 남용으로 씨름하는 것을 보기도 하며, 약물과 관련된 범죄의 피해자가 될 수도 있다. 적어도 우리는 법의 강화와 약물 재활에 갈수록 증가하는 세금을 내고 있다. 만약 우리의 동료가 약물을 복용한다면, 직장에서의 일의 효율성은 떨어질 것이다.

불법 약물은 전 연령층과 성, 인종, 직업, 그리고 사회경제적 계층에 걸쳐 사용된다. 불법 약물의 복용은 1979~1986년에 약 25만 명으로 절정에 이르렀으며, 매년 증가하고, 2,700만 명을 웃돌다 지난 몇 년간 그 수치가 그대로 유지되고 있다.[46] 하지만 최근 몇 년간 젊은 연령층에서 헤로인과 마리화나 같은 불법 약물의 복용이 눈에 띄게 증가하고 있다.[47]

대학교 캠퍼스 내에서의 불법 약물 복용

50%에 해당하는 전국 대학생들은 한 번쯤 불법 약물의 복용을 시도한 경험이 있으며, 이들 중 가장 큰 수치를 차지한 것은 마리화나였다(표 6.1 참고).[48] 그중에서도 가장 놀라운 것은 얼마나 많은 학생들이 마리화나를 거의 혹은 매일 매일 피우냐는 것인데, 17명 중 1명의 대학생이 한 달에 적어도 20번을 피운다고 한다. 28개 주는 마리화나를 의료적 및/또는 기분 전환용으로 합법화한 반면, 미국 대부분의 주는 아직 마리화나의 불법화를 유지하고 있다.

대학교의 행정 부서와 교직원, 교수들은 위와 같은 물질의 남용과 저조한 학업 성적, 우울증과 불안감, 자살, 재산 피해, 공공 기물의 파손, 싸움, 심각한 의료적 문제와 사망의 연관성에 대해 걱정한다. 마리화나 혹은 다른 불법 약물들을 복용하는 학생들은 수업 출석에 지장을 받을 수 있으며,[50] 대학생들에게 장기적인 불법 약물의 복용은 졸업 이후 실업 문제로까지 이어질 수 있다. 가장 최근의 연구는 대학 생활 동안 약물 복용을 지속해온 사람들 중 10%는 졸업 이후 실업 문제를 겪었으며, 반면 가끔씩 약물을 복용한 사람들은 4.8%에 그쳤다.[51]

지난 1년 동안 대학생의 5.3%가 코데인, 비코딘, 옥시콘틴 등 진통제를 남용했다고 보고하였다.

표 6.1 | 30일 약물 사용 유병률, 정규 대학생 vs. 고등학생

	정규 대학생 (%)	기타 (%)
불법 약물	23.4	28.2
마리화나 이외의 불법 약물	9.2	9.2
마리화나	21.1	25.4
흡입제	0.2	*
환각제	1.4	1.6
LSD	0.7	1.2
LSD 이외의 환각제	0.9	0.4
엑스터시	0.7	1.5
코카인	1.5	1.2
크랙	*	0.2
기타 코카인	1.4	1.3
헤로인	*	0.2
헤로인 이외의 마취제	1.3	2.1
암페타민	4.2	3.3
메타암페타민	*	0.6
진정제(바르비투르)	1.0	1.7
신경안정제	1.6	2.0
알코올	63.2	51.1
술에 취함	38.4	24.9
알코올 맛 음료	30.5	26.3
담배	11.3	23.4
대략적인 가중치 =	1,020	570

*0.05%보다 낮은 유병률을 나타냄.

Source: L. D. Johnston et al., *Monitoring the Future National Survey Results on Drug Use*, 1975-2013, Volume 2: *College Students and Adults Ages* 19-55 (Ann Arbor, MI: Institute for Social Research, University of Michigan, 2016), Available at http://monitoringthefuture.org/new.html.

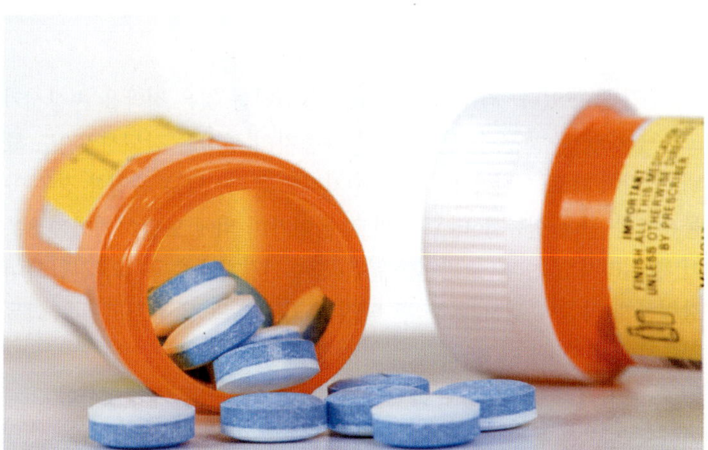

옥시콘틴, 퍼코셋, 퍼코댄, 비코딘 등의 진통제는 중독성이 강하다. 만약 그것들이 매일 몇 주 동안 장기간 복용된다면, 그 기간은 중독으로 발전하기에 충분한 시간이다. 특히 옥시콘틴은 남용될 때 중독성이 강하고 위험한 약물이다.

왜 몇몇의 대학생들이 약물을 이용하는가?

연구 결과에 따르면, 아래에 적혀있는 학교 생활의 항목들이 약물 남용의 위험성을 증가시키며, 더 많은 항목에 해당할수록 그 위험성은 커진다.

- **긍정적인 기대감.** 몇몇의 학생들은 암페타민, 리탈린과 같은 약물들이 학업 성취도를 높여줄 것이라고 믿고 복용한다. 하지만 대부분의 학생들은 긴장을 풀고 스트레스를 줄이며 문제들을 잊어버리기 위해 복용한다고 말한 바 있다.[52]
- **유전과 가족력.** 유전과 가족력은 중독의 위험에 중요한 역할을 한다.

- **고등학교에서의 경험.** 불법 약물을 복용하는 대학생의 2/3는 고등학생 때부터 복용하기 시작했다.[53]
- **호기심.** 대학생들은 그들 자신에 대해서 많은 것을 배운다. 이들은 때때로 스스로를 발견하기 위해 자신의 감정을 변화시키는 약물을 이용한 실험을 하기도 한다.
- **사회적 규범.** 대학생들은 종종 캠퍼스 내에서의 약물 복용 수치를 과도 평가한다. 대학교 캠퍼스 내에서 실시된 설문에 따르면, 지난 한 달간 자신의 동급생 중 85.5%가 마리화나를 피웠을 것으로 생각했지만, 실제로는 18.4%밖에 되지 않았다.[54]
- **(미국 대학의) 여학생 클럽과 남학생 클럽.** 여학생 혹은 남학생 클럽의 구성원이 되는 것은 술과 약물 남용의 가능성을 증대시킨다.[55] 단체 생활, 신고식이나 가입 의식, 소홀한 감시와 사회적 압박 등과 같은 요소들이 더 많은 음주와 약물 이용에 기여한다.[56]

우리가 겪을 수 있는 약물 제공에 대비하기 위해 '행동을 변화시키는 기술'을 참고하라.

행동을 변화시키는 기술

약물 제공에 대한 응답

인생의 어느 시점에 약물 사용을 권유받을 가능성이 높다. 이러한 상황에 처하기 전에 고려해야 할 몇 가지 질문이 있다.

- 왜 내가 이 약물을 복용하려고 하는가? 나는 친구들과 잘 어울리려고 하는가, 아니면 인상을 주려고 하는가? 이게 내 친구들에 대해 뭐라고 하는가? 친구들은 나에게 가장 좋은 것이 무엇인지에 대해 정말 걱정하고 있을까?
- 내가 이 약을 대처하기 위해 사용하고 있는 것인가, 아니면 다르게 느끼기 위해 사용하는 것인가? 나는 우울한가?
- 이 약을 복용하는 데 돈이 얼마나 필요할까? 사용하다 걸리면 내 경력에 손해를 입지 않을까? 이 약을 복용하면 취업이 안 되지 않을까?
- 이 약물을 장기적으로 복용하면 어떤 결과가 나타날까?
- 이것은 나의 가족 및 친구들과의 관계에 어떤 대가를 치르게 될까? 만약 내가 이 약을 사용하고 있다는 것을 안다면 내 가까운 가족과 친구들은 어떻게 반응할까?

약을 사용하지 않기로 결심해도 거절하기는 어려울 수 있다. 제안을 거절할 수 있는 몇 가지 좋은 방법을 소개한다.

- "고마워, 하지만 내일 아침에 큰 시험(게임, 모임)이 있어."
- "나는 지금 기분이 아주 좋아. 난 정말 더 이상 아무것도 필요 없어."
- "나는 OO을 하면 어떤 기분인지 마음에 들지 않아."
- "오늘 밤 운전할 거야."
- "아침에 달리기하러 가고 싶어."
- "아니요."

LO 5 | 대표적인 약물 남용

자극제, 마리화나, 대마초, 억제제, 아편(마취제), 환각제, 흡입제, 아나볼릭 스테로이드와 같은 규제된 성분들의 이용과 남용에 대해 논의하시오.

수만 가지의 약물들이 남용될 수 있다. 일반적으로 약물은 자극제, 마리화나와 같은 대마초 유래 성분들, 억제제와 아편, 환각제, 흡입제, 그리고 아나볼릭 스테로이드로 나뉘어진다. 표 6.2는 합법 및 불법 약물의 분류와 이용, 다양한 약물 남용의 영향이 요약되어 있다.

자극제

자극제(stimulant)는 중추신경계의 활동을 증가시키는 데 기여한다. 이러한 효과는 활기, 불안과 동요를 증가시킨다. 자극제를 복용한 사람들은 약물의 효과가 절정에 이르렀을 때, 초조해하고 불안 증상을 보인다. 대표적인 불법 자극제로는 코카인, 암페타민과 메타암페타민 등이 있으며, 합법적인 자극제로는 카페인과 니코틴이 있다. (니코틴은 제7장에서 더 자세히 다룰 것이다.)

코카인

남미의 코카관목(코코아 식물과는 관련 없음)의 잎에서 유래한 하얀 결정의 가루로, 코카인은 가장 강력한 자연 유래 성분의 자극제로 알려져 있다. 코카인은 다양한 방식으로 복용할 수 있는데, 코를 킁킁거리거나 태워서 피우는 방식, 주입 등이 있다. 가루 형태를 코로 흡입하는 것은 점막을 손상시키고 축농증을 유발할 수 있다. 또한 복용자의 후각을 감퇴시키기도 하며, 심지어 때로는 격막에 구멍이 생기기도 한다. 코로 흡입할 경우 약물은 1분 안에 혈류를 타고 허파로 들어가며 뇌에 도달하기까지 3분이 채 걸리지 않는다. 코카인 성분은 중추신경계의 수용체와 결합하여 강력하게 약물에 취하게 한 후 빨리 사라짐과 동시에 코카인을 더욱 격렬하게 열망하도록 한다.

자극제(stimulant) 중추신경계의 활동을 증가시키는 약물.

코카인 식물 염기, 즉 순화 코카인은 코카인 가루에서 염산염을 제거함으로써 얻을 수 있으며, 순화 코카인 흡입은 순화 코카인을 끝부분에 담은 파이프를 불꽃의 근처에 둠으로써 발생하는 증기를 흡입하는 것을 말한다. 크랙은 순화 코카인과 약리학적으로 같지만, 염산염이 여전히 존재하며 베이킹 소다와 물과 같이 가공된다. 크랙은 저렴

표 6.2 | **약물 남용: 사용 및 효과**

카테고리	약물	상호	의존증	사용 방법	영향	과사용 시 부작용	금단 현상
자극제	코카인	코크, 플레이크, 스노우, 크랙, 블랑카, 페리코	신체적: 가능 정신적: 높음 내성: 있음	코 흡입 연기 흡입 주사	경계 강화, 흥분, 행복감, 심박수 증가, 혈압 증가, 불면증, 식욕부진	동요, 체온 상승, 환각, 경련, 사망	냉담, 수면장애, 과민성, 우울증, 방향감각상실
	암페타민, 메타암페타민	크랭크, 아이스, 크리스탈, 크리스탈 메스, 스피드, 아데럴, 덱스드린	신체적: 가능 정신적: 높음 내성: 있음	구강 흡입 주사 연기 흡입			
	메틸페니데이트	리탈린, 코세르타, 포카린, 데타데이트	신체적: 가능 정신적: 높음 내성: 있음	구강 흡입 주사 비강 흡입 연기 흡입			
카나비스	마리화나	포트, 그래스, 신세밀라, 블런트, 모타, 예르바	신체적: 가능 정신적: 높음 내성: 있음	구강 흡입 연기 흡입	행복감, 편안한 억제, 식욕 증가, 방향감각 상실	피로, 편집증, 정신병	과잉행동, 식욕감퇴, 불면증
	하시시, 하시시오일	하시, 하시오일	신체적: 가능 정신적: 보통 내성: 있음	연기 흡입 구강 흡입			
나르코틱스	헤로인	디아모르핀, 홀스, 스맥, 블랙 타르, 치바	신체적: 높음 정신적: 높음 내성: 있음	주사 비강 흡입 연기 흡입	행복감, 졸음, 호흡 억제, 수축된 동공, 메스꺼움	느리고 얕은 호흡, 피부 주름, 경련, 혼수상태, 사망	눈물, 콧물, 하품, 식욕부진, 짜증, 떨림, 공황, 경련, 메스꺼움, 오한 발한
	모르핀	엠에스 코틴, 록사놀	신체적: 높음 정신적: 높음 내성: 있음	구강 흡입 주사			
	하이드로코돈, 옥시코돈	비코딘, 옥시코틴, 퍼코셋, 포코단	신체적: 높음 정신적: 높음 내성: 있음	구강 흡입			
	코데닌	아세트아미노펜 코데닌, 타이레놀 코데닌	신체적: 보통 정신적: 보통	구강 흡입 주사			
억제제(진정제)	감마 히드록시 부티르산	GHB, 리퀴드 액시터시, 리퀴드 X	신체적: 보통 정신적: 보통 내성: 있음	구강 흡입	경솔한 말씨, 방향 감각 상실, 만취 행동, 기억 상실, 알코올 상호작용	얕은 호흡, 피부 주름, 동공 팽창, 약하고 빠른 맥박, 혼수상태, 사망	불안, 불면증, 떨림, 정신착란, 불안, 불면증, 경련, 사망
	벤조디아제핀	발륨, 자낙스, 할치온, 아티반, 로히놀(루피, R-2), 클로노핀	신체적: 보통 정신적: 보통 내성: 있음	구강 흡입 주사			
	기타 억제제	암비엔, 소나타, 바르비투르, 메타 쿠론(Quaalude)	신체적: 보통 정신적: 보통 내성: 있음	구강 흡입			

계속

표 6.2 | 약물 남용: 사용 및 효과(계속)

카테고리	약물	상호	의존증	사용 방법	영향	과사용 시 부작용	금단 현상
환각제	MDMA, 아날로그	엑스터시, XTC, 아담, MDA, MDEA	신체적: 없음 정신적: 보통 내성: 있음	구강흡입, 비강 흡입, 연기 흡입	감각 상승, 치아 연삭, 탈수	체온 상승, 전해질 불균형, 심장 마비	근육통, 졸음, 우울증, 여드름
	LSD	에시드, 마이크로닷, 선샤인, 부머즈	신체적: 없음 정신적: 모름 내성: 있음	구강 흡입	환각, 시공감각의 변화	지속적이고 강한 자극 추구	없음
	펜시클리딘, 아날로그	PCP, 엔젤 더스트, 호그, 케타민(스페셜 K)	신체적: 가능함 정신적: 높음 내성: 있음	연기 흡입, 구강 흡입, 주사, 비강 흡입		직접 움직이지 못함, 고통을 느낌	약을 찾는 행동
	기타 환각제	실로시베 머쉬룸, 메스칼린, 페요테, 덱스트로메트로판	신체적: 없음 정신적: 없음 내성: 가능함	구강 흡입			
흡입제	아밀 부틸니트라이트	펄, 포퍼, 루시, 락커룸	신체적: 모름 정신적: 모름 내성: 없음	호흡 흡입	홍조, 저혈압, 두통	메트헤모글로빈 혈증	동요
	아산화질소	래핑 가스, 벌룬, 휘펫	신체적: 모름 정신적: 낮음 내성: 없음	호흡 흡입	기억력 장애, 불분명한 말투, 비타민 결핍, 장기 손상	구토, 호흡 억제, 의식 소실, 사망	떨림, 걱정, 불면증, 비타민 결핍, 혼동, 환각, 경련
	기타 흡입제	접착제, 스프레이 페인트, 헤어스프레이, 라이터유	신체적: 모름 정신적: 높음 내성: 없음	호흡 흡입			
동화 스테로이드	테스토스테론	데포 테스토스테론, 서스테논, 스텐, 십트	신체적: 모름 정신적: 모름 내성: 모름	주사	2차 성징, 부종, 고환 위축, 여성형 유방, 여드름, 공격적인 행동	모름	우울증
	기타 동화 스테로이드	파라보란, 윈스트롤, 에퀴포즈, 아나드롤, 디아나볼	신체적: 모름 정신적: 있음 내성: 모름	구강 흡입, 주사			

Source: Adapted from U.S. Department of Justice Drug Enforcement Administration, "DEA Drug Fact Sheets," 2011, www.justice.gov.

하며 대중적이지만 매우 강력한 약물이다. 크랙은 주로 순화 코카인과 같은 방법으로 흡입되며, 빠르게 도취되므로 크랙을 흡입하는 사람들은 빨리 중독되게 된다.

몇몇의 코카인을 이용하는 사람들은 때때로 정맥주사로 코카인을 주입하는데, 이는 신체가 많은 양을 빠르게 받아들이게 됨으로써 짧고 굵은 도취와 함께 연속적인 충돌을 일으킨다. 정맥주사를 이용하여 코카인을 주입하는 사람들은 바늘을 공유함으로써 그들 스스로를 HIV와 간염에 감염될 위험에 처하게 할 뿐만 아니라 피부 감염, 정맥 손상, 동맥 염증, 그리고 심장 내벽 염증의 위험에 방치한다.

코카인은 부교감신경계와 중추신경계 자극제로 작용할 수 있으며, 적은 양으로도 심박수를 낮출 수 있다. 많은 양의 코카인은 우리 몸에 심각한 영향을 미치는데, 심박수와 혈압을 높이며 극심한 체중 감소를 유발하는 식욕 감퇴, 근육경련, 불규칙적인 심장박동과 더불어 심지어 과다 복용으로 사망에까지 이를 수 있다. 다른 영향들로는 일시적인 우울증에서의 해방과 피로 감소, 말이 많아지며, 각성도가 늘고, 자존감이 향상된다. 하지만 점점 더 많이 복용할수록 예민해지고 불안해하며 편집증과 폭력적인 성향을 나타내기도 한다.

암페타민

암페타민(amphetamine)은 중추신경계를 자극시키는 광범위하고 다양한 종류의 화합물을 말한다. 적은 양은 각성도를 높여주며, 피로 감소와 기분이 좋아지게 만들어준다. 하지만 반복적으로 복용할 경우 신체적 및 정신적으로 약물에 대한 의존성이 높아지게 되며, 수면 패턴에까지 영향을 주어 불면증을 일으키기도 한다. 또한 심박수와 호흡률, 혈압을 높이며, 불암감과 두려움, 왕성한 식욕 억제와 시력 감퇴를 가져온다. 많은 양을 장기간 복용할 경우 환각과 망상, 무질서한 모습들이 나타나게 된다.

암페타민(amphetamine) 중추신경계를 자극시키는 광범위하고 다양한 종류의 화합물.

특정 암페타민이나 암페타민과 유사한 약물들은 의료 목적으로 사용되기도 하는데, 주의력결핍 과잉행동장애(ADHD) 치료를 위한 목적으로 주로 사용되며, 대학교 캠퍼스 내에서 자극제 남용의 문제가 갈수록 심각해지고 있다.

암페타민의 가장 흔한 형태인 메타암페타민[흔히 '메스(meth)'로 불림]은 강력하면서 그 효과가 오래 유지되며 비싸지 않은 약물로 매우 중독성이 강하다. 쉽게 말하면 메타암페타민은 신체 활성도를 높이며 긴장감, 희열, 호흡률과 체온의 증가, 불면증, 떨림 증상과 불안감, 혼란, 식욕 감퇴를 유발한다. 89만 7,000명이 넘는 미국인들은 이를 주기적으로 복용하고 있으며, 대부분의 이용자들은 18세 이상이다.[57] 2015년에는 약 1%에 해당하는 고등학교 상급생들이 메타암페타민을 복용해본 적이 있다고 말한 바 있다.[58] 메타암페타민의 복용 경험 수치는 날이 갈수록 증가하고 있는데, 이는 상대적으로 쉽게 제조되기 때문이다. 제조 공정에는 에페드린 혹은 위조된 에페드린과 같은 흔히 처방전이 필요 없는 약물들이 포함된다.

메타암페타민은 코를 킁킁거림으로써 흡입되거나 흡연, 주입, 혹은 구강으로 복용된다. 코를 통해 흡입될 경우 그 효과는 3~5분 동안 지속되며, 구강의 경우 15~20분 정도 효과가 지속된다. 일반적으로 메타암페타민의 희열을 일으키는 효과는 코로 흡입될 경우 몇 분이 채 가지 않지만, 흡연의 경우 8시간 이상 지속된다. 복용자들은 종종 첫 번째 경험 이후 내성을 종종 나타내며, 이는 메타암페타민 중독으로 이끈다.

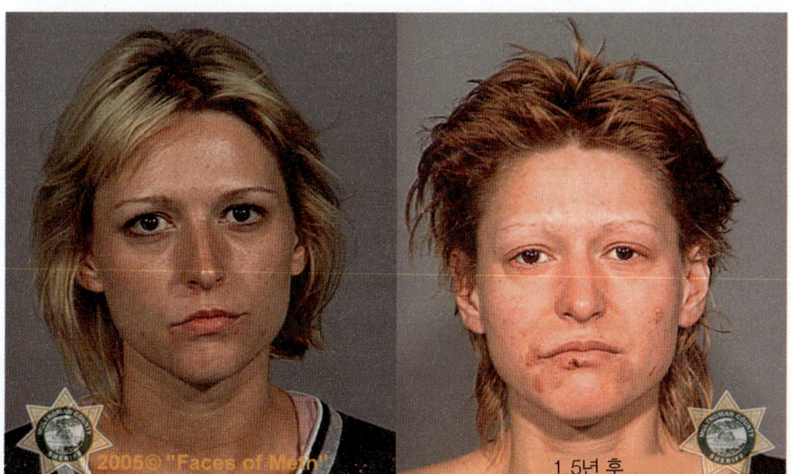

메타암페타민 복용은 종종 신체에 끔찍한 결과를 초래한다. 왼쪽 사진은 메타암페타민을 복용하기 전의 모습이며, 오른쪽 사진은 메타암페타민을 복용한 지 불과 1년 반밖에 지나지 않았을 때의 모습이다.

메타암페타민은 신경전달물질인 도파민의 방출을 증가시키거나 재흡수를 막는 방법으로 뇌에 많은 양의 도파민이 존재하도록 한다. 이러한 현상은 빠르게 나타나며, 격렬한 희열감 혹은 많은 이용자들이 '질주하는 듯한 느낌'을 받도록 한다. 시간이 지나면서 메타암페타민은 도파민 수용체를 파괴시키고, 메타암페타민을 남용한 사람들은 더 이상 희열을 느끼지 못하게 된다. 연구자들은 도파민 수용체의 파괴로 이러한 현상이 나타나며, 메타암페타민 혹은 코카인을 남용한 사람들은 파킨슨병에 걸릴 확률이 높아진다고 말하고 있다.[59]

메타암페타민의 다른 장기적인 영향들로, 복용자들은 심각한 체중 감소와 심혈관계의 손상, 높은 심혈관질환의 위험성, 환각 증상, 심각한 치아 부패와 치아 손실, 폭력성, 편집증, 정신병적 행동들과 심지어는 사망에 이르기도 한다. 만성적인 메타암페타민 남용자들은 종종 뇌의 감정 및 기억과 관련된 영역에 심각한 구조적 및 기능적 변화를 마주하기도 한다. 이는 감정적 및 인지적으로 여러 문제들을 일으키게 되는데, 이는 만성적인 암페타민 복용자들에게 흔히 관찰되는 증상이다. 이러한 변화들 중 몇몇 변화들은 메타암페타민의 남용을 멈춘 후에도 지속된다. 이 밖의 다른 변화들은 메타암페타민의 복용을 멈춘 후에는 원래 상태로 돌아오며, 1년 넘게 지속될 수 있지만, 몇몇의 문제들은 복용을 그만둔 후에도 수년간 사라지지 않고 유지된다.[60]

메타암페타민 복용자들은 HIV, B형 및 C형 간염, 다른 여러 성병에 감염될 확률이 매우 높으며, 메타암페타민은 결정을 번복시키거나 성욕의 증가와 감소를 일으킴으로써 복용자들이 위험성이 높은 성적 행동과 같은 안전하지 않은 행동들을 하도록 이끈다. HIV와 다른 감염성 질환들은 바늘이나 흡입기, 다른 주사 도구들을 통하여 퍼져나간다.

배스 솔트

배스 솔트(bath salt)는 합성된(인간에 의해 만들어진) 케티논(cathinone)—캇(khat) 식물에서 유래된 약물로 자극제인 케티논과 화학적으로 비슷한 약물이다.[61] 비록 배스 솔트는 2012년 사용이 금지되었지만, 온라인과 담배 가게 혹은 마약상을 통해 사람을 제외한 용도라는 명목 아래 종종 판매되며, 이는 법적 문제를 일으키지 않기 위해서이다. 이 약물은 다양한 종류의 암페타민 유사 성분 및 코카인과 같은 작용을 하지만, 10배 더 강한 MDPV(methylene-dioxypyrovalerone)와 같은 코카인 유사 성분을 포함하고 있다.[62] 위의 가루들은 흡연, 코를 킁킁거리거나 주입, 혹은 종이로 감싼 뒤 흡입(폭탄과 유사)된다. 이러한 화학물질들은 평범한 약물 감지기에 의해 발견되지 않으며, 따라서 더욱 오용되고 있다.[63]

배스 솔트는 강력한 각성 작용과 경각심, 희열, 기분 전환과 유쾌한 쾌감을 불러일으키며, 이용자들은 유대감과 사회성, 그리고 적정 수준의 성적 충동을 느끼게 된다. 다른 증상으로는 떨림, 가파른 호흡과 식욕 감퇴 등이 있다. 체온 조절에서의 변화는 일과성 열감과 땀을 흘리는 증상을 동반하며, 코와 목에서 출혈을 일으키기도 하는데, 이는 코를 킁킁거림으로써 생기는 궤양 때문이다.[64]

또한 이 약물은 심혈관계에 심각한 영향을 미치는데, 심박수와 혈압의 증가, 가슴 통증 등을 가져온다. 과도하게 이용할 경우 정신적으로 불안감과 떨림, 환각 증상과 편집증, 비정상적인 행동들을 유발하며 우울증과 자살 역시 배스 솔트의 이용 결과로써 보고되어진 바 있다. 비록 금단 현상은 미미하다고 알려져 있으나 이용자들은 종종 강한 열망을 느낀다고 한다.[65]

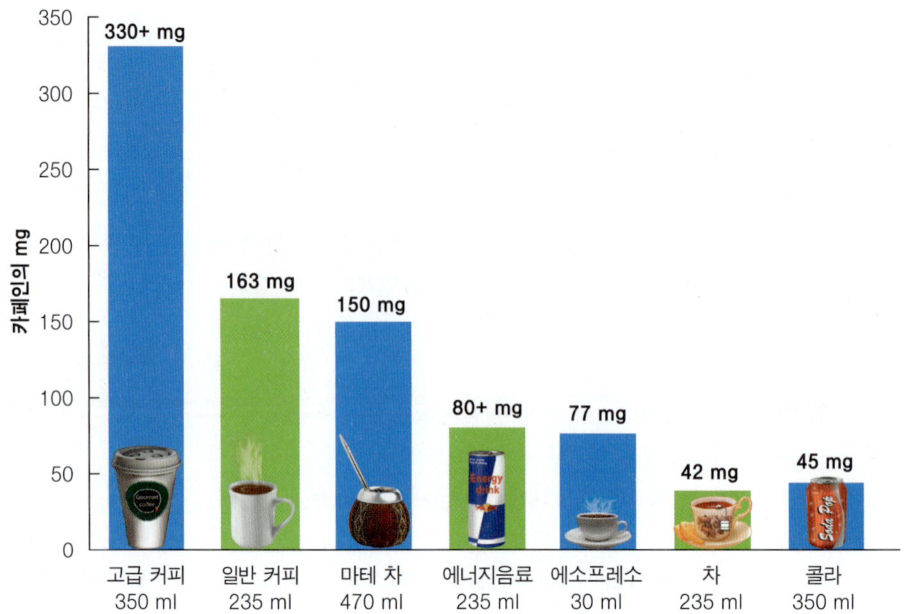

그림 6.4 카페인 함량 비교.

Source: Caffeine Informer, "Caffeine Content of Drinks," Accessed June 2016, http://www.caffeineinformer.com/the-caffeine-database.

카페인

코카인 및 메타암페타민과 달리 **카페인**(caffeine)은 합법적인 자극제로, 85%가 넘는 미국인이 하루에 적어도 1잔 이상의 카페인 음료를 마신다고 한다.[66] 96%의 음용 카페인은 커피와 탄산음료, 그리고 차를 통해 소비된다.[67] 에너지 드링크와 초콜릿 음료, 에너지 샷과 같은 음료들은 카페인 섭취에서 매우 적은 부분을 차지한다.[68] 카페인이 함유된 제품들이 사랑받는 이유 중 하나는 각성 작용 때문이다. 카페인은 완전히 순한 성분이라고 흔히 여겨지지만, 과도한 카페인 섭취는 중독과 특정 건강 문제들로 이어지게 된다.

카페인은 커피, 차, 초콜릿과 같은 식물 유래 성분에서 발견되는 크산틴이라 불리는 화학군에서 유래되었다. 크산틴은 강하지 않은 중추신경계 자극제로 긴장감을 주며, 피로감의 감소와 함께 근수축, 산소 섭취, 대사율과 소변 활동의 증가를 유발한다. 카페인 섭취 후 15~45분 후에 위의 효과들이 나타나며, 섭취된 카페인의 절반을 대사시키기 위해서는 4~6시간이 소요된다. 따라서 섭취한 카페인의 양에 따라 그 효과의 정도가 달라지며, 하루 혹은 그 이상 이러한 효과들이 지속될 수 있다. 그림 6.4는 다양한 제품들에 함유된 카페인의 양이 비교되어 있다.

카페인(caffeine) 미국에서 합법적이며 커피, 차, 초콜릿, 에너지 드링크 및 특정 약물에서 발견되는 자극제.

마리화나(marijuana) 잘게 썬 대마의 잎과 꽃, 정신자극제.

카페인을 복용하지 않았을 때의 영향으로는 자주 복용하는 사람들의 경우 무기력함을 느낄 수 있는데, 이는 신체적 또는 정신적으로 우울감과 피곤함, 무력감을 포함한다. 이와 반대로 그들은 커피와 차, 탄산음료 외에 다른 음료를 선택하려고 할 수도 있으며, 이러한 노력을 습관적으로 하다 보면 통제력과 정신적 의존성이 감소하게 된다. 과도하게 카페인을 많이 복용한 경우 만성적인 불면증, 예민함과 짜증, 불안하고 초조한 기분과 불수의적 근육 경련을 동반한다. 카페인을 끊음으로써 나타나는 복합적인 금단 현상으로는 극심한 두통, 피로감과 메스꺼움 등이 있다. 카페인은 내성, 정신적 의존 및 금단 현상과 같은 문제들로 중독의 조건에 부합하므로 중독성 있는 물질로 분류된다.

카페인을 과다 복용할 경우 젊은 성인들은 고혈압, 부정맥, 심장마비의 위험과 불안감의 증가 및 우울과 같은 심각한 건강 문제들에 노출된다.[69] 하지만 적정량의 카페인(하루에 300 mg 이하 혹은 약 보통 사이즈의 커피 3잔)이 건강한, 임신하지 않은 사람들에게 해로운 영향을 미친다는 강력한 증거들은 없다. 대부분의 사람들에게 카페인은 가벼운 건강 문제들을 일으키거나 오히려 기억력 상승, 빠른 반응 속도, 만성 염증의 감소와 피부암 예방과 같은 긍정적인 영향을 미칠 수도 있다.[70]

마리화나와 대마초

비록 **마리화나**(marijuana, 풀, 잡초)에 대한 고고학적 자료들은

6,000년 전으로 거슬러 올라가지만, 마리화나는 1960년대까지만 해도 미국에서 대중적인 약물이 아니었다. 오늘날 미국에서 가장 흔히 사용되는 불법 약물들 중 하나이다.[71] 2015년에는 3,300만 명의 미국인들이 지난해에 마리화나를 사용했다고 말한 바 있으며, 2,200만 명 이상이 지난달 마리화나를 이용한 적이 있다고 하였다.[72] 마리화나는 대학교 캠퍼스 내에서도 많이 복용되는데, 학생들의 약 36%가 지난해에 마리화나를 복용했으며, 이는 일반 대중에서의 사용량 증가와 몇몇 주에서 유흥의 목적으로 마리화나의 복용을 합법화시킨 것과 연관이 있다고 할 수 있다.[73]

알고 있는가?

많은 대학생들은 동료들이 마리화나를 얼마나 많이 사용하는지에 대해 잘못된 인식을 가지고 있다. 최근 조사에서 학생들은 85%가 넘는 동료들이 지난달에 적어도 한 번 이상 마리화나를 사용한 적이 있다고 생각했지만, 실제로 마리화나를 사용한 것으로 보고된 경우는 18.4%에 불과했다.

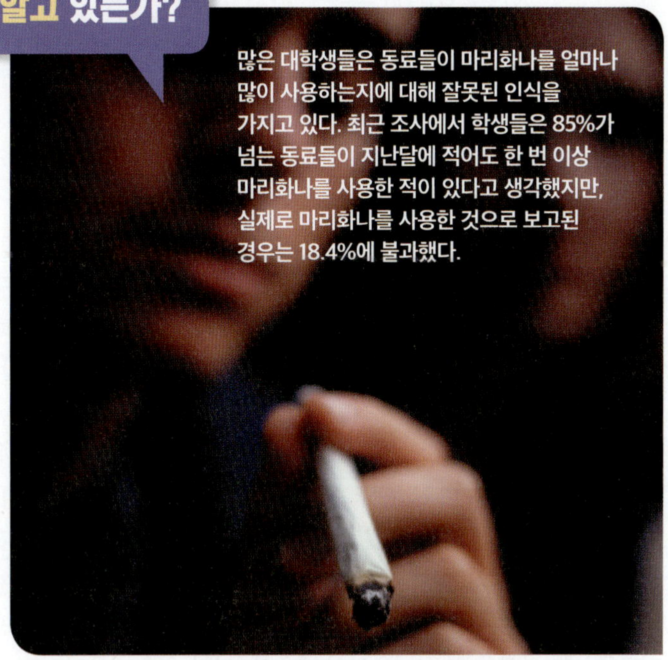

Source: Data are from American College Health Association, *American College Health Association – National College Health Assessment II: Reference Executive Summary, Fall 2016* (Hanover, MD: American College Health Association, 2017).

복용 방법과 단기적으로 신체에 미치는 영향

마리화나는 대마초의 변종 혹은 재래종 모두에서 유래된다. 마리화나를 피울 경우 담배로 말아서 이용하거나 파이프, 물 파이프 등을 이용한다.

식용 마리화나의 소비는 흡연의 대체제로서 그 인기가 날이 갈수록 증가하고 있다. 마리화나와 식품을 결합할 경우 대마초를 더욱 편리하고 조심하면서 소비할 수 있는 반면, 식용 마리화나에는 몇 가지 문제들이 있다. 마리화나가 미치는 영향들은 예측하기 힘들며 개인마다 조금씩 다르다. 또한 그 효과를 느끼기 위해서는 꽤 오랜 시간—때로는 30분~1시간—이 걸리며, 효과는 훨씬 오래 지속될 수 있다.[74] 식용 마리화나의 효과는 일반 마리화나보다 더 강하다. 예를 들어, 마리화나가 함유된 초콜릿 바는 100 mg의 THC를 함유하고 있으며, 이는 한 번에 복용하기에는 너무 많은 양이다.[75]

테트라히드로칸나비놀(tetrahydrocannabinol, **THC**)은 마리화나에 있는 향정신성 물질로 마리화나가 미치는 영향의 강력한 정도를 결정한다. 더 강력한 약물일수록 27%의 THC를 함유하기도 하는데, 대부분 평균적으로 15% 정도를 포함한다.[76] 강력한 대마 조제용 물질인 하시시는 주로 식물의 두껍고 점성이 있는 수지에서 유래되며, 이는 높은 농도의 THC를 함유하고 있다. 이렇게 고농도의 THC가 함유된 수지 추출물을 태우는 것을 *dabbing*이라 부르며, 갈수록 마리화나 이용자들에게 보편적이게 자리 잡고 있다. 이 추출물은 고농도의 THC를 함유하고 있으며, 이를 흡연하는 사람들은 응급실에서 그 결말을 맞이하곤 한다. 또 다른 위험성은 부탄 용액을 포함하고 있는 추출 공정이다. 사람들은 화상과 폭발, 수지 추출물로부터 발생한 집 안에서의 화재 등의 문제에 시달린다.[77]

마리화나의 흡연으로 나타나는 효과들은 30분 이내에 나타나며, 3시간 이내에 사라진다. THC의 가장 두드러지는 효과는 동공의 혈관 확장으로, 이는 흡연자들의 눈이 충혈되도록 만든다. 마리화나의 흡연자들은 기침, 마른 입속과 목안(목마름), 신체 움직임의 저하, 심박수의 증가와 기분 전환을 경험한다. 이용자들은 또한 심각한 불안감과 공황, 편집증, 정신병을 경험하며 다양한 자극들에 과하게 반응할 수 있는데 사물의 색, 소리와 속도 등이 바뀌어 보일 수 있다.[78]

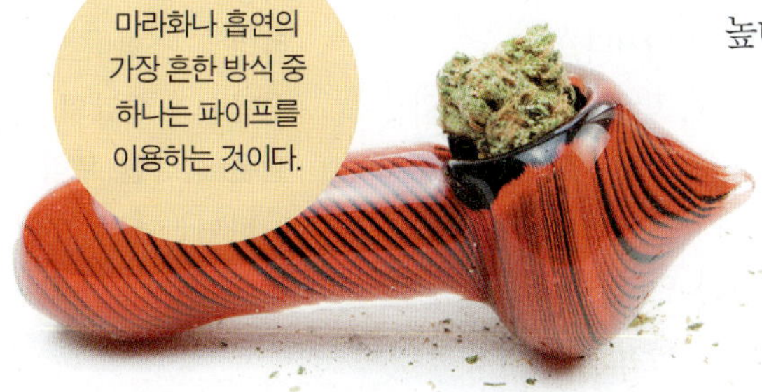

마라화나 흡연의 가장 흔한 방식 중 하나는 파이프를 이용하는 것이다.

테트라히드로칸나비놀(tetrahydrocannabinol, THC) 마리화나의 활성 성분의 화학명.

마리화나와 운전

마리화나는 자동차의 운전자와 도로 상황에 매우 위험하다. 마리화나는 운전자의 반응 능력과 빠른 결정력을 상당한 수준으로 저하시키며, 과다 복용한 이후에는 지각 능력 및 여러 기능들의 저하를 수반한다. 운전이나 비행, 무거운 기계들을 다루려고 하는 마리화나 복용자들은 종종 그들의 손상을 인지하지 못한다. 유흥의 목적으로 마리화나의 복용이 합법인 워싱턴 주에서는 치명적인 추돌사고를 겪은 6명 중 1명이 최근 마리화나를 복용한 것으로 밝혀졌다.[79] 최근 연구 결과에 따르면, 마리화나를 복용하고 운전하는 사람들은 그렇지 않은 사람들에 비해 자동차 사고를 겪을 확률이 2.5배 더 높다고 한다.[80] 알코올과 함께 아주 극소량의 마리화나를 섞어 복용한다 할지라도 이 두 약물의 위험성은 여전히 매우 높다.

지난 한 해 동안 1,000만 명의 사람들이 불법 약물의 영향을 받아 운전했다고 보고했다.

만성적인 마리화나 이용이 미치는 영향

마리화나를 태움으로써 발생하는 연기들은 담배 연기에서 나오는 것과 같은 독성 물질, 자극제와 발암물질을 가지고 있다고 밝혀졌다.[81] 마리화나를 태우는 사람들은 전형적으로 담배를 피우는 사람들보다 훨씬 깊고 오랫동안 연기를 허파로 들이마심으로써 한 번 호흡할 때마다 허파가 타르에 더 많이 노출된다.[82] 만성적인 기관지염, 기종, 그리고 다른 여러 폐질환들 역시 마리화나를 태우는 것과 연관이 깊다.

몇몇의 마리화나 이용자들은 마리화나를 '전자기기를 이용하여 수증기를 내뱉는 방법'으로 흡입하는 것이 마리화나를 태운 연기를 흡입하는 것보다 건강에 악영향을 덜 미친다고 생각한다. 위와 같은 기화기는 연기 없이 마리화나로부터 THC(Tetrahydrocannabinol)가 방출되도록 마리화나를 열을 이용하여 데운다. 반면 유흥의 목적으로 마리화나를 이용하는 사람들 중 소수(7.6%)는 여전히 마리화나를 태워 그 연기를 흡입하는 방식을 이용한다고 말했다.[83] 연구 결과에 따르면, 위의 두 방식은 허파에 미치는 영향으로 볼 때 큰 차이가 없다고 한다.[84]

자주 및/또는 장기적인 마리화나의 복용은 남성에게 고환암의 발병 확률을 심각한 수준으로 높이며(마리화나를 한 번도 이용하지 않은 사람들에 비해 2배 가까이 높음), 그 위험성은 적어도 주 1회 이용 혹은 청소년기부터 마리화나의 물질에 노출되기 시작한 사람일수록 극심하게 높아진다.[85]

마리화나의 이용과 대표적인 정신질환들의 상관관계는 상충하는 경향이 있다. 최근의 연구 결과에 따르면, 성인이 된 후 마리화나를 이용하는 것은 우울증, 조울증과 같은 다양한 감정들과 불안장애와는 연관성이 없다고 밝혀졌으며, 이는 과거의 연구 결과들과 충돌한다.[86] 그러나 마리화나의 이용은 약물에 의존하는 경향과 연관성이 매우 높다.[87]

미국 소아과학회(American Academy of Pediatrics)에 따르면, 마리화나는 청소년의 건강과 성장에 있어 해롭다고 한다.[88] 청소년들에게 마리화나의 복용은 집중력과 기억력의 저하를 가져올 수 있으며, 고등학교와 대학교에서의 저조한 성적과 깊은 관련이 있어 배움과 관련한 문제들을 야기한다.[89] 또한 의도하지 않은 부상과 사망의 위험을 증가시키는 운동 제어, 조정, 판단력에도 영향을 미친다.[90]

마리화나 복용과 관련된 다른 위험성으로는 면역력 저하, 혈압의 변화와 기억력 저하 등이 있다. 최근의 연구 결과들은 임신한 여성이 마리화나를 태울 경우 그들의 자녀들이 문제 해결 능력과 기억력, 주의력에 있어서 어려움을 겪을 수 있다고 말하며, 이는 뇌에서 일어나는 미묘한 변화에 의해 발생한다고 말한다.[91]

마리화나의 합법화와 의료적 이용

미국 정부에 의해 비록 마리화나는 위험한 약물로 분류되었지만, 마리화나는 다양한 의료적 기능들을 할 수 있다고 밝혀졌으며, 28개 주와 컬럼비아 지역에서는 마리화나를 의료 목적으로 이용하는 것이 합법화되었다. 마리화나는 화학요법으로 인한 부작용으로 흔한 심각한 구토와 메스꺼움 증상을 완화할 수 있으며, 암의 화학적 치료제로 이용되기도 한다. 또한 식욕 상승과 함께 에이즈 합병증으로 인한 근육 손실을 미연에 방지하는 데 도움을 주기도 한다. 마리화나는 다발성 경화증과 같은 질병으로 인한 근육통과 근육 경련을 완화시키는 데 도움을 준다. 마리화나의 의료적 이용에 반대하는 사람들은 FDA에 의해 승인된 약물들 중에서도 마리화나와 같은 효과를 줄 수 있는 것들이 있으며, 마리화나가 가져올 수 있는 잠재적인 부작용들이 마리화나 이용에 관한 FDA의 승인을 저지한다고 주장한다. 비록 여러 주에서 마리화나의 의료적 혹은 유흥을 목적으로 한 이용을 합법화하였지만, 마리화나의 합법화와 관련된 문제는 여전히 뜨거운 논쟁거리이다. ('관점 포인트'를 참고하라.)

합성 마리화나

K2 혹은 '스파이스'라고도 알려진 합성 마리화나는 K2, 위조 마리화나, 유카탄 화염, 스컹크, 달의 암석 등과 같은 다양한 이름으로 불리는 여러 종자의 허브 식물로 만들어진다. 이는 건조되고 잘게 찢어진 식물들로 구성되어 있으며, 하나 혹은 그 이상의 합성 대마초로, 마리화나로 인해 취한 상태와 비슷한 증상을 나타내지만, 그 효과가 훨씬 오래 유지되며, 소변 검사로 잘 드러나지 않는다. K2는 허브 식물의 합성 향료로 합법적으로 팔리지만, 사람들은 마리화나, 하시시 및 다른 형태의 대마초를 피울 때와 같은 효과를 얻기 위해 스파이스를 태워 그 연기를 흡입한다.[92]

대학생 7명 중 1명꼴로 스파이스를 이용하며, 대부분은 1, 2학년 남학생들이다. 스파이스를 이용해본 적이 있다고 말한 학생들은 시가, 마리화나와 물담배를 해본 적이 있을 가능성이 높았다.[94] 스파이스는 고등학교 상급생들의 관심을 끌기 시작했는데, 9명 중 1명꼴로 약 11.3%의 고등학교 상급생들이 이러한 약물은 복용한 적이 있다고 말했다.[95]

스파이스를 이용하는 가장 대표적인 방법은 종이로 마는 것이다(마리화나 혹은 수제 시가와 같은 방법).[96] 때때로 마리화나와 섞어 이용하기도 하며, 일부 이용자들은 허브 차에 넣어 음료로 마시기도 한다.[97] 스파이스를 흡연하는 사람들은 환각, 심각한 동요와 극심한 심박수와 혈압의 증가, 혼수상태, 자살 시도, 약물에 의존하는 증상과 같은 심각한 부작용을 겪으며, 이는 대마초를 하는 사람들에게 흔히 나타나는 증상이 아니다.[98] 응급 부서는 스파이스 이용으로 인해 치료를 받는 사람이 갈수록 증가하고 있다고 보고했다.[99]

관점 포인트 마리화나

현재 28개 주와 컬럼비아 지역은 마리화나의 의료적 이용을 합법화하였으며, 이 중 8개의 주—워싱턴, 콜로라도, 오리건, 알래스카, 캘리포니아, 네바다, 메인, 메사추세츠 주—는 마리화나를 유흥의 목적으로 사용하는 것 역시 합법화한 상태이다. 마리화나의 합법화에 반대하는 논쟁은 지난 몇 년간 매우 강하게 일어났으며, 다음 내용은 논란의 쟁점을 정리해 놓은 것이다.

마리화나의 합법화에 찬성

- 암환자와 만성질환을 앓고 있는 환자들에게 의료적 이점들이 있다.
- 마리화나를 합법화하고 이에 대한 세금을 거두는 것은 정부에 수입을 제공한다.
- 법조부와 FDA의 감독은 마리화나의 생산과 재배를 규격화하고 더욱 책임감 있는 경작을 촉진할 것이다.
- 마리화나를 합법화함으로써 경찰들이 그들의 자본과 시간을 더욱 심각한 범죄를 저지른 사람들에게 씀으로써 보다 더 효율적인 법의 집행과 사법 제도에 영향을 줄 것이다.
- 마리화나와 같은 약물을 발산 수단으로 가지고 있는 것은 연안에서 불법 약물의 밀매와 해로운 약물 중독의 위험을 줄일 수 있다.

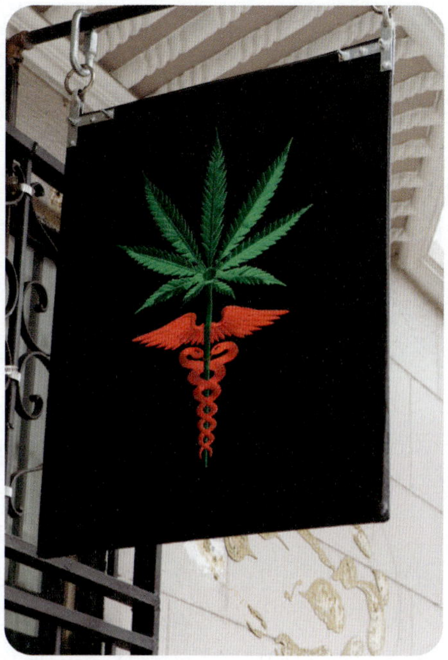

마리화나의 합법화에 반대

- 일부 사람들은 마리화나를 소비하는 것이 도덕적으로 옳지 않다고 말한다.
- 연구에 따르면, 마리화나는 젊은 이용자에게 장기적인 영향을 미친다고 한다.
- 마리화나를 10대부터 과다 복용한 사람들은 평균적으로 아이큐 8이 떨어지며, 이는 마리화나의 이용을 그만두거나 나이가 들어도 회복되지 않는다.
- 마리화나의 이용은 호흡계 이상이나 기관지염과 같은 질병들을 유발하거나 악화시키며, 감정과 판단력에 영향을 주고, 면역체계를 손상시킬 뿐 아니라 단기 기억력과 운동 조정 능력의 저하를 가져온다. 이러한 부작용들은 마리화나가 FDA의 승인을 받기에 부적절함을 보여준다.
- 마리화나는 중독성이 있다고 알려져 있으며, 마리화나를 이용한 시험에 참가한 사람들의 약 9%가 마리화나 중독에 빠지게 되었다.
- 마리화나의 합법화는 아이들과 10대들이 마리화나를 더욱 쉽게 이용할 수 있도록 할 것이다.

어느 주장을 지지하는가?

- 연방 정부가 마리화나를 합법화해야 한다고 생각하는가? 당신이 생각하는 이에 따른 문제점들과 해결 방법에는 어떤 것들이 있는가?
- 특정 물질의 합법성을 결정짓는 요인에는 어떤 것들이 있어야 한다고 생각하는가? 또 누가 그러한 결정 요인들을 다뤄야 한다고 생각하는가?
- 약물과 관련된 법에 대한 당신의 생각은 어떠한가? 더 금지되거나 혹은 규제가 완화되어야 한다고 생각하는가? 당신은 개인과 그들의 권리를 보호하기 위해 어떠한 정책을 제안하고 싶은가?

Sources: National Institute on Drug Abuse, "DrugFacts: Is Marijuana Medicine?," July 2015, www.drugabuse.gov; DrugRehab.us, "Pros and Cons of Legalizing Recreational Marijuana," 2016, www.drugrehab.us/news/pros-cons-legalizingrecreational-marijuana; N. Volkow et al., "Adverse Health Effects of Marijuana Use," New England Journal of Medicine 370 (2014): 2219-27.

억제제

중추신경계 자극제가 근육계와 신경계의 활성도를 높이는 반면, **억제제**(depressant)는 반대의 작용을 한다. 이 약물들은 신경근의 활성도를 저하시킴으로써 졸음과 침착함을 가져오는데, 과다 복용할 경우 뇌의 기능이 정지되어 사망에 이를 수도 있다. 알코올은 가장 널리 이용되는 중추신경계 억제제이다. (음주가 신체에 미치는 영향은 제7장에서 더 자세히 다룰 것이다.) 다른 억제제로는 벤조디아제핀, 바르비투르, 그리고 GHB 등이 있다.

벤조디아제핀과 바르비투르

진정제는 정신적으로 안정되고 불안감을 완화시키는 반면, 수면제는 수면을 유도하거나 졸음을 유발한다. 대표적인 진정 수면제에는 **벤조디아제핀**(benzodiazepine)이 있으며, 신경안정제로 더 잘 알려져 있다.[100] 이는 바륨, 아티반, 재낵스와 같은 처방전을 필요로 하는 약물들을 포함하고 있

억제제(depressant) 중추신경계와 근육계의 활동을 늦추고 졸음이나 평정을 유발하는 약물.

벤조디아제핀(benzodiazepine) 진정, 최면, 근육 이완 효과가 있는 중추신경계 억제제의 한 종류.

바르비투르(barbiturate) 중추신경계를 억제하고, 진정제와 최면제 작용을 하며, 벤조디아제핀보다 덜 안전한 약물.

아편(opioid) 수면 유도, 통증 완화, 희열을 유발하는 약물. 아편 유도체와 유사한 화학적 특성을 가진 합성물을 포함하며 마취제로 불리기도 함.

아편(opium) 양귀비 봉우리의 즙액으로 만들며, 아편(opioid)의 전구체임.

엔도르핀(endorphin) 체내에서 합성되어 자연스러운 행복감을 느끼게 하는 아편과 유사한 호르몬.

으며, 벤조디아제핀은 긴장감과 근육 경련, 수면 문제, 불안감, 공황발작, 그리고 알코올 금단 현상 등에 주로 처방된다.[101] **바르비투르**(barbiturate)는 아미탈, 세코날과 같은 진정 수면제로 오늘날 벤조디아제핀의 대체제이며, 과거에는 의료 목적으로 이용되어 긴장을 완화시켜줌으로써 안정된 상태와 수면에 도움을 주었다.

진정 수면제는 술 혹은 다른 중추신경계 억제제와 같이 복용할 경우 상승작용을 발휘하는데, 이는 호흡계의 기능 이상을 일으키며 사망에까지 이르게 할 수 있다. 모든 진정제 혹은 수면제는 몇 주 안으로 신체적 및 정신적 의존을 가져올 수 있다. 진정제가 가지고 있는 특이한 합병증은 교차내성으로, 이는 복용자들이 진정제에 대한 내성이 생기거나 그것에 의존하게 되고, 그 외의 다른 약물에까지 내성이 나타나는 현상을 말한다. 진정제 혹은 수면제로 인한 금단 현상은 의존성의 정도에 따라 가벼운 불편함에서부터 심각한 증상까지 넓은 범위를 아우른다.[102]

벤조디아제핀의 하나인 로힙놀은 강력한 신경안정제로 바륨과 비슷하지만, 몇 배 더 강하다. 이 약물은 진정 효과를 가져오며 기억 상실, 근육 이완과 함께 정신운동성 반응 속도를 늦춘다. 로힙놀은 데이트 강간 약물로 잘 알려져 있으며, 이는 증가하는 대학교 캠퍼스 내에서의 문제들과 관련이 깊다. 이 약물은 파티에서 펀치(punch) 혹은 다른 음료에 섞여져 여성에게 주어지며, 여기에는 약물로 인해 여성들이 성폭행을 당할 때 저항하지 못하도록 하기 위한 의도가 담겨있다.

GHB

GHB(gamma-hydroxybutyrate)는 중추신경계 억제제로 희열, 진정과 함께 몸을 키우는 데 도움을 준다고 알려져 있다. 원래는 보디빌더들이 별도의 처방전 없이 구입함으로써 체지방을 줄이고 근육을 키우는 데 이용했다. 그러나 1992년 GHB의 이용에 대한 우려가 늘면서 처방전 없이 구입하는 것이 FDA에 의해 금해졌으며, 현재 GHB는 1급 지정 약물이다. (1급 지정 약물은 남용될 가능성이 매우 높은 약물로, 현재 미국에서는 의료 목적으로 이용하는 것 역시 금해져 있다.)[103] GHB는 맛과 향이 없는 액체이다. 로힙놀과 같이 GHB는 음료에 섞여 잘 감지되지 않으며, 이는 기억 상실, 의식 불명을 유발하고 죽음에까지 이르도록 한다. 또 다른 위험한 부작용으로는 메스꺼움과 구토, 발작과 환각, 혼수상태와 호흡계 이상 등이 있다.

아편(마취제)

아편(opioid)은 나른함과 함께 통증을 완화시키고 희열을 유발한다. 마취제라고도 불리는 아편은 양귀비 꼬투리의 유액으로부터 만들어진 수지를 함유한 어두운색의 **아편**(opium)이라는 성분으로부터 유래하였으며, 상당히 중독적이다. 아편과 헤로인 모두 미국에서는 불법이지만, 일부 아편은 의료적 용도로 처방을 받을 수 있다: 모르핀은 때때로 심각한 통증에 처방되기도 하며, 코데인은 감기약과 진통제에 들어있다. 비코딘, 퍼코댄, 옥시콘틴, 데메롤, 딜라우디드 등과 같은 처방전을 필요로 하는 여러 약물들은 합성 아편을 함유하고 있다.

아편이 신체에 미치는 영향

아편은 강력한 중추신경계 억제제이다. 아편은 아편 식물에서 자연적으로 얻어지거나 합성될 수 있다. 부작용으로는 졸음과 정신 착란, 메스꺼움과 변비 등이 있다.

인체 생리가 아편 중독을 장려했다고도 말할 수 있는데, 이는 아편과 비슷한 호르몬인 엔도르핀이 우리 몸 안에서 생성될 뿐만 아니라 여러 부위, 특히 중추신경계에 수용체들을 가지고 있기 때문이다. **엔도르핀**(endorphin)이 수용체에 결합할 경우 통증을 완화시켜 주며, 의학 전문가들은 이를 '우리 몸의 자가 아편'이라고 부른다. 엔도르핀 수치가 높을 때 사람들은 희열을 느끼며, 아편이나 이와 관련된 화학물질이 엔도르핀 수용체와 결합할 때 역시 전자와 같은 희열을 느끼게 된다.

모든 아편들 중에서 헤로인은 가장 중독성이 강한 약물로서 악명이 높다. 헤로인은 모르핀에서 유래한 하얀 가루이다. 블랙 타르 헤로인은 비교적 순수하고 저렴한 끈적끈적한 짙은 갈색의 악취가 나는 헤로인이다. 한때 모르핀 의존증의 치료제로 여겨졌던 헤로인은 나중에 모르핀보다 훨씬 더 강력하고 중독성이 강한 것으로 밝혀졌다. 오늘날 헤로인은 의학적으로 이용되지 않는다.

헤로인은 억제제로 졸음과 공상을 유발하며, 정신적으로 무뎌지게 만든다. 헤로인은 희열과 우울 사이를 극적으로 오락가락하도록 하며, 만성적인 헤로인 이용자들은 간과 신장질환, 정맥의 손상, 종양과 변비, 심장 내벽 염증 등과 같은 여러 합병증을 초래할 수 있다. 내성과 금단 현상의 증상은 첫 사용 이후 3주 이내에 나타난다.[105]

2015년, 591,000명의 미국인이 지난해 헤로인을 복용한 적이 있으며, 이는 2002년의 수치에 비하면 상당하게 증가한 수치이다.[106] 도시 지역에서 우세하게 나타나던 이러한 현상은 헤로인이 교외와 시골까

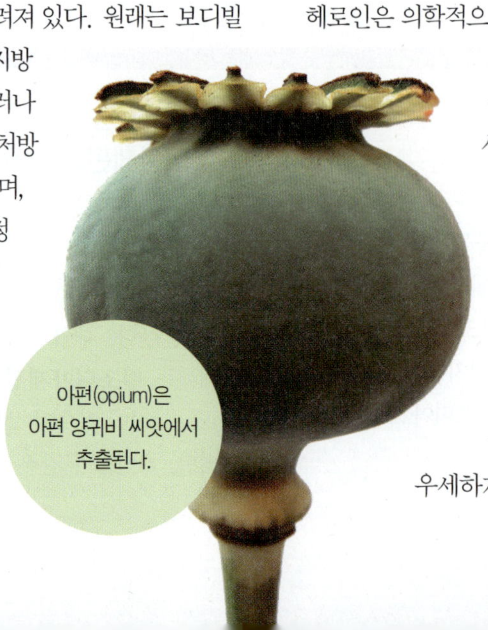

아편(opium)은 아편 양귀비 씨앗에서 추출된다.

지, 특히 백인 여성과 남성에게 확산되었다.[107] 헤로인 과다 복용으로 인한 사망은 2000년도에 1,800명이였던 데 비해, 2015년에는 12,990명으로 최근 몇 년간 급증했으며, 이들 중에는 헤로인이 옥시코돈이나 하이드로코돈과 같은 아편제 처방보다 저렴하다는 이유로 중독된 경우가 많았다.[108] 이러한 현상은 18~25세에게 많이 보여졌으며, 진통제에 중독된 청장년층들은 헤로인이 처방전이 필요한 아편보다 구하기 쉽고 저렴하다는 것을 알게 되었다.[109]

비록 헤로인은 주로 정맥주사로 주입되지만, 최근 헤로인은 너무 강력해서 이용자들은 코를 킁킁거림으로써 흡입하거나 흡연의 방식으로도 충분히 약물에 취할 수 있다. 이는 HIV와 같은 감염성 질병의 우려로 인해 주사를 꺼려하는 많은 사람들이 헤로인을 복용하도록 이끌었다.

많은 헤로인 이용자들이 그들 스스로 약물을 주입했을 때 매우 유쾌한 쾌감을 느낀다고 하였으며, 다른 이들은 예측 불가능하고 불쾌한 부작용이 있다고 말했다. 일시적인 쾌감은 중독에 빠지도록 할 위험성이 크며, 많은 중독자들은 하루에 4~5번의 정맥주사를 맞는다. 이는 정맥의 손상과 파괴까지 초래할 수 있으며, 정맥이 한 번 파괴되면 혈류 속으로 헤로인의 유입이 불가능하다. 중독자들은 헤로인을 주입할 새로운 정맥을 찾는 데 전문가가 되어가며 그 예시로 발, 다리, 관자놀이, 혀 아래와 사타구니 등이 있다.

헤로인 중독자들은 금단 현상을 겪게 되는데, 여기에는 약물을 향한 강렬한 욕망, 수면장애, 동공 확장, 식욕 감퇴, 짜증, 소름과 근육 경련 등이 포함되며, 복용 후 24~72시간 동안 금단 현상으로 가장 힘든 시간을 보내게 된다. 위의 증상들은 메스꺼움과 복통, 피로감, 불면증, 구토, 설사, 극심한 불안 증세, 열감과 저온 증상, 상승된 혈압, 빠른 심박수와 호흡 등을 동반한다. 금단 현상의 절정 시기가 지나면 이 증상들은 점차 가라앉게 된다.[110]

환각제

환각제(hallucinogen) 혹은 사이키델릭은 환청 혹은 환각 증세를 유발하는 물질로 흔치 않은 기분과 정서, 생각의 변화를 유발한다. 이 약물의 주요 수용체는 망상체(척수의 상위부분인 뇌간에 위치)에 위치해 있으며, 망상체는 외부 자극 신호가 우리 뇌의 다른 영역들로 전달되기 전 해석을 하는 역할을 한다. 망상체에서 환각제가 작용할 경우 감각 신호가 뒤엉켜 이용자들은 똑바로 선 벽을 보는 대신 구불구불한 모양의 벽을 보게 되며 색을 맡고 맛을 들을 수도 있다. 이러한 감각 신호의 혼합을 공감각이라고 부른다. 이용자는 덜 조심스러워지며, 마음속 깊은 곳에 있던 기억들을 떠올리기도 한다. 가장 잘 알려진 환각제로는 LSD, 엑스터시, PCP, 메스칼린, 실로시빈, 케타민 등이 있으며, 모두 불법 약물로서 이를 제조, 소유, 유통, 판매하는 것에 심각한 과태료가 부과된다.

LSD

1930년대 후반, 스위스 화학자 호프만(A. Hoffman)에 의해 처음 합성된 LSD(lysergic acid diethylamide)는 1960년대 청년들이 이 약물을 복용하고 취하며 정상적인 상태를 벗어나 이탈함으로써 대중매체의 관심을 끌기 시작했다. 1970년, 연방 정부는 LSD를 규제가 필요한 약물(1급 지정 약물)로 지정하였다. 오늘날 이 위험한 환각제는 '산'이라고 대체되어 불리며 다시 사용되고 있다. 9.5%의 12세 이상 미국인들이 살면서 적어도 한 번은 LSD를 이용한 적이 있는 것으로 집계된다.[111] 대학생을 대상으로 국가 차원에서 실시한 설문조사에 따르면, 4.5%보다 적은 수치의 사람들이 환각제를 복용한 적이 있다고 한다.[112]

> **환각제**(hallucinogen) 청각적 또는 시각적 왜곡과 기분, 생각, 감정의 특이한 변화를 만드는 물질.
>
> **클럽 약물**(club drug) 기존 약물과 유사한 효과를 내는 유사 합성물.

LSD는 가장 강력한 환각제 중 하나로 향이 없고 수용성이며 호밀의 균류에서 발견되는 혼합물인 리세르그산으로부터 합성된다. LSD를 복용하는 가장 대표적인 방법은 흡수지 산―종이처럼 생긴 작은 사각형 모양의 흡수지로 액체 형태의 LSD 혼합물이 여기에 스며듦―을 이용하는 것으로, 흡수지는 빠르게 스며들게 한다. LSD는 창유리라고 불리는 작고 얇은 사각형 모양의 젤라틴 혹은 1/8인치도 안 되는 마이크로도트(아스피린 태블릿보다 10배 혹은 그보다 더 작음)라고 불리는 태블릿을 통해 복용되기도 한다.[113]

LSD는 정신적으로 미치는 영향들이 다양하며 정지된 물체의 움직임이나 환청, 환각과 같은 보편적인 인지를 방해하기도 한다. 게다가 이 약물은 주의력을 떨어뜨리고, 마음을 잡을 수 없도록 만들며, 사고체계가 뒤엉킴으로써 동시에 여러 가지의 다양한 사고를 하도록 한다. 이용자들은 자기 성찰적이 되기도 하며 종종 독특한 상징성을 띠고 불현듯 떠오르는 기억들을 억누르기도 한다. 이보다 더 다양한 영향들이 있으며 이는 공격성의 감소와 향상된 감각 경험 등을 포함한다.[114]

이러한 환각제의 효과 외에도, LSD는 신체적으로도 다양한 영향을 미치는데, 여기에는 심박수와 혈압, 체온 상승, 소름, 빨라진 반사 신경, 미세한 근육의 떨림, 발한, 침 분비의 증가, 오한, 두통, 그리고 가벼운 메스꺼움 증상 등이 있다. LSD는 자궁 근육의 수축을 유도함으로써 조산 혹은 유산으로 이끌기도 한다.

비록 LSD가 중독성이 있다는 증거는 없지만 내성을 유발함으로써 이용자들이 이전의 약물 효과와 같은 효과를 느끼기 위해 더 복용하도록 하며, LSD에 대한 정확한 연구 결과들이 아직 없기에 아주 위험하다.[115]

엑스터시

엑스터시는 MDMA(methylene-dioxymethamphetamine)의 속칭으로 각성 효과와 함께 약간의 환각 효과 역시 가지고 있는 합성혼합물이다. 가장 잘 알려진 **클럽 약물**(club drug) 혹은 '합성 약물' 중 하나로, 이는 나이트클럽과 밤새 파티를 즐기는 사람들 사이에서 인기 있는 불법 약물을 말한다. 엑스터시는 극도의 희열감, 솔직함과 따뜻함, 사람들과 소통하고자 하는 의지의 증가와 함께 사랑과 공감을 느끼며, 관심의 증가와 음악 감상 능력이 향상되도록 한다. 젊은 사람들은 처음에 엑스터시를 기분을 좋게 하거나 에너지를 얻기 위한 목적으로 복용했을 수도 있다. 엑스터시는 감각 능력을 향상시키고 왜곡된 인지를 가져오지만 환각을 유발하지는 않는다. 효과는 3~6시간 정도 지속된다.[116]

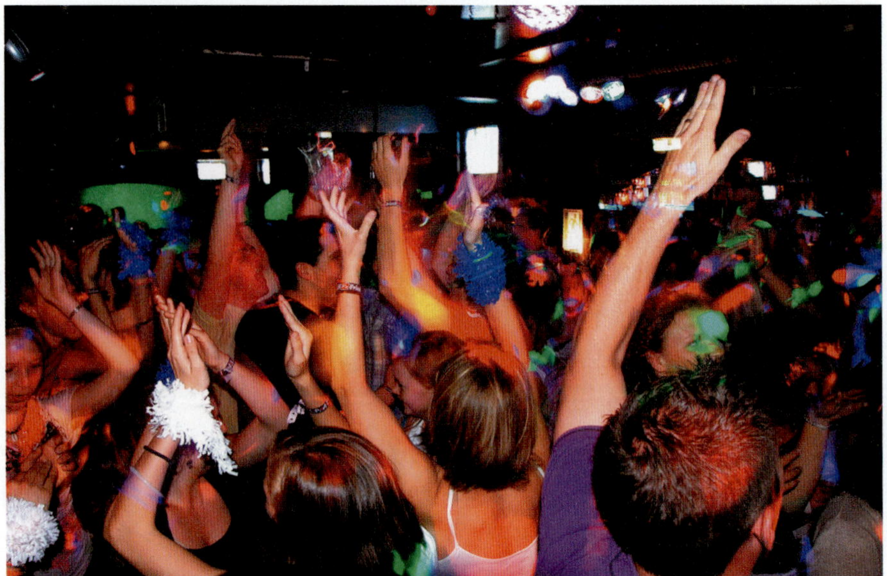

비록 이용자들은 클럽 약물(엑스터시, GHB, 케타민 등)이라 불리는 것들이 해롭지 않을 것이라고 생각하지만, 연구자들은 이러한 약물들은 환각, 편집증, 기억 상실, 위험한 수준의 심박수와 협압 증가, 혼수상태, 그리고 죽음까지도 초래한다고 말한다.

엑스터시의 위험성은 다른 자극제들과 비슷한데 이는 엑스터시가 자연에서 유래한 약물이기 때문이다. 엑스터시 이용자들은 부적절하고 의도되지 않은 감정에 놓이게 되며 그들이 불편했던 것을 그 이후에 말하는 경향이 있다. 엑스터시가 신체에 미치는 영향으로는 가벼운 정도에서부터 심각한 수준으로 이 악물기, 혀와 볼을 깨물거나 단기적인 기억 상실, 혼란, 체온과 심박수, 혈압의 상승 등이 있다. 술과 함께 이용될 경우, 엑스터시는 매우 위험할 수 있으며 죽음을 초래할 수도 있다. 술의 효과가 사라지면서 이용자들은 가벼운 수준의 우울, 피로감을 느끼고 숙취는 며칠에서 몇 주까지 지속될 수 있다. 만성적인 이용자들은 사고와 감정 조절, 기억, 수면, 통증과 관련된 뇌의 기능이 손상될 수 있다. 몇몇의 연구들은 엑스터시가 장기적으로 지속되는 신경독의 효과를 불러올 수 있으며, 이는 세로토닌을 생성하는 뇌세포를 손상시키는 데서 온다고 말한다.[117]

가루 혹은 결정 형태—분자의 줄임말인 '몰리(Molly)'라고 부르며—의 MDMA는 인기 있는 축제 약물이 되었다. 비록 몰리라는 이름으로 판매되는 많은 가루들은 실제적으로 MDMA를 포함하고 있지 않지만, 카페인 혹은 메타암페타민에 가미되는 엑스터시와는 다르게 순수한 형태의 MDMA로 여겨진다. 몰리의 전형적인 부작용으로는 이를 갈거나 탈수, 불안감, 수면장애, 열, 식욕 감퇴와 통제 불가능한 발작, 혈압과 체온의 상승, 우울 등이 있다.

PCP

합성 물질인 PCP(phencyclidine)는 원래 화학적으로 해리되는 마취제로, 이 약물을 복용하는 환자들은 의식이 있는 상태에서 눈을 감은 상태를 유지하며 의료 행위 동안 통증을 느낄 수 없다. 이후 그들은 이 약물을 복용했다는 사실을 잊어버리게 되는데, 이러한 약물은 마취에 있어 뚜렷한 이점을 보이지만 예상치 못한 심각한 결과(수술 후의 망상, 혼란과 불안감)들을 초래하게 되어 합법적인 약물에서 철회되었다.[119]

불법 약물 판매상에서 PCP는 하얀 결정 형태의 가루로, 이용자들은 주로 마리화나 시가에 뿌려서 이용한다. 이는 행정적인 문제를 떠나서 위험한 행위이며 어떤 결과를 초래할지 모른다. PCP의 효과는 복용량에 따라 다른데, 적은 양의 PCP는 강력한 중추신경계 억제제의 효과와 비슷하다. 불분명한 발음, 손상된 조정력, 둔화된 통증 감각, 심박수와 호흡률의 감소 등이 있다. 많은 양을 복용할 경우 열, 침 분비, 메스꺼움과 구토, 통증에 대한 민감도 상실 등을 유발하며, PCP는 또한 혈압의 증가, 발작, 폭력성의 분출, 혼수상태와 사망을 초래할 수 있다.[120]

정신적으로, PCP는 희열과 불쾌감을 모두 유발할 수 있으며 환각과 망상을 생성하는 것으로도 알려져 있다. 몇몇 이용자들은 지속되는 공허함을 경험하며 장기적인 PCP의 영향은 알려져 있지 않다.

메스칼린

메스칼린은 미국 남서부와 라틴 아메리카에서 서식하는 작고 단추처럼 생긴 식물인 페요테 선인장의 수만 가지 화학물질들 중 하나이다. 이 지역의 원주민들은 건조한 페요테를 오랫동안 이용해왔지만 대부분 종교적 목적으로 이용되었다. 메스칼린은 강력한 환각제인 동시에 중추신경계 자극제이다.

이용자들은 일반적으로 단추라고 불리는 선인장 조각을 삼키거나 물에 적셔 독이 퍼진 액체를 마시는 방법을 이용한다. 메스칼린의 효과에는 환각, 전환된 인지 상태, 이따금씩 느껴지는 불안감과 혐오감 등이 있다. 부작용으로는 구토, 어지러움, 설사와 두통이 있으며 메스칼린의 효과는 12시간 정도 지속된다.[121]

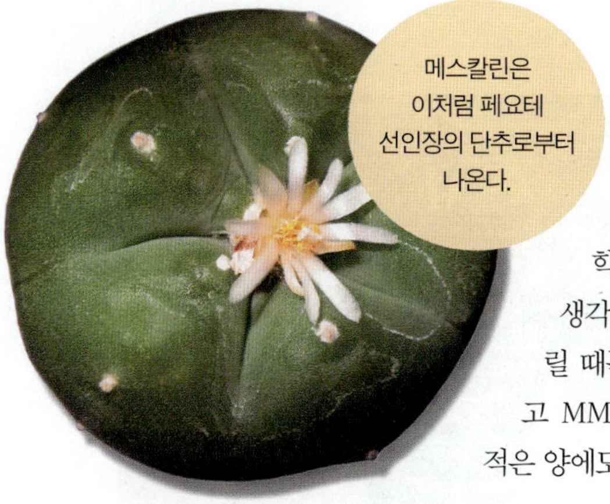

메스칼린과 같이 길거리에서 팔리는 제품들은 원래 약물과 비슷하게 화학적으로 합성된 사촌쯤으로 생각할 수 있다. 길거리에서 팔릴 때는 DOM, STP, TMA, 그리고 MMDA라는 이름으로 불리며, 적은 양에도 독성을 가지고 있다.

실로시빈

실로시빈(psilocybin) 혹은 실로신은 활성 화학물질로 이따금씩 '마법의 버섯'이라고 불리는 버섯들에서 발견된다. 전 세계에서 자라는 환각 버섯은 포자를 이용하여 경작되기도 하고 야생에서 자라기도 한다. 이 버섯을 섭취할 경우 환각 증세가 나타날 수 있고, 이는 많은 버섯이 환각 버섯의 품종과 유사하며, 어떠한 목적이든 간에 야생 버섯을 채집하는 사람들은 그들이 무엇을 하는지 명확하게 알고 있어야 한다. 버섯 품종들은 오인되기 쉬우며 이러한 실수는 치명적일 수 있다. 실로시빈은 LSD와 유사한 신체적 영향들을 미치며 6~12시간 정도 그 효과가 지속된다.[122]

케타민

액체 형태의 케타민('스페셜 K')은 몇몇의 병원과 동물 병원에서 마취제로 이용된다. 마약상들은 병원과 의료 공급원들에게서 케타민을 훔친 뒤 액체를 건조시킨 후(요리를 한다고 표현함), 갈아서 가루 형태로 만든다. 스페셜 K는 환각 증세를 유발하는데, 이는 감각 자극의 전달을 저해하기 때문이다. 뇌는 시각의 빈 공간을 다른 것으로 채우려 하는데, 여기에는 꿈, 기억, 왜곡된 감각 등이 있다. 케타민이 우리 몸에 미치는 영향은 PCP와 유사하지만 보다 예측하기 힘들며 혼란, 불안, 공격성, 조정력 결핍 등이 있다. 케타민의 효과는 엑스터시보다는 덜하지만 클럽 약물로서 인기가 상승하고 있다.[123]

샐비어

멕시코 남부가 원산지인 샐비어는 민트 식물에서 유래한 허브이다.[124] 샐비어의 주요 구성원인 셀비노린 A는 뇌의 화학 작용을 전환함으로써 환각 증세를 유발한다.[125] 비록 강력한 환각 증세가 나타난다고는 하지만, 상대적으로 짧은 시간 동안만 지속되며 30분 이후에는 사라진다고 한다.[126] 짧지만 강렬한 환각 증세는 종종 기분과 신체 감각의 변화와 함께 시각 인지, 감정 기복, 혼자가 된 기분, 자신과 현실을 왜곡되게 바라보는 현상을 동반한다.[127] 샐비어의 장기적인 효과에 대한 연구는 아직 부족한 편이다.

흡입제

흡입제(inhalant)는 그 증기가 흡입될 경우 환각 증세와 함께 약물에 취하고, 희열감을 느끼게 하는 화학물질이다. 흔히 약물로 여겨지지 않으며, 합법적으로 구매가 가능하고, 보편적으로 이용 가능하지만 매우 위험하다. 흡입제는 일반적으로 불법 약물을 구하기 어려운 청년층에게 상당히 유혹적이며, 몇몇의 오용된 제품에는 고무 시멘트, 모형 풀, 얼룩 제거제, 그리고 가솔린 등이 있다. 이러한 물질들의 대부분은 저렴하고 빠르게 작용하며 도취하게 하는 것을 찾는 이용자들에게 코를 킁킁거리거나 씩씩거리는 방식으로 이용된다. 혈관확장제인 아질산아밀, 아산화질소('웃음을 유발하는 기체'), 마취제 역시 때때로 남용된다.

이들은 흡입의 방식으로 이용되므로 여기에 함유되어 있는 휘발성 물질들은 단 몇 초 안에 혈류에 도달한다. 이러한 특징으로 인해 복용량을 통제하기가 쉽지 않은데, 이는 사람들이 개인마다 다른 허파와 호흡량을 가지고 있기 때문이다. 또한 흡입제가 매우 위험한 이유이기도 하다. 흡입제의 효과는 중추신경계 억제제와 비슷하다. 어지러움, 방향감 상실, 손상된 조정력, 판단력의 저하와 느려진 반응 속도 등이 있다.[128]

흡입제의 증기를 과도하게 마시게 되면 무의식 상태를 유발할 수 있으며 사망을 초래할 수도 있다. 이러한 효과들은 단지 몇 분만 지속되므로 이용자들은 수 시간 동안 흡입을 하게 되며, 이는 무의식과 죽음에 이르도록 할 수 있다.[129]

흡입제(inhalant) 냄새를 맡거나 흡입하여 높은 온도를 내는 화학 증기.

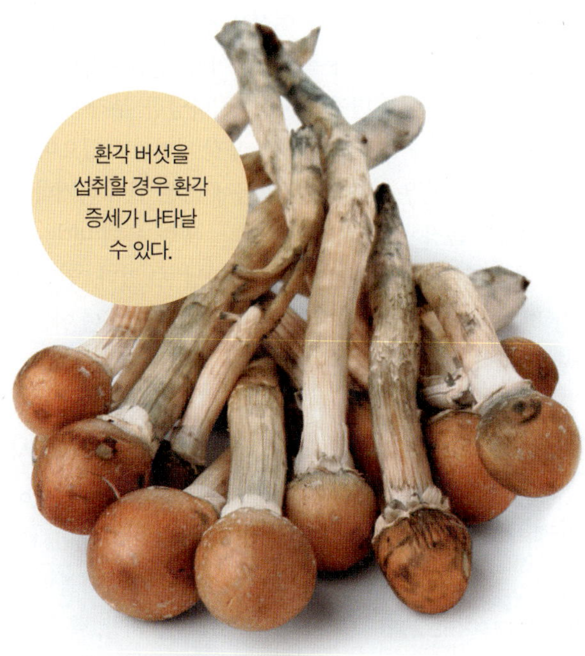

아나볼릭 스테로이드

아나볼릭 스테로이드(anabolic steroid)는 근육 성장과 근력을 향상시켜 주는 남성 호르몬인 테스토스테론의 인공적 형태이다. 스테로이드는 주입 가능한 용액 및 알약과 같이 두 형태로 존재할 수 있다. **에르고제닉 약물**(ergogenic drug)은 약물이 자신들의 장점과 힘, 무게, 속도, 운동수행능력의 향상을 가져올 수 있다고 믿는 사람들에 의해 주로 이용된다.

이전에 추산된 바로는 대학생 운동선수의 20%가 스테로이드를 이용한 적이 있다고 한다.[130] 오늘날 미국 대학체육협회(National Collegiate Athletic Association, NCAA)는 보다 엄격하게 약물 검사에 관한 규정을 정비했으며, 이에 따라 대학생 운동선수의 아나볼릭 스테로이드 이용은 감소했다. 2014년, 1%에도 못 미치는 대학생 운동선수들이 지난 12개월 동안 아나볼릭 스테로이드를 이용한 적이 있다고 말했으며,[131] 그 빈도는 주 1회였다. 이들 중 절반은 18세 이후 아나볼릭 스테로이드를 처음 경험했다고 말했다.[132] 대학교 캠퍼스 내에서 인지되고 있는 아나볼릭 스테로이드의 이용은 실제보다 훨씬 더 높다.[133] 2014년 설문조사에 따르면, 1% 미만의 학생들이 지난 30일 동안 아나볼릭 스테로이드를 복용한 적이 있다고 말했다.[134]

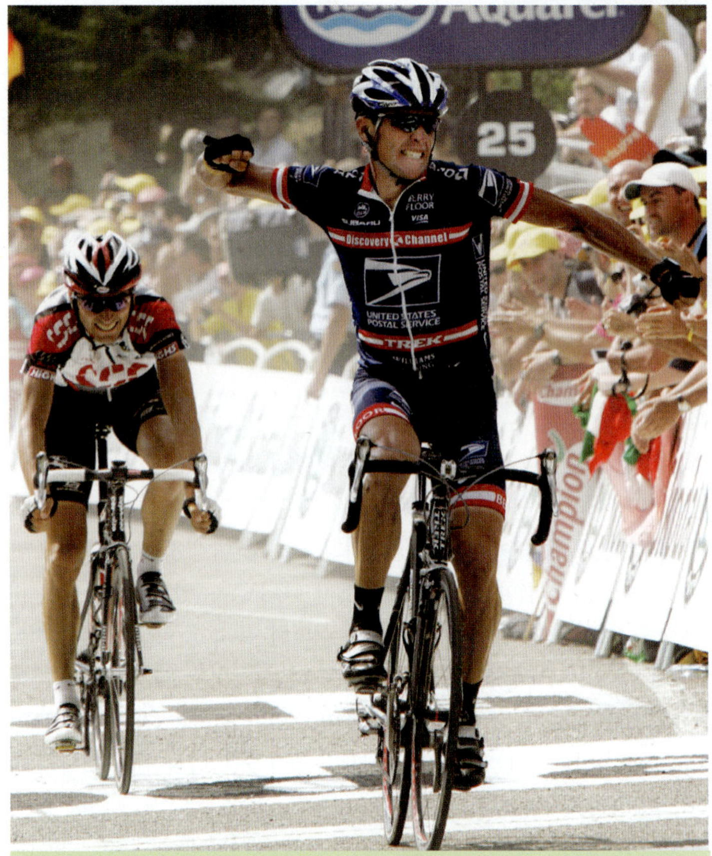

2012년, 7번의 투르 드 프랑스 타이틀과 2013년 올림픽 메달을 박탈당하고서야 사이클 선수 암스트롱(L. Armstrong)은 공식적으로 금지 약물의 복용과 부인의 시간들을 끝낼 수 있었다. 그는 일평생 사이클 타는 것을 금지당했으며, 미국 연방 정부와 다른 여러 사람들로부터 그의 범죄로 인해 피소당했다.

스테로이드가 신체에 미치는 영향

비록 스테로이드의 주된 효과가 정신적인 것은 아니지만, 아나볼릭 스테로이드는 남녀 모두에게 몸과 근육을 키움과 동시에 피로감의 저하와 희열감을 가져온다. 이러한 특징들은 스테로이드에 중독되게 한다. 이용자들이 스테로이드의 복용을 멈출 경우, 그들은 정신적인 금단 현상과 함께 때때로 심각한 우울증에 빠지거나 자살 시도로까지 이어지기도 한다.[135]

스테로이드를 복용하는 남성과 여성은 감정 기복(때때로 '스테로이드 분노'라고 불리는 공격성과 폭력성), 여드름, 간 손상, 증가된 콜레스테롤 수치, 콩팥 손상, 면역력 저하 등 다양한 부작용을 겪게 된다.[136] 또한 바늘을 통해 HIV나 간염을 옮길 위험성도 있으며, 여성이 과도한 양을 복용할 경우 저음, 얼굴과 몸에 많은 털이 나거나 남성형 탈모 등 남성적인 특징이 발달할 수도 있다. 또한 음핵 비대, 작은 가슴, 월경 주기의 변화 혹은 무월경 역시 나타날 수 있다. 건강한 남성이 복용할 경우, 테스토스테론의 생성이 억제될 수 있으며 이는 남성의 가슴 발달과 고환 위축을 가져온다.

아나볼릭 스테로이드(anabolic steroid) 근육 성장과 근력을 향상시키는 테스토스테론 호르몬의 인공적 형태.

에르고제닉 약물(ergogenic drug) 운동수행능력을 향상시킨다고 여겨지는 물질들.

스테로이드의 이용과 사회

1990년, 아나볼릭 스테로이드 관리법(Anabolic Steroids Control Act, ASCA)은 아나볼릭 스테로이드를 소유, 처방, 혹은 특정 질병의 치료 목적 외에 다른 용도로 사용하는 것을 범죄로 규정했다. 이를 어겼을 시, 처음인 경우 1년 수감 혹은 1,000달러의 벌금을 내야 하며, 두 번째의 경우 15일~2년간 의무적인 수감과 2,500달러의 벌금 지불, 세 번째의 경우 90일~3년간의 의무 수감과 2,500달러 이상의 벌금을 지불해야 한다. 스테로이드의 확산 시도에 대한 연방 정부의 처벌은 첫 번째의 경우 5년 이상의 수감과 함께 2년의 가석방, 25만 달러의 벌금을 지불해야 하며, 두 번째의 경우 10년 수감과 최소 4년의 가석방, 보다 많은 벌금을 지불해야 한다. 법으로 명시된 최대 처벌은 만약 초등학생이나 대학생과 같은 어린 연령층에게 스테로이드의 판매를 시도했을 때 2배가 될 수 있다.[137]

최근 몇 년간 사이클, 육상, 수영과 야구 등에서 높은 성적을 가진 운동선수들이 스테로이드의 복용 혹은 운동수행능력을 향상시켜 줄 수 있는 다른 여러 약물들의 복용을 의심받으며, 대중매체의 주목을 받고 있다. 100명이 넘는 러시아 육상선수들은 불법 약물 복용으로 인해 2016 하계 올림픽 출전이 금지되었다.

LO 6 약물 남용을 다루고 줄이는 방법

약물 남용과 중독이 미치는 사회적 영향을 방지하기 위한 공중 보건적 해결책 및 중독자들을 위한 치료와 회복 방법에 대해 논의하시오.

2015년, 2,080만 명(1/7)의 12세 이상 미국인들은 불법 약물과 알코올 문제에 대한 치료가 필요하다고 추산되었다.[138] 이들 중 오직 10%만이 치료를 받을 수 있다.[139] 약물 중독 혹은 특정 행위에 대한 중독으로부터의 회복은 장기적인 과정이며, 종종 복합적인 방식의 치료를 요한다. 일반적으로 첫 번째 과정은 중단—특정 행위를 삼가는 것—으로부터 시작한다. **해독**(detoxification)은 초반의 중단하는 기간을 의미하며, 이는 중독자들이 신체적 및 인지적으로 중독의 영향에서 자유롭도록 한다. 이는 실제적으로 회복 중인 모든 중독자들에게서 발생하며, 대부분의 중독자들이 불편함을 겪고, 몇몇 사람들에게는 위험할 수도 있다. 술과 헤로인, 옥시콘틴과 같은 진통제 등에 중독된 사람들이 특히 위험할 수 있다. 이러한 사람들에게 초기의 중단 과정은 의료적 감독이 필요한 뚜렷한 금단 현상이 나타나기도 한다. 이러한 이유로 대부분의 급하게 진행되는 치료 프로그램의 경우 치료가 시작되기 전 해독 과정에 대한 예방 조치를 취함으로써 안전하게 중단을 성취할 수 있도록 한다. 이 절에서 우리는 약물 남용에 대한 몇몇의 대표적인 치료 접근법에 대해 다룰 것이다.

지난 몇 년간의 연구 결과에 따르면, 치료를 통해 약물 중독자들이 중독에서 회복될 수 있었으며, 알코올과 약물, 건강에 대한 외과의사들의 일반적인 보고(2016)에는 약물남용장애를 다루는 치료 중재, 치료법, 서비스와 약의 효과성에 대해 나와 있다. 이러한 예시들은 다음과 같다.

어떻게 생각하는가?

왜 친구들과 가족들은 파괴적인 행동에 참여하는 사람들의 조력자와 상호의존자가 될 수 있는가?

- 고민하던 사람과 마주친 적이 있는가? 그렇다면 직면은 성공적인가?
- 중독에 대해 맞서고 싶은 사람과 사랑하는 사람에게 어떤 조언을 해주는 것이 좋은가?

- 약물남용장애는 효과적으로 치료될 수 있으며 당뇨병, 천식 및 고혈압과 같은 다른 만성질환의 재발률보다 높지 않다.
- 약물남용장애는 진료소에서 의료인과의 짧은 대화와 중재를 통해 단시간 내에 쉽게 파악된다.
- 약물남용장애에 대한 치료는 다른 어떤 치료보다도 장기적으로 보았을 때 비용이 적게 든다.
- 행동요법은 약물남용장애를 다루는 데 효과적이다.
- 약의 처방은 심각한 약물남용장애를 치료하는 데 효과적이지만 잘 이용되지 않는다.

치료 접근법

외래 환자 행동 치료는 주기적으로 진료소를 방문하는 사람들의 약물 남용 문제에 맞게끔 다양한 프로그램을 가지고 있다. 대부분의 프로그램은 개인 혹은 단체 약물 상담을 포함하고 있다. 입원 환자 치료 프로그램 역시 매우 효과적이며, 특히 심각한 약물 중독 문제를 가지고 있는 사람들에게 더욱 그렇다. 치료 커뮤니티는 상당히 체계적인 프로그램을 가지고 있으며, 입원 환자들은 6~12개월 동안 입원하며, 약물이 없는 삶을 위한 재사회화에 집중한다.

극심한 약물남용장애의 극복에 차도가 생긴 이후 재발의 위험을 15% 이하로 낮추는 데 4~5년의 시간이 걸리며, 일반적인 사람들이 약물 중독에 빠지는 데도 그 정도의 시간이 걸린다.[140] 만성질환 환자의 경우 약물 중독에서 차도가 생긴 상태를 유지하기 위한 관리 감독 체계를 제공하는 것이 추천된다. 이러한 지원 체계는 개개인이 해이한 자신들의 모습을 끊어 내기 위해 회복 과정에 동참함과 함께 자기 인식과 자기 연민에 더욱 집중하도록 도와준다. 동시에 중독으로 인해 그들이 겪는 어려움과 회복 과정에 참여하는 이유들을 인지하게 되고, 스스로에게 긍정적인 말과 행동을 함으로써 원래의 정상적인 모습으로 돌아올 수 있도록 지지해준다. 몇몇의 이러한 회복 지원 체계는 숙박, 교육, 함께하는 지원 그룹을 포함할 수 있다.[141] 마음챙김에 기반한 재발 방지에 대한 더 자세한 내용은 '마음챙김과 당신'을 참고하라.

어떻게 생각하는가?

운동선수의 스테로이드 복용을 허용하는 것이 그들의 업적을 무효화할 수 있다고 생각하는가?

- 스테로이드 혹은 다른 운동수행능력 향상을 위한 약물을 복용한 적이 있는 운동선수들이 어떠한 교육을 받아야 한다고 생각하는가?
- 만약 당신이 운동선수라고 한다면, 당신은 운동수행능력 향상을 위해 이에 도움을 주는 약물을 복용할 생각이 있는가?

12단계 프로그램

첫 번째 12단계 프로그램은 1935년 오하이오 주의 애크런에서 시작된 익명의 알코올 중독자들(Alcoholics Anonymous, AA)이다. 12단계 프로그램은 알코올 중독뿐 아니라 약물 남용과 다양한 중독 및 비정상적인 행동들에 대해 가장 광범위하게 사용되는 접근법이 되었다. 130가지 이상의 다양한 치료법들이 12단계 프로그램에 기반하고 있으며, 여기에는 익명의 수면제 중독자, 코카인 중독자, 메타암페타민 중독자, 도박 중독자, 알약으로 된 약물 중독자들이 포함된다.[142]

12단계 프로그램의 유일한 목적은 개인의 회복에 있기에 판단하지 않는 성격을 띤다. 12단계 프로그램에 참여하는 것은 심각한 문제를 다루는 데 있어 외부의 힘이 도움을 줄 수 있다고 인정하는 것과 함께 의식적으로 그 힘에 기대기도 하고, 결함들을 나열한 후 이로부터 벗어날 수 있는 방법들을 찾으

해독(detoxification) 약물 이용자 체내의 중독성 있는 물질 또는 물질에 대한 의존에서 해방시키는 과정.

마음챙김과 당신 — 중독을 회복하기 위해 마음챙김에 기반한 재발 방지

마음챙김은 중독의 회복 과정에서 재발을 방지하는 데 효과적인 방법이다. 주로 우울증을 치료하기 위해 쓰이는 마음챙김에 기반한 인지 치료(mindfulness-based cognitive therapy)와 유사하며, 마음챙김에 기반한 재발 방지(Mindfulness-Based Relapse Prevention, MBRP) 치료는 재발의 두 가지 주요 요인인 부정적인 감정과 갈망에 집중한다. MBRP는 일반적으로 8차례 진행되는 그룹 기반 프로그램이다. 원래는 치료 이후에도 관리가 필요한 사람들을 위한 치료 후 과정으로 만들어졌으나 회복 이후에도 지속적으로 관리해주는 방식으로 발전했다. 마음챙김과 인지-행동 재발 방지와의 통합에 대한 이론적인 배경은 마음챙김이 사람들로 하여금 감정에 덜 집착하게 만듦으로써 그들을 재발로 이끌 수 있는 휘몰아치는 욕구와 생각을 잠재우는 것이다. 감정적인 인식의 증가와 지루함과 같은 재발을 일으키는 요소들에 어떻게 반응하는지, 그리고 대처 방법의 진화와 함께 회복 과정에 있는 사람들은 약물 남용의 반복되는 유사한 순환을 어떻게 이겨낼지 배우게 된다. 만약 재발이 일어난다면, 마음챙김은 재발의 위험성을 높이는 죄책감과 부끄러움을 감소시키는 데 도움을 준다. 당신을 재발로 이끌거나 갈망하게 만드는 요소들을 명확하게 인지하고 싶다면, 다음과 같은 활동들을 시도해보자.

다음 한 주간 당신의 신체가 행복한 상황에 어떻게 반응하는지 주의를 기울여보라. 행복한 상황에서 신체 감각, 사고, 감정에 대해 자세히 살펴보고, 아래의 차트에 생각나는 한 최대한 자세히 기록하라. 적어도 하루에 한 번 행복한 일에 주의를 기울이도록 최선을 다하여라.

행복했던 사건들

	언제 행복했는가?	당신은 그 행복한 일이 일어나던 순간 동안 기쁨을 느꼈는가?	당신의 신체는 행복한 일을 경험하는 동안 어떻게 반응했는가?	행복했던 순간에 어떤 감정과 기분, 사고를 가지고 있었는가?	지금 행복했던 순간을 적으면서 당신은 어떤 생각이 드는가?
월요일					
화요일					
수요일					
목요일					
금요일					
토요일					
일요일					

Sources: C. Gregoire, "Mindfulness-Based Relapse Prevention Holds Promise for Treating Addiction," Science, 11/18/2015, http://www.huffingtonpost.com/entry/mindfulness-based-relapse-preventioninterview_us_5645fd24e4b08cda3488638b; S. Weerasinghe and S. Barotine, "Mindfulness for Addiction Recovery: A Cognitive Disciplinary Preventive Approach to Avoid Relapse in Substance Abuse," *Journalof Basic & Applied Sciences* 12 (2016): 81-91; Wired for Compassion, "Mindfulness Based Relapse Prevention: 8 Week Programme Course Handbook, http://www.wiredforcompassion.org.uk/wp-content/ uploads/2012/02/Mindfulness-relapse-prevention-workbook.pdf.

며, 과거에 해를 끼쳤던 사람들에게 용서를 구하고, 같은 문제를 겪고 있는 다른 사람들을 도와주는 것을 포함한다. 여기에는 비용이 발생하지 않으며 원하는 사람은 누구나 참여할 수 있다.

회복 지도 코칭

회복 지도는 중독 분야에서 비교적 최근에 등장한 개념이다. 회복 지도자는 치료를 제공하는 사람들은 아니지만 치료 과정의 낙오자들이 사회 자원들로부터 떨어지지 않을 수 있도록 도와준다. 회복 지도자들의 의무는 4가지 형태의 지원을 제공하는 것인데, 여기에는 감정적 지지, 정보 지원, 건강과 사회 서비스를 이용할 수 있도록 도움을 주고, 건강한 사회적 유대 관계와 여가 활동을 찾는 데 도움을 주는 것이 있다.[143]

사회적이고 즐거운 대중매체 지원 체계

회복 과정에 있는 사람들을 위한 사회적이고 즐거운 프로그램들이 갈수록 늘어나고 있다. 이러한 프로그램은 술 혹은 다른 약물에 취하지 않은 상태를 보다 쉽게 유지하도록 도와준다. 카페, 클럽 하우스, 운동 경기, 음악가 모임, 예술과 영화 모임 등과 같은 프로그램, 혹은 사업은 대체제로 이용될 수 있는 단지 몇 가지 예시들이다.

대중매체, 핸드폰의 건강 관리 어플, 그리고 특정한 온라인 회복 프로그램은 회복 과정에 있는 사람들에게 사회적 지원을 제공해줄 수 있다. 다른 사람들과 사회적 상호작용과 지원, 친구 관계를 잘 맺는 능력은 회복 과정에서 겪을 수 있는 고독을 완화시키는 데 도움을 준다. 연구에 따르면, 이러한 신흥의 방법들이 재발을 방지하고 회복 과정에 있는 사람들을 지지하는 데 긍정적이라고 말하고 있다.[144]

중독성 있는 약물에 대한 백신

백신은 약물이 가져오는 효과들에 대해 면역을 생성함으로써 그 유혹을 이겨내고 동기부여를 덜 받도록 하는 잠재력을 가지고 있다. 아편과 헤로인 중독을 다루기 위해서는 두 가지 백신이 치료 과정에서 이용

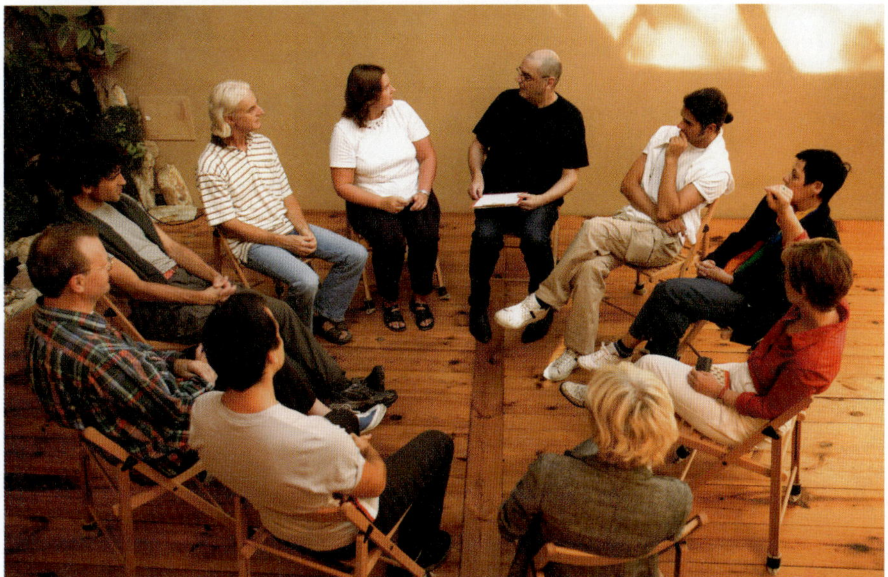

대부분의 중독자들에게 회복은 길고 어려운 과정이다. 일부 사람들에게는 인생의 긴 여정이 될 수도 있으며, 치료법은 종종 익명의 알코올 중독자들, 익명의 약물 중독자들과 같은 그룹 미팅과 기타 12단계 프로그램의 형식을 띤다.

된다. 첫 번째 백신은 면역체계를 자극하여 헤로인을 공격하고, 이를 우리 몸으로부터 제거한다. 두 번째 백신은 헤로인이 뇌에 도달하지 않도록 막으며 HIV 감염을 방지한다.[145]

현재 개발 단계 중에 있는 유망한 코카인 백신은 면역체계를 자극함으로써 이용자들로 하여금 약물에 도취한 상태를 막아주며, 사람을 대상으로 한 임상시험이 곧 시작될 예정이다. 니코틴과 메타암페타민을 위한 백신도 현재 개발 단계에 있다.[146]

기타 약물 치료

메타돈 유지제는 헤로인과 아편에 중독된 사람들을 위해 이용 가능한 치료법 중 하나이다. 메타돈은 합성 진정제로 아편과 화학적으로 비슷하며 떨림 증상, 오한, 구토, 금단 현상으로 인한 심각한 복통 등을 조절할 수 있다. 메타돈의 복용량은 중독자들이 이를 복용하기를 중단한 이후로 일정 기간의 시간 동안 감소하고 있다.

메타돈 유지제는 중독이 될 수 있는 잠재성이 있어 그 사용에 논쟁의 여지가 있다. 비평가들은 치료 프로그램이 단지 한 약물에 대한 중독을 다른 약물에 대한 중독으로 대체하는 것밖에 되지 않는다고 주장한다. 지지자들은 메타돈 유지제를 복용하는 사람들은 헤로인 중독자들보다 그들의 생활 습관 유지를 위해 범죄 활동에 덜 기여한다고 주장한다. 이러한 이유로 메타돈 유지제를 이용한 여러 프로그램들은 주 혹은 연방 정부로부터 재정적 지원을 받으며 무료 혹은 적은 금액으로 참여 가능하다.

아편 길항제인 날트렉손(트렉손)은 치료제로 승인받았으며, 이는 아편이용장애와 알코올중독장애를 다루기 위해 사용된다. 날트렉손은 회복 과정에 있는 중독자들이 헤로인에 대한 충동을 느끼지 않고, 만약 그들이 헤로인을 복용하더라도 완전 도취 상태에 빠지지 않게 되어 더 이상 헤로인을 이용할 필요성을 느끼지 못하도록 한다.[147]

수많은 새로운 약물을 이용한 아편 의존성에 대한 치료법이 생겨나고 있다. 또 다른 새로운 약물을 이용한 치료법인 부프레노르핀은 순하고 중독성이 없는 합성 아편이다. 이는 메타돈처럼 금단 현상과 헤로인을 향한 갈망을 막는 방법으로 작용하지 않는다. 부프레노르핀의 장점 중 하나는 중독자로 하여금 진료소 혹은 약국을 방문하여 약을 받지 않고 집에서도 복용 가능하다는 것이다.

대학생들을 위한 약물 치료와 회복

갈수록 많은 대학교 캠퍼스에서 학생들을 위한 회복 프로그램을 제공한다. 이러한 프로그램들은 학교별로 차이가 있지만 대부분 회복 과정에 있는 학생들을 위한 기숙사 혹은 특별 구역, 상담 서비스와 캠퍼스 내에서의 만남, 여러 교육적 및 사회적 지원을 제공한다. 이러한 프로그램에 참여하는 많은 학생들은 우울증과 식이장애뿐 아니라 중독된 약물이용장애와 같이 치료를 힘들게 할 수 있는 정신 건강 문제를 겪고 있을 수 있다.[148]

초반의 중재는 치료의 성공 가능성을 높일 수 있다. 약물에 대한 의존성과 남용의 심각성에 따라 치료 과정에 있는 학생들은 학교로부터 떨어져 약물 재활 기숙 시설에서 시간을 보낼 것을 권고받기도 한다. 약물 중독 치료가 필요한 대학생들은 회복 과정에 있는 다른 성인들과 크게 다르지 않지만 비슷한 교육 환경을 가진, 비슷한 연령대의 사람들과 함께 공동체를 이룬다는 장점이 있다. 개인 치료, 그룹 치료, 인지 훈련, 영양 상담, 그리고 건강을 위한 치료법들은 모두 회복을 돕는 데 이용될 수 있다.

미국 내의 약물 오용 및 남용 문제 다루기

불법 약물 이용은 미국에서만 연간 1,930억 달러에 달한다.[149] 이 중 110억 달러는 건강 관리, 1,200억 달러는 생산성 손실, 그리고 610억 달러는 범죄 조사와 기소, 감금과 여러 형사 행정 비용으로 쓰인다.[150] 미국인들은 이러한 지속되는 불법 약물 이용 문제에 놀라고 있으며, 대중을 대상으로 한 설문조사의 응답자들은 정부가 헤로인, 코카인과 같은 불법 약물 이용자들을 위한 치료에 집중할 필요가 있다고 응답하였다. 비폭력적인 약물 범죄에 대한 의무적인 형벌의 선고를 없애자는 주장이 갈수록 증가하고 있다. 여러 전략들이 지식과 태도, 좋은 결정을 할 수 있는 기술 등을 제공함으로써 개개인을 도와주는 방지 전략을 포함하고 있다. 다른 접근법들은 공동체 방지 전략의 이용을 장려하는데, 이는 더욱 쉽게 건강한 방식으로 행동하도록 한다. 이러한 전략들은 공동체의 리더, 부모님, 그리고 개인의 태도와 공동체 규범을 바꾸기 위해 함께 하는 지역 공무원 등을 포함한다.[151] 안전 문제를 다루기 위해서 여러 고용주들이 약물 중독 테스트를 필수로 하며, 소변 검사의 정확성에 대한 논란에도 불구하고 이는 가장 대표적으로 이용된다.

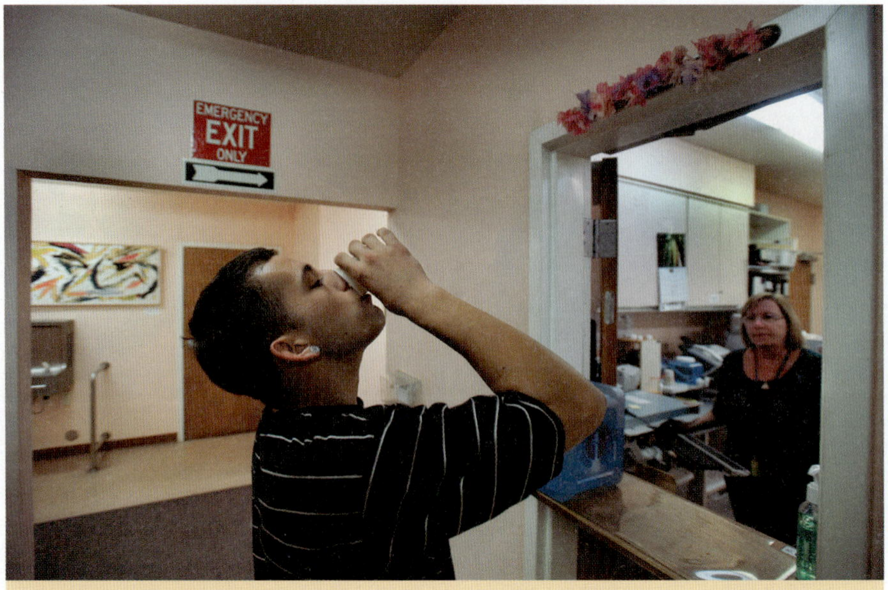

메타돈은 합성 진정제로 헤로인 금단 현상으로 인한 여러 효과들을 억제한다. 메타돈은 비록 진정제로 진료소와 약국 직원의 관리 감독하에 이용되어야 하지만 헤로인 중독자들로 하여금 정상적인 삶을 영위할 수 있도록 도와준다.

이러한 모든 접근법들이 어느 정도 도움을 줄 수는 있지만, 문제 해결을 위한 완벽한 해결책은 아니다. 약물 남용은 수천 년 전부터 인간 행동의 일부였으며 미래에도 사라지지 않을 것이다. 이러한 이유로 우리는 우리 스스로를 교육하고 자기 훈련을 함으로써 위험한 약물 의존성을 피할 필요가 있다.

일반적으로 약물 교육 분야의 연구자들은 다양한 접근법이 최고라는 사실에 동의한다. 젊은 사람들은 약물의 이용, 오용 및 남용의 차이에 대해 배울 필요가 있으며, 겁을 주는 방식이 아닌 정확한 사실에 대한 설명이 필요하다. 강연과 도덕적 설명은 효과가 없다고 입증되었다.

자가 평가

당신은 약물 중독으로 인한 문제들을 겪고 있는가?

다음 질문을 답함으로써 당신이 약물 중독 문제를 겪고 있는지 알 수 있을 것이다.

예	아니요	
___	___	1. 지난 한 해 수업, 직장, 혹은 집에서 집중하는 것에 대한 어려움을 겪은 적이 있는가?
___	___	2. 약물 이용을 줄여야겠다고 생각해본 적이 있는가?
___	___	3. 약물 이용으로 인해 의식을 잃거나 플래시백을 경험한 적이 있는가?
___	___	4. 사람들이 약물 이용을 지적함으로써 당신을 불편하게(짜증, 화 등) 한 적이 있는가?
___	___	5. 약물 이용으로 인해 구속되거나 법적 문제 상황에 놓인 적이 있는가?
___	___	6. 약물 이용으로 인해 친구를 잃은 적이 있는가?
___	___	7. 약물 이용으로 인한 불쾌감 혹은 죄책감을 느낀 적이 있는가?
___	___	8. 스스로 약물 문제에 빠질 수 있다고 생각해본 적이 있는가?

만약 위의 질문들 중 하나라도 '예'라고 답한 것이 있다면, 캠퍼스 내 상담 센터에서 상담사 혹은 의료인과 상담을 해볼 필요가 있다.

Source: Hazelden Betty Ford Foundation, "Do You Need to Talk to Someone about a Drug, Alcohol or Mental Health Problem?," 2016, http://www.hazelden.org/web/public/talk_about_drug_alcohol_mental_health.page.

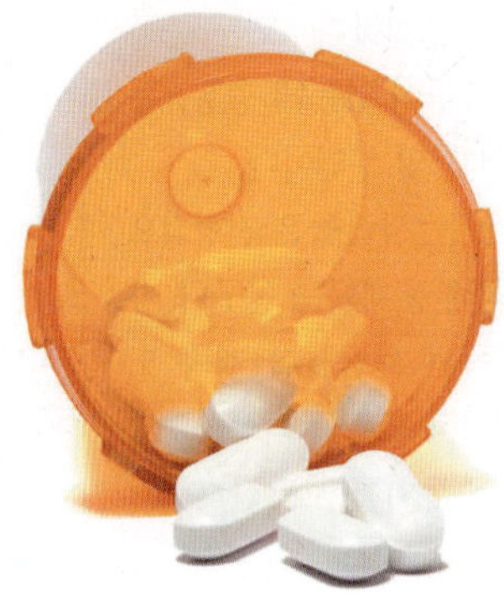

변화를 위한 여러분의 계획

자가 평가 활동은 약물에 지배를 받고 있거나 약물 문제를 겪고 있다는 증거들을 보여준다. 위의 결과에 근거하여 당신의 건강에 해로울 수 있는 몇몇의 특정한 행동들을 변화시킬 필요가 있다.

오늘, 당신은 할 수 있다.

- ☐ 누군가가 당신에게 약물을 준다고 했을 때 거절할 수 있는 여러 방법들에 대해 생각하라. 머릿속으로 이러한 상황이 왔을 때의 시나리오를 상상하라.
- ☐ 당신이 속한 사회적 그룹에서의 약물 이용 패턴에 대해 생각하라. 그들의 약물 이용으로 인해 불편했던 적이 있는가? 그들과 함께 있으면 약물 이용을 피하는 것에 어려움을 겪는가? 만약 그렇다면, 사회적 관계를 넓힐 수 있는 방법을 모색하라.

다음 2주 안에, 당신은 할 수 있다.

- ☐ 캠퍼스 내에 있는 건강 관리 센터에 들러 약물 치료 프로그램이나 당신이 참여할 수 있는 지원 그룹이 있는지 알아보아라.
- ☐ 만약 당신 혹은 가까운 친구의 약물 이용이 걱정된다면 상담사와 약속을 잡고 이 부분에 대해 대화하도록 하라.

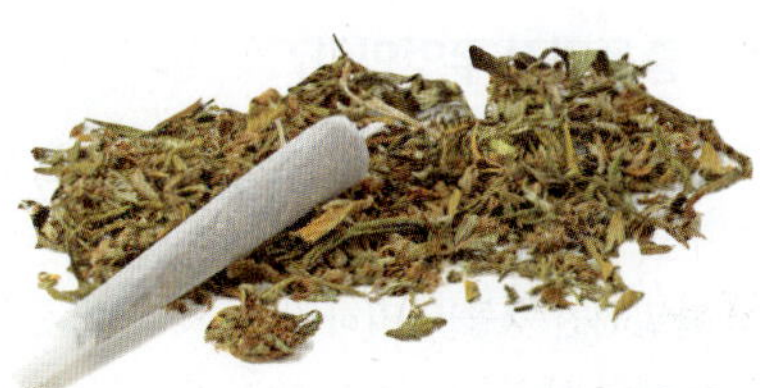

학기말까지, 당신은 할 수 있다.

- ☐ 유흥을 목적으로 약물 남용에 의존하지 않는 동아리, 활동, 사회 그룹에 참여하라.
- ☐ 만약 약물 문제를 겪고 있다면, 치료 프로그램에 참여하도록 노력하라. 당신이 문제를 겪고 있다는 것과 이 문제를 극복하기 위해 타인의 도움이 필요하다는 사실을 인지하라.

학습 계획

복습

LO 1 | 중독이란 무엇인가?

- 중독이란 부정적인 결과에도 불구하고 어떤 특정 약물이나 활동을 계속 하는 것으로 그만둘 경우 금단 현상을 경험한다. 모든 중독은 네 가지 보편적인 증상이 있는데 충동, 통제력 상실, 부정적인 결과 및 부인이다.
- 상호의존적인 관계에 있는 사람들은 전형적으로 중독자의 행동에 의해 통제되는 친구나 가족 구성원들이다. 중독된 사람들을 계속 도울 수 있는 사람은 의식적 혹은 무의식적으로 자신의 행동으로부터 중독자를 보호한다.

LO 2 | 중독적인 행위들

- 중독 행동은 도박, 충동적인 구매, 운동 중독, 기술 중독, 일중독과 충동적인 성행동 등을 포함한다.

LO 3 | 약물이란 무엇인가?

- 약물은 신체 내의 화학 작용을 통해 마음 혹은 신체의 구조와 기능에 영향을 미치는 식품이 아닌 물질이다. 대부분 모든 향정신성 약물은 뇌의 신경전달에 영향을 미친다.
- 약물은 6분류로 나뉜다: 처방전을 필요로 하는 약물, 처방전이 필요 없는 약물, 기분 전환용 약물, 약초 조제물, 불법 약물과 상업적 약물. 흡수 과정은 구강 섭취, 흡입, 주사(정맥, 근육 내, 피하주사), 경피성, 좌약을 이용하기 등이 있다.

LO 4 | 약물의 오남용

- OTC 약물은 처방전이 필요 없는 약물이다. 수면제, 감기약, 다이어트 약 등과 같은 OTC 약물은 중독될 수 있다.
- 처방전이 필요한 약물의 남용은 항상 많이 일어나는데, 특히 대학생 사이에서 그렇다. 마리화나만 흔히 남용된다. 처방약 중 가장 흔히 남용되는 약물은 아편/마취제, 진정제와 자극제이다.
- 사람들은 계속해서 불법 약물을 이용해왔다. 1980년대 중반부터 1990년대 초까지 약물 이용이 감소했으며, 현재까지 유지되고 있다. 그러나 최근 젊은 사람들의 약물 이용이 증가하고 있다.

LO 5 | 대표적인 약물 남용

- 약물 남용(불법과 합법 모두)은 자극제를 포함하는데 마리화나, 마취제/진정제, 환각제, 흡입제와 아나볼릭 스테로이드가 있다. 이들은 각각 다른 위험성과 효과를 가진다.

LO 6 | 약물 남용을 다루고 줄이는 방법

- 치료는 약물 혹은 중독 행동에 대한 중단에서 시작된다. 치료 프로그램은 입원 혹은 통원으로 이어지고 개인, 단체, 가족 치료 및 12단계 프로그램이 가능하다.
- 약물 문제는 범죄와 보험료 인상으로 모든 사람에게 영향을 미친다. 연구자들은 다양한 방법으로 약물 오용과 남용에 접근하는 것이 가장 좋다고 말한다.

깜짝 퀴즈

LO 1 | 중독이란 무엇인가?

1. 다음 중 중독의 특징으로 옳지 않은 것은?
a. 부인
b. 자멸적인 행동 인지하기
c. 통제력 상실
d. 특정 물질 혹은 행동에 대한 강박

LO 2 | 중독적인 행위들

2. 중독 과정의 예시로 옳은 것은?
a. 코카인 중독
b. 도박 중독
c. 마리화나 중독
d. 카페인 중독

LO 3 | 약물이란 무엇인가?

3. 레베카는 많은 약을 복용하는데, Prinvil(항고혈압성 약물), 인슐린(당뇨병 치료약), Claritin(항히스타민제)가 그것이다. 이는 어떤 것에 대한 예시인가?
a. 상승작용
b. 불법 약물 이용
c. 다중약물 이용
d. 길항작용

4. 교차내성은 언제 일어나는가?
a. 약물이 같은 수용체 부위에 부착하여 하나의 활동이 다른 활동을 막을 때
b. 수용체 부위에 존재하는 약물에 의해 다른 약물의 영향이 제거되거나 감소될 때
c. 한 사람이 한 약물에 생리적 내성이 생기고 특정 약물에 대해 비슷한 내성을 보일 때
d. 하나씩 섭취했을 때 통상적으로 나타나는 효과가 가중되어 2개 이상의 약물이 상호작용하여 영향을 미칠 때

LO 4 | 약물의 오남용

5. 약물을 과다 복용하는 것을 무엇이라고 하는가?
a. 약물 오용
b. 약물 중독
c. 약물 내성
d. 약물 남용

6. 다음 중 약물 오용이 아닌 경우는?
   a. 약물에 대한 내성이 생긴다.
   b. 친구의 처방전을 갖고 대신 처방을 받는다.
   c. 권고한 양보다 더 많은 양의 약을 복용한다.
   d. 처방받은 약의 사용법을 따르지 않는다.

LO 5 | 대표적인 약물 남용

7. 다음 중 자극제로 분류된 약물은?
   a. 메타암페타민
   b. 알코올
   c. 마리화나
   d. LSD
8. 향정신성 약물인 메스칼린은 어떤 식물에서 구해지는가?
   a. 버섯
   b. 페요테 선인장
   c. 마리화나
   d. 벨라도나(belladonna)

LO 6 | 약물 남용을 다루고 줄이는 방법

9. 일반적으로 약물 치료의 첫 단계는 무엇인가?
   a. 인지 치료
   b. 행동 치료
   c. 재사회화
   d. 해독
10. 다음 설명 중 옳지 않은 것은?
   a. 10명 중 1명이 약물 남용에 대해 치료를 받는다.
   b. 약물남용장애에 대한 치료를 받지 않는 것보다 받는 것이 장기적으로 봤을 때 경제적이다.
   c. 약물남용장애에 대한 식별은 치료 센터의 출입에 복잡한 검사를 필요로 한다.
   d. 약물 치료는 심각한 약물남용장애에 대해 효과적일 수 있다.

생각해보기

LO 1 | 중독이란 무엇인가?

1. 중독이 친구와 가족에게 어떤 영향을 미치는지 토론하라. 중독자의 회복 유지에 가족과 친구들은 어떤 역할을 하는가?

LO 2 | 중독적인 행위들

2. 과정 중독과 약물 남용 중독은 어떻게 다른가?

LO 3 | 약물이란 무엇인가?

3. 상승작용과 길항작용에 대해 설명하라.
4. 약물은 왜 그리고 어떻게 작용하는가? 서로 다른 약물이 뇌의 화학 작용과 상호작용하는 것의 차이는 무엇인가?

LO 4 | 약물의 오남용

5. 불법 약물을 이용하는 것에 원인이 있다고 생각하는가? 당신은 약물에 대한 현행법을 고칠 것인가? 약물의 합법 사용과 불법 사용의 기준을 어떻게 둘 것인가?
6. 왜 젊은 사람들이 처방약을 남용한다고 생각하는가? 처방약을 남용하는 것이 불법 약물을 사용하는 것보다 덜 위험한가? 왜 그런가? 당신은 이게 편견인지 사실인지에 대해 어떻게 생각하는가?

LO 5 | 대표적인 약물 남용

7. 왜 요즘 사람들은 마리화나가 위험하지 않다고 생각하는가? 마리화나 합법에 찬성하고 반대하는 사람들의 쟁점은 무엇인가?
8. 일부 약물들이 화학적, 문화적 및 심리적으로 더 중독성 있다고 생각하는 근거는 무엇인가?

LO 6 | 약물 남용을 다루고 줄이는 방법

9. 고등학생과 대학생 사이에서 약물 남용에 대해 어떤 프로그램이 효과적이라고 생각하는가? 고등학생과 대학생의 치료 프로그램에 어떤 차이를 둘 수 있는가?

7

책임감 있는 음주와 금연

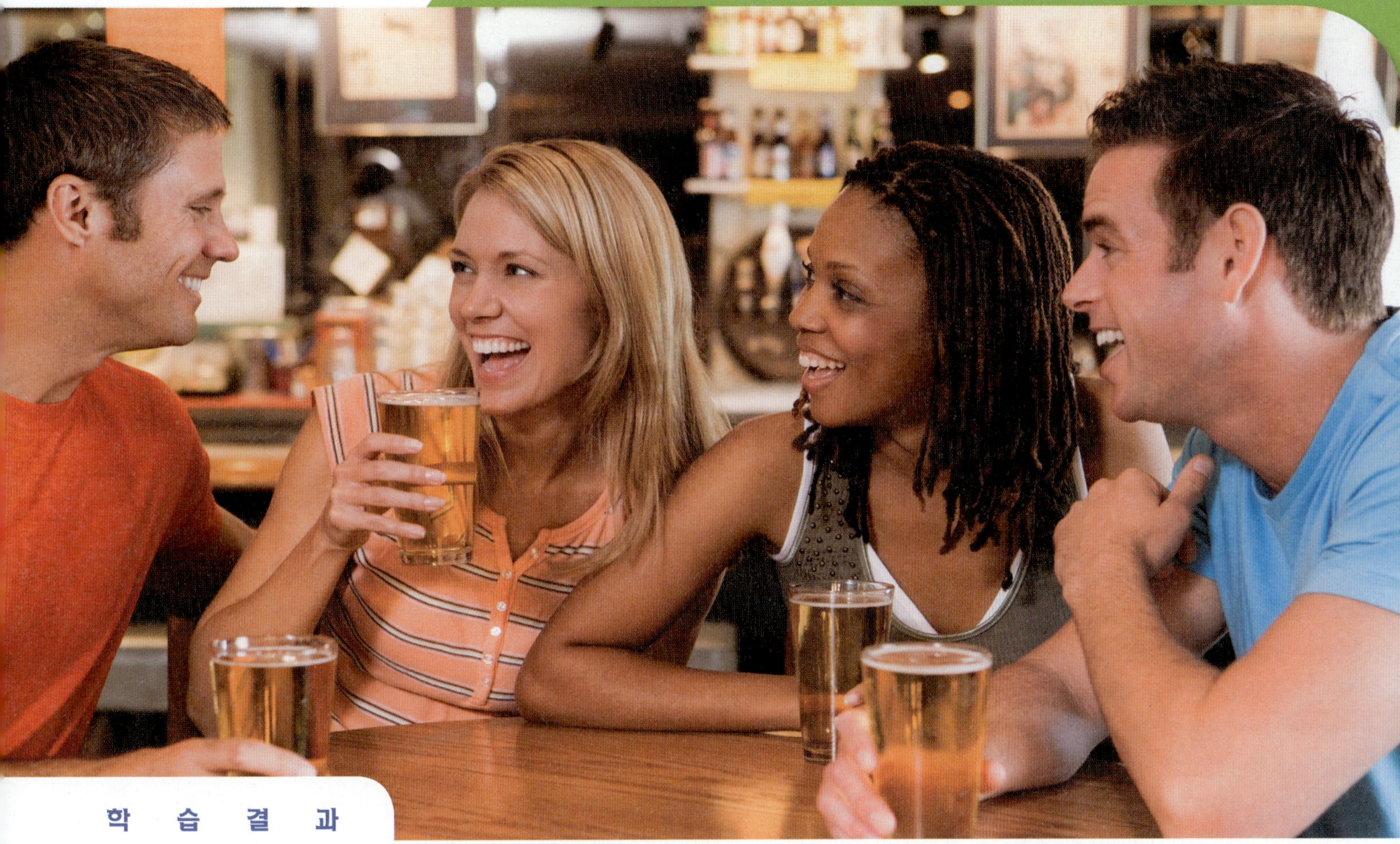

학 습 결 과

LO 1 흡수와 대사, 혈중 알코올 농도를 포함하여 알코올의 생리적 및 행동적 영향에 대해 설명하시오.

LO 2 알코올 섭취의 단기적 및 장기적인 영향을 확인하시오.

LO 3 대학생의 음주 패턴, 책임감 있는 음주를 위한 실용적인 전략, 캠퍼스 및 사회의 음주에 대한 강요에 대처하는 방법을 설명하시오.

LO 4 알코올 사용장애와 그 위험 요인, 원인 및 사회에 대한 비용을 설명하고 치료를 위한 옵션에 대해 논의하시오.

LO 5 일반적으로 미국, 특히 대학생들의 흡연율에 대해 토론하고 흡연 및 금연과 관련된 사회적, 정치적 문제를 설명하시오.

LO 6 다양한 유형의 담배 제품과 함유된 화학물질을 식별하고 신체에 미치는 영향을 설명하시오.

LO 7 담배 제품 사용 및 환경 속의 담배 연기와 관련된 건강상의 위험 및 신체적 영향을 설명하시오.

LO 8 금연의 방법과 이점에 대해 논의하시오.

왜 관심을 가져야 하는가?

알코올은 단순한 음료가 아니다. 사용 중인 다른 약물과 상호작용할 수 있는 약물이다. 알코올과 처방약을 함께 복용하면 알코올 중독, 무의식, 호흡곤란 및 사망과 같은 심각한 의료 문제가 발생할 수 있다. 또한 생명을 위협하는 건강상의 악영향에도 불구하고 흡연을 포기하지 못할 경우에는 흡연이 사회에 미칠 수 있는 부정적인 영향을 고려해야 한다. 대중매체에서 보여지는 흡연은 화려하고 멋있어 보일 수 있지만, 실제로 흡연은 호흡, 머리카락 및 의복 냄새를 악화시킨다. 또한 조기에 피부가 노화되고 치아가 노랗게 변한다. 또한 발기를 억제하고 유지하는 능력을 방해할 수 있다.

우리 중 많은 사람들이 위험한 약물을 생각할 때 자동으로 헤로인이나 코카인과 같은 불법 약물을 생각한다. 그러나 실제로는 사회적으로 허용되는 두 가지 약물(알코올과 담배)로 인해서 훨씬 많은 사람들이 사망한다. 실제로 매년 알코올의 남용으로 약 88,000명이 사망—불법 약물의 2배[1]—하고, 흡연은 미국에서 예방할 수 있는 사망의 가장 큰 원인으로서 1년에 약 48만 명이 사망하고 있다.[2]

LO 1 알코올: 개요

흡수와 대사, 혈중 알코올 농도를 포함하여 알코올의 생리적 및 행동적 영향에 대해 설명하시오.

역사를 통틀어 인간은 사교 모임에서 종교 의식에 이르기까지 모든 일에 술을 사용해왔다. 알코올 소비는 많은 전통과 결합되어 있으며 적당한 음주는 축하나 특별한 시간을 더욱 뜻깊게 보낼 수 있다. 연구에 따르면, 와인처럼 매우 낮은 수준의 알코올 소비는 실제로 노인의 건강 위험을 낮출 수 있다고 보고되었다.[3] 이처럼 알코올은 일부 사람들의 삶에서 긍정적인 역할을 할 수 있지만, 무엇보다 신체적 및 정신적 행동에 영향을 미치는 화학물질이다. 알코올은 약물이기 때문에 책임감 있게 사용하지 않으면 위험할 수 있다.

미국인의 절반 이상이 정기적으로 주류를 섭취하고 있으며, 약 21%는 음주를 하지 않는 것으로 나타났다.[4] 음주를 하는 사람들의 소비 패턴은 다양하다. 많은 남성들이 정기적인 음주를 하고, 일반적으로 여성보다 더 많이 마신다. 백인은 백인이 아닌 사람들보다 거의 또는 매일 음주를 하는 경향이 있다. 술을 마시지 않는 사람은 여성, 아시아계 미국인, 또는 아프리카계 미국인일 가능성이 높다. 가난한 가정의 성인은 부유한 가정의 성인보다 평생 금주를 할 가능성이 2배 이상 높다.[5]

에틸알코올[ethyl alcohol, 에탄올(ethanol)] 알코올음료로 취성 물질의 발효에 의해 생성된 중독성 약물.

발효(fermentation) 효모 유기체가 에탄올을 생산하기 위해 식물 당분을 분해하는 과정.

증류(distillation) 알코올 증기를 응축하여 물과 섞어 도수가 높은 주류를 만드는 과정.

프루프(proof) 음료수 내 알코올 비율의 측정, 프루프는 음료 내 알코올 비율의 2배임.

표준 음료(standard drink) 약 30 ml의 순수 알코올이 함유된 음료의 양.

> 18세 이상 인구의 86%가 삶의 어느 시점에서 술을 마신다고 보고한다.

알코올의 화학성분 및 효능

맥주, 와인, 주류 및 리큐어의 취성 물질은 **에틸알코올**(ethyl alcohol) 또는 **에탄올**(ethanol)이다. 효모 유기체가 식물 당분을 분해하여 에탄올과 이산화탄소를 생성하는 **발효**(fermentation)라고 불리는 과정에서 생산된다. 맥주와 와인의 경우 발효 과정이 끝난다. 도수가 높은 주류는 **증류**(distillation)를 통해 생성되는데, 이 과정에서 알코올 증기를 응축시키고 물과 혼합하여 최종 생성물을 만든다.

알코올음료의 **프루프**(proof: 증류주의 알코올 농도를 나타내는 단위)는 음료의 알코올 비율과 강도에 대한 척도이다. 알코올 비율은 주어진 프루프의 절반이다. 예를 들어, 80프루프의 위스키는 40% 알코올이고, 100프루프의 보드카는 50% 알코올이다. 같은 양이라면 낮은 프루프의 술이 높은 프루프의 술보다 알코올 도수가 낮은 것이다. 대부분의 와인은 주법과 맥주 종류에 따라 12~15% 알코올이며, 대부분의 맥주는 2~8% 알코올이다.

알코올 소비에 관해 논의할 때 연구자들은 보통 **표준 음료**(standard drink)에 관해서 이야기한다. 국립 알코올 남용 및 중독 연구소(National Institute on Alcohol Abuse and Alcoholism, NIAAA)에서 정의한 표준 음료는 약 30 ml의 순수 알코올(약 0.6액량 온스 또는 1.2테이블스푼을 포함하는 음료)이다(그림 7.1 참고). 표준 음료의 실제 양은 다음 프루프에 따라 다르다. 355 ml 캔맥주와 45 ml의 보드카는 같은 양의 알코올(약 0.6액량 온스)을 함유하고 있기 때문에 하나의 표준 음료로 간주한다. 표준 음료를 측정하여 혈중 알코올 농도를 추정하는 경우 음료의 양과 프루프를 명심해야 한다. 예를 들어, 지난 주말 야구장에서 맥주를 1잔만 구입했을 수 있지만 651 ml 컵에 들어간 경우 실제로 2잔의 표준 음료를 섭취한 것이다.

표준 음료 당량 (및 % 알코올)	대략적인 표준 음료 계산
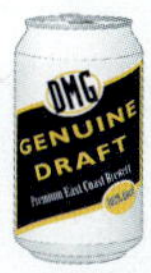 맥주 = 355 ml (~5% 알코올)	355 ml = 1 473 ml = 1.3 651 ml = 2 1,182 ml = 3.3
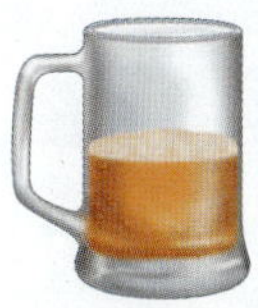 맥아액 = 251 ml (~7% 알코올)	355 ml = 1.5 473 ml = 2 651 ml = 2.5 1,182 ml = 4.5
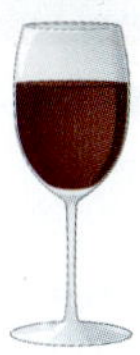 테이블와인 = 148 ml (~12% 알코올)	750 ml 병 = 5
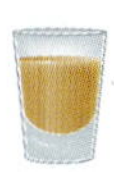 80프루프스피릿 (진, 보드카 등) = 44 ml (~40% 알코올)	혼합 음료 = 1 또는 그 이상 파인트(473 ml) = 11 다섯 번째(750 ml) = 17 1.75 L = 39

그림 7.1 표준 음료란?

*주의: 도수가 높은 주류로 만든 단일 혼합 음료에서는 표준 음료의 수를 추정하기가 어려울 수 있다. 주류 유형 및 레시피와 같은 요인에 따라 혼합 음료에는 1~3개 이상의 표준 음료가 포함될 수 있다.

Source: Adapted from National Institute on Alcohol Abuse and Alcoholism, *Rethinking Drinking: Alcohol and Your Health*, NIH Publication No. 15-3770 (Bethesda, MD: National Institutes of Health, Revised 2016).

흡수와 대사

대부분의 음식과 약물에서 발견되는 화합물은 혈액에 흡수되기 전에 소화를 통해 분해되어야 하며, 알코올 분자는 흡수하기에 충분히 작다. 섭취한 알코올의 약 20%가 위 내벽을 통해 혈액으로 확산되며, 거의 80%가 소장의 내벽을 통과한다. 매우 적은 양의 알코올은 입안을 통해 흡수된다.

신체가 알코올을 얼마나 빨리 흡수하는지에 영향을 미치는 여러 요인들이 있다: 음료의 알코올 농도, 소비하는 알코올의 양, 위 속의 음식량, 대사, 체중, 기분. 음료의 알코올 농도가 높을수록 더 빨리 흡수된다. 일반적으로 와인과 맥주는 증류주보다 느리게 흡수된다.

샴페인 및 탄산 와인과 같은 알코올음료는 탄산이 없는 음료보다 더 빠르게 흡수된다. 탄산음료와 혼합되어 제공되는 음료는 소장으로의 위 내용물 통과를 제어하는 유문판이 이완되어 위 내용물을 소장으로 더 빠르게 보낸다. 이는 소장에서 알코올의 최대 흡수가 발생하기 때문에 탄산음료는 흡수율을 증가시키게 된다. 고농도의 알코올을 섭취하는 사람에게는 유문판이 폐쇄 위치에 있을 수 있다. 유문경련 중에는 알코올이 위에 갇히게 되어 자극을 일으키고 종종 구토를 유발한다. '오늘날 학생들의 건강'에서는 에너지음료와 알코올의 혼합 효과에 대해 논의한다.

알코올을 많이 섭취할수록 흡수 시간은 길어지게 된다. 알코올에 노출된 표면적이 더 작고 위가 가득 차면 알코올음료가 소장으로 들어가는 것을 지연시키기 때문에 위 속에 음식물이 있는 경우 알코올 흡수 시간도 더 오래 걸리게 된다.

기분은 흡수의 또 다른 요인이다. 실제로 스트레스와 같은 긴장 상태에서는 위가 소장에 내용물을 빠르게 보낼 수 있다. 이는 사람들이 긴장이 풀렸을 때보다 긴장할 때 알코올이 훨씬 빨리 흡수됨을 의미한다.

알코올이 혈액에 흡수되면 알코올은 몸 전체를 순환하며 간에서 대사되어 알코올탈수소효소에 의해 아세트알데히드(메스꺼움과 구토를 유발할 수 있는 독성 화학물질, 간 손상과 같은 장기간의 영향)로 전환된다. 그 후 빠르게 아세테이트로 산화되면 이산화탄소와 물로 전환되어 결국 몸에서 배설된다. 매우 적은 양의 알코올은 콩팥, 허파 및 피부에 의해 변하지 않고 배설된다.

알코올은 그램당 7칼로리(kcal)를 포함한다. 이것은 표준 맥주에 약 150 kcal가 포함되어 있음을 의미한다. 알코올이 설탕 음료 또는 과일 주스와 결합되면 혼합 음료에는 더 많은 칼로리가 포함될 수 있다. 신체는 에너지 또는 칼로리가 즉시 필요하지 않은 경우, 지방으로 저장하기 위해 탄수화물에서 발견되는 것과 동일한 방식으로 알코올의 칼로리를 사용한다.

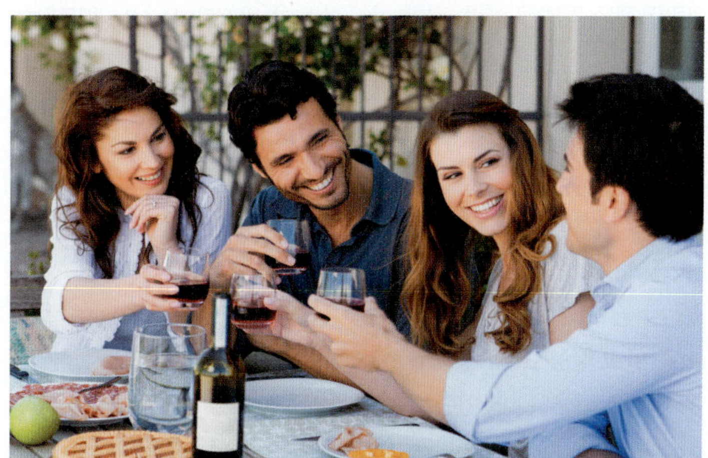

술을 마시면서 음식을 먹으면 혈류로 들어가는 알코올의 흡수가 느려진다. 사람의 신체가 알코올을 얼마나 빨리 흡수하는지에 영향을 미치는 다른 요인들로는 성별, 체중, 신체 조성, 기분 등이 있다.

오늘날 학생들의 건강

알코올과 에너지음료 위험한 혼합

에너지음료는 대학 캠퍼스에서 많이 판매되고 있다. 제조업체는 제품을 홍보하기 위해 샘플을 제공하기도 한다. 이 제품의 성공은 카페인과 다른 식물성 각성제 및 비타민으로부터 에너지의 폭발을 제공한다는 주장에 근거한다. 18~24세 사이의 34%는 에너지음료를 정기적으로 소비한다.

Rockstar 21 및 Sparks와 같은 알코올 에너지음료 제품은 요즘 대부분의 경우 FDA 및 기타 정부기관에 의해 시장에서 강제 판매되기 때문에 찾기가 거의 불가능하다. 그것들은 지난 10년 후반에 인기를 얻었지만, 2010년까지 FDA에 의해 경고문이 발송되었고, 이 알코올과 카페인음료는 사라지기 시작했다. 미국에서는 이러한 제품을 선반에서 찾을 수 없다. 그러나 알코올과 에너지음료의 혼합을 홍보하는 많은 독립적인 웹사이트가 있다.

학생들은 종종 에너지음료를 알코올과 혼합하는데, 이러한 조합은 특히 위험할 수 있다. 알코올 혼합 에너지음료를 사용하는 대학생은 위험 감수 조치에서 더 높은 점수를 받는다. 최근 연구에서 대부분의 대학생들은 알코올 혼합 음료에 대한 중립적이거나 부정적인 견해를 가지고 있었다. 알코올 혼합 에너지음료를 가장 자주 섭취하는 사람들은 파티를 더 오래 할 수 있다는 등 긍정적인 기대를 했다. 알코올 혼합 에너지음료를 마시는 다른 이유로는 '맛있다', '색다른 것을 마시고 싶다' 등이 있다.

대학 간 또는 교내스포츠, 사교 클럽 및 여학생 단체에 참여하는 학생들은 다른 학생들보다 알코올 혼합 에너지음료를 사용할 가능성이 높다. 또한 캠퍼스 밖에서의 생활은 게임으로서 알코올 혼합 에너지음료의 소비를 증가시키는 것으로 보인다. 카페인은 일반적으로 음주를 중단할 수 있게 하는 알코올의 진정 효과에 대항하여 게임을 하는 동안 알코올 혼합 에너지음료를 마시는 학생들은 밤새 심하게 마실 가능성이 높다. 학생들은 알코올 혼합 에너지음료를 마셨을 때 중독 증상(어지러움, 피로, 두통 또는 조정 부족)에 주목하지 않는다고 보고하고 있다.

학생들은 알코올 혼합 에너지음료를 마신다고 보고된 학생들이 많은 양의 알코올을 섭취하고 알코올 또는 약물의 영향으로 보호받지 않는 성 또는 성행위를 하고 상처를 입거나 다치는 등의 알코올 의존 기준을 충족할 가능성이 더 높다고 지적한다.

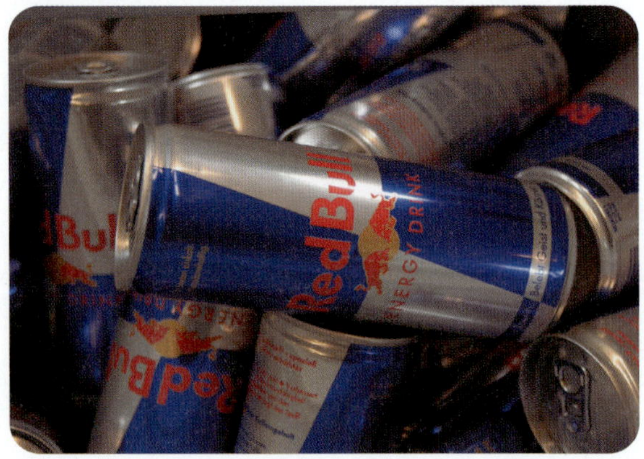

레드불 같은 에너지음료와 알코올을 혼합하면 심각한 결과를 초래할 수 있다.

Sources: Centers for Disease Control and Prevention, "Alcohol and Public Health: Fact Sheets—Caffeine and Alcohol," 2015, https://www .cdc.gov/alcohol/fact-sheets/caffeine-and-alcohol.htm; M. Patrick et al., "Who Uses Alcohol Mixed with Energy Drinks? Characteristics of College Student Users," *Journal American College Health*, 64, no. 1 (2016): 74–7; A. Haas et al., "Proportion as a Metric of Problematic Alcohol-Energy Drink Consumption in College Students," *Journal of Substance Abuse*, doi:10.1080/14659891.2016.1271037; Verster et al., "Motives for Mixing Alcohol with Energy Drinks and Other Nonalcoholic Beverages and Consequences for Overall Alcohol Consumption," *International Journal of Internal Medicine* 7 (2014): 285–93.

혈중 알코올 농도(blood alcohol concentration, BAC) 알코올과 총 혈액량의 비율, 알코올의 생리적 및 행동적 영향을 측정하는 데 사용되는 요인.

알코올 분해는 시간당 15 ml(표준 음료 1개 미만)의 일정한 속도로 발생한다. 이는 맥주 355 ml 5%, 와인 148 ml 12%, 또는 주류 44 ml 40%(80프루프)와 거의 같다. 대사되지 않은 알코올은 신체가 그것을 분해하기에 충분한 시간이 지날 때까지 혈액을 순환하게 된다.

혈중 알코올 농도

혈중 알코올 농도(blood alcohol concentration, **BAC**)는 총 혈액량에 대한 알코올의 비율이다. 알코올의 생리적 및 행동적 영향을 측정하는 데 사용되는 요인이며, 개인의 차이에도 불구하고 알코올은 BAC에 따라 일반적인 행동 효과를 나타낸다(그림 7.2 참고).

BAC가 0.02%인 사람은 약간 편안하고 기분이 좋다. 0.05%에서 이완이 증가하고 운동장애가 있으며 말이 많아지게 된다. 0.08%인 사람은 기분이 좋고 운동장애가 더 높아진다. 미국의 자동차 운전에 대한 법적 제한은 모든 주와 컬럼비아 특별구의 행정지역에서 0.08% BAC이다. 0.10%에서는 알코올의 억제 효과가 뚜렷해지며 졸음이 심해지고 운동 능력이 더욱 악화되어 판단력을 상실하게 된다. 따라서 운전자는 거리나 속도를 예측하지 못하고, 일부 음주자는 술에 취하지 않았을 때 하지 않는 일들을 할 수도 있다. BAC가 증가함에 따라 음주자는 점점 더 부정적인 생리적 및 심리적 영향을 겪게 된다.

음주자의 BAC는 체지방률과 무게, 신체조직의 수분함량, 소비된 음료의 알코올 농도, 소비하는 속도, 소비되는 알코올의 양에 따라 달라진다. 체중이 많이 나가는 사람들은 알코올을 확산시킬 수 있는 더 큰 체표면을 가지고 있다. 그러므로 그들은 같은 양을 마신 후 날씬한 사람들보다 혈중 알코올 농도가 낮다. 알코올은 물처럼 체지방으로 빠르게 확산되지 않는다. 따라서 체지방이 많은 사람의 경우 알코올 농도가 높다. 여성은 같은 체중의 남성보다 조직에 체지방이 많고 수분이 적은 경향이 있기 때문에 여성들은 같은 양의 술을 마신 후에 더 취하게 된다.

혈중 알코올 농도(BAC)	심리적 및 신체적 영향
장애 없음	
<0.01%	무시할 만한 영향
가끔씩 장애	
0.01~0.04%	약간의 근육 이완, 가벼운 행복감, 몸이 따뜻해짐, 사교성 및 대화력 향상
일반적으로 장애	
0.05~0.07%	주의력 저하, 판단력 장애, 억제력 저하, 과장된 행동, 미세한 근육 제어 상실
항상 장애	
0.08~0.14%	반응 시간 지연, 낮은 근육 조정, 단기 기억 상실, 판단장애, 집중력 상실
0.15~0.24%	시야가 흐려짐, 운동 기술 부족, 진정, 반응 지연, 보행이 어려움, 기절
0.25~0.34%	의식장애, 방향 감각 상실, 운동 기능 상실, 심각한 손상 및 무반응, 순환장애 및 호흡장애, 통제되지 않은 배뇨, 어눌한 말투, 사망 가능성
0.35% 이상	무의식, 혼수상태, 매우 느린 심장박동 및 호흡, 무반응, 사망 가능성

그림 7.2 알코올의 심리적 및 신체적 영향.

알코올이 남성과 여성에 미치는 영향의 차이는 체지방만이 아니다. 남성과 비교하여 여성은 위에 존재하는 알코올탈수소효소의 활성이 낮다. 이 효소는 알코올 분해에 도움이 된다는 것을 상기하기 바란다. 따라서 남성과 여성이 같은 양의 알코올을 마시면 여성의 BAC는 남성보다 약 30% 더 높다. 호르몬 차이는 또한 월경 주기의 특정 시점에 영향을 줄 수 있으며, 호르몬 피임약을 사용하면 중독 기간이 길어질 수 있다. 그림 7.3은 남녀의 혈중 알코올 농도를 체중과 소비된 음료로 비교한다.

호흡분석(호흡기 검사)과 소변 검사는 모두 개인이 합법적으로 취했는지를 판단하는 데 사용되지만 혈액 검사는 BAC보다 정확한 측정이다. 음주운전으로 의심되는 사람들을 위해 혈액 검사를 요구하는 주들이 늘어나고 있다. 어떤 주에서는 호흡, 소변, 혈액 검사를 거부하면 면허가 정지된다.

> **학습된 행동적 내성(learned behavioral tolerance)** 술을 많이 마시는 사람들이 혈중 알코올 농도 수치가 높은 상태일지라도 술을 마시지 않는 것처럼 보이도록 행동을 수정할 수 있는 능력.

사람들은 정기적인 음주를 통해 알코올의 영향에 대한 신체적 및 심리적 내성을 발달시킬 수 있다. 시간이 지남에 따라 신경계가 적응하여 동일한 생리적 및 심리적 영향을 내기 위해 더 많은 양의 알코올을 필요로 한다. 비록 그들의 BAC가 꽤 높을지라도, 어떤 사람들은 술을 마시지 않은 것처럼 보이도록 행동을 수정하는 것을 배운다. 이러한 능력을 **학습된 행동적 내성**(learned behavioral tolerance)이라 한다.

LO 2 알코올과 건강

알코올 섭취의 단기적 및 장기적인 영향을 확인하시오.

알코올 소비의 즉각적이고 장기적인 효과는 크게 다를 수 있다(그림 7.4). 어떤 즉각적인 또는 장기적인 결과를 경험하는지의 여부는 개인으로서 당신이 마시는 술의 양 그리고 당신의 상황에 달려있다.

알코올의 단기적인 영향

에탄올의 가장 극적인 영향은 중추신경계(central nervous system, CNS)에서 발생한다. 알코올은 중추신경계 기능을 저하시켜 호흡수, 맥박수, 혈압을 감소시킨다. 중추신경계 우울증이 심해지면서 중요한 기능들이 눈에 띄게 영향을 받게 된다. 극단적인 경우 혼수상태와 사망까지 초래할 수 있다.

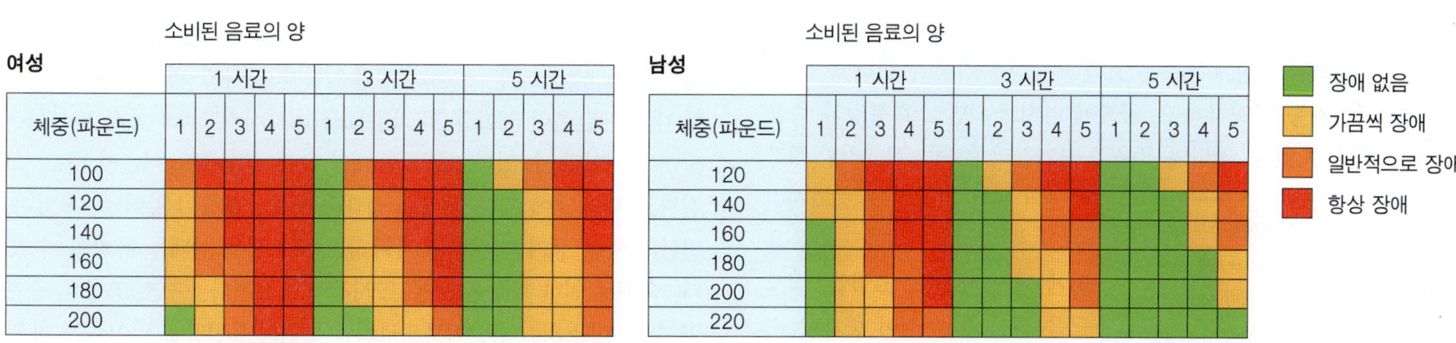

그림 7.3 대략적인 혈중 알코올 농도(BAC)와 생리적 및 행동적 영향. BAC에 영향을 미칠 수 있는 변수가 많으므로 이는 BAC의 추정치일 뿐이라는 점을 기억하라.

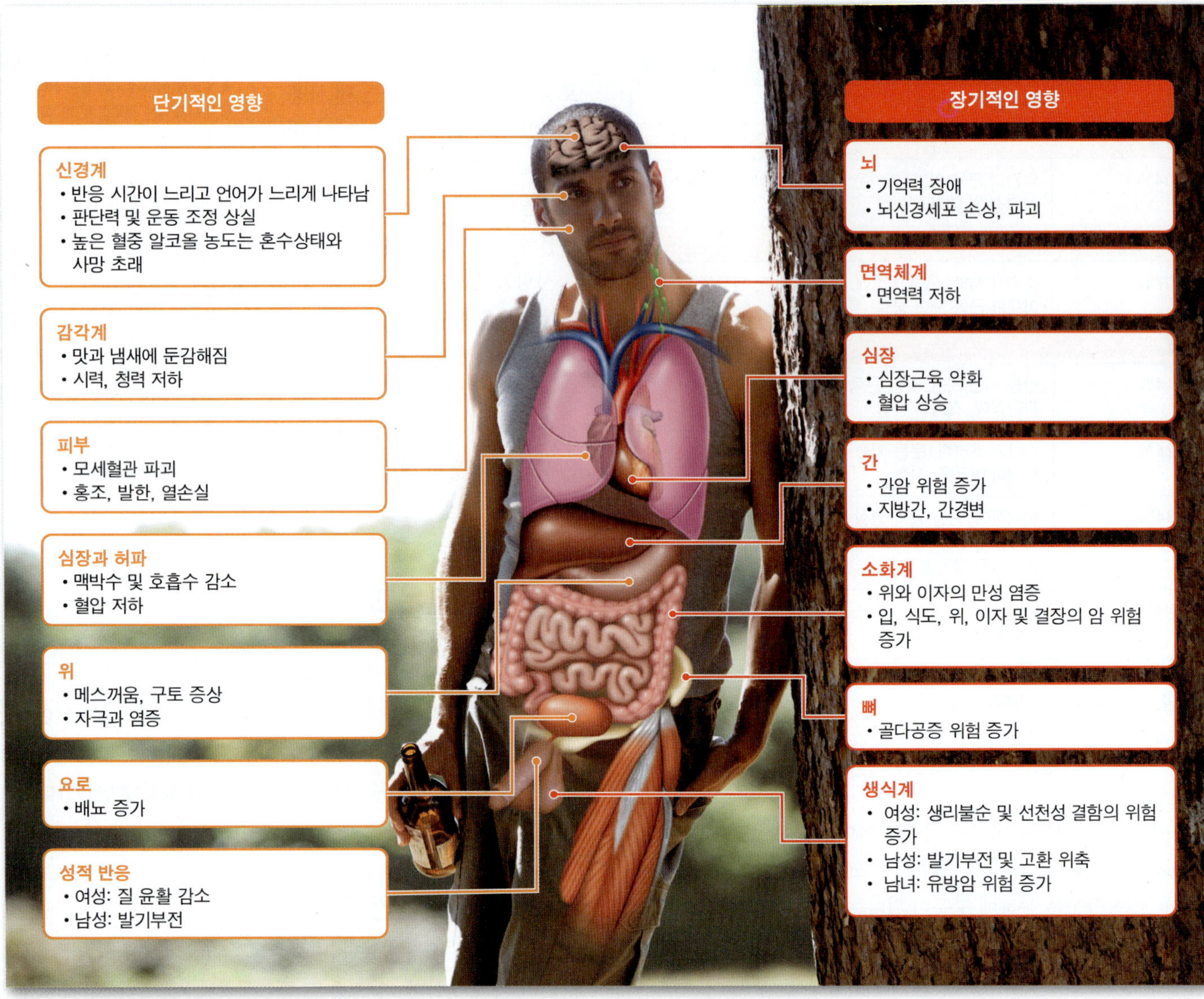

그림 7.4 알코올이 신체와 건강에 미치는 영향.

술은 이뇨제로 소변의 생산량을 증가시킨다. 비록 이러한 효과가 **탈수**(dehydration)로 이어질 것으로 예상될 수 있지만, 신체는 실제로 수분을 가지고 있으며, 그 대부분은 근육과 뇌조직에 있다. 물은 보통 뇌척수액(뇌와 척수내의 유체)에서 뽑아내기 때문에 술을 마시는 사람들은 다음날 아침에 두통을 포함한 증상을 겪을 수 있다.

술은 위장계통을 자극하고, 공복에 마시게 되면 소화불량과 속쓰림을 유발할 수 있다. 게다가 폭음과 장기간의 음주는 불규칙한 심장 박동의 위험 가능성을 증가시킬 수 있다.[6] 단 한 번이라도 과음을 하게 되면 뇌졸중, 고혈압, 심장 근육 손상 등 위험이 증가할 수 있다.[7]

탈수(dehydration) 체조직에서 수분 손실.

숙취(hangover) 과도한 음주로 두통, 배탈, 불안, 우울, 설사, 갈증과 같은 생리적 반응.

착향료(congener) 에탄올보다 더 느리게 대사되어 독성 부산물을 생성하는 알코올의 형태.

숙취

숙취(hangover)는 술을 많이 마신 다음날 아침에 자주 경험하게 된다. 두통, 근육통, 배탈, 불안증세, 우울증, 설사, 갈증 등의 상태가 있다. 에탄올보다 더 느리게 대사되고 더 독성이 강한 알코올의 형태인 **착향료**(congener)는 숙취 진행의 역할을 한다고 덧붙이고 있다. 신체 내의 에탄올이 없어진 후 착향료를 대사시키고, 그 독성 부산물은 숙취에 기여할 수 있다. 술도 체내의 수분 균형을 끌어올려 내고, 그 결과로 다음날에 지나친 배뇨 상태와 탈수, 갈증이 일어날 수 있다. 염산의 생산 증가는 위벽을 자극하고 메스꺼운 상태를 유발할 수 있다. 숙취로 인한 회복은 보통 12시간이 소요된다. 수면, 고형식, 충분한 수분, 아스피린이나 이부프로펜은 숙취의 불편함을 덜어주는 데 도움이 될 수 있지만, 이를 피하는 확실한 방법은 처음부터 지나친 알코올의 섭취를 피하는 것이다.

숙취로 고생하는 사람들에게 좋은 소식이 있다. 미국 FDA가 유일하게 처방전 없이 구매 가능한 숙취제인 Blowfish를 승인했다. 이 약은 아스피린, 제산제, 카페인이 혼합된 것으로, 밤늦게 술을 마신 뒤 두통, 피로, 배탈을 예방하기 위함이다.[8]

알코올과 부상

음주는 사람들이 경험하는 부상의 종류에 중요한 역할을 한다. 알코올과 교통사고, 추락, 화재 등 다양한 사고의 관계는 오래 전부터 확립되어 왔다. 수영이나 보트 타기와 같은 활동 중 치명적인 부상의 약 70%는 알코올과 관련이 있다.[9] 음주는 정신운동 능력과 인지 능력에 영향을 미친다. 다시 말해 음주는 판단뿐만 아니라 사람의 반응 시간에 부정적인 영향을 미칠 수 있는데, 이는 알코올의 영향을 받은 사람들이 종종 부상을 입는다는 것을 의미한다.[10]

음주는 또한 자살의 주요 위험 요인으로, 미국 내 자살의 약 20%에 영향을 미친다.[11] 알코올은 우울한 생각과 절망적인 감정을 심화시키고, 자해하려는 것에 대한 자제력을 낮추며, 자신의 행동에 따른 미래의 결과를 평가하는 능력을 방해함으로써 자살의 위험을 증가시킬 수 있다.[12]

알코올과 성행위

술은 자제력을 감소시키기 때문에 성에 대해 좋은 결정을 내리는 능력에 분명한 영향을 미친다. 취한 사람들은 안전한 성행위를 하지 않고 위험성이 높은 성행위를 할 가능성이 높다.[13] 대학생의 21% 이상이 방금 만난 사람과 무방비로 성관계를 갖는 등 음주 후 성행위를 한다고 보고되고 있다.[14] 학생들이 술을 많이 마실수록 성병에 걸리거나 계획되지 않은 임신을 경험할 가능성도 높아진다.[15]

알코올과 강간, 성폭행, 데이트 폭력

최근 한 조사에 따르면, 20%에 가까운 여학생들과 5%의 남학생들이 대학 시절에 신체적인 힘에 의해 성폭행을 당했거나 제압되었다고 보고했다.[16] 성폭행이나 원치 않는 성 접촉을 경험한 여성 가운데 61%가 술을 마셨고, 88%는 사건 전 술 이외의 다른 약물을 복용하거나 사용하지 않았다고 한다.[17] 여성의 음주는 그들을 성폭행에 더 취약하게 만든다.[18] 남성도 술을 마실 때 피해 위험이 높아지는 반면, 성폭행을 포함한 강압적인 성행위에 가담될 가능성도 높다.[19] 술은 때로 용납할 수 없는 행동을 핑계로 이용되기도 한다. 남성이 지인을 성폭행할 때 술에 취했다면 자신의 행동에 대한 책임이 덜하다는 평가를 받는 경우가 많다. 우리 사회의 이중 잣대는 피해자가 술에 취해 있었다면 피해자가 당한 폭행에 대해 비난을 하는 경우가 많다. 강간은 폭력적인 범죄이다. 술을 마시는 것을 선택하는 것은 성폭행에 자원하는 것이 아니다.

알코올 중독

알코올 중독[alcohol poisoning, 급성 알코올 중독(acute alcohol intoxication)이라고도 함]은 자주 발생하며 치명적일 수 있다.

사람의 의식을 잃게 하는 알코올의 양은 대부분 0.35% BAC(그림 7.4 참고)로 치사량에 위험할 정도로 가깝다. 알코올 중독으로 인한 사망은 중추신경계와 호흡기의 저하 또는 구토나 액체를 허파에 흡입함으로써 발생할 수 있다. 알코올은 호흡, 구역질 반사와 같은 무의식적인 작용이 통제하는 신경을 압박한다. BAC 수치가 고농도에 도달함에 따라 이러한 기능은 결국 완전히 억제될 수 있다. 음주자가 의식을 잃고 구토를 하는 경우 질식해 죽을 위험이 있다.

위와 장내의 알코올이 계속 혈류로 흡수되기 때문에 음주자가 의식을 잃은 후에도 혈중 알코올 농도는 계속 상승할 수 있다. 알코올 중독의 증상은 발기 불능, 약하고 빠른 맥박, 비정상적이거나 불규칙한 호흡 패턴, 그리고 차갑고(축축한 상태) 창백하거나 푸르스름한 피부를 포함한다. 급격하게 많은 술을 마시고 이러한 증상을 보이는 사람과 함께 있거나 그 사람의 상태가 불확실하다면 현지 응급번호인 119로 연락해서 즉시 도움을 받도록 한다.

알코올 중독[alcohol poisoning, 급성 알코올 중독(acute alcohol intoxication)] 잠재적으로 치명적인 혈중 알코올 농도는 의식, 호흡, 심박수를 조절하는 뇌의 능력을 억제함, 보통 짧은 시간에 많은 양의 알코올을 마시는 결과로 발생함.

음주운전

교통사고는 1~25세까지의 모든 연령층에서 우발적인 사망의 주범이다.[20] 미국에서 성인들은 과음을 하고 나서 1년 동안 약 1억 2,100만 번 운전대를 잡는다고 한다(자체 보도 기준).[21] 알코올 손상 운전자들은 3명 중 1명꼴로 사망하며, 이로 인해 연간 거의 만 명이 사망하고, 교통사고 사망자는 53분마다 1명꼴이다.[22] 대표적으로 대학생들이 술과 관련된 충돌 사고에서 주를 이루고 있다. 최근 조사에 따르면, 대학생의 20% 이상이 음주 후 운전을 했으며, 약 1.6%는 지난 30일 동안 5잔 이상의 술을 마신 후 운전을 했다고 보고한다.[23]

지난 20년 동안, 치명적인 충돌 사고에 관련된 음주운전자의 비율은 모든 연령층에서 감소하였다(그림 7.5). 아마도 몇 가지 요인들이 기여했을 것인데, 음주 연령을 21세로 상향 조정한 법, 더 엄격한 법의 집행, 감지 가능한 BAC로 21세 이하의 사람들이 운전하는 것을 금지하는 법, 자동차 안전 강화, 그리고 음주운전을 억제하기 위해 고안된 교육 프로그램이다(미국 기준). 게다가 모든 주들은 음주 상태에서 운전을 하는 것에 대한 무관용 원칙을 가지고 있으며, 그에 따른 처벌은 대개 운전면허 정지에 해당된다.

이러한 수단에도 불구하고, 음주운전에 관여될 위험성은 여전히 크다. 실험실 및 테스트 트랙 연구에 따르면, 중요한 운전 과제와 관련하여 혈중 알코올 농도 0.08%에서 대다수의 운전자가 손상을 입었다.

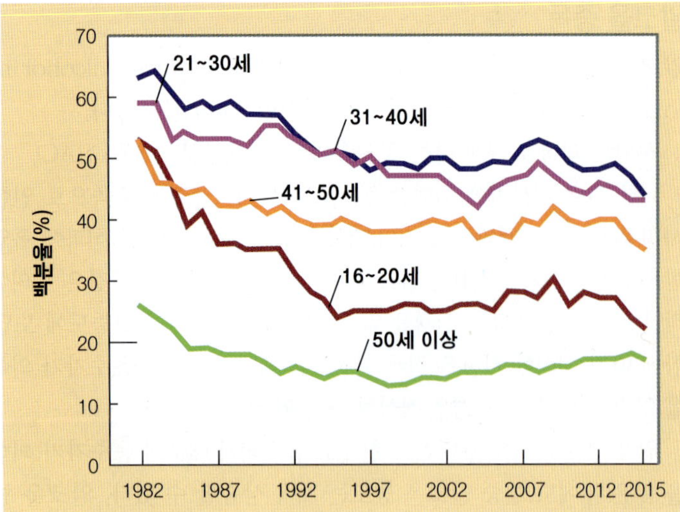

그림 7.5 운전자 연령에 따른 혈중 알코올 농도(BAC)가 0.08%보다 큰 치명상을 입은 운전자 비율, 1982-2015.

Source: Insurance Institute for Highway Safety, "Alcohol Impaired Driving 2015: Alcohol," Copyright 2017. Reprinted with permission.

운전자가 치명적인 충돌 사고에 관련될 확률은 혈중 알코올 농도 0.05%에서 크게 상승하고, 0.08% 이후 더욱 빠르게 상승한다.[24]

술과 관련된 치명적인 충돌 사고는 낮보다 밤에 더 자주 일어나며, 밤 9시~오전 6시 사이의 시간이 가장 위험하다.[25] 야간 단일 차량 충돌 사고와 관련된 치명상을 입은 운전자의 53%는 혈중 알코올 농도가 0.08% 이상이었다.[26] 음주와 관련된 충돌 사고의 위험은 낮 시간뿐만 아니라 주일의 시간에도 증가한다. 주중의 모든 치명적인 충돌 사고의 23%는 술과 관련이 있는데, 주말의 경우 42%와 비교된다.[27]

알코올의 장기적인 영향

알코올은 몸 대부분에 분포하며 많은 장기와 조직에 영향을 미칠 수 있다. 장기적이고 습관적인 음주와 관련된 문제들에는 일부 암뿐만 아니라 신경계, 심혈관계, 간질환 등이 포함된다.

신경계에 미치는 영향

중추신경계는 특히 알코올에 민감하다. 적당한 음주를 하는 사람들조차 뇌의 크기와 체중이 줄어들고 지적 능력이 어느 정도 떨어지는 것을 경험한다. 연구에 따르면, 청소년들의 발달하는 뇌는 이전에 생각했던 것보다 훨씬 더 손상되기 쉽다고 한다. 알코올은 청소년 뇌의 전두엽을 손상시키는 것으로 보이며, 이것은 의도된 행동의 결과를 통해 충동을 조절하고 생각하는 데 결정적인 역할을 한다.[28] 또한 연구자들은 이른 나이에 음주를 하는 사람들은 알코올 남용이나 의존을 경험할 위험이 훨씬 더 높으며, 술자리마다 5잔 이상의 술을 마시고, 적어도 일주일에 한 번은 음주운전을 할 수 있다고 시사한다.[29]

간경변(cirrhosis) 만성 과음으로 인한 간질환의 마지막 단계로 간세포가 죽고 영구적으로 손상됨.

알코올성 간질환(alcoholic hepatitis) 알코올의 지속적인 사용으로 인한 상태로서 간에 염증이 발생하며 치명적임.

알코올과 체중의 증가

알코올은 그램당 7 kcal의 열량을 함유하고 있다. 지방(그램당 9 kcal)과 거의 비슷하고 탄수화물(그램당 4 kcal)이나 단백질보다 더 많다. 그리고 알코올에서 나오는 칼로리는 거의 영양분을 공급하지 않는다. 표준 음료에는 12~15 g의 알코올이 들어 있으며, 1잔의 음료는 하루 섭취량에 약 100 kcal를 더해줄 수 있다. 하루에 필요한 양보다 더 많은 150 kcal를 마시면, 한 달에 0.45 kg 그리고 1년에 5.5 kg의 열량을 얻을 수 있다.[30]

심혈관계에 미치는 영향

몇몇 연구들은 적포도주를 가볍게 적당히 마시는 것이 관상동맥질환의 위험을 줄이는 것과 관련이 있다고 말한다.[31] 가장 강력한 증거는 적당한 음주를 하는 사람들 사이에서 고밀도 지단백질(HDL) 콜레스테롤—'좋은' 콜레스테롤—의 증가가 발견된다.[32] 알코올이 혈액 응고, 인슐린 민감성, 염증에 미치는 영향도 심장병으로부터 보호하는 역할을 한다고 여겨졌다. 그러나 알코올의 소비는 심장병에 대한 예방책이 아니다. 그것은 이익보다 실이 더 많다고 할 수 있다. 정기적인 음주나 과음은 심장근육의 퇴행성 질환인 심장부정맥의 주요 원인이다.[33] 과음은 고혈압의 원인이 되어 어떤 사람에게는 뇌졸중과 심장마비의 위험을 증가시킨다.[34] 음주를 담배 및 다른 약물과 결합하는 것은 심장에 손상을 줄 가능성을 증가시킨다.[35]

간질환

과음의 결과 중 하나로 간에 지방을 저장하기 시작하는데, 이는 지방간이라고 하는 질환이다. 만약 음주 사이에 시간이 부족하면 이 지방은 저장소로 운반이 불가하고, 지방으로 가득 찬 간세포는 기능을 멈춘다. 지속적인 음주는 섬유증을 일으킬 수 있는데, 이 과정에서 간 손상 부위가 섬유성 흉터 조직을 발달시킨다. 이 단계에서 적절한 영양과 술의 절제로 세포 기능의 부분적인 회복이 가능하다. 만약 음주를 계속하게 된다면 **간경변**(cirrhosis)이 발생한다(그림 7.6). 미국에서 흔히 발생하는 사망 원인인 간경변은 간세포가 죽고 손상이 영구화되면서 발생한다. **알코올성 간질환**(alcoholic hepatitis)은 알코올의 장기

알코올과 관련된 간질환은 미국에서 거의 1/3 비율로 간 이식의 주요 원인이다.

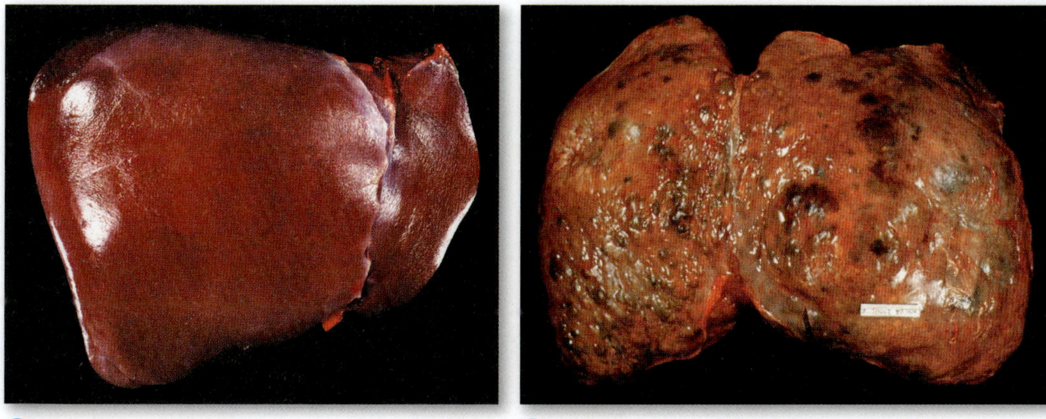

a 정상적인 간

b 간경변이 있는 간

그림 7.6 간경변과 건강한 간의 비교. 간경변에서 건강한 간세포는 흉터 조직으로 대체되어 중요한 기능을 수행하는 능력을 방해한다.

간 사용으로 인한 또 다른 심각한 질환이다. 간에 만성적인 염증이 생기는데, 그 자체가 치명적일 수도 있고 간경변으로 진행될 수도 있다.

암

미국 보건복지부는 Carcinogen 보고서에서 알코올음료를 발암물질로 명시하고 있다.[36] 최근 두 연구는 음주가 남녀 모두에서 암의 위험과 강하게 연관되어 있다는 것을 보여주었다.[37] 여성의 암 위험 증가가 남성보다 낮은 수준의 알코올 소비에서 나타났고, 술을 정기적으로 마시거나 폭음을 하는 것보다 알코올 소비의 총량이 가장 큰 영향을 미치는 것처럼 보인다.[38] 음주는 식도, 대장, 직장, 유방, 위, 구강, 간에서 발생하는 암과 연관되어 왔다. 여성의 주요 알코올 관련 암은 유방암이며, 남성의 경우 대장암이다.[39]

심지어 낮은 수준의 음주를 하는 여성도 금주하는 여성보다 유방암에 걸릴 위험이 더 높다는 실질적인 증거가 있다. 최근 한 연구에서 하루에 0.5~1.5잔의 술을 마신 여성들은 하루에 반잔까지 마신 여성들에 비해 유방암에 걸릴 위험이 6% 증가했다고 밝혀졌다.[40] 유방암 가족력이 있는 여성에게는 위험성이 더 높아진다.[41]

기타 영향

알코올의 남용은 소화효소와 인슐린을 생산하는 기관인 이자에 만성 염증을 일으키는 주요 원인이다. 만성적인 알코올의 남용은 효소 생성을 억제하고, 이는 영양소의 흡수를 더욱 억제한다. 술을 마시면 뼈를 튼튼하게 하는 영양소인 칼슘의 흡수를 막을 수 있다. 이것은 여성들이 골다공증에 걸릴 위험을 높이기 때문에 특히 주의를 기울여야 한다.

알코올과 임신

기형유발물질은 선천적인 태아의 장애를 일으킨다. 주변 환경에서 알려진 30개의 기형유발물질 중 알코올은 가장 위험한 것 중 하나이다. 여성이 임신 중에 음주를 하게 되면 그것은 태반을 통과하여 성장하는 태아의 혈류로 들어가게 된다. 미국에서는 임신부 5명 중 1명 이상이 임신 중 음주를 한다고 보고한다.[42] 태아의 발육은 여성의 임신 중 어느 시점에서든 알코올에 의해 방해될 수 있다. 여성이 임신했을 때, 안전하다고 알려진 음주량은 없다.[43] 처음 3개월 동안 소비된 알코올은 장기 발육에 가장 큰 위험이 된다. 뇌가 급속하게 발달하고 있을 때, 마지막 3개월 동안의 노출은 중추신경계 발달에 가장 큰 영향을 미칠 수 있다.[44]

태아알코올증후군(fetal alcohol syndrome, FAS) 임신 중 산모의 알코올 섭취에서 비롯되는 신체적, 정신적 장애를 수반하는 선천적 장애.

태아알코올증후군(fetal alcohol syndrome, **FAS**)이라 불리는 장

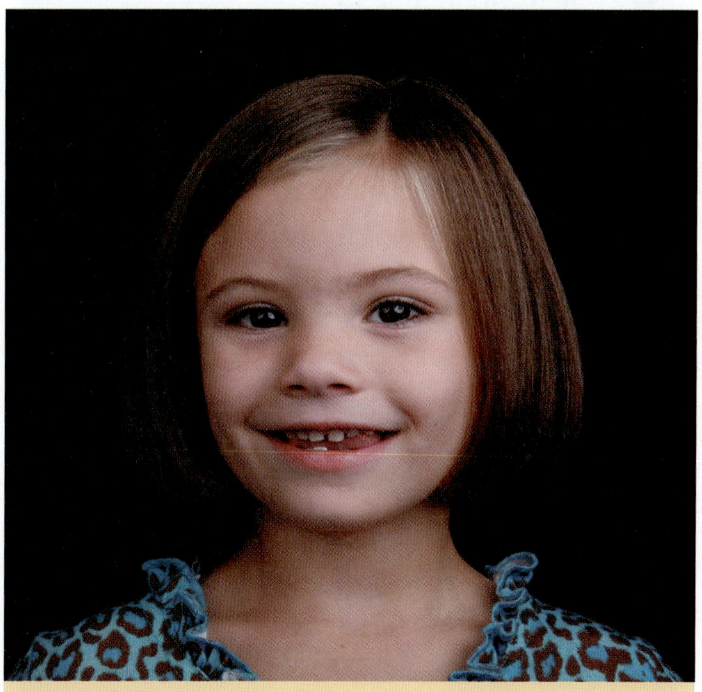

태아알코올증후군(FAS)의 얼굴에서 나타나는 특징은 윗입술이 얇고, 코의 높이가 낮고 벌어져 있다.

폭음(binge drinking) 혈중 알코올 농도를 0.08 g 이상으로 하는 음주 패턴, 2시간 내에 5잔 이상(남성) 또는 4잔 이상(여성)의 술을 소비하는 것에 해당.

애는 임신 중 알코올의 소비와 관련이 있다. FAS는 미국에서 세 번째로 가장 일반적인 선천적 장애이며, 두 번째로는 정신지체의 주요 원인이고, 1,000명의 태아 중 0.2~1.5명의 발병률로 추산된다.[45] FAS는 서양에서 가장 흔히 예방할 수 있는 정신적 장애의 원인이다.[46]

FAS의 증상으로는 정신지체, 작은 머리 크기, 떨림과 얼굴, 사지, 심장, 뇌의 이상 등이 있다. FAS를 가진 어린이는 기억력 저하 및 학습장애, 주의력 감소, 충동적인 행동, 문제 해결 능력 부족 등의 문제를 경험할 수 있다.

일부 아동은 FAS의 전체 물리적 또는 행동적 증상보다는 적으며 부분 태아알코올증후군(partial fetal alcohol syndrome, PFAS) 또는 알코올 관련 신경발달장애(alcohol-related neurodevelopmental disorder, ARND)와 같은 질환으로 진단될 수 있는데, FAS를 포함한 이러한 모든 장애는 태아알코올 스펙트럼장애(fetal alcohol spectrum disorders, FASD)라는 포괄적 용어에 속한다. 약 20명의 미국 학생 중 1명이 FASD의 영향을 받을 수 있다.[47] 임신 중 폭음을 하는 어머니를 가진 유아는 FASD의 위험이 더 높다.[48] 어머니가 더 적은 양을 소비하는 아기들의 위험 수준은 불확실하다.[49] 태아에 손상을 입힐 가능성을 없애기 위해, 임신 중이거나 임신이 될 수 있는 출산 연령을 가진 여성은 알코올 섭취를 자제하는 것이 좋다.

LO 3 대학 내에서의 음주

대학생의 음주 패턴, 책임감 있는 음주를 위한 실용적인 전략, 캠퍼스 및 사회의 음주에 대한 강요에 대처하는 방법을 설명하시오.

알코올은 대학 캠퍼스 내에서 가장 인기 있는 약물로서 지난 30일 동안 64% 이상의 학생들이 알코올음료를 소비했다고 보고하고 있다(그림 7.7).[50] 전체 대학생의 38%가 **폭음**(binge drinking)을 한다.[51] 일반적인 성인의 경우, 약 2시간 내에 5잔 이상(남성) 또는 4잔 이상(여성)을 소비하는 것을 의미한다.[52] 일주일에 한 번만 술을 마시는 학생들이 2시간 이내에 이런 양을 소비했을 때 폭음을 하는 것으로 간주한다. 폭음은 위험하다고 볼 수 있는데, 이는 극도의 도취, 무의식, 알코올 중독, 심지어 사망에 이를 수 있기 때문이다. 음주 대회, 축하 행사, 게임, 새내기 행사는 이런 종류의 음주를 장려한다.

대학 생활은 음주에 대해 잘 인지하고 책임져야 할 중요한 때이다. 많은 학생들이 처음으로 집을 떠나 새로운 곳에서의 독립을 즐거워한다. 일부 학생들에게 대학 문화로의 이 통과 의례는 음주로 상징된다. 많은 학생들은 즐겁게 놀기 위해 술을 마신다고 말한다. 단순히 취하기 위해 술을 마시는 것을 의미하는 '즐기는 것'은 실제로 학업과 사회적 요구에 의해 생기는 스트레스, 지루함, 불안, 압박감에 대처하는 방법일 수 있다.

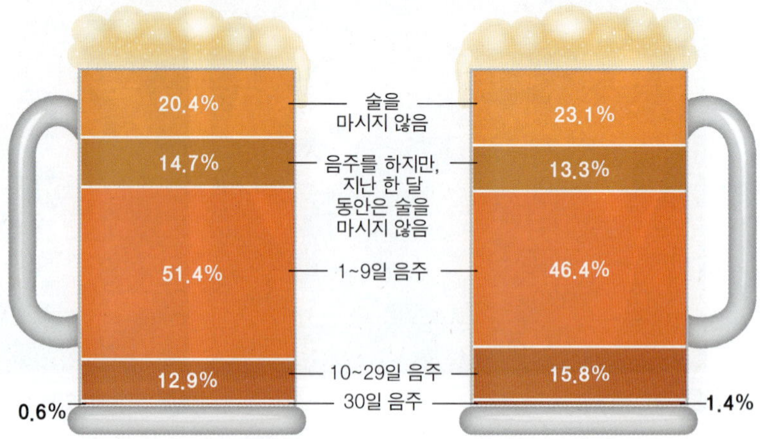

그림 7.7 지난 30일 동안 대학생의 음주 패턴.

Source: Data from American College Health Association, *American College Health Association-National College Health Assessment II: Reference Group Executive Summary, Fall 2016*(Hanover, MD: American College Health Association, 2017).

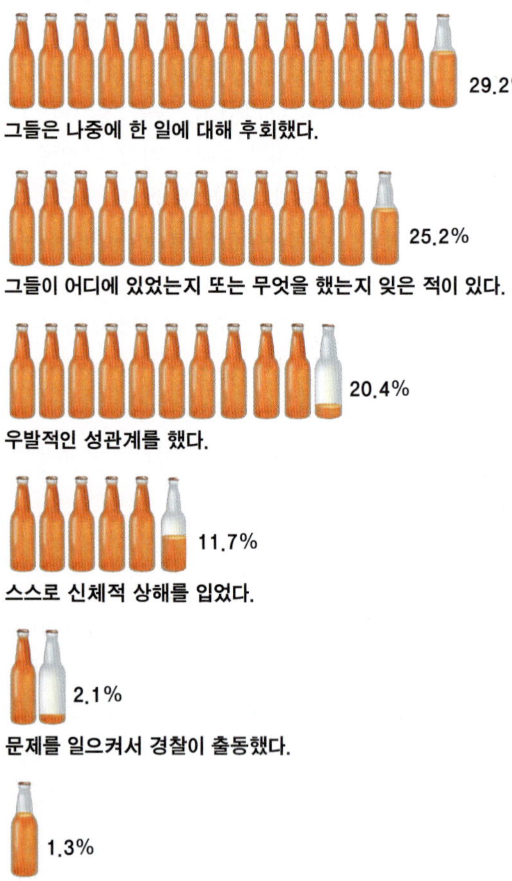

그림 7.8 지난 해 대학생들 사이에서 음주의 부정적인 결과의 유병률.

Source: Data from American College Health Association, *American College Health Association-National College Health Assessment II (ACHA-NCHA II) Reference Group Data Report Spring 2016*(Linthicum, MD: American College Health Association, 2016).

행동을 변화시키는 기술

책임감 있는 음주를 위한 방법

- 음주하기 전과 음주를 하면서 음식을 섭취하라.
- 술을 마시는 동안 항상 같은 그룹의 친구들과 함께 하라.
- 파티 전에 음주하지 마라.
- 화가 나거나 불안하거나 우울할 때는 음주를 피하라.
- 시간당 알코올음료를 2잔 이상 마시지 마라.
- 알코올음료와 무알코올음료를 번갈아 가며 마셔라.
- 술을 마시기 전에 섭취해야 할 양을 정해놓고 마셔라.
- 술 게임을 하지 마라.
- 음주운전을 하지 마라.
- 술을 많이 마실 수 있는 파티는 피하라.

상당수의 학생들이 알코올 섭취로 인한 결과로 부정적인 결과를 경험한다(그림 7.8). 거의 2%는 동의 없이 누군가와 성관계를 가졌다고 보고했고, 0.3%는 동의를 얻지 못한 채 성관계를 가졌다고 보고했다.[53] 최근 한 연구에 따르면, 교내에서 스포츠를 하거나 학대의 관계였거나 스트레스 수준이 높거나 남녀 친목회에 속해 있거나 우울증에 걸린 학생들은 더 높은 수준의 음주와 부정적인 알코올 관련 영향을 받는 것으로 나타났다.[54]

대학생들의 음주는 학업 성적과 관련된 결과를 낳는다.[55] 알코올 소비는 수면을 방해하고, REM 수면을 감소시키는 경향이 있다. 음주는 수면 시간 단축, 수면 불규칙성 확대, 긴 취침 시간, 주말에 과한 수면 및 수면 관련 장애와 관련이 있다.[56] 이러한 방해 효과는 낮 시간의 졸음을 증가시키고, 주의력을 감소시켜 학생들의 학업 성적에도 부정적인 영향을 미칠 수 있다.[57]

다행히도 많은 대학생들이 음주로 인한 부정적인 결과의 위험을 줄이기 위해 술을 마실 때 보호 행위를 한다고 보고한다. '행동을 변화시키는 기술'은 책임감 있는 음주를 위한 몇 가지 방법을 제시한다.

고위험 음주와 대학생들

한 조사에 따르면, 매년 1,825명의 대학생들이 자동차 사고를 포함한 알코올과 관련된 불의의 사고로 사망한다고 한다.[58] 오늘날 미국 대학생들의 예방 가능한 사망 원인 1위는 음주이다.[59]

비록 술을 마시는 모든 사람들이 어느 정도 알코올 관련 문제로 인해 위험에 처해 있지만, 대학생들은 다음과 같은 이유로 특히 취약하다.

- 알코올은 이미 높은 자살, 교통사고, 추락의 위험을 악화시킨다.
- 많은 대학생들의 관습과 기념행사가 음주의 특정 위험 관행과 패턴을 장려한다.
- 주류업계는 대학가를 중심으로 밀집해 있다.
- 스페셜한 음료를 통해서 학생들은 많은 양의 알코올을 저렴하게 섭취할 수 있다.
- 대학생들은 특히 또래 집단의 영향력에 취약하다.
- 대학의 행정가들은 종종 자신의 대학 캠퍼스에 알코올 문제가 존재한다는 사실을 부정한다.

프리게이밍(pregaming) 행사나 다른 장소에 나가기 전 집에서 술을 많이 마시는 것.

프리게이밍, 폭음, 칼로리 '절약'

프리게이밍(pregaming) 또는 프리로딩(preloading), 프런트로딩(frontloading)은 술집, 파티, 또는 스포츠 행사에 나가기 전에 보통 누군가의 집, 아파트, 또는 생활관에서 짧은 시간 동안 계획된 과음을 포함한다. 최근 한 연구에서 92%의 학생들이 학기 동안 프리게이밍을 했다고 보고했다.[60] 프리게이밍을 하는 학생들은 더 많은 술을 마시고 더 높은 BAC를 가진다. 그들은 또한 극단적으로 술을 마실 가능성이 더 높다. 즉, 여성은 한 번에 8잔, 남성은 10잔을 소비하며, BAC는 0.16%로 추산된다.[61] 프리게이밍으로 인한 추가적인 부정적인 결과로는 기절, 음주운전, 공격 성향, 알코올 중독, 폭력 행위 등이 있다.[62]

경쟁적인 음주는 학생들이 비어퐁, 쿼터, 컵 뒤집기 같은 술 게임을 자주 하는 대학 캠퍼스에서도 흔하다.[63] 어떤 게임들은 참가자들이 술을 얼마나 마셔야 하는지 명시하는 일종의 인지적 및 물리적인 일을 포함한다. 다른 것들은 맥주잔과 같이 단숨에 들이키는 것을 포함하

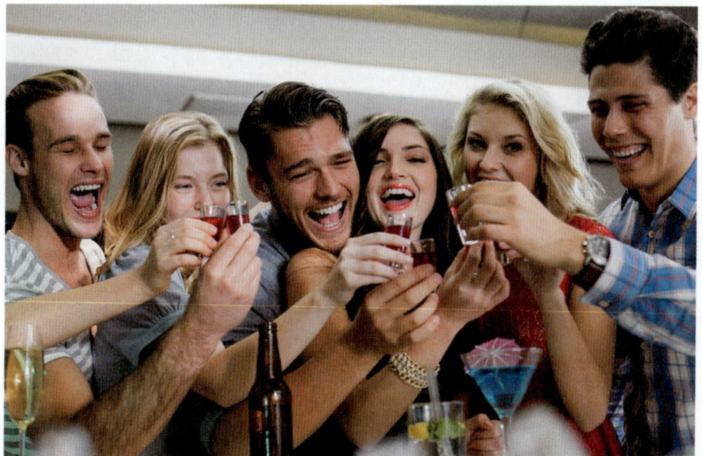

대학생의 약 63%가 가끔씩 술을 마시고, 20.2%는 전혀 술을 마시지 않지만, 평균적으로 대학생의 폭음 비율이 높다. 술을 마시는 시간과 양을 조절해야 한다.

Source: American College Health Association, *American College Health Association-National College Health Assessment II (ACHA-NCHA II) Reference Group Data Report Spring 2016*(Linthicum, MD: American College Health Association, 2016).

음주거식증(drunkorexia) 섭식장애, 지나친 신체활동, 과음 등의 조합을 나타내는 구어적 표현.

알코올 사용장애(alcohol use disorder, AUD) 음주 문제가 너무 심각해서 위험한 행동에 관여하거나 직장이나 학교에서 문제를 갖거나 관계에 대한 문제 등 적어도 두 가지 이상의 알코올 관련 문제가 존재함.

며 알코올의 과도한 소비를 권장한다.[64] 술 게임을 하는 사람들은 그들이 마시는 양을 인지하거나 조절할 가능성이 적으며 위험에 노출된다.[65] 술 게임은 일시적 의식 상실, 유감스러운 성적 경험, 알코올 중독으로 인한 부상 및 사망과 관련이 있다.[66]

어떤 사람들은 칼로리를 절약하고, 더 많은 술을 소비하며, 더 빨리 취하기 위해 그들의 식습관을 조절하거나 지나치게 운동을 하는 극단적인 방법을 사용한다. **음주거식증**(drunkorexia)은 두 가지 위험한 행동의 조합을 묘사하는 데 사용되는 구어적 표현이다. 초기 연구들은 음주 전에 소비하는 칼로리의 수를 제한하는 대학생들이 술을 많이 마실 가능성이 더 높다는 것을 알아냈다.[68] 한 연구에 따르면, 조사 대상 여성의 28%, 남성의 8%가 정상적인 칼로리 섭취를 제한함으로써 음주를 위한 칼로리를 절약했다고 한다.[69] 같은 연구에서는 조사 대상자의 29%가 모든 술자리 이전에 음주를 했으며, 신체적으로 매우 활동적인 대학생들이 비활동적인 동료들보다 폭음을 더 많이 하는 것으로 나타났다.[70] 음주거식증의 동기에는 체중 증가를 예방하고, 더 빨리 취하며, 술을 사기 위해 음식에 소비되는 돈을 절약하는 것이 포함된다. 음주거식증의 잠재적 위험으로는 일시적 의식 상실, 강압적인 성행위, 의도하지 않은 성행위, 알코올 중독 등이 있다.

위험한 대안: 알코올 흡입

더 빠르게 취하기를 원하거나 칼로리 없이 취하기를 원함으로써 동기부여된 일부 학생들은 알코올을 흡입기를 사용해 '흡입'하거나 이산화탄소 알약을 알코올 용기에 넣거나 드라이아이스 위에 술을 붓고 빨대로 흡입하였다. 극소수의 학생들이 실제로 알코올 베이핑에 참여하고 있지만, 알코올 흡입을 하는 사람들의 위험은 매우 높다.[71] 알코올을 흡입하면 그것은 허파에서 뇌와 혈류로 직행하여 음주자를 매우 빨리 취하게 한다. 위와 간을 우회하여 흡입한 알코올은 대사되지 않기 때문에 어떠한 효력도 잃지 않게 된다. 술이 빠르게 혈류로 흡수되면, 알코올 과다 복용에 대한 신체의 자연 방어인 구역질 반사가 우회되어 신체가 알코올을 내보낼 수 없게 된다.[72] 그에 따른 위험은 간과 뇌 손상을 포함한다.

학생들의 음주를 줄이기 위한 노력

대학들은 캠퍼스에서의 음주 문제를 해결하기 위해 무엇을 하고 있는가? 특히 효과적인 것으로 입증된 프로그램들은 인지 행동 기술 훈련을 동기부여 면접과 함께 사용하는데, 이는 행동을 바꾸기 위해 학생들과 협력하는 비판단적 접근법이다. NIAAA는 BASICS(Brief Alcohol Screening and Intervention for College Students)를 과음하고 알코올 관련 문제를 경험했거나 위험에 처한 학생들을 위한 효과적인 프로그램으로 인정했다.[73] Alcohol EDU 및 e-Check Up to Go(e-Chug)와 같은 웹 기반 개입을 통한 전자 알코올 교육 조정도 학생들 사이의 알코올 관련 문제를 줄이는 데 매우 효과적인 것으로 나타났다.[74]

1학년 학생들을 위한 웹 기반 교육은 점점 더 중요한 개입이 되었다. 1학년 학생들은 알코올 관련 문제에 대한 위험이 증가하기 때문에, 학교는 학생들이 알코올의 위험과 영향을 인지하고, 알코올 사용 문제를 다루기 위해 이용할 수 있는 캠퍼스 자원에 대해 교육하도록 해야 한다.

어떻게 생각하는가?

왜 몇몇 대학생들은 과도한 양의 술을 마시는가?

- 당신의 캠퍼스에서 학생들이 음주와 관련된 특별한 전통이나 규범이 있는가?
- 친구의 과도한 음주로 인해 잠을 자거나 공부를 방해받거나 술 취한 친구의 뒤처리를 해야 했던 적이 있는가?

LO 4 | 알코올 남용과 의존

알코올 사용장애와 그 위험 요인, 원인 및 사회에 대한 비용을 설명하고 치료를 위한 옵션에 대해 논의하시오.

제5판의 『Diagnostic and Statistical Manual of Mental Disorders(DSM-5)』는 알코올의 남용과 의존을 **알코올 사용장애**(alcohol use disorder, **AUD**)로 통합했다. 새로운 기준을 2개 이상 충족하는 사람은 AUD 진단을 받을 것이다. AUD의 심각성은 사람이 충족하는 기준의 수에 따라 경미함에서 보통, 심각으로 스펙트럼을 따라 떨어진다(그림 7.9). 예를 들어, 음주에 대한 강한 욕망이나 열망과 알코올에 대한 높은 내성이 있는 학생은 가벼운 AUD의 기준을 충족할 수 있다.

알코올 중독자의 식별

다른 중독과 마찬가지로 알코올 중독자를 식별하기 위해서는 열망, 통제력 상실, 내성, 심리적 의존, 금단 현상이 있어야 한다. 술만 마시면 싸움에 휘말리거나 자기 자신이나 다른 사람을 곤란하게 만드는 등 무책임하고 술로 인한 문제가 있는 음주자들이 항상 알코올 중독자는 아니다. 알코올 중독자는 모든 사회경제적 수준과 모든 직업, 민족적 집단, 지리적 위치, 종교, 인종에서 찾아볼 수 있다. 자료에 따르면, 미국인의 약 15%가 술로 인한 문제가 있는 음주자이며, 남성 음주자의 약 5~10%, 여성의 3~5%가 알코올 의존자로 진단될 수 있다.[75]

알코올 문제의 존재를 인식하고 인정하는 것은 매우 어려울 수 있다. 알코올 중독자들은 종종 언제든지 멈출 수 있다고 주장하며 자신

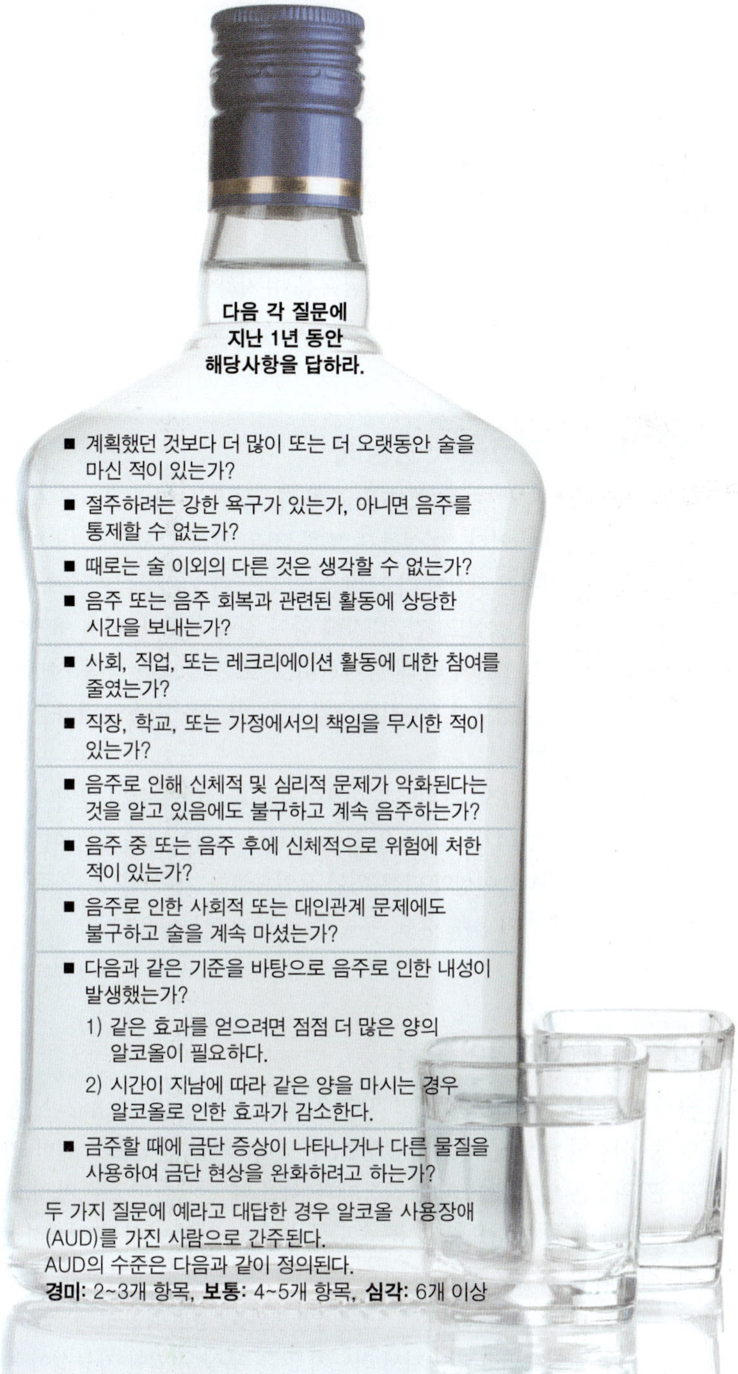

그림 7.9 알코올 사용장애 기준.

Source: National Institutes of Health, *Alcohol Use Disorder: A Comparison between DSM-IV and DSM-5*, National Institute on Alcohol Abuse and Alcoholism NIH Publication No. 13-7999, July 2015, http://pubs.niaaa.nih.gov/publications/dsmfactsheet/dsmfact.htm.

의 문제를 부정한다. '술로 인한 문제가 있는 음주자'로 분류되는 것에 대한 두려움은 종종 사람들에게 도움을 구하는 것을 방해한다. 알코올 중독 행위를 스스로 인식하는 사람들은 전문가의 도움을 구하는 것을 진지하게 고려해야 한다. ('행동을 변화시키는 기술'은 음주를 줄이기 위한 방법을 제공한다.)

AUD는 대학생들 사이에서 드문 일은 아니다. 대학생 5명 중 1명이 이 기준에 부합한다.[76] 최근 한 연구에서 대학생들의 대학 입학 당시 음주 패턴에 근거한 알코올 의존도의 추이를 보면, 1.9%의 비음주자, 4.3%의 가벼운 음주자, 12.8%의 적당히 마시는 음주자, 19%의 과음하는 음주자로 알코올 의존도가 발달하였다.[77]

기능적 알코올 중독자

우리 대부분은 알코올 중독자가 그 사람의 삶에 부정적인 영향을 미치는 과음을 자주한다고 생각한다. 그러나 모든 알코올 중독자들이 그런 고정관념에 맞는 것은 아니다. 기능적 알코올 중독자들은 일반적으로 교육을 받고, 안정된 직업이 있으며, 가정을 꾸리고 중년이 되었다.[78] 외견상으로 기능적 알코올 중독자들은 그들의 개인적이고 전문적인 삶을 순리대로 사는 것처럼 보인다. 기능적 알코올 중독자들은 또한 부정으로 어려움을 겪는다. 직업을 갖는 것, 청구서를 지불할 수 있는 것, 그리고 많은 친구들을 사귀는 것은 알코올 중독자들이 자신에게 문제가 있다고 생각하는 것을 막을 수 있다. 그러나 어느 누구도 술을 많이 마시고는 주요한 책임을 유지할 수 없다.

알코올 사용장애의 원인

우리는 알코올 중독이 생물학적 및 사회적/환경적 요소를 가진 질병이라는 것을 알고 있지만, 각 요소가 어떤 역할을 하는지는 알지 못한다.

생물학적 및 가족적 요인

알코올 중독의 유전적 및 환경적 원인에 대한 연구는 알코올 중독자들의 자녀들 사이에서 일반 인구보다 알코올 중독의 높은 비율을 발견했다. 알코올 중독의 가족력이 있는 개인들 사이에서의 알코올 중독은 그러한 가족력이 없는 사람보다 약 4~8배 정도 흔하다.[79]

유전자의 역할에 대한 증거에도 불구하고, 과학자들은 알코올 중독 위험의 증가에서 유전자의 정확한 역할을 아직까지도 이해하지 못했으며, 특정한 '알코올 중독' 유전자를 발견하지도 못했다. 알코올 사용장애는 약 60%가 유전이 된다.[80] 연구에 따르면, 생물학적 부모들의 알코올 섭취와 그들의 아이들의 중독 위험 사이의 강한 연관성을 보여준다.[81] 알코올이 도파민의 생성을 자극해 뇌의 쾌락 중추를 활성화시킨다는 연구 결과가 나왔다. 알코올 중독자는 알코올에 대한 도파민 반응이 감소하여 동일한 쾌락을 느끼기 위해 더 많은 술을 마시게 된다.[82] 알코올은 유전자가 있는 사람에게 알코올로부터 더 강한 보상감을 주기 때문에 술을 많이 마시는 사람이 될 가능성이 더 높다. 하지만 중독에 대한 유전적 근거에 대해서는 결정적인 것이 없다. 비록 단일 유전자가 중독을 일으키지는 않지만, 동의 유전자가 중독을 발전시키는 능력에 영향을 미칠 수 있다.

행동을 변화시키는 기술

절주하기

심각한 음주 문제, 가족의 알코올 중독, 또는 기타 의학적 문제가 있는 경우 완전히 음주를 중단해야 한다. 음주를 줄여야 할 경우 다음 단계를 수행하면 도움이 될 수 있다.

- 너무 많이 마시는 것으로 의심되면, 학생 건강 센터의 상담사 또는 임상의와 상담하라.
- 절주나 금주의 이유를 작성하라.
- 음주 제한을 설정하라. 자신에게 맞는 목표가 확실하지 않은 경우 상담사와 상의하라.
- 음주 일기를 작성하라.
- 집에서는 술을 거의 또는 전혀 마시지 마라.
- 천천히 마셔라.
- 거절하는 법을 배워라. 음주를 강요하는 사람들과 거리를 두어라.
- 활동적으로 생활하라.
- 지원을 받아라. 가족과 친구들에게 목표 달성을 위한 도움을 청하라. 절주하는 데 어려움이 있다면 상담사와 상의하라.
- 유혹을 피하라. 원하지 않는다면, 술을 마실 수 사람, 장소, 또는 시간을 주의하라.
- 기억하라, 포기하지 마라!

Source: Adapted from National Institutes of Health, National Institute on Alcohol Abuse and Alcoholism, NIH Publication No. 15-3770, *Rethinking Drinking: Alcohol and Your Health*(2016), http://pubs.niaaa.nih.gov/publications/RethinkingDrinking/ Rethinking_Drinking.pdf.

사회적 및 문화적 요인

어떤 사람들은 갑작스런 상실이나 정서적 또는 사회적 문제의 고통을 잊기 위해 술을 마시기 시작한다. 불행히도, 그들은 그 약물의 억제 효과가 그것의 대가를 치르기 시작하면서 더욱 슬퍼지고, 때때로 그들이 친구들과 다른 사회적 지원을 적대시하게 만들기도 한다. 결국 그 음주자는 물리적으로 더 약물에 의존하게 된다.

알코올에 대한 가족들의 태도 또한 사람이 음주 문제를 일으킬지 여부에 영향을 미치는 것처럼 보인다. 음주가 종교적 또는 의례적 활동의 일부이거나 가족 식사의 일부로 여겨지는 문화에서 자란 사람들은 알코올 의존도가 더 낮다. 이와는 대조적으로 알코올 구매를 주의 깊게 통제하고 음주를 성인으로의 통과 의례로 간주하는 사회는 남용하는 경향이 더 큰 것으로 보인다. '다양한 세계에서의 건강'은 전 세계의 알코올 사용과 남용의 패턴에 대해 논의한다.

한 사람이 소비하는 알코올의 양은 그 사람의 사회 집단의 음주 습관과 직접적인 관련이 있는 것으로 보인다. 친구들 또는 가족들이 술을 많이 마시는 사람들은 그들 스스로 술을 많이 마실 가능성이 높다. 그 반대 또한 옳다. 친구들 또는 가족들이 술을 마시지 않는 사람들은 술은 덜 마신다. 이러한 발견은 치료 중이거나 치료를 받은 개인들에게 그 중요성이 증가했으며, 금욕을 유지하기 위해 술을 많이 마시는 사람들과의 관계를 단절해야 할 필요성을 증가시켰다.

여성에서의 알코올 사용장애

여성은 남성보다 몇 년 동안 과음을 한 후, 늦은 나이에 알코올 중독자가 되는 경향이 있다. 여성들은 또한 적은 양의 알코올로 더 빨리 중독되고, 간경변의 위험이 더 크며, 뇌의 과도한 기억상실과 수축, 심장병, 그리고 입, 목, 식도, 간, 대장에 암이 걸릴 확률이 높다. 유방암의 위험은 알코올 섭취에 따라 증가한다.[83] 또한 알코올 중독 사망률이 알코올 중독 남성보다 50~100% 더 높은 알코올 중독의 결과를 더욱 심각하게 겪는다.[84]

알코올 중독의 가장 큰 위험은 미혼이지만 파트너와 함께 살거나 20대 또는 30대 초반이거나 과음을 하는 남편이나 파트너가 있는 여성들 사이에서 발생한다. 여성의 다른 위험 요인으로는 가족력으로 음주 문제, 동료나 배우자의 음주 강요, 우울증, 스트레스 등이 있다.

알코올과 처방약의 남용

술과 처방약을 함께 복용하면 알코올 중독, 의식불명, 호흡곤란, 사망 등 심각한 의료적 문제가 발생할 수 있다. 약물 혼합으로 인한 가장 큰 위험은 알코올이 처방 진통제와 섞일 때 발생한다. 두 가지 약물 모두 독특한 방법으로 호흡 속도를 늦추고 기침 반사를 억제하는데, 결합하면 호흡을 완전히 멈출 수 있다. 알코올은 항불안제, 항정신병 약물, 항우울제, 수면제, 근육이완제와도 상호작용하여 어지럼증과 졸음을 일으키고 넘어져서 의도치 않은 부상을 입힐 가능성이 높다. 알코올과 가장 일반적으로 결합되는 처방약으로는 아편[예: 비코딘(Vicodin), 옥시콘틴(OxyContin), 퍼코셋(Percocet)], 자극제[예: 리탈린(Ritalin), 애더럴(Adderall), 콘서타(Concerta)], 진정제/불안제[예: 아티반(Ativan), 크나낙스(Xanax)], 수면제[예: 암비엔(Ambien), 할시온(Halcion)] 등이 있다.

사회적 비용

의료보험, 형사사법 비용, 치료비, 생산성 손실 등을 고려할 때 사회로의 알코올 관련 비용은 연간 2,490억 달러를 훨씬 넘는 것으로 추산된다.[85] 이러한 비용은 업무 생산성의 72% 감소, 과도한 음주로 인한 문제를 치료하기 위한 의료비와 관련된 11%, 형사 재판 비용과 관련된

다양한 세계에서의 건강 전 세계의 건강과 알코올 사용

알코올 소비는 폭력, 아동 방치 및 학대, 직장에서의 결근을 포함한 많은 심각한 사회 및 개발 문제를 가져온다. 전 세계적으로 알코올은 60가지 유형의 질병과 부상에 영향을 미치는 요인이며 200가지의 원인이 된다. 전 세계 모든 사망자의 거의 4%가 알코올로 인해 HIV/AIDS, 폭력, 또는 결핵으로 인한 사망보다 더 많은 것으로 나타난다. 전 세계적으로 음주의 영향은 다음과 같다.

- 음주로 인해 매년 330만 명의 사망자가 발생한다.
- 전 세계적으로 남성 사망자의 7.6%와 여성 사망자의 4.0%가 알코올 소비에 기인한다.
- 조기 음주(14세 이전)는 알코올 중독과 음주운전을 포함하여 인생 후반에 유해한 행동과 양의 상관관계가 있다.
- 같은 수준의 음주에서 남성은 다칠 가능성이 높으며 여성은 암(특히 유방암), 심혈관질환 및 위장관 문제와 같은 부정적인 건강 결과를 경험할 가능성이 높다.

성인 1인당 알코올 소비량에는 큰 차이가 있다. 유럽과 미국을 포함한 선진국에서 가장 높은 소비 수준을 나타낸다. 중서부 소비 수준은 서태평양 및 아프리카 지역에서 찾을 수 있다. 동남아시아와 지중해 동부 지역에서 소비량이 적다. 문화, 종교, 경제 발전 및 사회경제적 지위를 포함한 많은 요인이 이러한 차이에 기여한다.

Source: World Health Organization, "Global Status Report on Alcohol and Health," 2014, www.who.int/substance_abuse/publications/ global_alcohol_report/en.

10%, 자동차 충돌 사고로 인한 손실과 관련된 5%로 세분화된다. 폭음만 해도 경제적 비용의 대부분(77%)을 차지한다. 과도한 음주는 1인당 807달러, 즉 1잔당 2.05달러의 비용이 든다. 알코올 중독은 국가의 의료비 25% 이상을 직간접적으로 부담하고 있으며 소득 손실도 마찬가지이다. 감정적, 정신적, 신체적 비용은 측정할 수 없지만 음주운전 사고에서 사랑하는 사람을 잃은 경우, 가정에서의 술과 관련된 폭력과 학대, 그리고 가족 및 관계의 손해가 클 가능성이 높다.

치료와 회복

알코올 중독자의 극히 일부만이 특수 치료 시설에서 치료를 받는다. 알코올 문제를 받아들이지 않거나 일정하기를 꺼리는 것, 사회적 낙인, 치료를 받으면 금욕해야 한다는 사실, 그리고 알코올 문제를 스스로 처리하려는 욕구 등 수많은 요인들이 이러한 낮은 치료 이용에 기여한다.[89] 도움을 구하는 대부분의 술로 인한 문제가 있는 음주자들은 술이 자신의 삶을 통제한다는 것을 인지할 때 전환점을 경험했다.

음주를 그만하기로 한 알코올 중독자들은 그들의 몸이 중독성 물질로부터 제거되는 과정인 해독 작용을 경험하게 될 것이다. 금단 현상은 과민성, 혼란, 불안, 수면장애, 경련, 떨림, 우울증, 두통, 발작 등을 포함한다. 소수의 사람들에게 있어서 알코올 금단 현상은 혼란, 망상, 불안한 행동, 환각으로 특징지어지는 **진전섬망**(delirium tremens, **DTs**)으로 알려진 심각한 증후군을 유발한다.

도움을 받을 준비가 된 알코올 중독자는 중독 치료 전문 심리학자와 정신과 의사, 민간 치료 시설, 알코올 중독 치료 전문 병원, 지역 정신 건강 시설, **알코올 중독자 모임**(Alcoholics Anonymous, **AA**)과 같은 지원 단체 등 몇 가지 치료법을 가지고 있다.

민간 치료 시설

민간 치료 시설에 입원할 때, 환자는 기초적인 의료 문제가 치료에 방해가 되는지를 판단하기 위해 완전한 신체검사를 받는다.

진전섬망(delirium tremens, DTs) 알코올 금단 현상으로 인한 혼란과 망상, 불안의 상태.

알코올 중독자 모임(Alcoholics Anonymous, AA) 알코올 중독자가 음주를 중단하도록 돕는 것이 목표인 조직.

알고 있는가?

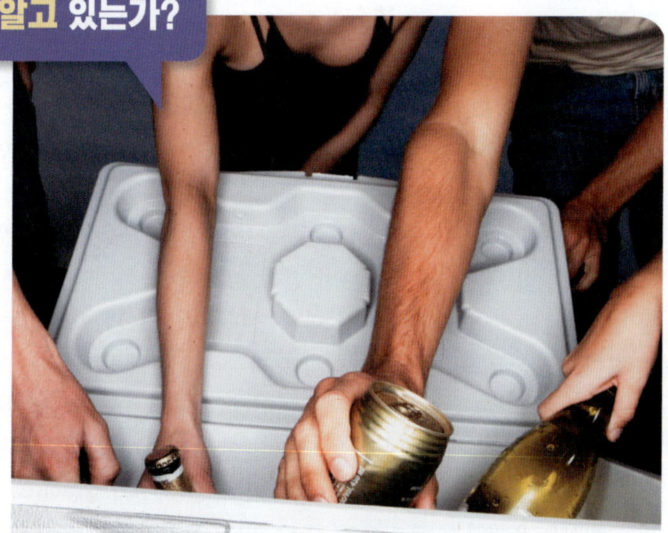

평균적으로 대학생들은 책을 사는 데 1년에 약 1,250달러를 쓰는 것에 비해, 음주에는 약 1,800달러를 쓴다.

Source: Data from College Board, Trends in Higher Education, https://trends.collegeboard.org/college-pricing/figures-표s/average-estimatedundergraduate-budgets-2016-17; Spread the Health, "Party Foul: Spending Too Much on Booze," Accessed March 17, 2017, https://spreadthehealthbu.com/2013/10/22/party-foul-spending-too-much-on-booze.

해독 직후 알코올 중독자들은 심리적 중독에 대한 치료를 시작한다. 대부분의 치료 시설은 환자들을 3~6주 동안 유지시킨다. 민간 센터에서 치료를 받으려면 수천 달러가 들 수 있지만, 일부 보험 프로그램이나 고용주들은 이 비용의 대부분을 부담할 것이다.

치료법

알코올 중독 회복 프로그램에는 몇 가지 종류의 치료법이 일반적으로 사용된다. 가족 치료에서 사람과 가족 구성원들은 중독의 근본이 되는 심리적 이유와 그것을 가능하게 한 환경적 요인을 조사한다. 개인과 집단 치료에서 알코올 중독자들은 정기적으로 알코올로 눈을 돌리게 한 상황에 대한 긍정적인 대처 기술을 배운다.

대학 캠퍼스에서 음주와 다른 약물 사용에 대한 유병률이 높기 때문에 대학에 다니는 것은 술에 취하지 않은 상태에 대한 위협이다. 성인을 위한 회복 관리 방법이 많은 반면, 대학생들을 위한 적절한 회복 지원 시스템을 이해하는 것은 덜 관심을 받았다. 특히 학생을 회복하기 위해 캠퍼스를 기반으로 한 서비스가 부족했다. 그러나 많은 캠퍼스는 회복에 참여하는 학생들을 위한 회복 친화적인 공간과 지원 환경을 만들어야 할 필요성을 인식하고 있다. 이러한 프로그램의 일반적인 특징으로는 지정된 캠퍼스 모임 공간, 약물을 하지 않는 주거 옵션, 개인, 또는 단체 상담, 재발 방지 및 술이 없는 여가 활동 등이 있다. 일반적으로 공동 지원 및 12단계 원칙이 강조된다.[90]

재발

회복의 성공은 개인에 따라 다르다. 중독을 치료하는 것은 중독자가 물질의 사용을 멈추게 하는 것 이상의 것을 필요로 하는데, 그것은 또한 그 사람이 자신의 삶을 지배해온 행동 패턴을 깨도록 하는 것을 요구한다. 많은 알코올 중독자들은 자신이 '치유'보다는 평생 동안 '회복 중'이라고 말한다. 사실 1년 미만의 금욕적인 사람들 중 1/3만이 금욕 상태로 남을 것이다.[91]

건강한 생활 방식을 되찾으려는 사람들은 중독에 맞서야 할 뿐만 아니라 재발하는 경향을 경계해야 한다. 알코올 중독자들에게는 화를 내거나 좌절하게 하거나 술을 마시는 다른 사람들과 함께 있는 것과 같이 재발을 일으킬 수 있는 상황을 파악하는 것이 중요하다. 초기 회복 기간 동안, 그것은 지원 단체에 가입하고, 안정을 유지하며(이동, 여행, 새로운 직업을 갖거나 다른 급격한 삶을 변화시키고 싶은 충동을 억누른다), 매일 성찰할 시간을 정하고, 그들 자신의 행동에 책임을 지는 패턴을 유지하는 데 도움을 줄 수 있다. 효과적인 회복 프로그램이 되기 위해서는 개인의 자존감을 높이고 성장을 돕는 방법들을 제공해야 한다.

LO 5 | 미국에서의 흡연

일반적으로 미국, 특히 대학생들의 흡연율에 대해 토론하고 흡연 및 금연과 관련된 사회적, 정치적 문제를 설명하시오.

미국에서 사망의 원인에 있어 흡연은 가장 독보적이다. 50만 명에 가까운 미국인들이 매년 담배에 관련된 질병으로 사망한다.[92] 게다가 추가적인 1,600만 명의 사람들이 담배로 인한 건강장애로 고통받고 있다. 현재까지 담배는 약 20가지의 질병을 유발하고, 모든 흡연자들의 절반은 담배와 관련된 질병으로 인해 사망하는 것으로 알려져 있다.[93]

18세 이상의 약 3,600만 명의 미국인들이 지난 한 달 동안 적어도 한 번은 흡연(담배, 시가, 무연 담배, 파이프 담배)을 한 경험이 있다고 보고한다.[94] 지난 20년간 흡연의 감소율이 이전과 비교했을 때 느려졌다(20년 전보다 감소율이 낮아짐). 2015년에는 남성의 16.7%, 여성의 13.6%가 흡연자였다. 18~24세의 거의 13%가 흡연자였고, 25~44세가 가장 높은 비율의 흡연자였다(18%). 45~64세는 17%로 감소하며,

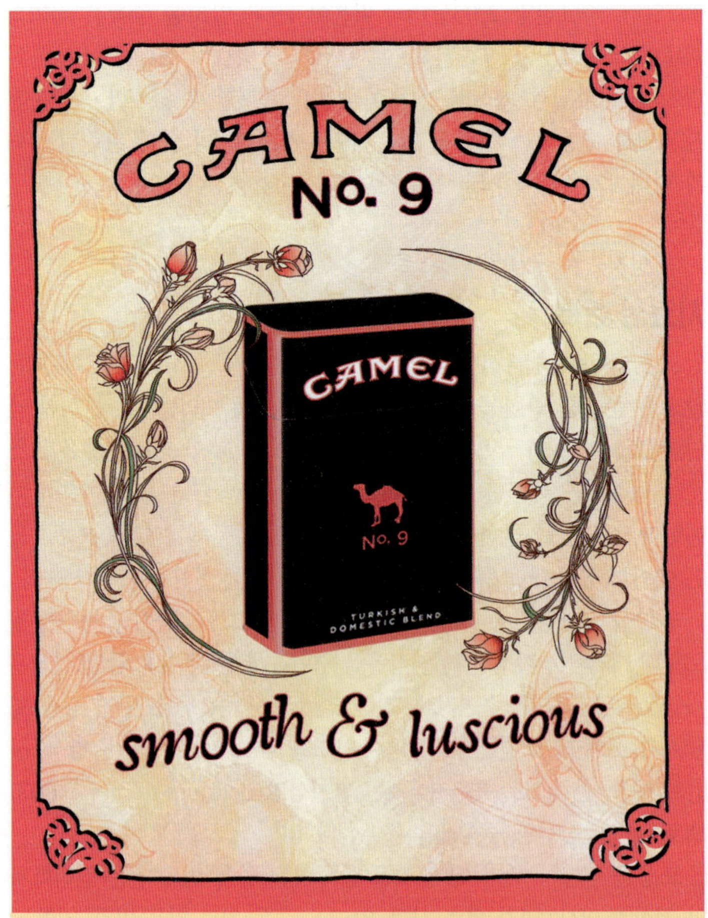

담배 회사는 화장품, 향수(예: Camel No. 9 브랜드의 유명한 샤넬 향수 등) 및 패션 산업에서 빌린 '매력적인' 포장 및 광고 캠페인을 사용하여 여성을 대상으로 한 마케팅에 적극적이다.

표 7.1 | 미국 18세 이상 인구 중 흡연 인구 비율

	백분율(%)
미국 주 전체	15.1
인종	
아시아인	7.0
흑인(비 히스패닉)	16.7
히스패닉	10.1
아메리카 원주민	21.9
백인(비 히스패닉)	16.6
혼혈	20.2
나이(년)	
18~24	13.0
25~44	17.7
45~64	17.0
65 이상	8.4
성별	
남성	16.7
여성	13.6
교육	
대학교 졸업(학사)	7.4
고등학교 졸업	19.8
검정고시 졸업	34.1
12학년(졸업장 없음)	26.3
대학원 졸업	3.6
소득 수준	
빈곤층	26.1
비(非) 빈곤층	13.9
성적 지향	
비동성애자(스트레이트)	14.9
동성애자/양성애자	20.6

Source: Centers for Disease Control and Prevention, "Current Cigarette Smoking among Adults-United States, 2005-2015," *Morbidity and Mortality Weekly* 65, no. 44 (2016): 1205-1211.

65세부터는 8%의 흡연자로 점차 감소한다.[95] 표 7.1은 미국의 인구통계학적 집단으로 흡연자의 비율을 나타낸다.

담배와 사회적 문제

담배 제품의 생산과 유통은 많은 정치적, 경제적 문제들을 야기한다. 담배를 재배하는 주는 담배 생산으로 상당한 수입을 얻고 연방, 주 및 지방 정부는 담배 세금으로 많은 이익을 얻는다.

광고

담배 산업에서 광고와 홍보에 하루당 약 2,600만 달러를 소비한다.[96] 흡연자의 수가 매년 100만 명씩 감소하고 있어 담배 산업에서는 새로운 흡연자를 적극적으로 모집해야 한다.[97] 아이들은 어른들보다 담배 회사가 운영하는 광고에 3배 더 민감하고, 이는 동료들의 권유보다 실질적으로 흡연을 하는 것으로 이어진다. 담배의 광고와 홍보는 미성년자 흡연의 주범으로 1/3을 차지한다고 볼 수 있다.[98]

> **어떻게 생각하는가?**
>
> **니코틴은 중독성이 강하므로 통제 물질로 조절함으로써 규제해야 하는가?**
>
> - 담배를 효과적으로 규제하는 방법은 무엇인가?
> - 니코틴 중독에 대한 연구를 위해 더 많은 재원을 사용해야 하는가? 그 이유는 무엇인가?

담배 제품들은 특정 인구에 매우 강하게 광고되어 왔다. 여성 잡지에서의 광고는 흡연이 경제적 성공, 욕망, 아름다움, 체중 조절, 독립, 사회적 수용, 그리고 멋있음의 중요한 요점이라는 것을 내포하고 있다. 그리고 이 광고들은 효과적이였다. 1970년대 중반부터 2000대 초반까지 여성의 담배 구매율이 급격하게 증가했다. 이것은 공교롭게도, 1987년 이후 여성에게서 암으로 인한 사망과 관련하여 흡연으로 유발된 폐암은 유방암을 능가하였으며, 이후 매년 주요한 암 사망 원인으로 남아 있다.[99]

여성만이 성별을 기반으로 한 광고의 대상이 아니다. 남성들은 락커룸에 있는 것으로 묘사되고, 오프로드 차량으로 험준한 지형을 넘나들거나 노을 아래에서 말을 타는 등 남성적인 느낌을 주려고 한다. 소수자들 또한 종종 과도한 마케팅의 대상이 된다. 담배 광고 중 특히 멘톨 담배 광고는 넓은 범위의 구독자들을 대상으로 한 것보다 아프리카계 미국인들을 대상으로 한 것이 일반적이었다. 담배를 권유하는 광고판들과 포스터들은 수년 동안 히스패닉 지역, 특히 저소득층 지역이 집중 대상이었다. 담배 회사들은 또한 축제나 연례 박람회 같은 지역사회 기반 행사를 후원한다.

사회에 대한 경제적 비용

미국에서 흡연으로 인한 연간 비용은 2,890억~3,330억 달러 사이로 추정된다.[100] 흡연의 경제적 부담은 총 1,700억 달러 이상의 직접적인 의료 지출과 1,500억 달러 이상의 생산성 손실로 나타났다.[101] 흡연 관련 건강 비용과 생산성 손실은 판매된 담배 한 갑당 19.16달러로 추정된다.[102]

대학생과 흡연

대학생들은 담배 마케팅과 광고 캠페인에 있어 집중 대상이다. 담배 산업은 바, 음악 페스티벌, 또는 다른 행사에 18~24세 집단을 특정해서 공격적인 마케팅 홍보를 한다. 타깃 광고 외에도 학생들은 친구의 영향으로 흡연을 시작하게 될 수도 있으며, 많은 대학들이 여전히 캠퍼스 매점에서 담배를 판매하고 있다. 하지만 최근 미국 대학생들의 흡연율은 감소했다(그림 7.10). 2016년의 설문조사에서 10%가 넘는 대학생들이 최근 30일 동안 흡연을 한 경험이 있다고 보고했다.[103] 남학생들의 흡연율(13%)은 여학생들(8%)보다 약간 더 높았다.[104] 남학생들은 또한 더 많은 시가와 무연 담배를 사용했다.[105]

캠퍼스의 흡연 금지에 대한 논의에 대해 알아보려면 '관점 포인트'를 참고하라.

왜 대학생들은 담배를 피는가?

학생들이 담배를 피는 이유는 스트레스 해소와 휴식에 있다. 흡연자들은 비흡연자들보다 높은 수준의 스트레스 인지 상태를 갖고 있는 것으로 나타났다. 학생들은 또한 담배에 중독되거나 친구들과 잘 어울리기 위해 흡연을 한다. 일부 학생들에게 흡연은 체중 조절이 중요한 동기부여가 되며, 체중 증가에 대한 두려움은 담배를 끊은 학생들 사이에서 다시 흡연을 하게 되는 흔한 이유일 수 있다. 학생들 중에서 우울증을 진단받거나 치료를 받은 학생들은 그렇지 않은 학생들보다 흡연을 할 가능성이 훨씬 더 높다.

사교 흡연

많은 대학생 또래의 흡연자들은 그들 스스로를 '사교 흡연자'라고 한다. 즉, 그들은 혼자가 아닌 다른 사람들과 함께 있을 때만 흡연을 한다. 사교 흡연자들은 일반적으로 주말, 밤, 사교 행사, 또는 친구들과 있을 때 흡연을 한다. 종종 사교 흡연자들은 무리에 어울리며 사교적인 상호작용을 위해 흡연을 한다.[106] 심지어 간헐적 흡연이 건강에 해를 끼칠 위험이 없는 것은 아니다. 일주일에 담배 한 갑 이하를 피우는 것 또한 혈관을 손상시키고 심장병과 암의 위험성을 증가시키는 것으로 나타났다.[107] 피임약을 복용하는 여성의 경우 일주일에 담배를 몇 개비만 피워도 심장병, 혈전, 뇌졸중, 간암, 담낭질환의 발병 가능성이 높아질 수 있다.

흡연과 예방 정책

미국 정부가 흡연이 건강에 해롭다고 경고하기 시작한 지 40여 년이 지났다. 이러한 흡연의 건강상 위해함에 대한 모든 교육에도 불구하고, 매년 2,890억~3,330억 달러 사이의 흡연 비용과 관련된 건강관리 및 생산성 손실이 발생했다.[109]

1998년에 담배 산업은 46개 주와 Master Settlement 협정에 도달했다. 이 협정은 담배 회사들이 25년 동안 2,060억 달러 이상을 지불하도록 요구한다. 이 협정에는 금연에 대한 교육 및 광고와 효과적인 금연 전략을 결정하기 위한 연구자금 지원 등 다양한 조치들이 포함되어 있다. 이 협정은 또한 청년들을 대상으로 한 특정 광고와 홍보를 제한한다.

불행하게도 주 차원에서 담배 규제와 예방에 편성된 예산은 대부분 이러한 목적으로 사용되지 않았다. 예산 문제에 직면한 많은 주들은 금연 프로그램에 대한 지출을 대폭 줄였다. 금연 프로그램에 예산을 써서 흡연을 줄이는 데 성공한 사례는 몇 안 되는 주뿐이다.[110] 2009년 가족 흡연 방지 및 담배 규제법은 FDA가 어린이들을 대상으로 한 담배 광고를 금지하고, 담배 제품의 니코틴 양을 낮추며, 젊은이들에게 어필하는 단맛이 나는 담배를 금지하고 '라이트', '저타르'와 같은 라벨을 금지할 수 있도록 하고 있다.[111] 이 법의 가장 중요한 영향 중 하나는 담배 제품을 광고할 때 더 두드러진 건강 경고를 해야 한다는 것이다. 무연 담배 광고에는 광고 공간의 20%를 경고로 채워야 한다. FDA는

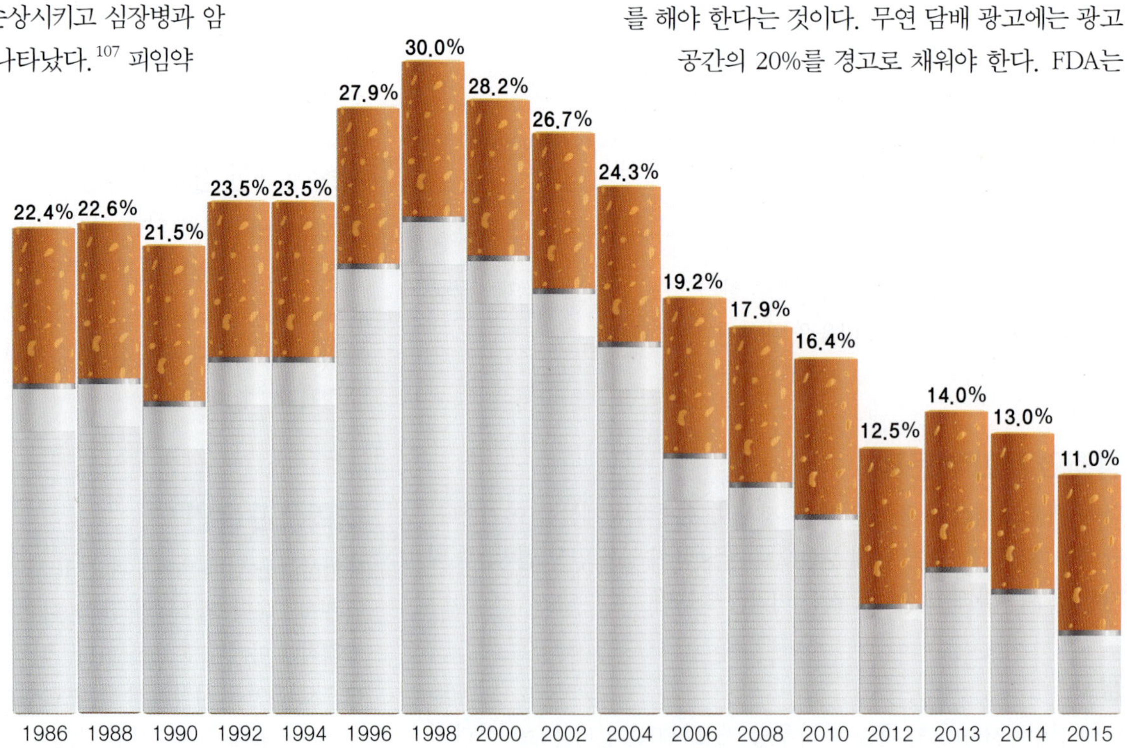

그림 7.10 지난 달 담배 흡연율이 대학생들 사이에서 유행하는 추세.

Source: Data from L. D. Johnston et al., *Monitoring the Future National Survey Results on Drug Use, 1975-2015, Volume II: College Students and Adults Ages 19-50* (Ann Arbor, MI: Institute for Social Research, University of Michigan, 2016).

관점 포인트 대학 캠퍼스에서의 흡연 흡연을 금지해야 하는가?

최근 수백 개의 캠퍼스가 흡연에 대한 모든 금지 또는 상당한 제한을 시행했으며, 더 많은 캠퍼스가 금연을 추구하고 있다. 현재 약 1,757개의 금연 캠퍼스가 있다. 이 중 1,468개는 담배 사용을 완전히 금지, 1,331개의 전자 담배 사용 금지, 652개는 캠퍼스 어디에서나 물 담배의 사용을 금지하고 있다. 담배가 없는 캠퍼스(전자 담배 금지 포함)에 관한 논쟁은 많은 학교에서 논쟁의 여지가 있다. 다음은 두 질문의 주요 요점을 나타낸다.

캠퍼스에서 담배 금지에 대한 주장

- 대학생의 대다수—5명 중 4명—는 담배를 피우지 않는다.
- 학생의 2/3와 대부분의 직원들은 금연 캠퍼스를 선호한다.
- 5명 중 1명은 담배 연기에 노출되어 즉각적인 건강 영향을 경험했다고 말한다.
- 금연 기숙사에 살면 비흡연자는 흡연자가 될 확률이 40% 이하로 낮아진다.
- 아직까지 전자 담배 노출로 인한 유해 영향에 대해서 알려진 바가 거의 없다.
- 중고 전자 담배 증기에는 니코틴, 낮은 수준의 발암물질 및 초미립자가 포함되어 있다.

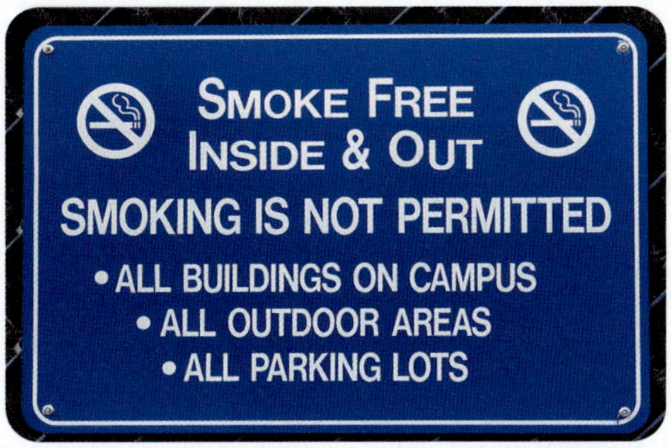
SMOKE FREE
INSIDE & OUT
SMOKING IS NOT PERMITTED
• ALL BUILDINGS ON CAMPUS
• ALL OUTDOOR AREAS
• ALL PARKING LOTS

캠퍼스에서 흡연 찬성에 대한 주장

- 캠퍼스에는 흡연을 금지하는 디젤 트럭 등의 유해한 연기가 발생할 수 있는 다른 많은 원인이 있으며, 흡연이 캠퍼스의 전반적인 건강 및 공기 품질에 영향을 미치지 않는다.
- 만약 강요하는 것이 불가능하다면 금연 정책은 시행이 어려울 것이다.
- 외부에서 담배를 피우는 흡연자들은 밤에 위험하거나 기숙사를 떠나야 하는 다른 상황에 처할 수 있다.
- 공공 및 개인 장소에서의 흡연 금지는 권리를 침해한다. 흡연자 및 니코틴 중독자에 대한 차별적 대우를 장려한다.

어느 주장을 지지하는가?

- 대학 캠퍼스에서 흡연이 공중 보건에 위협이 되고 있는가?
- 흡연자들이 기숙사, 캠퍼스 건물, 인접한 공원, 또는 캠퍼스의 다른 공공장소에서 담배를 피울 권리가 있다고 생각하는가? 그 이유는 무엇인가?
- 캠퍼스를 가로 질러 걷다가 누군가가 담배를 피우고 있을 때 기분이 어떤가? 흡연자에게 담배를 내놓도록 요청할 수 있는가?
- 흡연 금지가 차별적인가? 개인의 권리를 침해하는 것인가? 대학 캠퍼스에서 학생 흡연자를 제외시켜야 하는가?

Sources: American Nonsmokers' Rights Foundation, Smoke-Free and Tobacco-Free U.S. and Tribal Colleges and Universities, January 2, 2017; American Nonsmokers' Rights Foundation, Colleges and Universities, February 15, 2017, http://no-smoke.org/goingsmokefree. php?id=447; University of Michigan, National Tobacco Free Campus Initiative, http://sph.umich.edu.

담배 포장지와 광고에 흡연의 부정적인 결과를 나타내는 그림을 넣는 경고를 더 크게 할 것을 요구했지만 연방 판사는 2012년에 이 요구를 위헌이라고 선언했다.

LO 6 담배와 담배의 영향

다양한 유형의 담배 제품과 함유된 화학물질을 식별하고 신체에 미치는 영향을 설명하시오.

담배 사용의 가장 흔한 형태인 흡연은 니코틴과 비소, 포름알데히드, 암모니아를 포함한 7,000개의 다른 화학물질을 허파에 직접 전달한다. 이 화학물질들 중 70개 이상이 발암물질로 알려져 있다.[112] 뜨거운 유독가스를 흡입하는 것은 민감한 점막을 노출시켜 조직을 약화시키고 구강, 후두, 목의 암 발생에 기여하는 자극성 화학물질에 노출시킨다. 흡연으로 인한 담배 연기의 열은 조직에 매우 해롭다.

니코틴(nicotine) 담배 제품의 1차 자극성 화학물질, 니코틴은 중독성이 강함.

니코틴

중독성이 강한 화학 자극제인 **니코틴**(nicotine)은 모든 담배 제품에서 주요한 정신활성 물질 중 하나이다. 니코틴은 자연적인 형태로 공기 노출 시 갈색으로 변하는 무색의 액체이다. 담배, 파이프, 시가에 담뱃잎을 태우면 니코틴이 분비되어 허파 속으로 흡입된다. 담배를 흡입하거나 씹는 것은 니코틴을 침에 분비하고, 그다음 니코틴이 입안의 점막을 통해 흡수된다. 전자 담배에서는 니코틴, 글리콜, 글리세린, 향료의 혼합물이 흡연자가 흡입하는 에어로졸로 기화되면서 니코틴이 분비된다.

니코틴은 다양한 생리적 효과를 내는 강력한 중추신경계 자극제이다.

니코틴 중독(nicotine poisoning) 현기증, 설사, 빠르고 불규칙한 맥박, 냉습 피부, 어지러움, 메스꺼움, 구토 등 초보 흡연자들에 의해 종종 경험되는 증상.

타르(tar) 연소 중인 담배의 입자물질로부터 응축된 두껍고 갈색의 슬러지.

일산화탄소(carbon monoxide) 담배 연기에서 발견되는 가스로 혈액이 산소를 운반하는 능력을 감소시킨다.

대뇌겉질에서 흥분되고 경각심적인 정신 상태로 만들어낸다. 니코틴은 부신을 자극하여 아드레날린의 생성을 증가시킨다. 또한 심박수와 호흡수를 증가시키고, 혈관을 수축시키며, 심장은 좁아진 혈관을 통해 혈액을 펌프질하기 위해 더 열심히 일해야 하기 때문에 혈압을 높인다.

초보 흡연자들은 대개 첫 흡입으로 니코틴의 효과를 느낀다. **니코틴 중독**(nicotine poisoning)이라 불리는 이러한 증상들은 어지럼증, 가벼운 두통, 빠르고 불규칙한 맥박, 냉습 피부, 메스꺼움과 구토, 그리고 설사를 포함할 수 있다. 이러한 증상은 처음 담배를 접하는 사람에게 즉각적으로 발생하고, 앞에서 언급한 불쾌한 영향은 내성이 발생함에 따라 중단되는데, 아마도 두 번째나 세 번째 담배를 피고 나서 중단될 것이다. 이와는 대조적으로 알코올과 같은 대부분의 다른 약물에 대한 내성은 몇 달 또는 몇 년에 걸쳐 발생한다. 보통 흡연자들은 일반적으로 흡연으로 인한 '금연 욕구'를 경험하지 않는다. 그들은 담배를 끊는 것이 매우 어렵기 때문에 계속 흡연을 한다.

타르와 일산화탄소

담배 연기는 담배와 그 첨가물을 태움으로써 발생하는 화학물질과 가스의 복합적인 혼합물이다. 미립자는 허파(폐)에 응축되어 **타르**(tar)라고 불리는 두껍고 갈색의 슬러지를 형성하는데, 이 슬러지는 벤조피렌, 페놀과 같은 화학 자극제를 함유하고 있다. 페놀은 폐암 발생에 기여하는 다른 화학물질과 결합할 수 있는 가능성을 가지고 있다.

건강한 허파 상부의 호흡기 표면에 있는 수백만 개의 작은 머리카락 같은 돌출부(섬모)가 이 물질을 쓸어내는데, 이것은 기침으로 허파에서 배출된다. 그러나 니코틴에 의해 흡연자의 허파에서 섬모의 정화 기능이 저하되어 담배 한 개비당 최대 1시간 동안 섬모를 마비시킨다. 이것은 담배 연기 속의 타르와 다른 고형물들이 축적되고 민감한 허파 조직을 자극하도록 한다. 그림 7.11은 담배 연기가 어떻게 허파를 손상시키는지 보여준다.

담배 연기는 또한 유독가스를 포함하고 있는데, 그중 가장 위험한 것은 **일산화탄소**(carbon monoxide), 즉 자동차 배기가스에서 배출되는 치명적인 가스이다. 일산화탄소는 산소를 위한 수용체 부위와 결합하여 적혈구의 산소 운반 능력을 감소시켜 많은 신체조직에서 산소 결핍을 일으킨다. 이것은 적어도 흡연자들의 심장마비와 뇌졸중의 위험 증가에 부분적으로 책임이 있다.

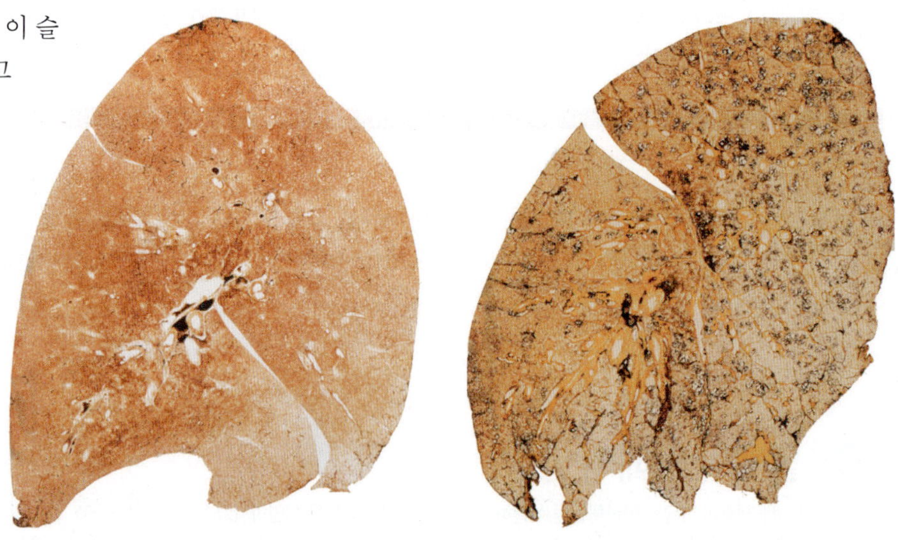

그림 7.11 담배 연기에서 화학물질로 인한 허파 손상. 연기 입자는 허파 경로를 자극하여 여분의 점액 생성을 유발하며, 니코틴은 일반적으로 허파에 과도한 점액을 제거하는 기능을 하는 섬모를 마비시킨다. 그 결과, 호흡곤란, '흡연자의 기침' 및 만성 기관지염 등이 나타난다. 동시에 타르는 허파꽈리(폐포) 내에 모이게 되고, 결국 허파꽈리 벽이 파괴되어 폐기종을 초래하게 된다. 담배 연기의 타르와 기타 발암물질도 암을 유발하는 세포 돌연변이를 유발한다.

담배 사용장애

미국 정신과협회는 담배 사용장애를 '임상적으로 중대한 손상이나 고통을 초래하는 담배 사용의 문제적 패턴'으로 정의한다.[113] 즉, 12개월 동안 다음의 징후와 증상 중 적어도 2가지로 특징지어진다: (1) 의도한 것보다 더 많은 양 또는 더 긴 기간에 걸쳐 담배를 사용하는 경우, (2) 끊거나 줄이려는 지속적인 노력과 실패, (3) 담배를 구하거나 사용하는 데 많은 시간을 소비하는 경우, (4) 담배를 갈망, (5) 직장, 학교, 또는 사회적 의무를 방해하는 담배 사용, (6) 흡연으로 인한 사회적 또는 개인적인 관계 문제의 재발, (7) 중요한 활동의 포기 또는 감소, (8) 침대에서 흡연하는 등 신체적으로 위험한 상황에서 지속적인 담배 사용, (9) 담배 사용으로 인한 지속적이거나 재발하는 신체적 또는 심리적 문제에도 불구하고 담배 사용을 계속하는 경우, (10) 원하는 효과를 얻기 위해 담배의 개수가 증가하는 등 내성 증가, (11) 담배 사용의 감소 또는 중단과 관련된 금단 현상.[114]

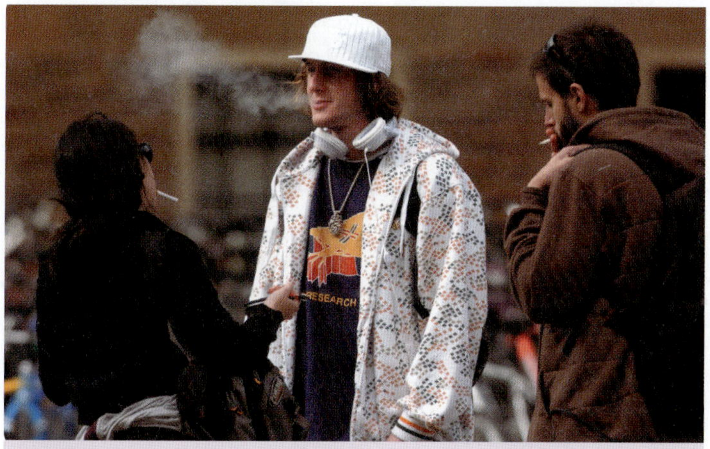

안전한 양의 흡연은 없다. 연기에 노출되면 건강에 부정적인 영향을 줄 수 있는 위험성이 증가한다. 자신을 흡연자로 인식하더라도 의존적이고 빈번한 흡연 습관으로 나타날 수 있다.

담배 제품

담배는 여러 형태로 나온다. 담배, 시가, 파이프 및 '비디스'는 담배를 태우고 흡입하기 위해 사용된다. 무연 담배는 냄새를 맡거나 입에 넣는다. 전자 담배는 니코틴에 대해 점점 더 대중적으로 사용되고 있으며 건강 위험이 있다.

담배

필터형 담배는 오늘날 가장 흔한 형태의 담배이다. 거의 제조된 모든 담배는 시안화수소나 일산화탄소 같은 가스의 양을 줄이도록 고안된 필터를 가지고 있지만, 이러한 제품들은 실제로 필터가 없는 브랜드보다 더 많은 위험 가스를 사용자에게 전달할 수 있다. 일부 흡연자들은 담배를 더 많이 피우기 위한 구실로 저타르와 저니코틴 제품을 사용하므로 일반 강도의 담배보다 해로운 물질에 더 많이 노출된다.

정향 담배는 약 40%의 지상 정향과 약 60%의 담배를 함유하고 있다. 많은 사용자들은 실수로 이 제품들이 전적으로 지상 정향으로 만들어졌으며, 담배를 피우면 담배와 관련된 위험을 제거할 수 있다고 생각한다. 실제로 정향 담배는 일반 담배보다 타르와 일산화탄소를 더 많이 함유하고 있으며, 정향의 활성 성분인 유게놀의 감각을 마비시키는 효과는 흡연자들이 연기를 더 깊이 들이마실 수 있게 해준다. 멘톨 담배에도 같은 효과가 있다. 멘톨의 목구멍을 마비시키는 효과는 더 깊은 흡입을 가능하게 한다.

전자 담배

전자 담배는 일반적으로 연기 대신 니코틴, 향료, 기타 첨가물을 증기로 전달한다. 사용자가 이러한 장치들 중 하나를 통해 공기를 흡입할 때, 공기 흐름 센서는 배터리를 작동시키고, 분무기를 가열하여 프로필렌글리콜과 니코틴을 증발시킨다. 흡입 시 에어로졸 증기는 다량의 니코틴을 허파로 전달하며, 그 후 잔류 에어로졸이 환경으로 배출된다. 니코틴, 카보닐 화합물, 휘발성 유기화합물 등의 화학물질에 사용자를 노출시키는 것 외에 용제, 향료, 독성 물질을 포함한 전자 담배 액상의 가열 및 에어로졸화 성분들의 건강 영향과 유해성 선은 완전히 파악되지 않는다. 최근 조사에서 대학생의 약 11%가 전자 담배를 사용한다고 응답했으며, 4.3%는 지난 30일 동안 사용량을 보고한 것으로 나타났다.[116] 전자 담배를 사용하는 학생들은 술을 많이 마시는 학생일 가능성이 높다. 많은 캠퍼스와 기숙사, 임대주택에서 담배나 흡연을 할 수 없게 되었지만, 이러한 금지에도 불구하고 전자 담배의 사용—감지할 수 없는 냄새—은 술과 함께 니코틴의 사용을 더 쉽게 한다.[117]

시가

흡연이 감소하면서 대형 시가의 판매량이 3배 이상 늘었다.[118] 많은 사람들은 시가가 담배보다 더 안전하다고 믿는다. 시가는 발암유발물질이 많고 담배 1그램당 타르가 많으며 담배보다 독성이 높다.[119] 또한 시가 흡연은 무연 담배, 담배 흡연과 같은 질병을 유발한다. 정기적인 시가 흡연자는 허파, 구강, 후두, 식도, 이자의 암 발생 위험이 있다. 시가 흡연자는 담배를 피우지 않은 사람에 비해 폐암, 후두암, 구강암, 또는 식도암으로 사망할 확률이 4~10배 높다.[120] 대부분의 시가에는 몇 개비의 담배만큼 많은 니코틴이 포함되어 있으며, 시가 흡연자가 흡입하면 니코틴은 담배만큼 빨리 흡수된다. 흡입하지 않은 흡연자는 담배 연기에 포함된 수많은 독성 화학물질에 입술, 혀, 목구멍 및 후두를 노출시키며, 높은 수준의 니코틴은 여전히 입의 점막을 통해 흡수된다. 단일 시가는 잠재적으로 담배 한 갑만큼 많은 니코틴을 제공할 수 있다.[121]

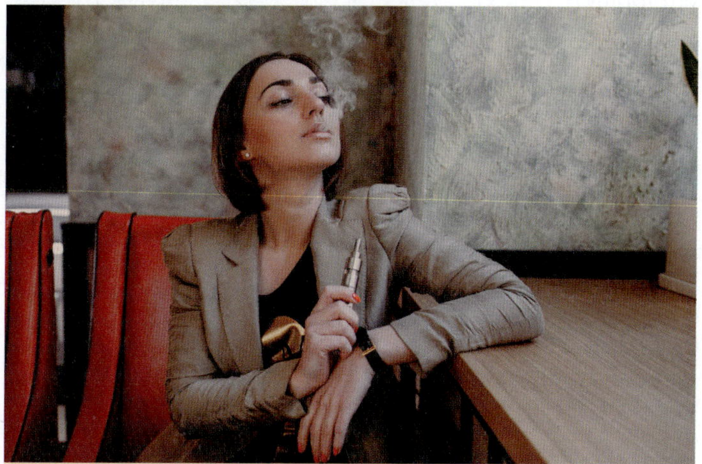

전자 담배(Electronic cigarette 또는 e-cigarette).

비디스

비디스(bidis)는 일반적으로 인도 또는 동남아시아에서 만들어졌으며, 작은 수제 담배로 바닐라, 초콜릿, 체리 등 다양한 맛을 지닌다. 그들은 담배보다 안전하고 저렴하다고 생각되기 때문에 대학생들에게 인기가 있다. 하지만 그것들은 담배보다 훨씬 더 독성이 강하다. 비디스에서 나오는 연기는 담배에서 발견되는 니코틴의 3~5배까지 함유하고 있다.[122] 잎 포장지는 다공성이 아니므로 흡연자가 담배를 피우기 위해 더 강하게 빨거나 흡입하게 된다. 그 결과 더 많은 양의 타르, 니코틴 및 일산화탄소에 훨씬 더 많이 노출된다.

파이프와 물 담배

파이프는 많은 문화권에서 의식주와 예식 사용을 포함하여 전 세계적으로 오랫동안 사용되어 왔다. 국립 암연구소(National Cancer Institute)와 미국 암협회(American Cancer Society)에 따르면, 파이프 흡연은 시가 흡연과 유사한 위험이 있다.

물 담배(hookah)는 흡입용 긴 호스가 달린 수도관 유형으로 중동에서 시작되었지만, 미국의 젊은 성인들 사이에서 특히 인기를 얻고 있다. 많은 학생들은 물 담배를 피우는 것이 담배를 피는 것보다 안전하다고 믿는다. 그러나 담배에서 발견되는 폐암, 호흡기질환, 저체중아 및 치주질환과 관련된 유해한 독소와 화학물질의 대부분은 물 담배 연기에서도 발견된다.[123] 물 담배 흡연과 관련된 건강상의 위험에는 파이프를 공유함으로써 전파되는 전염병의 가능성도 포함된다.

무연 담배

무연 담배에는 두 가지 유형이 있다: 씹는 담배와 코담배.

씹는 담배(chewing tobacco)는 느슨한 잎, 마개, 또는 파우치의 세 가지 형태로 제공되며, 당밀 및 기타 향료로 처리된 담뱃잎이 들어 있다. 사용자는 타액의 흐름을 자극하고, 니코틴을 방출하기 위해 아랫입술과 치아 사이에 소량을 놓아서 담배를 넣는다. 이처럼 **넣는 담배**(dipping)는 니코틴을 혈류로 빠르게 방출한다. 미국에서 담배 흡연이 감소하고 있는 반면, 청소년에 의한 무연 흡연은 1999년 이후 꾸준히 지속되었다.[124]

코담배(snuff)는 곱게 간 담배로, 흡입하거나 씹거나 잇몸에 대고 놓을 수 있다. 건조하거나 촉촉한 분말 형태나 사체(티백을 닮은 주머니)로 나온다. 2009년에 스너스(snus: 입술과 치아 사이에 끼워 흡입하는 담배)는 미국에서 판매된 가장 최근의 무연 담배 형태가 되었다. 스웨덴에서 100년이 넘도록 인기 있는 이 작은 담배의 사체는 볼 안에 넣어 빨아들인다. 스너스는 사용자가 자주 침을 뱉지 않아도 되기 때문에 씹는 담배보다 선호된다.

> **비디스(bidis)** 수제 향료 담배.
>
> **씹는 담배(chewing tobacco)** 입에 넣은 다음 빨거나 씹는 끈끈한 형태의 담배.
>
> **넣는 담배(dipping)** 니코틴 흡수를 위해 아랫입술과 이빨 사이에 소량의 씹는 담배를 넣는 것.
>
> **코담배(snuff)** 코의 점막이나 볼 안에 넣어 빨아들이는 분말 형태의 담배.

무연 담배는 담배만큼 중독성이 있으며, 실제로 더 많은 니코틴을 함유하고 있다. 평균 크기의 흡입 시간을 유지하거나 입안을 30분 동안 씹으면 4개의 담배를 피우는 것만큼 많은 니코틴을 전달한다. 일주일에 한 갑의 코담배 흡연자들은 일주일에 10갑의 흡연자와 같은 니코틴을 얻을 수 있다.

LO 7 | 담배 제품의 건강상의 위험

담배 제품 사용 및 환경 속의 담배 연기와 관련된 건강상의 위험 및 신체적 영향을 설명하시오.

매일 담배는 암, 심혈관질환, 호흡기질환으로 약 1,200명의 사망에 기여한다.[125] 게다가 흡연은 몸에 있는 거의 모든 시스템의 건강에 부정적인 영향을 미칠 수 있다. 그림 7.12는 흡연의 생리적 및 건강적 영향을 요약한다.

암

폐암은 미국에서 암 사망의 주요 원인이다. 미국 암협회는 흡연이 남성 폐암의 90%, 여성 폐암의 78%를 유발한다고 추정한다.[126] 2017년 미국에서만 약 22만 2,500명의 새로운 폐암 환자가 발생했고, 2017년에는 약 15만 5,870명의 미국인이 폐암으로 사망했다.[127]

만약 당신이 흡연자라면, 폐암에 걸릴 위험은 몇 가지 요인에 달려 있다. 첫째, 하루당 피우는 담배의 양이 중요하다. 담배를 많이 피울수록 폐암에 걸릴 확률이 높다. 두 번째 요인은 담배를 피우기 시작한 나이인데, 만약 당신이 10대에 시작했다면, 나중에 시작하는 사람들

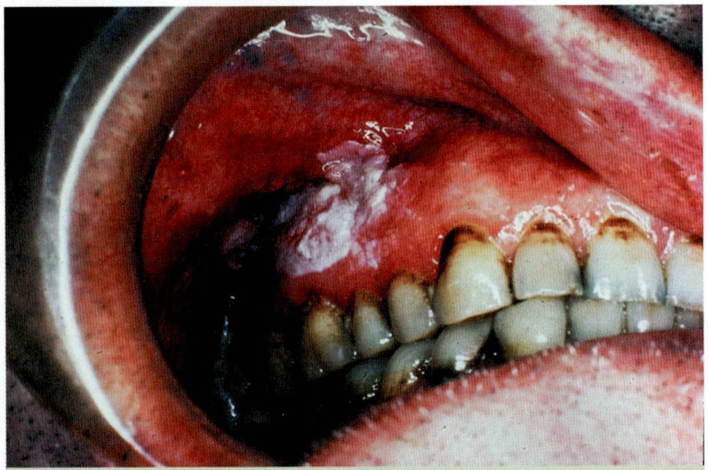

백색판증은 사진에 나타난 것처럼 혀나 잇몸에 나타날 수 있다.

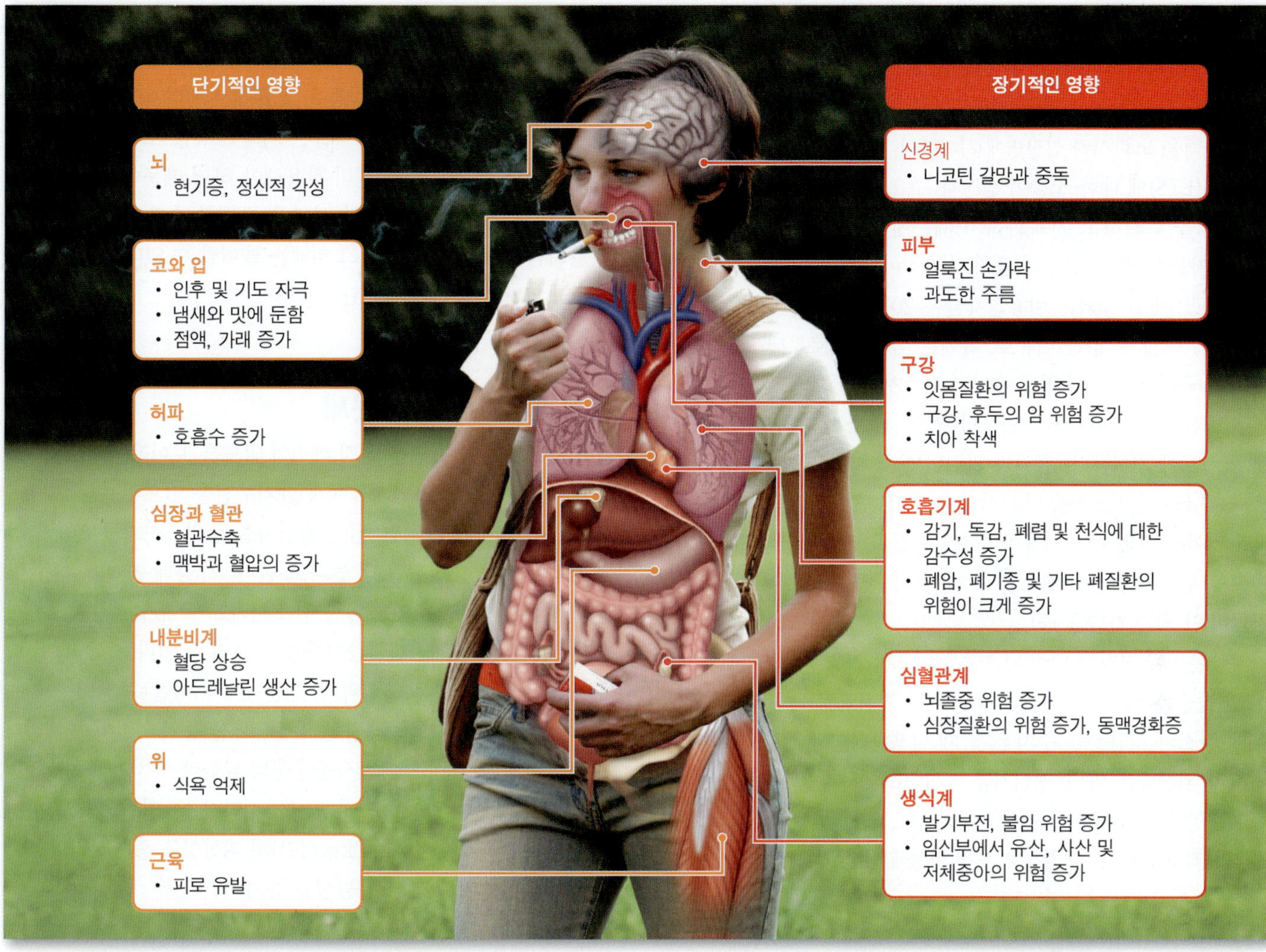

그림 7.12 흡연이 신체와 건강에 미치는 영향.

보다 폐암에 걸릴 확률이 더 높다. 세 번째 요인은 담배를 피울 때 깊게 들이마시는지 여부인데, 이는 위험을 증가시킨다. 흡연자들은 또한 비흡연자들보다 석면이나 라돈과 같은 다른 자극제에 노출되어 발생하는 암에 더 취약하다.

씹는 담배의 주요 위험성은 입안에 가죽처럼 하얀 패치가 특징인 **백색판증**(leukoplakia)으로, 담배액에 자극제와 접촉하여 생긴다. 백색판증의 대부분은 암으로 발전하지 않지만, 일부는 전치성이 있어 적절한 치료 없이 종국적으로 암으로 발전하거나 초기 발견 시 이미 암으로 발전했을 수도 있다.[128]

2017년에 49,670건 이상의 구강암 환자가 진단되었는데, 그중 대다수가 무연 담배나 담배에 의한 것이다.[129] 무연 흡연자들은 비사용자에 비해 구강암 발병률이 현저히 높다. 경고 신호는 턱이나 목의 혹을 포함한다. 입술 안쪽의 색 변화나 혹, 또는 입안, 목, 입술, 혀, 입술, 잇몸 주위의 백태 또는 붉은 반점이나 2주 안에 낫지 않는 통증이 있다. 입안에서 피가 반복되며, 말하거나 삼킬 때 어려움이 있거나 비정상적이다.

백색판증(leukoplakia) 입안에 가죽처럼 하얀 패치가 있는 상태, 담배액에 자극제와 접촉하여 생김.

잇몸을 통한 흡수가 니코틴 투여의 가장 효율적인 경로이기 때문에 첫 사용과 암 투병 사이의 지연 시간은 흡연자보다 무연 흡연자의 경우가 더 짧다. 결국 많은 무연 흡연자들은 추가적인 건강 문제를 가질 위험이 증가한다. 흡연은 다른 암과도 연관되어 있다. 췌장암 발병률은 비흡연자에 비해 흡연자의 경우 2배 이상 높다. 일반적으로 췌장암에 걸린 사람들의 전망은 좋지 않는데, 5년 생존율은 7%이다.[130] 흡연자들은 입술, 혀, 침샘, 식도의 암 발생 위험이 증가한다. 무연 담배를 장기간 사용하면 후두암, 식도암, 비강암, 췌장암, 대장암, 신장암, 방광암에 걸릴 위험이 높아진다는 증거가 늘어나고 있다.

심혈관질환

흡연은 심혈관질환과 뇌졸중의 주요 위험 요인이다.[131] 흡연은 고혈압과 콜레스테롤 수치가 높은 만큼 심장병에 걸릴 위험이 크다.

흡연은 동맥을 노화시켜 심장병에 기여한다.[132] 이는 흡연과 환경 속의 담배 연기(ETS)에 대한 노출이 심장과 주요 혈관에 지방 퇴적물(플라크)의 증식을 촉진하고 가속화하기 때문에 발생한다. 흡연자들은 이전의 흡연자들에 비해 동맥 내 플라크 축적이 50% 증가할 수 있다. 정기적으로 ETS에 노출되는 비흡연자들은 20~25%의 플라크 증식을 가질 수 있다.[133] 알 수 없는 이유로, 흡연은 심장마비로부터 보호하는 '좋은 콜레스테롤'인 HDL의 혈중 수치를 감소시킨다.

흡연은 또한 혈전과 관련된 적혈구의 결합인 **혈소판 부착성**(platelet adhesiveness)에 기여한다. 흡연과 관련된 산소 결핍은 심장에 공급되는 산소를 감소시키고 조직을 약화시킬 수 있다. 흡연은 불규칙한 심장 박동에도 기여하는데, 이는 심장마비를 일으킬 수 있다. 일산화탄소와 니코틴 모두 협심증 발작을 일으킬 수 있다(심장근육으로 인해 필요한 혈액 공급이 안 되는 가슴 통증).

흡연자들은 비흡연자에 비해 뇌졸중을 일으킬 가능성이 2~4배 정도 높다.[134] 뇌졸중은 뇌의 작은 혈관이 터지거나 혈전으로 막혀 뇌의 중요한 부위에 산소와 영양분을 주지 않을 때 발생한다. 뇌에 영향을 받는 부위에 따라 뇌졸중은 마비, 정신기능 상실, 또는 사망을 초래할 수 있다. 흡연은 혈압을 높여 뇌졸중에 기여하는데, 혈관 벽에 대한 스트레스를 증가시키고, 혈소판 부착성은 혈전 형성에 기여한다.

호흡장애

흡연은 호흡곤란, 만성 기침, 과다 가래 발생 등의 형태로 호흡기계를 빠르게 손상시킨다. 시간이 흐르면서 누적된 허파 손상은 만성 기관지염과 폐기종을 포함한 만성 폐쇄성 폐질환으로 이어질 수 있다. 궁극적으로 흡연자들은 비흡연자들보다 폐질환으로 사망할 확률이 25배 더 높다.[135]

만성 기관지염은 흡연자들에게서 발병할 수 있는데, 이는 그들의 염증이 생긴 허파가 점액을 더 많이 생산하고, 그들은 계속해서 유입된 이물질과 함께 배출하려고 시도하기 때문이다. 이것은 '흡연자의 잦은마른기침(hack)'으로 알려진 지속적인 기침을 초래한다. 흡연자들은 또한 비흡연자들보다 인플루엔자, 폐렴, 감기와 같은 호흡기질환에 걸리기 더 쉽다.

> **혈소판 부착성(platelet adhesiveness)** 혈전과 관련된 적혈구의 끈적거림.
>
> **폐기종(emphysema)** 허파에 있는 작은 공기 주머니가 파괴되어 호흡곤란을 일으키는 만성 폐질환.
>
> **환경 속의 담배 연기(environmental tobacco smoke, ETS)** 간접흡연(부류연)과 주류연을 포함한 담배에서 나오는 연기.
>
> **주류연(mainstream smoke)** 담배를 들이마시면서 빨아들이는 연기.
>
> **부류연(sidestream smoke)** 비흡연자에 의해 내뿜어지거나 담배, 시가, 파이프의 끝에서 타면서 나오는 연기, 흔히 간접흡연으로 불림.

폐기종(emphysema)은 허파에 있는 허파꽈리(폐포: 허파 속의 작은 공기주머니)가 파괴되어 허파의 산소 획득 능력과 이산화탄소를 제거하는 능력을 손상시키는 만성질환이다. 그 결과 호흡곤란 증세가 나타난다. 건강한 사람들은 호흡에서 에너지의 약 5%만을 소비하지만, 폐기종이 발생한 사람들은 거의 80%를 소비한다. 가장 간단한 일이라도 심장은 더 열심히 작용해야 하기 때문에, 심장은 더 커질 수 있고, 심장 손상으로 인한 사망을 초래할 수도 있다. 폐기종에 대해 알려진 치료법은 없으며 그 피해는 돌이킬 수 없다. 폐기종 전체 사례의 약 80~90%가 흡연과 관련이 있다.[136]

성기능장애 및 불임 문제

담배 광고주들이 흡연을 성적 매력이 있도록 보이려는 시도에도 불구하고, 연구는 흡연이 남성들에게 발기부전을 일으킬 수 있다는 것을 보여준다. 연구에 따르면, 남성 흡연자들은 비흡연자들보다 발기장애를 경험할 가능성이 훨씬 더 높다고 한다.[137] 담배 연기의 독성은 혈관을 손상시켜 음경으로의 혈류를 감소시키고 발기가 불충분하게 된다. 발기부전은 다가오는 심혈관질환을 나타낼 수 있다.

여성의 경우 흡연은 불임과 임신 문제로 이어질 수 있다. 담배를 피우는 여성은 불임, 자궁 외 임신, 유산, 사산 등의 위험이 높아진다. 흡연은 또한 갑작스런 영아급사증후군의 위험과 아기가 구순열이나 구개열을 가지고 태어날 가능성을 증가시킨다.[138] 임신 중 흡연은 조산할 확률과 저체중아(약 2.4 kg 미만)의 위험성을 증가시키며, 이는 다시 유아의 질병이나 사망 가능성을 증가시킨다.[139]

건강에 미치는 기타 영향

연구에 따르면, 흡연이 잇몸질환의 발달에 심각한 위험 요인이라는 것을 보여주었다.[140] 또한 흡연은 노인들에게 가장 흔한 시각장애의 원인 중 하나인 황반변성의 위험을 증가시킨다. 또한 조기 피부 주름, 치아의 착색, 손톱이 누렇게 변색, 입 냄새 등을 일으킨다. 니코틴은 신체가 약을 사용하고 제거하는 과정을 가속화시켜 약의 효과를 떨어뜨린다. 게다가 최근의 연구는 흡연이 알츠하이머병의 위험을 크게 증가시킨다고 암시한다.[141]

환경 속의 담배 연기

비록 과거에 비해 흡연하는 미국인은 적었지만 공공장소에서의 흡연으로 인한 대기오염은 계속해서 문제가 되고 있다. **환경 속의 담배 연기**(environmental tobacco smoke, **ETS**)는 주류연과 부류연의 두 가지 범주로 나뉜다. **주류연**(mainstream smoke)은 담배를 들이마시면서 빨아들이는 연기를 말한다. **부류연**(sidestream smoke, 일반적으로 간접흡연이라고 함)은 흡연자가 내뱉은 담배 또는 연기가 타는 끝에서 나오는 연기를 말한다. 다른 사람의 흡연 제품에서 연기를 들이마시는 사람들을 비자발적 또는 수동 흡연자라고 한다.

1988년과 2008년 사이에 미국인 비흡연자의 니코틴 노출은 87.9%에서 25.3%로 감소했다.[142] 간접흡연에 대한 노출이 줄어든 것은 직장 등 공공장소에서 흡연을 금지하는 법이 늘고 있기 때문이다. 2016년 현재 41개 주와 컬럼비아 특별구는 직장, 식당, 술집에서 100% 금연하도록 하는 법을 시행하고 있다.[143] 미국 인구의 82%가 거주하는 22,578개의 지방 자치체가 주, 연방, 영토, 또는 지방 법률로 덮여 있다.[144] 흡연과 건강에 대한 행동과 비흡연자의 권리를 위한 미국인과 같은 단체들은 금연 공공장소를 지원하는 정책과 법을 계속 추진하고 있다.[145]

환경 속의 담배 연기로 인한 위험

비자발적인 흡연자들이 흡연자들보다 담배를 덜 피울지라도, 그들은 여전히 노출의 위험에 직면한다. 미국 폐협회(American Lung Association)에 따르면, 간접흡연에는 포름알데히드, 벤젠, 염화비닐, 비소 암모니아, 시안화수소 등 독성이 있거나 발암성이 있는 것으로 알려진 수백 가지 화학물질이 들어 있다.[146] 매년 ETS는 성인 비흡연자에서 3,400명의 폐암 사망, 흡연자와 함께 사는 성인 비흡연자에서 46,000명의 관상동맥 및 심장병 사망, 갑작스런 영아급사증후군에 의한 신생아의 사망 위험 증가의 원인으로 추정되고 있다.[147]

환경보호청은 간접흡연을 발암물질로 지정했다. 간접흡연에서 70가지 이상의 암을 유발하는 물질이 발견된다.[148] 간접흡연은 심장, 혈액, 혈관계의 정상적인 기능을 방해하여 심장병의 위험을 크게 증가시킨다는 강력한 증거도 있다. 간접흡연에 노출된 비흡연자들이 연기에 노출되지 않은 비흡연자들보다 관상동맥심질환과 뇌졸중에 걸릴 확률이 훨씬 높다는 연구 결과가 나왔다.[149]

LO 8 | 금연

금연의 방법과 이점에 대해 논의하시오.

미국 성인 흡연자의 약 70%가 담배를 끊고 싶어 하고, 최대 55%가 매년 담배를 끊으려는 시도를 하고 있다.[150] 금연은 종종 성공하기 전에 몇 번의 성공하지 못한 시도와 관련된 긴 과정이다. 금연에 성공한 사람들도 가끔 실수를 한다. 담배를 끊을 수 없는 흡연자들은 담배를 피우지 않는 사람들에 비해 적어도 10년 이상의 생명이 단축될 것으로 예상된다.

금연의 이점

흡연으로 인해 손상된 많은 신체조직들이 스스로 치유될 수 있다. 담배를 끊는 순간 신체는 회복 작업에 들어간다. 12시간 이내에 일산화탄소 수치가 정상으로 돌아오고, '흡연자의 호흡'이 사라진다.[151] 금연한 지 한 달 이내에, 기도를 막는 점액이 분해되어 없어진다. 순환과 미각, 후각 감각은 몇 주 안에 좋아진다. 많은 이전의 흡연자들은 그들이 더 많은 에너지를 가지며, 더 잘 자고, 더 많은 경각심을 느낀다고 말한다.

1년 후에는 심장병 위험이 감소하고,[152] 여성은 저체중아를 낳을 확률이 낮아진다.[153] 금연한 지 10년이 지나면 허파, 후두, 이자, 콩팥, 방광, 자궁경부의 암 발생 위험이 상당히 줄어든다.[154] 흡연자가 담배를 끊은 후 신체가 회복되는 과정에 대한 타임라인은 그림 7.13을 참고하라.

담배를 끊는 것의 또 다른 중요한 이점은 돈을 절약할 수 있다는 것이다. 세금을 포함한 담배 한 갑의 가격은 가장 비싼 주에서 약 5.19달러에서 많게는 12.60달러까지 다양하기 때문에, 담배 한 갑당 8달

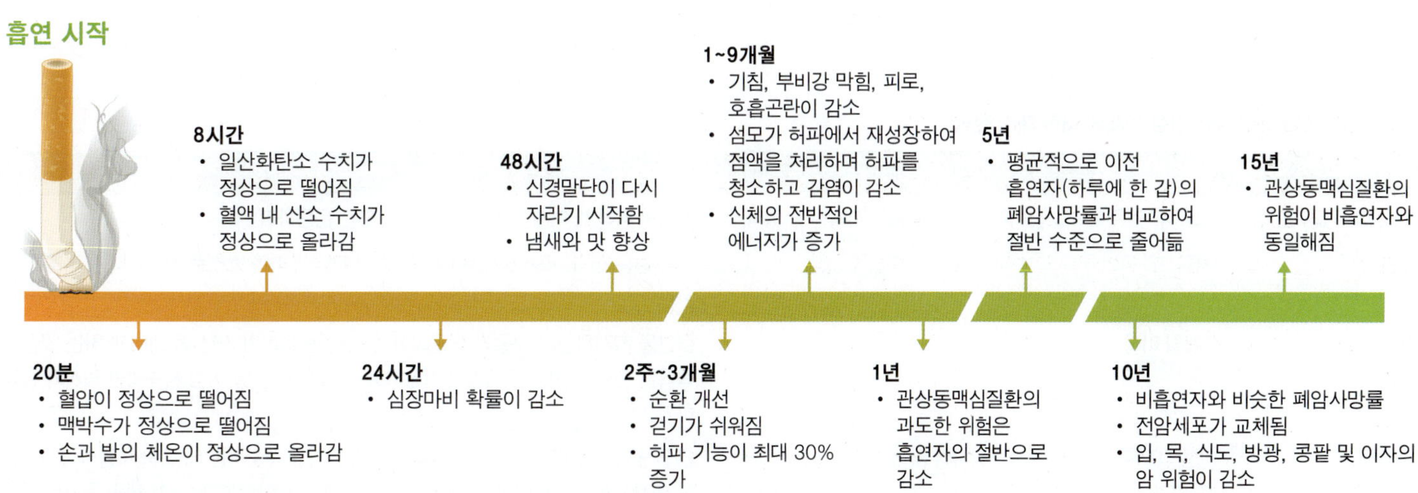

그림 7.13 흡연자가 금연할 때. 마지막으로 담배를 피우고 20분 이내에, 신체는 몇 년 동안 계속되는 일련의 변화를 겪기 시작한다. 그러나 미국 암협회에 따르면, 하루에 단 한 개비의 담배를 피우면 흡연자는 이 모든 이점을 잃게 된다.

니코틴 금단 현상(nicotine withdrawal)
니코틴에 중독된 사람들이 담배를 끊으면서 겪는 메스꺼움, 두통, 과민성, 담배에 대한 갈망을 포함한 증상들.

러가 드는 지역에 사는 흡연자는 하루에 한 갑을 피우고, 담배 한 갑의 가격은 주당 56달러, 즉 연간 2,912달러를 소비한다.[155]

어떻게 끊을 수 있을까?

담배를 끊으려는 흡연자들에게 여러 가지 선택권이 있다. 성공한 대부분의 사람들은 즉각적으로 끊는데, 즉 그들은 다시 담배를 피우지 않기로 결심하고 그렇게 한다. 또 다른 사람들은 시간이 지남에 따라 위험을 줄일 수 있는 흡연 수준의 점진적인 감소에 초점을 맞추고 있다. 일부는 행동 수정과 자기 보상 시스템에 근거한 단기 프로그램에 의존한다. 여전히 다른 사람들은 치료 센터, 지역사회 홍보 프로그램, 또는 전화 상담실로 눈을 돌린다. 마지막으로 어떤 사람들은 목표를 달성하기 위해 개인 의사와 함께 한다. 몇 가지 접근법을 결합한 프로그램이 가장 큰 가능성을 보여주었다.

니코틴 중독 극복하기

니코틴 중독은 극복해야 할 가장 힘든 중독 중 하나일 것이다. **니코틴 금단 현상**(nicotine withdrawal)으로는 과민성, 불안, 메스꺼움, 구토, 담배에 대한 강렬한 갈망 등이 있다(표 7.2 참고). 일관된 약리학적 치료가 흡연자의 금연 가능성을 2배로 높일 수 있다는 증거가 강력하다. FDA는 금연에 도움을 주는 7가지 약물을 승인했다. 이 중 세 가지는 니코틴 껌, 패치, 로젠지 등 처방전 없이 구매할 수 있는 약물이다. 니코틴 흡입기, 니코틴 비강 분무제, 지반[Zyban, 부프로피온(bupropion), 항우울제], 챈틱스[Chantix, 바레니클린(varenicline), 뇌 속의 니코틴 효과를 차단하는 약] 등 4가지 처방법이 있다.[156]

'행동을 변화시키는 기술'은 미국 암협회의 금연 접근법 중 하나를 보여준다. '마음챙김과 당신'은 마음챙김이 금연에 어떻게 도움이 되는지에 대해 논의한다.

니코틴 대체품

혈류에서 고갈된 니코틴 수치를 대체하는 금연 제품들은 일부 사람들이 흡연을 중단하도록 도왔다. 가장 흔한 두 가지는 니코틴 껌과 니코틴 패치인데, 둘 다 처방전 없이 구매할 수 있다. FDA는 또한 니코틴 비강 분무제와 니코틴 흡입기, 니코틴 로젠지를 승인했다.

행동을 변화시키는 기술

금연을 하기 위한 방법

담배를 끊을 준비가 되었는가? 이러한 전략은 도움이 될 수 있다.

- 흡연자들은 함께 사는 사람들에게 담배를 눈에 띄지 않게 하고 어떤 것도 제공하지 않도록 요청하라.
- 깊은 호흡(deep breath), 물 마시기(drink water), 무언가 하기(do something), 미루기(delay) 등 4가지 D를 사용하라.
- 딱딱한 사탕, 껌, 이쑤시개, 또는 커피 교반기, 당근 또는 셀러리 스틱이 도움이 될 수 있다.
- 니코틴 껌, 패치, 비강 분무제, 흡입기, 또는 로젠지에 대해 의사와 상담하라.
- 치과위생사와 예약을 하여 치아를 닦아라.
- 담배를 피우려는 충동을 일으키는 것에 대해 조사하라.
- 담배를 피울 수 없는 곳에서 시간을 보내라.
- 새로운 스포츠, 운동 프로그램, 취미, 또는 조직 몰입을 습득하라. 이것은 당신의 일상을 바꾸어 금연에 도움이 될 것이다.

표 7.2 | 일반적인 흡연 금단 현상 문제에 대한 대처 전략

금연 도전	증상 예측 기간	대처 전략*
분노, 좌절 및 과민성	종료 후 첫 주에 최고점이지만, 2~4주 동안 지속될 수 있다.	카페인 피하기, 마사지 받기, 깊은 호흡 또는 운동하기
불안	처음 3일 동안 구축되며 최대 2주간 지속될 수 있다.	위와 같은 전략. 또한 증상은 대개 시간이 지남에 따라 스스로 사라진다는 점을 명심한다.
경도 우울증	1개월 이하	금연을 지지하는 친구들과 어울리기, 신체활동 늘리기, 당신을 화나게 하는 것들의 목록을 만들고, 가능한 해결책 작성하기, 우울증이 한 달 이상 지속되면 의사와 상담하기
체중 증가	일반적으로 초기 몇 주에 시작하여 금연 후 1년 동안 증가할 수 있다.	연구에 의하며 껌과 니코틴 대체품이 체중 증가에 대처하는 데 도움이 될 수 있다. 또한 의사에게 부프로피온(브랜드명: 지반)에 대해 상담할 수 있으며 체중 증가를 억제하는 것으로 나타난다.

*의사에게 니코틴 대체품이나 다른 의약품을 요청하는 것은 여기 나열된 금단 현상에 대한 유효한 대처 전략이다.
Source: Adapted from National Cancer Institute, "Handling Withdrawal Symptoms When You Decide to Quit," National Cancer Institute Fact Sheet, accessed March 2017, www.cancer.gov.

마음챙김과 당신 금연을 위한 마음챙김

미국의 많은 사람들은 다른 어떤 약물보다 니코틴에 중독되어 있다. 연구에 따르면, 니코틴은 헤로인, 코카인, 또는 알코올만큼 중독성이 있을 수 있다고 한다. 담배를 성공적으로 끊는 것은 종종 2번 이상의 시도가 필요한 도전이다. 성인 흡연자의 약 70%가 금연을 원한다고 보고하였다. 55%가 지난 1년 동안 하루 이상 담배를 끊으려고 시도했다.

최근 마음챙김 기반 치료법은 금연을 시도하는 사람들에게 더 큰 성공 기회를 제공하는 것으로 밝혀졌다. 마음챙김은 또한 흡연자의 부정적인 영향과 갈망을 감소시키는 것으로 나타났다.

매사추세츠 대학의 마음챙김 센터의 연구 책임자인 브루어(J. Brewer) 박사는 마음챙김 훈련을 하는 사람들이 표준 금연 방법을 사용하는 사람들보다 더 나은 결과를 얻을 수 있음을 발견했다. 브루어 박사는 약어 RAIN을 사용하여 사람들이 니코틴에 대한 갈망을 관리하도록 돕고 있다.

- 발생하는 갈망을 인식하고(**R**ecognize), 휴식을 취하라.
- 순간을 받아들여라(**A**ccept). 몸이 어떻게 느끼는지 집중하라.
- 경험을 조사하라(**I**nvestigate). 이 순간에 몸에 무슨 일이 일어나고 있는지 스스로에게 물어보아라.
- 무슨 일이 일어나고 있는지 주목하라(**N**ote). 불안, 과민성 및 기타 감정을 인정할 때, 그것들이 지나갈 신체 감각에 지나지 않는다는 것을 깨달아라.

이런 방식으로 마음챙김 기술을 사용하면 신체가 갈망에 익숙해지고 적응할 수 있음을 배우는 데 도움이 된다. 흡연 욕구는 보통 90초~3분까지 지속된다. 위의 약어를 사용하면 많은 흡연자들이 욕구를 인정하고 극복하는 데 도움이 되며, 시간이 지남에 따라 점점 약해진다.

Sources: J. Brewer, "A Randomized Controlled Trial of Smartphone-Based Mindfulness Training for Smoking Cessation: A Study Protocol," *BMC Psychiatry* 15, no. 83 (2015): 2-7; J. Brewer, "A Simple Way to Break A Habit," TED TalkMED, November, 2015; Centers for Disease Control and Prevention, "Smoking & Tobacco Use: Quitting Smoking," February 1, 2017, https://www.cdc.gov/ tobacco/data_statistics/fact_sheets/cessation/quitting; L. Peltz, "Practicing Mindfulness to Help You Break the Habit of Smoking," Expert Beacon, 2016, https://expertbeacon.com/practicingmindfulness-help-you-break-habit-smoking/#.WM2YbhAfSPV; A. Ruscio et al., "Effect of Brief Mindfulness Practice on Self-Reported Affect, Craving and Smoking: A Pilot Randomized Controlled Trial Using Ecological Momentary Assessment," *Nicotine Tobacco Research* 18, no.1 (2016): 64-73.

니코틴 껌은 담배만큼 니코틴을 많이 전달한다. 사용자들은 니코틴에 손을 뗄 때까지 복용량이 줄어들기 때문에 금단 현상이 없고, 니코틴에 대한 갈망도 줄어들게 된다. 사용자들은 1~3개월 동안 하루에 20조각의 껌을 씹는다. 니코틴 함유 로젠지는 두 가지 강점으로 이용할 수 있으며, 12주간의 사용 프로그램을 통해 사용자가 약을 줄일 수 있다.

니코틴 패치는 일반적으로 포괄적인 흡연 행동 중단 프로그램과 함께 사용된다. 작고 얇은 패치는 피부를 통해 니코틴의 연속적인 흐름을 전달하여 갈망 해소에 도움을 준다. 패치는 처방전이 있든 없든 구매할 수 있으며 복용량이 다르다. 이 패치를 금연 프로그램의 일환으로 사용하는 사람들은 9~10주 동안 사용하는 것이 좋다.[157] 이 기간 동안, 니코틴의 복용량은 흡연자가 약에서 완전히 손을 뗄 때까지 점차적으로 감소한다. 이 패치의 가격은 담배 한 갑(약 4달러)보다 저렴하며, 일부 보험은 이 비용을 지불할 것이다.[158]

처방전이 필요한 비강 분무제는 껌이나 로젠지, 패치보다 훨씬 강력하고 혈류에 니코틴을 더 빨리 전달한다. 환자들은 한 번에 40 mg의 니코틴을 섭취하면 치명적일 수 있으므로 과다 복용을 하지 않도록 주의해야 한다. FDA는 비강 분무제를 3개월 이상, 절대 6개월 이상 사용하지 말 것을 권고하여 흡연자가 이에 의존하지 않도록 했다. FDA는 또한 코나 부비강 문제, 알레르기, 천식을 경험한 사람은 그것을 사용해서는 안 된다고 경고한다.

또한 처방전이 필요한 니코틴 흡입기는 마우스피스와 카트리지로 구성되어 있다. 마우스피스를 훅 불어냄으로써 흡연자는 니코틴이 함유된 공기를 흡입하며, 니코틴은 입 안쪽을 통해 흡수된다. 흡입기를 사용하는 것은 흡연에 사용되는 손과 입으로 하는 행동을 모방하면서 담배 연기를 들이마실 때 느끼는 것처럼 목덜미를 자극한다.

금연 약물

항우울제인 부프로피온(브랜드명: 지반)은 FDA가 금연 보조제로 승인했다. 바레니클린(브랜드명: 챈틱스)은 니코틴 갈망과 흡연 충동을 감소시키고, 뇌의 니코틴 수용체 부위에서 니코틴의 영향을 차단한다. 두 가지 약물은 모두 홍분, 우울, 적대감, 그리고 자살에 대한 생각이나 실천 같은 행동의 변화를 일으킬 수 있다. 특이한 기분 변화를 가져다 주는 이 약들 중 하나를 복용하는 사람들은 즉시 그 약을 복용하는 것을 중단하고, 그들의 건강관리 전문가와 상담하는 것이 좋다.[159]

자가 평가

알코올과 담배: 습관이 위험에 처해 있는가?

1 알코올 남용의 위험은 무엇인가?

많은 대학생들이 잠재적으로 위험한 음주 행동에 관여하고 있다. 당신의 음주에 문제가 있는가? 다음 질문에 답하라.

1. 얼마나 자주 알코올이 함유된 음료를 마시는가?
   - ⓪ 없음 ① 한 달 이하
   - ② 한 달에 2~4회 ③ 일주일에 2~3 회
   - ④ 일주일에 4회 이상
2. 평상시 술을 마실 때 몇 잔이나 마시고 있는가?
   - ⓪ 1~2잔 ① 3~4잔
   - ② 5~6잔 ③ 7~9잔
   - ④ 10잔 이상
3. 얼마나 자주 한 번에 6잔 이상을 마시는가?
   - ⓪ 없음 ① 한 달 이하
   - ② 한 달마다 ③ 일주일마다
   - ④ 거의 매일
4. 지난 1년 동안 얼마나 자주 술을 끊지 못했는가?
   - ⓪ 없음 ① 한 달 이하
   - ② 한 달마다 ③ 일주일마다
   - ④ 거의 매일
5. 지난 1년 동안 음주로 인해 일반적으로 기대했던 일을 얼마나 자주하지 않았는가?
   - ⓪ 없음 ① 한 달 이하
   - ② 한 달마다 ③ 일주일마다
   - ④ 거의 매일
6. 지난 1년 동안 과음 후에 얼마나 자주 아침에 해장술을 마셨는가?
   - ⓪ 없음 ① 한 달 이하
   - ② 한 달마다 ③ 일주일마다
   - ④ 거의 매일
7. 지난 1년 동안 음주 후 얼마나 자주 후회하거나 죄책감을 느낀 적이 있는가?
   - ⓪ 없음 ① 한 달 이하
   - ② 한 달마다 ③ 일주일마다
   - ④ 거의 매일
8. 지난 1년 동안 술을 마시고 밤에 일어난 일을 얼마나 자주 기억하지 못했는가?
   - ⓪ 없음 ① 한 달 이하
   - ② 한 달마다 ③ 일주일마다
   - ④ 거의 매일
9. 음주의 결과로 당신이나 다른 사람이 다쳤는가?
   - ⓪ 없음
   - ① 있음, 최근 1년 이전
   - ② 있음, 최근 1년 이내
10. 친척, 친구, 의사, 또는 건강관리 전문가가 음주에 대해 우려했거나 중단을 제안했는가?
    - ⓪ 없음
    - ① 있음, 최근 1년 이전
    - ② 있음, 최근 1년 이내

1부 해석

8점 이상: 음주 패턴으로 인해 질병, 불안전한 성적인 상황, 또는 알코올 관련 부상의 위험이 높아 학업 성적에 영향을 줄 수 있다.

Source: T. Babor et al., "The Alcohol Use Disorders Identification Test: Interview Version," *Audit: The Alcohol Use Disorders Identification Test,* 2nd Edition. Copyright © 2001.

변화를 위한 여러분의 계획

자가 평가 활동은 알코올 소비를 평가할 수 있는 기회를 제공했다. 당신의 대답 중 일부가 당신을 놀라게 하거나 일부 질문에 대답하는 방법을 잘 모를 경우, 행동을 변화시키기 위한 조치를 취하는 것이 좋다.

오늘, 당신은 할 수 있다.

- ☐ 음주 습관에 대해 기록하여 음주량과 소비량을 추적하라.
- ☐ 알코올 남용 또는 중독의 가족력이 있는 경우 현재 음주로 인해 건강이나 미래에 문제를 일으킬 가능성이 있는지 고려하라.

다음 2주 안에, 당신은 할 수 있다.

- ☐ 파티에서 첫 번째 음료로 무알코올음료를 마셔라.
- ☐ 알코올음료와 무알코올음료를 번갈아 가며 마시고 자신의 페이스를 조절하라.

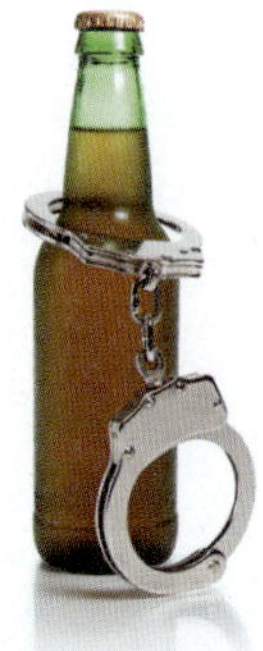

학기말까지, 당신은 할 수 있다.

- ☐ 모든 사회적 기능에서 음주를 제한하기 위해 노력하라.
- ☐ 우정을 다지면서 술에 중점을 두지 않는 활동을 탐구하라. 친구가 과음을 한 경우에는 잠시 동안 그룹에서 빠지거나 사교 활동에 중점을 두고 술을 마시지 않는 사람들을 만나려고 노력할 필요가 있다.

2 왜 담배를 피우는가?

담배를 피우는 이유를 파악하면 금연 계획을 세우는 데 도움이 될 수 있다. 다음 질문에 답하고, 흡연을 하는 이유에 대해 평가하라.

1. 나는 속도를 늦추지 않기 위해 담배를 피운다.
   ☐ 종종 ☐ 가끔 ☐ 없음
2. 나는 손에 담배가 있을 때 더 편안하다고 느낀다.
   ☐ 종종 ☐ 가끔 ☐ 없음
3. 흡연은 기쁘고 즐겁다.
   ☐ 종종 ☐ 가끔 ☐ 없음
4. 나는 무언가 화가 나면 담배를 피운다.
   ☐ 종종 ☐ 가끔 ☐ 없음
5. 나는 담배가 없으면 새로 구매하기 전까지 불안하고 초조하다.
   ☐ 종종 ☐ 가끔 ☐ 없음
6. 나는 무의식적으로 담배를 피운다.
   ☐ 종종 ☐ 가끔 ☐ 없음
7. 나는 힘이 필요할 때 담배를 피운다.
   ☐ 종종 ☐ 가끔 ☐ 없음
8. 흡연은 스트레스가 많은 상황에서 나를 안정시킨다.
   ☐ 종종 ☐ 가끔 ☐ 없음

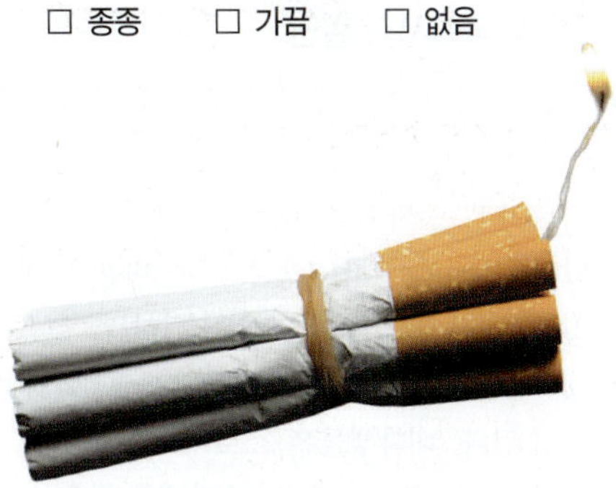

2부 해석

답을 사용하여 담배를 피우는 주요 이유 중 일부를 식별한 다음 이 장에 제시된 방법을 사용하여 금연 계획을 세워라.

Source: Abridged and adapted from National Institutes of Health, *Why Do You Smoke?* , NIH Publication No. 93-1822 (Washington, DC: U.S. Department of Health and Human Services, 1990).

변화를 위한 여러분의 계획

자가 평가 활동은 현재 흡연 습관을 평가할 수 있는 기회를 제공하였다. 니코틴 중독의 현재 수준에 관계없이, 담배를 피우고 있다면 이제 습관을 고치기 위한 조치를 취하는 것이 좋다.

오늘, 당신은 할 수 있다.

- ☐ 흡연 습관을 고치기 위한 계획을 세워라. 금연의 첫 단계는 왜 금연을 원하는지 파악하는 것이다. 이유를 적고 목록 사본을 지참하라. 담배를 피우고 싶을 때마다 그만두어야 할 이유를 살펴보아라.
- ☐ 일반적으로 흡연하는 시간과 장소에 대해 생각하라. 그 당시에 담배를 대체할 수 있는 것은 무엇인가? 긍정적인 담배 대체품 목록을 작성하라.

다음 2주 안에, 당신은 할 수 있다.

- ☐ 언제 흡연을 중단할지 결정하고, 가족이나 친구에게 지원과 책임감을 갖도록 계획을 세워라.
- ☐ 모든 담배, 라이터 및 재떨이를 버려라.

학기말까지, 당신은 할 수 있다.

- ☐ 긍정에 집중하라. 담배를 끊었으므로 이제 몸과 마음이 좋아지기 시작한다. 금연에 대한 이점들을 목록으로 만들어라. 그것을 가지고 다니면서 담배를 피우고 싶은 충동이 있을 때마다 보아라.
- ☐ 금연에 대해 스스로에게 보상하라. 영화를 보거나 외식을 하거나 자신을 위한 선물을 구입하라.
- ☐ 금연에 어려움이 있는 경우 캠퍼스 건강 센터나 의사와 상담하여 금연에 도움이 될 수 있는 약물이나 기타 요법에 대해 상의하라.

학습 계획

복습

LO 1 | 알코올: 개요

- 알코올은 모든 미국인의 약 절반이 사용하는 중추신경계 억제제이다. 신체에 대한 알코올의 영향은 혈중 알코올 농도(BAC)로 측정된다. BAC가 높을수록 졸음과 판단력 및 운동 기능이 손상된다.

LO 2 | 알코올과 건강

- 과도한 알코올 섭취는 신경계 및 심혈관계를 장기적으로 손상시키고 간질환 및 암 위험을 증가시킨다. 자동차 사고로 인한 사망자 3명 중 1명은 음주운전으로 인해 사망한다. 대학생들은 알코올 관련 충돌 사고의 비율이 높다. 임신 중 음주는 태아알코올 스펙트럼장애를 유발할 수 있다.

LO 3 | 대학 내에서의 음주

- 많은 대학생들이 지난 30일 동안 음주를 했다고 보고했다. 대학생의 음주와 관련된 부정적인 결과에는 학업 문제, 교통사고, 계획되지 않은 성관계 및 성병, 숙취, 알코올 중독, 자기 자신 또는 다른 사람의 부상, 관계 문제 및 학교 중퇴 등이 있다.

LO 4 | 알코올 남용과 의존

- 음주로 학교, 직장, 또는 사회 및 가족 관계를 방해하거나 법을 위반할 때 알코올 중독이 된다. 알코올 중독의 원인에는 생물학적, 가족, 사회적 및 문화적 요인이 포함된다. 치료법으로는 개인 의료 시설, 치료(가족, 개인, 또는 그룹) 및 자조 프로그램에서의 해독이 포함된다. 알코올 중독의 회복은 화학물질 중독뿐만 아니라 행동 중독이기 때문에 3개월 이내에 절반 이상이 재발한다.

LO 5 | 미국에서의 흡연

- 흡연은 가장 빠르게 성장하는 흡연자 인구인 청소년과 여성을 대상으로 한 광고를 포함하여 많은 사회적, 정치적 문제를 포함하고 있다. 미국에서 흡연으로 인한 비용은 연간 2,890억~3,330억 달러로 추정된다.
- 대학생들은 담배 마케팅 및 광고 캠페인의 대상이 된다. 대학생들은 스트레스를 줄이기 위해서, 그리고 사교를 위해서 담배를 피우며, 이 때문에 중독되게 된다.

LO 6 | 담배와 담배의 영향

- 흡연은 흡연자의 허파에 7,000가지가 넘는 화학물질을 공급한다. 담배는 연기 및 무연 형태로 제공되며, 둘 다 중독성 있는 정신활성 물질인 니코틴을 함유하고 있다.

LO 7 | 담배 제품의 건강상의 위험

- 흡연의 건강상의 위험에는 현저하게 높은 암, 심장 및 순환기장애, 호흡기질환, 성기능장애, 생식장애, 저체중아 및 잇몸질환이 포함된다. 무연 담배는 구강암 및 기타 구강 문제의 위험을 증가시킨다. 환경 속의 담배 연기(ETS)는 비흡연자에게 있어서 암과 심장병의 위험성을 증가시킨다.

LO 8 | 금연

- 담배를 끊으려면 흡연자들이 화학물질 중독과 행동 습관을 모두 바꾸어야 한다. 지반 및 챈틱스와 같은 니코틴 대체품 또는 약물은 흡연자가 니코틴에서 벗어나는 데 도움이 될 수 있으며 치료법도 도움이 될 수 있다.

깜짝 퀴즈

LO 1 | 알코올: 개요

1. 남성과 여성이 같은 양의 알코올을 마시면 여성의 혈중 알코올 농도(BAC)는 대략 어떻게 나타나는가?
   a. 남성의 BAC와 동일하다.
   b. 남성의 BAC보다 60% 더 높다.
   c. 남성의 BAC보다 30% 더 높다.
   d. 남성의 BAC보다 30% 더 낮다.

LO 2 | 알코올과 건강

2. 다음 중 음주의 장기적인 영향으로 옳지 않은 것은?
   a. 일부 암의 위험 증가
   b. 간 손상 위험 증가
   c. 눈 장애의 위험 증가
   d. 신경계 손상 위험 증가

LO 3 | 대학 내에서의 음주

3. 다음 중 옳지 않은 것은?
   a. 대학생들은 스트레스와 지루함을 다루기 위해 노력한다.
   b. 대학생들은 동료들이 마시는 양을 과소평가하는 경향이 있다.
   c. 강간은 폭음과 관련이 있다.
   d. 음주는 학생들 사이에서 예방 가능한 사망의 가장 큰 원인이다.
4. 아만다는 주말에 외출할 때 보통 4~5개의 맥주를 연달아 마신다. 이러한 유형의 고위험 음주를 무엇이라고 하는가?
   a. 내성
   b. 알코올 중독
   c. 알코올 과소비
   d. 폭음

LO 4 | 알코올 남용과 의존

5. 혼란, 망상, 불안한 행동 및 환각을 초래하는 알코올 금단 증후군은?
a. 해독
b. 진전섬망
c. 심각한 금단 현상
d. 일과성 과다흥분

LO 5 | 미국에서의 흡연

6. 다음 중 대학생의 담배 취약성에 영향을 미치는 것으로 옳지 않은 것은?
a. 담배 시장의 목표물(타겟팅)
b. 대학의 새롭고 스트레스가 많은 환경
c. 캠퍼스 내 담배 제품의 유무
d. 흡연의 위험성에 대한 정보 부족

LO 6 | 담배와 담배의 영향

7. 니코틴은 허파 속 섬모에 어떤 영향을 미치는가?
a. 섬모의 즉각적인 파괴
b. 섬모의 부피 증가
c. 섬모의 마비
d. 섬모의 축적

8. 일산화탄소는 흡연자의 신체에 어떤 영향을 미치는가?
a. 허파의 허파꽈리에 축적되어 호흡이 어려워진다.
b. 심박수가 증가한다.
c. 혈액 내 적혈구가 산소를 운반하는 능력을 방해한다.
d. 맛과 냄새에 둔해진다.

LO 7 | 담배 제품의 건강상의 위험

9. 씹는 담배의 주요 건강 위험은 무엇인가?
a. 폐암
b. 백색판증
c. 심장병
d. 폐기종

LO 8 | 금연

10. 금연 후 개인이 얼마나 빨리 건강상의 이점을 나타나는가?
a. 8시간 이내
b. 한 달 이내
c. 1년 이내
d. 없음

생각해보기

LO 1 | 알코올: 개요

1. 4개의 맥주 대신 4개의 진이나 토닉을 마신 후 더 취하는가? 그 이유는 무엇인가?

LO 2 | 알코올과 건강

2. 인생의 어느 시점에서 알코올 남용의 장기적인 영향에 대해 걱정해야 하는가?

LO 3 | 대학 내에서의 음주

3. 술을 마시는 데 있어서 너무 많은 양은 어느 정도인가? 판단력에 영향을 미치는 음주량을 어떻게 피할 수 있는가? 파티에서 친구가 술을 너무 많이 마시면 어떤 조치를 취할 수 있는가?

4. 대학생들이 음주의 결과로 겪는 가장 일반적인 부정적인 결과는 무엇인가? 다른 학생들의 과도한 음주로 인해 학생들은 어떤 부정적인 영향을 경험하는가?

LO 4 | 알코올 남용과 의존

5. 문제가 있는 음주자와 알코올 중독자의 차이점을 설명하라. 어떤 사람이 알코올 중독자가 될 수 있는 요인은 무엇인가?

LO 5 | 미국에서의 흡연

6. 담배 회사는 다른 그룹의 사람들을 대상으로 어떤 전술을 사용하는가?

7. 대학생들이 담배를 사용하는 주요 이유는 무엇인가?

LO 6 | 담배와 담배의 영향

8. 담배가 사용되는 다양한 방법에 대해 논의하라. 다른 방법보다 중독성이 적거나 건강에 덜 해로운 방법이 있는가?

LO 7 | 담배 제품의 건강상의 위험

9. 담배와 관련된 건강상의 위험에 대해 논의하라. 흡연자의 의료비에 대한 책임은 누구에게 있는가? 보험 회사인가 아니면 흡연자 자신인가?

LO 8 | 금연

10. 금연을 하는 다양한 방법을 설명하라. 어느 것이 가장 효과적인가? 그 이유는 무엇인가?

8 영양: 당신을 위한 건강한 식사

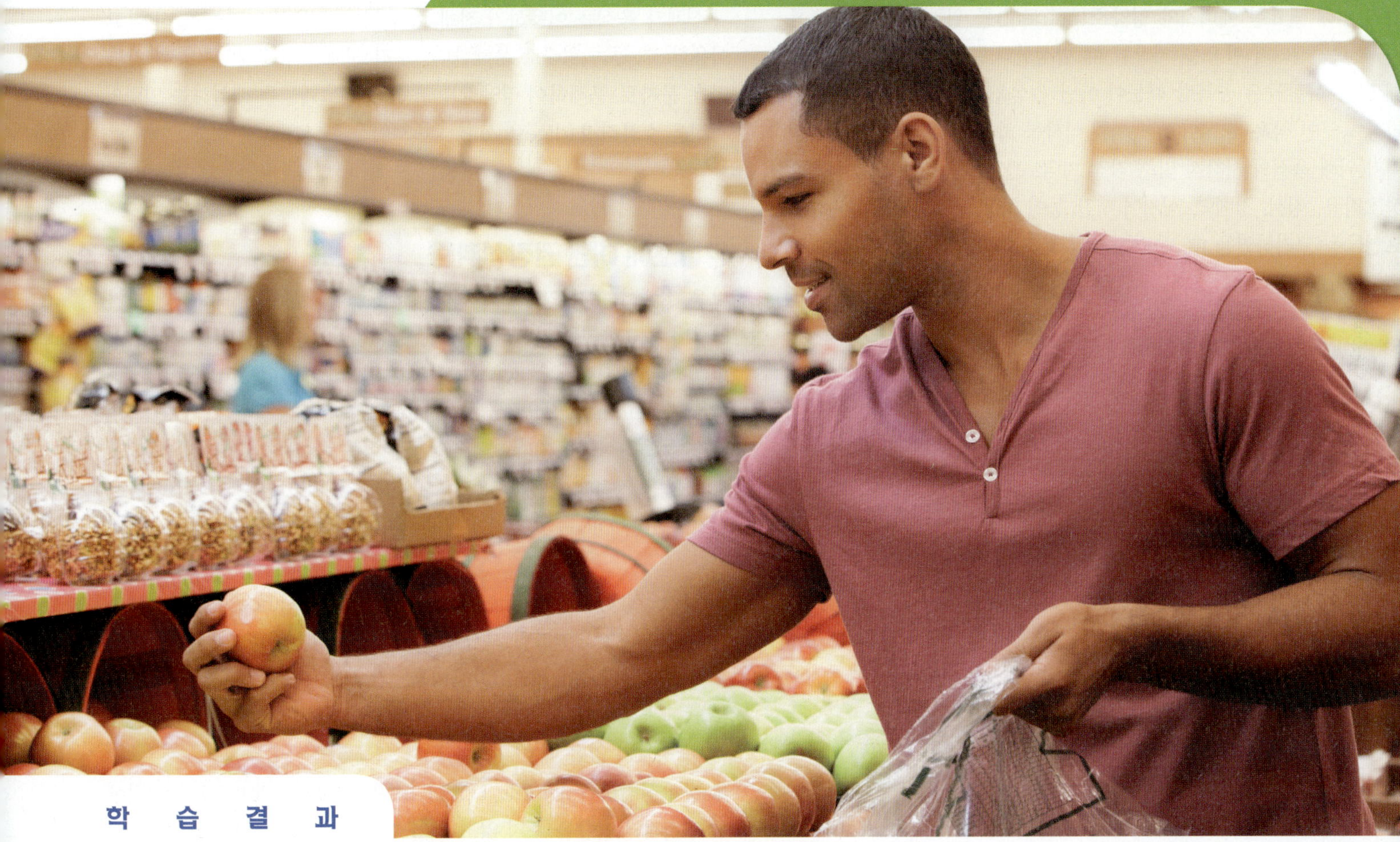

학 습 결 과

LO 1 6가지 영양소를 알고 각각의 주요 기능을 설명하시오.

LO 2 식사지침과 마이플레이트 식사지침 시스템이 건강한 식습관에 어떻게 도움을 줄 수 있는지 설명하시오.

LO 3 식품에 표기된 영양성분표를 읽고 이해할 수 있으며, 채식주의 식단과 식이보충제의 역할을 숙지하여 교내 안팎에서 건강한 음식을 선택할 수 있는 방법 등 건강한 식사에 대한 전략을 논의하시오.

LO 4 미국인과 세계 다른 지역의 사람들이 직면하고 있는 식품 안전 문제에 대해 설명하시오.

왜 관심을 가져야 하는가?

여러분이 선택하는 영양소는 건강에 즉각적이고 장기적으로 영향을 미친다. 섭취하는 영양소가 당뇨병, 심장병, 고혈압, 뇌졸중, 골다공증, 그리고 다양한 암과 같은 만성질환과 관련이 깊다는 많은 연구가 존재한다.

가장 최근에 진짜 배가 고파서 식사를 한 적이 언제인가? 진정한 **공복감**(hunger)은 우리의 뇌가 적절한 기능을 유지하기 위해 필요한 에너지와 **영양소**(nutrient)를 위한 음식을 찾도록 자극하는 생리적 반응을 시작할 때 발생한다. 경제적으로 여유로울 때 많은 사람들은 공복감 때문이 아닌 음식을 소비하려는 학습된 심리적 욕구인 **식욕**(appetite)에 의해 식사를 하게 된다. 식욕을 충족시키기 위해 음식의 시각적 및 후각적 자극, 광고, 문화적 요인, 사회적 상호작용, 정서, 경제력, 심지어 시간 등이 영향을 미친다. 이와 같은 요인들을 고려하였을 때, 우리는 어떻게 건강한 식습관을 가질 수 있을까?

영양(nutrition)은 생리적 기능과 우리가 섭취하는 식품의 필수 요소 사이의 관계를 알아보는 과학의 한 분야이다. 영양에 대한 이해를 바탕으로 식단에 대해 정확한 정보에 근거한 선택을 할 수 있을 것이다. 여러분의 건강은 주로 무엇을 먹느냐, 얼마나 먹느냐, 그리고 일생 동안 얼마나 많은 운동을 하는지에 달려있다. 이 장은 영양의 기본 원리, 즉 어떻게 하면 건강에 더 좋은 식사를 할 수 있는지에 초점을 맞추고 있다.

공복감(hunger) 음식을 찾고자 하는 생리적 충동.

영양소(nutrient) 생리적으로 인간을 지탱하는 음식의 성분: 물, 단백질, 탄수화물, 지방, 비타민, 무기질.

식욕(appetite) 학습된 섭취 욕구, 보통 공복을 동반하지만 생리적인 욕구보다 심리적인 욕구가 많음.

영양(nutrition) 생리적 기능과 음식의 필수 요소 사이의 관계를 연구하는 학문.

소화작용(digestive process) 신체가 음식을 작은 성분으로 분해하여 흡수하거나 배설하는 과정.

영양섭취기준(Dietary Reference Intake, DRI) The Institute of Medicine에서 권장하는 각 영양소에 대한 권장섭취량.

LO 1 건강을 위한 필수 영양소

6가지 영양소를 알고 각각의 주요 기능을 설명하시오.

음식과 음료는 신체의 조직을 유지하고 기능을 수행하는 데 필요한 화학물질을 제공한다. 필수 영양소는 신체가 합성할 수 없는 것이다. (또는 적절한 양을 합성할 수 없다.) 따라서 우리는 필수 영양소를 식사로부터 얻어야 한다. 필수 영양소의 6개 그룹 중 물, 단백질, 탄수화물, 지방 등 신체에 가장 많이 필요로 하는 4개 그룹을 다량영양소(macronutrients)라고 한다. 다른 두 그룹인 비타민과 무기질은 신체 기능에 필요한 양이 적기 때문에 미량영양소(micronutrients)라고 부른다.

신체가 음식을 이용하기 전에 소화계는 큰 음식 입자들을 더 작고 이용할 수 있는 형태로 분해한다. 우리 신체가 흡수할 수 있을 만큼 작은 분자로 분해하여 영양소를 흡수하고 노폐물을 배설하는 일련의 과정을 **소화작용**(digestive process)이라 한다.

영양소에 대한 권장섭취량

다음 절에서는 각 영양소 그룹에 대해 논하고 식사에서 각 영양소가 얼마나 필요한지를 알아볼 것이다. **영양섭취기준**(Dietary Reference Intake, **DRI**)에서 권장하는 권장량은 the Food and Nutrition Board of the Institute of Medicine에서 보고된 것이다.[1] DRI는 영양소 결핍을 예방하거나 만성질환의 위험을 줄이는 데 필요한 각 영양소의 양을 정하고 건강을 유지하기 위해 최대로 섭취할 수 있는 양을 설정하였다. DRI는 포괄적인 지침이며 다음 범주를 포함한다.

- **영양권장량**(Recommended Dietary Allowance, **RDA**). RDA는 97~98%의 건강한 사람에게 필요한 일일 영양소 섭취량이다.
- **충분섭취량**(Adequate Intakes, **AI**). AI는 대부분의 건강한 사람들에게 적합한 것으로 추정되는 일일 섭취량이다. AI는 RDA에 대한 정보가 없을 때 이용된다.
- **상한섭취량**(Tolerable Upper Intake Level, **UL**). UL은 건강에 부정적인 영향을 주지 않고 매일 섭취할 수 있는 영양소의 최대 양이다.
- **영양섭취허용범위**(Acceptable Macronutrient Distribution Range, **AMDR**). AMDR은 적절한 영양을 제공하는 단백질, 탄수화물, 지방 섭취의 범위로서 만성질환의 위험 감소와 관련이 있다.

RDA, AI, UL은 일반적으로 밀리그램(mg) 또는 마이크로그램(μg)으로 표현되는 반면, AMDR은 백분율로 나타낸다. 예를 들어, AMDR의 단백질은 10~35%인데, 이는 섭취하는 칼로리의 10~35%가 단백질로부터 비롯되어야 한다는 것을 의미한다. 하지만 이것은 새로운 의문을 제기한다. 칼로리는 무엇인가?

표 8.1 | 일일 칼로리 요구량

	칼로리 범위		
	비활동성[a]		활동성[b]
어린이			
2~3세	1,000	→	1,400
여성			
4~13세	1,200~1,600	→	1,400~2,200
14~18세	1,800	→	2,400
19~25세	2,000	→	2,400
26~50세	1,800	→	2,200~2,400
51~55세	1,600	→	2,000~2,200
남성			
4~12세	1,200~1,800	→	1,600~2,400
13~18세	2,000~2,400	→	2,600~3,200
19~20세	2,600	→	3,000
21~40세	2,400	→	2,800~3,000
41~60세	2,200	→	2,800
60세 이상	2,000	→	2,400~2,600

[a] 일상생활과 관련된 가벼운 신체활동만 포함하는 생활 방식.

[b] 일상생활과 관련된 가벼운 신체활동 외에도 하루에 3~4마일(4.8~6.4km) 이상 걷는 것과 동등한 신체활동을 포함하는 생활 방식.

Source: U.S. Department of Agriculture and U.S. Department of Health and Human Services, *2015-2020 Dietary Guidelines for Americans*, 8th ed., Appendix 2, Table A2-1. (Washington, DC: U.S. Government Printing Office).

칼로리

킬로칼로리는 음식에 포함된 에너지의 양을 나타내는 측정 단위이다. 영양성분표에서는 킬로칼로리(kcal)를 줄여 **칼로리**(calorie)로 쓰인다. 에너지는 일을 할 수 있는 능력으로 정의된다. 우리가 섭취하는 음식의 에너지를 함유한 영양소로부터 에너지를 얻는다. 단백질, 탄수화물, 지방 등 에너지를 함유하는 이러한 영양소는 칼로리를 제공한다. 반면에 비타민, 무기질, 물은 칼로리를 제공하지 않는다. 표 8.1은 다양한 개인에 따른 칼로리 요구량을 보여주고 있다.

물: 필수 영양소

인체는 약 50~70%의 물로 이루어져 있다. 물은 우리 몸의 전해질을 조절하며, 산염기 평형을 돕고, 체온을 유지할 수 있도록 한다. 물은 우리 혈액의 주요 성분으로 산소, 영양소, 호르몬 및 기타 물질을 신체 세포로 운반하고, 대사 노폐물을 제거하기도 한다. 인간은 음식을 먹지 않고 몇 주 동안 살 수 있지만, 수분 섭취 없이는 며칠도 버티기 힘들다.

물에 대한 개인의 필요성은 식이 요인, 연령, 체격, 전반적인 건강, 환경 온도와 습도 수준, 그리고 운동량에 따라 크게 다르다. 일반적인 권장량은 모든 음료와 음식에서 여성의 경우 매일 약 9컵, 남성의 경우 평균적으로 13컵 정도이다.[2] 그러나 평론가들은 보통 건강한 사람들이 먹는 음식에서 상당한 양의 수분을 섭취하기 때문에 위와 같은 수분 섭취가 필요한지에 대한 의문을 제기해왔다.[3] 사실 과일과 채소는 80~95%, 고기는 50% 이상, 마른 빵과 치즈도 35%의 수분으로 이루어져 있다.

일반적인 통념과는 반대로 커피, 차, 탄산음료를 포함한 카페인 음료도 총 수분 섭취에서 중요하다. 적당한 양의 카페인 음료를 섭취하는 사람들은 보통 탈수 증상을 보이지 않는다.[4]

체액이 비정상적으로 고갈된 **탈수**(dehydration)를 피하기 위해 수분 섭취가 필요한 상황이 존재한다. 특히 더운 기후에서 격렬한 신체활동을 할 때 탈수는 단 하루만에도 발생할 수 있다. 탈수는 또한 구토나 설사, 발열, 신장병, 당뇨병, 낭성섬유증을 가진 사람들에게 위험하다. 특히 노인과 매우 젊은 성인들은 탈수의 위험이 크다.

과도한 수분 섭취에 의해 저나트륨혈증(hyponatremia)이 발생한다면, 건강에 심각한 위험을 초래할 수 있다. 만약 여러분이 운동선수이며 물 소비에 대해 궁금하다면, American College of Sports Medicine's 웹사이트(www.acsm.org)를 방문하여 'Selecting and Effectively Using Hydration for Fitness' 브로셔를 참고하라.[5]

단백질

단백질(protein)은 물 다음으로 인체에서 가장 풍부한 화합물이다. 사실 단백질은 모든 살아 있는 세포의 주요 성분이다. 뼈, 근육, 피부, 혈액세포의 성장에 관여하고, 손상이 생겼을 때 치료하는 역할을 하기 때문에 '바디 빌더'로 불리기도 한다. 질병으로부터 우리를 보호하는 항체, 신체의 화학 활동을 조절하는 효소, 신체 기능을 조절하는 많은 호르몬들이 단백질로 구성되어 있다. 단백질은 또한 지방과 탄수화물을 이용할 수 없을 때 세포에 대체 에너지 자원을 공급한다. 특히, 여러분이 섭취하는 단백질 1 g은 4 kcal를 제공한다. 식단에서 적절한 단백질은 많은 신체 기능과 생존에 필수적이다.

신체는 단백질을 **아미노산**(amino acid)으로 알려진 질소를 포함한 작은 분자로 분해한다. 신체에 필요한 20개의 아미노산 중 인체가 만들어 낼 수 없는 9개는 **필수 아미노산**(essential amino acid)이라 불리며, 식사를 통해 섭취해야 한다. 또한 나머지 11개는 인체가 만들어 낼 수 있기 때문에 비필수 아미노산으로 간주된다. 모든 필수 아미노산을 공급하는 식이단백질을 **완전 단백질**(complete protein)이라 한다. 일반적으로 동물성 제품의 단백질은 완전하고, 퀴노아와 콩은 완전한 식물성 단백질이다.

칼로리(calorie) 특정 식품에서 얻은 에너지의 양을 나타내는 측정 단위.

탈수(dehydration) 체액이 비정상적으로 고갈, 일반적으로 물 부족의 결과.

단백질(protein) 아미노산의 사슬로 이루어진 큰 분자들, 모든 신체 세포의 필수적인 성분.

아미노산(amino acid) 질소를 함유한 단백질의 구성 성분.

필수 아미노산(essential amino acid) 식품에서 얻어야 하는 9가지 아미노산.

완전 단백질(complete protein) 필수 아미노산 9개를 모두 함유하고 있는 단백질.

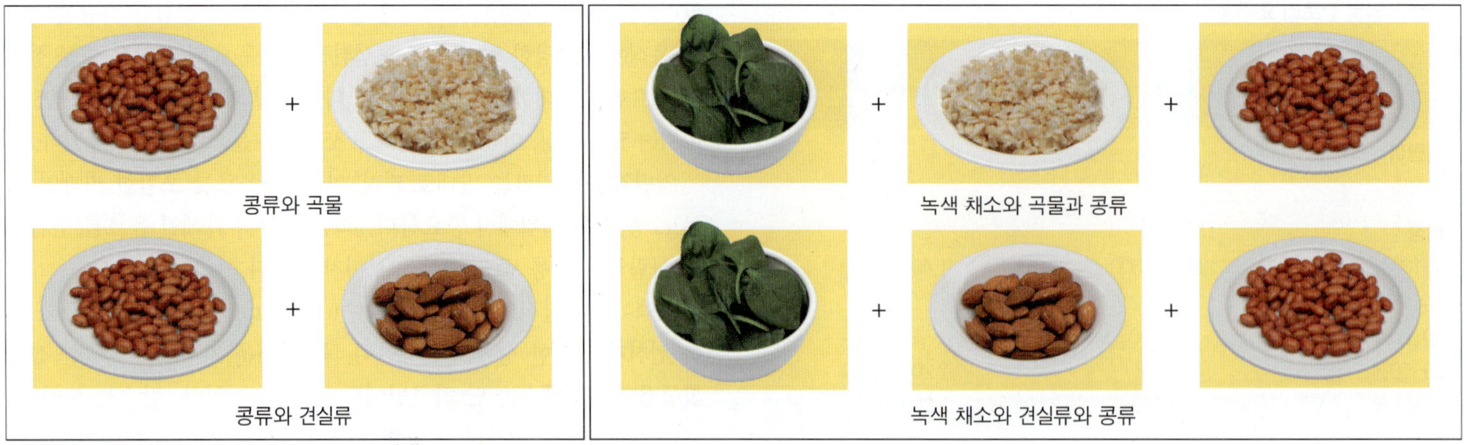
+
콩류와 곡물
+
+
녹색 채소와 곡물과 콩류
+
콩류와 견실류
+
+
녹색 채소와 견실류와 콩류

그림 8.1 보완적인 아미노산을 제공해주는 식품. 식물성 식품의 보완적인 조합은 모든 필수 아미노산을 제공해줄 수 있다. 어떤 경우에는 9가지 모두를 공급하기 위해 세 가지 단백질 공급원을 결합해야 할 수도 있다. 하지만 그 음식들이 반드시 같은 식사에서 섭취해야 하는 것은 아니다. 잎이 무성한 녹색 채소에 있는 아미노산 중 2개는 곡물이나 견실류, 씨앗에 의해 공급되며, 세 번째는 콩류에서 발견된다.

식물에서 비롯된 단백질들은 하나 이상의 필수 아미노산이 부족하기 때문에 **불완전 단백질**(incomplete protein)이다. 그러나 식물성 식품을 결합하여 완전 단백질 식사를 만드는 것은 어렵지 않다(그림 8.1). 불완전 단백질이 풍부한 식물성 식품으로는 콩류(콩, 렌틸콩, 완두콩, 땅콩, 콩 제품), 곡물(예: 밀, 옥수수, 쌀, 귀리), 견실류가 있다. 또한 잎이 무성한 녹색 채소나 브로콜리와 같은 특정한 채소들은 귀중한 식물성 단백질을 공급한다. 이러한 다양한 종류의 음식을 섭취하는 것은 모든 필수 아미노산을 제공할 것이다.

단백질 결핍이 전 세계 인구에 위협을 주고 있지만, 단백질 결핍으로 고통받는 미국인은 거의 없다. 실제로 미국에서 20세 이상의 성인은 매일 83 g의 단백질을 섭취하는데, 그중 상당 부분은 고지방 육류와 유제품을 통해 얻는다.[6] 단백질에 대한 AMDR은 전체 칼로리의 10~35%이며, RDA의 경우 체중 1 kg당 0.8 g이다.[7] 적정 단백질 섭취량을 알고 싶으면, 파운드 체중을 2.2로 나눈 다음 0.8을 곱하여 구할 수 있다. 예를 들어, 몸무게가 130파운드(약 59 kg)인 여성은 매일 약 47 g의 단백질을 섭취해야 한다. 참고로 6온스(약 170 g) 스테이크는 53 g의 단백질을 제공한다.

감염 환자, 임산부, 수술이나 출혈, 또는 화상으로부터 회복하는 환자 등은 추가적인 단백질 섭취가 필요하다. 이와 같은 경우 손상된 세포의 회복을 위해 더 많은 단백질이 필요하며, 운동선수의 경우 근육 섬유를 만들기 위해 더 많은 단백질을 필요로 한다.[8] 게다가 고단백 저탄수화물 식단을 섭취할 때, 단백질이 탄수화물보다 소화되는 시간이 더 오래 걸리기 때문에, 활동적이지 않은 사람이 이와 같은 식단을 섭취하는 것은 에너지 균형 측면에서 장점을 가질 수 있다. 또한 단백질은 더 오래 포만감을 느끼게 하는 특정 포만 호르몬을 분비한다.

불완전 단백질(incomplete protein) 필수 아미노산이 하나 이상 부족한 단백질.

탄수화물(carbohydrates) 몸에 포도당을 공급하는 기본적인 영양소, 정상적인 활동을 유지하기 위해 가장 일반적으로 사용되는 에너지의 형태.

단순 탄수화물(simple carbohydrates) 단 하나의 설탕 분자나 2개의 설탕 분자로 구성된 탄수화물, 또한 단당이라고도 부른다.

단당류(monosaccharide) 과당과 포도당을 포함한 소화 중에 더 이상 분해되지 않는 설탕.

이당류(disaccharide) 젖당, 엿당, 설탕과 같은 두 단당류의 결합.

탄수화물

탄수화물(carbohydrate)은 우리가 일상적인 활동을 지속하는 데 필요한 많은 에너지를 공급한다. 단백질이나 지방에 비해 탄수화물은 더 빠르고 효율적으로 분해되어 포도당이라는 연료를 생산한다. 모든 신체 세포는 포도당을 연료로 이용할 수 있다. 또한 포도당은 적혈구가 이용할 수 있는 유일한 연료이며 뇌의 주요 에너지원이다. 탄수화물은 근육세포에 산소 공급이 부족할 때 포도당으로 쉽게 분해될 수 있기 때문에 보통 강도에서 고강도 운동 중 효율적인 연료로 쓰인다.

단백질과 마찬가지로 탄수화물은 그램당 4 kcal를 제공한다. 성인의 RDA는 하루에 130 g의 탄수화물이다.[9] 탄수화물은 단순 탄수화물과 복합 탄수화물로 두 가지 종류가 존재한다.

단순 탄수화물

단순 탄수화물(simple carbohydrate) 또는 단당(simple sugar)은 과일, 채소, 유제품에서 자연적으로 존재한다. 단순 탄수화물의 가장 흔한 형태는 포도당이다. 과일과 베리류에는 과당(fructose)이 있다. 포도당과 과당은 **단당류**(monosaccharide)이다. **이당류**(disaccharide)는 2개의 단당류의 조합이다. 아마도 가장 잘 알려진 예는 설탕(sucrose)일 것이다. 우유와 유제품에서 발견되는 젖당(락토오스, lactose)과 엿당(말토오스, maltose)은 일반적인 이당류의 다른 예들이다. 결국 인체는 모든 종류의 간단한 당분을 포도당으로 전환하여 세포에 에너지를 공급한다.

설탕(sugar)은 다양한 가공식품에서 다량으로 사용되는데, 예를 들어 탄산음료 한 캔에는 10티스푼(약 20~30 g)이 넘게 쓰인다. 또한 시리얼, 요거트, 심지어 땅콩버터 같은 다양한 식품에 다량의 설탕이 사용된다. 구입하기 전에 식품성분표를 주의 깊게 읽어라. 만약 설탕이나 설탕과 비슷한 성분이 맨 위에 나타나면, 아마도 그 제품을 구매하는 것은 좋은 선택이 아닐 것이다.

복합 탄수화물: 녹말과 글리코겐

복합 탄수화물(complex carbohydrate)은 곡물, 시리얼, 콩류, 그리고 다른 채소들에서 발견된다. 다당류라고도 불리며, 긴 단당류 사슬에 의해 형성된다. 녹말, 글리코겐, 섬유질은 복합 탄수화물의 주요 유형이다.

녹말(starch)은 복합 탄수화물 그룹의 대부분을 차지하며 곡물, 빵, 파스타, 쌀, 옥수수, 귀리, 보리, 감자, 그리고 관련 음식에 존재한다. 신체는 이러한 복합 탄수화물을 포도당으로 분해하는데, 이것은 세포에 의해 쉽게 흡수되어 에너지로 사용되거나 근육과 간에 **글리코겐**(glycogen)으로 저장될 수 있다. 몸이 갑자기 에너지를 사용해야 할 때, 간이 글리코겐을 포도당으로 분해한다.

복합 탄수화물: 식이섬유

섬유질(fiber)은 그 자체로는 소화되지는 않지만 소화계를 통해 음식을 이동시키고, 콜레스테롤과 다양한 영양소의 흡수를 지연시키며, 물을 흡수함으로써 대변을 부드럽게 하는 역할을 한다. 식이섬유는 오직 과일, 채소, 견과류, 곡물과 같은 식물성 식품에서만 발견된다.

섬유질은 용해되거나 용해되지 않는다. 펙틴, 점액과 같은 수용성 섬유질은 물에 녹아서 젤과 같은 물질을 형성하며, 대장에 있는 박테리아에 의해 쉽게 소화될 수 있다. 수용성 섬유질의 주요 식품 공급원은 감귤류 과일, 베리류, 귀리, 말린 콩, 그리고 몇몇 채소들이다. 리그닌이나 셀룰로오스 같은 불용성 섬유질은 일반적으로 물에 녹지 않으며, 대장에 있는 세균에 의해 발효될 수 없다. 그것들은 현미, 통밀, 밀, 또는 귀리겨, 통곡물 빵, 시리얼과 같은 대부분의 과일과 채소, **통곡물**(whole grain)에서 발견된다(그림 8.2). 탄수화물의 AMDR은 총 칼로리의 45~65%이며, 건강 전문가들은 섬유질이 풍부한 탄수화물을 섭취할 것을 권고하고 있다.

섬유질은 비만, 심장병, 변비, 그리고 제2형 당뇨병, 대장암과 직장암의 위험을 감소시킨다. 식이섬유의 DRI는 여성의 경우 하루 25 g, 남성의 경우 하루 38 g이다.[10] 섬유질 섭취를 늘리는 가장 좋은 방법은 무엇일까? 정제된 탄수화물 섭취를 줄이고 통곡물 빵과 시리얼, 신선한 과일, 콩과 채소, 견과류, 씨앗과 같은 섬유질이 풍부한 탄수화물을 섭취하라. 그러나 너무 많은 섭취는 문제를 일으킬 수 있다. 식이섬

복합 탄수화물(complex carbohydrate) 단당류 또는 이당류로 소화되는 동안 분해될 수 있는 탄수화물, 또한 다당류라고도 부른다.

녹말(starch) 식물에서 포도당의 저장 형태인 다당류.

글리코겐(glycogen) 포도당이 간과 근육에 저장되는 다당류의 형태.

섬유질(fiber) 소화계를 통해 음식을 이동시키는 것을 돕고 물을 흡수함으로써 대변을 부드럽게 하는 식물성 식품의 소화되지 않는 부분.

통곡물(whole grain) 완전한 형태로 가공되어 있는 곡물로 겨, 싹, 배젖을 포함하며 껍데기만 제거된다.

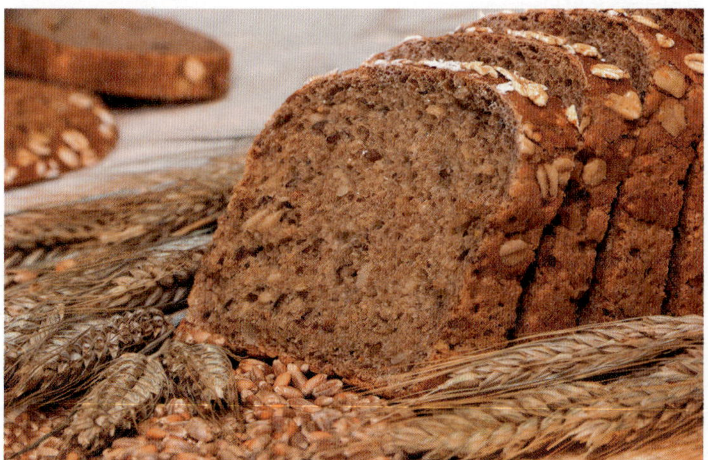

14년 동안 367,000명 이상의 참가자를 추적한 최근 연구는 통곡물의 섭취량이 많을수록 심혈관질환, 당뇨병, 암으로 인한 사망 위험이 낮다는 것을 발견했다. 사망 위험이 평균 17% 감소했다. 하지만 거의 100%의 미국인들은 통곡물에 대한 권장섭취량을 충족시키지 못한다.

Sources: T. Huang et al., "Consumption of Whole Grains and Cereal Fiber and Total and Cause-Specific Mortality: Prospective Analysis of 367,442 Individuals," *BMC Medicine* 13, no. 1 (2015): 59; 2015 Dietary Guidelines Advisory Committee, "Advisory Report to the Secretary of Health and Human Services and the Secretary of Agriculture," 2015, Available at http://health.gov/dietaryguidelines/2015-scientific-report.

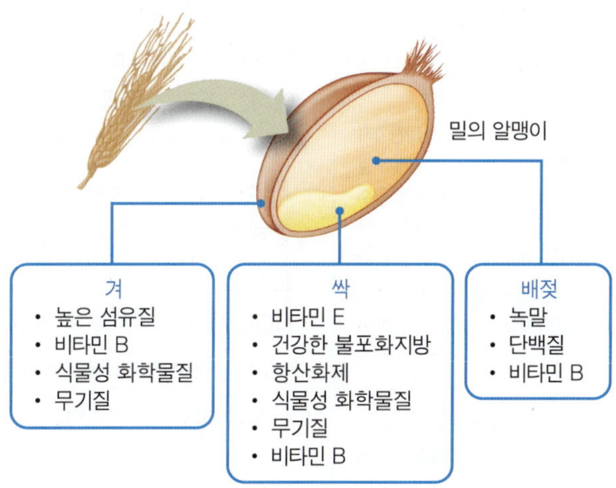

그림 8.2 통곡물의 분류. 통곡물은 씨앗의 겨, 싹, 배젖에 섬유질, 비타민, 유익한 식물성 화학물질(식물에서 자연적으로 발생하는 화학성분)을 함유하고 있기 때문에 정제된 곡물보다 영양가가 높다.

Source: Adapted from Joan Salge Blake, Kathy D. Munoz, and Stella Volpe, *Nutrition: From Science to You*, 3rd ed. © 2015, page 132. Printed and electronically reproduced by permission of Pearson Education, Inc., Upper Saddle River, New Jersey.

유 섭취가 갑자기 증가하면 복부 팽만증(위장관 가스), 경련, 또는 복부팽창을 일으킬 수 있다. 이와 같은 부작용을 줄이기 위해 많은 수분이나 설탕이 없는 음료를 섭취하라. 섬유질의 이점에 대한 더 자세한 내용은 '행동을 변화시키는 기술'을 참고하라.

지방

콜레스테롤과 중성지방(일반적으로 지방이라고 함)은 지질로 알려진 생물학적 화합물의 두 가지 형태로 물에 녹지 않는다. 식이지방이라는 용어는 보통 우리 체지방의 대부분인 **중성지방**(triglyceride)을 가리킨다. 낮은 정도에서 적당한 수준의 활동을 위한 중요한 연료 공급원으로 그램당 9 kcal의 에너지를 공급한다. 또한 피부와 머리카락을 건강하게 유지하고, 추위와 충격에 대비하여 신체기관을 단열시키는 데 중요한 역할을 한다. 우리가 어떤 에너지원으로부터 너무 많은 칼로리를 섭취할 때, 간은 초과분을 우리 몸 전체의 지방세포에 저장되는 중성지방으로 전환시킨다. 식사로부터 섭취한 **지방**(fat)은 세포 구조와 많은 중요한 신체 화학물질을 구성하는 성분으로 분해된다. 최종적으로 우리는 지용성 비타민 A, D, E, K를 흡수하기 위해 식이지방을 섭취해야 한다.

우리의 몸에 남아 있는 지방은 **콜레스테롤**(cholesterol)과 같은 물질로 구성되어 있는데, 이것을 스테롤이라고 한다. **고밀도 지단백질**(high-density lipoprotein, **HDL**)이라 불리는 화합물 그룹에 대한 총 콜레스테롤의 비율은 심장병의 위험을 결정하는 데 중요하다. 지단백질은 혈액 내 콜레스테롤의 이동을 촉진한다. 고밀도 지단백질은 **저밀도 지단백질**(low-density lipoprotein, **LDL**)보다 더 많은 콜레스테롤을 운반할 수 있다. LDL은 콜레스테롤을 신체의 세포로 운반하는 반면, HDL은 신진대사와 체내 제거를 위해 콜레스테롤을 순환시켜 간으로 운반한다. 이러한 이유로 혈중 HDL 콜레스테롤 수치가 높은 것이 바람직하며, LDL 콜레스테롤 수치가 낮은 것이 좋다.

중성지방(triglyceride) 우리 몸과 음식에서 존재하는 가장 흔한 형태의 지방. 글리세롤과 3개의 지방산 사슬로 구성되어 있다.

지방(fat) 탄소와 수소 원자로 구성된 기본 영양소. 세포의 적절한 기능, 충격에 대한 신체기관의 단열, 체온의 유지, 건강한 피부와 머리카락에 필요한 영양소.

콜레스테롤(cholesterol) 지방과 마찬가지로 물에 녹지 않는 물질. 동물성 식품에서 발견되며 신체에 의해 합성된다. 기능에는 필수적이지만 혈관에 순환하는 콜레스테롤은 혈관 내벽에 축적될 수 있다.

고밀도 지단백질(high-density lipoprotein, HDL) 신진대사와 체내 제거를 위해 혈액 속의 콜레스테롤을 간으로 쉽게 운반하는 화합물.

저밀도 지단백질(low-density lipoprotein, LDL) 혈액 속의 콜레스테롤을 신체의 세포로 쉽게 운반하는 화합물.

포화지방(saturated fat) 화학 구조에서 수소와 더 이상 결합할 수 없는 지방, 주로 동물에서 비롯되고 상온에서 고체로 존재.

불포화지방(unsaturated fat) 화학 구조에서 수소와 더 결합할 수 있는 지방, 주로 식물에서 비롯되고 상온에서 액체로 존재.

식이지방의 종류

중성지방은 산소, 탄소, 수소 원자의 지방산 사슬을 포함한다. 화학 구조에 수소를 더 이상 포함할 수 없는 지방산 사슬을 **포화지방**(saturated fat)이라 한다. 일반적으로 육류, 유제품, 가금류와 같은 동물로부터 비롯되며 상온에서 고체이다. **불포화지방**(unsaturated fat)은 화학 구조에 수소 원자를 추가로 넣을 수 있는 공간이 있으며 상온에서 액체이다. 일반적으로 식물에서 비롯되고 대부분의 식물성 코코넛유를 포함한다.

단일불포화지방산(monounsaturated fatty acid)과 다불포화지방산(polyunsaturated fatty acid)이라는 용어는 지방산 사슬에서 빠진 수소 원자의 수에서 비롯된다. 땅콩유, 카놀라유, 올리브유는 단일불포화지방이 많아, LDL 수치를 낮추고 HDL 수치를 높이는 것으로 보인다. 옥수수유, 해바라기유, 홍화유는 다불포화지방이 많다. 일반적인 식물성 코코넛유의 지방 종류에 대한 자세한 내용은 그림 8.3을 참고하라.

건강한 식단에 필수적인 두 가지 다불포화지방산은 오메가-3 지방산과 오메가-6 지방산이다. 둘 다 필수 지방산으로 분류된다. 즉, 신체가 기능을 위해 필요하지만 합성할 수는 없기 때문에 식단에서 반드시 섭취해야 하는 지방산으로 분류된다. 이들 그룹에서 가장 중요한 지방은 리놀레산, 오메가-6 지방산, 그리고 오메가-3 지방산인 알파-리놀렌산(alpha-linolenic acid)이다. 우리의 몸은 이와 같은 이로운 지방을 이용하여 면역 기능, 통증 인지, 염증을 조절하는 호르몬과 같은 화합물을 만든다. 또한 EPA(에이코사펜타엔산, eicosapentaenoic acid), DHA(도코사헥사엔산, docosahexaenoic acid)에 대해서 들어봤을 것이다. 이것들은 연어와 참치 같은 기름진

행동을 변화시키는 기술

섬유질 섭취를 높여라!

- 가능하면 항상 통곡물 빵, 특히 지방과 설탕이 적은 빵을 골라라. 1인분당 섬유질이 3 g 이상 들어간 빵을 골라라. 단지 빵이 갈색이라고 해서 건강에 좋다는 것을 의미하지는 않는다.
- 껍질을 벗기지 않은 과일과 채소 주스를 마시는 것보다 그것을 통째로 섭취하라. 과일의 섬유질은 혈당 증가를 느리게 하고 더 오래 포만감을 느끼도록 도와준다.
- 정제된 흰 밀가루에 통곡물 파스타, 베이글, 피자 도우를 대체하라.
- 단백질 함량이 높은 식용 씨앗인 퀴노아로 섬유질 섭취를 강화하라.
- 곡물을 볶아 견과류 맛을 내고 음식의 풍미를 더하라.
- 아마씨를 시리얼, 요거트, 샐러드에 뿌리거나 캐서롤, 버거, 구운 제품에 첨가하라. 아마씨는 가벼운 맛을 가지고 있으며 유익한 지방산도 많다.

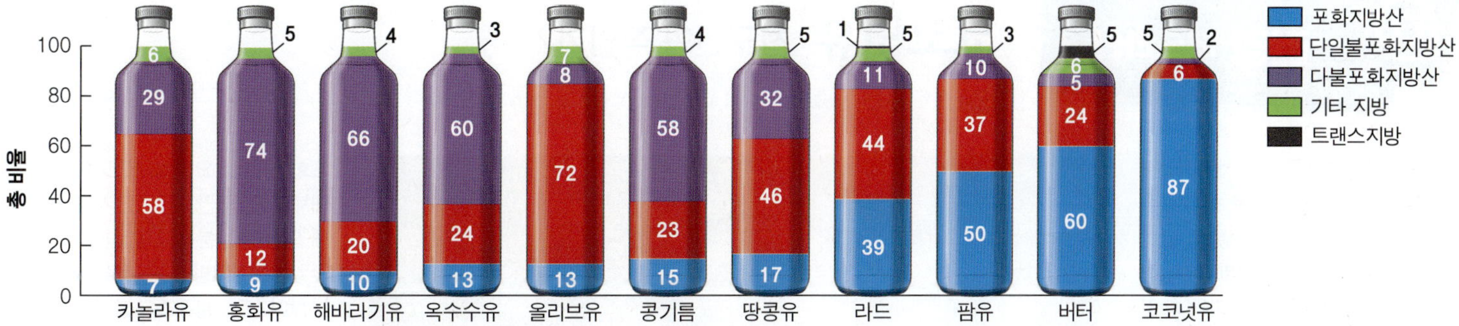
총 비율
100
80
60
40
20
0
카놀라유 7 58 29 6
홍화유 9 12 74 5
해바라기유 10 20 66 4
옥수수유 13 24 60 3
올리브유 13 72 8 7
콩기름 15 23 58 4
땅콩유 17 46 32 5
라드 39 44 11 5 1
팜유 50 37 10 3
버터 60 24 5 6 5
코코넛유 87 6 2 5
포화지방산
단일불포화지방산
다불포화지방산
기타 지방
트랜스지방

그림 8.3 일반적인 식물성 코코넛유의 포화, 다불포화, 단일불포화, 트랜스지방의 비율.

생선에서 풍부하게 발견되고 심장병의 위험 감소와 관련이 있는 알파-리놀렌산의 파생물이다.[11]

트랜스지방산을 피하라

수십 년 동안 미국인들은 버터, 크림과 같은 포화지방이 많이 함유된 음식들을 피했다. 그들이 몰랐던 것은 **트랜스지방산**(trans fatty acid)이라 불리는 지방이 포화지방보다 심혈관질환의 위험을 증가시킨다는 것이다. 연구에 따르면, 트랜스지방을 섭취할 경우 HDL-콜레스테롤의 수치가 감소하고, LDL-콜레스테롤의 수치가 증가한다고 한다. 트랜스지방의 섭취가 2% 증가할 때마다 심혈관질환의 위험은 23% 증가한다.[12]

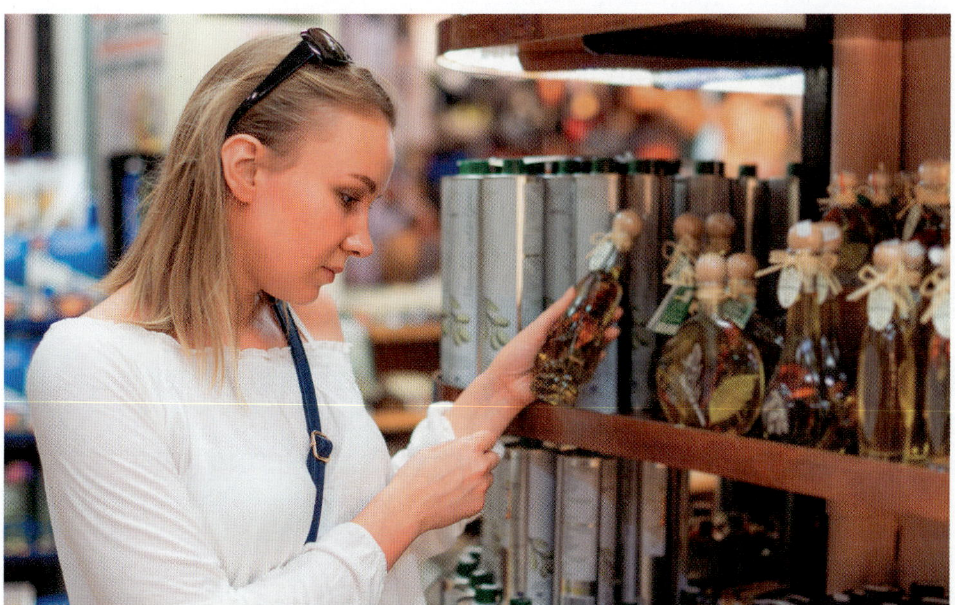

모든 지방이 다 같은 것은 아니며, 신체의 정상적인 기능을 위해 약간의 지방을 필요로 한다. 육류, 완전 지방 유제품, 가금류 제품에 들어 있는 포화지방을 줄인다. 일반적으로 마가린, 시중에 판매되고 있는 구운 제품, 튀긴 음식에 함유되어 있는 트랜스지방을 피한다. 그리고 식물성 코코넛유, 기름진 생선, 견실류와 같은 불포화지방으로 대체한다.

비록 몇몇 동물성 제품에서 적은 양의 트랜스지방산이 발생하지만, 대부분은 반경화유(partially hydrogenated oil, PHO)로 만들어진 가공식품에 있다.[13] PHO는 식품 제조자들이 식물성 코코넛유에 수소를 첨가하고, 고형화시켜 변질되지 않도록 하여 식품의 유통기한을 늘릴 때 쓰인다. 수소화 과정은 지방산 사슬을 곧게 펴서 포화지방산에 가깝게 만들고, HDL을 낮추고 LDL을 높이는 것과 유사한 해로운 영향을 미친다. 트랜스지방은 마가린, 시중에 판매되는 구운 음식들, 식당의 튀긴 음식 등에 사용되어 왔다.

트랜스지방산(trans fatty acid) 다불포화지방산을 수소화하여 고체화시킬 때 생기는 지방산.

2015년 미국 식품의약청(FDA)에서 "PHO는 더 이상 안전한 식품이 아니다."라고 발표했다. 식품 업체들은 2018년 7월까지 자사 제품에서 PHO를 제거해야 한다.[14] 한편 트랜스지방은 대부분의 식품에서 제거되고 있다. FDA는 1인분당 트랜스지방이 0.5 g 미만인 식품은 트랜스지방이 없는 식품으로 분류할 수 있도록 허용하고 있다. 그러나 식품성분표에 반경화유, 분별화유, 쇼트닝(shortening), 라드(lard), 또는 수소화(hydrogenation)와 같은 식품성분표가 있다면, 성분표에 표시된 양이 0일지라도 트랜스지방이 존재한다.

지방 섭취권장량

지방의 AMDR은 총 칼로리의 20~35%이다. 포화지방은 총 칼로리의 10% 정도가 적당하며 트랜스지방의 섭취는 최소한으로 유지해야 한다.[15] 저지방 식단을 섭취하지 말고 식물과 생선의 불포화지방으로 대체한다. 식물성 코코넛유와 어류가 풍부한 지

@ 건강 헤드라인 코코넛유 친구인가 적인가?

식품의 성분표를 읽는 사람이라면 우유, 스프레드, 요거트 성분 목록에서 코코넛유를 발견했을 것이다. 또한 식료품점 진열대에서 반고체 우유-흰 지방으로 가득 찬 코코넛유를 본 적이 있을 것이다. 한때 건강하지 않다고 생각되었던 코코넛유는 현재 심혈관질환의 위험 감소와 같은 몇 가지 유익한 효과가 있는 것으로 알려져 있다. 함께 살펴보도록 하자.

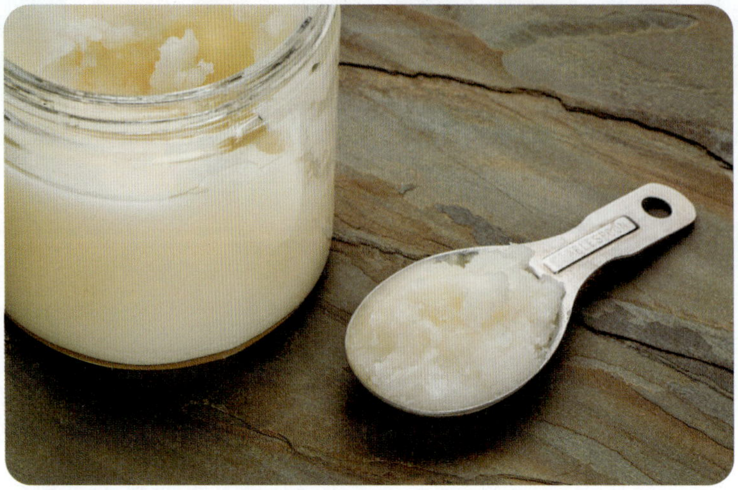

대부분의 식물성 오일은 약 7~17%의 포화지방인 반면, 코코넛유에 함유된 지방산의 87%가 포화지방이다. 코코넛유에도 필수 지방산이 들어 있지 않으며, LDL 콜레스테롤 수치를 높이는 것으로 알려져 있다. 하지만 HDL 콜레스테롤 수치를 높이고 비타민 E와 다양한 식물성 화학물질을 풍부하게 함유하고 있다.

코코넛유에 대한 관심을 불러일으킨 최초의 연구는 관찰로부터 시작되었다. 이 연구는 심혈관질환의 발병률이 낮은 폴리네시아인들이 대부분 코코넛에서 지방을 섭취한다는 것을 발견했다. 코코넛유의 소비와 심혈관질환의 감소율 사이의 이러한 연관성은 원인과 결과를 증명하지 못한다. 하지만 최근 일부 임상 연구들은 코코넛유가 혈압과 대사 스트레스 감소와 같은 심장 보호 효과를 발휘하는 것을 입증했다.

따라서 건강 전문가들은 심장 건강에 좋은 다불포화 식물성 오일을 코코넛유로 대체할 것을 권고할 것인지에 대해 의견이 분분하다. 인간에게는 단일불포화지방산과 다불포화지방산이 LDL 콜레스테롤 수치를 낮추고 심혈관질환의 위험을 줄인다는 연구 결과가 더 많지만 코코넛유가 심장 건강에 이롭다는 연구 결과는 극히 일부에 불과하다. 미국 심장협회(AHA)는 식단에 코코넛유를 첨가하지 말라고 권고하고 있다.

Source: F. Hamam, "Specialty Lipids in Health and Disease," *Food and Nutrition Sciences* 4 (2013): 63-70; A. S. Babu et al., "Virgin Coconut Oil and Its Potential Cardioprotective Effects," *Postgraduate Medicine* 126, no. 7 (2014): 76-83; Y. Kamisah et al., "Cardioprotective Effect of Virgin Coconut Oil in Heated Palm Oil Diet-Induced Hypertensive Rats," *Pharmaceutical Biology* 53, no. 9 (2015): 1243–49; American Heart Association, "Fats and Oils: AHA Recommendations," Accessed April 2015, Availableat www.heart.org.

비타민(vitamin) 신진대사, 성장, 생식을 촉진하고 생명과 건강을 유지하는 데 도움을 주는 필수 유기 화합물.

중해식 식단과 같은 균형 잡힌 고지방 식단이 체중과 심혈관질환에 개선을 가져온다는 많은 연구 결과가 존재한다.[16]

건강에 좋은 지방을 식단에 포함시키려면 다음 지침을 따르도록 한다.

- 기름진 생선(청어, 고등어, 연어, 정어리, 참치)을 일주일에 두 번 이상 섭취하라.
- 버터나 라드 대신 올리브, 땅콩, 콩, 카놀라유를 사용하라. 코코넛유에 대한 자세한 내용은 '건강 헤드라인'을 참고하라.
- 잎이 무성한 녹색 채소, 호두, 호두유, 코코넛유, 아마씨를 식단에 첨가하라.

포화지방과 트랜스지방의 섭취를 줄이려면 다음 지침을 따르도록 한다.

- 식품의 영양성분표를 읽고 제품에 얼마나 많은 포화지방이 함유되어 있는지 알아보라.
- 고기로 만든 수프와 스튜를 식히고, 위에 굳어진 지방을 제거한 다음 수프 또는 스튜를 다시 데워서 제공하라.
- 과일과 채소를 가득 채워라.
- 크림과 소스를 절제하라.
- 트랜스지방산이 함유된 모든 제품은 피하라. 트랜스지방이 없는 마가린, 채소 스프레드, 콩 스프레드, 호두버터, 저지방 크림치즈 등을 사용하라.
- 살코기, 생선, 또는 껍질이 없는 가금류를 선택하라. 조리 시 가능하면 구워라. 요리 후 기름기를 빼라.
- 편육, 베이컨, 소시지, 핫도그, 내장육의 섭취를 줄여라.
- 무지방 및 저지방 유제품을 선택하라.

비타민

비타민(vitamin)은 성장을 촉진하는 유기 화합물로 생명과 건강에 필수적이다. 매일 매 분마다 비타민은 신경과 피부를 유지하고, 혈액

세포를 생산하고, 뼈와 이를 만들고, 상처를 치료하고, 식품 에너지를 체력으로 전환하는 데 도움을 주지만 식단의 칼로리에는 영향을 미치지 않는다.

비타민은 지방의 도움을 받아 장관을 통해 흡수되는 지용성과 물에 잘 녹는 수용성으로 분류된다. 비타민 A, D, E, K는 지용성이고, B-복합 비타민과 비타민 C는 수용성이다. 지용성 비타민은 체내에 저장되는 경향이 있으며, UL보다 규칙적으로 더 많이 섭취하는 사람에게 축적되어 부작용을 나타낼 수 있다. 수용성 비타민의 과다 섭취는 일반적으로 소변으로 배설되며 독성 문제를 일으키는 경우는 거의 없다. 특정 비타민의 기능, 권장섭취량 및 식품 공급원은 표 8.2를 참고하라.

비타민 D

'햇볕 비타민'이라고 불리는 비타민 D는 태양의 자외선에 노출될 때 피부의 화합물로부터 형성된다. 대부분의 사람들에게 적절한 양의 비타민 D는 일주일에 2번 자외선 차단제를 사용하지 않고 얼굴, 목, 손, 팔, 다리에 5~30분 정도의 태양 노출로 합성될 수 있다.[17] 그러나 북부 기후에서는 늦가을에서 이른 봄까지 태양이 충분히 높지 않아 비타민 D 합성이 충분하지 않다. 이와 같은 경우 비타민 D 강화 우유, 요거트, 두유, 시리얼, 연어와 같은 기름진 생선을 섭취함으로써 부족한 비타민 D를 보충할 수 있다.

비타민 D는 뼈의 주요 무기질 성분인 칼슘의 흡수를 촉진한다. 뼈의 성장, 치유, 재형성에도 도움이 된다. 이러한 이유로 비타민 D가 결

표 8.2 | 비타민 지침

비타민 이름	주요 기능	권장섭취량	함유 음식
티아민(비타민 B_1)	탄수화물과 단백질 대사	남성: 1.2 mg/day 여성: 1.1 mg/day	돼지고기, 강화 시리얼, 강화 쌀 및 파스타, 완두콩, 참치, 콩류
리보플라빈	탄수화물과 지방 대사	남성: 1.3 mg/day 여성: 1.1 mg/day	쇠고기 간, 새우, 유제품, 강화 시리얼, 강화 빵 및 곡물
니아신	탄수화물과 지방 대사	남성: 16 mg/day 여성: 14 mg/day	육류/어류/가금류, 강화 시리얼, 강화 빵 및 곡물, 통조림 토마토 제품
비타민 B_6	탄수화물과 아미노산 대사	19~50세 남성과 여성: 1.3 mg/day	병아리콩, 육류/어류/가금류, 강화 시리얼, 백감자
엽산	아미노산 대사, DNA 합성	남성: 400 μg/day 여성: 400 μg/day	강화 시리얼, 강화 빵 및 곡물, 시금치, 콩류, 간
비타민 B_{12}	혈액세포와 신경세포 의 형성	남성: 2.4 μg/day 여성: 2.4 μg/day	조개류, 육류/어류/가금류, 유제품, 강화 시리얼
판토텐산	지방 대사	남성: 5 mg/day 여성: 5 mg/day	육류/어류/가금류, 표고버섯, 강화 시리얼, 달걀 노른자
비오틴	탄수화물, 지방, 단백질 대사	남성: 30 μg/day 여성: 30 μg/day	견과류, 달걀 노른자
비타민 C	콜라겐 합성, 철 흡수, 치료 촉진	남성: 90 mg/day 여성: 75 mg/day	흡연자: RDA보다 하루당 35 mg/day 파프리카, 감귤류 과일 및 주스, 브로콜리, 딸기, 키위
비타민 A	면역 기능, 상피세포, 건강한 뼈, 시력 유지	남성: 900 μg/day 여성: 700 μg/day	쇠고기 및 닭고기 간, 달걀 노른자, 우유, 시금치의 카로티노이드, 당근, 망고, 살구, 칸탈루프, 호박, 얌
비타민 D	칼슘 흡수 촉진, 건강한 뼈 유지	성인 19~70세: 15 μg/day (600 IU/day)	통조림 연어 및 고등어, 우유, 강화 시리얼
비타민 E	세포막 보호, 강력한 항산화 작용	남성: 15 mg/day 여성: 15 mg/day	해바라기씨, 아몬드, 식물성 오일, 강화 시리얼
비타민 K	혈액 응고와 뼈 대사	남성: 120 μg/day 여성: 90 μg/day	케일, 시금치, 순무의 어린 잎, 방울양배추

주의: 수치는 명시된 경우를 제외하고 19세 이상의 모든 성인에 대한 것이다. 임신하거나 수유하는 여성들의 수치는 높아진다.

Source: Data from Food and Nutrition Board, Institute of Medicine, National Academies, "Dietary Reference Intakes (DRIs): Estimated Average Requirements," Accessed February 2016, Available at https://iom.nationalacademies.org/~/media/Files/Activity%20Files/Nutrition/DRIs/5_Summary%20Table%20Tables%201-4.pdf.

무기질(mineral) 신체 작용을 돕는 무기질 성분.

핍되면 골밀도와 체력의 감소를 촉진할 수 있는데, 이는 골다공증까지 이어질 수 있다. 다른 두 가지 뼈질환인 구루병과 골연화증은 비타민 D를 적절히 섭취함으로써 예방할 수 있다.[18] 비타민 D의 적절한 수준은 심혈관질환, 당뇨병, 그리고 몇몇 형태의 암의 위험을 줄일 수 있다.

그러나 많은 것이 항상 좋은 것은 아니다.[19] 비타민 D는 신체의 지방조직에 저장되고, 과도한 섭취는 독성이 될 수 있다.

엽산(Folate)

비타민 B의 하나인 엽산은 신체 세포의 DNA 합성에 필요한 화합물의 흡수를 위해 필요하다. 특히 배아발생 중 적절한 세포분열을 위해 특히 중요하다. 임신 초기 몇 주 동안의 엽산 결핍은 일반적으로 여성이 임신했다는 것을 깨닫기도 전에, 뇌와 척수를 형성하는 원시관이 제대로 닫히지 못하는 척추갈림증과 같은 신경관 결함을 유발할 수 있다. FDA는 신경관 결함의 발생을 줄이기 위해 미국에서 판매되는 모든 빵, 시리얼, 쌀, 파스타 제품에 엽산을 첨가할 것을 요구한다.

무기질

무기질(mineral)은 신체조직을 형성하고 신체 작용을 돕는 무기질 성분이다. 또한 쉽게 흡수되고 배설된다. 주요 무기질은 나트륨, 칼슘, 인, 마그네슘, 칼륨, 황, 염화물 등 우리 몸에 상당히 많은 양이 필요한 무기질이다. 미량무기질로는 철, 아연, 망간, 구리, 불소, 셀레늄, 크롬, 요오드 등이 있다. 미량무기질을 극소량만 필요로 하며, 과잉 또는 결핍이 발생할 경우 심각한 문제가 발생할 수 있다(표 8.3 참고).

나트륨

나트륨은 혈액량과 혈압, 체액 평형, 신경 자극의 전달, 심장 활동, 그리고 특정 대사 기능의 조절에 필요하다. 맛을 좋게 하고, 방부제 역할을 하며, 육류를 부드럽게 하여 우리가 먹는 음식에서 다량으로 존재하는 경우가 많다. 일반적으로 식탁용 소금과 나트륨이 같다고 여기지만 이는 잘못된 상식이다. 식탁용 소금은 나트륨과 염화물을 모두 포함하는 화합물이며, 나트륨 섭취량의 겨우 15%를 차지한다. 식단 대부분의 나트륨은 맛을 향상시키고 보존하기 위해 나트륨을 함유한 가공식품에서 나온다. 피클, 패스트푸드, 짠 과자, 가공 치즈, 통조림과 건조 수프, 냉동식품, 많은 빵 및 빵집 제품, 훈제 고기와 소시지는 종종 1인분에 수백 mg의 나트륨을 함유하고 있다.

나트륨의 AI는 1티스푼의 0.65 정도인 1,500 mg이다.[20] 2015-2020년 미국인들의 식사지침에 따르면, 나트륨 섭취량을 하루 2,300 mg 이하로 유지하는 것을 권장한다. 하지만 미국인의 89%가 이 한도를 초과하고 있다.[21]

표 8.3 | 무기질 지침

비타민 이름	주요 기능	권장섭취량	함유 음식
나트륨	체액과 산-염기 평형, 신경 자극 및 근수축	성인: 1.5 g/day(1,500 mg/day)	식탁용 소금, 피클, 통조림 수프, 간식, 런천 미트, 통조림 토마토 제품
칼륨	체액 평형, 신경 자극 및 근수축	성인: 4.7 g/day(4,700 mg/day)	신선한 과일과 채소, 감자, 바나나, 토마토 주스, 오렌지 주스, 멜론
인	ATP, 체액 평형 및 뼈 형성	성인: 700 mg/day	우유/치즈/요거트, 두유 및 두부, 콩류, 견과류, 가금류
셀레늄	갑상선 호르몬 조절 및 산화 스트레스 감소	성인: 55 μg/day	해산물, 우유, 통곡물, 달걀
칼슘	뼈의 일부분, 근수축, 산-염기 평형, 신경 전달	성인: 1,000 mg/day	우유/요거트/치즈, 정어리, 콜라드, 시금치, 칼슘 강화 주스
마그네슘	뼈의 일부분, 근수축	남성: 400 mg/day 여성: 310 mg/day	시금치, 케일, 콜라드, 통곡물, 씨앗, 견과류, 콩류
요오드	갑상선 호르몬 합성	성인: 150 μg/day	요오드 첨가 소금, 바닷물의 해산물
철	헤모글로빈과 미오글로빈의 일부분	남성: 8 mg/day 여성: 18 mg/day	육류/어류/가금류, 강화 시리얼, 콩류
아연	면역체계 기능, 성장 및 성적 성숙	남성: 11 mg/day 여성: 8 mg/day	육류/어류/가금류, 강화 시리얼, 콩류

주의: 수치는 명시된 경우를 제외하고, 19세 이상의 모든 성인에 대한 것이다.

Source: Data from Food and Nutrition Board, Institute of Medicine, National Academies, "Dietary Reference Intakes (DRIs): Estimated Average Requirements," Accessed February 2016, Available at https://iom.nationalacademies.org/~/media/Files/Activity%20Files/Nutrition/DRIs/5_Summary%20Table%20Tables%201-4.pdf.

높은 나트륨 섭취가 우려되는 이유는 무엇일까? 염분에 민감한 사람이 고염식을 섭취할 경우, 심장병과 뇌졸중에 기여하는 고혈압의 위험이 커진다. 고혈압의 대다수의 원인은 알려져 있지 않지만, 나트륨 섭취를 줄이면 위험을 낮출 수 있다.

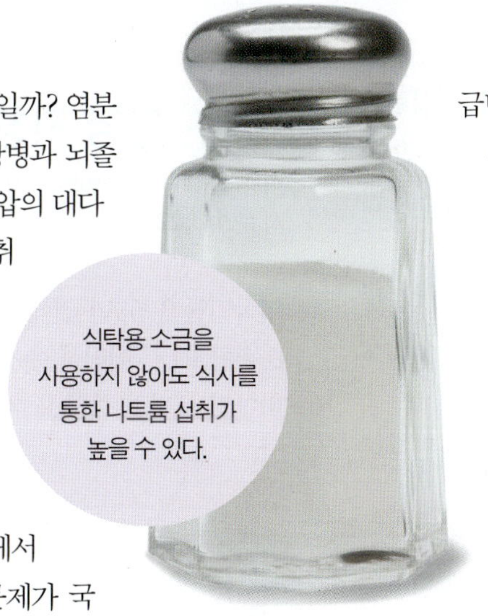
식탁용 소금을
사용하지 않아도 식사를
통한 나트륨 섭취가
높을 수 있다.

칼슘

칼슘은 뼈와 치아의 주요 무기질 성분이다. 근수축, 신경자극의 전달, 혈액 응고, 산-염기 평형에도 필수적이다. 노인들 사이에서 골다공증 발생률이 높아지면서 칼슘 소비 문제가 국민적 관심을 끌고 있다. 칼슘은 일반적으로 사람들이 적게 섭취하고 있는 영양소로서 대부분의 미국인들은 하루에 권장되는 1,000~1,300 mg의 칼슘을 섭취하지 않는다.[22]

우유는 식이칼슘의 가장 풍부한 공급원 중 하나이다. 칼슘 강화 두유는 훌륭한 채식의 대안이다. 잎이 무성한 녹색 채소는 칼슘의 좋은 공급원이지만, 일부는 옥살산을 함유하고 있어 칼슘을 흡수하기가 어렵다. 시금치, 근대, 비트, 나물이 특별히 칼슘의 좋은 공급원은 아니지만 브로콜리, 콜리플라워, 많은 완두콩과 콩은 좋은 칼슘 공급원이다.

최적의 흡수를 위해서는 일반적으로 하루 종일 칼슘을 섭취하는 것이 가장 좋으며 단백질, 비타민 D, 비타민 C도 함유된 식품과 함께 섭취하는 것이 좋다. 많은 유제품들은 모두 칼슘의 훌륭한 공급원이며, 비타민 D로 강화되어 칼슘 흡수를 향상시킨다고 알려져 있다.

탄산음료를 섭취하는가? 이러한 음료에 인산(인산염)이 첨가되면, 여분의 칼슘을 배설하게 되어 뼈에서 칼슘이 손실될 수 있다는 것을 명심하라. 남녀 2,500명을 대상으로 한 연구에서 일주일에 최소 3캔 이상의 콜라를 섭취한 여성의 경우, 한 달에 1개 미만의 콜라를 마신 여성(다이어트 콜라 포함)보다 고관절 골밀도가 4~5% 낮은 것으로 나타났다. 콜라는 남성에게 같은 효과를 주는 것처럼 보이지 않는다.[23] 하지만 탄산음료를 마신 사람들이 우유를 상대적으로 적게 섭취하여 칼슘 섭취가 감소할 가능성도 존재한다.

철

전 세계적으로 철 결핍은 가장 흔한 영양 결핍으로 세계 인구의 거의 30%인 20억 명 이상에게 영향을 미친다.[24] 미국에서는 철 결핍이 덜 만연하고 있다. 그러나 철 결핍은 적혈구의 핵심 성분이기 때문에 혈액 손실과 함께 발병할 수 있다. 균형 잡힌 식사를 하지 못하는 19~50세 사이의 여성은 하루에 약 18 mg의 철이 필요하고, 19~50세 사이의 남성은 약 8 mg이 필요하다.[25]

철 결핍은 철결핍성 빈혈로 이어질 수 있다. **빈혈**(anemia)은 신체가 적절한 양의 헤모글로빈(혈액을 운반하는 산소 성분)을 생산하지 못해 발생한다. 철결핍성 빈혈이 발생하면, 신체 세포는 산소를 덜 공급받아 결과적으로 피곤함을 느낀다. 또한 철은 에너지 대사, DNA 합성, 다른 신체의 기능에도 중요하다.

철 보충제를 너무 많이 섭취하여 발생하는 철 과다 또는 철 독성이 미국의 어린 아이들에게 자주 발생한다. 철 독성의 증상으로는 메스꺼움, 구토, 설사, 빈맥, 약한 맥박, 현기증, 쇼크, 혼동이 있다. 높은 육류 소비로 인한 과도한 철 섭취, 철 강화, 보충 등도 심혈관질환 및 암과 같은 문제와 관련이 있다.[26]

유익한 식품의 비영양소 성분

최근 연구는 영양소 자체는 아니지만 영양소와 상호작용을 통해 건강에 도움을 줄 수 있는 식품의 성분에 초점을 맞추고 있다.[27] 유기농 제품, 강화식품과 같은 영양소 외에 건강에 도움을 줄 수 있는 식품을 **기능성 식품**(functional food)이라 부른다. 다양한 식단의 일부로 기능성 식품은 건강에 긍정적인 영향을 줄 수 있는 잠재력을 가지고 있다.[28]

최근 가장 인기 있는 기능성 식품은 **항산화제**(antioxidant)가 들어 있는 식품이다. 이러한 물질들은 산화 스트레스로부터 보호하는데, 활성산소(비결합전자를 가진 원자들)가 다른 원자와 분자를 불안정하게 하여 세포, 세포단백질, 또는 세포의 유전물질을 손상시킨다. 활성산소 형성은 정상세포 대사의 결과로 일어난다. 산화방지제는 활성산소를 안정시키기 위해 전자를 제공한다. 활성산소를 덜 손상된 물질로 전환시키거나 그들이 야기하는 손상을 줄이거나 복구하는 효소를 활성화시

빈혈(anemia) 인체가 적절한 헤모글로빈을 생산하지 못해 생기는 질병.

기능성 식품(functional food) 기본 영양소를 넘어 건강상의 이점을 가지고 있다고 여겨지는 식품.

항산화제(antioxidant) 산화 스트레스와 그 결과로 생긴 조직 손상으로부터 보호하는 것으로 여겨지는 물질.

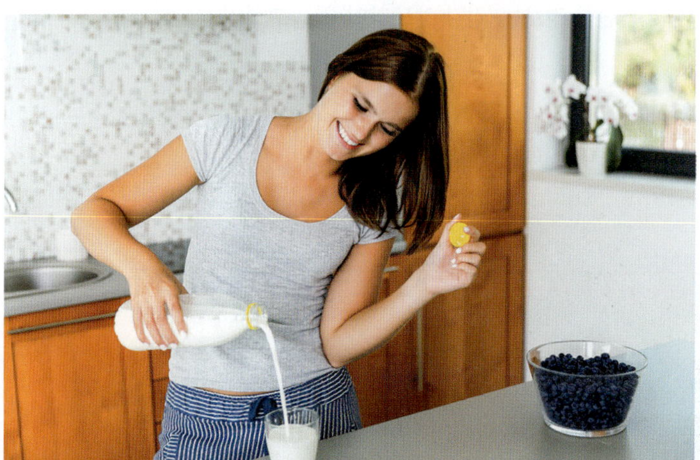

우유는 칼슘과 영양소의 훌륭한 공급원이다. 만약 우유를 좋아하지 않거나 마실 수 없다면, 다른 공급원에서 충분한 칼슘(하루에 적어도 1,000 mg)을 섭취하라.

식물성 화학물질(phytochemical) 건강에 이로운 영향을 준다고 알려진 자연적으로 발생하는 비영양소 식물성 화학물질.

킨다. 활성산소 손상은 심혈관 질환, 암, 고령에 따른 시력 손실, 노화와 관련된 질병을 포함한 많은 만성질환과 연관되어 있다.

영양소 중에도 항산화제가 존재한다. 비타민 C와 E, 구리, 철, 망간, 셀레늄, 아연 등을 포함한다. 다른 강력한 산화방지제는 **식물성 화학물질**(phytochemical)로 식물에서 자연적으로 발생하며 자외선, 해충 및 다른 위협으로부터 보호하는 화합물이다. 일반적인 예로는 카로티노이드와 폴리페놀이 있다.

카로티노이드는 빨강, 주황, 짙은 녹색 과일과 채소에 존재하는 색소이다. 가장 많이 연구된 카로티노이드인 베타카로틴은 비타민 A의 전구체로서 비타민 A가 베타카로틴으로부터 체내에서 생성될 수 있다는 것을 의미한다. 베타카로틴과 함께 루테인, 리코펜, 제아잔틴과 같은 다른 카로티노이드들은 만성질환의 위험이 감소된 수많은 연구와 관련되어 있다.[29]

플라보노이드로 알려진 폴리페놀은 가장 큰 종류의 식물성 화학물질이다. 콩 제품, 차, 초콜릿뿐만 아니라 과일과 채소의 배열에서 발견된다. 카로티노이드와 마찬가지로 강력한 항산화 효과가 있는 것으로 알려졌다.[30]

항산화 영양소와 식물성 화학물질의 건강상의 이점을 뒷받침하는 연구 결과가 결정적인 것은 아니지만, 연구 결과에 따르면 항산화 비타민과 무기질이 부족한 사람은 고령에 따른 질병에 걸릴 위험이 높으며, 과일과 채소로부터 섭취하는 항산화제가 이러한 위험을 낮춰줄 수 있다.[31] 반면에 보충제로 소비되는 항산화제가 반드시 이러한 효과를 가져오는 것은 아니며, 일부 연구는 보충제가 '산화촉진제(pro-oxidants)'로서 작용하여 흡연자와 같은 일부 인구에서 특정 암의 위험과 전반적인 사망률을 증가시킬 수 있다는 부정적인 결과를 보고하였다.[32]

영양소와 식물성 화학물질이 풍부한 식품은 '슈퍼 푸드'로 불린다. 이와 관련한 정보는 '건강 헤드라인'을 참고하라.

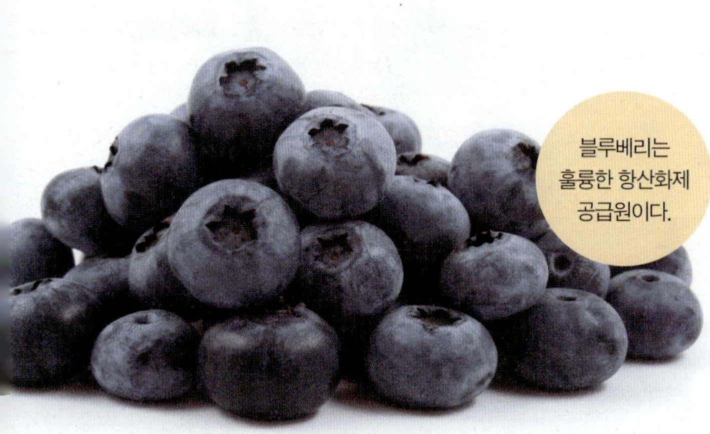

블루베리는 훌륭한 항산화제 공급원이다.

LO 2 영양 지침

식사지침과 마이플레이트 식사지침 시스템이 건강한 식습관에 어떻게 도움을 줄 수 있는지 설명하시오.

미국인들은 50년 전에 비해 하루에 약 900 kcal를 더 섭취한다(그림 8.4 참고).[33] 이러한 추세가 좌식 생활을 하는 생활 방식과 결합할 때 비만의 급격한 증가를 예상할 수 있다.

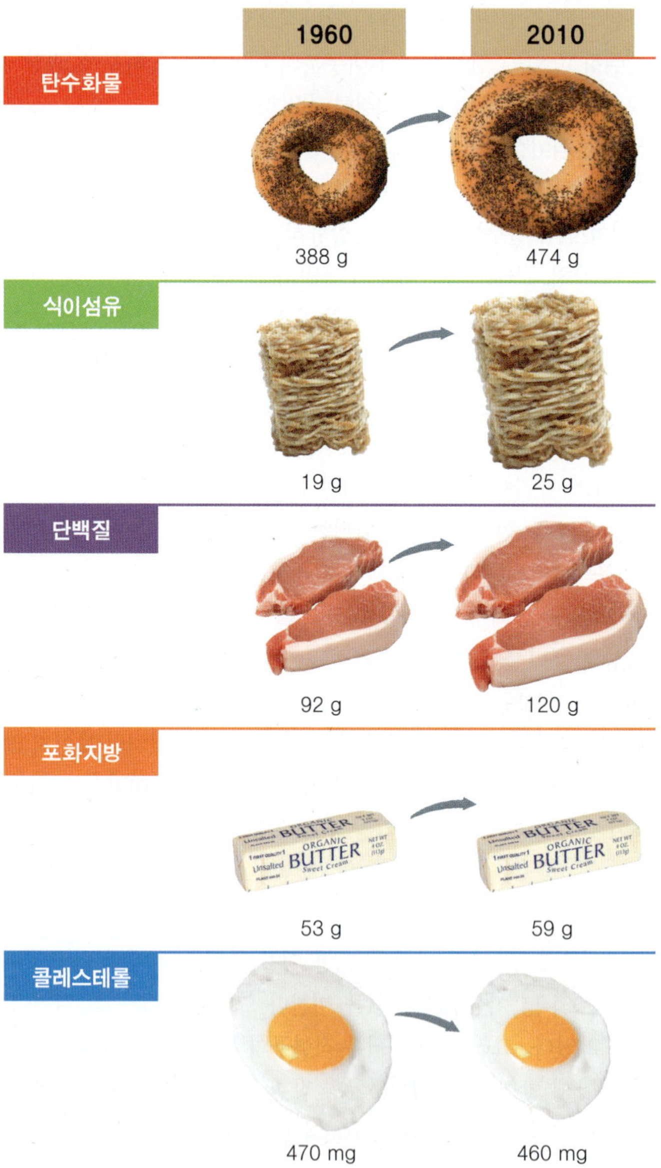

그림 8.4 1인당 영양소 섭취 경향. 1960년 이후 미국인들의 칼로리 섭취는 3,100 kcal에서 4,000 kcal로 증가하였고 탄수화물, 단백질, 포화지방의 하루 섭취량이 증가하였다.

Source: Data are from the USDA Center for Nutrition Policy and Promotion, February 1, 2015, www.ers.usda.gov/data-products/food-availability-(percapita)-data-system/.aspx#26715.

건강 헤드라인 슈퍼 푸드의 건강에 대한 주장

기능성 식품은 영양소와 활성 화합물을 모두 함유하여 전반적인 건강을 증진시키거나 특정 질병의 위험을 줄이거나 노화를 지연시킬 수 있다. 이러한 음식들은 '슈퍼 푸드'로 불리고 있다. 몇 가지에 대해 살펴보자.

연어는 오메가-3 지방산 EPA와 DHA의 풍부한 공급원으로 염증을 줄이고, 혈중 HDL/LDL 수치를 개선하며, 심혈관질환의 위험을 감소시킨다. 또한 이러한 필수 지방산은 신경계를 건강하게 하고, 기분장애와 고령에 따른 치매의 위험을 줄일 수 있다.

요거트는 생균(probiotics)이라 불리는 유익한 세균을 포함하고 있기 때문에 대부분 슈퍼 푸드 목록에 올라 있다. 여러분은 제품의 성분표에 있는 성분 목록에서 유산균(*Lactobacillus*)이나 비피더스균(*Bifidobacterium*)과 같은 용어를 볼 수 있을 것이다. 생균은 대장에 머무는데, 소화를 돕고 특정 비타민을 생산하는 데 도움을 주며, 설사와 장질환의 위험을 줄이고, 면역력을 높이며 체중을 조절하는 데 도움을 줄 수 있다.

코코아는 특히 플라보놀이라 불리는 식물성 화학물질이 풍부한데, 연구로부터 심혈관질환, 당뇨병, 관절염의 위험을 줄이는 데 효과적이라고 알려졌다. 다크 초콜릿은 밀크 초콜릿보다 더 높은 수준의 플라보놀을 함유하고 있다.

요거트와 케피르(발효유 음료)는 생균이라고 불리는 유익한 세균을 함유하고 있는 유제품이다.

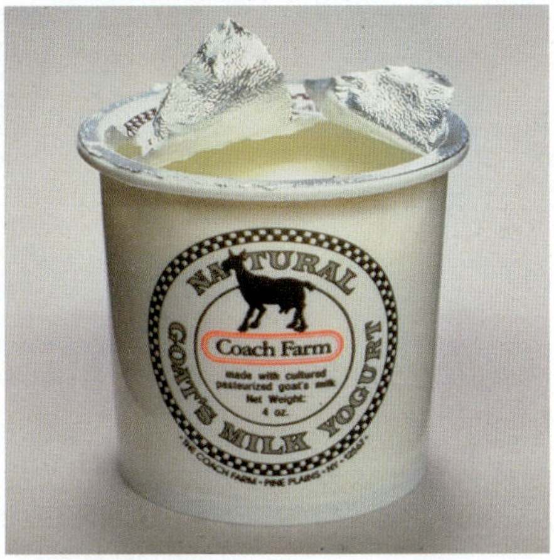

그러한 주장을 할 때, 슈퍼 푸드는 슈퍼히어로처럼 초능력을 가지고 있다고 생각할 수 있다. 하지만 다크 초콜릿을 섭취하는 것이 패스트푸드 버거와 감자튀김을 섭취했을 때 생기는 부정적인 영향까지 해결해주지는 못한다. 중요한 것은 전체적인 식습관이다. 신선한 과일, 콩과 채소, 통곡물, 고단백질 공급원, 견실류가 풍부한 다양한 식단의 성분으로 슈퍼 푸드를 포함시키는 것에 초점을 맞춰야 하며, 이들 모두가 건강 식단의 영웅들이다.

Source: Academy of Nutrition and Dietetics, "Position of the Academy of Nutrition and Dietetics: Functional Foods," *Journal of the Academy of Nutrition and Dietetics* 113 (2013): 1096-1103; S. C. Dyall, "Long-Chain Omega-3 Fatty Acids and the Brain: A Review of the Independent and Shared Effects of EPA, DPA, and DHA," *Frontiers in Aging Neuroscience* 7 (2015): 52; A P.S. Hungin et al., "Systematic Review: Probiotics in the Management of Lower Gastrointestinal Symptoms in Clinical Practice-An Evidence-Based International Guide," *Alimentary Pharmacology and Therapeutics* 38, no. 8 (2013): 864-86; N. Khan et al., "Cocoa Polyphenols and Inflammatory Markers of Cardiovascular Disease," *Nutrients* 6, no. 2 (2014): 844-80.

미국 보건복지부와 미국 농무부(USDA)는 소비자들이 건강한 식사를 할 수 있도록 하기 위해 두 가지 도구인 미국인을 위한 식사지침(Dietary Guideline for Americans, DGA)과 마이플레이트 식사지침 시스템(MyPlate Food Guideline System)을 개발하고 있다.

미국인을 위한 식사지침

미국인을 위한 식사지침은 건강에 좋고 영양적으로 적절한 식단을 섭취할 것을 권장하며 5년마다 개정본을 출판한다. 가장 최근의 2015-2020 미국인을 위한 식사지침은 다음과 같은 5가지 핵심 지침을 포함한다.[34]

1. 전 생애에 걸쳐 건강한 식습관을 따르라.

하루 종일 여러분이 선택하는 음식과 음료는 건강에 긍정적인 영향을 줄 수 있다는 것을 인식하라. 적절한 칼로리 수준으로 영양소와 섬유질을 섭취하여 건강한 체중을 달성하고 유지할 수 있으며 만성질환의 위험을 줄일 수 있다. DGA는 건강한 식습관을 분별하는 데 도움을 줄 수 있는데, 성분은 다음과 같다.

- 종류와 색깔이 다른 다양한 채소와 콩류
- 과일, 특히 가공하지 않은 과일
- 곡물, 적어도 절반은 통곡물
- 무지방 또는 저지방 유제품 선택
- 해산물, 살코기, 가금류, 달걀, 콩류, 콩 제품, 견실류 등 다양한 고단백 식품
- 오일

2. 다양성, 영양소 밀도, 양에 집중하라.

모든 음식 그룹 내에서 가장 밀도가 높은 음식을 선택하라. 영양소가 풍부한 식품은 상대적으로 낮은 칼로리의 영양소와 섬유질을 제공한다. 예를 들어, 땅콩버터를 곁들인 통곡물 토스트 한 조각은 비타민과 무기질뿐만 아니라 건강에 좋은 불포화지방, 단백질, 섬유질이 풍부한 탄수화물을 약 300 kcal 가까이 제공하는 반면, 버터나 메이플 시럽을 곁들인 평범한 와플은 정제된 탄수화물, 포화지방, 첨가된 설탕을 약 400 kcal 제공한다. 또한 땅콩버터를 바른 토스트는 더 큰 포만감을 주기 때문에 공복감을 빨리 느끼지 않을 것이다.

3. 첨가된 설탕과 포화지방의 섭취를 제한하고 나트륨 섭취를 줄여라.
구체적으로 DGA는 다음과 같이 조언한다.

- 첨가된 설탕으로 하루에 섭취하는 칼로리는 10% 미만. 달콤한 음료와 디저트 섭취를 줄여라.
- 포화지방으로 하루에 섭취하는 칼로리는 10% 미만이다. 동물성 식품 섭취를 제한하면 이 목표를 달성하는 데 도움이 될 것이다.
- 나트륨의 하루 섭취량은 2,300 mg 미만이다.
- 알코올을 섭취할 경우 적당히 섭취해야 한다. 성인 여성의 경우 하루 최대 1잔, 성인 남성의 경우 하루 최대 2잔이 적당하다.

4. 더 건강한 음식과 음료를 선택하라.
DGA는 생채소가 들어간 칩과 같은 간식, 생선과 콩류가 들어간 육류성 앙트레, 우유나 두유와 함께 설탕이 많이 들어간 음료, 가공하지 않은 과일과 함께 첨가된 설탕이 들어간 디저트 등을 채소, 과일, 유제품, 건강에 좋은 생선 및 식물성 오일의 섭취로 대체하도록 권고하고 있다.

5. 모두에게 건강한 식습관을 권장하라.
DGA는 건강의 사회생태학적 모형을 근거로 여러분이 매 순간 하는 선택—쇼핑, 외식, 캠퍼스 식당에서의 줄서기, 또는 친구를 위한 요리 등—이 식사지침과 일치하는 건강에 좋은 음식의 유효성을 촉진할 수 있다고 지적한다. 또한 다른 사람들이 여러분과 함께 신체활동에 참여하도록 격려할 수 있다.

마이플레이트 식사지침 시스템

USDA는 소비자가 식사지침을 이해하고 이행할 수 있도록 www.choosemyplate.gov에서 확인할 수 있으며, 그림 8.5에 설명되어 있는 마이플레이트(MyPlate)라는 그래픽 및 안내 시스템을 개발했다. 마이플레이트 식사지침 시스템은 임신 또는 모유 수유 여성, 체중 감량을 시도하는 여성, 활동 수준이 다양한 성인 등 다양한 개인에 대한 식단과 열량 요구를 제공한다. 또한 여러분이 입력하는 개인 정보에 기초하여 개인화된 식단 및 운동 정보를 얻을 수 있다.

식사지침에서 지원하는 마이플레이트의 주요 내용은 다음과 같다.

- **영양소가 풍부한 음식을 먹어라.** 마이플레이트에서 권장되는 식사량을 섭취할 때, 주어진 음식 그룹 내에서 영양소가 풍부한 음식을 선택하라.
- **일주일에 2번 해산물을 먹어라.** 붉은 고기나 구운 가금류를 일주일에 2번 구운 해산물로 대체한다. 연어, 참치, 기름진 생선, 조개, 홍합, 굴, 칼라마리는 모두 오메가-3 지방산이 풍부하다.

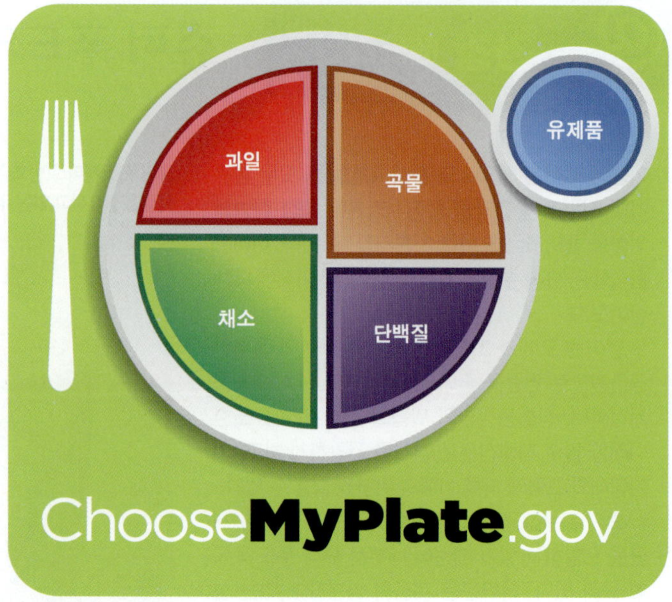

그림 8.5 **마이플레이트 시스템.** USDA 마이플레이트 식사지침 시스템은 식단과 운동 정보에 대한 새로운 접근법을 제시한다. 접시의 각 색깔 부분은 음식 그룹을 나타낸다. 마이플레이트 웹사이트의 다양한 기능은 개인의 식사와 신체활동을 분석하고 추적하여 계획을 개인화하는 데 도움을 준다.

Source: U.S. Department of Agriculture, 2013, www.choosemyplate.gov.

- **영양가 없고 열량만 높은 빈칼로리(empty calorie)를 피하라.** 마이플레이트는 첨가된 설탕과 포화지방에서 나오는 칼로리를 빈칼로리로 일컫는다. 빈칼로리 음식에 대한 예는 다음과 같다.[35]
  - 소시지, 핫도그, 베이컨, 갈비. 아침 식사에 소시지를 더하면 96 빈칼로리가 더해진다.
  - 치즈. 전유(whole milk) 모짜렐라 치즈를 무지방 모짜렐라 치즈로 대체하면 온스당 76빈칼로리의 섭취를 줄일 수 있다.
  - 크래커, 베이글, 백미 등 정제된 곡물. 통곡물 버전으로 대체하면 1인분당 25빈칼로리의 섭취를 줄일 수 있다.
  - 케이크, 쿠키, 페스트리, 아이스크림. 초콜릿 케이크 한 조각이나 아이스크림 1인분에 들어 있는 칼로리의 약 75%는 빈칼로리이다.
  - 와인, 맥주, 기타 주류. 12온스(340 ml)의 맥주를 섭취할 때 무려 155빈칼로리를 섭취한다.
- **신체활동에 참여하라.** 캠퍼스에서의 산책, 농구, 춤 등 여러분의 심장을 뛰게 하는 모든 활동들이 중요하다. 마이플레이트는 매주 신체활동을 위한 개별화된 권장량을 제공한다.

대부분의 주요 브랜드의 과일 요거트 1인분에는 설탕 6티스푼(약 12~18 g) 이상이 첨가되어 있다.

LO 3 어떻게 더 건강한 식사를 할 수 있는가?

식품에 표기된 영양성분표를 읽고 이해할 수 있으며, 채식주의 식단과 식이보충제의 역할을 숙지하여 교내 안팎에서 건강한 음식을 선택할 수 있는 방법 등 건강한 식사에 대한 전략을 논의하시오.

채식주의 식단을 따르든, 유기농 식품만을 먹든, 식이보충제를 섭취하든, 현지에서 재배된 식품을 선택하든 간에 식사의 영양소 함량을 향상시킬 수 있는 방법들이 있다. 식품성분표를 읽는 법부터 시작하라. 식품성분표에 포함된 정보는 건강한 식사 계획을 세울 때 유용할 수 있다.

식품성분표 읽기

여러분이 섭취하는 식품이 어떤 영양소를 제공하는지 어떻게 알 수 있을까? 소비자들에게 식품의 영양소 정보를 제공하기 위해 FDA와 USDA는 일반적으로 캔, 상자, 또는 포장된 식품의 옆면이나 뒷면에 표시되는 영양성분표(Nutrition Facts label)를 개발했다. 성분표에 표시된 유용한 항목 중 하나는 특정 성분(지방, 섬유질, 칼슘 등)에 대한 평균 성인의 허용량을 해당 제품이 얼마나 제공하는지를 알려주는 **% 일일 값**(% daily value, **%DV**) 목록이다. %DV는 하루에 2,000 kcal를 함유하는 식단에 근거하여 계산되므로, 개인의 값은 성분표에 표시된 값과 다를 수 있다. 또한 성분표에는 1인분의 양과 칼로리에 대한 정보도 포함되어 있다. 2016년에 FDA는 새로운 성분표를 개발하여 발표했다. 새로운 점은 1인분당 칼로리를 사람들이 더 일반적으로 섭취하는 음식을 반영하여 계산하였다. 그림 8.6은 예전과 새로운 영양성분표를 비교하여 보여준다. 새로운 성분표에 대한 최신 정보를 보려면 www.fda.gov를 방문하여 'Nutrition Facts label'을 검색하라.

% 일일 값(% daily value, %DV) 2,000 칼로리/일 식단을 기준으로 식품에 포함된 영양소들이 차지하는 비율을 알려주는 식품성분표.

식품성분표에는 제품의 이름과 제조자, 성분 목록, 제품의 내용이나 효과에 대한 주장과 같은 정보도 포함되어 있다. FDA는 식품 및 식이보충제의 포장에 대해 세 가지 유형의 주장을 허용한다.[36]

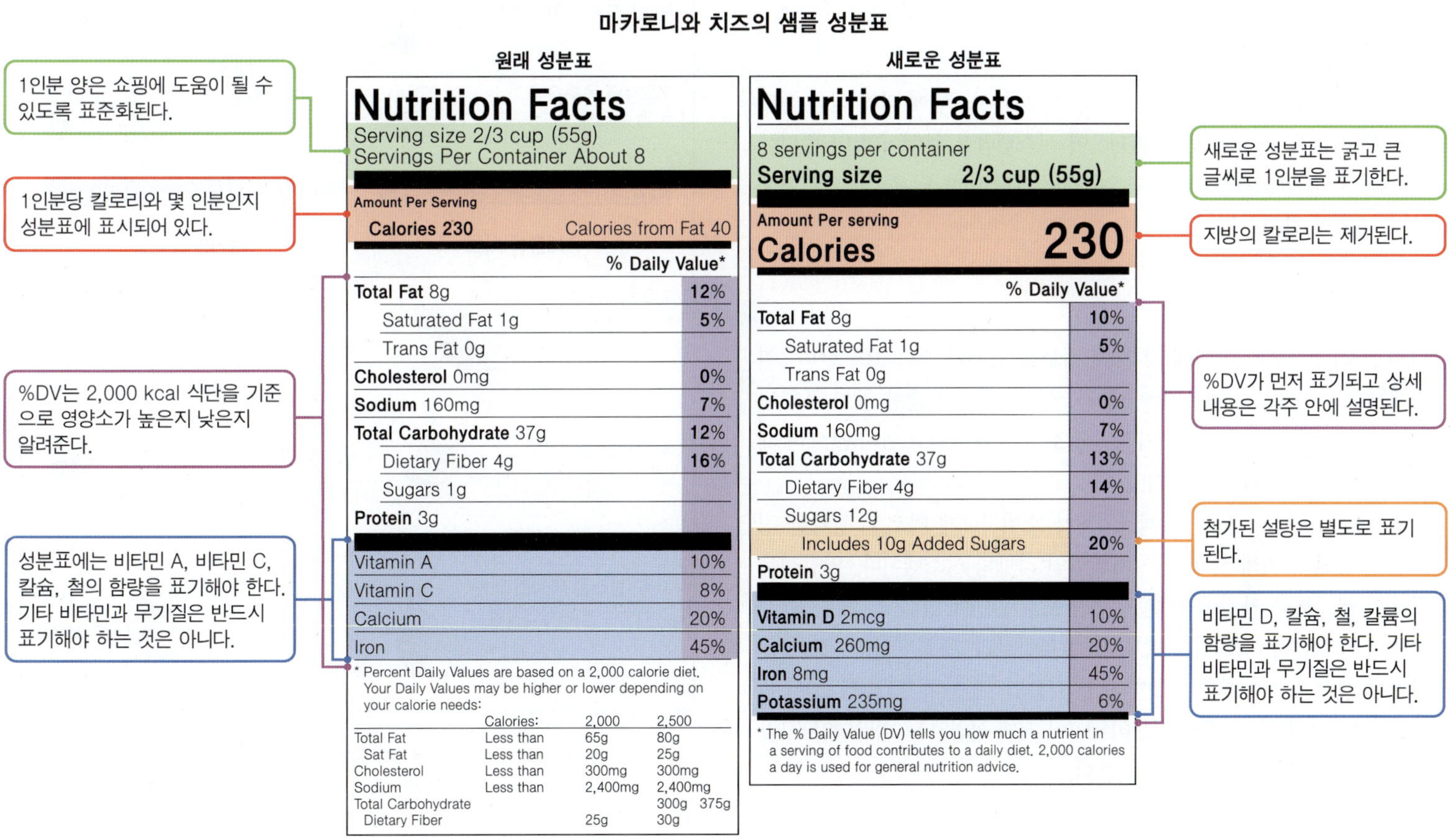

그림 8.6 식품성분표 읽기.

Sources: U.S. Food and Drug Administration, "How to Understand and Use the Nutrition Facts Panel," April 2015, www.fda.gov/Food/IngredientsPackagingLabeling/LabelingNutrition/ucm274593.htm; U.S. Food and Drug Administration, "Changes to the Nutrition Facts Label," August 2016, http://www.fda.gov/Food/ GuidanceRegulation/GuidanceDocumentsRegulatoryInformation/LabelingNutrition/ucm385663.htm.

- 식품과 건강 증진 사이의 관계를 설명할 수는 있지만 음식이 질병을 치료할 수 있다고 주장하는 것은 허용되지 않는다. FDA가 승인한 건강 관련 문구는 과학적 근거에 의해 근거가 인정되어야 하며 전문가들 사이에서 과학적인 합의가 충족되어야 한다. 만약 어떤 식품이 질병의 위험을 줄일 수 있다는 것에 동의하고, 추후 연구에서 상반된 연구 결과가 나오지 않을 것이라고 판단될 때 이와 같은 문구가 허용된다. 예를 들어, 통곡물 빵의 포장에 표기하는 것이 승인된 문구에는 "저지방 식단의 경우, 이 빵과 같은 통곡물 식품은 심장병의 위험을 줄일 수 있다."와 같이 나타난다.
- 영양소 함량에 대한 문구는 특정 영양소가 특정 수준만큼 포함되어 있다는 것을 나타낸다. 예를 들어, 제품 성분표는 "섬유질 함량이 높다.", "지방 함량이 낮다.", 또는 "이 제품은 1인분당 100 kcal를 함유하고 있다."라고 표기할 수 있다. 영양성분 표기는 다음과 같은 문구를 사용할 수 있다: 더 많이(more), 많이(high), 더 적게(less, fewer), 좋은 성분의(good source of), 미포함(free), 적은(light, lean, extra lean, low, reduced).
- 구조 및 기능에 대한 표기는 음식의 성분이 몸에 미치는 영향에 대해서 설명한다. 예를 들어, 우유의 성분표에는 "칼슘은 강한 뼈를 만든다."라고 명시되어 있다. FDA는 구조 및 기능에 대한 규제를 하지 않는다.

영양성분표 외에도 구매자들은 영양 등급 시스템에 의해 식품 선택에 있어서 많은 도움을 받고 있다. 이 시스템들은 무엇이며 더 현명한 선택을 할 수 있도록 도와줄 수 있는가? 그에 대한 답은 '오늘날 학생들의 건강'을 참고하라.

포장 전면의 라벨링

FDA는 식품성분표 전면에 몇 가지 정보를 표기할 것을 요구한다. 여기에는 식품의 이름, 제조자, 유통자, 성분, 식품의 중량 등이 포함된다. 포장 전면에서 이외의 추가적인 정보들은 규제되고 있지 않으며 때때로 혼란을 야기하기도 한다.

Facts Up Front 운동은 제조업체가 소비자에게 빠르고 정확한 정보를 제공하기 위해 사용하는 자발적인 라벨링 시스템이다. 영양성분표에서 제공하는 가장 중요한 정보는 포장 앞면에 있다. 그림 8.7에서 보듯이 Facts Up Front는 1인분당 킬로칼로리, 포화지방, 나트륨 및 첨가된 설탕을 보여준다. 또한 해당 식품의 1인분이 %DV의 10% 이상을 포함할 경우 일반적으로 미국인이 적게 섭취하는 미량영양소(칼륨과 같은)의 양과 %DV을 표기한다.

1인분 양을 이해하기

마이플레이트는 특정 영양소의 1인분 함량에 기초한 맞춤형 식단

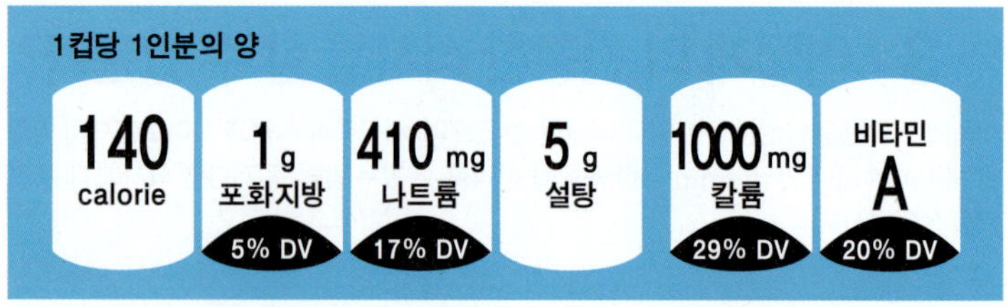

그림 8.7 **Facts Up Front.** 식품의 1인분에 대한 영양 함량을 빠르고 정확하게 파악할 수 있도록 포장 전면에 정보가 표기되어 있다.

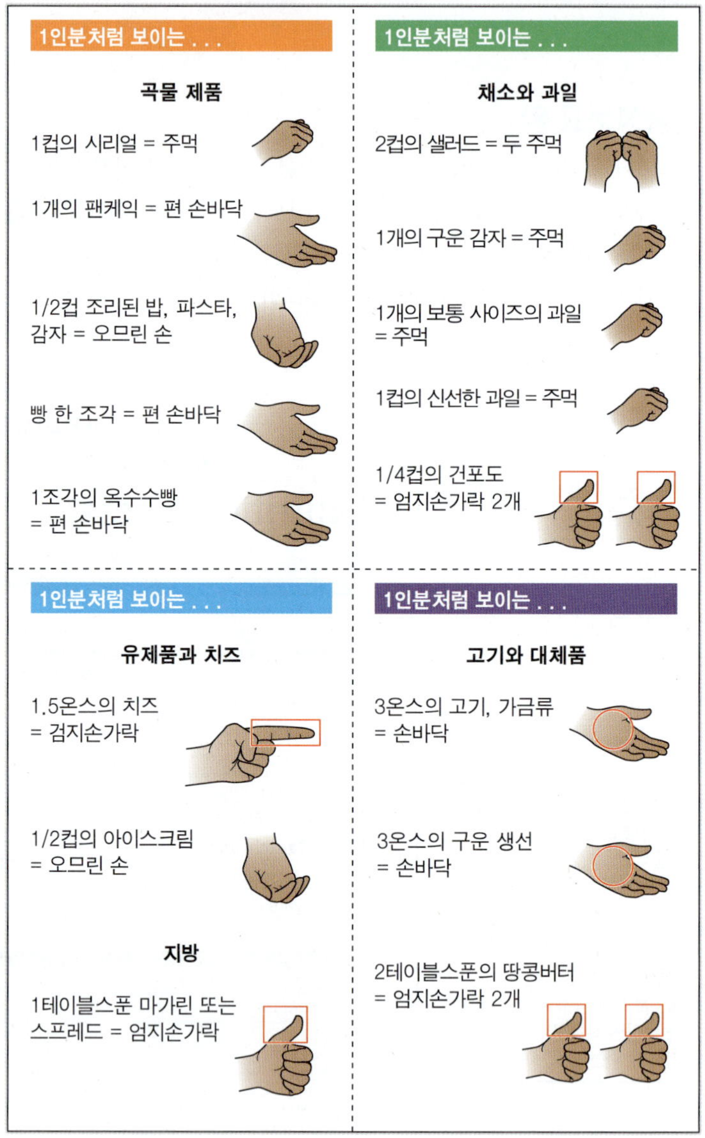

그림 8.8 **1인분 양의 카드.** 건강한 식단을 지키는 데 중요한 점은 1인분의 양이 얼마나 되어야 하는지 그리고 여러분이 정말로 얼마나 많은 음식을 먹고 있는지 판단하는 것이다. 이 카드는 표준 1인분에 해당하는 음식을 기억하는 데 도움을 줄 수 있다. 쉽게 참고할 수 있도록 이 카드를 복사하거나 잘라내어 점선을 접은 후 지갑에 보관하라.

Sources: National Heart, Lung and Blood Institute, "Serving Size Card," Accessed March 2017, http://hp2010.nhlbihin.net/portion/servingcard7.pdf; National Dairy Council, "Serving Size Comparison Chart," Accessed March 2017, www.healthyeating.org/Portals/0/Documents/Schools/Parent%20Ed/Portion_Sizes_Serving_Chart.pdf.

오늘날 학생들의 건강

영양 등급 시스템

다음에 식료품점에 가면 가게 진열대에 있는 가격표를 자세히 살펴보아라. 파란 육각형 안에 있는 별 또는 숫자 같은 것이 보일 것이다. 만약 그렇다면 여러분은 건강에 좋은 음식을 빨리 찾을 수 있도록 고안된 영양 등급 시스템을 보고 있는 것이다. 미국 시장에서 가장 인기 있는 4가지 시스템은 다음과 같다.

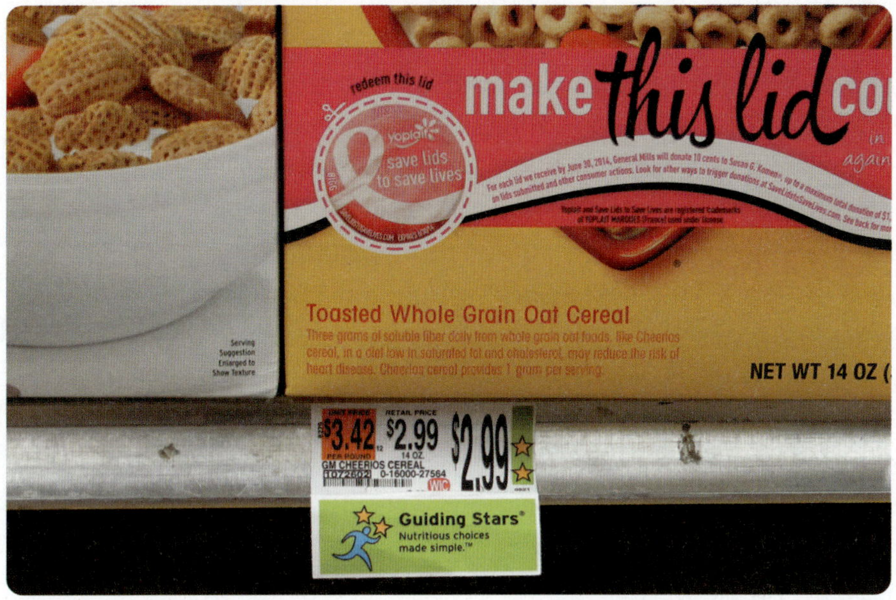

- **Guiding Stars.** 이 시스템은 0~3개의 별을 사용하여 음식의 영양 품질을 평가하며, 3개는 가장 높은 영양 품질을 의미한다. 예를 들어, 신선한 토마토는 3개의 별을 갖는다. 이 시스템은 자세한 정보는 제공해주지 않지만, 간단함이 큰 장점이며 소비자들은 빠르게 정보를 얻을 수 있다.
- **NuVal.** NuVal 시스템은 1~100까지의 척도를 사용한다. 수치가 높을수록 영양 품질이 높아진다. 각각의 식품 등급을 매길 때, 이 시스템은 30개 이상의 식이성분, 영양소뿐만 아니라 섬유질과 식물성 화학물질도 고려한다. 이 시스템에서 토마토는 100점 만점을 받는다. 이 등급 시스템은 미묘한 차이를 구분해줄 수 있게 해준다. 예를 들어, 두 브랜드의 통곡물 빵이 48점과 29점을 받는다면 더 높은 점수를 받은 빵은 칼로리와 나트륨이 적고 섬유질이 더 높다.
- **American Heart Association Heart Check.** 이 시스템은 심장 건강을 증진시키는 음식을 구별한다. Heart Check 점수를 받기 위해서 포화지방, 나트륨 및 기타 영양소의 수준에 대한 특정 기준을 충족해야 한다. 예를 들어, Heart Check 점수를 받기 위해, 식품 1인분은 20 mg 이상의 콜레스테롤을 포함할 수 없으며, 부분적으로 수소화된 오일을 포함할 수 없다. 또한 1인분은 식이섬유에 대한 일일 값의 10% 이상 또는 적어도 단백질, 비타민 A, 비타민 C, 철, 또는 칼슘 중 하나를 포함해야 한다.
- **Aggregate Nutrient Density Index(ANDI).** 이 지수는 칼로리당 미량영양소의 수에 따라 식품을 분류하고 가능한 많은 식물성 화학물질을 고려한다. 그러나 식품에 함유된 고품질 단백질이나 필수 지방산의 양과 밀도는 고려하지 않는다. 최고 점수는 1,000점이다. 이 시스템은 토마토를 164점으로 평가하며 대조적으로 케일은 최고 점수인 1,000점을 받는다. 중간 크기의 토마토 1개와 케일 2/3컵의 칼로리는 거의 동일하지만 케일은 비타민 C, 칼슘, 베타카로틴이 더 많다.

이러한 등급 시스템은 구매자들에게 더 건강에 좋은 음식을 선택하도록 유도할까? 연구에 따르면 그럴 수 있다고 알려져 있다. 150개 슈퍼마켓의 구매자들을 2년 동안 추적한 최근 연구는 이 시스템이 건강에 좋지 않은 선택을 하는 데 가장 효과적일 수 있다는 것을 발견했다. 영양가가 낮은 식품의 판매량이 31%나 감소하여 평균적으로 영양가가 높은 식품을 구입하게 되었다. 게다가 American Heart Association Heart Check 시스템을 평가한 결과, 미국 심장학회 승인 식품을 구입하는 사람들은 식생활의 질이 더 높고, 심혈관질환과 당뇨병의 위험이 더 낮은 것으로 나타났다.

Source: J. Cawley et al., "The Impact of a Supermarket Nutrition Rating System on Purchases of Nutritious and Less Nutritious Foods," Public Health Nutrition 18, no. 1 (2015): 8-14; A.H. Lichtenstein et al., "Food-Intake Patterns Assessed by Using Front-of-Pack Labeling Program Criteria Associated with Better Diet Quality and Lower Cardiometabolic Risk," *American Journal of Clinical Nutrition* 99, no. 3 (2014): 454-62.

을 권고한다. 하지만 1인분(serving)은 얼마만큼의 양인가? 섭취량(portion)과는 다른가? 이 두 용어는 종종 비슷한 의미로 쓰이지만 실제로 매우 다르다. 1인분은 여러분의 식사 권장량이다. 섭취량은 여러분이 식사에서 먹기로 선택한 양이다. 1인분의 양에 대한 정보는 그림 8.8을 참고하라.

우리가 성분표를 읽을 때 그 제품의 1인분이 어느 정도인지 확실하지 않을 때가 있다. 초콜릿 우유 한 병을 생각해보자. 식품성분표는 1인분의 양을 8온스(225 ml)와 150 kcal로 표시할 수 있다. 단, 병의 크기를 고려해야 하는데, 만약 16온스(450 ml)의 우유가 들어 있고, 모든 우유를 섭취하면, 300 kcal를 섭취하는 것이다.

채식주의자(vegetarian) 일부 또는 모든 동물성 식품을 제외한 식단을 따르는 사람.

식이보충제(dietary supplement) 기존 식단을 보충하기 위한 비타민, 무기질과 같은 식이성분이 함유된 입으로 섭취하는 제품.

채식주의: 건강한 식단?

채식주의자(vegetarian)라는 단어는 다양한 의미를 가진다. 엄격한 채식주의자들 또는 완전 채식주의자(vegan)들은 유제품과 달걀을 비롯한 동물로부터 비롯된 모든 음식을 피한다. 그들의 식단은 채소, 곡물, 과일, 견과류, 씨앗, 콩류 등을 기반으로 한다. 유제품은 먹지만 살코기와 달걀은 먹지 않는 락토 채식주의자(lacto-vegetarian)들이 훨씬 보편적이다. 오보 채식주의자(ovo-vegetarian)들은 식단에 달걀을 첨가하고, 락토-오보 채식주의자(lacto-ovo-vegetarian)들은 유제품과 달걀을 모두 먹는다. 페스코 채식주의자(pesco-vegetarian)들은 생선, 유제품, 달걀을 먹고, 세미 채식주의자(semivegetarian)들은 닭고기, 생선, 유제품, 달걀을 섭취한다. 세미 채식주의자에 속하는 사람들 중 일부는 '붉은 고기를 먹지 않는 사람들'이라고 불리는 것을 선호하기도 한다.

채식주의 자원 그룹에서 실시한 조사에 따르면, 미국 성인의 3.4%(약 800만 명)가 채식주의자에 속한다.[37] 젊은 성인(18~34세)들 중 6%가 채식주의자로 알려졌다.[38]

채식주의 생활 방식을 선택하는 일반적인 이유는 동물 복지에 대한 우려, 육류 생산의 환경 비용, 식품 안전, 개인의 건강, 체중 감소, 체중 유지 등이다. 일반적으로 균형 잡힌 채식주의 식단을 따르는 사람은 체중이 적고, 콜레스테롤 수치가 더 좋으며, 불규칙한 배변(변비, 설사)에 문제가 적고, 비채식주의자에 비해 심장병 위험이 낮다. 총 2만 명 이상의 참가자가 참여한 29개 연구를 최근 분석한 결과 채식주의자가 아닌 사람들보다 평균 혈압이 낮은 것으로 나타났다.[39] 일부 연구에서는 채식주의도 일부 암, 특히 대장암의 위험을 줄일 수 있다고 한다.[40]

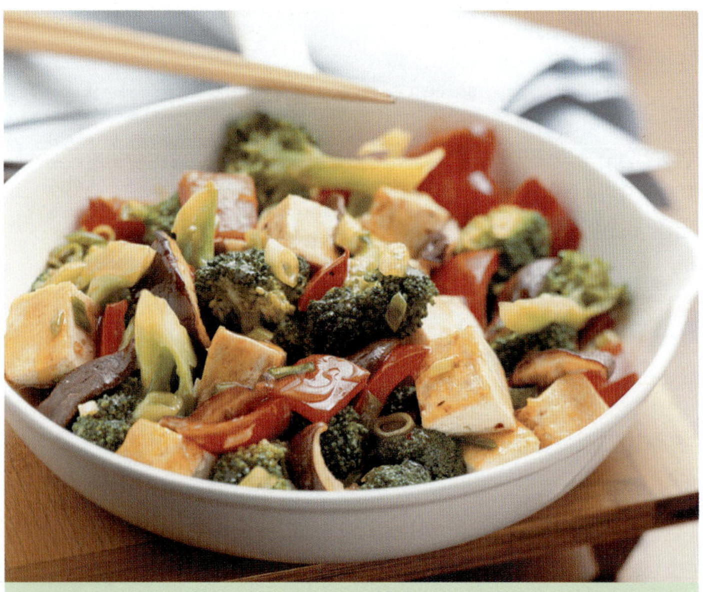

채식주의 식단은 매우 건강한 식습관이 될 수 있다. 하루에 걸쳐 꾸준히 필수 아미노산을 섭취하도록 하라. 현미 같은 통곡물을 넣으면 두부와 채소 볶음을 더 건강하게 만들 수 있다.

어떻게 생각하는가?

많은 사람들이 채식주의자가 되는 이유는 무엇인가?

- 여러분의 캠퍼스에서 채식주의자가 되는 것은 얼마나 쉬운가?
- 채식주의에 대한 우려는 무엇인가?

채식주의는 적절한 식사 계획을 동반할 때 육류 위주의 식단에 대한 건강한 대안이 될 수 있다. 하루 종일 다양하고 건강에 좋은 음식을 섭취하는 것은 적절한 영양 섭취에 도움이 된다. 하지만 완전 채식주의 식단은 유제품과 달걀을 포함한 채식과 비교해 위험성을 내포하고 있다. 완전 채식주의자들은 칼슘, 철, 아연, 그리고 무기질뿐만 아니라 비타민 B_2, B_{12}, D가 부족할 수 있다. 그러나 많은 음식들은 이러한 영양소로 강화되거나 채소들은 보충제로부터 그것들을 얻을 수 있다. 또한 완전 채식주의자들은 음식의 아미노산 함량에 더 많은 주의를 기울여야 하지만, 다양한 종류의 식물성 식품을 먹는 것은 적절한 양의 단백질을 제공한다. 임신한 여성, 노년층, 질병 환자, 그리고 완전 채식주의자인 자녀가 있는 가정은 그들의 식단이 적절한지 특별한 주의를 기울일 필요가 있다. 질문이 있는 경우 의료 전문가에게 조언을 구하라.

보충제: 일일 복용량에 관한 연구

식이보충제(dietary supplement)는 하나 이상의 식이성분을 함유하고 있으며 기존 식단을 보충하기 위한 제품이다. 성분은 비타민, 무기질, 허브에서 효소, 아미노산, 지방산, 기관조직에 이르기까지 다양하다. 정제, 캡슐, 액체, 분말 등의 형태로 존재한다. 대다수의 미국인(68%)은 적어도 한 가지 식이보충제를 복용한다.[41] 보충제 이용자 중 98%는 비타민-무기질 보충제를 복용한다.[42]

오직 5.4%의 대학생만이 하루에 권장되는 5인분 이상의 과일과 채소를 섭취한다.

식이보충제는 식품이나 약물과는 다른 방식으로 규제된다. FDA는 시중에 유통되기 전에 보충제의 안전성과 효능을 평가하지 않지만 제품이 유해한 것으로 판명되면 시중에 판매되고 있는 보충제의 판매를 금지하는 조치를 취한다. 현재 미국은 마케팅과 안전을 보완하기 위한 공식적인 지침이 없으며, 제조업체는 자사 제품을 자체 모니터링할 책임이 있다.

여러분은 식이보충제를 섭취해야 하는가? 국립보건원의 산하기관인 식이보충제 사무소(The Office of Dieteary Supplements)는 식이보

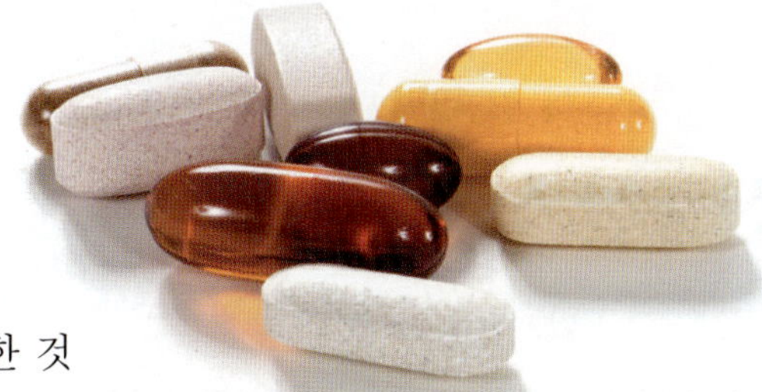

충제가 부족한 필수 영양소를 보충해줄 수 있지만, 이것만으로 다양하고 건강에 좋은 식단을 대신할 수는 없다고 경고한다. 또한 식이보충제는 질병을 예방하거나 치료하기 위한 것이 아니다. 미국 질병예방 특별위원회(U.S. Preventive Services Task Force)는 건강한 사람들이 멀티비타민-무기질 보충제를 섭취했을 때, 심혈관질환이나 암을 예방할 수 있다는 증거가 부족하다고 발표했다.[43] 멀티비타민-무기질 보충제를 섭취하는 것이 도움이 되는 집단은 다음과 같다: 임신부, 모유 수유 여성, 노인, 완전 채식주의자, 체중 감량을 진행 중인 사람, 알코올 중독자, 영양소 흡수에 문제가 있거나 다른 주요 건강 문제가 있는 환자들. 반면 많은 식이보충제의 효능은 입증되지 않았다. 예를 들어, 심혈관질환의 위험을 감소시키는 어류 소비의 이점은 잘 확립되어 있지만, 어유(fish-oil) 보충제에 관한 연구 결과는 합의가 이루어지지 않았다.[44]

지용성 비타민 A, D, E의 보충제를 고용량으로 복용할 시 해롭거나 치명적일 수 있다. 또한 보충제가 아스피린, 이뇨제, 스테로이드를 포함한 특정 약물과 상호작용하여 잠재적인 문제를 일으킬 수 있다는 것을 인식하고 있어야 한다. 보충제는 종종 성분표에 표시된 성분들을 함유하지 않는다. 2015년 뉴욕 주 법무성은 몇몇 국가 보충제 소매상들에게 성분표에 명시된 성분이 전적으로 부족하고 성분표에 식별되지 않은 식물 성분이 오염된 것을 발견하고 다양한 허브 보충제 제품의 판매를 중지할 것을 요구했다. 예를 들어, 월마트 매장에서 시험한 보충제의 4%만이 성분 목록에 식별되는 식물과 일치하는 DNA를 가졌다.[45]

만약 여러분이 식이보충제를 섭취하기로 결정한다면, 미국 약전(USP) 또는 소비자연구소(Consumer Lab)의 마크가 표시된 것을 선택하라. 이를 통해 보충제에 독성 성분이 함유되지 않았고 성분표에 명시된 성분들이 정확하다는 것을 믿을 수 있다. 보충제는 어둡고 건조한 곳(화장실 같은 습한 곳이 아닌)에 보관하라. 어린 아이들의 손이 닿지 않는 곳에 보관하며 유통기한을 확인하고 기한을 넘겼을 시 폐기해야 한다.

대학생으로서 건강한 식사하기

특히 대학생들은 매일 균형 잡힌 식사를 하기 어렵다. 만약 여러분이 에너지 수준을 유지하고 수업 시간을 최대한 활용하려면 아침과 점심을 먹는 것이 중요하다. 섬유질이 풍부한 탄수화물, 단백질, 건강한 불포화지방(바나나, 땅콩버터, 통곡물 빵의 샌드위치나 말린 과일과 견과류를 얹은 오트밀 한 그릇 등)을 포함하는 완전한 아침 식사를 하는 것이 중요하다. 만약 주어진 시간이 부족하다면, 요거트 1개와 아몬드 한 줌을 아침 수업 시간에 가져가라. 의식적으로 **신중한 식사**(mindful eating)를 추구한다면, 가공식품과 건강에 좋지 않은 음식, 음료를 피하는 데 도움을 줄 수 있다. 식사에 대한 자세한 내용은 '마음챙김과 당신'을 참고하라.

만약 여러분의 캠퍼스가 다른 많은 캠퍼스들과 같다면, 점심시간에 다양한 패스트푸드 식당을 이용할 수 있다. 일반적으로 집에서 음식을 가져오거나 캠퍼스 내 식당에서 음식을 먹는다면 더 적은 비용으로 건강에 더 좋은 식사를 할 수 있다. 만약 패스트푸드를 먹어야 한다면 아래의 팁을 따르라.

- 메뉴 항목에 대한 영양 분석 자료를 요청하라. FDA는 대부분의 식당들이 메뉴판에 칼로리 및 다양한 영양 정보를 제공하도록 요구하고 있다.
- 샐러드를 주문하지만 샐러드에 무엇을 첨가할지 주의하라. 타코 샐러드와 콥 샐러드는 종종 지방, 칼로리, 나트륨 함량이 높다. 저지방 드레싱을 별도의 용기에 따로 제공받도록 하고 많은 양을 섭취하지 마라. 베이컨 조각, 크루톤, 튀긴 면과 같은 고지방 첨가물을 멀리하라.
- 만약 여러분이 감자튀김을 원한다면 지방 함량이 더 낮을 수 있는 구운 감자튀김을 시도해보라.
- 많은 양은 피하고 칼로리, 나트륨, 지방을 첨가하는 소스, 베이컨, 치즈, 기타 토핑을 주문하는 것을 삼가라.
- 첨가된 설탕이 많은 음료와 탄산음료들을 제한하라.
- 적어도 일주일에 1번, 패스트푸드를 채소로 만든 고기 대용품으로 대체하라. 현재 대부분의 장소에서 채소 버거와 비슷한 제품을 제공하고 있는데, 이 제품은 뛰어난 단백질 공급원이며 더 적은 지방과 칼로리를 제공한다.

식당에서 다음과 같은 것을 시도해보라.

- 살코기, 구운 닭고기, 생선 또는 채소 요리를 선택하라. 튀긴 닭고기, 지방질의 붉은 고기, 크림이나 기름진 소스가 첨가된 요리는 피하라.
- 샐러드바를 이용하고 잎이 무성한 녹색 채소, 콩, 참치, 또는 두부로 식사를 구성하라. '좋은' 지방에는 아보카도나 견과류와 같은 항목을 선택하라. 드레싱을 적게 첨가하거나 비네그레트(vinaigrette) 또는 저지방 드레싱으로 대체하라.
- 음식점에서 주문을 할 때 버터나 오일, 마요네즈, 사워크림, 치즈, 또는 크림식 소스 등을 조금만 첨가하도록 요청하라.
- 몇 초 동안 되돌아가서 많은 양을 소비하는 것을 피하라
- 여러분이 먹고 싶지만 식당에서 볼 수 없는 건강에 좋은 식

신중한 식사(mindful eating) 먹는 것이 얼마나 즐거울 수 있고 신체, 감정, 마음에 어떻게 영향을 미칠 수 있는지에 대한 인식을 가지고 먹는 것.

마음챙김과 당신 신중한 식사

여러분은 계산대에 서서, 컴퓨터나 TV 앞에 앉아서, 차 안에서 식사를 해본 적이 있는가? 최근 연구에 따르면, 더 느리고 신중한 식습관이 체중 감량에 도움이 되며, 가공되고 건강에 좋지 않은 음식의 섭취를 줄일 수 있다고 밝혔다. 다른 일을 하면서 음식을 섭취할 경우 배가 부를 때 멈추는 능력을 방해하고 음식을 즐길 수 없게 된다. 이런 식의 식사는 과식과 체중 증가로 이어지게 된다. 따라서 주위의 방해를 받지 않고 천천히 음식을 즐기는 것이 중요하다. 이것을 신중한 식사라고 한다. 신중한 식사는 의도적으로 먹는 것이며, 입에 넣는 것이 몸에 영향을 미친다는 이해와 인식을 가지고 있다. 먹는 것이 단지 연료통을 채우는 것과 같고 최대한 빨리 해치워야 한다는 생각을 가지면 안 된다. 식사는 여러분 자신을 이해하고, 자신이 즐기는 것을 이해하고, 몸이 무엇을 필요로 하는지 이해하는 기회가 되어야 한다.

일단 음식에 대한 바른 이해를 하고 있으면 스트레스, 사회적 거부감, 불안, 우울증, 분노에 대처하는 수단으로 식사를 할 가능성이 적어진다. 이것이 바로 신중한 식사의 목표이다. 식사에 적용되는 주의는 다음과 같은 간단한 단계를 통해 달성될 수 있다.

- **식탁에서 먹어라.** 식탁에서 식사를 할 때 더 천천히 먹게 된다. 차 안에서나 수업 사이에 식사를 할 때, 여러분은 더 빠르게 그리고 단순히 공복감을 만족시키기 위해 먹는 경향이 있다. 식탁에서 먹을 때 건강에 좋은 음식을 선택하는 경향이 있다.
- **음식 자체에 집중하라.** 음식의 색깔, 냄새, 맛, 질감에 주목하라. 먹는 동안 스마트폰, 태블릿, TV와 같은 산만함을 없애라.
- **천천히 조금씩 먹어라.** 식사를 하기 위해 앉을 때, 타이머를 20분으로 맞춰라. 수프나 샐러드를 곁들여 먹을 때 시간이 더 오래 걸리는 음식을 선택하고 천천히 씹어라.
- **좋아하는 음식을 선택하라.** 다채롭고 만족스러우며 몸에 좋은 식사를 계획하라.
- **정신을 풍요롭게 할 수 있는 식사를 하라.** 여러분의 몸에 영양을 공급할 뿐만 아니라 정신적으로 만족스러운 음식을 먹기 위해 모든 감각을 사용하는 것을 배워라.
- **만족할 때까지 먹고 식사를 마쳐라.** 언제 식사를 시작하고 멈춰야 하는지 의식을 가지는 것이 중요하다.

천천히 시작하여 신중한 식사와 자기 공감을 실천하라. 오래된 식습관은 바꾸기 어려울 수 있기 때문에, 하루에 한 끼만 먹거나 일주일에 한 끼만 먹는 것으로 시작하라.

Sources: E. Forman et al., "Mindful Decision Making and Inhibitory Control Training as Complementary Means to Decrease Snack Consumption," *Appetite* 103 (2016): 176-83; M. Mantzios and J.C. Wilson, "Mindfulness, Eating Behaviours, and Obesity: A Review and Reflection on Current Findings," *Current Obesity Reports* 4, no. 1 (2015): 141-46; S. Katteman et al., "Mindfulness Meditation as an Intervention for Binge Eating, Emotional Eating, and Weight Loss: A Systematic Review," *Eating Behaviors* 15, no. 2 (2014): 197-204; C. Dawn et al., "Impact of Non-Diet Approaches on Attitudes, Behaviors, and Health Outcomes: A Systematic Review," *Journal of Nutrition Education and Behavior* 47, no. 2 (2015): 143-55; M. Mantzios and J.C. Wilson, "Making Concrete Construals Mindful: A Novel Approach for Developing Mindfulness and Self-Compassion to Assist Weight Loss," *Psychology and Health* 29, no. 4 (2014): 422-41.doi:10.1080/08870446.2013.863883.

품이 있다면, 식당 매니저에게 제안할 수 있다.

- 설탕이 든 시리얼, 아이스크림 등 고칼로리, 저영양 식품은 피하라. 단맛을 만족시키기 위해 과일이나 저지방 요거트를 선택하라.

수업시간 사이에는 자판기를 피하라. 사과, 바나나, 말린 과일, 견과류, 단맛이 없는 사과 소스, 또는 땅콩버터를 바른 통곡물 크래커를 챙겨서 다녀라. 잘 선택한다면 에너지바도 좋은 선택이 될 수 있다. 영양성분표에 200 kcal 이하, 식이섬유 3 g 이상이 함유된 에너지바가 있는지 확인하고 선택하라. 시리얼바는 보통 에너지바보다 단백질을 적게 공급하지만 칼로리와 설탕 함유가 훨씬 적고 섬유질이 많은 경향이 있다.

일반 대학생의 예산 범위 내에서 영양가 있는 식단을 유지하는 것은 어려울 수 있다. '돈과 건강'은 과일과 채소를 여러분의 식단에 경제적으로 포함시키는 방법을 제시해준다.

유기농(organic) 독소 및 살충제, 화학물질, 또는 호르몬을 사용하지 않고 자람.

LO 4 식품 안전성: 증가하는 우려

미국인과 세계 다른 지역의 사람들이 직면하고 있는 식품 안전 문제에 대해 설명하시오.

건강에 좋지 않은 음식을 먹는 것도 한 가지 방법이다. 하지만 병원균, 독소, 다른 유해물질에 오염된 음식을 먹는 것은 전혀 별개의 문제이다. 식품매개질병(일반적으로 식중독으로 불림)이 발생하면서 식품업계가 직격탄을 맞고 있다. 2011년 제정된 식품안전현대화법(Food Safety Modernization Act)에는 식품 가공자가 식품 오염을 막기 위한 조치를 취하도록 하는 새로운 요건이 포함되었다. 이 법은 식품의약품안전청(FDA)에 식품제조시설을 검사하고 오염된 식품을 회수할 수 있도록 큰 권한을 부여했다.[46]

유기농 제품 또는 지역에서 재배된 제품 선택하기

식품을 재배하고 생산하기 위해 화학물질이 사용된다. 화학물질에 대한 우려는 많은 사람들로 하여금 **유기농**(organic) — 비료, 항생제, 호르몬, 방사선, 유전자 변형 등을 사용하지 않고 생산되는 — 식품과 음료에 대한 관심을 가지게 하였다. 미국에서 유기농으로 판매되는 모든

돈과 건강 | 과일과 채소를 식사에 포함하는 것이 경제적으로 부담인가?

대학생들을 포함해 예산이 빠듯한 많은 사람들은 과일과 채소를 살 여유가 없다고 생각한다. 그것이 여러분이라고 생각된다면, 이제 몇 가지 사실을 알아야 할 때이다. 2015년 USDA의 경제조사국(Economic Research service)은 칩, 크래커, 쿠키, 머핀, 사탕과 같은 간식을 바나나, 포도, 사과, 당근, 셀러리 등 여러 가지 일반적인 과일과 채소로 대체했을 때 비용이 덜 든다는 자료를 발표했다. 대중의 의견과는 달리 예산이 빠듯한 사람들은 많은 과일과 채소를 포함한 건강식품을 충분히 먹을 수 있고 비용도 절약할 수 있다.

그렇다면 여러분은 어떻게 할 수 있는가? 다음 몇 가지 팁이 있다.

- **계절을 고려하라.** 사과에서 애호박까지 과일과 채소가 제철일 때 구입비용이 적게 든다. 얼릴 수 있다면 비축해 두어라. 만약 그것이 힘들다면 신선하게 즐겨라.
- **소량으로 자주 구매하라.** 대부분의 신선한 농산물은 며칠만 보관할 수 있기 때문에 보관 여부를 고려하여 소량만 구매하라.
- **직접 하라.** 샐러드용 채소를 포함한 미리 씻은 과일과 채소는 피한다. 더 비쌀 뿐만 아니라 빨리 신선도를 잃는다. 또한 100% 냉동 주스 농축액을 선택하고, 물에 희석하여 섭취하는 것도 좋은 방법이다.
- **통조림이나 냉동된 것을 대량으로 구입하라.** 통조림과 냉동 제품, 특히 할인 중일 때는 신선한 제품보다 훨씬 저렴할 수 있다. 대부분의 냉동 품목은 신선한 제품만큼 영양가가 풍부할 수 있다. 통조림 제품의 경우 설탕이 첨가되지 않은 과일과 소금이나 소스가 첨가되지 않은 채소를 선택하라. 콩은 채소의 범주에 포함시켜라. 저나트륨 통조림 콩은 여러분이 살 수 있는 가장 저렴하고 편리하며 영양가 있는 음식 중 하나이다. 만약 여러분이 저나트륨 콩을 찾을 수 없다면 데우기 전에 한 번 헹구면 나트륨 섭취를 많이 줄일 수 있다.
- **정가대로 구입하지 마라.** 쿠폰을 사용하거나 할인을 기다리고 큰 슈퍼마켓이나 할인점에서 구입하라.
- **냉동하라.** 집에서 만든 수프, 채소 스튜, 파스타 소스로 큰 묶음을 만들어 냉동고에 보관하라.
- **스스로 길러라.** 햇볕이 잘 드는 창문, 화분 하나, 토양, 씨앗만 있으면 된다. 상추, 시금치, 신선한 허브는 특히 좁은 실내 공간에서 쉽게 자란다.

Sources: U.S. Department of Agriculture, Economic Research Service, "Snacks: Impact on Food Costs of Substituting Fruits and Vegetables for Other Snack Foods," June 2015, http://ers.usda.gov/data-products/ fruit-and-vegetable-prices.aspx#33646; U.S. Department of Agriculture, ChooseMyPlate. gov, "Smart Shopping for Veggies and Fruits," September 2015, www.choosemyplate.gov/ten-tips-smart-shopping.

식품은 미국 유기농법에 따라 USDA가 정한 기준을 충족해야 하며 '인증된 유기농(certified organic)'으로 제품을 확인하는 USDA 도장을 취득하게 된다. 이 법에 따라 인증된 제품은 다음 조건 중 하나를 포함할 수 있다.

- '100% 유기농(100% Organic)' (유기농 기준을 100% 준수)
- '유기농(Organic)' (최소 95% 이상의 유기농 성분이 함유)
- '유기농 성분 포함(Made with Organic Ingredients)' (최소 70%의 유기농 성분이 함유)
- '일부 유기농 성분(Some Organic Ingredients)' (일반적으로 유기농 성분이 70% 이하 함유)

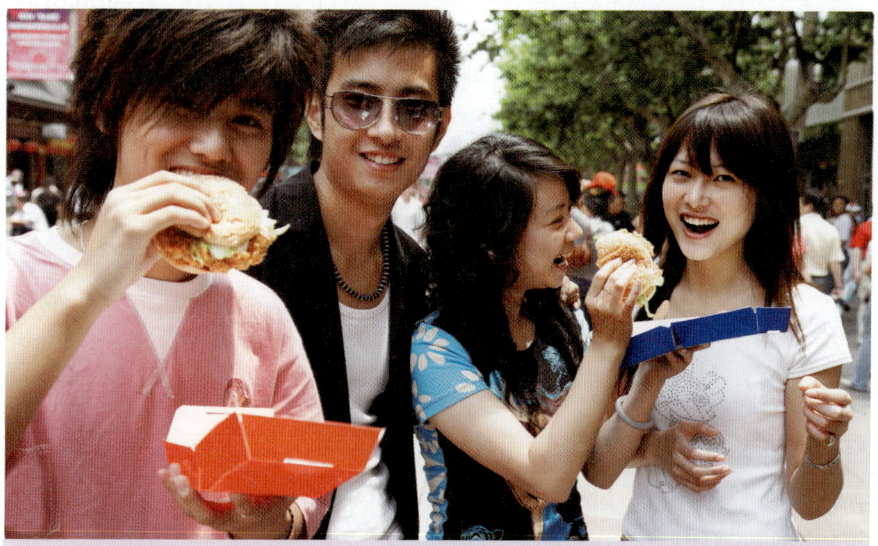

이와 같은 식사는 편리하겠지만 포화지방, 나트륨, 정제된 탄수화물, 칼로리가 높다. 여러분이 시간과 돈이 부족할 때에도 건강에 더 좋은 음식을 선택하는 것은 가치 있는 것이다. 패스트푸드를 주문한다면, 굽거나 찐 음식을 선택하라. 가장 기름기가 적은 음식을 선택하라. 그리고 소스, 드레싱, 그레이비 등은 별도의 용기에 따로 제공받도록 한다.

대조적으로 식품성분표에 표시된 '자연식(natural)' 용어 사용은 현재 규제되고 있지 않다. 그러나 FDA는 이 용어의 사용과 관련된 우려를 조사 중이며, 조만간 용어의 사용에 대한 규정을 정립할 것이다.[47]

유기농 식품 시장은 수년 동안 일반 식품의 판매량에 비하여 빠르게 증가하고 있다. 한때 소수의 사람들만이 유기농 식품을 구입하였지만 현재 미국 전체 가정의 84%가 유기농 식품을 구입하고 있으며, 유기농 식품의 판매는 전체 식품 판매의 5%를 차지하고 있다.[48] 2015년에는

로커보어(locavore) 주로 현지에서 재배하거나 생산한 식품을 먹는 사람.

연간 유기농 식품 판매액이 390억 달러 이상으로 추산되었다.[49]

유기농 식품이 정말 더 영양가 있는 것일까? 음식의 어떤 면과 어떻게 연구가 진행되느냐에 따라 결과가 달라진다. 2개의 연구는 모두 유기농 식품과 일반적으로 재배된 식품의 영양 품질에 대한 연구를 진행했으며 반대되는 결론에 도달했다. 한 연구는 유기농 식품이 더 영양가가 높다는 것을 발견했고, 다른 하나는 그렇지 않았다.[50] 이러한 연구는 일반적으로 재배한 농산물에 더 많은 살충제 잔류물을 확인했다. 다양한 종류의 살충제 노출은 호르몬장애에서부터 암 위험 증가와 같은 상당한 부작용과 연관되어 있기 때문에 건강상의 위험이다.[51] 새로운 연구는 유기농 육류, 유제품 및 달걀의 이점을 주장했지만 논쟁의 여지가 남아 있다. 유기농 육류는 더 높은 지방산을 함유하고 있지만 소비자 브랜드 선호도, 포장의 화려함은 실제 영양상의 이점보다 소비자의 인식에 더 많은 영향을 미치는 것으로 나타났다.[52] 다른 연구에 따르면, 음식 안전성의 관점에서 소비자가 비싼 비용을 지불하고 유기농 식품을 구입하는 것이 타당한지에 대한 의문을 제기했다.[53]

미국 환경보호국(U.S. Environmental protection Agency)은 살충제 사용을 규제하고 있다. 이를 통해 소비자들은 일반 식품에 살충제 잔류물이 최소의 양만 남아 있다는 것을 믿을 수 있지만, 농산물을 흐르는 물에 씻어서 가능하면 껍질을 벗겨 섭취할 것을 권고하고 있다.[54]

로커보어(locavore)라는 단어는 주로 현지에서 가까운 곳에서 재배되거나 생산되는 음식을 먹는 사람들을 지칭한다. 이러한 식품들은 농장에서 시장으로 짧은 거리에 운송되기 때문에 자원을 덜 사용하고 온실가스 배출이 적을 뿐 아니라 신선도가 더 오래 유지된다. 하지만 소비자들은 이러한 식품이 유기농이거나 미생물에 오염될 가능성이 낮다고 생각해서는 안 된다. 살충제 잔류물과 유해 세균은 먼 나라에서 시장으로 출하된 식품과 현지 농장에서 구입한 식품 모두에서 발견될 수 있다.[55] 또한 규제와 강화 정책이 마련되지 않은 경우가 많으므로 현지나 지역적으로 생산된 식품의 운송 및 냉장 문제가 제기되었다.

식품매개질병

구매하고 있는 닭고기가 신선한 분홍색으로 보이지 않거나 '신선한' 생선에서 약간 비린내가 나지 않을까 걱정하는가? 질병통제예방센터(CDC)는 미국에서 식품에 존재하는 31개 병원균으로 인한 질병이 연간 940만 건, 입원 55,961건, 사망 1,351건으로 추산하고 있다.[56] 특정 미생물에 대한 감염 발생률은 감소했지만 또 어떤 미생물에 대한 감염률은 증가하거나 유지되고 있다. 따라서 CDC는 식품에 의한 감염은 예방이 필요한 지속적인 공중 보건 문제라고 보고한다.[57]

유기농 식품의 USDA 성분표

알고 있는가?

한 연구에서 대학생의 58%가 손을 씻은 후에도 엄청난 수의 미생물이 그대로 손에 존재하였으며, 이 중 많은 종들이 전염병과 연관되어 있었다. 손은 최소 20초 이상, 손등과 손바닥을 비누를 이용하여 흐르는 따뜻한 물로 씻어라.

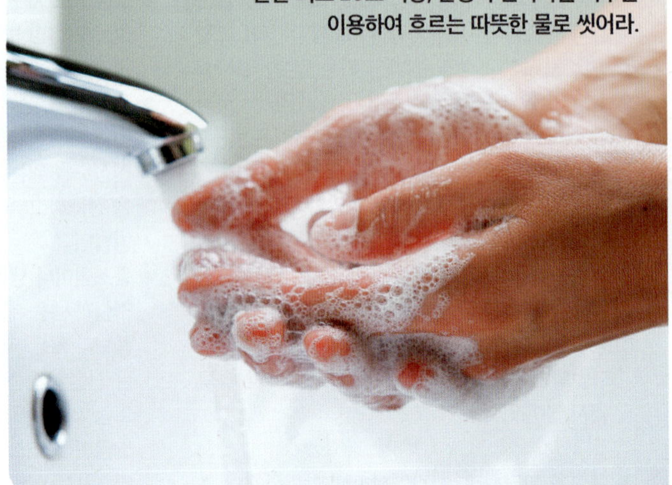

Source: Data are from K.J. Prater et al., "Poor Hand Hygiene by College Students Linked to More Occurrences of Infectious Diseases, Medical Visits, and Absence from Classes," *American Journal of Infection Control* 44, no. 1(2016): 66-70.

살모넬라균(*salmonella*), 리스테리아균(*listeria*), 캄필로박터균(*campylobacter*), 노로바이러스(*norovirus*)를 포함한 몇 가지 종류의 세균과 바이러스는 대부분 식품매개감염과 질병을 유발한다. 식품매개질병은 원래 세균이나 미생물에 의해 생성된 독소에 의해 발생할 수 있다. 이러한 독소들은 미생물이 파괴되어도 질병을 일으킬 수 있다. 예를 들어, 스타필로코커스(*Staphylococcus*) 세균은 장내 독소를 생성하여 메스꺼움, 구토, 설사 등의 증상을 보이는 질환을 일으킬 수 있다. 이와는 대조적으로 세균의 하나인 클로스트리듐 보툴리눔(*Clostridium botulinum*)은 가장 치명적인 신경 독소인 보툴리누스 독소를 생산한다. 보툴리누스 중독은 드물며, 대부분의 경우 집에서 캔으로 만든 채소에서 발생하지만 움푹 들어가거나 뚫리거나 새거나 불룩하게 된 캔 식품에 보툴리누스 독소가 들어 있을 수 있다.[58]

식품매개질병의 징후는 매우 다양하며 대개 한 가지 또는 여러 가지 증상, 즉 설사, 메스꺼움, 경련, 구토를 포함한다. 병원균의 양과 바이러스에 따라 오염된 음식을 먹은 후나 며칠 또는 몇 주 후에 이르면 증상이 나타날 수 있다. 대부분의 경우 식사 후 5~8시간 정도 지나 하루나 이틀 정도만 지속된다. 음식으로 인한 질병은 매우 젊거나 나이 든 성인들, 그리고 암, 당뇨병, 신장병, 에이즈와 같은 질병을 가진 사람들에게 치명적일 수 있다.

중앙정부기관이 비협조적이거나 자금력이 부족하여 해외 및 국내 공급자에 대한 감시가 철저하지 못할 경우 식품매개질병이 발생하게 된다. 또한 중앙정부기관은 발병의 원인을 알아내고 대응하는 데 속도가 더딜 수 있다.[59] 식량은 오염된 물이나 인근 동물 사료의 유출에 의해 현장에서 오염될 수 있으며, 수확 중 농장 노동자들이 화장실을 사용한 후 손을 제대로 씻지 않아서 오염될 수도 있다. 식품 가공 장비, 시설, 또는 작업자가 식품을 오염시킬 수 있으며, 운송 중 또는 상점 진열대에 깨끗하고 시원하게 보관하지 않으면 오염될 수 있다. 위험한 독소를 생산하는 세균인 대장균(*Escherichia coli*)은 가공되지 않은 소의 배설물에 존재하며, 유기농과 재래농장에서 비료로 주로 사용된다. 60일 이내에 세균 오염이 현저하게 감소하긴 하지만, 대장균은 최대 120일 동안 밭에서 생존할 수 있고 폭우가 내린 후에는 소생할 수도 있다.[60] 농부들이 작물에 비료를 주기 위해 동물의 거름을 사용하는 것은 규제대상이 아니다. 게다가 대장균은 여름철에 소들이 붐비고 과열된 우리에서 도살을 기다리면서 빠르게 번식한다. 이로 인해 오염된 고기가 시장에 나올 가능성이 커진다.

가정 내 위험 방지

식품매개질병의 75%는 식당, 카페, 연회 시설에서 소비되는 식품에 의해 발생하지만, 약 9%는 집에서 음식을 부적절하게 취급함으로써 발생한다.[61] 식품 오염을 줄이기 위한 네 가지 기본적인 단계가 있다(그림 8.9 참고). 가장 기본적인 예방책으로는 식사 전에 손을 씻는 것과 모든 식품을 세척하는 것이 있다. 또한 육류 및 농산물을 손질할 때 깨끗한 도마와 기구를 사용하여 부엌에서 발생할 수 있는 교차 오염을 피할 수 있다. 온도 조절도 중요하다. 냉장고는 4.5℃ 이하로 설정해야 한다. 고기를 권장 온도로 조리하여 먹기 전에 오염 물질을 제거한다. 뜨거운 음식은 뜨겁게, 차가운 음식은 차갑게 유지하여 세균이 자라지 않도록 한다. 남은 음식은 3일 이내에 먹고, 냉장고에 얼마나 오래 보관되어 있었는지 확실하지 않다면 먹지 않는다. 의심스러울 때는 과감하게 버려라. 식품매개질병의 위험을 줄이는 방법에 대한 자세한 내용은 '행동을 변화시키는 기술'을 참고하라.

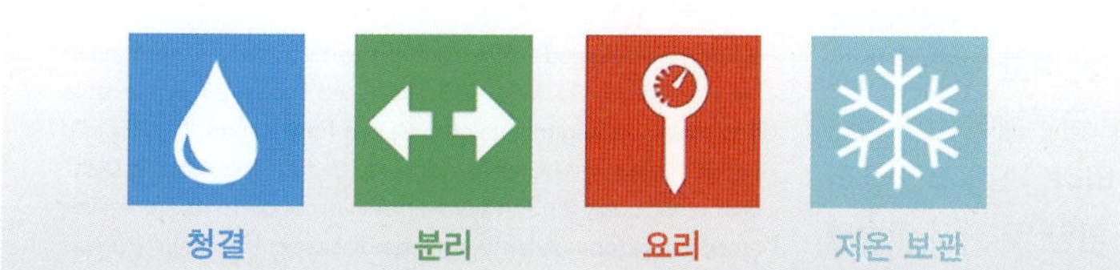

그림 8.9 네 가지 핵심 표기. 이 로고는 소비자들에게 식품매개질병을 예방할 수 있도록 상기시켜 주는 역할을 한다.

Source: Partnership for Food Safety Education, 2017, www.fightbac.org/ safe-food-handling.

행동을 변화시키는 기술

식품매개질병의 위험을 낮춰라

- 쇼핑할 때, 부패하기 쉬운 식품은 카트에 마지막에 넣어라. 특히 샐러드, 고기, 생선 판매대의 청결을 점검하라. 찌그러진 식품 통조림은 절대 구입하지 마라. 식품에 표기된 유통기한을 확인하라.
- 집에 도착하면 유제품, 달걀, 고기, 생선, 가금류를 즉시 냉장고에 넣어라. 2일 이내에 고기를 먹을 계획이 없으면 냉동하라. 핫도그나 점심 식사용 고기는 개봉하지 않은 상태로 약 2주간 보관할 수 있다.
- 날고기를 냉장 또는 냉동 보관할 때, 즙이 다른 음식과 섞이지 않도록 주의하라.
- 냉동식품은 상온에서 절대 해동시키지 마라. 제조사의 지시에 따라 냉장고에 넣거나 전자레인지에 녹여라.
- 음식을 준비하기 전에 비누와 따뜻한 물로 손을 씻어라. 과일과 채소는 껍질을 벗기거나 자르고 요리하거나 먹기 전에 씻되, 고기나 가금류, 달걀은 씻지 않는다. 음식 준비 후 세제와 뜨거운 물로 도마, 기타 기구와 조리대 표면을 청결하게 유지하라.
- 고기가 완전히 익었는지 확인하기 위해 육류 온도계를 사용하라. 다양한 종류의 고기에 대한 적절한 조리 온도를 찾으려면 http://foodsafety.gov/keep/charts/mintemp.html을 방문하라.
- 식품을 냉장고에 보관하면 세균 독소의 생성을 늦출 수 있다. 남은 음식을 2시간 이상 방치하지 마라. 더운 날에는 음식을 1시간 이상 방치하지 마라.

식품 민감성, 알레르기 및 과민증

오늘날 많은 사람들이 식품 알레르기가 있다고 생각하지만 실제로 어린이들 중 5%와 성인의 4%만이 식품 알레르기를 가진 것으로 추정된다.[62] **식품 알레르기**(food allergy)는 면역체계에 의해 유발되는데, 식품 성분 중 주로 단백질에 대한 비정상적인 반응이다. 알레르기 증상의 심각성은 개인마다 차이가 있으며 입안의 얼얼한 감각, 입술, 혀, 목구멍의 부기, 호흡곤란, 피부 통증, 구토, 복통, 설사를 포함한다. 아나필락시스라고 불리는 심한 알레르기 반응은 광범위한 염증, 호흡곤란, 생명을 위협할 수도 있는 혈압의 급강하와 같은 심혈관 문제를 일으킬 수 있다.[63] 아나필락시스(anaphylaxis)는 알레르기가 있는 음식을 먹은 후 몇 초에서 몇 시간 이내에 발생할 수 있다.

식품 알레르겐 라벨링 및 소비자 보호법(The Food Allergen Labeling and Consumer Protection Act, FALPCA)은 식품

식품 알레르기(food allergy) 알레르겐(항원)으로 인식되는 식품의 단백질에 대한 면역체계 과민 반응. 이에 반응하여 신체는 항체를 생성하여 알레르기 증상을 유발한다.

복강병(celiac disease) 소장에서 영양소의 흡수를 방해하고 특정 곡물에서 발견되는 단백질인 글루텐의 섭취에 의해 유발되는 유전성 면역장애.

제조업체가 우유, 달걀, 땅콩, 밀, 콩, 견과류(호두, 피칸, 캐슈, 피스타치오 등), 생선, 조개 등 8가지 주요 식품 알레르기 항원의 존재(또는 이에 의한 오염 가능성)를 성분표에 명확히 표기하도록 규정하고 있다. 비록 160개 이상의 식품이 알레르기 유발 물질로 확인되었지만, 이 8가지 식품은 미국 전체 식품 알레르기의 80%를 차지한다.[64]

복강병(celiac disease, 만성소화장애증)은 유전적으로 민감한 사람들에게 발생하며, 소장에서 영양소를 흡수하는 데 문제를 일으킨다. 미국인 141명 중 1명 정도가 복강병을 가진 것으로 추정되며 대부분이 진단되지 않은 것으로 알려져 있다.[65] 복강병에 걸린 사람이 밀, 호밀, 보리에서 발견되는 단백질인 글루텐을 섭취하면 면역체계가 염증으로 반응한다. 이로 인해 소장의 내벽이 손상되고 영양소의 흡수가 저하된다. 또한 통증, 복통, 설사, 변비, 메스꺼움, 구토 등의 증상이 나타난다. 복강병은 치료하지 않으면 영양결핍, 조직 손상, 골다공증, 발작, 간질환, 소장암 같은 건강 문제를 일으킬 수 있다. 혈액검사와 장내 생체검사를 통해 복강병을 진단할 수 있다. 진단을 받은 사람들은 글루텐이 없는 식단을 세우는 데 도움을 받을 수 있도록 영양사와 상담할 것을 권한다. 글루텐이 없는 식단에 대한 자세한 내용은 '건강 헤드라인'을 참고하라.

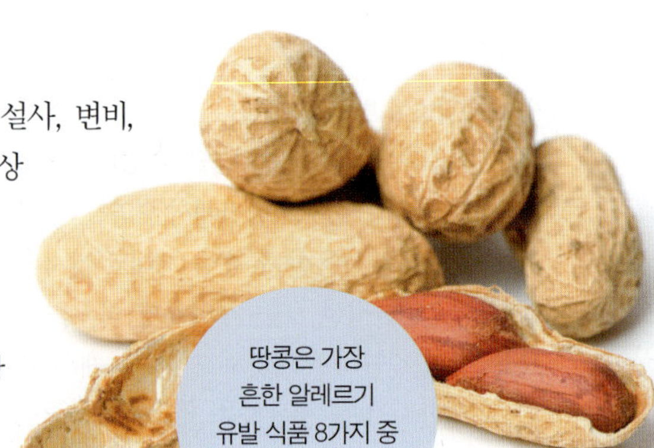

땅콩은 가장 흔한 알레르기 유발 식품 8가지 중 하나이다.

@ 건강 헤드라인 글루텐이 없는 식단

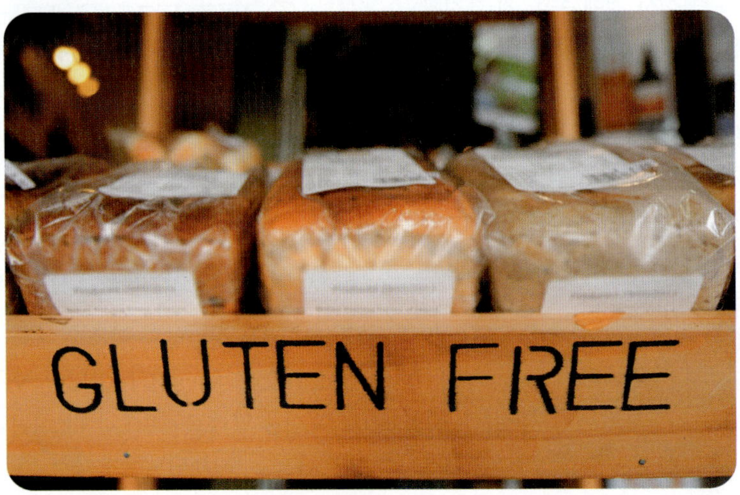

글루텐이 없는 식단이 유행하고 있다. 글루텐이 없는 식단을 따르는 사람들의 수요가 증가하면서 글루텐이 없는 식품 시장이 성장하고 있다. 5년간의 조사가 2014년에 종료되었는데, 글루텐이 없는 식품의 판매는 34% 이상 증가했다. 2015년 전국 여론조사 결과에 따르면, 미국인 5명 중 1명은 글루텐이 없는 식품을 구매했고, 6명 중 1명은 글루텐이 함유된 식품을 적극적으로 기피하는 것으로 나타났다. 이는 임상적으로 복강병이나 비복강 글루텐 민감성(nonceliac gluten sensitivity, NCGS) 진단을 받은 수보다 훨씬 많은 수치이다. 이것이 현명한 것인가?

글루텐이 없는 식단은 밀, 보리, 호밀로 만든 빵, 시리얼, 가공식품에 포함된 글루텐을 포함하지 않는다. 식단은 매우 제한적이지만 복강병을 앓고 있는 사람들에게는 생존에 필수적이다.

이와는 대조적으로 복강병이나 비복강 글루텐 민감성이 없는 사람들에게 글루텐이 함유된 다양한 식단에 비해 글루텐이 없는 식단은 영양상의 이점을 제공하지 않는다. 실제로 글루텐을 함유한 많은 통곡물 식품은 글루텐이 없는 버전보다 식이섬유, 비타민, 무기질을 더 많이 공급한다. 이 버전들은 정제되고 농축되지 않은 수수나 쌀가루로 만들어지는데, 이는 필수 영양소와 섬유질이 적고 칼로리가 높다. 물론 가격은 비싸다. 실제로 글루텐이 없는 식단을 따르는 사람들은 철, 칼슘, 비타민 B인 리보플라빈, 티아민, 엽산, 니아신을 포함한 몇 가지 미량영양소의 섭취가 부족할 수 있다.

만약 여러분이 복강병이나 비복강 글루텐 민감성 진단을 받았다면, 영양사와의 상담을 통해 건강한 식습관을 지키면서 글루텐을 피하는 것에 대한 조언을 구하라. 콩, 완두콩, 렌틸콩, 채소, 과일, 견과류, 씨앗, 동물성 식품 등 많은 영양식품들, 그리고 귀리, 옥수수, 현미, 퀴노아 같은 곡물도 자연적으로 글루텐이 없다. 글루텐이 없는 식품을 살 때 신선하고 가공되지 않은 식품이 가장 좋은 선택이 될 것이다. 포장된 식품을 살 때는 'certified gluten-free'와 같은 단어를 찾아라. FDA는 글루텐이 없다는 성분표를 부착하기 위해서는 제품에 글루텐이 20 ppm 미만이어야 한다고 요구한다. 다른 모든 포장된 식품의 경우 생소한 식품 성분에는 글루텐이 포함되어 있으므로 구입하기 전에 성분 목록을 주의 깊게 살펴보아라.

Sources: Packaged Facts, *Gluten-free Foods and Beverages in the US*, 5th ed. (Rockville, MD: Packaged Foods, 2015), Available from www.packagedfacts.com/Gluten-Free-Foods-8108350; R. Riffkin, "One in Five Americans Include Gluten-Free Foods in Diet," Gallup, Inc., July 23, 2015,www.gallup.com/poll/184307/one-five-americansinclude-gluten-free-foods-diet.aspx; S.J. Shepherd and P.R. Gibson, "Nutritional Inadequacies of the Gluten-free Diet in Both Recently-Diagnosed and Long-Term Patients with Celiac Disease," *Journal of Human Nutrition and Dietetics* 26, no. 4 (2013): 349-58.

관점 포인트

유전자 변형 식품 요긴한 것인가 골칫거리인가?

미국의 농부들은 유전자 변형 작물을 광범위하게 이용하고 있다. 유전자 변형 작물은 자연적으로 발생하는 것이 아니라 다른 유기체의 유전자를 도입함으로써 변형되었다. 콩과 면화는 가장 흔한 유전자 변형 작물이고 그 다음으로는 옥수수가 등장했다. 슈퍼마켓 진열대에는 가공식품의 75%가 유전자 변형 성분을 함유하고 있다. 심지어 가게에서 구매하는 많은 토마토, 옥수수, 감자, 호박, 콩을 포함한 작물들조차도 유전적으로 변형되었다.

정부, 산업, 과학자들은 유전자 변형 식품의 장점으로 건강, 농업, 환경, 세계 인구의 식량부족 해결 등을 강조한다. 이와는 대조적으로 소비자 운동가, 환경 단체, 종교 단체, 건강 옹호자들은 예상치 못한 건강 위험과 환경 및 사회-경제적 문제를 제기한다. 소비자들은 유전자 변형 식물을 섭취해도 안전한지에 대해 의문을 가지고 있다. 2014년까지 코네티컷과 메인 주(Connecticut and Maine state)는 GMO(Genetically Modified Organism) 라벨링에 관한 법을 제정했다. 그러나 이 법은 인근 주들이 유사한 라벨링 법을 제정할 때까지 시행되지 않는다. FDA는 세계 식량 공급을 보호하기 위해 유전자 변형 식품의 안전 문제와 향후 규제들을 계속 평가하고 있다.

다음은 유전자 변형 식품의 개발에 대한 찬반 입장을 정리한 것이다.

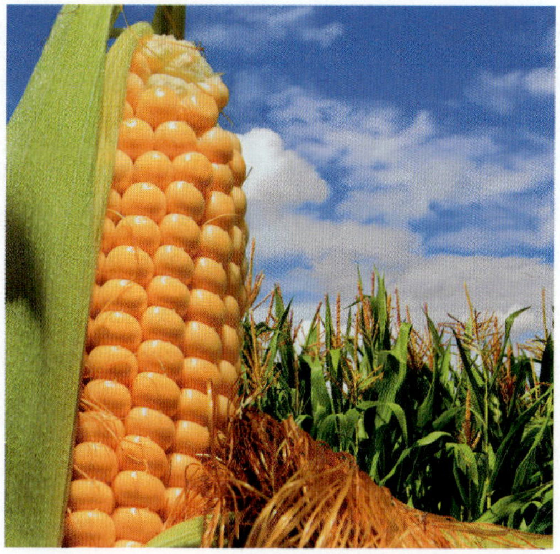

유전자 변형 식품 개발에 찬성하는 입장

- 사람들은 농업이 시작된 이후 주로 선별적인 사육을 통해 식량 작물을 조작해왔다. 유전자 변형은 근본적으로 같은 것이며, 단지 좀 더 목표 지향적이며 정밀할 뿐이다.
- 유전자 변형 과일과 채소는 심장병과 암의 위험을 줄여주는 항산화제, 실명 예방 효과가 있는 비타민 A를 더 많이 함유하고 있다.
- 유전자 변형 종자와 제품은 안전성 검사를 받고 있으며, 유전자 변형 식품의 소비로 인한 인간의 질병에 대해 입증된 주장은 없었다.
- 유전자 변형 작물은 세계 기아 감소에 잠재력을 가지고 있다. 기존 작물보다 더 빨리 자랄 수 있도록 만들어질 수 있고, 생산성을 높이며, 더 빠른 곡물의 순환이 가능하도록 할 수 있는데, 이것은 더 많은 식량 수확을 의미한다. 또한 영양소 강화 작물은 영양실조를 해결할 수 있으며 상하거나 피해를 입지 않도록 설계된 작물은 가뭄이나 자연재해의 피해를 입은 지역으로 공급할 수 있다.

유전자 변형 식품 개발에 반대하는 입장

- 유전자 변형은 알레르기 반응을 일으킬 수 있다. 알레르기 반응은 면역체계가 식품의 단백질을 외부 침입자로 인식할 때 발생한다. 생체외(*in vitro*) 연구에서 일부 유전자 변형 식품이 알레르기 반응을 일으킬 수 있다는 것을 보고하였다.
- 유전자 변형 식품은 필수 영양소의 흡수를 줄일 수 있는 잠재력이 있다. 예를 들어, 새로운 유전자 변형 식품을 만들기 위해 삽입된 유전자가 식품의 식물성 함량을 증가시킨다면, 칼슘, 철과 같은 특정 무기질의 흡수를 감소시킬 것이다. 변형된 콩 제품은 또한 심장병과 암의 위험을 줄이는 것으로 알려진 식물성 에스트로겐을 더 적게 함유할 수 있다.
- 식물은 자연적으로 미량이지만 인간에게 독성이 있는 물질을 생산한다. 이러한 독소들은 인간에게 문제를 일으키지 않지만 유전자 변형 식물을 생산하기 위해 새로운 유전자를 추가하면, 높은 수준의 독소를 생산하는 새로운 식물이 탄생할 우려가 있다. 예를 들어, 유전자 변형 감자는 더 높은 수준의 글리코알칼로이드를 생산한다.

어느 주장을 지지하는가?

- 유전자 변형 식품이 이롭다고 생각하는가? 아니면 해롭다고 생각하는가?
- 유전자 변형 식품에 대한 가장 큰 우려는 무엇인가? 가장 큰 이점은 무엇이라고 생각하는가?
- 유전자 변형 식품 제조자들은 어떤 방법으로 그것을 반대하는 사람들의 우려를 해소할 수 있는가?
- 유전자 변형 식품의 생산, 재배, 판매와 관련하여 정부가 어떤 규제를 해야 한다고 보는가?
- 현재 유전자 변형 가축은 없지만, 많은 가축들이 유전자 변형 미생물에 의해 생산된 첨가물과 백신을 포함한 유전자 변형 사료를 공급받고 있다. 유전자 변형 작물을 직접 소비하는 것과 유전자 변형 작물을 먹은 육류, 우유, 달걀을 먹는 것이 다르다고 생각하는가?

Sources: U.S. Department of Agriculture, Economic Research Service, "Adoption of Genetically Engineered Crops in the U.S.," October 2016, www.ers.usda.gov/data-products/adoption-of-genetically-engineered-crops-inthe-us.aspx; Center for Food Safety, "About Genetically Engineered Foods," Accessed March 2017, www.centerforfoodsafety.org/issues/311/ge-foods/about-ge-foods; A. Bakshi, "Potential Adverse Health Effects of Genetically Modified Crops," Journal of Toxicology and Environmental Health, Part B: Critical Reviews 6, no. 3 (2003): 211–25.

식품 과민증(food intolerance)은 소화불량의 증상을 일으킬 수 있지만 면역체계반응의 결과는 아니다. 아마도 식품 과민증의 가장 좋은 예는 유제품에 있는 이당류 젖당을 적절하게 소화하지 못하는 젖당불내증일 것이다. 이 질환을 앓는 미국인의 수는 알려지지 않았지만 일반적으로 볼 수 있는 질환이다.[66] 젖당분해효소는 젖당 분자의 결합을 깨는 데 도움을 주는 효소이며 소장에서 생산된다. 젖당이 부족하면 소화되지 않은 젖당이 소장에 남아 삼투에 의해 물을 끌어낸다. 이로 인해 소장이 팽창되고 음식물이 소화관에서 빠르게 이동하여 설사를 일으킨다. 소화되지 않은 젖당이 대장에 도달하면 장내 세균이 이를 발효시킨다. 가스가 형성되고 복통을 일으킨다.

만약 여러분이 식품 알레르기, 복강병, 또는 식품 과민증이 있다고 의심된다면 의사와 상담하라. 이러한 질병들은 다른 위장장애들과 비슷한 증상을 보일 뿐 아니라 몇 가지 다른 증상을 보일 수 있기 때문에 임상진단이 필수적이다.

식품 과민증(food intolerance) 특정 물질을 분해하는 데 필요한 소화 물질이 부족한 사람들이 식품을 섭취할 때 발생하는 부작용.

유전자 변형 식품[genetically modified (GM) food] 유전공학 기술을 통해 DNA가 변형된 유기체로부터 유래된 식품.

유전자 변형 식품 작물

유전자 변형 작물 재배가 전 세계적으로 급속히 확산되고 있다. 유전자 변형은 유기체의 DNA에 유전자를 삽입하거나 삭제하는 것을 포함한다. **유전자 변형 식품**[genetically modified(GM) food]의 경우 유전자 절단 및 붙여 넣기 과정은 보통 생산을 향상시키기 위해 이루어지는데, 예를 들어, 흔한 제초제에 대한 작물의 내성을 증가시키고, 식물을 병충해에 대한 내성을 갖도록 만들거나 수확량을 향상시키는 것이다. 실제로 유전자 변형 작물은 재배 속도가 빠르고, 수확량이 기존 작물에 비해 평균 22%나 높으며, 1990년대 널리 채택된 이후 세계적으로 기아의 감소에 기여한 것으로 평가받고 있다.[67] 또한 특정 영양소의 수준을 높이기 위해 유전자 변형 식품이 만들어지기도 한다. 예를 들어, 현재 개발 중에 있는 쌀은 비타민 A와 철이 많은 유전자 변형 작물이다. 또한 식품을 통한 백신 생산과 전달을 위해 유전자 변형 식품이 개발되고 있다.

유전자 변형 식품의 장기적인 안전은 여전히 조사 중이다. 미국 과학진흥협회(American Association for the Advancement of Science)는 유전자 변형 성분을 함유한 식품은 종래의 식물 재배 기법을 통한 동일한 식품이라고 보고하고 있다. 세계보건기구(WHO)는 인간의 건강에 대한 부작용이 없다고 밝히고 있다.[68] 하지만 유전자 변형 식품 사용에 대한 논쟁은 계속 진행 중이다. 이 논쟁에 대한 자세한 내용은 '관점 포인트'를 참고하라.

자가 평가

여러분의 식습관은 얼마나 건강한가?

1 나는 왜 식사를 하는가? 어떤 계기로 식사를 시작하는가?

2 나는 언제 먹고 싶은가? 나는 언제 먹는 것에 대해 생각하는가? 나는 언제 먹기로 결심하는가?

3 나는 무엇을 먹는가?

5일 동안 식사 일지를 쓰면서 먹고 마시는 모든 것을 적어라. 대략적인 1인분의 양과 섭취량을 포함해야 한다. 각 주요 식품군에서 매일 섭취하는 식사의 수를 합산하여 아래 차트에 기입한다.

섭취 횟수

	1일차	2일차	3일차	4일차	5일차	평균
과일						
채소						
곡물						
단백질 식품						
유제품						
지방과 오일						
간식						

4 나는 어떻게 먹는가? 구체적으로 내가 선택한 음식을 어떻게 섭취할 수 있는가?

5 여러분의 신중한 식사와 음식 섭취를 평가하라

먼저, 여러분의 신중한 식습관을 메모해 두어라. 영양가 있는 아침을 먹을 만큼 일찍 일어나는가? 차 안에서 먹는가? TV 앞에서 먹는가? 아니면 태블릿을 읽으면서 먹는가? 천천히 먹고 음식을 음미하는가?

이제 섭취 패턴을 마이플레이트 권장량과 비교하라. 표 8.1과 그림 8.5를 보고 www.choosemyplate.gov을 방문하여 다양한 식품군에 대한 일일 칼로리 요구량과 권장 소비를 평가해보라.

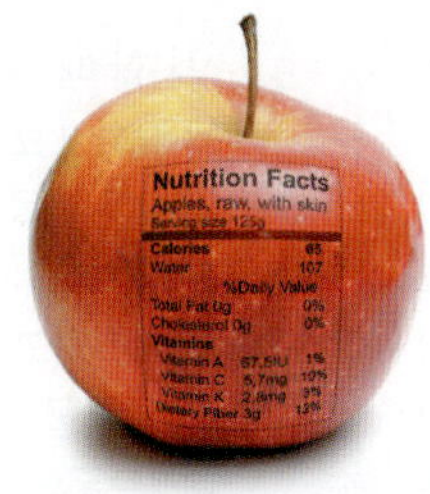

	권장량보다 적음	권장량과 비슷함	권장량보다 많음
1. 여러분의 일일 과일 소비량은 권장량에 비해 어떠한가?	○	○	○
2. 여러분의 일일 채소 소비량은 권장량에 비해 어떠한가?	○	○	○

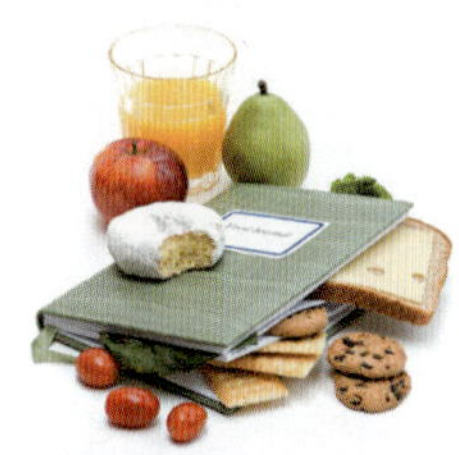

	권장량보다 적음	권장량과 비슷함	권장량보다 많음
3. 여러분의 일일 곡물 소비량은 권장량에 비해 어떠한가?	○	○	○
4. 여러분의 일일 단백질 소비량은 권장량에 비해 어떠한가?	○	○	○
5. 여러분의 일일 유제품 소비량은 권장량에 비해 어떠한가?	○	○	○
6. 여러분의 일일 칼로리 소비량은 여러분의 연령과 활동 수준에 대한 권장량과 비교하여 어떠한가?	○	○	○

점수 합산

만약 여러분의 음식 섭취가 마이플레이트 권장량과 일치한다면 축하한다! 만약 부족하거나 특정한 범주에서 너무 과한 경우, 더 건강한 식습관을 위한 조치를 취하라.

Source: J.S. Blake, K.D. Munoz, and S. Volpe, *Nutrition: From Science to You*, 3rd ed., © 2016. Reprinted and electronically reproduced by permission of Pearson Education, Inc., Upper Saddle River, New Jersey.

변화를 위한 여러분의 계획

자가 평가 활동을 통해 현재의 신중한 식사와 영양 습관을 평가할 수 있었다. 이를 통해 여러분은 장기적인 건강을 위해 매일 먹는 음식에 변화를 줄 필요가 있는지 여부를 결정할 수 있다.

오늘, 당신은 할 수 있다.

☐ 배가 고플 때/부를 때에 좀 더 주목할 수 있다.

☐ 식사 일지를 작성할 수 있다. www.supertracker.usda.gov 사이트를 통해 손쉽게 음식 섭취를 기록하고 분석할 수 있다. 섭취하는 음식의 종류별 영양성분을 메모하고 칼로리, 포화지방, 설탕, 나트륨 등의 세부사항을 적는다. 문제점을 찾아보아라. 칼로리 섭취가 너무 많은가? 소금이나 설탕을 너무 많이 섭취하고 있는가? 칼슘이나 철 섭취는 어떠한가? 이와 같은 문제점을 해결하기 위해 SuperTracker를 이용할 수 있다.

☐ 식료품점에 가라. 패스트푸드 저녁은 포기하고 대신 슈퍼마켓의 농산물 코너에서 시간을 보내라. 좋아하는 과일과 채소들을 찾아보고 입맛을 돋우기 위해 새로운 것을 시도하라.

다음 2주 안에, 당신은 할 수 있다.

☐ 식사할 때 식사 속도를 늦출 수 있다. 음식의 맛을 즐기고 포만감 신호를 뇌에서 감지할 수 있도록 모든 것을 즐길 수 있다.

☐ 집이나 기숙사 방에서 만들 수 있는 세 끼의 식사를 계획하고, 미리 필요한 음식을 구입할 수 있다. 통곡물 빵에 치킨 샌드위치처럼 간단한 것은 패스트푸드 식사보다 영양가가 높고 비용도 저렴할 것이다.

☐ 성분표를 읽기 시작하라. 준비된 음식에서 칼로리, 나트륨, 설탕, 포화지방의 양을 인지하라. 이 모든 것에서 더 낮고 미량영양소와 섬유질이 더 높은 것을 구입하고 소비하는 것을 목표로 한다.

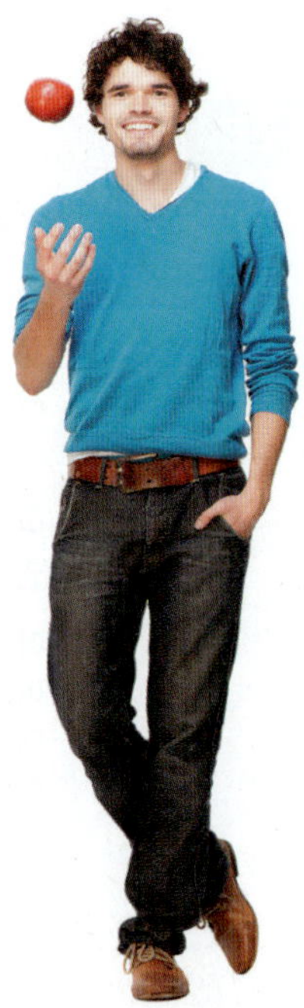

학기말까지, 당신은 할 수 있다.

☐ 일주일 내내 컴퓨터, 휴대전화의 방해 없이 식탁에서 먹어라. 여러분이 식사하는 동안 친구들과 행사에 대해 토론하는 것을 즐겨라.

☐ 매일 아침 건강에 좋은 아침을 먹는 습관을 가져라. 예를 들어, 곡물, 단백질, 과일을 아침 식사에 포함시켜라. 시리얼 한 그릇과 두유와 바나나를 함께 먹거나 그래놀라와 베리를 곁들인 저지방 요거트 1컵을 마셔라. 건강한 아침 식사를 먹는 것은 신진대사를 활발하게 하고, 혈당 수치를 떨어뜨리는 것을 방지하여 아침 수업에서 뇌와 몸이 최상의 상태로 유지되게 할 것이다.

☐ 남은 학기 동안 여러분의 식습관에 대한 한두 가지의 건강에 좋은 변화를 약속하라. 여러분은 매일 5인분의 과일과 채소를 먹거나 저지방 또는 무지방 유제품으로 바꾸거나 탄산음료를 마시지 않거나 올리브유만을 사용하기로 결심할 수 있다. 매일 더 건강한 선택을 할 수 있는 장소를 찾기 위해 식사 일지를 사용하라.

학습 계획

복습

LO 1 | 건강을 위한 필수 영양소

- 영양은 생리적 기능과 섭취하는 음식의 필수 요소 사이의 관계에 대한 과학이다. 영양섭취기준(Dietary Reference intake, DRI)은 건강한 사람들에게 권장되는 영양섭취량이다.
- 필수 영양소는 물, 단백질, 탄수화물, 지방, 비타민, 무기질이다. 물은 우리 몸의 대부분을 차지하며 거의 모든 생명 과정에 필요하다. 단백질은 우리 세포와 조직의 주요 요소이며 항체, 효소, 호르몬의 핵심 성분이다. 탄수화물은 우리의 주된 에너지원이다. 지방은 우리가 휴식을 취하는 동안 장기간의 활동을 위한 에너지를 제공한다. 또한 체온 유지, 장기 보호, 세포 기능을 촉진하는 데 중요한 역할을 한다. 비타민은 유기 화합물이고 미네랄은 무기질이다. 건강한 신체 구조와 기능에 소량의 미량영양소가 필요하다.

LO 2 | 영양 지침

- 건강에 좋은 식단은 적절하고, 균형 잡히고, 다양하고, 영양소가 풍부하다. USDA는 미국인을 위한 식사지침을 개발했고, 마이플레이트 계획은 건강한 식사에 대한 지침을 제공한다. 이러한 권장량은 칼로리의 균형을 유지하고 어떤 음식을 증가시키고 감소시켜야 하는지를 이해하는 데 중점을 둔다.
- 식품성분표의 영양성분표는 1인분의 양 및 칼로리, 다양한 영양소의 양을 알려주고 이러한 양이 나타내는 일일 권장량의 백분율인 %DV 정보도 포함하고 있다.

LO 3 | 어떻게 더 건강한 식사를 할 수 있는가?

- 메뉴 계획을 잘 세울 경우 채식주의는 건강에 좋은 생활 방식이 될 수 있는데, 일반적으로 포화지방과 칼로리가 적은 섬유질과 식물성 화학물질을 풍부하게 제공한다.
- 비록 어떤 사람들은 비타민과 무기질 보충제를 먹음으로써 이점을 얻을 수 있지만, 몸에 필요한 영양소를 공급하기 위한 가장 좋은 방법은 건강한 식단이다.
- 대학생들은 건강하게 먹는 데 있어서 도전에 직면한다. 더 나은 선택을 하는 법, 주어진 예산 내에서 건강하게 먹는 법, 기숙사에서 영양적으로 먹는 법을 배우는 것은 모두 이 장에서 학습한 것으로부터 실천할 수 있다.

LO 4 | 식품 안전성: 증가하는 우려

- 유기농 식품은 합성 살충제, 비료, 항생제, 호르몬, 또는 유전자 변형 없이 재배되고 생산된다. USDA는 유기농 농장의 인증을 담당하여 식품성분표에 사용되는 유기농 성분에 대한 검사를 실시한다.
- 식품매개질병은 밭에서 소비자의 부엌까지 유통되는 과정을 추적함으로써 근원을 밝힐 수 있다. 집에서 음식을 안전하게 관리하기 위해 다음 4단계를 따르라: 청결, 분리, 요리, 저온 보관.
- 식품 알레르기, 복강병, 식품 과민증, 유전자 변형 식품, 기타 식품 안전 및 건강에 대한 우려가 최근 건강을 의식하는 소비자들에게 점점 더 중요해지고 있다. 잠재적인 위험을 인식하고 문제를 예방하기 위한 조치를 취하는 것은 건강한 영양 계획에 필수적이다.

깜짝 퀴즈

LO 1 | 건강을 위한 필수 영양소

1. 생명에 가장 필수적인 영양소는 무엇인가?
   a. 물
   b. 섬유질
   c. 무기질
   d. 녹말
2. 다음 중 신체조직의 회복과 성장에 중요한 영양소는 무엇인가?
   a. 탄수화물
   b. 단백질
   c. 비타민
   d. 지방
3. 다음 중 소화관을 통해 음식물을 이동시키는 데 도움이 되는 물질은?
   a. 엽산
   b. 섬유질
   c. 무기질
   d. 녹말
4. 어떤 물질이 에너지를 공급하고, 건강한 피부와 머리카락, 체온 유지와 신체기관의 단열에 도움을 주며, 세포 기능에 기여하는가?
   a. 지방
   b. 섬유질
   c. 단백질
   d. 탄수화물
5. 다음 중 건강한 식단에 도움이 되는 것은?
   a. 트랜스지방
   b. 포화지방
   c. 불포화지방
   d. 수소화 지방
6. 다음 중 뼈 건강을 유지하는 비타민은?
   a. 비타민 B_{12}
   b. 비타민 D
   c. 비타민 B_6
   d. 니아신

LO 2 | 영양 지침

7. 다음 중 건강에 좋고 영양소가 풍부한 음식은?
   a. 버터
   b. 땅콩버터
   c. 탄산음료
   d. 감자칩

8. 2015-2020년 미국인에 대한 식사지침은 다음과 같이 권고한다.
   a. 담배를 끊고 매일 걷는다.
   b. 먹고 싶은 만큼만 채소를 섭취한다.
   c. 나트륨 섭취량을 하루 2,300 mg 이하로 유지한다.
   d. 동물성 제품의 섭취를 증가시킨다.

LO 3 | 어떻게 더 건강한 식사를 할 수 있는가?

9. 캐리는 유제품과 달걀을 먹지만 생선, 가금류, 고기를 먹지 않는다. 캐리는 어디에 해당하는가?
   a. 완전 채식주의자(vegan)
   b. 락토-오보 채식주의자(lacto-ovo-vegetarian)
   c. 오보 채식주의자(ovo-vegetarian)
   d. 페스코 채식주의자(pesco-vegetarian)

LO 4 | 식품 안전성: 증가하는 우려

10. 루카스의 담당 의사는 그를 복강병으로 진단했다. 다음 중 루카스는 글루텐이 없는 식사를 하기 위해 어떤 음식을 제외해야 하는가?
   a. 조개류
   b. 달걀
   c. 땅콩
   d. 밀

생각해보기

LO 1 | 건강을 위한 필수 영양소

1. 어떤 요인들이 식습관과 행동에 영향을 미치는가? 어떤 요인들이 여러분의 식습관에 가장 큰 영향을 미쳤는가?
2. 여러분이 먹는 음식에서 얻을 수 있는 주요 영양소는 무엇인가? 만약 여러분이 그것들 중 일부를 충분히 얻지 못한다면 어떻게 되는가? 영양의 특정 영역에서 남성과 여성 사이에 상당한 차이가 있는가? 만약 그렇다면, 무엇인가?

LO 2 | 영양 지침

3. 2015-2020년 미국인의 식사지침의 주요 권고사항은 무엇인가? 건강한 체중을 유지하기 위해 킬로칼로리의 균형을 맞추려면 무엇을 할 수 있는가? 건강한 체중 유지를 위한 킬로칼로리의 균형을 맞추기 위해 무엇을 할 수 있는가?
4. 마이플레이트 계획의 주요 식품군들은 무엇인가? 어느 그룹의 음식을 너무 적게 섭취하는가? 특정 식품군의 섭취를 늘리거나 줄이기 위해 무엇을 할 수 있는가?

LO 3 | 어떻게 더 건강한 식사를 할 수 있는가?

5. 다양한 유형의 채식주의를 구별하라. 영양소 결핍으로 이어질 가능성이 가장 높은 유형은 무엇인가? 가장 엄격한 채식주의 식단조차도 주요 영양소를 충분히 공급하기 위해 무엇을 할 수 있는가?
6. 많은 대학생들이 올바른 음식을 섭취할 때 직면하는 주요 문제점은 무엇인가? 식생활을 향상시키기 위해 즉시 취할 수 있는 다섯 가지 행동을 나열하라.

LO 4 | 식품 안전성: 증가하는 우려

7. 식품매개질병의 주요 위험 요인은 무엇인가? 자신을 보호하기 위해 무엇을 할 수 있는가?
8. 식품 과민증은 식품 알레르기와 어떻게 다른가?

9

건강한 체중: 어떻게 도달하고 유지할 것인가?

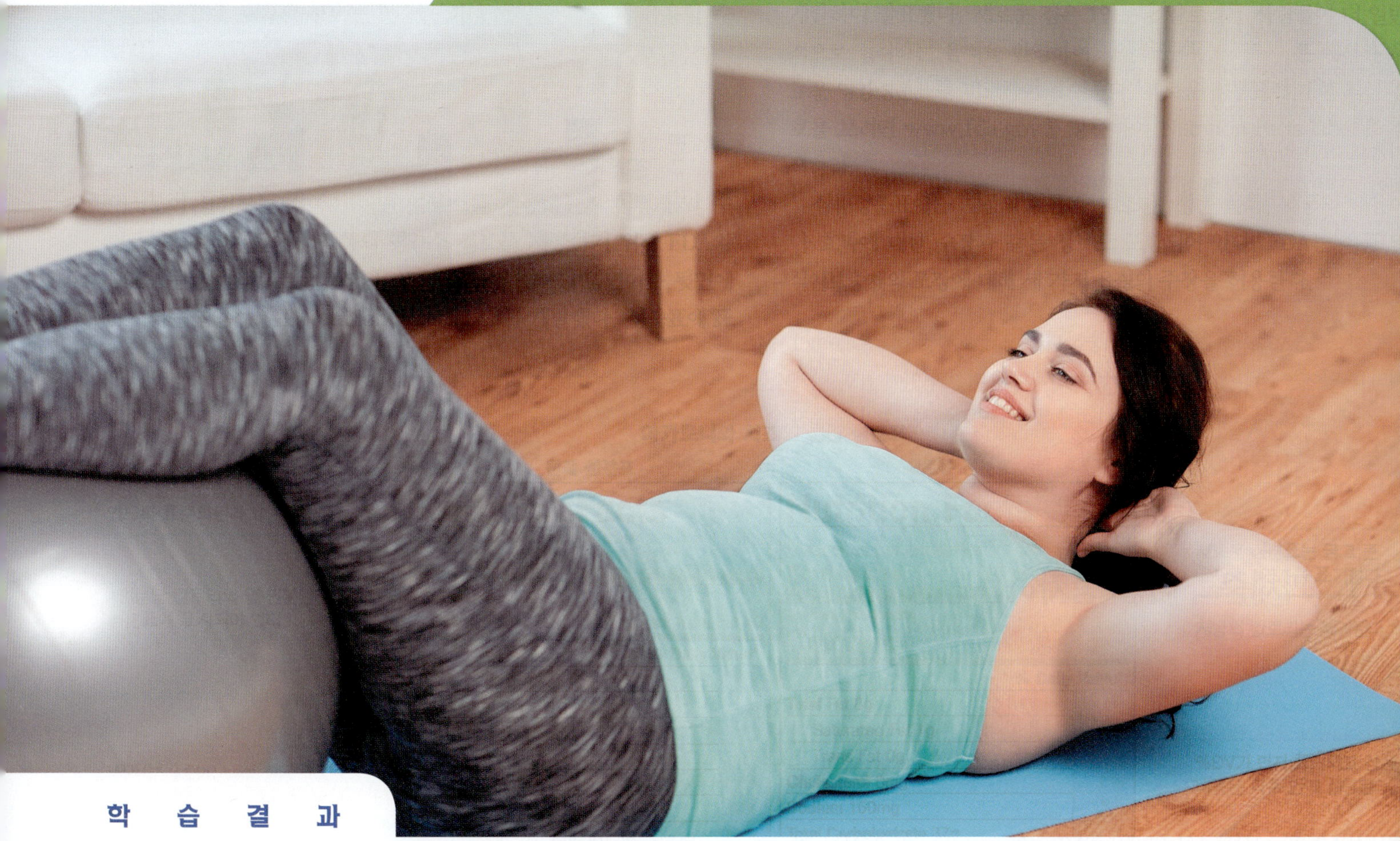

학 습 결 과

LO 1 최근 미국 및 전 세계적으로 과체중 및 비만의 현재 상황과 이와 관련한 건강 위험에 대해 정의하시오.

LO 2 통제 가능한 요인과 통제 불가능한 요인을 구분하여 비만의 위험을 높이는 요인을 정의하시오.

LO 3 건강한 체중과 체지방률을 결정하기 위한 신뢰할 수 있는 방법에 대해 논의하시오.

LO 4 운동, 식단, 생활 방식의 변화, 보충제, 다이어트 약물, 수술을 포함한 다양한 체중 조절 전략의 효과와 잠재적인 장단점을 설명하시오.

왜 관심을 가져야 하는가?

수업 시간 사이에 간식을 먹거나 바닐라 라떼를 마시는 것은 쉬운 일이지만, 추가적인 신체활동을 하거나 다른 식사를 통해 칼로리를 줄이지 않는 한 간식으로 섭취한 여분의 칼로리는 문제가 될 수 있다. 하루에 500 kcal를 더 섭취하면 (참고로, 500 kcal는 라떼와 크림치즈를 곁들인 베이글보다 적은 칼로리), 일주일 만에 1파운드(450 g)의 체중 증가로 이어질 수 있다. 체중이 68 kg인 사람의 경우, 450 g을 태우기 위해 6.5 km/h의 속도로 약 90분간 걸어야 한다. 좀 더 천천히 걸으면 더 오래 걸릴 것이다.

세계 인구의 30% 이상이 과체중이거나 비만이다. '비만'의 흐름을 막으려는 노력에도 불구하고, 지난 33년 동안 비만율을 성공적으로 감소시킨 나라는 없었다. 미국에서 1980~2013년 사이에 남성은 29%에서 37%로, 여성은 30%에서 38%로 비만이 급증했다. 미국의 비만 인구는 13%로 전 세계 비만 인구의 가장 높은 비율을 차지하며, 그 뒤를 중국과 인도가 함께 전 세계 비만 인구의 15%를 차지하고 있다.[1]

젊은이와 노인, 부자와 가난한 사람, 시골과 도시, 교육받은 사람과 받지 못한 사람, 미국인들은 한 가지 공통점을 가지고 있다. 그들은 사실상 모든 이전 세대보다 더 뚱뚱하다.[2] **오베소제닉**(obesogenic)이라는 단어는 건강에 좋지 않은 식품 선택의 용이성과 이에 관한 마케팅, 신체활동의 부족을 초래하는 사회문화적 규범과 같은 비만을 촉진하는 환경 조건을 말한다.

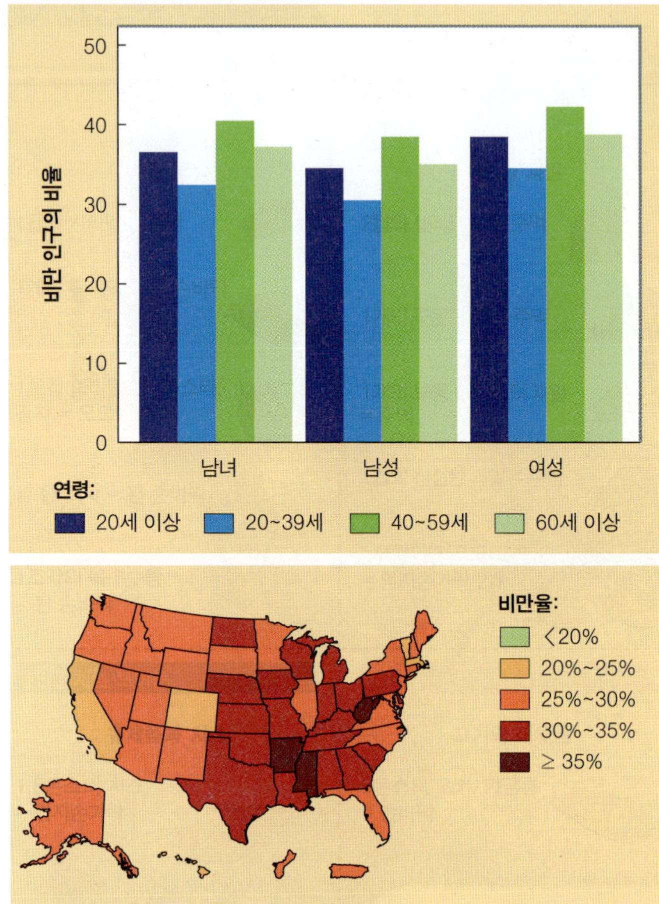

그림 9.1 미국의 비만.

Sources: Figure 11.1 Prevalence of Obesity in Adults Aged 720 Years by Age, Sex, and Age Group. Source: E. J. Benjamin et al., "Heart Disease and Stroke Statistics-2017 Update: A Report from the American Heart Association," *Circulation* 135, no. 10 (2017): e146-e603.

LO 1 과체중과 비만: 증가하는 건강 위협

최근 미국 및 전 세계적으로 과체중 및 비만의 현재 상황과 이와 관련한 건강 위험에 대해 정의하시오.

우리가 과체중과 비만이라는 용어를 사용할 때 이것은 무엇을 의미하는가? **비만**(obesity)은 체중과 키를 고려한 지표인 **체질량지수**(body mass index, **BMI**)가 권장 수준보다 20% 이상일 때로 정의한다(BMI 30 이상). 1급 비만은 BMI가 30보다 크지만 35보다 작은 경우를 의미한다. 2급 비만은 35~40의 BMI를 가진 사람들을 가리키며, 3급 비만은 40 이상의 BMI를 가진 사람으로, 흔히 고도 비만(morbidly obese)이라고 한다.[3] 덜 극단적이지만 여전히 해로운 것은 **과체중**(overweight)인데, 이는 체중이 건강 수준보다 10% 이상 더 나가거나 25~29 사이의 BMI를 의미한다.

오베소제닉(obesogenic) 건강에 좋지 않은 식품의 이용 가능성, 고칼로리 소비와 신체활동 부족을 초래하는 사회문화적 규범 등 비만을 촉진하는 환경 조건.

비만(obesity) 체중이 권장 수준보다 20% 이상 더 나가는 상태, 성인의 경우 BMI는 30 이상이다.

체질량지수(body mass index, BMI) 현재 또는 미래에 건강 문제에 대한 위험을 평가하는 데 사용되는 사람의 키와 체중에서 계산된 수치.

과체중(overweight) 체중이 권장 수준보다 10% 이상 더 나가는 상태, 성인의 경우 BMI는 25~29.9이다.

미국에서의 과체중과 비만

그림 9.1은 20세 이상의 미국 성인의 비만 유병률을 연령과 지역별로 보여준다. 실제로 비만 유병률은 최근 수십 년간 꾸준히 증가해왔고, 일부 인구 사이에서 불균형적인 위험도 보인다.[4] 2~5세 사이의 아이들은 최근 몇 년 동안 비만율이 약간 감소하거나 안정되어 있는 것처럼 보이지만, 가장 어린이들의 9.4% 이상이 비만이며, 여전히 높은 비율을 유지하고 있다. 비만율은 거의 모든 다른 집단에서도 증가하고

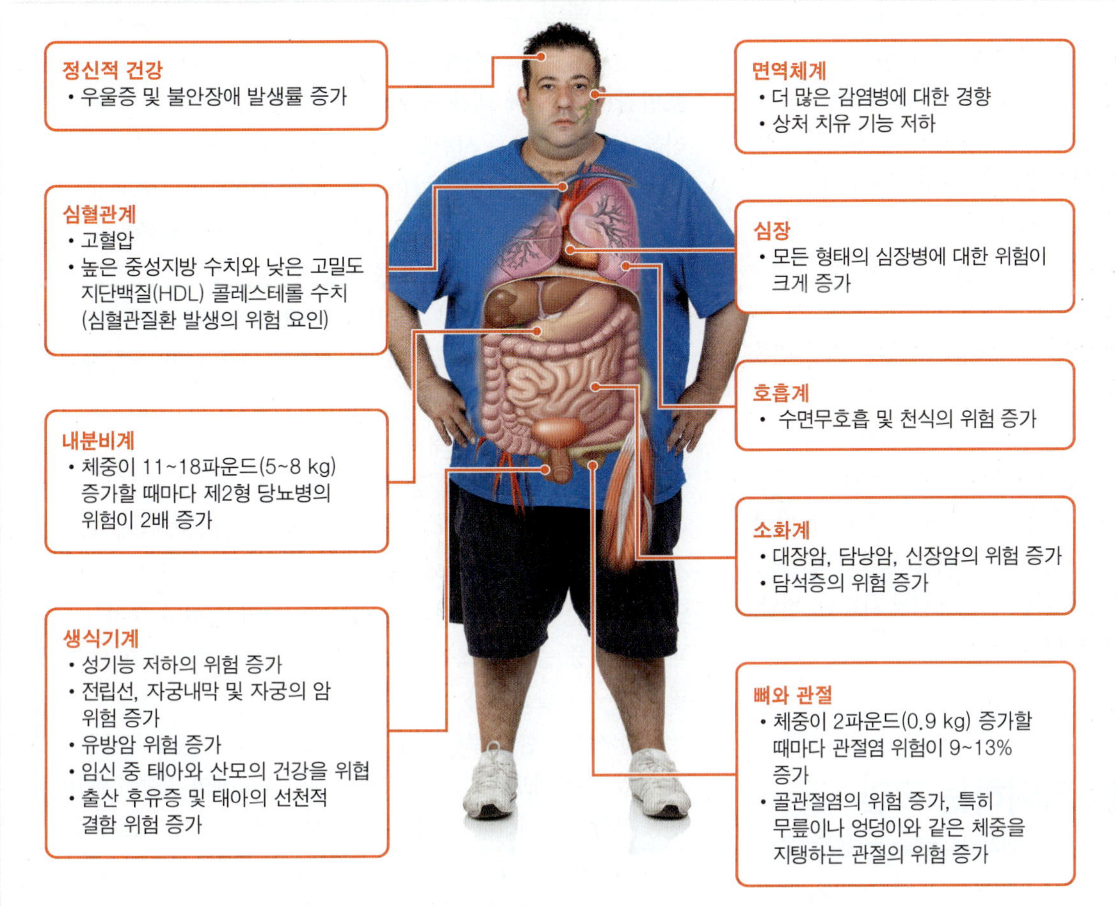

그림 9.2 과체중과 비만의 건강에 대한 부정적인 영향.

있다. 오늘날 거의 6~11세 어린이들의 17.5%와 12~19세 청소년들의 20.6%가 비만이며, 고도 비만율이 증가하는 추세이다.[5] 저소득, 저학력, 고실업 가정의 어린이와 청소년들은 비만에 노출되어 있는 반면, 교육을 많이 받은 부모가 있는 고소득 가정의 아이들은 위험도가 낮다.[6]

연구는 또한 미국의 일부 성인 인구에서 과체중과 비만율이 더 높다는 것을 지적한다. 히스패닉계 남성(79.6%)과 비 히스패닉계 백인 남성(73%)은 비 히스패닉계 흑인 남성(69%)보다 비만일 가능성이 높다.[7] 비 히스패닉계 흑인 여성(82.2%), 히스패닉계 여성(77.1%)은 비 히스패닉계 백인 여성(63.7%)보다 과체중이거나 비만일 가능성이 높다.[8] 이와는 대조적으로 미국의 아시안 남성의 46.6%와 아시안 여성의 34.6%가 과체중 또는 비만이다.[9]

오베소제닉 세계

미국만이 비만 문제에 직면한 것은 아니다. 실제로 비만은 1980년 이후 세계적으로 2배 이상 증가하여 과체중 성인이 19억 명 이상, 비만 성인이 6억 명 이상이다.[10] 비만은 한때 고소득 국가에서 주로 문제가 되었으나 오늘날 저소득 및 중산층 국가에서 과체중과 비만 문제가 증가하고 있다.[11] 세계 여러 지역에서 높은 과체중과 비만율의 세계적인 추세를 반영하여 **글로비시티**(globesity, global + obesity)라는 신조어가 생겨났다. 좌업의 증가, 고지방, 고탄수화물 식품의 마케팅, 세계 인구의 식량 에너지 공급의 증가는 비만의 증가에 기여했다.[12]

과체중의 건강 위험

비록 흡연이 여전히 예방 가능한 사망의 주요 원인이지만 비만은 급격히 증가하고 있다. 비만은 심혈관질환(CVD), 뇌졸중, 암, 고혈압, 당뇨병, 우울증, 소화장애, 담석, 수면무호흡, 골관절염, 활동성 감소 등과 관련이 있다.[13] 그림 9.2는 비만의 잠재적인 건강의 영향을 보여준다.

비만을 가진 사람들은 다음과 같은 위험을 가지고 있다.[14]

- 심부전의 위험이 104% 증가한다.
- BMI가 30 이상이면 기대수명이 2~4년 줄어든다.
- BMI가 40 이상이면 기대수명이 8~10년 줄어들며, 이는 장기 흡연자와 비슷하다.
- 비만 아동의 거의 55%는 청소년기에 여전히 비만이며, 비만 청소년의 80%는 비만 성인으

글로비시티(globesity) 전 세계적인 비만율이 증가하는 현상.

포만감(satiety) 식사 후 느껴지는 배부름과 만족감.

로 성장하고, 70%는 30세 이후에도 비만일 것이다.[15]

과체중 및 비만과 밀접한 관련이 있는 당뇨병도 주요 관심사이다. 2,900만 명 이상의 미국인들이 당뇨병을 앓고 있으며, 그들 중 약 25%가 자신이 당뇨병이라는 사실을 알지 못한다. 또 다른 8,600만 명의 성인들은 당뇨병전기를 가지고 있는데, 그들 중 1/3은 그 사실을 모르고 있다.[16] Focus on: 당뇨병의 위험 최소화하기는 당뇨병과 관련된 위험에 대한 비만의 악영향과 예방에 대해 논의한다. (비만 비용에 대한 정보는 '돈과 건강'을 참고하라.)

심혈관질환, 암, 그리고 다른 만성질환이 과체중, 비만과 관련된 유일한 위험은 아니다. 과체중과 비만은 임신합병증, 염증, 천식, 혈중지질 증가, 근골격계 질환, 낙상 위험 증가, 지방간과 담낭 문제, 다낭성난소증후군, 우울증, 생식 기능 저하, 성기능 저하 등과 관련이 있다.[17] 과체중과 비만으로 인한 사회적 고립, 학교에서의 괴롭힘, 비난, 차별, 그리고 삶의 질 저하 또한 관련이 있다.

LO 2 과체중과 비만에 기여하는 요인

통제 가능한 요인과 통제 불가능한 요인을 구분하여 비만의 위험을 높이는 요인을 정의하시오.

높아지는 과체중과 비만율의 발생 원인은 '칼로리 섭취와 소모'의 공식처럼 간단하지 않다. 유전적 및 생리적 요인, 사회적 영향, 수면, 그리고 잠재적인 병원균을 포함한 다른 요인들도 중요하다. 비만 위험을 줄이기 위해 오베소제닉의 환경적 및 상황적 요인을 바꾸려고 하는 생태적인 접근이 필요하다. 가정에서의 학습 행동, 학교와 사회 환경에서의 영향, 미디어의 영향, 그리고 우리가 살고 일하는 환경은 우리의 체중 조절에 중요한 요인들이다.[18]

생리적, 유전적 및 호르몬 요인

어떤 사람들은 뚱뚱해지도록 태어났는가? 비만인 사람들은 마른 사람들보다 영양 보충의 측면을 넘어서 식욕을 충족할 가능성이 더 높다. 사실 비만은 복잡한 유전적, 호르몬, 생리적 및 환경적 상호작용을 수반하는 것으로 보인다.[19]

FTO, 그렐린, 렙틴: 유전자와 호르몬이 작용하는가?

최근 연구는 우리의 식욕에 대한 유전적 근거가 있으며, 일부 사람들은 **포만감**(satiety)에 대한 낮은 민감성을 물려받았다고 보고한다.[20] 이러한 사람들은 다른 사람들보다 음식에 대한 욕구가 강하다. 특히 지방 형성과 비만 관련 유전자(fat mass and obesity-associated, FTO)와 같은 유전자 중 하나일 수 있다.[21] 많은 연구가 식욕과 음식 섭취 조절, 신진대사에 핵심적인 역할을 하는 호르몬인 그렐린, 위장 운동성, 위산 분비, 내분비 및 외분비 이자 분비물, 포도당과 지질대사, 심혈관계와 면역체계의 과정을 조절하는 FTO와 같은 유전자의 역할에 초점을 맞추고 있다.[22]

또 다른 호르몬은 포유류의 지방세포에 의해 생성되는 식욕조절제인 렙틴이다. 지방조직이 증가하면 혈액 속의 렙틴 수치가 증가하고, 이로 인해 식욕이 떨어진다. 과학자들은 렙틴이 배부르게 먹고 있다는 신호를 보내고, 이로 인해 음식 섭취를 늦추며, 에너지를 촉진시키는 일종의 조절자 역할을 한다고 믿는다. 따라서 렙틴 수치가 낮을 때, 과식과 체중 증가가 촉진될 것이라고 믿는다. 렙틴의 역할에 대한 더 많은 연구가 필요하다.

비만 시 이러한 호르몬이 부적절하게 기능하는 정확한 이유는 알려지지 않았지만, 과도한 그렐린 생성과 렙틴 수용체의 결함이 원인의 한 부분일 것으로 알려졌다. 일부 사람들에게는 생물학적 신호보다 환경적이고 심리적인 요인이 더 크게 작용할 수도 있다.[23] 구체적으로 특정한 유전적 변이를 가진 사람들은 더 자주 식사를 하고, 매일 더 많은 칼로리를 섭취하며, 고지방 식품군을 찾는 패턴을 보일 수 있다. 또한 다른 유전자들은 특정한 삶의 시기, 특히 청소년기와 젊은 성인기의 체중 증가에 영향을 미칠 수 있다.[24] 유전자의 영향은 개별적으로 작용하기보다

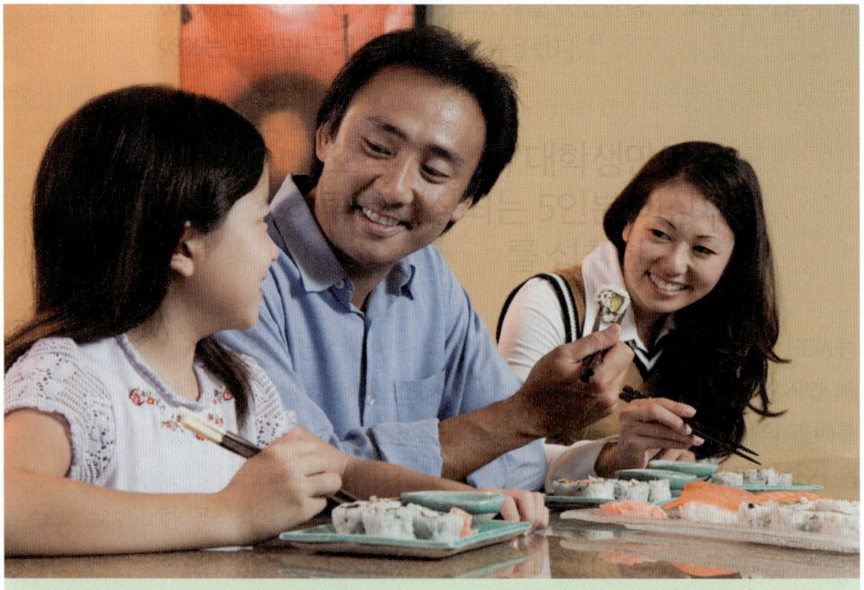

가족력, 유전, 환경, 그리고 가족 구성원으로부터 학습된 식습관 등 체중과 체형을 결정하는 많은 요인이 존재한다.

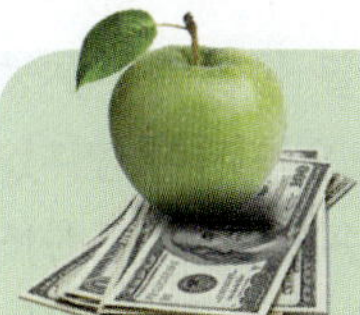

돈과 건강 | 비만의 경제적 비용

연구에 따르면, BMI가 증가함에 따라 의료 관련 비용도 증가한다고 보고한다. 다음 사항을 고려하라.

- 현재 추세대로라면, 2030년까지 전 세계 성인 인구의 거의 절반이 과체중이거나 비만이 될 수 있어 사회에 엄청난 개인, 사회, 경제적 비용이 발생하게 된다.
- 비만은 전 세계적으로 매년 사망자의 거의 5%를 차지한다. 경제적 영향은 약 2조 달러에 달하는데, 흡연과 알코올 중독에 이은 세 번째이다.
- 비만 인구는 정상인보다 연간 42% 더 높은 의료비를 요구한다. 고도 비만인 성인은 건강한 성인에 비해 1인당 의료비가 81% 더 높다. 주요 질병의 평생 의료비는 비만인 사람의 경우 50% 이상 증가하는데, 이는 고도 비만인 사람의 2배에 해당한다. 의료비는 장기 입원, 회복, 약물 구매를 포함한다.
- 비만 인구는 건강한 인구에 비해 37% 더 높은 처방약 비용을 지출하며, 여러 가지 처방약을 복용할 가능성이 2배 높다.
- 비만인 사람들은 건강한 사람들보다 약 이틀을 결근하여 매년 전체 결근에 따른 비용의 6.5~12.6%를 차지한다.
- 응급실 방문 비용은 건강한 성인보다 고도 비만일 경우 41% 더 높다. 비만인 경우 28%, 과체중인 사람의 경우 22% 더 높다. 검사 횟수의 증가, 병원 입원 가능성 증가, 모니터링 및 약물 증가, 종종 동반이환(예: 당뇨병, 고혈압)에 대한 비용이 증가한다. 비만의 정도가 클수록 주어진 해에 여러 번 방문할 가능성이 커진다.
- 비만은 더 많은 연료 소비와 더 큰 자동차나 좌석, 더 큰 구급차 및 다른 문제들을 위한 운송비를 증가시키는 것을 의미할 수 있다.
- 최근 15만 명의 스웨덴 형제들을 대상으로 한 연구에 따르면, 비만은 대학 학위가 없는 것만큼 비용이 많이 든다고 알려졌다. '비만 불이익'은 정상 체중보다 수입이 16% 이상 적은 것으로 알려졌다.

많은 보험사들은 과체중으로 웰빙 프로그램에 참여하기를 거부할 가능성이 높은 사람들에게 보장을 제한하고 많은 요금을 부과하고 있다. 체중에 대한 어려움을 겪고 있는 직원들을 위해 상담과 무료 체육관 회원권을 제공하는 직장도 있다. 이렇게 인상된 요금과 혜택은 공평한가? 많은 사람들은 이러한 불이익이 비만에 대한 비난과 차별의 형태를 부당하게 반영한다고 주장한다. 또한 일부 사람들은 정상 체중 범위 안에 있는 사람들이 비만 인구을 위한 비용을 보조할 필요가 없다고 주장하기도 한다. 그럼에도 불구하고 어떤 사람들은 이것이 고지방 음식을 먹고, 맥주를 너무 많이 마시거나 의도하지 않은 임신과 같은 요인들에 대해 더 많은 돈을 지불하는 과정에서 미끄러운 비탈길 논증이라고 주장한다. 여러분은 어떻게 생각하는가?

최근 많은 보험사와 기업들이 직원들의 활동을 늘리고 식단을 개선하도록 동기를 부여하는 방법을 고심하는 가운데 이러한 추가 비용에 대해 많은 논쟁이 있다.

Sources: Robert Wood Johnson Foundation. "The Healthcare Costs of Obesity," 2016, stateofobesity.org/healthcare-costsobesity; A. Dee et al., "The Direct and Indirect Costs of Both Overweight and Obesity: A Systematic Review," *BMC Research Notes* 7, no. 1 (2014): 242; T. C. Roberts et al., "Patchy Progress on Obesity Prevention: Emerging Examples, Entrenched Barriers and New Thinking," *Lancet* 385, no. 9985 (2015): 2400-09; McKinsey & Company, "How the World Could Better Fight Obesity," November 2014, www.mckinsey.com/insights/economic_studies/how_the_world_could_better_fight_obesity.

는 복합적으로 작용하여 중추신경계를 통한 음식 섭취의 조절에 영향을 미칠 수 있으며, 지방세포 합성 및 기능에도 영향을 미칠 수 있다.

만약 여러분의 유전자가 비만 형성에 중요한 역할을 한다면, 여러분은 자신의 체중과 평생의 싸움을 하게 될 운명인가? 아마도 아닐 것이다. 건강한 생활 방식은 '비만' 유전자를 잠재울 수 있을 것이다. 성인 쌍둥이 5,079쌍에 대한 연구 결과는 신체활동이 BMI의 유전적 증가를 억제한다는 것을 나타내며, 운동이 비만의 위험에 대한 유전적 영향을 억제할 수 있다는 것을 보여준다.[25]

신진대사: 체중 감량에 대한 영향

최근 연구에 따르면, 한 개인이 체중 감량을 하는 것이 개인의 생물학적 요인에 영향을 받는 것으로 보고되었다. 잘 통제된 실험에서 12명의 비만 남성과 여성들은 하루 동안 단식한 후 6주간 병원에 머물면서 평상시 칼로리의 50%만 섭취했다. 그 기간 동안 가장 적은 체중 감소를 보인 사람들은 칼로리 제한에 대해서 신진대사가 현저하게 느려졌다.[26] 사모아 인구의 비만 현상에 대한 연구는 이 연구의 이론을 뒷받침한다.[27]

이 연구의 개인들은 연구자들이 말하는 낮은 신진대사를 가지고 있다. 이와는 대조적으로 높은 신진대사를 가진 사람들은 칼로리 섭취가 줄었을 때 계속해서 높은 신진대사를 유지했고, 이는 낮은 신진대사를 가진 집단에 비해 훨씬 더 큰 체중 감소를 보였다. 연구자들은 식이요법에 대한 이러한 반응이 유전적 근거를 가지고 있는지 아니면 시간이 지남에 따라 변화하는 것인지 확신을 가지지는 못했다. 그럼에도 불구하고 일부 비만인 사람들은 다른 사람들보다 살을 빼는 데 더 어려움을 겪을 수 있고, 단식이나 저칼로리 식단은 실제로 신진대사를 더 느리게 하여 체중 감량을 더 어렵게 하는 것으로 보인다.

기초대사율(basal metabolic rate, BMR)
완전한 휴식 상태에 신체의 에너지 소비 비율.

대사율

신진대사는 체중을 증가, 유지, 감소시키는 데 결정적인 영향을 미친다. 우리는 **기초대사율**(basal metabolic rate, **BMR**)이라는 선천적인 에너지 연소 능력을 가지고 있는데, 이는 신체가 기본적인 생명 기능을 유지하기 위해 에너지를 사용하는 것을 의미한다. 평균적으로 건강한 성인의 1일 기초대사량은 1,200~1,800 kcal를 보인다. 엄밀히 말하면 기초대사율을 측정하기 위해, 모든 주요 자극(교감신경계 및 소화에 대한 스트레스 요인들을 포함)이 안정되어야 한다. 보통 기초대사율을 측정하기에 가장 좋은 시간은 아침 기상 후(8시간 취침)와 12시간 공복 후이다.

에너지 소비 수준을 평가하는 더 실용적인 방법은 **안정시대사율**(resting metabolic rate, **RMR**)이다. 기초대사율보다 약간 높은 안정시대사율은 음식 소화, 앉기, 공부하기, 또는 서 있기와 같은 에너지 소비를 포함한다. **운동대사율**(exercise metabolic rate, **EMR**)은 모든 일상의 칼로리 소비를 포함하며, 신체활동 중에 발생하는 에너지 소비를 말한다. 우리 대부분에게 이러한 칼로리는 걷기, 계단 오르기, 잔디 깎기 같은 가벼운 일상 활동을 포함한다.

기초대사율과 안정시대사율은 일생 동안 변하며 유아기, 사춘기, 임신 기간 동안 가장 높다. 일반적으로 젊을수록 기초대사율이 더 높아지는데, 이는 세포가 빠른 분열을 진행하며 많은 에너지를 소비하기 때문이다. 30세 이후 기초대사율은 일 년에 1~2%씩 느려진다. 낮은 기초대사율은 더 적은 활동, 고령에 따른 근육 손실, 그리고 생활 방식의 변화 등이 많은 중년 인구의 체중 증가에 기여한다.

살을 빼 본 사람은 더 이상 체중 감소가 이루어지지 않는 **적응열발생**(adaptive thermogenesis)을 경험했을 수 있는데, 이 경우 신체는 가능한 기아에 맞선 방어적인 보호의 한 형태로 대사 활동과 에너지 소비를 감소시킨다. 체중이 감소하면 배고픔에 대한 민감도가 증가하고, 에너지 소비가 느려져 체중을 다시 늘리거나 줄이는 것을 더 어렵게 만든다.

The Biggest Loser라는 연구의 참가자들은 제한된 식단과 격렬한 운동을 하는 프로그램에 참여했다. 일부 사람들은 체중 감소를 보였지만 시작 후 몇 달과 몇 년 동안 체중 감소를 유지하는 데 어려움을 겪었다.[28] 또한 참가자들은 연구가 종료될 때 안정시대사율이 상당히 감소하였다. 놀랍게도 안정시대사율이 처음 낮아진 사람들은 연구 시작 후 몇 달과 심지어 몇 년이 지난 후에도 안정시대사율이 낮아진 상태를 유지했다. 이러한 사람들은 체중을 줄이거나 더 많은 체중을 감량하는 데 어려움을 겪었다. 체중 감량에 대해 급격한 식이 제한을 받은 사람들은 향후 체중을 줄이고 유지하는 것이 더 어려워질 수 있다. 적절한 후속 지원이 없으면 그들은 실제로 다시 체중이 증가할 수 있다.[29]

안정시대사율(resting metabolic rate, RMR) 기초대사율 조건에서 신체의 기본적인 에너지 소비를 고려한 대사율.

운동대사율(exercise metabolic rate, EMR) 운동 중에 발생하는 에너지 소비.

적응열발생(adaptive thermogenesis) 뇌가 칼로리 섭취에 따라 대사 활동을 조절하는 이론적인 메커니즘.

요요 다이어트(yo-yo dieting) 다이어트를 통해 체중이 감소하고 다시 증가하는 주기.

세트포인트 이론(set point theory) 인체 내부 온도 조절시스템이 우리의 체중을 조절하고 정해진 체중의 일정 범위 내에서 작동한다는 이론.

증식형 비만(hyperplastic obesity) 지방세포의 수가 과다한 것이 특징인 질환.

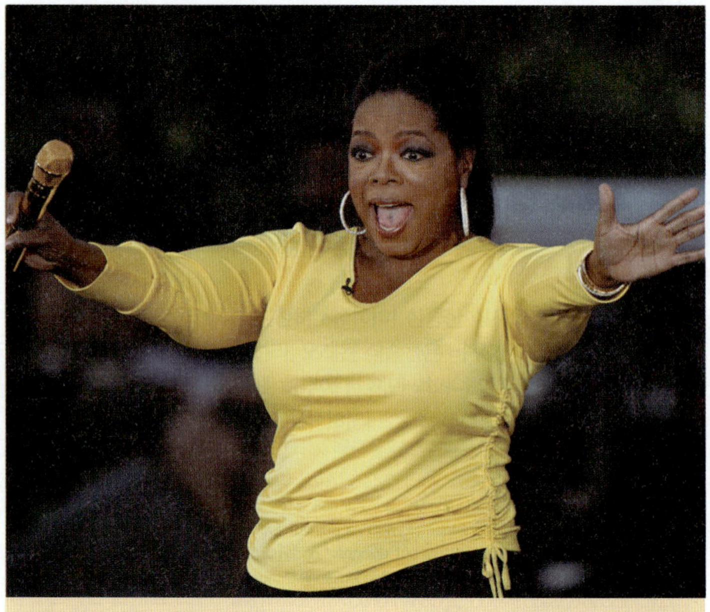

윈프리(O. Winfrey)는 요요 다이어트와의 싸움에 대해 솔직했다. 요요 다이어트는 몸의 신진대사를 방해하고 미래의 체중 감량과 유지를 더 어렵게 한다.

요요 다이어트(yo-yo dieting)에서 사람은 체중 감소와 증가를 반복한다. 일반적으로 체중 감량 후 근육량과 체중이 감소하고, 기본적인 신체 기능에 필요한 에너지가 낮기 때문에 기초대사율이 감소한다. 다이어트를 하는 사람들이 체중 감량 후에 정상적인 식사를 재개할 때 감소한 기초대사율 때문에 칼로리가 더 천천히 연소하여 다시 원래의 체중으로 돌아가게 된다. 실제로 시간이 지남에 따라 다이어트와 체중이 되돌아오는 반복되는 패턴은 체중을 증가시킬 가능성을 높인다. 노령 증가와 활동 감소로 인한 근육량의 전체적인 손실도 기초대사율을 낮추는 데 기여한다.

기초대사율과는 반대로 **세트포인트 이론**(set point theory)이 있는데, 이는 우리의 몸이 설정된 범위 안에서 체중을 유지하기 위해 노력한다는 것을 의미한다. 만약 우리가 급격한 단식을 한다면, 기초대사율은 에너지를 절약하기 위해 속도를 늦춘다. 세트포인트 이론은 우리 자신의 몸이 칼로리를 유지함으로써 체중 감량을 방해할 수도 있다는 것을 시사하며, 왜 사람들이 특정한 체중의 범위에 머무르는 경향이 있고, 왜 다른 수준의 체중 감량이 어려운지를 설명한다. 좋은 소식은 정해진 범위가 바뀔 수 있다는 것이다. 하지만 이러한 변화들은 영구적이 되기 위해 시간이 걸릴 수 있다.

지방세포와 비만 성향

일부 비만인 사람들은 지방세포의 수가 너무 많을 수도 있다. 평균 체중의 성인은 약 250억~350억 개의 지방세포를 가지고 있고, 비만 성인은 600억~1,000억 개의 지방세포를 가지고 있으며, 고도 비만인 성인은 2,000억 개의 지방세포를 가지고 있다.[30] 이와 같은 **증식형 비만**

(hyperplastic obesity)은 보통 어린 시절에 나타나며, 출산 전 어머니의 식습관 때문에 나타날 수도 있다. 지방세포 과증식의 가장 중요한 시기는 태아 발달의 마지막 2~3개월, 출산 후 첫 해, 그리고 9~13세 사이의 기간이다. 이 이론의 중심은 성인기에는 체내 지방세포의 수가 눈에 띄게 증가하지 않는다는 것을 바탕으로 한다. 그러나 이 세포들 각각이 팽창(**비대**, hypertrophy)하고 수축하는 능력은 성인기로 이어지게 된다. 지방세포가 많은 사람들은 성인기에 각 세포의 크기를 줄임으로써 체내 지방세포의 수와 세포가 커지는 정도 모두에 연관될 수 있다.

어떻게 생각하는가?

여러분은 특정한 환경에서 비만에 대한 위험을 높이는 요인이 무엇이라고 생각하는가?

- 그것들은 무엇이며 어떻게 위험을 증가시키는가?
- 이러한 요인들을 극복하기 위해 어떤 조치를 취할 수 있는가?

환경적 요인

환경적 요인들은 체중 유지에 큰 역할을 한다. 자동차, 리모컨, 책상 업무, 좌식 생활은 신체활동과 에너지 소비를 줄이는 데 기여한다. 더 많이 먹는 우리의 문화와 결합하여 체중 증가의 요인들이다.

고칼로리 식품에 대한 접근성 향상

오늘날에는 과거에 비해 칼로리가 높고 영양가가 낮은 음식들이 더 많이 존재한다. 또한 우리가 그것들을 소비하도록 유도할 수 있는 많은 환경적 요인들이 있다.

- 끊임없는 광고로 인해 우리는 더 많이 먹고 영양 대신 맛을 추구하는 경향이 있다.
- 증가한 1인분의 양은 칼로리와 지방 섭취를 증가시킨다. ('오늘날 학생들의 건강'을 참고하라.)
- 고칼로리 커피와 설탕 함유가 높은 음료를 쉽게 이용할 수 있게 되면, 식사 사이에 휴식이나 보상의 형태로 사람들을 유혹하는데, 이로 인해 시간이 지남에 따라 칼로리 섭취가 증가하게 된다.
- 잘못된 식품성분표는 소비자들에게 1인분의 양에 대해 혼란을 준다.

미국에서 34% 이상의 어린이와 청소년은 매일 고지방, 고탄수화물, 가공된 패스트푸드를 통해 고칼로리 음식을 섭취한다.

비록 미국인들은 1970년에 비해 하루에 500 kcal를 더 섭취하지만, 일부 건강식품의 하루 소비량은 증가했고, 다른 식품들의 소비량은 눈에 띄게 감소했다. 1970년의 미국인과 비교하여 2014년에 미국인 1인당 채소 25.8 kg(2014년 소비는 174.6 kg), 과일 7.7 kg(2014년 소비는 108 kg), 고기와 생선, 달걀, 견과류 5 kg(2014년 소비는 141.5 kg), 설탕과 감미료 5.4 kg, 지방과 기름 13.6 kg(2014년 소비는 40.8 kg)을 더 섭취했다.[31] 만약 일부 그룹에서 더 건강한 음식을 먹는다면, 왜 우리는 비만율의 큰 변화를 보지 못하는가? 한 가지 가능성은 우리가 그 어느 때보다 운동을 적게 하고 있다는 것이다.

비대(hypertrophy) 세포의 크기가 팽창하거나 커지는 증상.

신체활동의 부족

유전, 신진대사, 환경 등이 모두 체중 관리에 영향을 미치지만 생활 방식도 원인이 된다. 일반적으로 미국인들은 전보다 더 많이 먹고 덜 움직여서 결과적으로 과체중이 되고 있다.

2016년 국민건강통계조사 자료에 따르면, 미국 18세 이상 성인의 52.8%가 여가활동 참여로 유산소 활동 지침의 기준을 충족했다.[32] 또한 22% 이상의 사람들이 유산소 운동과 근육 운동에 대한 최소 기준을 충족시켰다.[33]

심리사회적 및 사회경제적 요인

체중 문제와 정서적 불안, 필요, 그리고 욕구 사이의 관계는 판단하기 어렵다. 우리가 알고 있는 것은 먹는 것이 삶의 중심점이 되는 경향이 있고, 부분적으로 인간관계에서 비롯되는 즐거움과 관련된 사회적 의식이라는 것이다. 편안한 음식은 삶의 다른 것들이 잘 풀리지 않을 때 우리의 기분을 좋게 하는 수단으로서 이용된다. 주변 친구들과 사랑하는 사람들은 종종 우리의 식사 행동에 중요한 영향을 미친다. 최근 연구에 따르면, 과체중이거나 비만인 젊은 성인들은 다른 흡연자나 운동하는 사람들끼리 어울리는 것과 같은 방식으로 서로 친구가 되는 경향이 있다. 살을 찌우거나 빼는 것은 체중 감량에 대한 주변 사람들의 지지나 분위기에 의해 영향을 받을 수 있다.[34] 영양 및 체중 조절 전문가 윌렛(W. Willett)에 따르면, 외부적 요인은 개인적인 요인보다 우리의 비만 현상에 비슷하거나 더 큰 영향을 미칠 수 있다.[35] 가족, 친구, 직장, 환경은 식사 문화 형성을 위한 사회적 배경과 영향을 제공한다. 윌렛에 따르면, 친한 친구가 비만일 경우 57%, 형제가 비만일 경우 40%, 배우자가 비만일 경우 37%로 비만일 확률이 증가하는 것은 우연이 아니다.[36]

사회경제적 지위는 비만 위험에 상당한 영향을 미칠 수 있다. 저소득층 사람들은 신선하고 영양이 풍부한 음식을 덜 섭취하고, 대신 저렴하고 칼로리가 높은 가공식품을 선택한다. 다양한 일을 하고 오랜 시간 통근하는 사람들은 영양가 있는 음식을 요리할 시간이나 에너지가 없을 수 있다. 체육관 이용은 너무 비싸거나 불편하게 위치해 있으며 조명, 보도, 산책로 및 기타 걷거나 자전거를 타는 장소가 부족하

오늘날 학생들의 건강

식당에서의 증가한 섭취량을 주의하라

햄버거와 감자튀김에서부터 육류, 파스타 식사에 이르기까지 오늘날 인기 있는 식당의 음식들은 이전 음식들에 비하여 양이 크게 증가하였다. 예를 들어, 한 지역의 스테이크 체인점에서 저녁 식사로 700 g의 스테이크는 거의 3,000 kcal와 150 g의 지방을 함유하고 있다. 이것은 일일 권장 칼로리의 1.5배, 대부분 성인이 하루에 필요로 하는 지방의 2~3배에 달하는 것이다!

많은 연구자들은 미국인들이 살이 찌는 주된 이유가 사람들이 더 이상 일반적인 1인분의 양을 인식하지 못하기 때문이라고 믿고 있다. 국립 심장, 허파, 혈액 연구소는 오늘날의 양이 20년 전의 것과 어떻게 비교되는지를 보여주는 '섭취량 왜곡' 퀴즈를 개발했다. 온라인 웹사이트 www.nhlbi.nih.gov/health/educational/wecan/eat-right/portion-distortion.htmHYPERLINK "http://www.nhlbi.nih.gov/health/educational/wecan/eat-right/portion-distortion.htm" 에서 1인분의 섭취량에 대한 테스트를 하라.

외식할 때 과식을 막기 위해 다음 전략을 따르라.

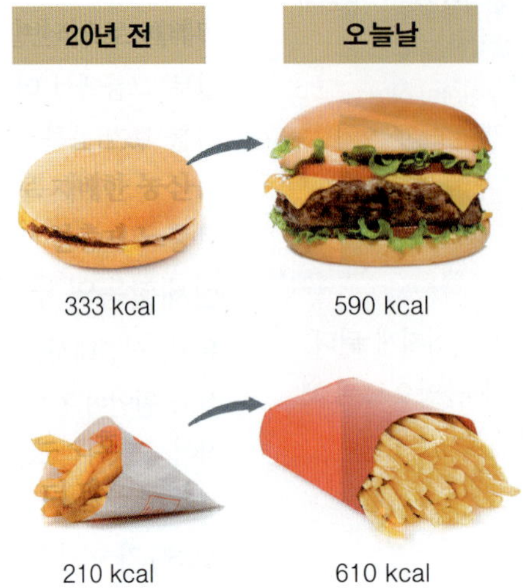

오늘날 증가한 섭취량.

Source: Data are from National Heart, Lung, and Blood Institute, "Portion Distortion," March 2017, www.nhlbi.nih.gov/health educational/wecan/eatright/portion-distortion.htm.

- 시간을 가지고 식사를 하라. 이를 통해 포만감을 빨리 느껴 과식을 막을 수 있다. 천천히 식사하고 대화를 많이 하라.
- 옆에 조미료와 양념을 주문하라. 그릇 전체에 뿌려 먹는 것보다는 살짝 곁들여 먹어라.
- 건강하고 단백질이 풍부한 애피타이저를 메인 식사로 주문하고 작은 샐러드나 채소도 주문하라. 오늘의 메뉴는 종종 좋은 선택이 될 수 있다.
- 친구와 함께 식사를 나누고 각자 곁들임 샐러드를 주문하라. 또는 식사의 절반을 즉시 포장 상자에 넣고 나머지는 식당에서 먹어라.
- 뷔페식 식사를 피하라. 만약 뷔페에 가게 되면 작은 접시를 사용하여 샐러드와 채소, 고단백, 저칼로리, 저지방으로 채워라. 패스트푸드점에서 메뉴 성분표를 주의 깊게 읽어라. 건강한 식사를 위한 최선의 대안을 선택하도록 하는 데 도움이 될 수 있다.
- 가능한 가장 적은 양의 식사를 주문하라. 양보다는 맛과 품질에 초점을 맞춰라. 뷔페식 식사를 할 때 여러분의 감정에 집중하라. 적게 먹고, 천천히 먹고, 먹는 것을 즐기는 것에 익숙해져라.

Source: Data are from National Heart, Lung, and Blood Institute, "Portion Distortion," Accessed April 1, 2015, www.nhlbi.nih.gov/health/educational/wecan/eat-right/portion-distortion.htm.

면 운동하기 위험하거나 어려울 수 있다.[37]

비만 위험에 대한 새로운 이론

비만 위험을 증가시킬 수 있는 요인에 대한 많은 새로운 연구가 있다. 이를 통해 예방과 통제할 수 있는 기회를 얻을 수 있을 것이다.

병원균 및 환경 독소

몇몇 연구자들은 바이러스와 다른 병원균의 역할을 감염비만의 형태로 연구해왔다. 이 연구의 대부분은 장내 세균, 신진대사, 인슐린 민감도 변화에 대한 바이러스와 세균의 영향에 초점을 맞췄다. 비만인과 정상인은 장내 세균이 다르며, 이에 따라 증가된 위험에 대한 가능한 메커니즘의 연구를 진행 중이다.[38]

또한 연구자들은 어떻게 30개 이상의 화학물질이 위장관의 세균을 변화시키고 비만에까지 영향을 미치는지에 대한 연구를 하고 있다. 페인트, 살충제, 그리고 다른 화학 성분이 함유된 제품들은 비만 위험 증가에 대한 가능한 주범들 중 하나이다.[39]

저체중(underweight) 체중이 정상 권고 수준보다 10% 이상 낮으며, 성인의 경우 BMI가 18.5 미만이다.

약물

여러 연구들이 항우울제, 알레르기 약물, 항생제, 심장 및 고혈압, 당뇨병, 암과 관련한 처방약이 체중 증가와 체중 변동에 어떤 역할을 하는지 조사했다. 각 유형의 약물에 대한 기본 메커니즘을 찾는 것은 예방 노력에 중요하다.[40]

미국 성인의 69%가 과체중이거나 비만이다. 전체 성인의 약 37%, 20세 이상 인구의 36.3%, 20~39세의 32.3%, 40~59세의 40.4%, 그리고 60세 이상에서 37%가 비만이다.

수면박탈

수면이 부족한 사람들은 신진대사, 인슐린 민감도 및 기타 체중 관련 변화에서 중요한 역할을 하는 렙틴이 감소하는 경향이 있으며, 비만 위험을 증가시킬 수 있는 하루주기리듬에 지장을 준다.[41] (수면에서 렙틴의 역할은 제4장을 참고하라.)

LO 3 | 체중 및 신체 조성 평가하기

건강한 체중과 체지방률을 결정하기 위한 신뢰할 수 있는 방법에 대해 논의하시오.

모든 사람들은 신체 구조, 키, 지방 분포와 같은 개별적인 변수에 근거하여 자신의 이상적인 체중을 가지고 있다. 전통적으로 전문가들은 개인이 이상적인 체중, 과체중, 비만 인자를 결정하기 위해 키-체중 차트와 같은 측정 기법을 사용했다. 이 차트는 사람의 지방과 근육의 비율이나 지방 분포를 고려하지 않기 때문에 부정확할 수 있다. 건강한 체중과 질병 위험을 평가하는 더 정확한 측정은 사람의 체지방 비율과 그 지방이 인체에 어떻게 분포되어 있는가에 초점을 맞추는 것이다.

체지방이 모두 나쁜 것은 아니라는 사실을 기억하는 것은 중요하다. 사실 일부 지방은 건강한 신체 기능을 위해 필수적이다. 지방은 체온을 조절하고, 충격 흡수, 기관과 조직을 보호하며 에너지를 저장한다. 체지방은 필수 지방과 저장 지방의 두 종류로 구성되어 있다. 필수 지방은 생명 유지와 생식 기능에 필요한 지방이다. 저장 지방은 우리 대부분이 없애고 싶어 하는 불필요한 지방이다.

저체중(underweight)이거나 체지방이 극도로 낮을 경우 탈모, 시력 장애, 피부 문제, 골절, 소화계장애, 심장 기능 이상, 위장장애, 체온 유지의 어려움, 여성의 생리 불순 등 수많은 문제들을 일으킬 수 있다.

체질량지수

앞에서 언급했듯이, 체질량지수(BMI)는 키와 체중의 상관관계를 나타내는 것이다. 그림 9.3에서 인치 및 파운드 단위로 BMI를 찾거나 체중(kg)을 키

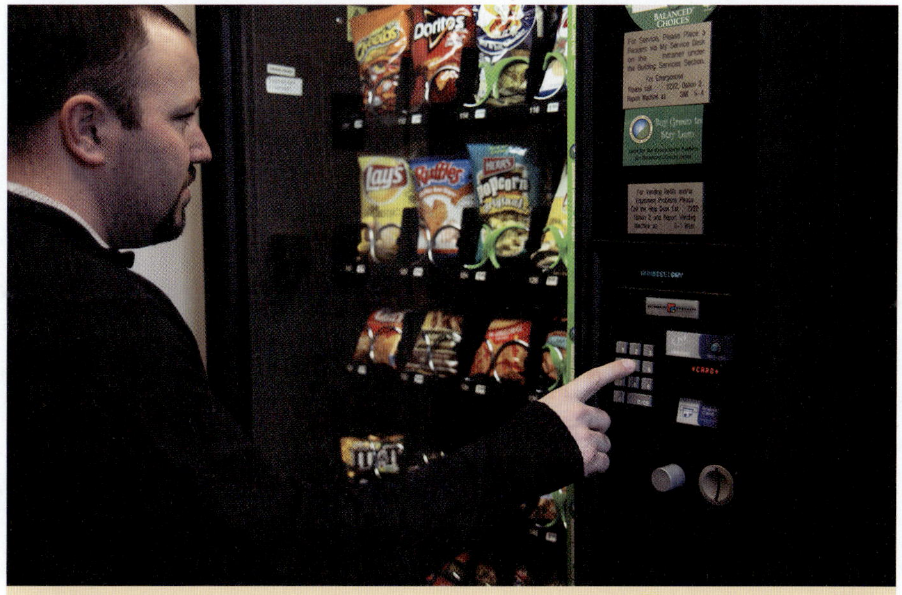

대부분의 자판기에서 발견되는 것과 같은 고칼로리 음식은 쉽게 구할 수 있으며, 오늘날 미국의 비만 문제에 기여하는 환경적 요인 중 하나이다.

키(피트 및 인치) \ 체중(파운드)	100		120		140		160		180		200		220		240		260
4'6"	24	27	29	31	34	36	39	41	43	46	48	51	53	55	58	60	63
4'8"	22	25	27	29	31	34	36	38	40	43	45	47	49	52	54	56	58
4'10"	21	23	25	27	29	31	33	36	38	40	42	44	46	48	50	52	54
5'0"	20	22	23	25	27	29	31	33	35	37	39	41	43	45	47	49	51
5'2"	18	20	22	24	26	27	29	31	33	35	37	38	40	42	44	46	48
5'4"	17	19	21	22	24	26	28	29	31	33	34	36	38	40	41	43	45
5'6"	16	18	19	21	23	24	26	27	29	31	32	34	36	37	39	40	42
5'8"	15	17	18	20	21	23	24	26	27	29	30	32	33	35	37	38	40
5'10"	14	16	17	19	20	22	23	24	26	27	29	30	32	33	34	36	37
6'0"	14	15	16	18	19	20	22	23	24	26	27	29	30	31	33	34	35
6'2"	13	14	15	17	18	19	21	22	23	24	26	27	28	30	31	32	33
6'4"	12	13	15	16	17	18	20	21	22	23	24	26	27	28	29	30	32
6'6"	12	13	14	15	16	17	19	20	21	22	23	24	25	27	28	29	30
6'8"	11	12	13	14	15	17	18	19	20	21	22	23	24	25	26	28	29
6'10"	11	12	13	14	15	16	17	18	19	20	21	22	23	24	25	26	27
7'0"	10	11	12	13	14	15	16	17	18	19	20	21	22	23	24	25	26

저체중　과체중
정상 체중　비만

그림 9.3 **체질량지수(BMI).**

정상 체중(healthy weight) BMI가 18.5~4.9로 통계적인 건강 위험이 가장 낮은 범위.

고도 비만(morbidly obese) 체중이 정상 범위에서 100% 이상이고, 성인의 경우 BMI가 40 이상.

초고도비만(super obese) 고도 비만보다 체중이 더 높은 상태, 성인의 경우 BMI가 50 이상.

의 제곱(m^2)으로 나누어 BMI를 계산한다. 공식은 아래와 같다.

$$\text{BMI} = \text{체중(kg)/키의 제곱(m}^2)$$

BMI 계산기는 국립 심장, 허파, 혈액 연구소(www.nhlbi.nih.gov/guidelines/obesity/BMI/bmicalc.htm)에서 찾을 수 있다.

정상 BMI 수준은 나이와 성별에 따라 다를 수 있지만, 대부분의 성인 BMI 표는 그러한 변수를 고려하지 않는다. **정상 체중**(healthy weight)은 BMI가 18.5~24.9인 것으로 정의된다.[42] BMI가 25~29.9인 것은 과체중이며, 잠재적으로 유의한 건강 위험을 나타낸다.[43] BMI가 30~39.9인 것은 비만으로 분류된다.[44] BMI가 40~49.9인 것은 **고도 비만**(morbidly obese)이며, 50 이상의 범주는 **초고도비만**(super obese)으로 분류되었다.[45] 비만 남성의 거의 5%와 비만 여성의 10%가 고도 비만이다(표 9.1 참고).[46]

BMI의 제한점

다른 비만도 평가와 마찬가지로 BMI에도 한계가 있다. 물, 근육, 골질량은 BMI 계산에 포함되지 않으며, BMI 수치는 근육이 지방보다 더 무겁다는 사실을 고려하지 않는다. BMI 수치는 키가 152 cm 이하, 운동량이 많거나 나이가 많고 근육량이 적은 사람들에게 부정확할 수 있다. 지방 수치를 평가할 때 측정의 조합이 가장 신뢰할 수 있지만, BMI는 계속해서 빠르고 저렴하며 기본적인 건강 권고안을 개발하기 위한 유용한 도구이다.[47]

표 9.1 | BMI, 허리둘레 및 관련 위험에 기초한 체중 분류

			정상 체중과 허리둘레에 대한 질병 위험*	
	BMI(kg/m^2)	비만 분류	남성 102 cm 이하 또는 여성 88 cm 이하	남성 102 cm 초과 여성 88 cm 초과
저체중	< 18.5		-	-
정상	18.5~24.9		-	-
과체중	25.0~29.9		증가	높음
비만	30.0~34.9	I	높음	매우 높음
	35.0~39.9	II	매우 높음	매우 높음
고도 비만	40.0⁺	III	극도로 높음	극도로 높음

* 제2형 당뇨병, 고혈압, 심혈관질환의 위험 요인.

⁺ 허리둘레가 증가하면 정상 체중인 사람일지라도 위험 증가를 나타내는 지표가 될 수 있다.

Source: National Heart, Lung and Blood Institute, "Classification of Overweight and Obesity by BMI, Waist Circumference, and Associated Disease Risks," Accessed March 2017, https://www.nhlbi.nih.gov/health/educational/lose_wt/BMI/bmi_dis.htm.

아동과 BMI

오늘날 미국 아동의 30% 이상이 비만이며, 1980년대보다 3배 더 높다.[48] 비만과 고도 비만이라는 단어를 사용해 왔지만, 이러한 단어의 사용은 아동에 대한 편견을 증가시킨다는 우려가 커지고 있다. 최근 연구에 따르면, 편견과 차별을 받을 때, 당사자는 사실 덜 먹기보다는 더 많이 먹는 경향이 있다고 한다.[49] 아동과 청소년의 BMI 범위가 정상보다 높은 경우 이러한 단어가 야기할 수 있는 수치심을 막기 위해 '과체중 위험'과 '과체중'으로 종종 다르게 표시된다. 또한 아동과 청소년의 BMI 범위는 소년과 소녀 사이의 체지방의 일반적인 차이와 다양한 연령에 발생하는 체지방의 차이를 고려한다. 청소년 BMI를 계산하기 위한 구체적인 지침은 질병관리본부 웹사이트(www.cdc.gov)에서 확인할 수 있다.

허리둘레 및 비율 측정

지방이 어디로 운반되는지 아는 것은 얼마나 많이 운반되는지를 아는 것보다 더 중요할 수 있다. 남성이나 폐경 후 여성은 체내 상부에 지방을 저장하는데, 특히 복부 부위에 지방을 저장하는 경향이 있다. 폐경 전 여성은 주로 체내 하부에 지방을 저장하는데, 특히 엉덩이와 허벅지 등이다. 특히 허리둘레-엉덩이둘레 비율, 허리둘레-키 비율을 포함한 허리둘레 측정은 비만과 건강 위험의 지표로서 복부 지방을 측정하는 데 사용되었다. 신체 중 어디에 지방이 분포되었는지 아는 것은 당뇨병, 심혈관질환, 고혈압, 뇌졸중 중 어느 것이 발병하는지를 결정하는 데 특히 중요할 수 있다.[50]

남성의 경우 40인치(102 cm), 여성의 경우 35인치(88 cm)가 넘는 허리둘레는 건강상의 위험이 크다는 것을 나타낼 수 있다.[51] 키가 152 cm 미만이거나 BMI가 35 이상인 경우 일반 인구에 사용되는 허리둘레 기준이 적용되지 않을 수 있다.

허리둘레-엉덩이둘레 비율을 이용하여 지방 분포를 예측할 수 있는데, 이 비율이 높을수록 건강상의 위험이 증가한다.[52] 최근 연구에 따르면, 어린이와 청소년을 대상으로 할 경우 허리둘레-엉덩이둘레 비율을 이용하는 것이 허리둘레만 이용하거나 BMI를 이용하는 것보다 체지방 측정에 더 정확하다고 보고했다.[53] 허리둘레-키 비율은 체지방과 비만도를 예측하는 데 간단한 도구로 사용되는데, 허리둘레는 대략 키의 절반이어야 한다. 예를 들어, 여러분의 키가 178 cm, 허리둘레가 89 cm 이상이면, 높은 체지방을 가지고 있다고 할 수 있다.

체지방 측정

체지방 수치가 높은지 여부를 평가하는 많은 방법들이 있다. 단순한 한 가지 방법은 거울을 보거나 작년에 비해 지금 옷이 잘 맞는지 확인하는 것이다. 체지방 비율을 보다 정확하게 측정하고자 하는 사람들을 위해 더 정확한 기법을 사용할 수 있으며, 그중 몇 가지가 그림 9.4에 설명되어 있다. 이러한 방법은 대개 숙련된 전문가의 도움을 필요로 하며, 실험실이나 임상 환경에서 수행되어야 한다. 절차를 수행하기 전에 비용, 정확성, 위험성 및 피측정자로서 교육을 이해했는지 확인해야 한다. 또한 왜 이 평가를 원하는지 그리고 그 결과를 가지고 무엇을 할 계획인지 고려한다.

LO 4 | 체중 관리: 개인의 역할들

운동, 식이요법, 생활 방식의 변화, 보충제, 다이어트 약물, 수술을 포함한 다양한 체중 조절 전략의 효과와 잠재적인 장단점을 설명하시오.

어느 순간, 우리 모두가 살을 빼기로 결심할 것이다. 많은 사람들이 엇갈린 성공을 거둘 것이다. 실패는 흔히 장기적 행동의 조정보다는 단기적 '다이어트'의 관점에서 체중을 감량하는 사고와 관련이 있다. 약물과 집중적인 상담은 긍정적인 체중 감소에 기여할 수 있지만, 그 후에도 많은 사람들이 치료 후에 다시 체중을 회복한다. 건강한 몸을 유지하는 것은 끊임없는 관심과 지지를 필요로 한다. '오늘날 학생들의 건강'은 성공적인 체중 감량자들의 특징을 보여준다.

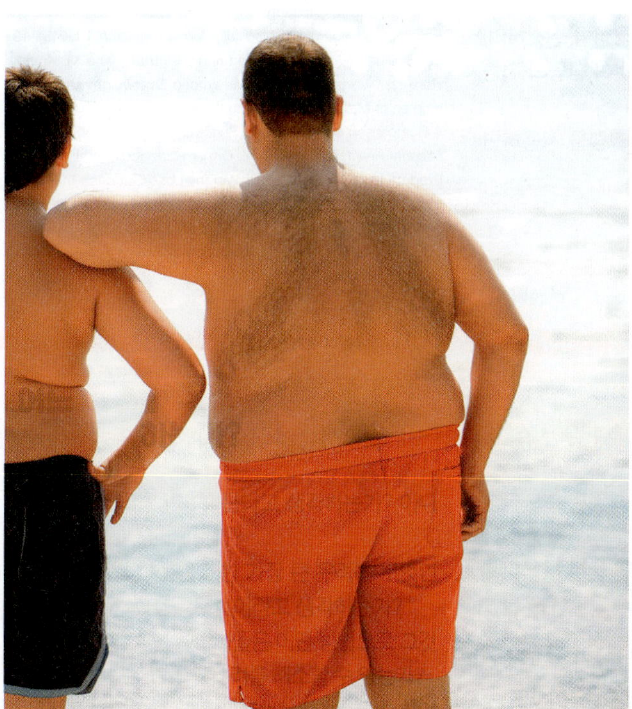

복부 비만은 특히 남성들 사이에서 심혈관질환, 뇌졸중, 당뇨병의 위험을 증가시킨다.

칼로리 및 에너지 균형의 이해

칼로리는 음식에서 얻거나 활동을 통해 소비되는 에너지의 양을 나타내는 측정 단위이다. 여러분이 체중을 유지하는 데 필요한 것보다 3,500 kcal를 더 섭취할 때마다 1파운드(약 450 g)의 저장 지방을 축적하게 된다. 반대로 여러분이 3,500 kcal를 더 소비할 때마다 450 g의 지방을 없앨 수 있다. 매일 필요한 것보다 140 kcal(일반 탄산음료

수중(수력) 측정법[underwater (hydrostatic) weighing]:
사람이 완전히 물에 잠길 때 증가하는 물의 양을 측정한다. 지방조직은 근육이나 뼈보다 밀도가 낮기 때문에 물속과 물 밖의 무게를 비교해보면 오차범위 2~3% 이내에서 계산할 수 있다.

피부두겹법(skinfolds):
신체의 여러 위치에서 피부의 두께를 측정한다. 접힌 부분은 특별히 고안된 캘리퍼를 사용하여 측정한다. 숙련자가 측정할 경우 3~4%의 오차로 체지방을 예측할 수 있다.

생체 전기저항 측정법(bioelectrical impedance analysis, BIA):
사람의 몸을 통해 매우 낮은 수준의 전류를 보낸다. 마른체중은 대부분 물로 이루어져 있기 때문에 전기가 흐르는 속도를 이용하여 마른체중과 체지방의 양을 추정할 수 있다. 생체 전기저항 측정법은 3~4%의 오차로 체지방을 예측할 수 있다.

이중에너지 X선 흡수계측법(dual-energy X-ray absorptiometry, DXA):
이 기술은 매우 낮은 수준의 X선을 사용하여 뼈 조직, 부드러운 조직 및 지방조직을 구별하는 원리이다. 체지방을 예측하는 오차범위는 2~4%이다.

Bod Pod:
신체 조성을 측정하기 위해 공기를 이용한다. 이 기계는 섬유 유리로 만든 달걀 모양의 커다란 기계이다. 측정 대상자는 수영복을 입고 기계에 앉고 문이 닫히면 기계에서 배출되는 공기를 측정한다. 이 체지방 측정법의 오차범위는 2~3%이다.

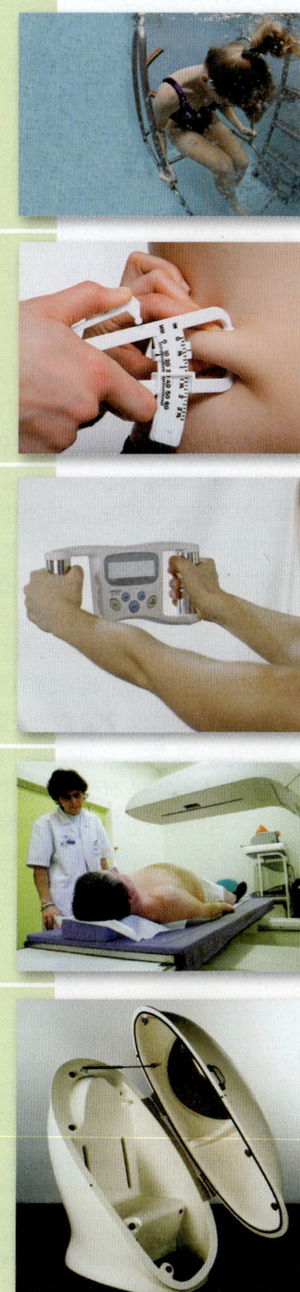

그림 9.4 다양한 신체 조성 평가 방법.

Source: Adapted from J. Thompson and M. Manore, *Nutrition: An Applied Approach, 4th edition,* © 2015. Printed and electronically reproduced by permission of Pearson Education, Inc., Upper Saddle River, New Jersey.

오늘날 학생들의 건강 누가 이기고 지는가? 성공적인 패배자들의 특징들

수백만 명의 미국인들이 체중 감량과 그것을 유지하는 것을 새해의 목표로 설정한다. 연초에 체중 감량을 이룬 대다수는 결국 시간이 지나면서 원래의 체중으로 돌아가게 된다. 하지만 그중 소수의 사람들은 체중 감량에 성공하여 그것을 유지하고 관리한다. 그들은 누구인가?

BMI나 체중 등의 지표를 이용하여 확인해 보았을 때 체중 감량에 성공한 사람들은 약 2~15% 정도로 알려졌다. 최근 연구에 따르면, 성공할 가능성이 있는 사람들의 특징은 다음과 같다.

- 첫 달에 많은 체중 감소가 있는 사람들은 한 해에 걸쳐 성공할 가능성이 높다. 따라서 변화에 대한 지속 가능한 동기를 갖는 것은 성공에 매우 중요하다.
- 첫 달에 그룹 세션과 같은 지원 프로그램에 참가하는 사람들은 성공할 가능성이 더 높다.
- 높은 자존감과 자기효능감(성공은 성공을 낳는다)이 중요하다.
- 외부적인 요인이 아닌 내부적인 요인에 의한 동기를 가진 사람이 성공할 가능성이 높다.
- 비만의 건강 위험과 좋은 영양 섭취의 건강 이점에 대해 아는 것이 도움이 된다.
- 주변 지역의 자원과 시설을 알고 이용하는 것이 중요하다.
- 칼로리, 영양소와 같은 정보를 기록하여 정기적인 체중 모니터링을 하는 사람들은 성공할 가능성이 더 높다. 추적/모니터링 장치를 사용하는 것은 변화에 대한 동기를 부여하는 데 큰 도움이 된다.

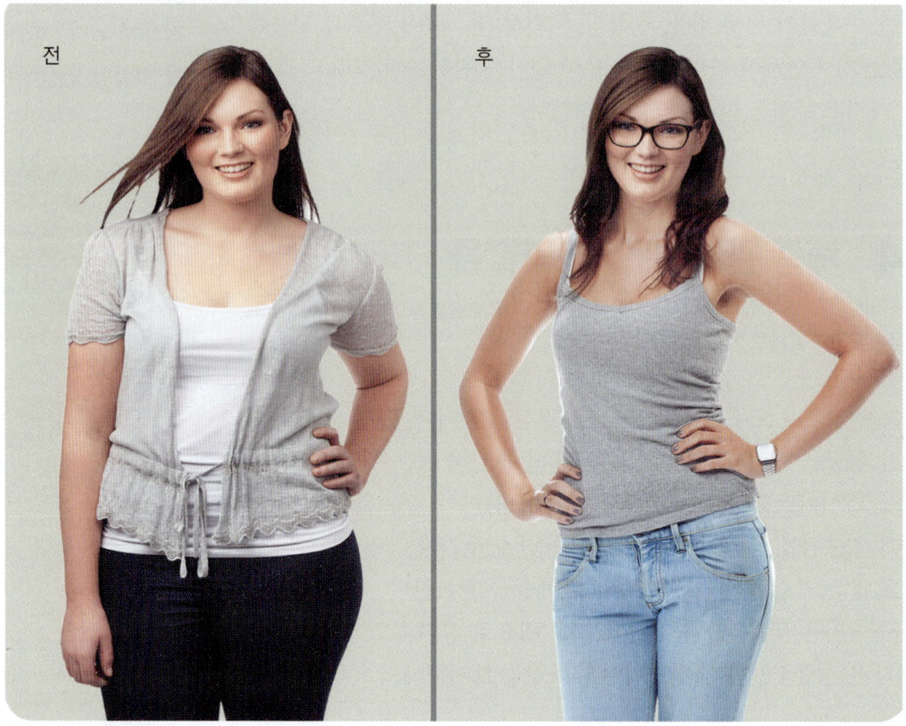

- 건강하고 현실적인 식사와 운동 패턴을 따르겠다는 다짐을 하는 것이 중요하다.
- 긍정적인 자세를 유지하고, 자긍심을 실천하며, 좌절에 낙담하는 것을 피하는 것이 성공의 가능성을 높이는 방법이다.
- 운동이 포함된 체중 감량 프로그램을 사용하면 성공할 가능성이 높아진다.

Sources: CDC, "Keeping It Off," May 15, 2015, www.cdc.gov/healthyweight/losing_weight/keepingitoff.html; C. Pellegrini et al., "Smartphone Applications to Support Weight Loss: A Current Perspective," *Journal of Medical Internet Research* 1 (2015): 13-22; S. Guendelman, M. Rittermann Weintraub, and M. Kaufer-Horwitz, "Weight Loss Success among Overweight and Obese Women of Mexican-Origin Living in Mexico and the United States: A Comparison of Two National Surveys," *Journal of Immigrant and Minority Health* (2016): 1-9; M. Ortner Hadziabdic et al., "Factors Predictive of Drop-out and Weight Loss Success in Weight Management for Obese Patients," *Journal of Human Nutrition and Dietetics* 28, no. 2 (2015): 24-32; J. M. Laitner et al., "The Role of Self-monitoring in the Maintenance of Weight Loss Success," *Eating Behaviors* 21 (2016):193-197.

한 캔에 든 양)를 추가적으로 섭취하고 식생활이나 활동에 변화를 주지 않으면, 25일 만에 체중 450 g이 증가한다(3,500 kcal ÷ 140 kcal/하루 = 25일). 반대로 일상생활 이외에 매일 30분씩 6.4 km/h 속도로 걷는다면, 20일 만에 450 g이 감소한다(3,500 kcal ÷ 172 kcal/하루 = 20.3일). 그림 9.5는 에너지 균형의 개념을 설명한다.

다이어트와 식사 행동

성공적인 체중 감량을 위해서는 에너지 균형을 바꿔야 한다. 이 공식의 첫 번째 부분은 다양한 전략을 사용하여 식사 행동을 수정함으로써 칼로리 섭취를 줄이는 것이다.

식사의 계기를 생각해본다

여러분이 식사를 하기 위해 앉았을 때, 오로지 식사를 위해 앉은 것인가? 만약 여러분이 미국인의 66%와 같이 TV나 컴퓨터 앞에서 식사를 한다면, 음식보다 TV에 더 집중하게 되고 빠른 식사와 과식을 하게 될 가능성이 높다.[54] 무분별한 식사 또는 섭취해야 할 것 이상으로 섭취하면서 실제로 맛을 느끼지 못하는 현상은 지나친 칼로리 섭취

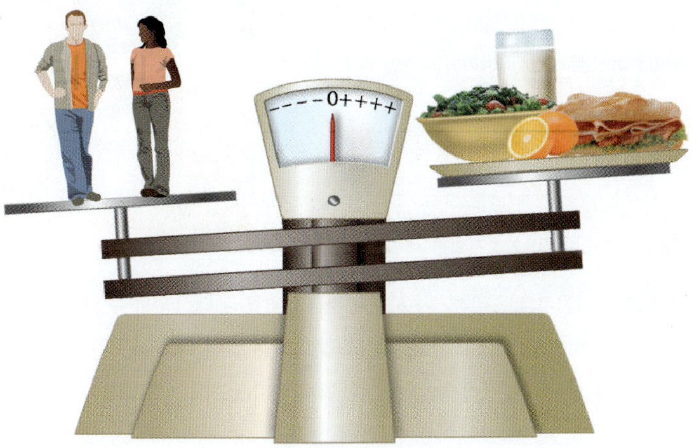

그림 9.5 에너지 균형의 개념. 만약 당신이 태우는 것보다 더 많은 칼로리를 섭취한다면 살이 찌게 된다. 만약 당신이 섭취하는 칼로리보다 더 많은 칼로리를 소모한다면 살을 뺄 수 있을 것이다. 만약 섭취와 소비가 같다면 체중은 변하지 않을 것이다.

와 체중 증가에 영향을 미친다. 우리가 생각 없이 식사를 할 때, 포만감을 느끼지 못하고 자제력을 잃게 된다.

의식적으로 먹는다는 것은 왜 우리가 먹고 있는가(어떤 계기에 의해 또는 단순히 먹는 반응인가?), 무엇을 먹는가(진짜 먹어야 하는가?), 그리고 우리가 얼마나 먹고 있는가를 이해하면서 먹는 것이다.

건강에 좋지 않은 식습관을 바꾸기 전에 먼저 어떤 계기로 먹게 되는지를 알아야 한다. 2~3일 동안 언제, 무엇을, 어디서, 얼마나 많이 먹는지에 대해 관찰을 하면 어떤 계기로 먹게 되는지를 알아낼 수 있다.

일반적으로 식사 행동은 실제 배고픔보다는 일상생활의 문제와 패턴에 의해 결정된다. 많은 사람들은 스트레스를 받을 때 충동적으로 먹는다. 하지만 어떤 사람들에게는 이와 같은 상황이 식욕을 떨어뜨려 체중 감소로 이어진다. 여러분은 마음이 어수선할 때, 냉장고에서 음식을 찾거나 패스트푸드점으로 차를 몰고 들어가는 자신을 발견할 수도 있다. 스스로에게 물어보아라: 정말 배가 고픈가? 아니면 편안해지기 위해 또는 탈출구를 찾기 위해 먹는가? 일하거나 TV를 보면서 식사를 하면 접시 위에 있는 음식을 제외한 나머지는 치워 놓는다. 마지막으로 천천히 먹어라. 입에 넣는 것에 집중하라. 음식의 식감과 맛에 집중하라.

건강한 간식에 대한 방법은 '행동을 변화시키는 기술'을 참고하고, 식사 시작을 조절하는 방법은 그림 9.6을 참고하라.

다이어트 계획의 선택

일단 여러분이 다이어트를 하기로 결심했다면, 다음 아래의 조언을 참고하여 향상된 식사 계획을 실천하도록 한다.

행동을 변화시키는 기술

분별 있는 간식을 즐기기 위한 방법

- **건강에 좋은 군것질을 계속하라.** 100% 통밀빵을 구입하고, 맛을 돋울 무언가가 필요하다면 저지방이나 콩 치즈, 저지방 크림치즈, 땅콩버터, 또는 고단백 건강식 빵을 사용하라. 구운 크래커는 지방과 칼로리가 낮고 섬유질이 풍부하다.
- **계속 준비해 두어라.** 사과, 배, 당근, 팝콘, 완두콩, 셀러리 모두 좋은 선택이다. 과일과 채소는 씻은 후 썰어서 가지고 다니면서 간식이 먹고 싶을 때 먹어라. 팝콘에 버터를 바르지 말고 가볍게 소금과 곁들여라.
- **천연 음료를 선택하라.** 물, 100% 주스를 소량으로 마시거나 갈증을 해소하기 위해 당이 낮은 음료를 마셔라. 뜨거운 차, 블랙커피, 수프도 좋은 선택이다.
- **사탕 대신 견과류를 먹어라.** 칼로리는 비교적 높지만, 견과류(특히 아몬드와 호두)에도 건강한 지방이 많이 들어 있어 적당히 섭취하면 건강에 도움이 된다.
- **만약 초콜릿을 꼭 가지고 있어야 한다면, 다크초콜릿을 소량 섭취하라.** 다크초콜릿은 항산화제를 많이 함유하고 있다.
- **고칼로리 에너지바를 피하라.** 운동을 열심히 하고 규칙적인 식사를 할 기회가 없을 때만 섭취하라. 섬유질과 단백질이 잘 혼합되어 있고 지방, 설탕, 칼로리가 낮은 것을 골라라.

- 마이플레이트(www.choosemyplate.gov)와 같은 믿을 수 있는 사이트의 도움을 받아라. 의사, 건강 교육자, 운동 생리학자 등과 같은 전문가들의 도움을 받을 수 있다.
- 영양사는 공식 자격증이 없는 경우가 많기 때문에 주의해야 한다.
- 제품이나 서비스를 판매하기 위해 고안된 영양과 운동에 관한 짧은 강좌를 제공하는 사람들은 광고를 통해 종종 체중 감량에 있어서 '기적'의 효과를 약속하는데, 이는 피해야 한다.
- 정해진 식단의 영양 가치를 평가하고 식사지침이 믿을 만한 영양 연구와 일치하는지 검증하고, 식단의 취향, 예산, 생활 방식에 대한 적합성을 분석한다.

어떻게 생각하는가?

만약 당신이 살을 빼고 싶다면 어떤 전략을 선택할 가능성이 높은가?

- 만약 전략이 있다면 어떤 전략이 당신에게 효과가 있었는가?
- 체중 감량 노력을 돕거나 방해하는 요인은 무엇인가?

포장된 제품이나 엄격한 제한을 통해 급진적으로 행동을 바꾸거나 인공적인 식이 프로그램을 설정해야 하는 식단은 실패할 가능성이 높

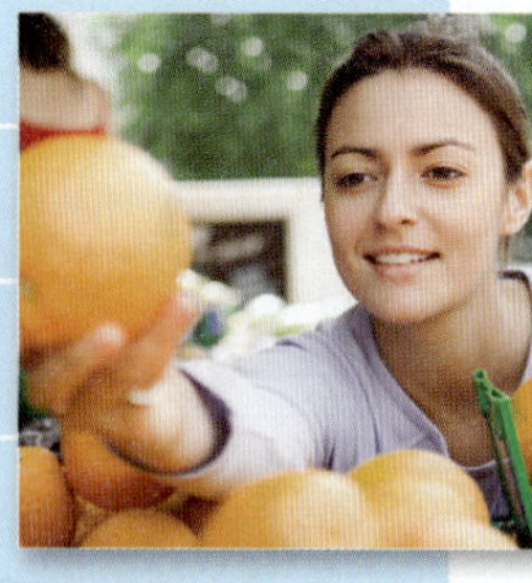

식사를 일으키는 조건이 다음과 같으면	제시된 전략을 시도해보라
스트레스가 많은 상황	불안이나 스트레스의 감정을 인정하고 조절하여 스트레스 관리 기법을 개발하라.
화가 나거나 기분이 언짢음	자신의 감정을 분석하고, 빠른 걸음으로 걷거나 친구에게 전화를 거는 등 감정을 다룰 수 있는 활동을 찾아라.
하루 중 특정 시간	식사를 거르거나 미루어 나중에 과식을 하지 않도록 식사 일정을 변경하라. 충동이나 감정에 의한 식사를 피하기 위해 미리 무엇을 먹을지 계획을 세워라.
친구나 가족의 압박	여러분이 원하지 않는 음식을 거절할 수 있도록 대답을 미리 준비하거나 사회적 환경에 있을 때 대신 먹을 수 있는 건강한 대안을 찾아라.
먹을 수 있는 음식이 있는 환경	먹고 싶게 만드는 환경을 피하라. 모임에서 음식을 멀리하고, 자판기를 지나치지 않도록 하며, 배고프지 않을 때 목록을 작성한 후 쇼핑하라.
지루하고 피곤함	기운이 없을 때를 파악하여 운동 휴식 등 식사 이외의 활동을 하라. 몸과 마음을 바쁘게 하는 새로운 흥미나 취미를 길러라.
음식의 시각적 및 후각적 자극	간식을 먹도록 유혹하는 고칼로리 식품을 구입하지 않거나 눈에 띄지 않는 불편한 장소에 보관하라. 회의, 파티, 또는 기타 모임에서 유혹적인 간식의 테이블 근처에 앉거나 서 있는 것을 피하라.
무분별하게 또는 부주의하게 먹는 것	휴대전화, 컴퓨터, TV, 라디오를 포함한 모든 주위의 산만함을 제거하고 음식을 음미하라. 그리고 포만감을 느낄 수 있도록 천천히 먹어라.
차 안에서 혼자 시간을 보내는 것	수업 노트를 테이프로 찍어 공부하는 데 시간을 활용하라. 음식에 신경을 쓰지 마라. 과자가 유혹하는 주유소에 가지 마라.
음주	물을 많이 마셔라. 건강한 간식을 골라라. 하룻밤 외출한 후 집에 도착하자마자 즉시 이를 닦고 부엌에 머무르지 마라.
박탈감	무절제하게 먹지 마라. 칼로리 섭취와 소비의 균형을 맞추는 것에 집중하라.
습관적으로 먹는 것	오는 길에 좋아하는 패스트푸드점에 들러야 한다고 느끼지 않도록 새로운 길을 우회하는 등 새로운 생활 패턴을 만들어라.
TV 시청	여러분이 스크린에 집중하는 동안 손과 몸을 위한 다른 것을 찾아라. 운동용 자전거를 타거나 스트레칭 운동을 하거나 종이 위에 낙서를 하거나 뜨개질을 배워라.

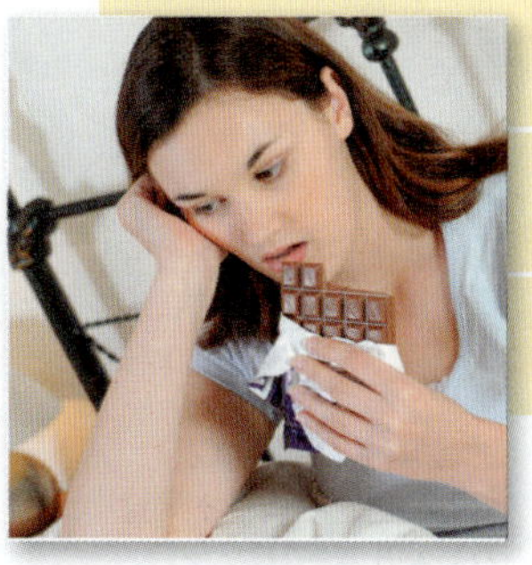

그림 9.6 조건 반사적인 식사를 피하라.

다. 가장 성공적인 계획은 당신이 실제 환경에서 음식을 선택할 수 있고 즐기는 것을 희생하도록 요구하지 않는 것이다. 오늘날 시판되고 있는 일부 인기 있는 식단의 분석은 표 9.2를 참고하라. 다른 계획에 대한 자세한 내용은 www.eatright.org에서 정기적으로 업데이트된 리뷰 목록을 확인하라.

운동을 포함하기

건강한 식단이 체중 감량에 있어 가장 중요한 요인이 될 수 있지만, 식단과 운동이 결합되어 체중을 줄이고 근육량을 증가시킬 수 있다.[55] 근육이 지방조직보다 대사적으로 더 활발하기 때문에 근육량이 많다는 것은 더 많은 칼로리를 소모한다는 것을 의미한다. 정확한 추정치는 다양하지만, 전문가들은 현재 근육 1파운드(450 g)당 사용되는 칼로리가 지방조직보다 2~50 kcal가 더 많이 쓰인다고 생각한다. 따라서 건강한 체중을 유지하는 데 필요한 칼로리는 개인에 따라 크게 달라진다.

신체활동을 통해 소비되는 칼로리는 다음의 세 가지 요인에 따라 달라진다.

- 사용되는 근육의 비율과 양

표 9.2 | 2017년 건강한 다이어트 Top 5

다이어트 이름	기본 원리	당뇨병과 심장 건강에 좋은가?	체중 감량 효과	장단점 및 기타 고려사항
DASH (Dietary Approaches to Stop Hypertension)	고혈압에 대처하기 위해 개발된 균형 잡힌 계획은 심혈관질환과 당뇨병의 위험을 감소시킨다. 과일, 채소, 통곡물, 저지방 단백질, 저지방 유제품을 먹어라. 단 것, 포화지방, 붉은 육류, 나트륨을 제한하라.	예	체중 감량을 위해 특별히 고안된 것은 아니지만 체중 감량을 유도하는 균형 잡힌 접근법이다.	균형 잡힌 안전하고 건강한 식단은 2016-2017년 *U.S. News & World Report*가 선정한 최고의 식단으로 평가하였다. 장기적으로 콜레스테롤 수치와 다른 생체 지표 개선에 효과적이다.
TLC (Therapeutic Lifestyle Change)	미국 국립보건원(NIH)에서 개발했다. 과일과 채소, 단백질, 저지방 등을 이용한 심혈관 질환의 위험 감소에 초점을 맞춘다. 균형 잡히고 효과적이다.	예	체중 감량이 가능하다. 콜레스테롤이 중요하다.	안전하고 균형 잡힌 식단은 2017년 *U.S. News & World Report*의 'Mayo Clinic and Weight Wathers' 식단과 함께 전체 다이어트 4위에 올랐다. 특히 심장 건강과 콜레스테롤 감소에 좋다.
지중해 식단 (Mediterranean)	과일, 채소, 생선, 통곡물, 견과류, 콩류, 올리브유, 허브와 향신료를 강조하는 계획이다. 가금류, 달걀, 치즈, 요거트, 적포도주를 적당히 즐길 수 있다. 단 것과 붉은 육류는 특별한 경우를 위해 보관한다.	예	매우 효과적이고 안전하며 쉽게 따를 수 있다.	가장 건강하고, 안전하며, 균형 잡힌 식단 중 하나로 널리 인정받고 있다. 체중 감소가 극적이지는 아닐 수 있지만, 장기적인 건강상의 이점이 입증되었다. 2017년 *U.S. News & World Report*가 선정한 2위 식단이다.
Weight Watchers	건강한 식사, 생활에 맞는 건강함, 그리고 계획을 유지할 수 있도록 하는 관계 형성의 세 가지 요소를 강조하는 새로운 'Beyond the Scale' 프로그램. 음식, 영양 가치, 운동을 지속적으로 관찰한다. 그룹 미팅이나 온라인 회원 가입은 선택 사항이다.	예 (개인 선택에 따라)	매우 효과적이고 안전하다.	전문가들에 의해 가장 효과적인 3가지 또는 4가지 체중 감량 프로그램 중 하나로 일관성 있게 평가되었다. 음식을 거부하지 않고 오히려 건강한 선택에 대해 가르치는 유연한 프로그램이다. 단기 및 장기적인 체중 감량에 모두 효과가 있다. 참가자들은 온라인으로 코치들을 만날 수 있다. 몇몇 계획에는 회비가 포함되어 있으므로 캠퍼스나 지역 사회를 확인하라. 2016년 *U.S. News & World Report*가 선정한 체중 감량 프로그램 1위이다.
마인드 식단 (MIND Diet)	DASH와 지중해 식단의 가장 좋은 요소들을 건강한 식이요법으로 결합한다.	예	효과적이다.	2017년 *U.S. News & World Report*가 선정한 전체 식단 3위이다. 뇌의 능력을 향상시키고 인지력 감소의 위험을 감소시킬 수 있는 잠재력에 주목할 만하다.
플렉시테리안 식단(Flexitarian Diet)	모든 가족 구성원의 장기적인 성공을 위한 영양 완전성과 쉽게 따라갈 수 있는 접근법에 대한 식단이다.	예	매우 효과적이다.	2017년 안전하고 효과적이며 지속 가능한 다이어트 5위 안에 들었다.

Sources: Opinions on diet pros and cons are based on *U.S. News & World Report*, "Best Diets Overall," 2017, http://health.usnews.com/best-diet/best-overalldiets? int=9c2508. Dietary reviews, particularly of fad diets, are available online from registered dieticians at the Academy of Nutrition and Dietetics, 2016. See also B. Johnson et al., "Comparisons of Weight Loss among Diet Programs in Overweight and Obese Adults: A Meta-Analysis," *Journal of the American Medical Association* 312, no. 9 (2014): 923-33.

- 체중의 변화
- 활동하는 데 걸리는 시간

팔과 다리가 모두 관여하는 신체활동은 다리만을 포함하는 활동보다 더 많은 칼로리를 소모한다. 체중이 무거운 사람이 하는 활동은 가벼운 사람이 하는 동일한 활동보다 더 많은 칼로리를 소모한다. 그리고 40분 동안 수행되는 활동은 20분 동안 수행되는 동일한 활동보다 2배의 에너지를 필요로 한다.

체중 조절에 대한 관점 유지하기

체중 감량은 좀처럼 쉽지 않다. 건강한 체중에 도달하고 유지하기 위해서, 여러분이 유지할 수 있는 운동과 건강한 식습관 프로그램을 개발하라. 일주일 동안 체중이 늘지 않았다는 것을 기억하라. 그리고 급격한 체중 감량 조치를 취하는 것은 비현실적이기도 하고 잠재적으로 위험할 수도 있다. 대신, 첫 주 동안 0.45~0.9 kg을 감량하는 것을 목표로 하라. 천천히 쉽게 도달할 수 있는 계획을 세워라. 운동을 더하고 칼로리 섭취를 줄여서 하루에 섭취하는 칼로리보다 500 kcal를 더 소비하면, 일주일에 0.45 kg의 살을 뺄 수 있을 것이다. 활동 및 섭취를 추적하는 데 도움이 되는 어플리케이션은 '기술과 건강'을 참고하라.

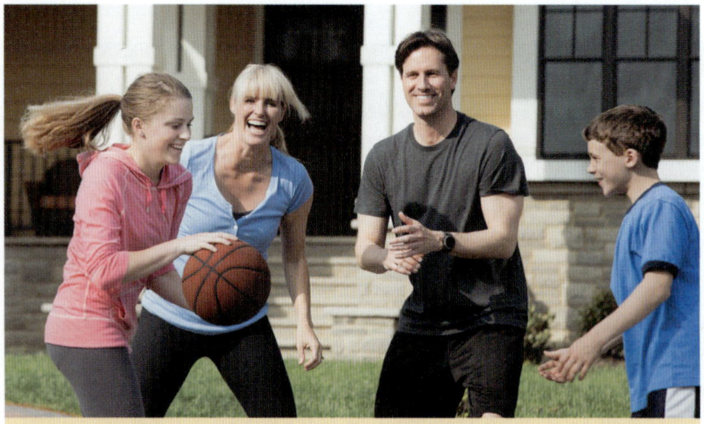

어린 나이에 규칙적인 신체활동에 참여하고 성인기에 거쳐 지속하는 것은 체중 관리와 건강 위험을 줄이는 데 매우 중요하다.

체중 관리 프로그램의 성공에 도움이 되는 전략은 '행동을 변화시키는 기술'을 참고하라.

급격한 체중 감량 조치를 고려하는가?

아무런 효과가 없는 것 같으면 사람들은 좌절하게 되고, 위험성이 높고 입증되지 않은 체중 감량 방법에 관심을 갖거나 의학적인 방법을 찾게 된다. 극단적인 체중 감량은 비만에 대한 건강 위험이 매우 클 때만 권장된다. 탄력적인 식이요법, 약리학적 또는 외과적 조치는 인가된 시설에서 이루어져야 하며 면허를 소지한 전문가들과 논의하여야 한다.

극저칼로리 식단

전통적인 식이요법 전략에 대해 효과를 보지 못하는 비만의 경우, 의료 전문가의 감독하에 매일 400~700 kcal의 식사, 비타민과 무기질 보충제를 환자에게 제공할 수 있다. 이러한 식단들 중 다수는 높은 수준의 단백질과 매우 적은 양의 탄수화물을 포함한다. 이러한 **극저칼로리 식단**(very-low-calorie diet, **VLCD**)은 엄격한 의료 감독 없이 절대 시행해서는 안 된다. 그들은 건강한 식습관을 가르치지 않으며, 극저칼로리 식단으로 체중 감소를 경험한 많은 사람들이 체중 회복을 경험하게 된다. 저칼로리 식단은 혈당 불균형, 추위민감증, 변비, 기초대사율의 저하, 탈수, 설사, 정서적 문제, 피로, 두통, 심장 기능 이상, 신우신염, 근육의 손실, 혼수상태 등이다.

극저칼로리 식단은 잠재적으로 위험한 합병증을 동반할 수 있으며 세포가 생명 유지 활동을 하는 데 필요한 포도당을 충분히 가지고 있지 않을 때 발생한다. 이때 신체는 에너지 공급을 위해 지방을 태우기 시작하여 건강에 큰 위험을 초래할 수 있는 케톤, 즉 산성 화학물질을 생산한다. 시간이 지나면서 극저칼로리 식단은 케톤 증가를 가져올 수 있고, 이로 인해 배고픔이나 수분에 대한 갈증을 느끼지 않아 체중 감소가 일어날 수 있다. 케톤이 증가함에 따라 케톤산증이나 산성 혈액 수치가 상승할 가능성이 있다. 이것은 잠재적으로 위험한 극저칼로리 식단의 합병증이다.

> **극저칼로리 식단(very-low-calorie diet, VLCD)** 하루에 섭취하는 열량이 400~700 kcal인 식단.

체중 감량 보충제와 처방전 없이 구매할 수 있는 약물

체중 감량을 위한 수천 가지의 보충제와 약물들이 처방전 없이도 구매가 가능하다. 이러한 보충제와 약물들은 미국 식품의약국(FDA)의 승인 없이 판매될 수 있다는 사실을 유념해야 한다. 미국의 식이보충제에 대한 정기적이고 지속적인 모니터링이 부족하기 때문에 소비자들은 잠재적으로 위험할 수 있는 제품에 노출되어 있다. 대부분의 식이보충제는 카페인이나 이뇨제와 같은 자극제를 포함하고 있으며, 체중 감소를 촉진하는 효과의 대부분은 어떤 과학적 연구에서도 입증되지 않았다. 대부분의 경우 소비자들은 효과를 보지 못하고 돈만 낭비하게 된다. 실제로 리뷰 연구에서 보충제와 다이어트 약물을 이용했던 모든 사람들은 그것들의 이용을 중단했을 때 다시 체중이 회복되는 것을 볼

행동을 변화시키는 기술

성공적인 체중 관리를 위한 방법

계획을 세워라

- 장단기 계획을 수립하라. 이번 주에 당신이 할 수 있는 식습관과 운동은 무엇인가? 일단 일주일을 하면 2주 동안의 계획을 세워라.
- 균형을 찾아라. 칼로리를 섭취하고 시간이 지남에 따라 연소시키는 것이 차이를 만든다는 것을 기억하라.

습관을 바꿔라

- 더 다양한 음식을 즐길 수 있도록 평소 먹는 음식 외에 다른 음식에 관심을 가져라.
- 적은 양을 먹고 맛을 음미하라.
- 식사를 시작하기 전에 배가 고픈지 확인하라. 배가 부르기 시작할 때 주의하면서 천천히 먹고, 배가 부르기 전에 멈춰라.
- 아침, 특히 통곡물과 단백질을 포함한 저지방 음식을 먹어라. 이를 통해 심한 공복감을 느끼고 점심에 과식하는 것을 막아줄 수 있다.
- 배가 고프면 건강에 좋은 간식을 손에 들고 있어라.

운동을 포함하라

- 활동적으로 행동하고 천천히 시간, 속도, 거리, 강도를 증가시켜라.
- 다양한 신체활동을 하라. 진정으로 좋아하는 활동을 찾고 전에 시도하지 않은 것들을 시도하라.
- 당신이 동기부여를 할 수 있도록 도와줄 파트너를 찾아라.

기술과 건강

식습관과 체중 감소를 지속적으로 확인하라

연구에 따르면 음식과 운동 일지를 작성하는 사람들은 그렇지 않은 사람들보다 더 많은 체중을 감량하고 유지한다고 한다. 오늘 먹은 음식의 총 칼로리와 양을 확인하고 싶은가? 이에 관한 휴대전화 어플리케이션(application)이 있는데 걷기, 달리기, 수영 및 잠자는 활동도 확인하고 싶은가? 이에 관한 어플리케이션도 있다.

최고의 어플리케이션은 음식과 신체활동 일지를 결합하여 과식을 했을 경우, 이를 소비하기 위해 얼마나 많은 운동을 해야 하는지 알려준다. 이러한 어플리케이션은 종종 일일 칼로리 섭취 목표를 설정하기 위한 계산기와 일지에 포함된 포장된 음식을 빠르게 추가할 수 있게 해주는 바코드 스캐너 기능을 가지고 있다. 다음과 같은 몇 가지 어플리케이션을 소개한다.

- **My Fitness Pal Calorie Counter and Diet Tracker.** 식단, 칼로리, 운동 등의 세부사항을 추적하기 위해 사용하기 쉬운 프로그램이다. 간편한 데이터 입력, 음식 구매 분석을 위한 바코드 스캐닝, 진행 상황을 평가하고 목표를 설정하는 데 도움이 되는 식사 일지 기능을 한다.
- **Foodcate.** 음식 목록과 바코드 스캐닝의 조합을 사용하여 여러분이 먹는 음식에 무엇이 들어 있는지 결정하는 데 도움을 주어 칼로리와 일일 섭취량을 보면서 건강한 음식을 선택할 수 있도록 도와준다.
- **Instant Heart Rate.** 심박수가 어떤지 알고 싶고 식이와 운동요법을 유지하고 싶은가? 스마트폰을 심박수 모니터로 사용할 수 있다. 맥박을 잡으려면 카메라 렌즈에 손가락을 대라. 안정 시 심박수를 추적하고, 진행 상황을 추적하며, 최적의 심박수를 목표로 설정할 수 있다.
- **Fitocracy.** 이 프로그램은 건강한 식습관과 운동요법을 따르도록 동기를 부여한다. 게임에서 이용자가 1단계에서 시작하며 얼마나 자주, 오래, 열심히 운동하느냐에 따라 점수를 얻고 다음 단계로 이동한다. 친구와 함께 하면서 서로 경쟁하게 되고 지원과 조언을 제공한다.

수 있었다.[56]

아프리카 선인장처럼 생긴 식물인 *Hoodia gordonii*를 함유한 보충제는 최근 몇 년 동안 인기를 끌고 있다. 이 보충제는 또한 쓴 오렌지나 다른 자극제와 같은 입증되지 않은 성분들을 함유할 수도 있다. 현재까지 *Hoodia gordonii*는 FDA의 승인을 받지 못했다.

에피드라(ephedra) 성분을 함유한 제품은 심장박동, 떨림, 발작, 불면증, 두통, 혈압 상승 등을 일으킬 수 있는데, 모두 장기적인 체중 조절에 큰 영향을 미치지 않는다. 세로토닌을 강화하고 식욕을 억제하며 우울증의 부작용을 줄이기 위해 보고된 *St. John's wort*와 다른 대체 의약품들 역시 체중 감량에 효과가 없는 것으로 나타났다.

비교적 최근까지 FDA가 승인한 다이어트 약물은 처방전을 통해 구매할 수 있고 철저히 감시를 받고 있다. 2007년 FDA가 처음으로 처방전 없이 구매가 가능한 약물을 승인하였다. 처방전 약물이었던 오르리스타트(브랜드명: 제니칼)의 강도를 반으로 줄여 출시한 Alli라는 제품이 그것이다. 이 약은 지방의 소화를 돕는 효소인 리파아제의 작용을 억제하여 약 30%의 지방이 소화계를 통과하게 함으로써 전체적인 칼로리 섭취를 감소시킨다. 오르리스타트의 알려진 부작용으로는 수분, 기름기가 많은 대변, 가스, 잦은 배설, 그리고 지방질 비타민의 결핍이 있다.

체중 감량을 위한 처방약

FDA가 승인한 체중 감량 약물 중 몇몇 제품이 10년 이상 판매가 이뤄지지 않다가 현재 출시되어 판매 중이다. 가장 먼저 구할 수 있었던 Belviq와 Qsymia는 많은 논쟁에 직면했고 몇 가지 경고와 제한을 가지고 있다. Qsymia는 식욕억제제 및 항산화제로 음식에 대한 욕구를 감소시킨다. Belviq은 세로토닌 농도에 변화를 주어 포만감을 느끼게 한다. Contrave와 같은 최근 발매된 신약은 항우울제와 다른 승인된 약물을 결합하였다. 장기적이고 포괄적인 체중 감량 프로그램의 일부로 사용될 때, 체중 감량 약물은 잠재적으로 심각한 비만인 사람의 체중 감량을 도울 수 있다. 그러나 이와 같은 약물들은 부작용이 존재한다. 부작용을 확인하고 의사와 상의한 후 복용하라.[57]

수술

과체중이 심하고 체중 관련 질병이 있는 사람들에게 다른 모든 노력이 실패할 때, 체중 감량 수술은 하나의 방법이 될 수 있다. 일반적으로 이러한 수술은 음식 섭취를 제한하는 위 밴드 수술과 음식물의 체내 흡수를 감소시키는 위 우회술의 두 가지 주요 범주로 나뉜다.

최선의 선택을 위해 의사는 수술의 이점과 위험, 환자의 나이, BMI, 식사 행동, 비만 관련 건강 상태, 정신 이력, 예전의 수술 경력 등을 고려한다. 체중 감량을 위해 처방된 약물과 같이, 비만 수술은 위험을 내포하고 있다. 일부 건강 옹호자들은 비만을 장애로 분류할 것을 제안했는데, 이는 수술에 관한 의사의 권고를 고려하고 보험 적용에 영향을 미칠 수 있다.

위 밴드 수술(gastric banding or lap banding)과 같은 수술에서 외과 의사는 위 일부를 묶기 위해 팽창성 밴드를 사용한다. 띠는 위를 감싸고 허리띠처럼 팽팽하게 당겨져서 위 두 부분 사이에 작은 구멍만 남는다. 위가 더 작아서 포만감을 더 빨리 느끼고 음식물 소화가 느려져서 포만감이 오래 유지된다. 밴드는 수술로 제거할 수 있으며 조절이 가능하다.

위소매절제술(sleeve gastrectomy)은 복강경 수술로 종종 시행되는 체중 감량 수술의 한 형태이다. 이 수술에서 위가 약 75% 제거되어 장과 직접 연결되는 관(바나나 크기 정도의)이나 일부만 남게 된다. 일반적으로 이 절차는 고도 비만 환자에게 시행되며 더 침습적인 위 우회술을 시행하기 전 선택하게 된다. 이 절차는 되돌릴 수 없으며 위 밴드 수술보다 잠재적 위험이 높다.

위 우회술(gastric bypass)은 체중 감량 수술의 가장 흔한 유형 중 하나이다. 복강경 수술이나 완전 개방 수술을 통해 할 수 있다. 이 수술에서는 위장의 주요 부분(약 70%)이 봉합되어 사람이 먹고 흡수할 수 있는 음식의 양이 제한된다. 남은 위의 일부는 소장에 직접 연결된다. 결과는 빠르며 극적이다. 당뇨병, 고혈압, 관절염, 수면무호흡, 그리고 다른 비만과 관련된 건강 문제들이 짧은 시간 안에 급격히 감소한다.

위 우회술 후에는 체중 감량이 유지되고 이에 관련한 건강 문제가 감소하는 반면, 영양 결핍, 다리의 혈액 응고, 위누출 문제, 폐렴, 감염, 심지어 드물지만 사망까지 포함한 많은 위험을 내포하고 있다. 또 다른 위험은 '덤핑'이라고 불리는 급격한 위 비우기인데, 소화되지 않은 음식물들이 소장으로 바로 이어져 경련이 일어나 걷잡을 수 없는 설사 문제가 생긴다.[58] 수술 후에 남아 있는 위 주머니는 작은 크기 때문에 몇 큰 술의 액체만을 마실 수 있고 흡수할 수 있다. 한 번에 아주 적은 양의 음식 때문에 다른 부작용으로는 메스꺼움, 비타민과 무기질 결핍, 탈수 등이 있다. 추가적인 위험에는 과다 출혈, 궤양, 탈장, 마취로부터의 일반적인 위험 등이 있다.

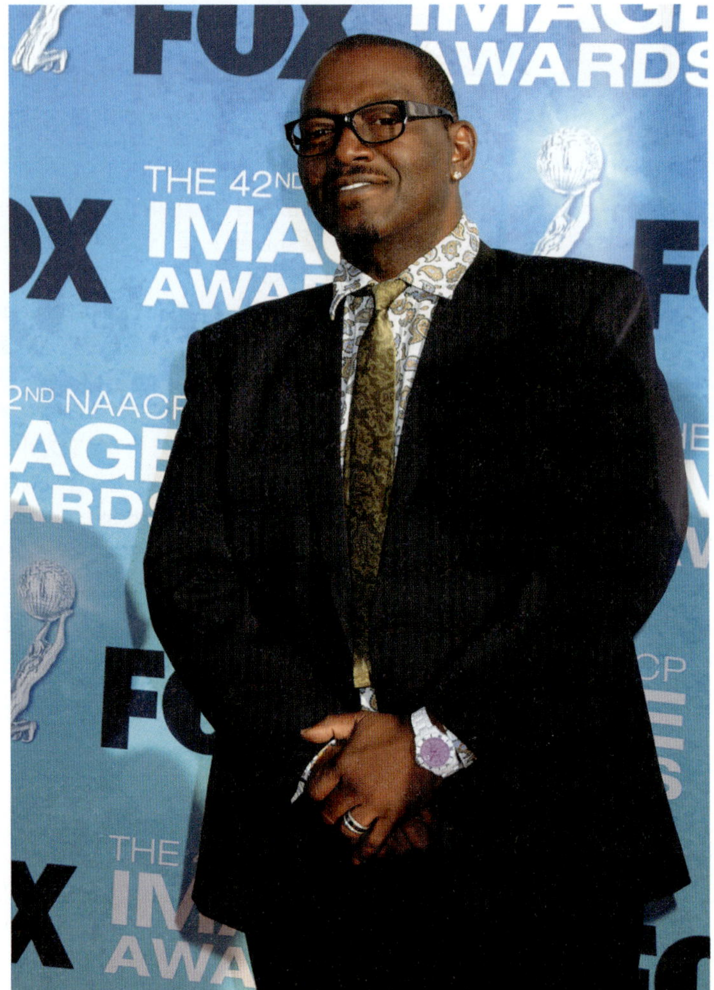

전직 아메리칸 아이돌 심사위원이자 음반 제작자인 잭슨(R. Jackson)과 NBC 기상 캐스터인 로커(A. Roker)는 위 우회술을 받아 약 45 kg 이상의 체중 감량에 성공하여 제2형 당뇨병과 같은 심각한 만성질환의 위험을 줄였다.

알고 있는가?

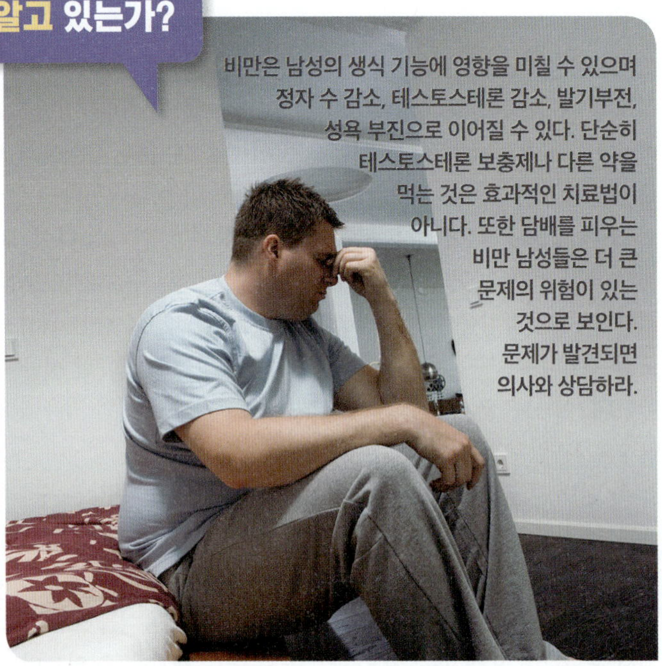

비만은 남성의 생식 기능에 영향을 미칠 수 있으며 정자 수 감소, 테스토스테론 감소, 발기부전, 성욕 부진으로 이어질 수 있다. 단순히 테스토스테론 보충제나 다른 약을 먹는 것은 효과적인 치료법이 아니다. 또한 담배를 피우는 비만 남성들은 더 큰 문제의 위험이 있는 것으로 보인다. 문제가 발견되면 의사와 상담하라.

Source: V. Stokes et al., "How Does Obesity Affect Fertility in Men-and What Are the Treatment Options?," *Clinical Endocrinology* 82, no. 5 (2015): 633-38.

급격한 체중 감량에 위 우회술보다 훨씬 효과적이어서 인기를 끌고 있는 기법은 담도췌장 우회술(biliopancreatic diversion or duodenal switch procedure)이다. 소장을 적게 우회하면서 위의 크기를 줄이는 부분 위 절제술을 받는다. 유문판(pyloric valve)은 그대로 남아 있어 덤핑증후군, 궤양, 막힘, 그리고 발생할 수 있는 다른 문제들을 예방하는 데 도움이 된다. 이 수술은 다른 수술보다 사망 위험과 다른 합병증이 더 높은 환자들에게 가장 어렵고 위험이 높은 수술 중 하나이다.[59]

많은 연구가 위 수술로 인한 예상치 못한 결과를 보여주었다. 대부분의 경우 수술에 의한 체중 감소가 오기 전, 환자들은 제2형 당뇨병이 완화되는 것을 보였으며, 일부 환자에서는 급격한 혈당 수치의 감소가 관찰되었다. 이에 수술 후 운동을 병행했을 경우 제2형 당뇨병의 완화와 체중 감소를 모두 가져올 수 있었다.[60] 이와 같은 결과가 매우 긍정적이긴 하지만, 위 수술을 받은 사람들의 약 1/3은 당뇨병이 재발하여 수술 후 5년 이내에 당뇨병 증상을 보이기 시작할 것이라는 새로

관점 포인트 비만 이것은 장애인가?

68~90 kg 사이의 과체중인 사람은 걷고, 뛰고, 서 있고, 다른 일상 업무를 하는 데 어려움을 겪을 수 있다. 일부 사람들은 비만이 장애로 간주되어야 한다고 믿으며, 법적으로 개인에게 특정한 건강 혜택을 제공할 권리를 부여한다. 다른 이들은 비만을 장애로 규정하는 것은 비만인 사람들에게 오명을 씌우는 것이며, 해결되는 것보다 더 많은 문제를 일으킬 것이라고 믿는다.

미국 장애인연방법(ADA)은 장애를 '개인 한 사람의 주요 생활 활동 중 하나 이상을 실질적으로 제한하는 신체적 또는 정신적 장애'로 정의하고 있다. 현재 사람들은 ADA가 비만 인구를 장애인으로 분류하기 위해서 BMI가 40이 넘거나 적어도 45 kg 이상 과체중이어야 한다. 이러한 엄격한 기준은 ADA가 현재 비만과 관련된 유효한 주장을 거의 지지하지 않는다는 것을 의미한다.

비만 인구를 장애인으로 분류하는 데 찬성하는 의견

- 비만을 장애로 분류하면 비만인 개인에게 건강 보험에 대한 선택권이 늘어나게 된다.
- 비만을 장애로 분류하면 체중 기준의 차별로부터 개인을 보호할 수 있다.
- 비만을 장애로 분류하면 직장이나 가정에서 보행기, 휠체어, 기타 특수 숙소를 이용해야 하는 만성질환 환자가 혜택을 받을 수 있다.

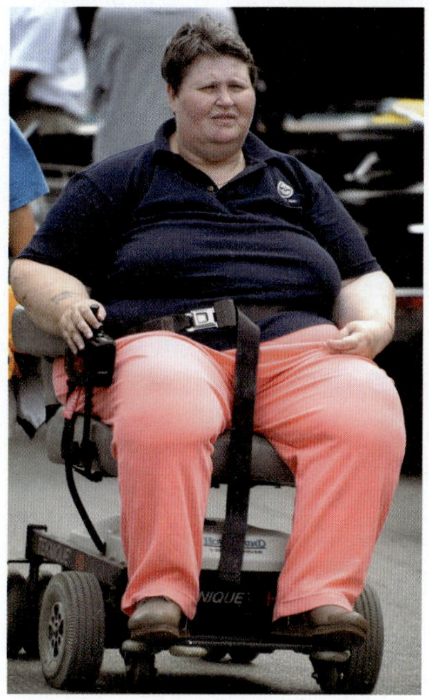

비만 인구를 장애인으로 분류하는 데 반대하는 의견

- 일부 의사들은 비만을 장애로 규정하면 비만 환자의 체중에 대한 논의를 꺼리는 비만 환자의 소송에 취약해질 수 있다고 우려한다. 이러한 위협은 의사들이 비만 환자와 비만 문제를 논의하고 구체적인 조치를 권고하는 것을 방해할 것이다.
- 부당한 보험이나 직장에서의 관행은 장애 지위가 아닌 차별금지법으로 해결할 수 있다.
- 비만인 모든 사람들이 그들의 체중으로 인해 장애가 되는 것은 아니기 때문에 모두 장애로 분류하는 것은 차별적일 것이다.

어느 주장을 지지하는가?

과체중이나 비만인 개인을 장애인으로 분류하면 어떤 결과를 가져오는가?

- 여러분은 비만을 장애로 규정하는 것이 우리 사회가 과체중과 비만인 개인에 대해 인식하고 행동하는 방식을 바꿀 것이라고 생각하는가? 만약 그렇다면 어떻게 바꿀 것인가?

운 연구 결과가 나왔다. 이러한 질병으로 인한 고위험 환자의 경우 고위험 수술을 받는 선택은 궁극적으로 현재 체중을 유지하는 위험과 비슷할 수 있다.

비만치료색전술(Bariatric arterial embolization)은 손목이나 사타구니 등을 통해 카테터를 삽입하고 '공복 호르몬'인 그렐린이 생성되는 위의 혈관을 타겟으로 하는 위 우회술의 새로운 비수술적 대안이다. 그렐린 생성을 차단하기 위해 고안된 작고 미세한 구슬이 혈관에 주입되어 환자가 공복을 덜 느끼게 된다. 운동 또는 생활 방식, 식생활의 개선과 더불어 현재까지는 비만치료색전술은 앞으로의 활용이 기대되는 수단이다. 수술이나 비수술적 치료를 통한 체중 감량에 대한 선택은 그 자체로 만병통치약이 아니며 모두 위험을 내포하고 있다. 건전한 체중 조절 프로그램의 일환으로 식사와 운동은 살을 빼기 원하는 대부분의 사람들에게 최선의 선택이다.

지방흡입술은 특정 부위에서 지방세포를 제거하는 수술이다. 일반적으로 지방흡입술은 처치를 받은 사람이 체중을 감량하더라도 진정한 체중 감량 수술이라기보다는 성형수술로 간주한다. 이 방법을 고려할 경우, 의사의 자격증, 시설의 인증, 응급 치료의 근접성 등을 확인해야 한다.

수술에 대해 고려해야 할 사항

만약 여러분이 비만에 대한 외과적 치료법을 생각하고 있다면, 선택할 수 있는 옵션에 대해 신중하게 생각하는 것이 중요하다. 다음과 같이 스스로에게 질문하라.

1. 체중 감량을 위한 비수술적 전략을 모두 시도해보았는가? 왜 지금 수술을 선택했는가?
2. 여러분의 목표는 무엇인가? (당뇨병이나 다른 건강상의 위험을 예방하거나 당뇨병이나 심장병에서 벗어나거나 전반적인 건강이 개선되기를 원하거나 자신에 대한 만족감을 원한다.)
3. 비용은 얼마인가? 위 우회술이나 위 밴드 수술에 대한 최근 연구에 따르면, 비용은 평균 15,000달러이며, 30,000달러를 훌쩍 넘을 수 있다고 한다.[61] 보험의 세부 사항을 잘 확인하라.
4. 어디서 수술을 받을지 생각해보았는가? 대부분의 수술과 마찬가지로 인증된 시설에서 최상의 결과를 가져올 수 있으며, 매년 이러한 수술을 많이 하는 인증된 외과 의사들은 수술 전 상담과 사후 관리 등의 지원을 한다. 수술 합병증이 있는 환자를 위한 응급 및 중환자 치료 시설과 감염 예방 시설을 갖춘 병원은 긍정적인 결과를 가져올 가능성이 높은 병원이다.

살을 찌우기 위한 노력

어떤 사람들에게는 살을 찌우는 것이 관심사이다. 만약 당신이 이 문제를 가지고 있다면, 첫 번째 우선순위는 왜 살이 찌지 않는지에 대해 아는 것이다. 아마도 운동선수라면 섭취하는 것보다 소비하는 칼로리가 더 많을 것이다. 아마 여러분은 공부 시간을 늘리기 위해 스트레스를 받아 식사를 거를 수도 있다. 고령 인구에서는 맛과 냄새의 감각이 저하되어 음식을 먹는 즐거움이 줄어들었을 수도 있다. 시각적 문제나 다른 장애는 식사를 준비하기 더 어렵게 할 수 있고, 치아 문제는 식사 자체를 어렵게 만든다. 극도의 에너지를 소모하는 운동을 하는 사람들은 칼로리와 영양 결핍에 걸릴 위험이 있을 수 있는데, 이는 체중 감소뿐만 아니라 면역체계 문제나 장기 기능장애, 낙상과 골절, 질병으로부터 저하된 회복, 그리고 다른 많은 문제들을 야기할 수 있다. 저체중인 사람들은 식습관과 운동 패턴을 분석하고 건강한 체중을 얻고 유지하기 위한 조치를 취해야 한다.

자가 평가

여러분은 체중 감량 프로그램을 시작할 준비가 되었는가?

만약 여러분이 과체중 또는 비만이라면, 여러분이 처한 상황이나 태도를 가장 잘 나타낸 답을 고르고 각 절에 대한 총 점수를 합하라.

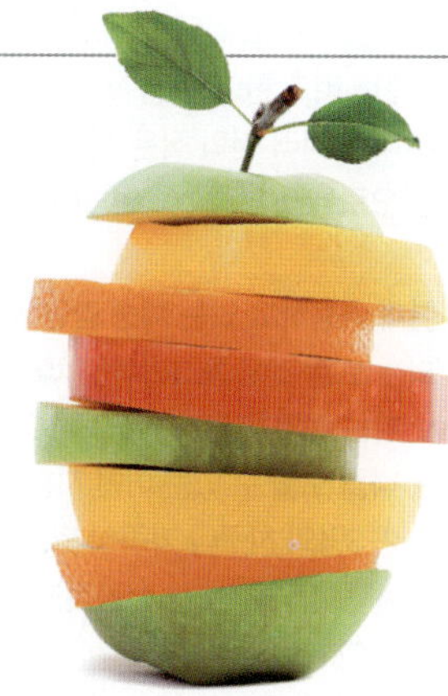

1 가족, 체중 및 다이어트 이력

1. 직계 가족(부모나 형제) 중 과체중이거나 비만인 사람은 몇 명인가?
   a. 없음(0점)
   b. 1명(1점)
   c. 2명(2점)
   d. 3명 이상(3점)

2. 여러분의 일생 중 어느 기간 동안 과체중이거나 비만이었는가? (해당되는 모든 것에 동그라미를 쳐라.)
   a. 생후 5세까지(1점)
   b. 6~11세(1점)
   c. 12~13세(1점)
   d. 14~18세(2점)
   e. 19세부터 현재까지(2점)

3. 살을 빼려고 노력했지만 성공하지 못한 적이 몇 번이나 있는가?
   a. 없음(0점)
   b. 생각했지만 시도하지 않았다.(1점)
   c. 2~3번 시도했다.(1점)
   d. 적어도 한 달에 한 번 시도했다.(2점)
   e. 셀 수 없을 정도로 많이 노력했다.(3점)

총 점수: ______________

점수 합산

4점보다 높은 점수는 체중 감량 프로그램을 시작할 때 앞으로 몇 가지 도전 과제가 있을 수 있음을 의미한다. 여러분의 체중은 종종 식사와 운동의 학습된 패턴의 산물이다. 만약 여러분이 살을 빼려고 반복해서 노력했지만 성공하지 못했다면 생각의 틀을 바꾸고 새로운 것을 시도해야 할지도 모른다.

2 변화를 위한 준비

1. 체중 감량을 하고 싶은 주된 이유는 무엇인가? (해당되는 모든 것에 동그라미를 쳐라.)
   a. 나는 주변사람을 기쁘게 하거나 새로운 사람을 사귀고 싶다.(0점)
   b. 나는 다가오는 행사(결혼, 휴가, 데이트 등)를 위해 멋있게 보이거나 작은 사이즈의 옷을 입고 싶다.(1점)
   c. 내가 아는 사람 중 과체중/비만으로 인해 건강에 큰 문제가 있었다.(1점)
   d. 나는 건강을 증진시키거나 더 많은 에너지를 갖고 싶다.(2점)
   e. 나는 체중 관련 건강 문제로 진단받았다.(2점)

2. 자신의 체중과 몸매에 대해 어떻게 생각하는가? (해당되는 모든 것에 동그라미를 쳐라.)
   a. 나는 과체중이 되는 것이 괜찮고 다른 사람들이 좋아하지 않아도 상관없다.(0점)
   b. 나의 체중은 에너지 수준과 신체 기능에 악영향을 미친다.(1점)
   c. 나 자신에 대해 기분이 좋지만 살을 빼면 더 행복할 것 같다.(1점)
   d. 체중과 몸매에 대해 걱정한다.(1점)
   e. 지금 태도를 바꾸지 않으면 건강에 큰 문제가 생길까봐 걱정이다.(2점)

3. 다음 중 여러분을 설명하는 것은 무엇인가? (해당되는 모든 것에 동그라미를 쳐라.)
   a. 배가 고프지 않을 때도 하루에 여러 번 음식에 대해 생각한다.(0점)
   b. 멀리할 수 없는 음식이나 간식이 있고, 배가 고프지 않을 때도 먹는다.(0점)
   c. 나는 고기와 지방이 많은 음식을 더 많이 먹는 편이고, 과일과 채소를 충분히 섭취하는 경우는 거의 없다.(0점)
   d. 식생활의 약점에 대해 생각해보았고, 해야 할 일에 대해 몇 가지 생각을 가지고 있다.(1점)
   e. 균형 잡힌 식사를 하려고 한 적은 없지만 지금 시작해야 한다는 것을 알고 있다.(1점)

4. 폭식하거나 먹어서는 안 되는 것을 먹을 때, 어떻게 할 것인가? (해당되는 모든 것에 동그라미를 쳐라.)
   a. 신경 쓰지 않고 식이요법을 중단한다.(0점)
   b. 잠시 죄책감을 느끼지만 다음에 반복한다.(0점)
   c. 다음날이나 이틀 동안 단식하여 에너지 균형을 유지한다.(0점)
   d. 다음에 미리 계획을 세우고 앞으로 과식하지 않도록 대책을 세운다.(1점)
   e. 실수했다는 것을 인정하고 다음날 프로그램에 다시 참여한다.(1점)

5. 일상에서 여러분의 식습관은 무엇인가? (해당되는 모든 것에 동그라미를 쳐라.)
   a. 아침을 거르고 점심과 저녁에 더 많이 먹는다.(0점)
   b. 나는 식사를 위해 앉지 않는다. 상황에 따라 되는대로 먹는다.(0점)
   c. 나는 적어도 과일과 채소를 5인분 이상 섭취하고, 식단에서 포화지방을 제한하려고 한다.(1점)
   d. 나는 여러 번의 작은 식사를 하며, 균형을 맞추려고 노력하고, 다른 식품군으로부터 영양소를 얻는다.(1점)

6. 현재 이용하고 있는 체중 감량 지원 시스템을 어떻게 설명할 수 있는가? (해당되는 모든 것에 동그라미를 쳐라.)
   a. 나는 이것을 혼자 함으로써 가장 잘 할 수 있다고 생각한다.(0점)
   b. 나를 도울 수 있는 어떤 지원도 알지 못한다.(0점)
   c. 2~3명의 친구나 가족이 있고 나를 도와줄 수 있을 것이라고 믿는다.(1점)
   d. 체중 감량에 대한 성공적인 계획을 세우는 데 도움을 줄 수 있는 상담사가 있다.(1점)
   e. 나는 Weight Watchers와 같은 지역 프로그램에 참여할 수 있다.(1점)

7. 운동에 얼마나 전념하는가? (해당되는 모든 것에 동그라미를 쳐라.)
   a. 나는 운동이 불편하고 부끄러워서 즐기지 않는다.(0점)
   b. 나는 운동할 시간이 없다.(0점)
   c. 운동을 하고 싶지만 어떻게 시작해야 할지 잘 모르겠다.(1점)
   d. 나는 캠퍼스 레크레이션 센터나 지역 체육관을 방문해서 할 수 있는 운동을 살펴보았다.(2점)
   e. 내가 이미 하고 있는 구체적인 스포츠나 체육 활동이 있고 더 할 계획을 세울 것이다.(2점)

8. 체중 감량과 생활 방식 변화 프로그램을 시작하려는 동기는 무엇인가?
   a. 살을 빼려고 하는 것에는 관심이 없다.(0점)
   b. 미래의 언젠가 하려고 생각 중이지만 언제가 될지는 모르겠다.(0점)
   c. 나는 다음 몇 주 후에 시작할 생각이다. 계획만 세우면 된다.(1점)
   d. 몇 주 후에 시작하고 싶다. 그리고 계획을 세우고 있다.(2점)
   e. 나는 이미 계획이 있고 시작할 준비가 되었거나 이미 시작했다.(3점)

총 점수:____________

점수 합산

8점보다 높은 점수는 여러분이 변화할 준비가 되어 있다는 것을 보여준다. 8점보다 높을수록 더 성공적일 수 있다. 변화시킬 수 있는 영역을 자세히 살펴보아라. 여러분의 행동, 자원, 변화하기 위한 준비, 그리고 변화에 대한 전반적인 계획은 성공에 필수적이다.

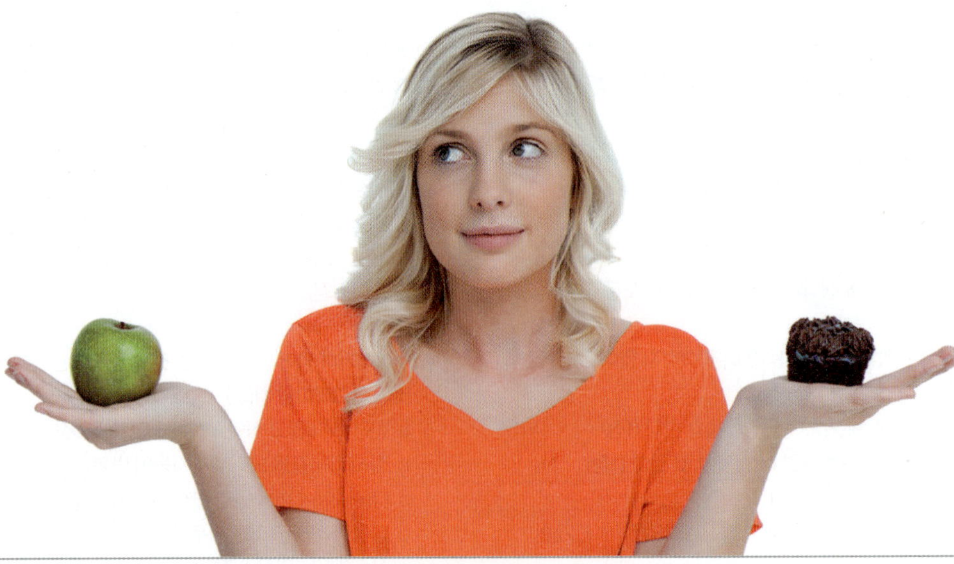

변화를 위한 여러분의 계획

자가 평가는 체중 감량에 대한 준비 상태를 결정하는 데 중요한 6가지 영역을 알려준다. 건강을 증진시키기 위해 살을 빼고 싶다면, 식사와 운동에 대한 태도를 이해하는 것이 성공하는 데 도움이 될 것이다.

오늘, 당신은 할 수 있다.

- □ 체중 감량에 대한 SMART 목표 설정 및 현실 확인하기: 구체적이고, 측정 가능하고, 달성 가능하고, 관련성이 있으며, 시간을 고려했는가? 예를 들어, 이번 달에는 약 7 kg 감량을 목표로 하기보다는 식단과 운동 변화로 일주일에 약 450 g을 감량하는 것이 현실적인 목표이다.
- □ 식습관에 영향을 미치는 계기를 알기 위해 식사 일지를 작성하라. 여러분이 가장 흔한 두 가지의 계기를 줄이기 위해 무엇을 할 수 있는지 생각해 보라.

다음 2주 안에, 당신은 할 수 있다.

- □ 식단에 더 많은 과일, 채소, 통곡물을 포함시키고 지방을 적게 먹는 습관을 들여라. 저녁을 준비할 때 접시에 담긴 음식을 확인해보라. 대부분 채소와 통곡물로 채워져 있지 않을 경우 접시에 있는 고기, 치즈를 1컵의 샐러드용 채소 또는 좋아하는 채소로 대체하라.
- □ 운동량을 조금씩 늘려라. 캠퍼스 레크레이션 센터 또는 지역 체육관을 방문하여 사용 가능한 장비와 시설에 대해 숙지하라. 새로운 기구나 스포츠 활동을 시도해보고 여러분이 정말 좋아하는 것을 찾을 때까지 시도하라.

학기말까지, 당신은 할 수 있다.

- □ 매주 식료품 쇼핑을 하며 고지방, 고설탕, 가공식품을 피하면서 건강하고 영양가 있는 식품을 구입하는 습관을 가져라. 여러분이 건강에 좋지 않은 음식을 덜 이용하고, 건강에 좋은 음식을 더 많이 이용할 수 있을 때, 비로소 여러분은 스스로 건강한 식사를 하는 자신을 발견할 것이다.
- □ 여러분의 진행 상황을 평가해보고, 목표를 달성하는 대로 자신에게 보상하라. 음식으로 보상하는 대신에 영화를 보거나 원하던 새로운 스키니 진을 사는 것과 같은 재미있는 일을 하라.

학습 계획

복습

LO 1 | 과체중과 비만: 증가하는 건강 위협

- 과체중과 비만, 체중 관련 건강 문제가 만연해있다. 글로비시티 또는 전 세계적으로 비만율의 증가는 많은 국가를 위협하고 있다. 비만으로 인한 사회적 비용으로는 의료비 증가와 근로자 생산성 저하가 포함된다. 과체중과 비만으로 인한 개인의 건강 위협에는 심혈관질환, 관절염, 뇌졸중, 당뇨병, 위장장애, 요통, 그리고 많은 질병들이 포함된다. 과체중인 사람들은 종종 우울증, 낮은 자존감, 높은 수준의 스트레스와 싸운다.

LO 2 | 과체중과 비만에 기여하는 요인

- 비만을 예방하기 위해 환경적, 문화적, 사회경제적 요인을 고려하는 것이 중요하다. 유전적 요인, 호르몬의 영향, 과도한 지방세포, 신체적 위험과 더불어 빈곤, 사회경제적 지위, 교육 수준, 영양가 있는 음식에 대한 접근성 등 환경적 영향과 고칼로리 섭취를 포함한 생활방식 요인은 모두 체중 감량에 어려움을 주고 있다.

LO 3 | 체중 및 신체 조성 평가하기

- 체지방률은 과체중과 비만을 결정하는 신뢰할 수 있는 지표이다. 체지방을 평가하는 방법은 다양하다. 체질량지수(BMI)는 키를 기준으로 가장 일반적으로 사용되는 체지방 측정 도구 중 하나이다. 과체중은 25~29.9의 BMI와 비만은 30 이상의 BMI로 정의된다. 허리둘레, 즉 복부 부위의 지방은 여러 만성질환, 특히 제2형 당뇨병 위험과 관련이 있는 것으로 여겨진다.

LO 4 | 체중 관리: 개인의 역할들

- 신체활동 증가, 칼로리 섭취를 조절하는 균형 잡힌 건강한 식단, 그리고 체중 조절을 위한 다른 전략들이 권장된다. 이러한 옵션이 실패하고 위험이 증가하면서 의사가 권장하는 처방약, 체중 감량 수술 및 기타 전략을 사용하여 체중을 유지하거나 줄일 수 있다. 그러나 건강한 식습관, 유산소 운동, 근육량을 형성하는 운동은 체중 감소와 유지에 가장 좋은 선택지를 제공한다.

깜짝 퀴즈

LO 1 | 과체중과 비만: 증가하는 건강 위협

1. 다음 중 옳지 않은 것은?
   a. 히스패닉계 남성과 비 히스패닉계 백인 남성이 비 히스패닉계 흑인 또는 아시안 남성보다 과체중/비만이 될 가능성이 더 높다.
   b. 부모의 교육 수준이 높은 고소득 가정의 아동과 청소년은 교육 수준이 낮은 저소득 가정의 아동과 청소년에 비해 비만 위험이 높다.
   c. 비 히스패닉계 흑인 여성과 히스패닉계 여성은 비 히스패닉계 백인 여성보다 과체중이거나 비만일 가능성이 더 높다.
   d. 미국은 지구상에서 비만율이 가장 높다.

LO 2 | 과체중과 비만에 기여하는 요인

2. 신체의 기본적인 기능을 유지하기 위한 식량 에너지 소비율은?
   a. 기초대사율
   b. 안정시대사율
   c. 체질량지수
   d. 세트포인트

3. 다음 중 옳지 않은 것은?
   a. 기초대사율이 느려지면 30세 이후 체중 증가가 뒤따른다.
   b. 호르몬은 배고픔 충동과 식사 행동과 연관이 있다.
   c. 근육이 많을수록 칼로리 소모가 적어진다.
   d. 요요 다이어트는 체중 감량을 더 어렵게 한다.

LO 3 | 체중 및 신체 조성 평가하기

4. 총 체중에서 지방이 차지하는 비율을 무엇이라고 하는가?
   a. 신체 조성
   b. 지방제외체중
   c. 체지방률
   d. BMI

5. 다음 중 BMI에 대한 설명으로 옳지 않은 것은?
   a. BMI는 키와 체중 측정에 기초한다.
   b. BMI는 근육량이 많은 운동선수들을 포함하여 모든 사람들에게 정확하다.
   c. 매우 낮거나 높은 BMI는 사망률의 위험 증가와 관련이 있다.
   d. BMI는 body mass index의 약자이다.

6. 다음 중 심장병 및 당뇨병의 위험과 가장 밀접한 연관이 있는 신체 치수는?
   a. 엉덩이둘레
   b. 가슴둘레
   c. 허리둘레
   d. 허벅지둘레

LO 4 | 체중 관리: 개인의 역할들

7. 450 g의 체지방은 얼마나 많은 여분의 칼로리를 섭취함으로써 생성되는가?
   a. 1,500 kcal
   b. 3,500 kcal
   c. 5,000 kcal
   d. 7,000 kcal

8. 살을 빼기 위해서 무엇을 설정해야 하는가?
   a. 음의 칼로리 균형
   b. 완전한 칼로리 균형
   c. 양의 칼로리 균형
   d. 세트포인트

9. 성공적인 체중 유지를 하는 사람은 다음 중 어느 것을 할 가능성이 높은가?
   a. 오후 1시 전에 하루 두 끼를 먹는다.
   b. 식사를 건너뛴다.
   c. 다이어트 음료를 마신다.
   d. 부피는 크지만 칼로리가 낮은 음식을 먹는다.

10. 성공적이고 건강한 체중 감량은?
   a. 평생 동안 건강하게 먹고 운동하는 패턴
   b. 모든 지방과 탄수화물을 제한하고 고단백 식사를 한다.
   c. 몸에 나쁜 음식을 절대 먹지 않으며 계획을 철저히 준수한다.
   d. 반복적으로 살을 빼고 다시 찌는 패턴

생각해보기

LO 1 | 과체중과 비만: 증가하는 건강 위협

1. 전 세계적으로 선진국과 후진국 모두에서 비만율이 증가하는 이유는 무엇인가? 전국적으로 비만의 위험을 줄이기 위해 우리가 집단적으로 또는 개인적으로 취할 수 있는 전략은 무엇인가?

LO 2 | 과체중과 비만에 기여하는 요인

2. 과체중이나 비만의 위험 요인을 나열하라. 여러분이 중년기에 비만이 될지를 결정하는 가장 가능성이 높은 요인은 무엇인가? 만약 최근의 이론들이 사실이라면 미래의 체중 감량 노력에 어떤 영향을 미치는가?

LO 3 | 체중 및 신체 조성 평가하기

3. 여러분의 비만 수준을 평가하기 위해 어떤 측정을 선택할 것인가? 왜 그런가?

LO 4 | 체중 관리: 개인의 역할들

4. 자신의 체중에 만족하는가? 만약 그렇다면 건강한 체중을 유지하기 위해 무엇을 하는가? 여러분의 체중과 전반적인 건강을 향상시키기 위해 어떤 생활 방식을 바꿀 수 있는가?

Focus on 신체 이미지 향상시키기

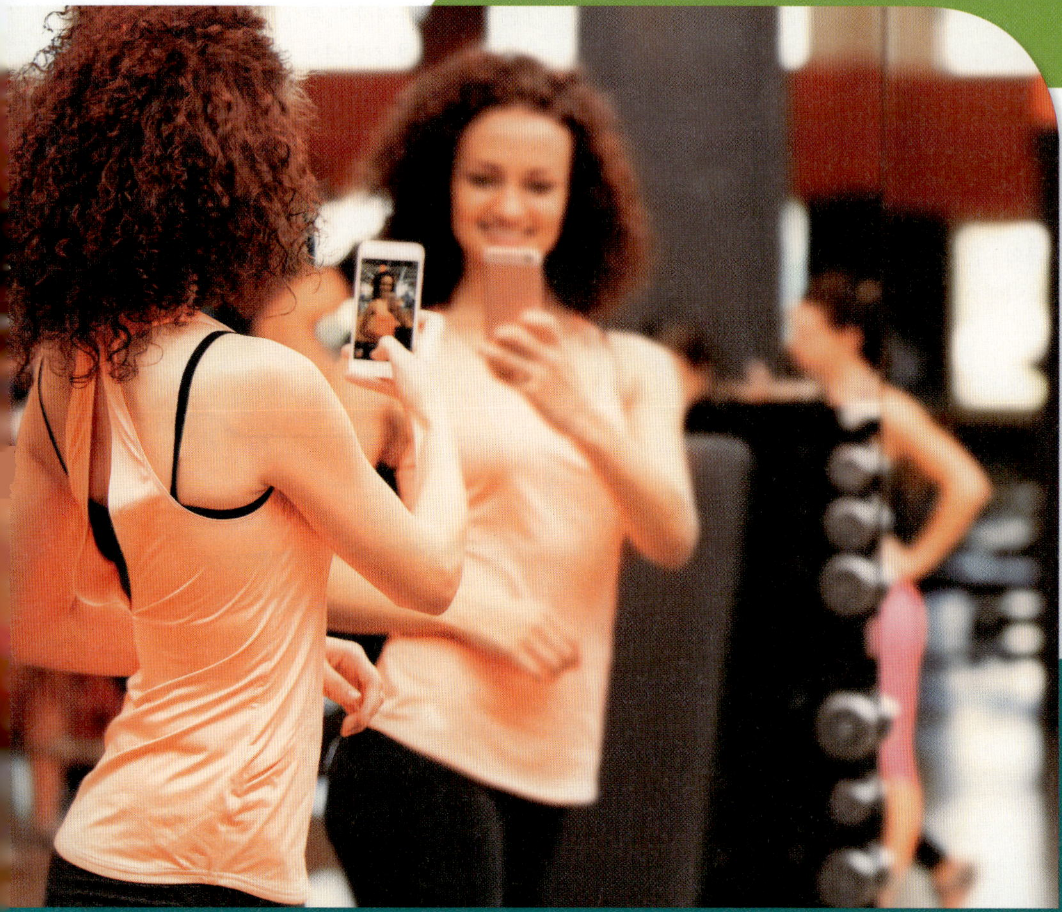

학 습 결 과

LO **1** 신체 이미지를 정의하고, 영향을 미치는 요인을 나열하며, 자신의 외모에 불만족하는 것과 신체변형장애 사이의 차이를 구분하시오.

LO **2** 섭식장애의 징후 및 증상뿐만 아니라 거식증, 폭식증, 폭식장애에 대한 신체적 영향과 치료 옵션에 대해 설명하시오.

LO **3** 근육추형 및 여성 운동선수의 3가지 징후와 같은 운동장애와 증후군에 대한 기준, 증상, 치료법을 나열하시오.

왜 관심을 가져야 하는가?

외모와 몸매에 대한 불만족은 건강하지 못한 태도와 사고방식을 조장할 수 있을 뿐만 아니라 식생활이 흐트러지고 강박적 운동 습관을 조장할 수 있다.

거울을 볼 때 당신을 보는 것이 맘에 드는가? 불만족스럽거나 좌절하거나 심지어 화가 난다고 느낀다면, 여러분만 그렇게 느끼는 것은 아니다. 최근 실시된 전국 여론조사에서 여성의 67%와 남성의 53%가 정기적으로 외모에 대해 걱정하는 것으로 나타났다. 이는 여성의 경우 외모를 삶에서 가장 중요하게 생각하며, 남성의 경우 재정 다음으로 중요한 문제로 조사되었다.[1] 특히 여성(69%)과 남성(53%) 모두에게 가장 큰 관심사는 복부이다.[2] 신체에 대한 불만족 중 체중과 체형에 대한 우려가 가장 높은 것으로 알려졌다. 체중이 증가함에 따라 삶의 과도기 동안 불만족도 증가한다. 특히 여성들은 고등학교에서 성인으로 성장할 때 신체 불만족이 최고 수준에 도달한다.[3] 슬프게도 여러분의 신체에 대한 불만족은 인간관계를 방해하고, 목표를 잃게 만들며, 정신 건강에 영향을 미치고, 생명을 위협하는 질병을 야기할 수 있다. 이와는 대조적으로 건강한 신체 이미지를 개발하고 유지하는 것은 다른 사람과의 상호작용을 증진시키고, 스트레스를 줄이며, 내적 역량을 높이고, 삶에 자신감과 기쁨을 가져다 줄 수 있다.[4]

LO 1 | 신체 이미지는 무엇인가?

신체 이미지를 정의하고, 영향을 미치는 요인을 나열하며, 자신의 외모에 불만족하는 것과 신체변형장애 사이의 차이를 구분하시오.

여러분의 **신체 이미지**(body image)는 자신의 몸매, 체중, 일반적인 외모에 대해 믿거나 감정적으로 느끼는 것이다. 거울에 비친 모습뿐만 아니라 다음의 것들을 포함한다.

- 마음속으로 자신을 어떻게 보는가
- 자신의 외모에 대해 믿는 것(다른 사람들이 자신을 바라보는 시각에 대한 믿음을 포함)
- 키, 몸매, 체중 등 자신의 신체에 대해 어떻게 느끼는가
- 움직이면서 몸을 어떻게 감지하고 조절하는가
- 자신의 신체에 대한 생각, 느낌과 관련하여 어떻게 행동하는가

부정적인 신체 이미지는 몸매, 외모에 대한 왜곡된 인식이나 불편함, 수치심, 또는 불안감 중 하나로 정의된다. 자신을 제외한 많은 사람들은 매력적이고 자신의 외모와 신체는 그렇지 못하다고 확신하는 것을 포함할 수 있다. 이와는 대조적으로 긍정적인 신체 이미지는 자신의 외모에 대한 진정한 인식이다. 여러분은 자신을 있는 그대로 본다. 여러분은 모든 것이 다르다는 것을 이해하고, 인지하고 있는 결점은 한 사람으로서의 가치와는 아무 상관이 없다는 것을 알고 있는 것이다. 여러분의 신체를 변화시키는 건강하고 현실적인 목표와 건강한 계획을 세우는 것은 부정적인 신체 이미지를 나타내지 않는다는 것을 명심하라.

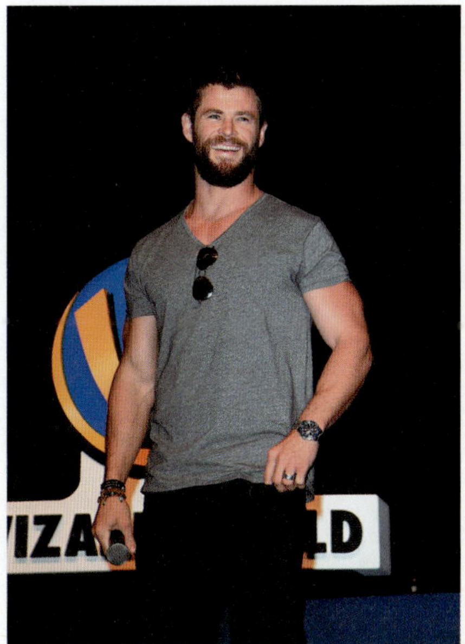

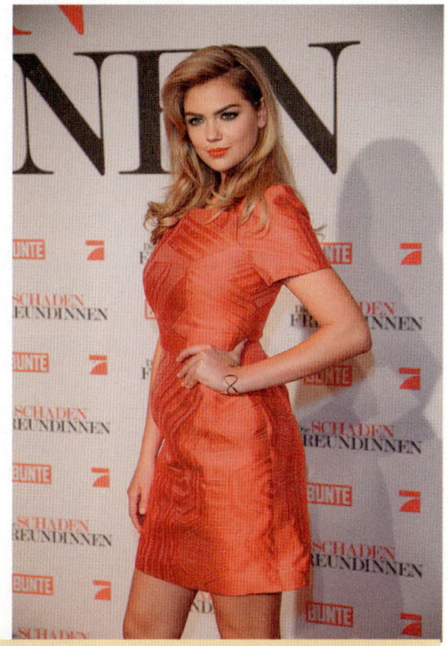

매력적인 외모에 대한 성격이 세대에 따라 바뀔 수도 있지만, 남성과 여성 연예인들의 비현실적인 이미지는 새로운 것이 아니다. 피플지의 2014년 가장 섹시한 남성과 여성인 헴스워스(C. Hemsworth)와 업튼(K. Upton)은 일반인들이 아무리 열심히 노력해도 성취하기 힘든 신체적 특징을 보여준다.

여러분의 신체 이미지는 부정적인가 긍정적인가? 아니면 그 중간인가? 전문가들은 여러분이 결정하는 데 도움이 될 수 있는 신체 이미지 평가표를 개발했다(그림 1 참고). 평가표는 신체와의 완전한 분리 상태부터 문제가 되지 않는 특정 상태까지 관련된 행동을 식별한다는 점에 주목한다.

신체 이미지에 영향을 미치는 많은 요인들

여러분은 신체 이미지를 가지고 태어나지 않았지만, 어린 나이에 신체 이미지를 발달시키기 시작한다. 신체 이미지 발달에 영향을 미치는 요인들을 살펴보자. 이 절을 읽으면서 여러분의 신체 이미지에 가장 큰 영향을 준 요인에 대해 생각해보라. 또한 우리 문화에 널리 퍼져 있는 신체 이미지에 대한 부정적인 영향을 어떻게 받아들이는지 생각해보라.

미디어와 대중문화

미디어 이미지는 우리가 매력적이라고 생각하는 것의 기준을 정하는 경향이 있다. 어떤 사람들은 근육을 키우거나 더 작은 청바지에 몸을 맞추기 위해 극단적인 방법을 선택한다. 현재의 사회가 '매력적'이라고 인식하는 것을 성취하기 위해 우리의 신체를 변화시키는 것은 오랫동안 미국 문화의 일부였다. 20세기 초 남성들이 강하고 정력적인 남성 대통령 루즈벨트(T. Roosevelt)를 우상화하는 동안, 여성들은 비현실적으로 가는 허리를 위해 코르셋을 잡아당겼다. 1920년대와 1930년대에 남성들은 범죄 영화에서 볼품없는 경찰과 강도들을 모방했고, 여성들은 남성적인 '플래퍼' 룩을 위하여 다이어트를 하고 가슴을 묶

신체 이미지(body image) 마음속으로 자신을 어떻게 보는지, 외모에 대해 무엇을 믿는지, 자신의 신체에 대해 어떻게 느끼는지, 그리고 그에 대응하여 어떻게 행동하는지에 관한 개념.

대학에서 남학생의 30%, 여학생의 45%가 지난 30일 동안 체중 감량을 위해 다이어트를 했다고 보고되었다.

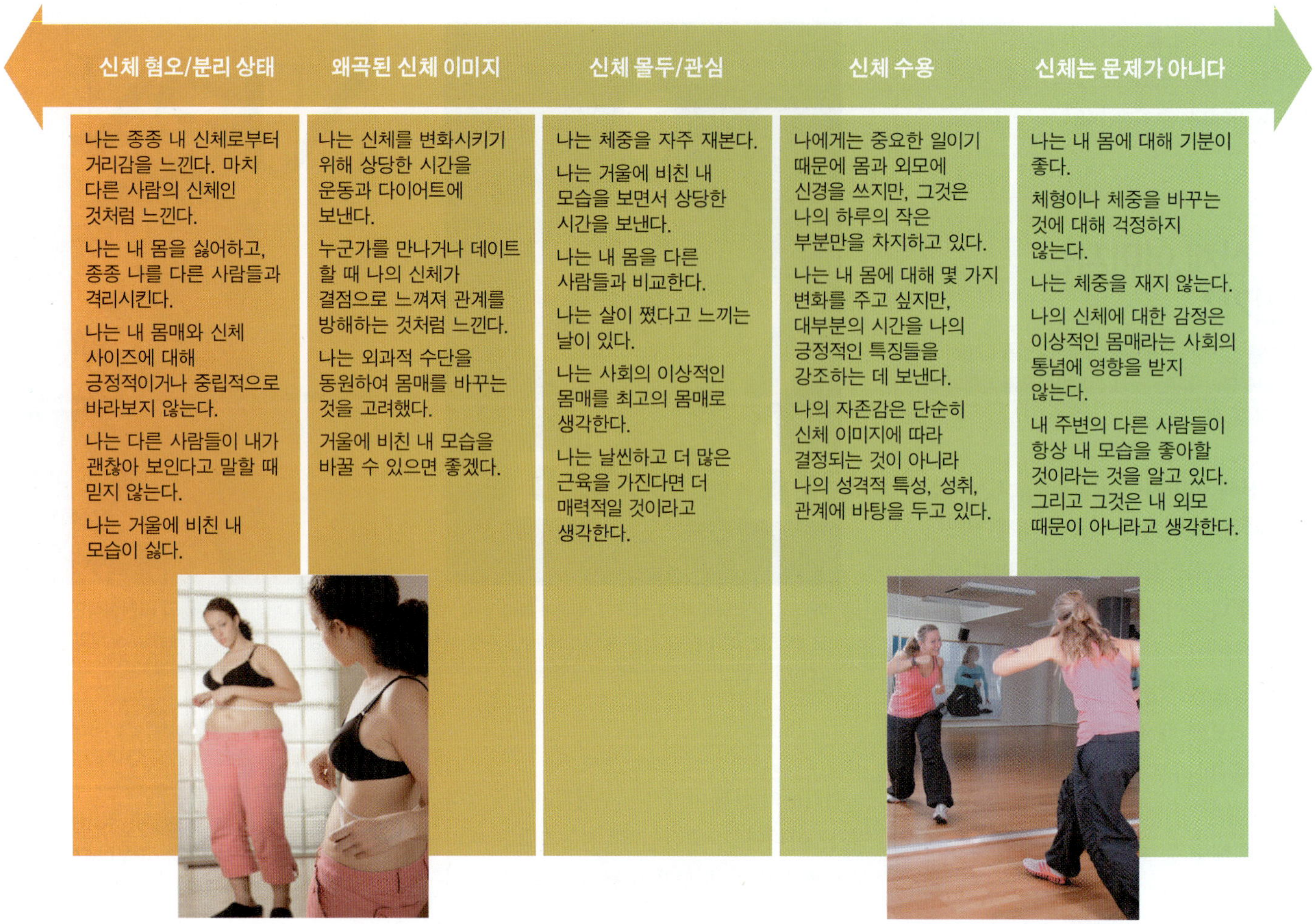

신체 혐오/분리 상태
왜곡된 신체 이미지
신체 몰두/관심
신체 수용
신체는 문제가 아니다
나는 종종 내 신체로부터 거리감을 느낀다. 마치 다른 사람의 신체인 것처럼 느낀다.
나는 내 몸을 싫어하고, 종종 나를 다른 사람들과 격리시킨다.
나는 내 몸매와 신체 사이즈에 대해 긍정적이거나 중립적으로 바라보지 않는다.
나는 다른 사람들이 내가 괜찮아 보인다고 말할 때 믿지 않는다.
나는 거울에 비친 내 모습이 싫다.
나는 신체를 변화시키기 위해 상당한 시간을 운동과 다이어트에 보낸다.
누군가를 만나거나 데이트 할 때 나의 신체가 결점으로 느껴져 관계를 방해하는 것처럼 느낀다.
나는 외과적 수단을 동원하여 몸매를 바꾸는 것을 고려했다.
거울에 비친 내 모습을 바꿀 수 있으면 좋겠다.
나는 체중을 자주 재본다.
나는 거울에 비친 내 모습을 보면서 상당한 시간을 보낸다.
나는 내 몸을 다른 사람들과 비교한다.
나는 살이 쪘다고 느끼는 날이 있다.
나는 사회의 이상적인 몸매를 최고의 몸매로 생각한다.
나는 날씬하고 더 많은 근육을 가진다면 더 매력적일 것이라고 생각한다.
나에게는 중요한 일이기 때문에 몸과 외모에 신경을 쓰지만, 그것은 나의 하루의 작은 부분만을 차지하고 있다.
나는 내 몸에 대해 몇 가지 변화를 주고 싶지만, 대부분의 시간을 나의 긍정적인 특징들을 강조하는 데 보낸다.
나의 자존감은 단순히 신체 이미지에 따라 결정되는 것이 아니라 나의 성격적 특성, 성취, 관계에 바탕을 두고 있다.
나는 내 몸에 대해 기분이 좋다.
체형이나 체중을 바꾸는 것에 대해 걱정하지 않는다.
나는 체중을 재지 않는다.
나의 신체에 대한 감정은 이상적인 몸매라는 사회의 통념에 영향을 받지 않는다.
내 주변의 다른 사람들이 항상 내 모습을 좋아할 것이라는 것을 알고 있다. 그리고 그것은 내 외모 때문이 아니라고 생각한다.

그림 1 신체 이미지 평가표. 이 평가표는 완전한 수용(full acceptance)에서 분리 상태(disassociation)까지의 신체 이미지에 대한 태도 및 행동의 범위를 보여준다.

Source: Adapted from Smiley/King/Avery, "Eating Issues and Body Image Continuum," Campus Health Service 1996. Copyright © 1997 Arizona Board of Regents for University of Arizona.

었다. 1960년대까지 터프한 남성들이 남성적 이상이었던 반면, 트위기와 같은 극단적으로 마른 모델들은 여성미의 상징이었다. 오늘날 외모에 대한 사회적 집착—심지어 많은 이미지들이 에어브러시로 수정되거나 포토샵된 경우에도—은 크게 다르지 않다.

소셜 미디어 활동 또한 부정적인 신체 이미지에 대한 우려를 증가시켰다.[5] 많은 소셜 미디어 사이트들이 자해를 조장하거나 미화하는 게시물에 대해 적극적으로 경고하는 반면, 부적절한 신체 이미지를 홍보하는 메시지는 일반적이다. 하지만 이와 같은 메시지는 종종 격려의 한 유형으로 나타나기도 한다. 예를 들어, 사람들에게 '날씬한' 또는 '건강함'과 같은 문구들은 함께 결합하여 비현실적으로 마른 몸의 이미지를 형상화한다.[6] '신스피레이션(thinspiration)'에 대한 자세한 내용은 '오늘날 학생들의 건강'을 참고하라.

20세 이상 미국 성인의 2/3 이상이 과체중 또는 비만인 상황에서 미디어의 이상화된 이미지와 전형적인 미국인의 신체 사이에 상당한 단절이 존재한다.[7] 미디어의 '아름다움'에 대한 비현실적인 이미지는 우리를 계속해서 몰아세우고 있다. 이와 같은 상황은 우리의 신체 이미지를 손상시킬 수 있는데, 이는 아무리 다이어트를 하거나 운동을 해도 포토샵을 거친 몸매로 바꿀 수 없기 때문이다.

가족, 지역사회, 문화 집단

우리가 교류하는 사람들은 우리가 스스로를 바라보는 방식에 강한 영향을 미친다. 부모들은 특히 신체 이미지 발달에 영향을 미친다. 예를 들어, 사춘기 자녀의 부모들이 자녀의 변화하는 신체와 관련된 불편한 감정을 느끼는 것은 흔하고 자연스러운 일이다. 부모들이 자녀의 사춘기 동안 이러한 감정을 탐색하고 자녀의 외모에 대한 수용성을 검증할 수 있다면, 자녀의 긍정적인 신체 이미지를 유지하는 데 도움을 줄 수 있다.[8] 긍정적인 신체 이미지를 가진 부모들은 자녀에게 긍정적인 신체 이미지를 심어줄 가능성이 높은 반면, 자신의 신체에 대해 좌절하거나 부끄러워하는 부모들은 자녀에게 부정적인 영향을 줄 수 있다.[9]

형제와 다른 친척, 동료, 교사 및 기타 지역사회 구성원과의 상호작용은 신체 이미지 발달에 영향을 미칠 수 있다. 과체중이 되는 것은 학교에서 괴롭힘을 당하는 중요한 요

오늘날 학생들의 건강

신스피레이션(thinspiration)과 거식증의 온라인 세계

거식증을 지지하는 움직임은 수많은 웹사이트, 채팅방, 블로그, 토론 게시판에 존재하는데, 대부분은 섭식장애로 고생하는 여성들이 주도하고 있다. 한 연구는 젊은 여성들 중 13%가 섭식장애에 관련한 웹사이트를 방문했고, 이 사이트들은 지난 1년 동안 1,300만 번 검색되었다고 밝혔다. 제한적인 식사, 신진대사, 폭식, 완하제 남용에 대한 위험하고 부정확한 정보와 함께, 이러한 사이트들 중 다수는 방문객들에게 신스피레이션—날씬함을 강조하기 위한 사진과 인용문—뿐만 아니라 섭식장애를 숨기고 유지하기 위한 방법을 특징으로 한다. 물론 이것들은 젊은 여성들에게 필요한 것이 아니다.

하지만 최근 모델 산업에 변화가 생겨나고 있다. 프랑스 정부는 지나치게 마른 모델의 미디어 노출을 방지하기 위해 모델의 BMI가 18 이상이 되어야 한다는 법안을 통과시켰다. 법안은 또한 포토샵한 이미지들, 특히 모델의 신체를 지나치게 변형시키는 이미지들을 '수정됨(retouched)'이라고 표기하도록 요구하고 있다.

미국의 Mod-cloth 회사는 다양한 신체 사이즈의 직원들을 수영복 모델로 삼도록 하였으며, 캘빈클라인은 최근 '퍼펙트 바디' 캠페인에 10 사이즈 모델을 선보였다. 2016년 스포츠 잡지의 표지에는 그레이엄(A. Graham)이라는 플러스 사이즈 모델이 실렸다. '플러스 사이즈' 대신 '실제 사이즈'라는 태그가 현재 존스(T. Jones)나 롤리(Robyn Lawley) 같은 인기 모델에서 일반적으로 사용되고 있다. 이와 같이 다양한 아름다움을 받아들이는 것은 우리에게 필요한 일종의 영감이 될 수 있다.

Sources: National Eating Disorder Information Centre; MPA website, Accessed May 2015, www.myproana.com/index.php/blogs; M. Persad, "Average-Size Models Could Be Better for Business, Study Says" May 14, 2015, http://www.huffingtonpost.com/2015/05/14/average-size-models-study-advertising_n_7275376.html; Vogue News, "France Passes Model Health Law," December 21, 2015, http://www.vogue.co.uk/news/2015/12/21/french-model-law-bmi-medical-certificate-for-models-in-france; S. Jett et al., "Impact of Exposure to Pro-Eating Disorder Websites on Eating Behavior in College Women," *European Eating Disorders Review* 18 (2010): 410-16.

인이며, 또래 집단의 괴롭힘은 신체 이미지 형성에 부정적인 영향을 미치는 것으로 잘 알려져 있다.[10] 한 개인이 속한 문화 집단과의 관계는 신체 이미지 형성에 영향을 미친다. 예를 들어, 백인 여성이 가장 높은 신체 불만족을 경험하고, 소수 여성의 신체 불만족은 그들이 주요 미디어에 더 많이 노출될수록 증가한다는 연구 결과가 나왔다.[11]

생리학적 및 심리학적 요인

신경학 연구에 따르면, 신체이미지장애 진단을 받은 사람들은 신경전달물질(neurotransmitter)이라 불리는 화학물질을 조절하는 뇌의 능력에 차이가 있다는 것을 보여준다.[12] 신경전달물질의 허술한 규제도 우울증, 불안장애, 강박장애 등과 관련되어 있다. 한 연구는 신체 이미지 왜곡을 뇌의 시각 처리 부위의 오작동과 연관시켰다.[13] 또 다른 이론은 신체이미지장애를 가진 개인의 뇌의 신경전달물질인 세로토닌의 수치에 유전적 차이가 있을 수 있다는 것을 암시한다.[14] 이러한 발견들은 일부 사람들이 신체이미지장애에 생물학적으로 취약하다는 것을 암시한다. 연구자들은 또한 일부 소수의 사람들이 신체 이미지를 개선하기 위해 SSRI(뇌의 세로토닌 수치를 증가시키는)와 같은 약물 복용이 효과적일 수 있다고 주장한다.[15]

긍정적인 신체 이미지 형성

긍정적인 신체 이미지를 형성하기 위해 현대 사회에서 흔히 보이는 몇 가지 근거 없는 믿음과 태도에 의문을 가져야 한다.[16]

알고 있는가?

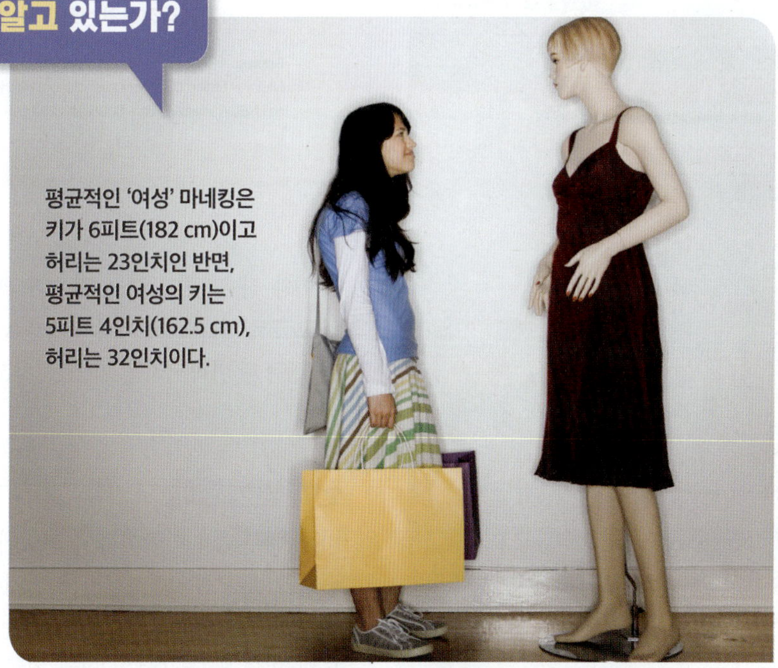

평균적인 '여성' 마네킹은 키가 6피트(182 cm)이고 허리는 23인치인 반면, 평균적인 여성의 키는 5피트 4인치(162.5 cm), 허리는 32인치이다.

Sources: R. Duyff, *American Dietetic Association Complete Food and Nutrition Guide*, 4th ed. (Hoboken, NJ: John Wiley & Sons, Inc., 2012), 50; C. Fryar, Q. Gu, and C. Ogden, "Anthropometric Reference Data for Children and Adults: United States, 2007-2010," National Center for Health Statistics, *Vital and Health Statistics*, Series 11, no. 252 (2012), www.cdc.gov/nchs/data/series/sr_11/sr11_252.pdf.M11A_

- **근거 없는 믿음 1:** 자신이 어떤 사람인지 보다 어떻게 보이는지가 더 중요하다.
  사실: 당신의 외모는 자신이 누구인지 또는 무엇을 할 수 있는지 결정하지 않는다.
- **근거 없는 믿음 2:** 열심히 노력하면 연예인처럼 보일 수 있다.
  사실: 운동과 건강한 식사가 건강 상태를 개선시킬 수 있는 반면, 모든 사람이 근육질, 큰 키, 곡선미가 있는 유전자를 가지고 있는 것은 아니다. 우리는 건강을 위해 운동을 하고 먹을 수 있지만 특정한 몸매까지 따라갈 수는 없다.
- **근거 없는 믿음 3:** 극단적인 다이어트는 체중 감량에 효과적이다.
  사실: 극단적인 다이어트는 위험하고, 빠른 체중 감량은 좀처럼 지속 가능하지 않다.
- **근거 없는 믿음 4:** 완벽한 몸을 가지게 되면 모든 일이 나아질 것이다.
  사실: 어떤 신체를 갖는 것은 행복하고 멋진 삶의 해결책이 아니다. 건강한 관계에 투자하고 삶의 목표를 향해 노력하는 것은 지속적인 행복을 가져다 줄 수 있다.

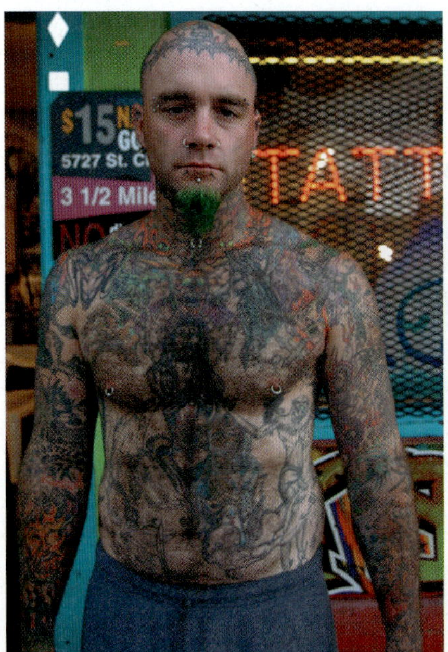

자신의 몸에 대해 매우 불만족하는 사람들을 발견하는 것이 항상 쉬운 것은 아니다. 문신으로 몸을 가린 사람들은 자존감이 강할 수 있다. 극단적인 문신은 신체변형장애로 알려진 심각한 신체이미지장애의 외관상 징후가 될 수 있다.

행동을 변화시키는 기술

긍정적인 신체 이미지를 위한 10단계

부정적인 생각을 긍정적으로 바꾸는 한 가지 방법은 어떻게 하면 자신과 몸을 더 건강하고 행복하게 볼 수 있을지에 대해 생각하는 것이다. 노력하면 할수록 자신이 누구인지, 자연적으로 지니고 있는 신체에 대해 더 잘 느끼게 될 것이다.

- **1단계.** 신체가 여러분을 위해 하는 모든 놀라운 일들에 대해 감사하라: 달리기, 춤추기, 호흡하기, 웃기, 꿈꾸기.
- **2단계.** 여러분이 자신에 대해 좋아하는 것들의 목록을 만들어라. 여러분의 체중이 얼마나 많이 나가는지, 어떻게 보이는지 상관없는 것들이다.
- **3단계.** 진정한 아름다움은 외모가 아니라는 것을 상기하라. 자신이 누구이고 스스로에 대해 좋은 감정을 느낄 때 당신은 매력적으로 느껴지는 자신감, 자기수용, 개방감을 가지고 있다.
- **4단계.** 자신을 전체적으로 바라보아라. 거울이나 마음속에 있는 자신을 볼 때, 특정한 신체 부위에 집중하지 마라.
- **5단계.** 긍정적인 사람들과 함께하라. 자신을 지지하고 자연 그대로의 자신을 좋아하는 것의 중요성을 인식하는 사람들 주변에 있을 때 당신 자신에 대해 좋게 느끼는 것은 더 쉽다.
- **6단계.** 자신의 몸이 '맞지 않다'거나 '나쁜' 사람이라고 말하는 것에 무관심하라.
- **7단계.** 몸에 좋은 느낌을 주는 편안한 옷을 입는다.
- **8단계.** 소셜 미디어 메시지의 비판적인 태도를 가져라. 당신의 외모에 대해 불쾌감을 느끼게 하는 이미지, 슬로건, 구호에 주의하라.
- **9단계.** 몸에 대한 고마움을 보여준다. 거품 목욕을 하거나 낮잠을 자거나 밖에서 편히 쉴 수 있는 평화로운 장소를 찾아라.
- **10단계.** 여러분이 음식, 칼로리, 체중을 걱정하는 데 소비했을 시간과 에너지를 다른 사람들을 돕기 위해 사용하라. 다른 사람들에게 다가가는 것은 여러분이 자신에 대해 더 좋게 느끼고 우리 세계에 긍정적인 변화를 주는 데 도움을 줄 수 있다.

Source: "10 Steps to Positive Body Image," from National Eating Disorders Association website, Accessed February 13, 2016; National Eating Disorders Association. Reprinted with permission. For more information, visit www.NationalEatingDisorders.org or call NEDA's helpline at 1-800-931-2237.

이와 같은 근거 없는 믿음과 태도를 멀리하고 긍정적인 신체 이미지 형성을 위한 방법은 '행동을 변화시키는 기술'을 참고하라.

신체변형장애

비록 대부분의 미국인들이 외모에 불만족스럽다고 보고하지만, 진정한 신체이미지장애를 가지고 있지는 않다. 그 차이는 불만족 정도와 만족을 추구하기 위해 취한 행동에 있다. 미국인의 약 2%가 **신체변형장애**(body dysmorphic disorder, **BDD**)를 가지고 있다.[17] 신체변형장애를 가진 사람들은 외모에 집착하고 자신의 사회적 또는 직업적 기능을 저해할 정도로 자신의 몸에 대한 왜곡된 시각을 가지고 있다. 비록 그 장애의 원인은 알려지지 않았지만, 불안장애나 강박장애도 종종 나타난다. (불안장애에 대한 자세한 설명은 제2장을 참고하라.) 기여 요인에는 유전적 민감성, 어린 시절 괴롭힘, 신체적 또는 성적 학대, 낮은 자존감, 그리고 매력에 대한 경직된 사회문화적 기대 등이 포함될 수 있다.[18] 남성과 여성은 일반적으로 서로 다른 외향적 결함에 초점을 맞추고 있지만, 결과적으로 비

섭식장애	불안정한 식습관	음식에 대한 강박	건강한 방법에 대한 관심	음식은 문제가 아니다
무엇을 먹을지, 언제 운동을 할지 항상 걱정한다. 나는 매우 엄격한 식습관을 따르고 내가 매일 얼마나 많은 칼로리, 지방, 탄수화물을 먹는지 정확히 알고 있다. 다이어트 계획을 벗어나면 엄청난 죄책감, 수치심, 불안감을 느낀다. 나는 규칙적으로 속을 채운 다음 운동을 하거나 토하거나 음식물을 처리하기 위해 완하제를 사용한다. 친구들과 가족들은 내가 너무 말랐다고 말하지만 나는 뚱뚱하다고 느낀다. 나는 밥을 먹을 때 통제가 안 된다. 나는 다른 사람들 앞에서 먹는 것이 두렵다. 나는 혼자 먹는 것을 더 좋아한다.	나의 음식과 운동에 대한 관심이 학교와 사회생활에 지장을 준다. 나는 스스로를 위로하기 위해 음식을 섭취한다. 체중 감량이나 유지를 위해 비만치료제, 완하제, 구토, 또는 추가적인 운동을 시도해보았다. 나는 체중을 줄이거나 유지하기 위해 오랫동안 단식을 했다. 만약 내가 칼로리를 소모하기 위해 운동을 할 수 없다면 당황스러울 것이다. 나는 내가 먹는 양을 제한할 수 있을 때 힘이 난다. 먹고 싶은 것보다 많이 먹으면 걷잡을 수 없는 기분이 든다.	나는 음식에 대해 많이 생각한다. 나는 다이어트와 건강, 체중 조절에 관한 책과 잡지를 읽는 것에 집착한다. 다이어트나 운동 스케줄 때문에 가끔 학교, 직장, 사교 행사 등을 놓친다. 나는 음식을 '좋은' 음식과 '나쁜' 음식으로 구분한다. 나는 '나쁜' 음식을 먹거나 내가 생각한 것보다 더 많이 먹을 때 죄책감을 느낀다. 나는 살이 찌는 것이 두렵다. 먹고 싶은 것과 배고픈 것을 바꿀 수 있었으면 좋겠다.	나는 건강한 몸을 유지하기 위해 먹는 것에 주의를 기울인다. 음식과 운동은 삶에서 중요한 부분이지만 그것들은 내 시간의 작은 부분만을 차지한다. 나는 먹는 것을 즐기며 건강한 신체에 대한 관심과 즐거움의 균형을 맞춘다. 나는 적당한 에너지로 내 몸에 연료를 공급하기 위해 보통 하루에 세 끼의 균형 잡힌 식사를 한다. 나는 잘 먹고 신체활동 하는 것의 목표에 있어서 적절하고 유연하다. 때로는 정말 필요한 것보다 더 많이(혹은 덜) 먹기도 하지만, 대부분의 시간을 내 몸에 귀를 기울인다.	나는 내가 무엇을 얼마나 먹는지에 대해 걱정하지 않는다. 무엇을 먹든 얼마나 먹든 나는 죄책감이나 수치심을 느끼지 않는다. 운동은 나에게 별로 중요하지 않다. 나는 건강을 고려하지 않고 비용, 맛, 편의에 따라 음식을 고른다. 나의 식사는 산발적이고 불규칙적이다. 나는 식사에 대해 걱정하지 않는다. 내가 될 수 있는 대로 아무 때나 먹는다. 나는 식당, 휴일 식사, 사교 행사에서 맛있는 음식을 많이 먹는 것을 즐긴다.

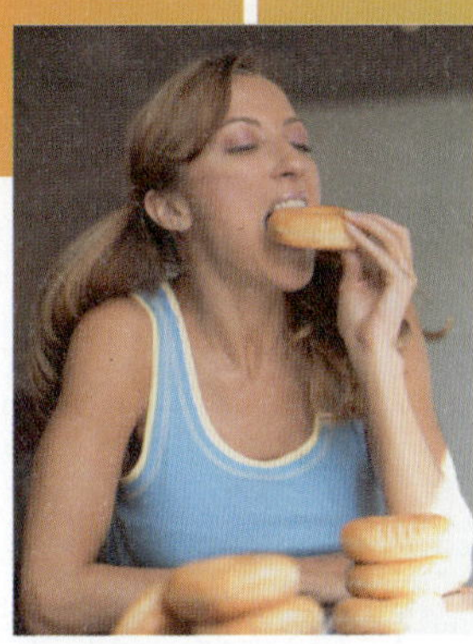

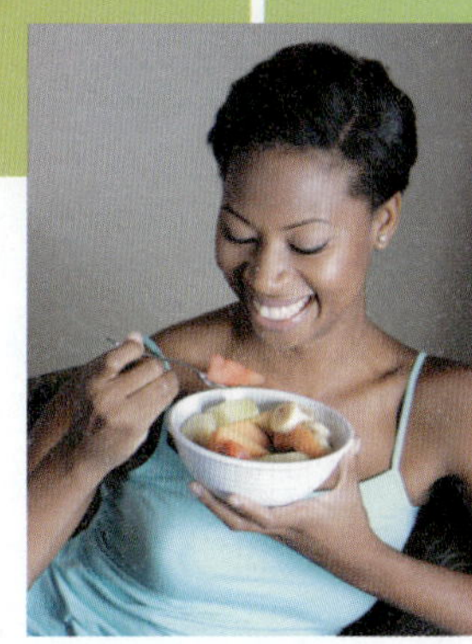

그림 2 식생활 평가표. 이 평가표는 섭식장애에서 정상적인 식습관으로의 범위를 보여준다. 건강한 방법으로 먹는 것에 관심을 갖는 것을 목표로 삼아야 한다.

Source: Adapted from Smiley/King/Avery, "Eating Issues and Body Image Continuum," Campus Health Service 1996. Copyright © 1997 Arizona Board of Regents for University of Arizona.

슷한 유병률을 보인다.[19]

신체변형장애를 가진 사람들은 스테로이드 남용, 과도한 보디빌딩, 성형수술, 극단적인 문신, 또는 기타 외모를 바꾸는 행동을 통해 인지된 결함을 고치려고 한다. 피부과나 미용 시술을 원하는 사람의 10%가 신체변형장애를 가지고 있는 것으로 추정된다.[20] 그러한 행동은 근본적인 문제를 해결하지 못할 뿐만 아니라 실제로 신체변형장애의 진단적 징후로 간주된다. 심리치료 및/또는 항우울제를 포함한 정신 치료는 도움이 될 수 있다.

신체변형장애(body dysmorphic disorder, BDD) 외모에 대한 강박관념과 왜곡된 시각, 외모의 사소한 결함에 집착하는 것이 특징인 심리적 장애.

LO 2 | 섭식장애

섭식장애의 징후 및 증상뿐만 아니라 거식증, 폭식증, 폭식장애에 대한 신체적 영향과 치료 옵션에 대해 설명하시오.

부정적인 신체 이미지를 가진 사람들은 자신이 인지하고 있는 '결함'에 집착한다. 부정적인 신체 이미지를 가진 대다수의 사람들을 괴롭히는 결함은 과체중이다.

어떤 사람들은 체중과 관련된 불안을 자멸적인 생각과 부정적인 행동으로 전환한다. 식생활 평가표(그림 2)의 맨 왼쪽은 만성 다이어트, 경직된 식습관, 비만치료제 남용, 자기 유도 구토 등 많은 것을 포함하여 **섭식장애**(disordered eating)와 관련된 사고와 행동의 패턴을 나타낸다.

불규칙적인 식습관을 보이는 일부 사람들은 임상적 **섭식장애**(eating disorder)로 발전한다. 미국 정신건강의학협회(APA)가 정신장애통계지침 제5판(DSM-5)에 정의한 섭식장애는 거식증, 폭식증, 폭식장애, 그리고 그 밖의 다른 유형의 섭식장애(OSFED) 등을 포함한 질환이다.[21]

미국인 여성 2,000만 명과 남성 1,000만 명은 일생 동안 일종의 섭식장애를 겪을 것이다.[22] 거식증과 폭식증은 주로 10대와 20대에게 영향을 미치지만, 다른 연령대는 어린이부터 노인까지 영향을 받을 수 있다.[23] 2015년 대학생의 2.6%가 거식증이나 폭식증 진단을 받았다고 보고되었다.[24] 누구나 섭식장애를 가질 수 있지만, 발레 무용수, 운동선수들, 특히 미적 요소(예: 피겨 스케이팅이나 체조), 린 스포츠(lean sports, 예: 크로스컨트리 달리기), 체급에 관련된 스포츠(예: 태권도, 레슬링)에서 더 흔하게 발견된다.[25]

모든 거식증과 폭식증 환자의 거의 25%를 차지하는 남성들 사이에서 섭식장애가 증가하고 있다.[26] 이러한 질병들은 전통적으로 여성의 문제로 생각되기 때문에 섭식장애를 앓고 있는 많은 남성들이 치료를 받지 못하고 있다.

어떤 요인들이 개인들을 위험에 빠뜨렸는가? 섭식장애를 가진 많은 사람들은 삶의 다른 측면에서도 통제된다고 느끼고 음식을 통해 힘을 얻으려고 노력한다. 많은 사람들이 임상적으로 우울증에 빠지거나 강박장애를 겪거나 다른 정신질환이 있다. 또한 자존감이 낮고 부정적인 신체 이미지, 완벽주의 성향이 높은 개인도 위험에 처한다.[27]

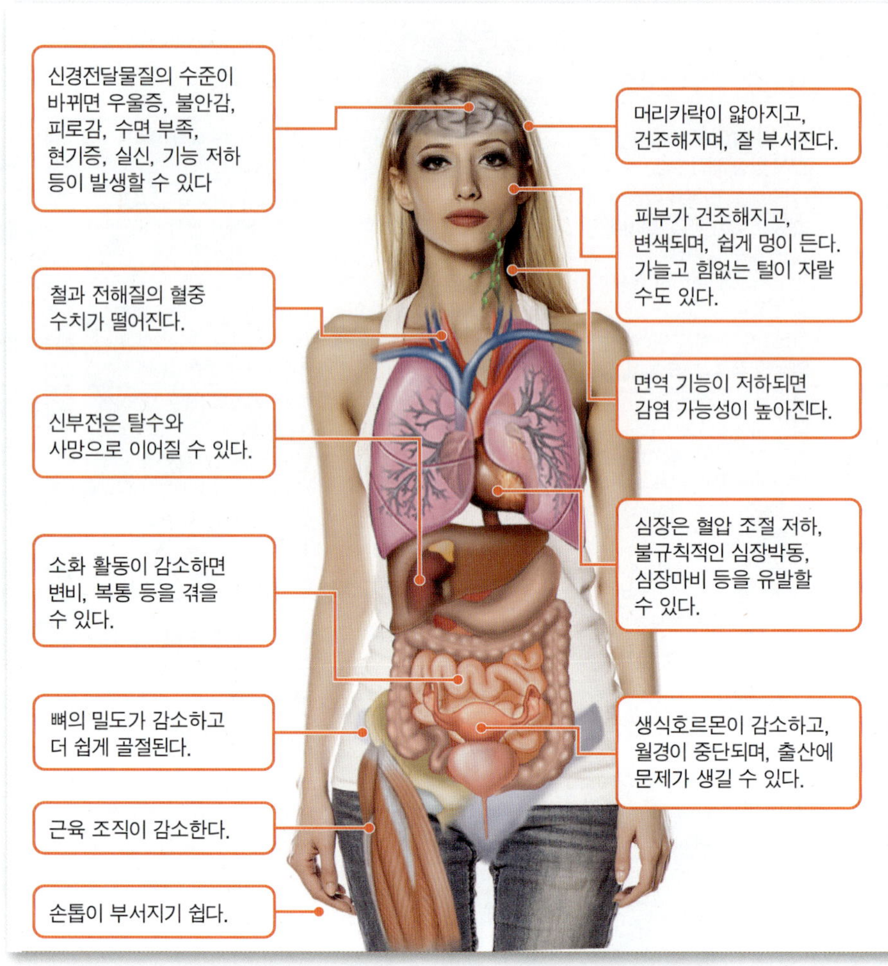

그림 3 거식증이 신체에 미치는 영향.

거식증

거식증(anorexia nervosa)은 의도적인 음식 제한과 생명을 위협할 정도의 위험한 체중 감량으로 특징지어지는 지속적이고 만성적인 섭식장애이다. 정신질환 중 사망률(20%)이 가장 높다.[28] 살이 찌는 것에 대한 강렬한 두려움과 극도로 왜곡된 신체 이미지로부터 비롯된 성형을 포함한다. 처음에 거식증을 가진 대부분의 사람들은 총 음식 섭취, 특히 고칼로리 식품을 줄임으로써 체중을 감량한다. 결국 그들은 거의 모든 음식의 섭취를 제한하는 방향으로 나아간다. 거의 먹지 않은 경우, 완화제를 사용해 구토를 하거나 지나친 운동을 할 수도 있다. 약 0.9~2%로 추정되는 여성들이 일생 동안 거식증을 앓고 있다.[29] 그림 3은 거식증과 관련된 신체적 증상들과 부정적인 건강 결과를 보여준다.

거식증의 원인은 복잡하고 다양하다. 거식증을 가진 많은 사람들은 낮은 자존감, 우울증, 강박장애와 같은 불안장애, 약물 남용과 같은 정신질환이 공존하고 있다.[30] 신체적 및 성적으로 학대를 당한 경험이 있는 사람도 있고, 대인관계에 문제가 있는 사람도 있다. 체중을 바탕으로 한 수치심, 또래 집단 사이의 비교, 체중 편향과 마찬가지로 외모를 아름다움으로 중시하고 마른 것을 미화하는 문

섭식장애(disordered eating) 낮은 체중을 가지거나 유지하기 위한 비정상적인 식사 행동의 패턴.

섭식장애(eating disorder) 신체 이미지와 식습관의 심각한 불균형으로 특징지어지는 정신질환.

거식증(anorexia nervosa) 체중 감량을 위해 의도적인 음식 제한, 극단적인 운동, 그리고 극도로 왜곡된 신체 이미지가 특징인 섭식장애.

어떻게 생각하는가?

비만에 대한 관심이 섭식장애의 문제를 악화시킬 가능성이 있는가? 왜 그런가? 혹은 왜 그렇지 않은가?

- 여러분은 미국의 섭식장애에 대한 인식을 높이기 위해 무엇을 할 수 있다고 생각하는가?
- 여러분은 섭식장애를 예방하기 위한 방법에 대해 생각할 수 있는가?

화적 규범도 요인이다.[31] 신체적 요인은 신경전달물질의 불균형과 유전적 민감성을 포함하는 것으로 생각된다.[32]

폭식증

폭식증(bulimia nervosa)을 가진 사람들은 종종 많은 양의 음식을 폭식하고—통제할 수 없는 느낌으로 인해—방금 섭취한 칼로리를 줄이기 위해 구토, 완하제를 복용하거나 과도하게 운동하는 것과 같은 보상 행동을 한다. 폭식증 환자들은 체형이나 체중 증가, 외모에 집착하지만 거식증 환자와는 달리 체중이 정상 범위에 속하거나 과체중일 수 있기 때문에 그들의 문제가 대중들의 눈에 잘 보이지 않는 경우가 많다. 폭식증은 청소년들과 젊은이들 사이에서 가장 흔하다. 사춘기 소녀와 젊은 여성의 3%가 폭식증을 가지고 있고, 젊은 남성들의 비율은 젊은 여성들의 약 10% 정도이다.[33] 그림 4는 폭식증과 관련된 신체적 증상들과 부정적인 건강 결과를 보여준다.

유전적 요인과 환경적 요인 모두 폭식증을 유발한다고 알려졌다.[34] 비만의 가족력, 불안장애, 신경전달물질의 불균형은 모두 원인이 될 수 있다. 신경전달물질의 역할을 강조하는 한 연구는 충동적인 행동을 제어하는 데 관여하는 두뇌 회로가 건강한 여성보다 폭식증을 가진 여성에게서 덜 발달했다고 발표했다.[35] 그러나 폭식증이 생기기 전 차이가 존재하는지는 알려지지 않았다.

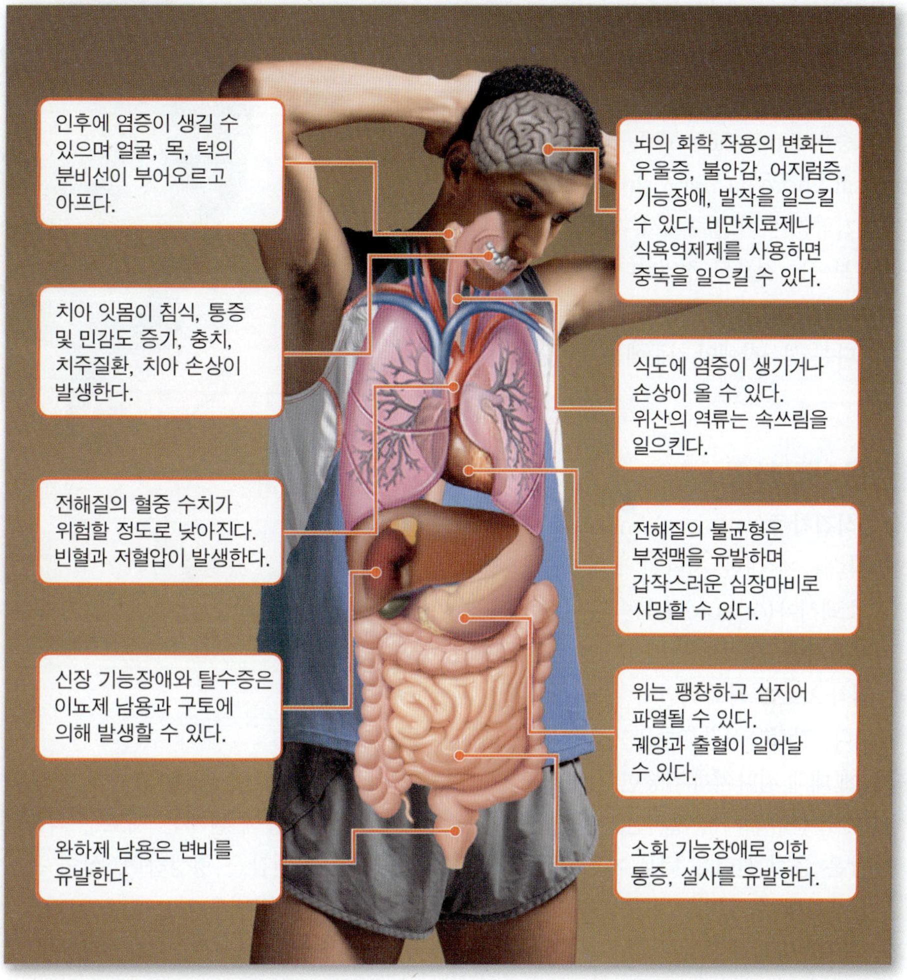

그림 4 폭식증이 신체에 미치는 영향.

폭식장애

폭식장애(binge-eating disorder)를 가진 사람들은 폭식증을 가지고 있지만 체중을 줄이기 위한 과도한 조치를 취하지 않고 폭식하는 경향을 보인다. 따라서 임상적으로 비만인 경우가 많다. 폭식장애는 일반적으로 배가 고프지 않을 때에도 많은 양의 음식을 빠르게 먹고, 과식 후에 죄책감이나 우울함을 느끼는 것이 특징이다.[36]

전국적인 조사에서 1.4%의 연구 참가자들이 폭식장애를 가진 것으로 보고되었다.[37]

다른 유형의 섭식장애

APA는 일부 불균형한 식습관이 정당한 정신 질환으로 간주된다는 것을 알고 있지만 거식증, 폭식증, 폭식장애 등에 대한 엄격한 진단 기준에는 맞지 않는다는 것을 인식하고 있다. **다른 유형의 섭식장애**(other specified feeding or eating disorder, **OSFED**)라고 불리는 질환 그룹은 5가지 하위 유형, 즉 야

폭식증(bulimia nervosa) 체중 증가를 막기 위해 구토나 지나친 운동과 같은 극단적인 조치나 보상 행동이 뒤따르는 폭식이 특징인 섭식장애.

폭식장애(binge-eating disorder) 일주일에 한 번 이상 폭식하는 것이 특징이지만, 일반적으로 구토와 같은 행동이 뒤따르지는 않는다.

다른 유형의 섭식장애(other specified feeding or eating disorder, OSFED) 정신질환이지만 거식증, 폭식증, 폭식장애에 대한 진단 기준에는 맞지 않는 섭식장애.

식증후군(night eating syndrome), 제거행동장애(purging disorder), 낮은 빈도의 폭식장애(binge-eating disorder), 낮은 빈도의 폭식증(bulimia nervosa), 비정형 거식증(atypical anorexia nervosa)을 포함한다. 비정형 거식증은 이 범주에서 저체중 없이 거식증을 보이는 것으로 정의된다.[38] 이러한 모든 하위 유형들은 고통이나 손상을 일으킬 수 있지만 다른 섭식장애의 기준에는 벗어난다.

건강음식집착증

건강음식집착증(orthorexia nervosa)은 건강한 식습관에 대한 지나친 집착을 가리킨다. 오소렉시아(orthorexia)는 '올바른 식욕'을 의미하지만, 음식의 질과 순도에 대한 지나친 집착으로 고착화되면서 질병으로 발전하게 된다. 건강음식집착증을 가진 사람들은 식습관에 대해 지나치게 집중한다. DSM-5가 섭식장애로 분류되지는 않지만, 이 증상을 가진 사람은 음식 선택을 너무 제한하게 되어 건강이 악화될 수 있다. 개인이 음식에 집착하기 때문에 사회적 관계와 상호작용에 대한 문제도 발생할 수 있다.

섭식장애의 치료

섭식장애의 요인은 다양하게 존재하기 때문에 간단한 해결책이 없다. 적절한 치료가 없을 경우, 심각한 섭식장애를 가진 사람들의 약 20%가 사망에 이를 수 있다고 알려졌다. 이는 정신질환 중 가장 위험도가 높은 질환이다. 치료를 통해 거식증의 약 44~76%, 폭식증의 약 50~70%가 완치되는 것으로 알려졌다.[39]

치료는 종종 삶에 대한 위협을 줄이는 데 우선적으로 초점을 맞춘다. 일단 환자가 안정되면 장기적인 치료는 문제를 일으킨 심리적, 사회적, 환경적, 생리적 요인에 초점을 맞춘다. 치료를 통해 환자는 새로운 식습관을 채택하고, 자신감을 형성하며, 삶의 문제를 다루는 건강한 방법을 찾는 일을 한다. 가족과 개인이 긍정적인 행동과 상호작용을 배우도록 도와준다. 근본적인 불안장애나 우울증의 치료도 방법이 될 수 있다.

건강음식집착증(orthorexia nervosa) 음식의 질과 순도에 대한 집착이 특징인 섭식장애.

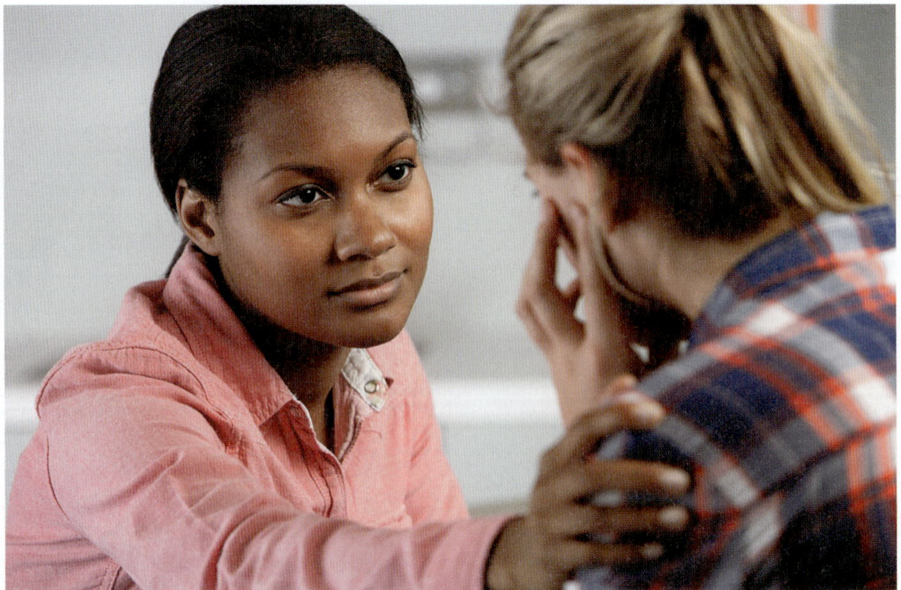

친구에게 섭식장애에 대해 이야기할 때 비난하거나 설교하거나 불필요한 조언을 피하라. 대신 잘 들어주고, 당신이 신경 쓰고 있다는 것을 친구에게 알리고 지지하라.

섭식장애 환자를 돕는 것

모든 상황은 다르지만 주변에 아는 사람이 섭식장애로 고생하고 있다고 의심되면 할 수 있는 일이 몇 가지 있다.[40]

- **체중, 영양, 운동, 섭식장애에 대한 사실을 알아라.** 정확한 정보는 흐트러진 식습관을 개선하기 위한 정확한 근거를 제공해줄 수 있다.
- **섭식장애는 식습관 이상의 것이며 장애의 모든 측면을 다뤄야 한다는 것을 인식하라.** 누군가에게 단순히 식습관을 바꾸라고 부추기는 것은 장애에 대한 문제를 해결해주지 않는다.
- **솔직하게 당신의 걱정을 말하라.**
- **상대방을 아끼고 위해야 하지만 단호하게 대할 필요도 있다.** 장애로 고생하는 상대방은 자신의 행동과 결과에 대해 책임을 져야 한다.
- **칭찬하라.** 상대방의 성격, 성공, 성취에 대해 칭찬하라.
- **좋은 역할 모델이 되어라.** 건강한 식생활, 운동, 자기수용을 위한 것이다.
- **누군가에게 말하라.** 친구나 사랑하는 사람의 생명이 위험해질 때까지 기다리지 마라. 시작 단계에서 흐트러진 식습관을 다루는 것은 그 사람에게 이러한 문제를 극복하고 다시 건강해질 수 있는 좋은 기회이다.

도움을 구하거나 섭식장애의 위험 요인을 파악하기 위한 다양한 방법이 존재한다. 국립 섭식장애협회(National Eating Disorders Association)는 자신의 패턴을 평가하여 전문적인 도움을 구해야 하는지 여부를 결정할 수 있는 온라인 테스트를 제공한다. 또한 추가 정보와 치료 및 지원을 위한 지침을 가지고 있다.[41]

LO 3 | 지나친 운동은 해로운가?

근육추형 및 여성 운동선수의 3가지 징후와 같은 운동장애와 증후군에 대한 기준, 증상, 치료법을 나열하시오.

운동은 일반적으로 유익하지만 과도하게 하면 문제가 될 수 있다. 운동은 거식증이나 폭식증을 가진 사람들이 수단으로 사용하는 보상 행동이 될 뿐만 아니라 강박성을 띠거나 근육추형, 여성 운동선수의 3가지 징후와 같은 더 복잡한 장애나 증후군으로 발전할 수 있다.

강박적 운동

최근 한 연구에서 참가자들이 지나친 운동 또는 **강박적 운동**(compulsive exercise)을 감정을 조절하는 방법으로 사용할 수 있다는 것을 확인하였다.[42] 운동성 식욕부진은 강박적 운동을 동반하는데, 이는 운동에 대한 욕구가 아니라 강요에 의한 것이다. 거식증 환자들은 마음대로 일이 풀리지 않을 경우 죄책감과 불안감에 고통받는다. 섭식장애를 가진 사람들처럼 충동적 운동을 하는 사람들은 자기가치를 외부에서 찾으려고 한다. 그들은 자신의 삶을 더 통제하는 것을 느끼기 위해 지나친 운동을 하게 된다. 섭식장애 또한 이와 비슷한 양상을 보인다.

강박적 운동은 다양한 부상을 동반할 수 있다. 또한 심장에 상당한 무리를 줄 수 있는데, 만약 섭식장애와 결합한다면 상황이 더 악화될 수 있다. 심리적으로 강박적 운동을 하는 사람들은 종종 불안과 우울증에 시달린다. 그들의 사회생활과 학업 성취도는 운동에 집착함에 따라 더 악화될 수 있다.

근육추형

근육추형(muscle dysmorphia)은 신체 이미지 왜곡과 운동장애의 일종으로 자신의 신체(대개 남성)가 너무 빈약하다고 믿는 사람들의 증상이다.[43] 근육추형을 가진 남성들은 정상적이거나 심지어 매우 건장함에도 불구하고 스스로를 보잘것없다고 믿는다. 식단에 집착하고, 운동에 많은 시간을 투자하며, 외모 결함에 대해 수치심을 느끼기 때문에 사회적 또는 직업적 활동에 방해를 줄 수 있다. 근육추형의 다른 특징으로는 자신을 다른 사람들과 비교하고, 거울에 비친 자신의 모습을 항상 확인하며, 꾸미는 것 등이 있다. 또한 근육추형이 있는 남성들은 아나볼릭 스테로이드와 보충제를 남용할 가능성이 높다.[44]

여성 운동선수의 3가지 징후

최고가 되기 위한 노력으로 일부 여성들은 **여성 운동선수의 3가지 징후**(female athlete triad)라고 불리는 증후군에 걸릴 위험에 처하기도 한다. 트라이어드는 '3'을 의미하며 섭식장애 행동에 따른 저에너지 (음식) 섭취, **무월경**(amenorrhea)과 같은 월경 기능장애, 그리고 골밀도 저하를 가리킨다(그림 5).[45]

이 악순환은 저에너지 섭취와 집중적인 운동의 만성적인 패턴이 정상적인 신체 기능을 변화시킬 때 시작된다. 예를 들어, 여성 운동선수가 식사를 제한할 때 신체의 필수 영양소가 고갈된다. 동시에 신체는 에너지 공급을 위해 지방조직을 분해하기 시작한다. 적당한 체지방은 여성 생식호르몬인 에스트로겐의 수치를 정상적으로 유지하는 데 필수적이기 때문에 운동선수가 충분한 음식을 섭취하지 못할 때 에스트로겐 수치가 감소한다. 신체는 운동선수의 생명을 유지하기 위해 모든 칼로리를 소모한 다음 월경과 같은 비필수적인 신체 기능을 정지시켜 무월경을 일으키고 미래의 불임 위험을 증가시킨다. 또한 건강한 뼈에 필수적인 지용성 비타민, 칼슘, 에스트로겐은 저장되지 않기 때문에 이들의 고갈은 뼈를 약화시켜 골절과 조기 골다공증의 위험을 높인다.

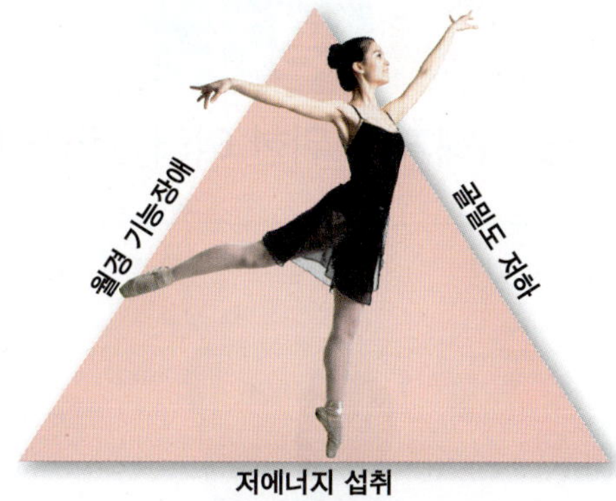

그림 5 여성 운동선수의 3가지 징후.

모두를 위한 건강

너무 많은 대학생들과 그들의 친구들은 부적절한 식사, 섭식장애, 건강에 해로운 운동 패턴 등으로 고민하고 있다. 과체중인 대부분의 미국인들은 높은 칼로리와 낮은 에너지 소비로 체중이 계속 증가하고 있다. 이러한 모든 문제를 고려한 하나의 모델은 모두를 위한 건강(HAES) 철학이다.[46] HAES는 웰빙, 건강한 식습관, 운동 습관이 체중 자체보다 훨씬 중요하며, 따라서 각자 자신의 몸을 받아들여야 한다고 주장한다. 따라서 우리는 신체의 다양성을 수용하면서 운동, 영양가 있는 음식, 신중한 식사로 가득한 건강한 생활방식을 채택해야 한다.

우리는 인간이 다양한 신체를 가지고 있다는 것을 인식할 필요가 있고, 우리 모두는 가장 건강한 자아를 향해 노력할 필요가 있다.

강박적 운동(compulsive exercise) 운동 수준이 부적절하다고 판단해 과도한 양의 운동과 죄책감, 불안감을 동반하는 장애.

근육추형(muscle dysmorphia) 개인(대게 남성)이 자신의 몸을 보잘것없게 느끼는 신체이미지장애.

여성 운동선수의 3가지 징후(female athlete triad) 일부 여성 운동선수들에게 나타나는 세 가지 문제들: 섭식장애, 무월경, 골밀도 저하.

무월경(amenorrhea) 월경이 없는 것.

자가 평가

날씬해지기 위한 여러분의 노력은 합리적인가? 아니면 통제 불능 상태인가?

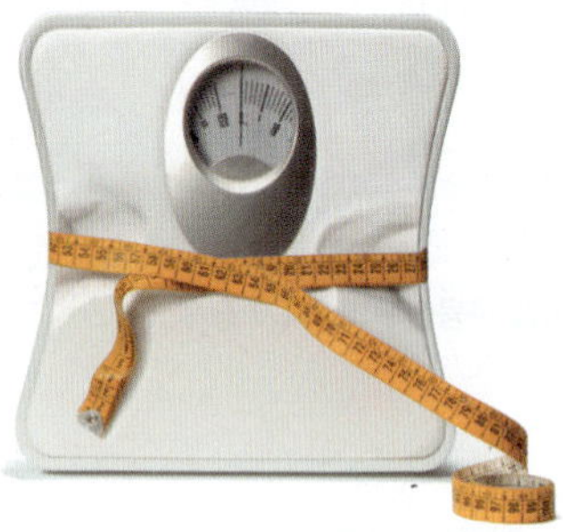

1.	나는 끊임없이 지방의 그램과 칼로리를 계산한다.	T	F
2.	나는 체중을 자주 잰다. 저울에 있는 숫자에 집착하는 자신을 발견한다.	T	F
3.	나는 건강이나 즐거움을 위해서가 아니라 칼로리를 태우기 위해 운동을 한다.	T	F
4.	나는 먹으면서 걷잡을 수 없는 기분이 들 때가 있다.	T	F
5.	나는 종종 극단적인 다이어트를 한다.	T	F
6.	나는 식사 시간에 폭식을 하기도 한다.	T	F
7.	체중 감량, 다이어트, 음식 섭취 조절이 나의 주요 관심사가 되었다.	T	F
8.	밥을 먹고 난 후 수치심이나 죄책감이 든다.	T	F
9.	나는 끊임없이 체중, 몸매, 신체 사이즈에 대해 걱정한다.	T	F
10.	나의 정체성과 가치는 외모나 체중에 기초한다고 느낀다.	T	F

만약 이 진술들 중 하나라도 해당된다면,여러분은 부적절한 식사에 대처해야 할 수도 있다. 만약 그렇다면, 그것에 대해 말하라. 친구, 부모, 선생님, 코치, 청소년 단체 지도자, 스승, 의사, 상담사, 영양사에게 당신이 겪고 있는 것을 말하라. 여러분의 식습관과 운동 습관에 대해 누군가에게 처음으로 말할 때 무엇을 말할지 계획하는 데 도움이 되는 정보는 www.nationaleatingdisorders.org/sharing-eeease에서 NEDA의 Sharing with EEase 유인물을 참고하라.

Source: Adapted from "NEDA Screening for Eating Disorders" by the National Eating Disorders Association (NEDA) and Screening for Mental Health, Inc. (SMH), from NEDA website. Copyright © 2013 NEDA and SMH. Reprinted with permission.

변화를 위한 여러분의 계획

자가 평가 활동은 여러분의 신체에 대한 감정을 평가할 기회를 준다. 다음은 신체 이미지를 개선하기 위해 취할 수 있는 몇 가지 단계들이다.

오늘, 당신은 할 수 있다.

- ☐ 미디어에 반박하라. 건강하지 못하고 비현실적인 체형을 묘사한 편지를 광고주와 잡지에 써라. 그들의 제품을 분류하거나 미디어의 유해한 신체 이미지 메시지에 대한 블로그를 시작하라.
- ☐ 오늘만 해도 매 끼니마다 모든 식품군에서 권장되는 횟수를 섭취하고, 칼로리 계산 없이 권장되는 양의 신체활동을 즐겨라.

다음 2주 안에, 당신은 할 수 있다.

- ☐ 인류에 대한 기여에 대해 존경하는 사람의 사진을 찾아라. 진정한 아름다움은 내면에서 비롯되고 다른 사람들에게 이익이 된다는 것을 상기시키기 위해 거울 옆에 그것을 두어라.
- ☐ 일기를 쓰기 시작하라. 매일 여러분이 감사하고 있는 한 가지는 여러분의 외모와 상관없는 것이다. 매일 마지막에 다른 사람의 세상을 조금 더 밝게 만들기 위해 여러분이 한 작은 일을 기록하라.

학기말까지, 당신은 할 수 있다.

- ☐ 겉모습이 아닌 자신의 모습을 응원하고 똑같은 지지를 받는 친구들의 그룹을 만들어라. 좋아하는 소셜 네트워킹 사이트에 그룹을 형성하고, 자멸적인 생각으로 인해 괴로움을 느끼거나 건강하지 못한 행동에 관여하고 싶은 충동이 있을 때 연락하라.
- ☐ 도서관에서 빌리거나 지금 이용할 수 있는 신체 이미지에 관한 많은 책들 중 하나 이상을 구입하여 읽어라.

학습 계획

복습

LO 1 | 신체 이미지는 무엇인가?

- 신체 이미지는 여러분이 자신의 체형, 체중, 일반적인 외모에 대해 믿거나 감정적으로 느끼는 것과 자신의 신체와 대응하여 어떻게 생각하고 행동하는지를 말한다.

LO 2 | 섭식장애

- 수백만의 미국인들이 섭식장애로 고생하고 있다. 미디어, 가족, 공동체, 문화 집단, 그리고 심리적 및 생리적 요인은 모두 신체 이미지에 영향을 미친다.
- 거식증(anorexia nervosa)은 의도적인 음식 제한과 생명을 위협할 정도의 위험한 체중 감량을 특징으로 하는 지속적이고 만성적인 섭식장애이다.
- 폭식증(bulimia nervosa) 환자는 다량의 음식을 빠르게 섭취하고, 구토나 완하제 남용 또는 지나친 운동이나 단식 등의 방법을 사용하여 보상 행동을 한다.
- 폭식장애(binge-eating disorder) 환자는 폭식을 하지만, 체중 감량에 대한 지나친 조치를 취하지 않는다.
- 건강음식집착증(orthorexia nervosa)은 음식의 질과 순도에 초점을 맞춘 엄격한 식단에 집착하는 증상이다.
- 섭식장애는 여러 요인의 조합에 의해 발생하며 간단한 해결책은 없다. 치료를 받지 않으면, 심각한 섭식장애를 가진 사람들의 약 20%가 이로 인해 사망할 것이다. 장기적인 치료는 문제를 초래한 심리적, 사회적, 환경적, 생리적 요인에 초점을 맞춘다.

LO 3 | 지나친 운동은 해로운가?

- 강박적 운동은 감정을 조절하는 방법으로 사용된다. 운동성 식욕부진은 운동을 수반하는 것이 특징이며, 운동을 하지 않을 때 죄책감과 불안을 초래한다.
- 남성에게서 흔히 발견되는 근육추형(muscle dysmorphia)은 사람의 몸이 근육질이지 않다는 왜곡된 믿음이 특징이다. 결과적으로 근육추형 환자는 근육량을 증가시키기 위해 운동을 하거나 건강에 좋지 않은 방법을 사용하는 데 지나치게 많은 시간을 보낸다.
- 여성 운동선수의 3가지 징후는 여성 운동선수들이 음식 섭취를 제한하고, 집중 훈련을 하면서 정상적인 신체 기능을 바꾸면서 발생한다. 에너지 섭취 부족, 월경 기능장애, 골밀도 저하 등 세 가지 상호 관련 문제가 발생한다.
- 치료에는 코치, 심리학자, 가족 구성원이 참여하는 다원적 접근이 필요하다.

깜짝 퀴즈

LO 1 | 신체 이미지는 무엇인가?

1. 신체 이미지에 대한 설명으로 옳지 않은 것은?
   a. 큰 이두박근을 갖거나 스키니진을 입어야 한다는 강박관념은 1990년대 후반부터 시작되었다.
   b. 많은 사람들이 신체에 대해 가지는 불만족 중 체중에 대한 우려가 가장 높은 것으로 나타났다.
   c. 신체이미지장애 진단을 받은 사람들은 신경전달물질을 조절하는 뇌의 능력에 차이를 보인다.
   d. 긍정적인 신체 이미지를 갖는 것은 자신의 외모에 대한 진정한 인식을 갖는 것이다.

LO 2 | 섭식장애

2. 건강음식집착증은 무엇인가?
   a. 칼슘과 비타민 D가 많이 함유된 음식을 먹는 것에 대한 지나친 집착이다.
   b. 음식의 질과 순도에 대한 집착이 특징이다.
   c. 뼈 건강에 대한 집착이다.
   d. 폭식과 음식물 제거에 따른 결과이다.

LO 3 | 지나친 운동은 해로운가?

3. 근육추형은 무엇인가?
   a. 자가면역장애에서 오는 근육장애이다.
   b. 오직 여성에게서만 발생한다.
   c. 월경 기능장애를 일으킨다.
   d. 대부분 남성에게서 발생한다.

10 나만의 피트니스 향상시키기

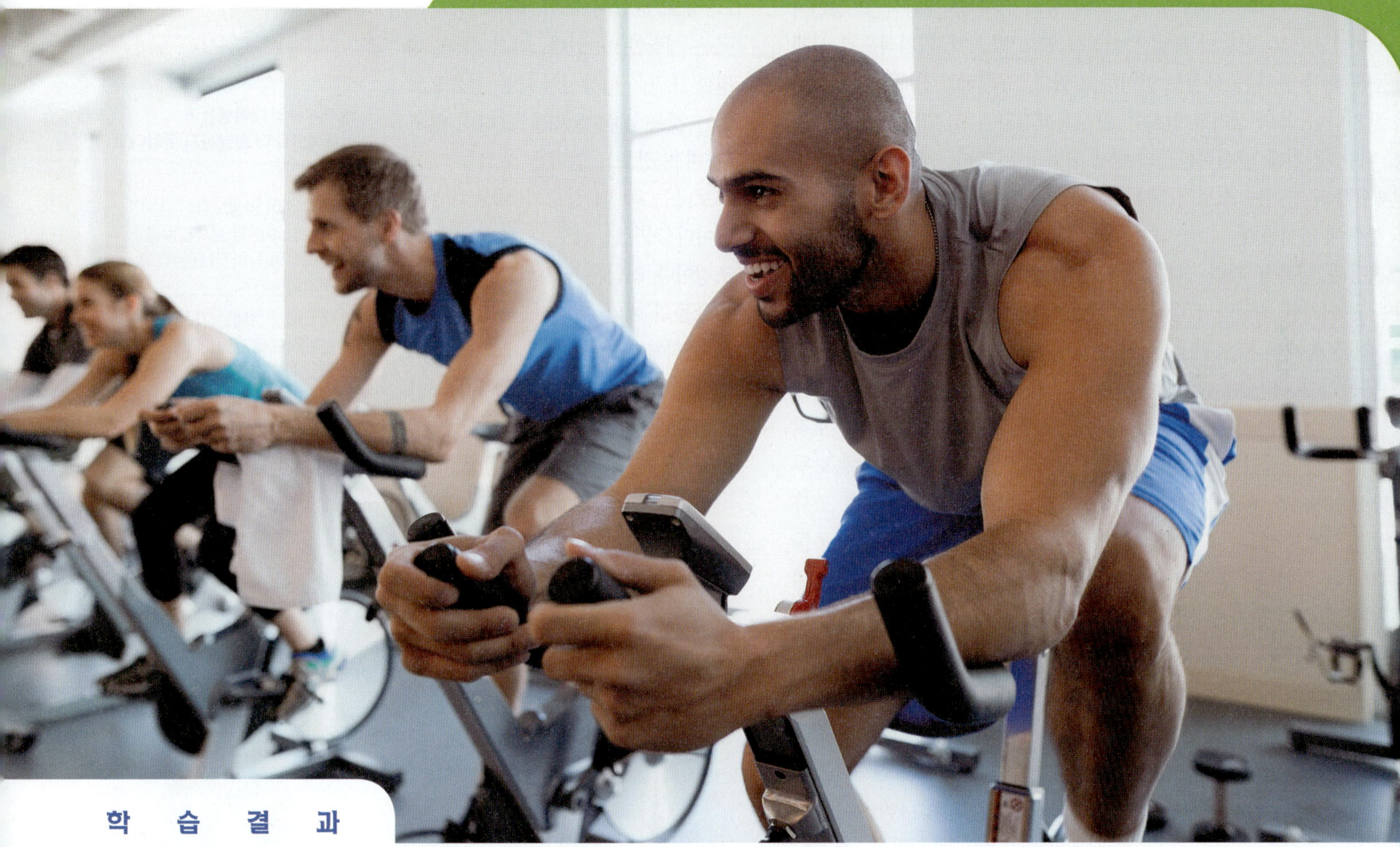

학 습 결 과

LO 1 적극적인 신체활동에 따르는 건강상의 이점들을 기술하시오.

LO 2 건강, 신체 체력, 신체기능에 필요한 신체활동의 유형을 각각 구분하시오.

LO 3 신체활동에 장애가 되는 생활 방식을 인지하고, 그것들을 극복할 방법들을 기술하며, 신체적 건강에 도달하기 위한 다짐을 하시오.

LO 4 신체 체력의 건강 관련 요소를 위한 FITT (빈도, 강도, 시간 및 유형) 원칙을 이해하고 활용하시오.

LO 5 나만의 안전하고 효율적인 피트니스 프로그램을 실행하기 위한 계획을 세워보시오.

LO 6 운동과 회복을 위해 권장되는 최적의 식품과 음료(수분)의 섭취에 대해 기술하시오.

LO 7 일반적인 운동 관련 부상의 예방 및 치료법에 대해 설명하시오.

왜 관심을 가져야 하는가?

활발한 신체활동은 많은 만성질환의 위험을 줄여준다. 비록 시급한 당면과제로 보이지 않을 순 있지만, 훨씬 더 많은 즉각적인 이점들이 존재하는 것은 분명하다. 건강한 신체 체력의 달성은 당신의 신체적 외형과 함께 자존감을 높여주고, 감기나 독감과 같은 질병으로부터 면역력을 증진시키며, 스트레스 수준을 낮추고, 수면의 질을 개선시키며, 또한 집중력을 향상시키는 데 도움을 줄 수 있다. 무엇보다도 피트니스란 즐겁지 않은가!

대부분의 미국인들은 신체활동의 신체적, 사회적 및 정신적 건강의 폭넓은 이점을 알고 있으며, 정기적으로 신체활동을 해야 한다는 사실도 인식하고 있다. 규칙적인 신체활동으로부터 생겨나는 몸의 생리적 변화는 관상동맥질환과 고혈압, 제2형 당뇨병, 비만 및 기타 만성질환들의 발생 확률을 낮춘다. 게다가 규칙적인 신체활동의 참여는 스트레스의 조절과 자존감의 고취, 긍정적인 마인드 부여에 기여한다.

건강과 행복을 위한 신체활동의 중요성을 알면서도, 대부분의 사람들은 이러한 최적의 건강 관련 이점을 취할 만큼 활동적이지 못하다. 최근 통계에 따르면, 미국 성인의 50.9%가 미국인을 위한 유산소 운동의 2008년도 신체활동지침(Physical Activity Guideline)에 부합했고, 30.4%가 근력 강화 운동 지침에 부합했다.[1] 그러나 오직 20.5%의 사람들만이 유산소와 근력 강화 운동 두 가지 지침에 모두 부합했으며, 25.9%는 여가 시간에 신체활동이 거의 없는 것으로 조사되었다.[2] 이 통계들은 각 개인의 전월 여가 시간 동안 발생된 활동들에 기초한 것이다.[3] 신체 비활동(physically inactive)의 일상을 보내는 미국인 수의 증가는 최근 비만, 제2형 당뇨병, 기타 만성질환 및 정신질환의 높은 발생률과 연관되어 있다.[4]

일반적으로 대학생들은 나이가 더 많은 성인들보다 신체활동이 많지만, 최근 조사에 따르면, 여학생의 41.6%, 남학생의 49%가 한 주당 권장되는 3~5일 정도의 중강도에서 격렬한 수준에 이르는 신체활동을 하지 않는 것으로 나타났다.[5] 커리큘럼 이외의 과외활동, 스크린 타임(휴대폰 등 전자기기를 보는 시간), 학습 시간, 사회적인 활동들이 대학생들의 신체활동에 있어 저해 요소가 될 수 있다.

신체활동(physical activity) 골격근으로부터 발생하는 모든 신체적인 움직임으로 에너지 소비에 있어 상당한(실질적인) 증가를 가져온다.

운동(exercise) 하나 이상의 신체 체력을 유지 혹은 발전시키기 위해 행해지는 계획적이고 구조적이며 반복적인 몸의 움직임.

LO 1 건강을 위한 신체활동

적극적인 신체활동에 따르는 건강상의 이점들을 기술하시오.

신체활동(physical activity)이란 골격근으로부터 생성되는 모든 신체적인 움직임으로, 에너지 소비에 실질적 증가를 가져온다. 신체활동은 그 강도에 있어 가볍거나 적당하고 혹은 격렬할 수 있다. 예를 들어, 평평한 표면을 평상시의 보통 걸음으로 걷는 것은 많은 노력을 요하지 않고(가벼운 강도), 언덕을 오르는 것은 그보다는 좀 더 강도가 세고 어려운 일이다(적당한 강도 혹은 중강도). 조깅이나 러닝은 격렬한(고강도) 신체활동의 예가 된다. 신체활동에는 그 목적에 따라 정의된 세 가지의 보편적인 카테고리가 있다: 여가 시간 중 신체활동, 직업적인 신체활동, 일상적인(생활 방식 속) 신체활동.

어떻게 생각하는가?

왜 대부분의 대학생들이 신체적으로 더 활발하지 못하다고 생각하는가?

- 왜 여성이 남성보다 충분한 수준의 신체활동을 취하지(획득하지) 않는다고 생각하는가?
- 대학에서 보내는 기간이 신체적으로 활발하게 보내기에 좋은 때라고 생각하는가? 왜 그런가 혹은 왜 그렇지 않은가?

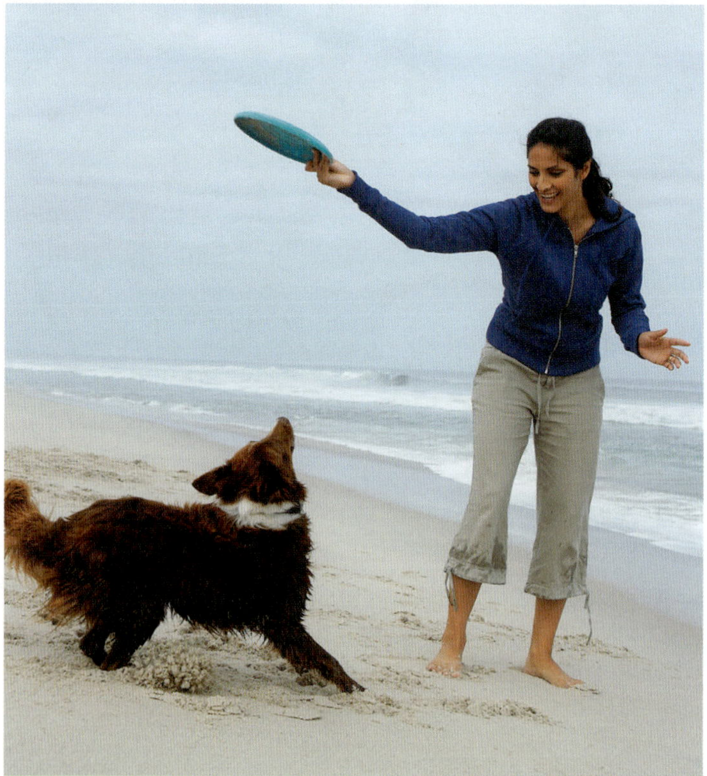

반려견과 함께 걷거나 뛰는 등의 활동들은, 평소 권장되는 일상적인 신체활동에 더 큰 도움이 된다.

운동(exercise)은 건강 또는 하나 이상의 신체 체력 요소(예를 들어, 심폐체력, 근력, 혹은 근지구력, 유연성)를 유지 혹은 발전시키기 위해 행해지는 계획적이고 반복적이며 구조적인 몸의 움직임으로 정의된다. 모든 운동이 신체활동이지만, 모든 신체활동이 운동이라고 여겨지는 것은 아니다. 예를 들어, 차에서 내려 강의실까지 걸어가는 것은 신체활동이지만, 건강한 체중을 유지하기 위해 30분간 빠른 걸음으로 적당한 강도의 산책을 하는 것은 운동으로 구분되고, 이는 또한 여가 시간 중 신체활동으로도 분류될 수 있다.

일상에서 보다 많은 신체활동을 행하는 것은 건강에 도움을 줄 수 있다. 우리는 신체활동이 건강에 좋다는 것은 물론, 신체 비활동이 건강과 관련한 부정적인 결과의 위험성을 높이는 데 일조한다는 사실 또한 알고 있다. 신체 비활동은 건강상의 최소 활동 권장량을 달성하지 못한 상태를 의미한다(표 10.1 참고).[7] 주요 만성질환들을 고려할 때, 신체 비활동은 세계적으로 허혈성(국소빈혈성)심질환의 30%, 제2형 당뇨병의 27%, 유방암 및 대장암의 21~25%의 원인이 된다고 추정되고 있다.[8]

미국 성인의 오직 20.5%만이 심폐 및 근력의 수행능력 증진을 위한 신체활동지침에 부합되는 활동 습관을 가지고 있다.

좌식생활(sedentary) 시간이란 주로 앉거나 기대어 보내는 시간으로 에너지 소비량이 '안정 시 에너지 수준'의 1.5배 이상을 쓰지 않는 [1.5**대사당량**(metabolic equivalent, **MET**)] 활동을 말한다.[9] 그렇지만 좌식생활 시간이 단순한 비활동과 혼동되어서는 안 된다. 보통 좌식생활이란 스크린 타임(TV나 컴퓨터, 스마트폰, 태블릿 등을 보는 시간), 독서, 운전 등의 활동을 포함한다. 그러므로 규칙적인 활동을 한다고 하는 사람들도 때로는 이런 좌식생활이 차지하는 비율이 높을 수 있음을 유념해야 한다. 운동을 하되, 높은 좌식생활 비율을 보이는 이런 사람들을 '활동성 카우치 포테이토(couch potato: 소파에 앉아서 TV만 보는 사람)'라고 부르기도 한다.[10]

좌식생활(정주성, sedentary) 안정 시 에너지 수준의 1.5배 이상을 소비하지 않는, 앉거나 기대어 있는 활동.

대사당량(metabolic equivalent, MET) 안정 시 에너지 소비량의 대사등가량.

규칙적인 운동과 높은 수준의 신체활동이 질병이나 조기사망을 예방하는 반면, 좌식생활 시간은 질병과 사망에 독립적인 영향을 미친다.[11] 조사에 따르면, 앉아 있는 시간이 길어질수록 심혈관질환, 암, 제2형 당뇨병의 위험이 높아진다고 한다.[12]

규칙적인 신체활동의 참여는 사람의 일생을 통해 50가지 이상의 생리적, 대사적 및 정신적 측면을 향상시킨다. 그림 10.1은 이러한 주요 건강 관련 이점들을 요약하여 보여준다.

심혈관질환 위험의 감소

유산소 운동은 심혈관체계(심장, 허파, 혈관)에 좋으며, 심장 관련 질환 및 조기사망의 위험을 감소시킨다. 고혈압, 건강하지 못한 콜레스테롤(이상지질혈증, dyslipidemia), 관상동맥심질환, 뇌졸중 등이 신체활동을 통해 예방 또는 개선되는 주요 심혈관질환이다. 더불어 충분한 신체활동을 정기적으로 취하는 것은 매일의 일상적인 활동들의 수행을 더 쉽게 해준다.

표 10.1 | 2008 미국인을 위한 신체활동지침*

	건강을 위한 핵심 지침**	추가적 피트니스 및 체중 감량 혜택을 위한 지침	추가적인 운동
성인 (adult)	150분/주 중강도 신체활동 또는 75분/주 고강도 신체활동 또는 중강도와 고강도 신체활동의 조합 (예: 100분 중강도 + 25분 고강도)	300분/주 중강도 신체활동 또는 150분/주 고강도 신체활동 또는 중강도와 고강도 신체활동의 조합 (예: 200분 중강도 + 50분 고강도) 또는 위에 기술된 양보다 더 많이	주당 최소 2일의 모든 주요 근육군을 위한 근력 활동
고령자 (order adult)	위 지침을 따를 수 없는 경우, 컨디션이 허락하는 최대한의 신체활동	위 지침을 따를 수 없는 경우, 컨디션이 허락하는 최대한의 신체활동	근력 활동에 더해 이동성에 제한을 가진 이들은 균형 개선 및 낙상 위험 감소를 위한 운동을 더해야 한다.
어린이 및 청소년 (children and youth)	매일 60분 이상의 중강도 혹은 고강도 신체활동. 주당 최소 3일 또는 고강도 활동을 포함해야 한다.	매일 최소 60분의 중강도 혹은 고강도 신체활동	주당 최소 3일의 근력 강화 활동 포함. 주당 최소 3일의 골(뼈) 강화 활동 포함.

*An advisory committee has been established to review research related to the current guidelines and health and to discuss the guidelines with the public. The goal is to have the second edition of the *Physical Activity Guidelines for Health* available for the public in 2018. Check out the website for more information(https://health.gov/paguidelines/second-edition).

**Avoid inactivity (some activity is better than none), accumulate physical activity in sessions of 10 minutes or more at one time, and spread activity throughout the week.

Source: Office of Disease Prevention and Health Promotion, U.S. Department of Health and Human Services, 2008 *Physical Activity Guidelines for Americans: Be Active, Healthy, and Happy!* (Washington, DC: U.S. Department of Health and Human Services, 2008), ODPHP Publication no. U0036, www.health.gov.

적당한 강도(중강도)의 규칙적인 신체활동은 고혈압이나 만성 고혈압, 심혈관질환 자체뿐 아니라 기타 심혈관 관련 질환 및 뇌졸중의 심각한 위험 요인들도 감소시킨다.[13] 규칙적인 유산소 운동은 또한 혈중 지질 농도를 개선시킨다. 이는 일반적으로 고밀도 지단백질(HDL, 일명 '좋은' 콜레스테롤)을 증가시키는데, 이는 동맥에 쌓이는 플라크를 제거하는 본연의 역할로 인해 관상동맥질환의 위험을 낮추는 데 도움을 준다.[14] 중성지방(triglyceride, 혈중 지방 성분)도 대개 유산소 활동과 함께 감소된다. 저밀도 지단백질(LDL, 일명 '나쁜' 콜레스테롤)과 콜레스테롤 총 수치 또한 운동으로 개선되는 경우가 많다.[15]

대사증후군과 제2형 당뇨병 위험의 감소

규칙적인 신체활동은 심장질환과 당뇨병의 위험을 상호 증가시키는 위험 요인의 조합인 대사증후군의 위험을 감소시킨다.[16] 구체적으로 대사증후군은 고혈압, 복부비만, 낮은 수치의 HDL, 높은 수치의 중성지방, 내당능장애 등을 포함한다.[17] 적당한 중강도 신체활동의 규칙적인 참여는 이 요소들의 위험성을 각각 또는 전체적으로 감소시킨다.[18]

조사에 따르면, 충분한 신체활동과 결합된 건강한 식이요법은 많은 경우의 제2형 당뇨병을 예방할 수 있다고 한다.[19] 주당 150분의 중강도-고강도 유산소 운동의 권장량 준수는 당뇨병 조절을 위한 내당능(포도당 내성) 및 인슐린 감수성을 개선시키는 효과를 보여 왔다.[20] (더 자세한 내용은 Focus on: 당뇨병의 위험 최소화하기를 참고하라.)

암 발병 위험의 감소

수십 년에 걸친 연구를 통해 대부분의 암 역학자들은 암의 25~37%가 더 건강한 생활 방식 및 환경의 선택에 의해 방지될 수 있다고 믿는다.[21] 좌식생활 시간이 암에 미치는 영향을 조사한 최근 연구에 따르면, 몇몇 유형의 암 발생 위험은 높은 좌식생활 비율과의 연관성을 보

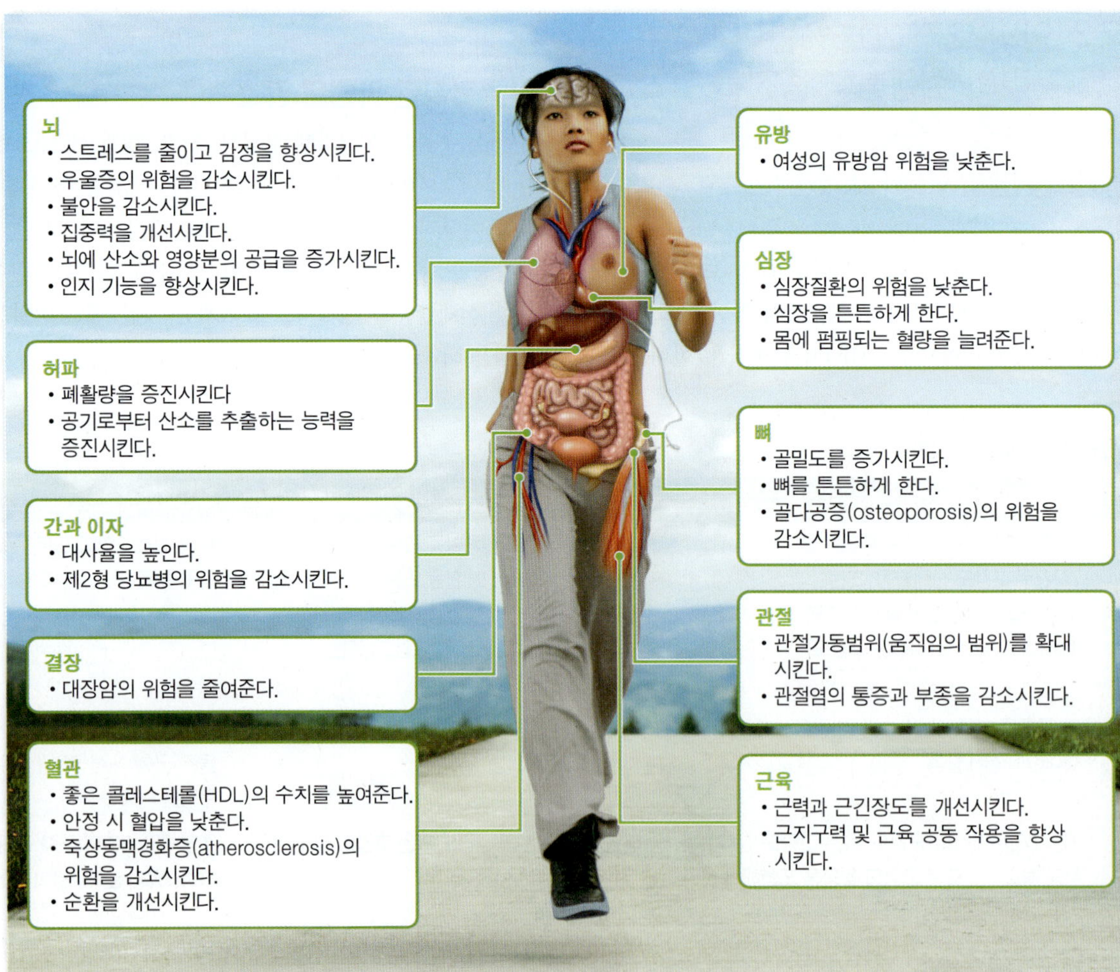
뇌
• 스트레스를 줄이고 감정을 향상시킨다.
• 우울증의 위험을 감소시킨다.
• 불안을 감소시킨다.
• 집중력을 개선시킨다.
• 뇌에 산소와 영양분의 공급을 증가시킨다.
• 인지 기능을 향상시킨다.
허파
• 폐활량을 증진시킨다
• 공기로부터 산소를 추출하는 능력을 증진시킨다.
간과 이자
• 대사율을 높인다.
• 제2형 당뇨병의 위험을 감소시킨다.
결장
• 대장암의 위험을 줄여준다.
혈관
• 좋은 콜레스테롤(HDL)의 수치를 높여준다.
• 안정 시 혈압을 낮춘다.
• 죽상동맥경화증(atherosclerosis)의 위험을 감소시킨다.
• 순환을 개선시킨다.
유방
• 여성의 유방암 위험을 낮춘다.
심장
• 심장질환의 위험을 낮춘다.
• 심장을 튼튼하게 한다.
• 몸에 펌핑되는 혈량을 늘려준다.
뼈
• 골밀도를 증가시킨다.
• 뼈를 튼튼하게 한다.
• 골다공증(osteoporosis)의 위험을 감소시킨다.
관절
• 관절가동범위(움직임의 범위)를 확대시킨다.
• 관절염의 통증과 부종을 감소시킨다.
근육
• 근력과 근긴장도를 개선시킨다.
• 근지구력 및 근육 공동 작용을 향상시킨다.

그림 10.1 규칙적인 운동이 주는 건강상의 이점.

여주고 있다.[22] 미국 암학회에서는 암의 약 20%가 신체 비활동 및 식품의 선택과 관계가 있다고 밝혔다. 몇몇 암의 경우는 그 30%에 이르기까지 규칙적인 신체활동과 건강한 식이요법의 선택으로 예방될 수 있다고 한다.[23] (확률은 암의 위치에 따라 다양하다.) 더 자세한 정보는 제11장을 참고하라.

골질량 증가와 골다공증 발병 위험의 감소

골다공증은 높은 연령대의 사람들에게 흔히 나타나는 현상으로, 골절 위험을 높이는 낮은 수치의 골질량 및 뼈조직의 퇴행으로 특징지어진다. 뼈 건강을 유지하고 골다공성 골절을 방지하기 위해서는 규칙적인 웨이트-트레이닝 및 근력을 강화시키는 신체활동이 권장된다. 그러나 신체활동을 통해 얻는 뼈와 관련된 이점을 최대화시키기 위해서는 충분한 호르몬 수치(여성은 에스트로겐, 남성은 테스토스테론)와 함께 적절한 칼슘, 비타민 D, 총 열량의 섭취 등이 병행되어야 한다.[24]

체중 관리의 개선

체중을 감량하고 건강한 체중을 유지하는 것은 많은 이들에게 있어 신체활동의 주된 이유가 된다. 가장 기본적인 수준에서 말하자면, 신체활동은 우리 몸으로 하여금 열량(칼로리) 소비를 통해 에너지를 발생시키게 한다. 즉, 일정 시간 동안 소비된 열량이 섭취된 열량을 초과하면, 그 최종 결과는 체중의 감소로 나타나는 것이다. 그림 10.2는 30분 동안의 다양한 활동을 통해 소비되는 열량을 보여준다.

신체활동은 또한 대사율에 있어 직접적으로 긍정적인 효과를 나타내는데, 고강도 신체활동 후 몇 시간 동안 이는 계속 높게 유지된다.[25] 이러한 대사율의 증가는 체중 조절을 선호하는 쪽으로 신체조성의 변화를 가져오게 된다. 체중 감량 후, 증가된 신체활동은 감소된 체중을 유지하려는 기회 또한 향상시킨다. 현재 건강한 체중을 유지하고 있다면, 규칙적인 신체활동으로 현저한 체중의 증가를 예방할 수 있다.

면역력의 증진

중강도-고강도의 규칙적인 신체활동은 감염과 싸우려는 신체 능력의 개선을 통해 질병에 대한 개인의 민감성을 감소시켜 준다는 조사 결과가 있다.[26] 또한 규칙적인 운동은 심혈관질환이나 암과 같은 만성질환의 위험이 높은 질병과 결합하는 신체 염증을 감소시키는 효과를 보여 왔다.[27] 신체활동과 면역력과의 관계, 더 구체적으로 질병민감성(disease susceptibility)과의 관계는 J자형의 곡선 형태로서 자주 기술된다. 질병에 대한 민감성은 중강도 활동과 함께 감소하지만, 극한 수준의 신체활동이나 운동으로 옮겨간다거나 혹은 적절한 회복 시간이나 식이 섭취 없이 운동을 지속한다면, 이는 역으로 증가하게 된다.[28] 마라톤 형태의 스포츠 이벤트나 심한 고강도의 훈련 프로그램을 소화하는 운동선수들의 경우, 고강도 운동 세션이 끝난 첫 8시간 동안 더 높은 상기도 감염의 위험도를 보였다.[29]

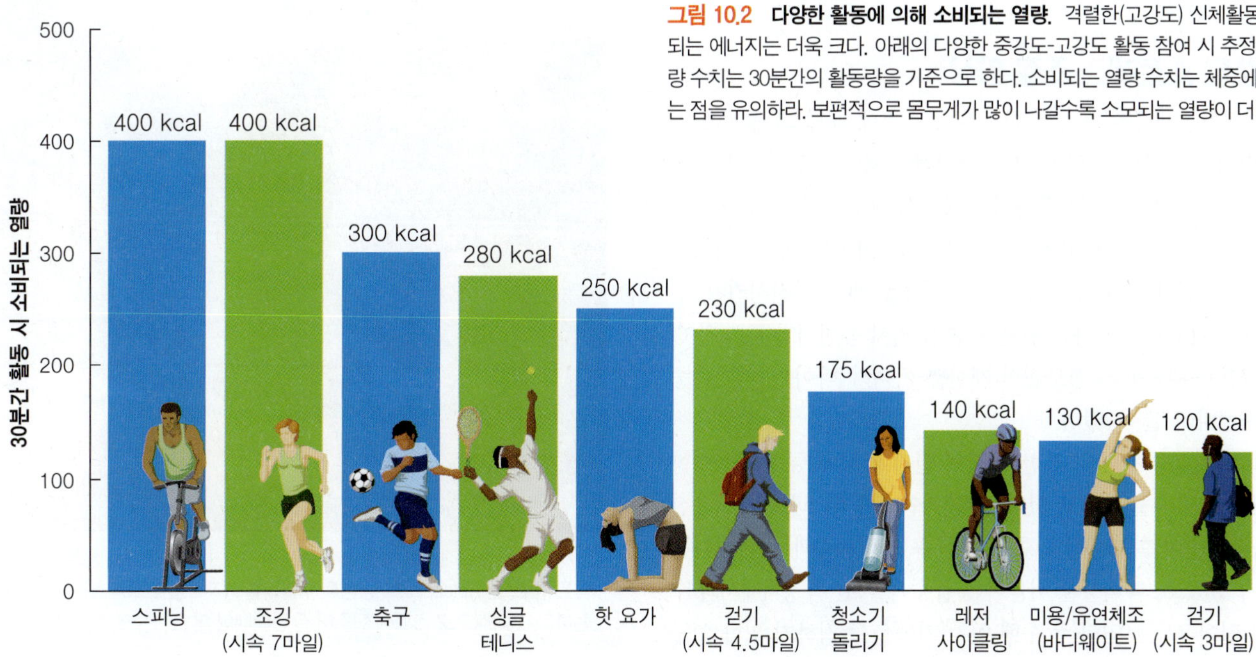

그림 10.2 다양한 활동에 의해 소비되는 열량. 격렬한(고강도) 신체활동일수록 소비되는 에너지는 더욱 크다. 아래의 다양한 중강도-고강도 활동 참여 시 추정되는 소비 열량 수치는 30분간의 활동량을 기준으로 한다. 소비되는 열량 수치는 체중에 따라 다르다는 점을 유의하라. 보편적으로 몸무게가 많이 나갈수록 소모되는 열량이 더 크다.

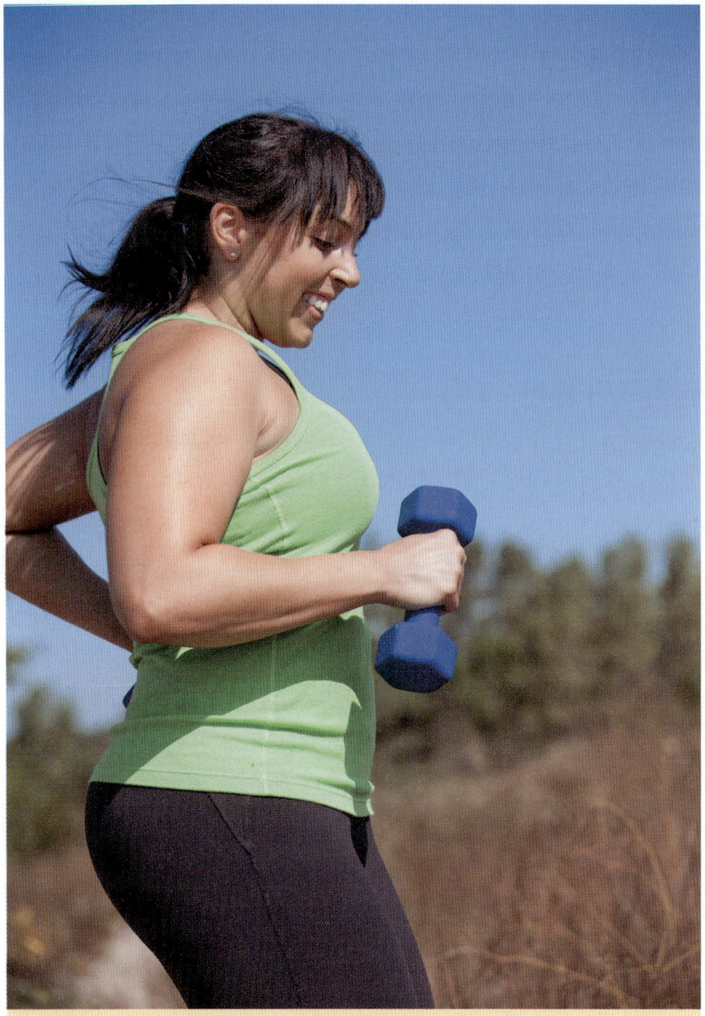

체중을 줄이고 싶다면 더 많이, 더 자주 움직여야만 한다.

정신 건강 및 스트레스 조절 향상

규칙적인 신체활동에 참여하는 사람들은 스스로에 대해 더 좋게 느낀다거나 전반적인 행복의 감정과 같은 정신적인 혜택을 인지하게 되는 경우가 많다.[30] 이러한 정신 건강상의 이점은 수량화하긴 어렵지만, 이는 지속적으로 신체활동을 유지하는 이유로 많이 언급된다. 새로운 기술을 배우고, 여가 활동에서 증가된 능력들을 계속 발전시키며, 신체활동 계획을 세우고 지켜가는 일은 자존감 역시 증진시켜 준다.[31] 더불어 규칙적인 신체활동은 겉모습의 개선뿐 아니라 나아가 자기존중까지 고양시킨다고 할 수 있다.[32]

규칙적인 신체활동이 생애 전반에 걸쳐 인지 기능에 긍정적인 영향을 미친다는 증거가 늘어가고 있다. 정기적인 활동과 피트니스(유산소 및 근육) 수준이 학교에서의 증진된 학습 수행능력과 연관된다는 연구 결과가 있었고, 좌식생활 비율이 높을수록 어떤 측정치에서의 수행능력들이 떨어짐을 보였다.[33] 수행 인지 기능을 측정하기 위한 연구 과제에서의 학습 관련 피로도와 수행능력은 규칙적인 유산소 운동과 함께 개선되었으며, 이런 효과들은 중재 직후 1개월 및 3개월 후에 각각 진행된 팔로우-업(follow-up) 모두에서 확인되었다.[34] 게다가 시험 전 3주 동안 레크리에이션 센터를 더 자주 이용했던 1학년 의대생들이 센터를 덜 방문했던 학생들보다 시험에서 더 높은 점수를 획득했다.[35] 가장 자주 이용한 사람이 가장 높은 점수와 결부되기도 했다.[36] 규칙적인 유산소 활동은 그것이 성인이 되어서 시작한 것일지라도 성인의 치매와 알츠하이머병의 위험 감소 및 개선에 도움이 되어 왔다.[37]

수명 연장

전문가들은 신체활동과 장수 사이의 관계에 대해 오랫동안 논쟁을 벌여왔다. 몇몇 연구는 장기간에 걸친 건강 위험 요인의 현저한 감소와 함께 수명의 증가를 보여주고 있는데, 특히 몇 가지 위험 요인을 가진 이들과 신체활동을 (건강) 위험 감소의 수단으로 이용하는 이들 사이에서 더욱 그렇다.[38] 신체활동이 주는 이점이 가장 크게 나타난 것은 생활 속에서 신체활동이 매우 적은 좌식생활자들이며, 신체활동 수준이 증가할수록 그 이점도 더 늘어났다.[39] 추가적인 연구에 따르면, 좌식생활 방식은 일상생활에서의 활동 수행능력 또한 감소시키는 것으로 나타났다.[40] 좌식생활 시간이 길수록 일상에서의 활동 수행능력의 감소는 더욱 컸다. 즉, 구조화된 운동만 중요한 것이 아니라, 가능한 한 앉아 있는 시간을 최소화하고 최대한 움직이는 것 또한 중요하다.

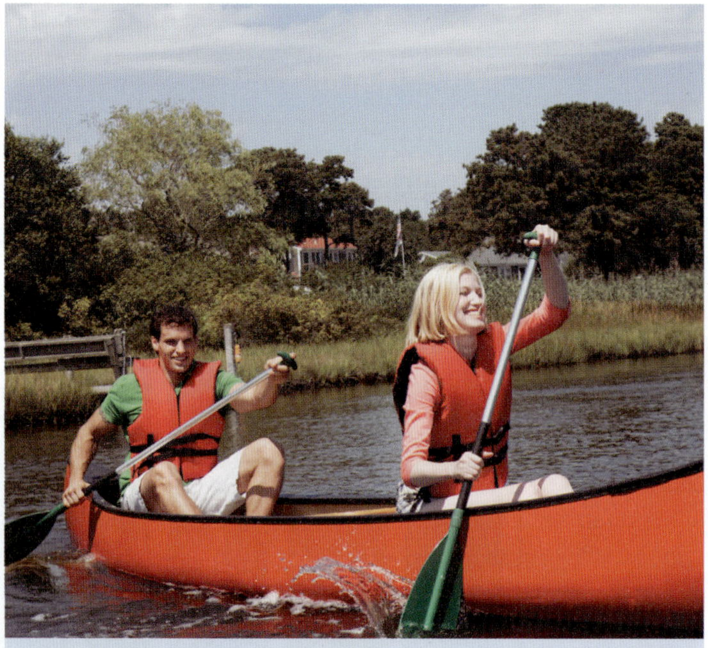

신체활동이 스트레스 반응을 자극하기는 하지만, 신체적으로 튼튼하고 관리가 잘 된 몸은 유스트레스(eustress, 긍정적인 결과를 가져오는 스트레스)에 더 효율적으로 적응하고, 결과적으로 스트레스를 더 잘 견뎌내며 더 효과적으로 조절할 수 있다.

LO 2 피트니스와 신체기능을 위한 신체활동

건강, 신체 체력, 신체기능에 필요한 신체활동의 유형을 각각 구분하시오.

신체 체력(physical fitness)이란 건강이나 기술과 관련된 하나의 건강 기여집합체를 의미한다.

신체 체력을 구성하는 건강 관련 요소들

건강과 관련된 기여 요소들—심폐체력, 근력 및 근지구력, 유연성, 신체조성—은 우리로 하여금 중강도-고강도에 이르는 신체활동을 지나치게 피로하지 않은 상태에서 정기적으로 수행할 수 있게 해주고, 나머지 에너지로는 신체적 또는 정신적 긴급 상황을 처리하게끔 해준다. 그림 10.3은 신체 체력을 구성하는 주요 건강 관련 요소들을 보여준다.

심폐체력

심폐체력(cardiorespiratory fitness)은 심장, 허파, 혈관들이 신체에 산소를 효율적으로 공급하는 능력을 말한다. 심폐체력을 개선시킨다고 알려진 신체활동의 가장 주요한 카테고리는 **유산소 운동**(aerobic exercise)이다. '유산소(aerobic)'란 단어는 '호기성/유산소(with oxygen)'를 의미하며, 지속된 활동을 위해 에너지를 낼 때 산소를 필요로 하는 유형의 운동을 말한다. 수영, 사이클링, 조깅과 같은 유산소 활동은 심폐체력의 개선과 유지에 있어 최적의 운동이다.

심폐체력은 운동 시 근육이 소비하는 산소량인 **유산소 능력**[(aerobic capacity(power)]의 결정으로 측정된다. 최대산소섭취량($\dot{V}O_{2max}$)은 최대 운동 시 근육이 1분당 소비하는 산소의 최대량으로 정의된다. 최대산소용량의 가장 흔한 측정법은 트레드밀(러닝머신)에서의 워킹 또는 러닝 테스트이다. 아주 정확한 측정을 위해서는 특별 장비가 갖춰진 랩에서 관련 기술자들이 운동 세션 동안 몸으로 들어오고 나가는 정확한 산소량을 확인해야 한다. 보다 보편적인 심폐체력 측정은 강의실이나 필드에서 수행된 최대하 부하테스트(submaximal test, 최고 이하 운동 검사)로서 최대산소용량을 예측해 볼 수 있다.

근력

근력(muscular strength)은 1회 수축 시 근육 또는 근육군이 생성할 수 있는 힘의 양이다. 특정 근육 또는 근육군의 힘을 측정할 수 있는 가장 보편적인 방법은 개인이 한 번에(단 1회만) 움직일 수 있는 최대 중량을 측정하는 일, 즉 **1회 최대 반복**(one repetition maximum, **1RM**)이다.

신체 체력(physical fitness) 중강도에서 고강도의 신체활동을 정기적으로 수행하며, 과도한 피로감 없이 일상의 신체적 과제들을 완수하게 해주는 건강과 관련된 기여 요소들의 균형.

심폐체력(cardiorespiratory fitness) 일정한 신체활동을 하는 동안 골격근에 산소를 제공하는 심장, 허파, 혈관의 능력.

유산소 운동(aerobic exercise) 활동을 위한 에너지 생성을 위해 지속적으로 산소를 필요로 하는 운동.

유산소 능력[(aerobic capacity(power)] 심폐체계의 기능적 상태로, 특히 운동 시 근육이 소비하는 산소량.

근력(muscular strength) 한 번 수축할 때 근육이 발휘할 수 있는 힘의 최대량.

1회 최대 반복(one repetition maximum, 1RM) 단 1회에 들거나 움직일 수 있는 최대 중량 또는 저항의 양.

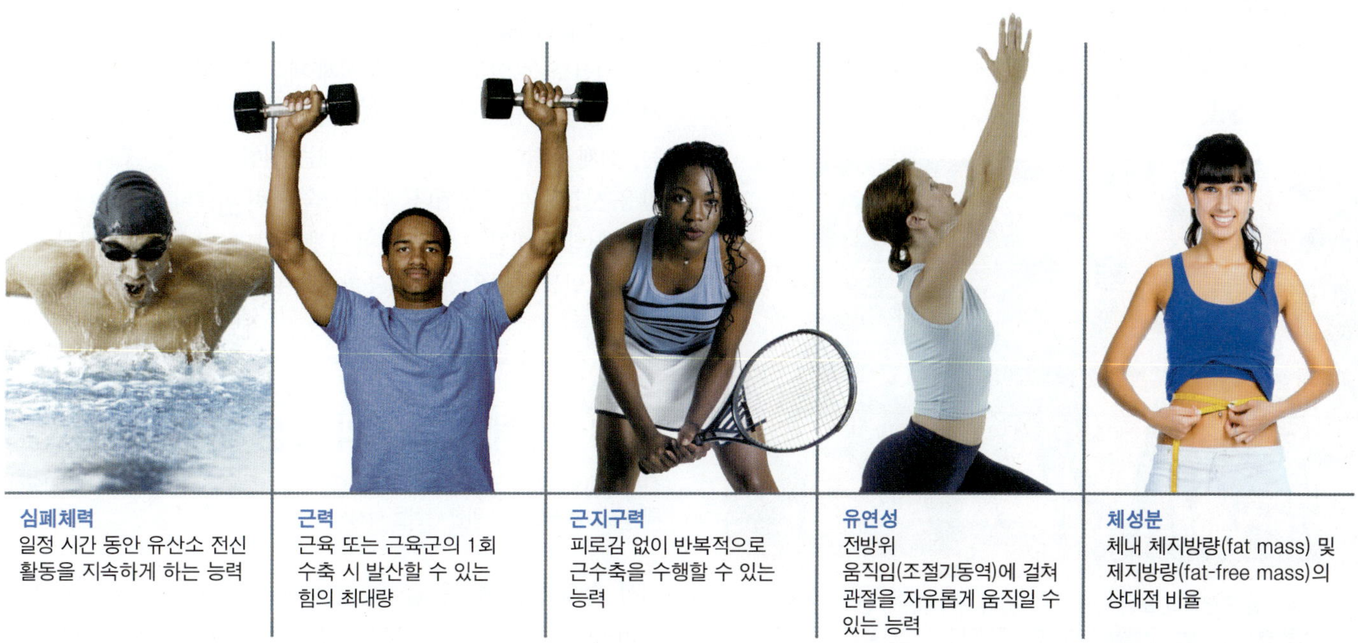

그림 10.3 신체 체력을 구성하는 건강 관련 요소들.

근지구력(muscular endurance) 피로감 없이 반복적으로 힘을 발산할 수 있는 능력 또는 일정 시간 동안 근수축을 지속할 수 있는 능력.

유연성(flexibility) 특정 관절 또는 관절군의 움직임의 범위(조절가동역) 또는 가능한 움직임의 양.

신체조성(body composition) 체내 체지방 및 제지방(근육, 뼈, 수분, 장기들)의 상대적 비율, 신체조성.

근지구력

근지구력(muscular endurance)은 근육 또는 근육군이 피로감 없이 반복적으로 힘을 발휘할 수 있는 능력 또는 근수축을 유지할 수 있는 능력을 말한다. 반복 수행을 더 성공적으로 할수록(예: 팔굽혀펴기), 또는 특정 자세를 더 오래 취할수록(예: 턱걸이), 더 큰 근지구력을 지니고 있는 것이다.

유연성

유연성(flexibility)이란 특정 관절 또는 관절군에서의 관절가동범위(움직임의 범위) 혹은 가능한 동작의 양을 말한다. 즉, 관절가동범위가 클수록 유연성이 큰 것이다. 신체 관절의 유연성 측정에는 여러 가지 테스트가 있는데, 여기에는 특정 관절에 대한 관절가동범위 테스트도 포함된다.

신체조성(체성분)

신체조성(body composition)이란 신체 체력에 있어 5번째이자 마지막으로 건강과 관련된 구성 요소이다. 신체조성은 몸 안의 체지방 및 제지방(근육, 뼈, 수분, 장기들)조직의 상대적 비율이자 분포를 말한다. (측정 방법을 비롯한 신체조성에 대한 더 자세한 정보는 제9장을 참고하라.)

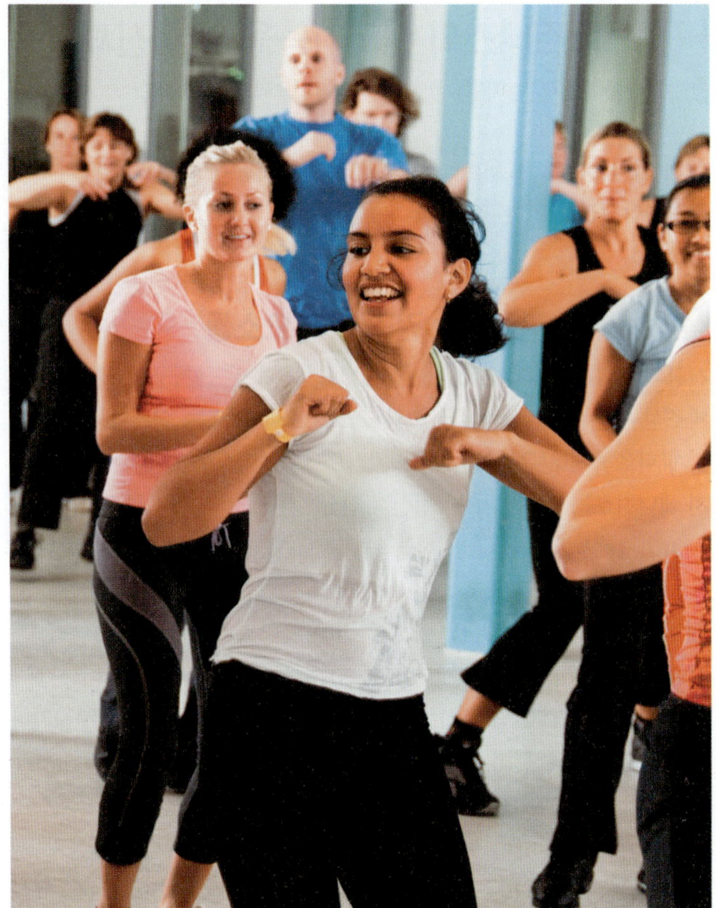

스스로에게 동기를 부여하는 좋은 방법 중 하나는 운동 수업에 등록하는 것이다. 구조, 일정, 사회적 상호작용, 그리고 새로운 기술을 배운다는 도전 의식 등은 당신을 앞으로 나아가게 하는 동기가 될 수 있다.

신체 체력의 기술 관련 요소들

위에서 본 피트니스의 5가지 건강 관련 요소들에 더해, 운동선수들을 위한 신체 체력에는 경기를 수행할 능력을 개선시킬 요소가 포함된다.

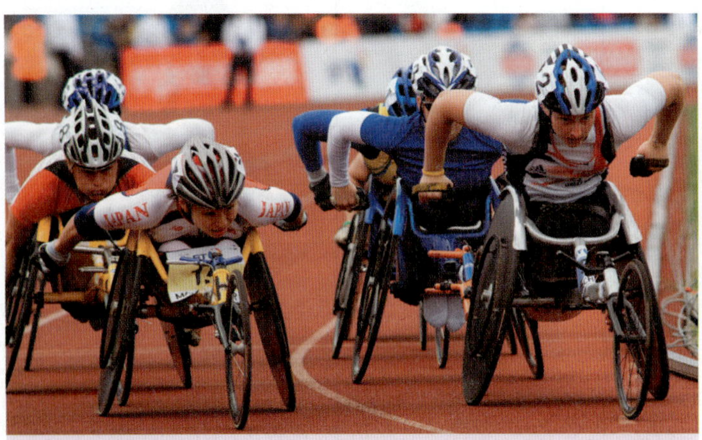

장애를 가진 이들을 포함하여, 모든 사람들에게 있어 최적 수준의 신체 체력을 발전시키고, 스스로 즐길 수 있는 신체활동(가능하면 경쟁적인 스포츠 활동도 포함)의 참여가 중요하다.

신체 체력의 기술 관련 요소라고 불리는 이런 속성은 취미형 선수들과 일반적인 운동 인구 모두에게 신체 체력 수준과 일상의 과제들을 수행하는 능력을 증대시키는 데 도움을 준다. 스포츠 기술이라고도 불리는, 신체 체력의 기술 관련 요소에는 민첩성, 균형, 조화, 힘, 스피드, 반응 시간 등이 포함된다. 이런 기술 관련 피트니스 요소 중 몇몇은 건강에 영향을 미칠 수 있음을 유념해야 한다. 예를 들어, 낙상의 위험이 높은 노인들의 경우 균형과 조화의 중요성을 더욱 고려해야 한다.

LO 3 신체 체력에의 도전 및 다짐

신체활동에 장애가 되는 생활 방식을 인지하고, 그것들을 극복할 방법들을 기술하며, 신체적 건강에 도달하기 위한 다짐을 하시오.

일상 속에 신체 체력을 끌어들이는 데 성공하기 위해서는 장애물들을 고려하여 가장 재미있게 즐길 수 있는 활동에 기초한 피트니스 프로그램을 디자인하는 것이 필요하다.

한동안 활동을 거의 하지 않았다면?

지난 몇 달간 혹은 그 이상 신체활동을 거의 하지 않았다면, 먼저 담당 의료진으로부터 운동을 해도 좋다는 허가를 득해야 한다. 개인 트레이너나 피트니스 강사에게 조언을 구해 운동을 시작하는 것이 좋다. 초기 조건화 단계라고 불리는 피트니스 프로그램의 이 단계에서는, 원래 권장되는 것보다 낮은 수준에서부터 운동을 시작할 수도 있다. 예를 들어, 심폐 기능 프로그램을 단순히 '매일 앉아 있는 시간을 줄이고 더 많이 걷는' 것부터 시작하는 것이다. 좌식생활 시간을 줄이고 더 활동적이 되기로 결심하면서, 그것이 자신의 신체활동을 어떻게 지지할지 혹은 방해할지를 가늠하기 위해 자신의 현재 환경을 평가해본다. 어떻게 더 활동적일 수 있을지 결정하기 위해 자신의 신체적 및 사회적 환경을 먼저 고려하라. 기숙사에 가는데 계단을 지나쳐 엘리베이터로 직행하는 자신이나 여가 시간에 움직이는 것보다 더 오랫동안 앉아 있는 친구를 발견할지도 모른다.

작은 변화들이 활동을 증가시키거나 건강을 개선시키는 길로 안내할 수 있다. 엘리베이터 대신 계단을 이용하고, 가까운 곳은 자동차 대신 걸어가며, '10~15분 걷기'와 같은 매일의 작은 활동을 계획하라. 더불어 근육 피트니스 프로그램은 저항 운동을 더하기 전에 적합한 기술과 몸의 바른 교정 자세를 중시하면서, 단순한 체중 부하 운동부터 시작해볼 수 있다.

신체활동의 보편적인 장애물 극복하기

개인적인 핑계("시간이 없어.")부터 환경적 조건("활동을 할 만한 안전한 장소가 없어."), 사회적 조건("운동 파트너가 마땅치 않아.")에 이르기까지, 우리들은 규칙적인 신체활동을 가로막는 많은 현실적/인식적 장애물을 가지고 있다. 어떤 이들은 자신이 과체중이기 때문에 "보다 몸이 좋은" 친구들과 함께 운동하기 창피하다거나 필요한 지식이나 기술이 부족하다는 이유로 운동을 주저하기도 한다.

신체활동을 저해하는 장애물들을 생각해보고 그것들을 적어본다. 아무리 작은 것이라도 운동에 방해가 되는 것이면 무엇이든 좋다. 최대한 구체적으로 적고, 스스로에게 솔직하라. 자신이 원하는 만큼 신체적으로 활동적이지 못한 이유를 정직하게 평가한 후, 표 10.2에서 그 장애물들을 극복할 제안들을 살펴본다.

신체활동을 일상 속에 의식적으로 끌어들이기

나만의 피트니스 프로그램을 디자인할 때 고려해야 할 몇 가지 요인들이 있다. 다음은 신체활동을 의식적으로 당신의 일상 속에 끌어들이는 몇 가지 방법이다.

- **자신의 기호에 충실하라.** 자신에게 적합하고 편리하며, 진심으로

표 10.2 | 신체활동의 장애물 극복하기

장애물	실행가능한 해결책의 제안
시간 부족	■ 일정을 확인하라. 30분간 비는 시간대가 언제인가? 혹은 하루 동안 낼 수 있는 더 짧은 시간(10분 혹은 그 이상)에 중점을 두어도 좋다. ■ 멀티태스킹을 하라. 운동·자전거를 타면서 독서를 하거나 걸으면서 강의나 팟캐스트를 들어라. ■ 수업 사이나 점심 시간, 공강 시간에도 적극적으로 신체활동에 참여하라. 줄넘기를 하거나 친구와 함께 프리스비(frisbee)를 날려본다. ■ 경보나 조깅처럼 시간이 적게 드는 활동들을 선택하라. ■ 강의실이나 공원까지 (버스/자동차 대신) 자전거로 이동하라.
사회적 영향	■ 가족이나 친구들을 초대하여 함께 활동하라. ■ 운동 수업에 등록하여 새로운 사람들을 만나라. ■ 나의 노력들을 인정하지 않는 사람들에게 운동의 중요성과 신체활동을 향한 나의 다짐들을 설명하라. ■ 나의 노력에 도움을 주고 지지해줄 롤모델을 설정하라. ■ '신체활동의 날'들을 계획하라. 산책을 가고 댄스나 볼링을 즐겨라.
동기, 의지 및 에너지의 부족	■ 다른 중요한 약속들을 실행할 때와 같이 운동 시간을 조정하라. ■ 정한 운동 시간을 지킬 수 있게끔 도움을 줄 운동 파트너를 구하라. ■ 스스로에게 인센티브를 부여하거나 포상을 주어라. ■ 가장 에너지가 넘치는 시간대로 운동 시간을 조정하라. ■ 운동이 나에게 더 많은 에너지를 준다는 사실을 잊지 말고 자주 떠올려라. ■ 항상 미리 준비하라. 예를 들어, 아침에 조깅을 나가기로 했다면, 옷과 신발을 전날 밤에 세팅해 두어라.
자원의 부족	■ 걷기나 조깅, 줄넘기, 유연체조와 같이 최소한의 장비로도 가능한 활동을 선택하라. ■ 캠퍼스나 커뮤니티 안에서 저렴한 자원(비용이 절약되는 운동 수업 등)들을 찾아라. ■ 활동적인 교통수단들을 이용하라. ■ 공원이나 캠퍼스의 녹지대에서 캐치볼을 하는 등 비용이 들지 않는 활동 기회들을 잡아라.

Source: Adapted from National Center for Chronic Disease Prevention and Health Promotion, "How Can I Overcome Barriers to Physical Activity?," Updated May 2011, www.cdc.gov.

@ 건강 헤드라인 스스로를 실어나르자!(Transport yourself!)

많은 사람들이 더 활동적인 교통수단을 향한 움직임에 동참하고 있다. 활동적인 교통수단(active transportation)이란 걷기나 자전거, 스케이트보드, 롤러스케이트 타기 등 스스로의 힘을 이용해 장소와 장소 사이를 이동함을 의미한다. 자전거는 특히 비용과 효율면에서 캠퍼스 안팎을 이동하기에 최적의 방법이다. http://bikeshare.com을 통해 당신이 사는 도시에 자전거 공유 프로그램 있는지 확인하라. 다음은 활동적인 교통수단이 당신의 삶에서 더 큰 일부가 되어야 하는 몇 가지 이유들이다.

- **운동을 더 많이 하게 된다.** 다양한 볼일을 볼 때 활동적인 형태의 교통수단을 이용하는 사람들은 신체활동지침을 따르게 될 확률이 더 크다. 활동적인 교통수단으로서 사이클링을 이용하면 심혈관질환과 암, 그리고 각종(모든 원인) 사망률의 위험을 낮춘다는 연구 결과가 있다.
- **비용을 절약시킨다.** 가스비나 유지비를 고려할 때, 자동차보다는 자전거를 소유하는 쪽이 훨씬 경제적이다. 자동차 유지에는 자전거의 30배에 달하는 비용이 드는 것으로 추정된다.
- **시간을 절약시킨다.** 3~5마일 정도의 거리를 움직일 때는 차보다 자전거가 (비슷하거나) 더 빠르다.

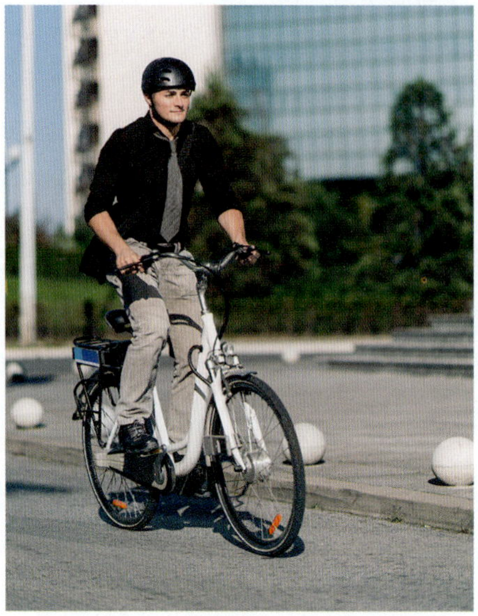

자전거에 뛰어올라 친환경적 혁명에 참여하라! 활동적인 교통수단은 나의 하루에 적극적인 신체활동을 더해줄 최고의 필수품이다. 운동을 하지 못하는 날이라면 더욱 그렇다.

- **야외 활동을 즐기게 된다.** 자연과 야외 활동이 주는 신체적 및 정신적 건강의 이점에 대한 연구가 급증하고 있다. 답답한 공기와 인공조명과 함께 실내에서 너무 많은 시간을 보내는 만큼 우리의 몸은 신선한 공기와 햇빛이 부족하다.
- **지구를 위해 좋은 일이다.** 이런 활동적인 교통수단의 이용자가 많아진다는 것은 그만큼 도로 위의 차와 교통체증이 줄어든다는 것을 의미한다. 일반 교통수단이 온실가스 배출의 약 30%에 대한 책임이 있으므로, 자동차 대신 걷기나 자전거를 선택하는 것은 환경에 상당한 영향을 줄 수 있다. 단거리 이동이나 짧은 여행 시 걷기나 사이클링으로 바꿔 이용하면, 연간 378억 L 이상의 연료를 절약할 수 있다고 추산된다.

Sources: C. Celis-Morales et al., "Association between Active Commuting and Incident Cardiovascular Disease, Cancer, and Mortality: Prospective Cohort Study," *BMJ* 357 (2017): 1456; Momentum Staff, "The Top 10 Reasons Everyone Should Bike to Work," June 2, 2015, https://momentummag.com/top-10-reasons-you-shouldbike-to-work; Rails-to-Trails Conservancy, "Investing in Trails: Cost-Effective Improvements—for Everyone," 2013, www.railstotrails.org/resourcehandler. ashx?id=3629; U.S. Environmental Protection Agency, "Climate Change: What You Can Do: On the Road," Updated April 2014, www.epa.gov/climatechange/wycd/road.html; B. McKenzie, "Modes Less Traveled-Bicycling and Walking to Work in the United States: 2008-2012," U.S. Department of Commerce, May 2014, www.census.gov/prod/2014pubs/acs-25.pdf.

즐길 수 있는 활동을 선택하라. 예를 들어, 뛰는 것을 좋아하고, 근처에 아름다운 산책로가 있다면 조깅을 선택할 수 있다. 물을 별로 좋아하지 않고 풀장이 멀리 있다면 수영은 피하도록 한다.

- **현재 자신의 피트니스 수준을 고려하라.** 최근 피트니스 상태에 알맞는 활동을 선택하라. 현재 과체중이거나 지난 몇 달간 운동을 전혀 하지 않았다면 운동을 서서히 시작하고, 재미있는 활동을 계획하며, 체력이 좋아지게 되면 더 도전적인 신체활동으로 발전시킨다. 하루 만보라는 권장 목표량의 달성을 시도하고 있다면, 그 과정에서 단순히 좀 더 걷기를 택하면 된다. 보수계(만보기)나 활동 측정 앱을 통해 지속적으로 확인하라.
- **활동성을 증가시킬 기회들을 포착하라.** 하루 종일 앉아 있는가? 계단 대신 엘리베이터만 이용하는가? 정문이나 가게 입구에 최대한 가깝게 주차하는가? 이 모든 상황들은 활동할 수 있는 기회가 된다. 수업이나 직장에 가는 일처럼 어차피 해야 할 일들을 신체활동의 범주 안으로 끌어들여 일상생활의 일부가 되도록 만들어라.
- **일상을 친환경적으로 만들어라.** 친환경 운동이라고도 불리는 야외 활동은 신체 건강을 넘어 정신 건강의 이점까지 얻을 수 있는 좋은 방법이다. 캠퍼스 환경은 활동 가능한 많은 기회를 제공해준다. 야외 공간들을 의식적으로 인식하면서 캠퍼스 내를 산책하라. 열린 녹색 공간들은 요가 매트를 펼치거나 명상을 하기에 훌륭한 장소이다. 캠퍼스 내 계단이나 의자들은 일상적인 운동의 공간이 될 수 있으며, 나무들조차 좋은 운동 장비가 되어줄 수 있다.

피트니스를 위한 환경 및 교통수단의 이용에 대해 더 자세한 내용은 '건강 헤드라인'을 참고하라.

LO 4 나만의 피트니스 프로그램 만들기

신체 체력의 건강 관련 요소를 위한 FITT(빈도, 강도, 시간 및 유형) 원칙을 이해하고 활용하시오.

개인용 맞춤 피트니스 프로그램을 짜는 첫걸음은 내 목표점을 인식하는 것이다. 스포츠를 잘하는 것과 몸을 멋지게 가꾸는 것 중 어느 쪽에 더 관심이 있는가? 스트레스의 조절과 만성질환 위험의 감소 중 나의 목표는 어느 쪽인가? 아마도 최고로 중요한 목표는 바로 일생 전반을 통해 유지하며 즐길 수 있는 다양한 신체활동의 현실적인 스케줄을 마련하는 일일 것이다. 피트니스의 목표와 대상은 당신이 진실로 원하는 것임과 동시에 스스로 달성 가능한 것이어야 한다.

스마트한 목표 설정하기

성공적인 목표 설정을 위해 SMART 시스템을 이용해보자. SMART한 목표란 구체적이고(**S**pecific), 측정 가능하며(**M**easurable), 활동지향적이고(**A**ction-oriented), 현실적이며(**R**ealistic), 시간지향적인(**T**ime-oriented) 것이다.

"운동을 더 많이 해서 피트니스를 개선할 것이다."와 같은 것은 애매모호한 목표의 예이다. SMART한 목표란 다음과 같다.

- **구체적이다(Specific)** "나는 주당 3~5일간, 모든 주요 근육군을 대상으로 하는 저항 훈련 프로그램에 참여할 것이다."
- **측정 가능하다(Measurable)** "나는 내 피트니스 범주를 현재의 '평균'에서 '평균 이상'의 범주로 끌어올릴 것이다."
- **활동지향적이다(Action-oriented)** "저항 운동을 안전하게 하는 방법을 배우기 위해 개인 트레이너를 두고, 헬스장과 집 양쪽에서의 운동 계획을 각각 세울 것이다."
- **현실적이다(Realistic)** "내가 들어 올릴 수 있는 웨이트를 20%까지 늘릴 것이다."
- **시간지향적이다(Time-oriented)** "새로운 웨이트 프로그램을 8주간 수행한 후 재평가할 것이다."

FITT 원칙 활용하기

건강 관련 혹은 신체기능 관련 신체 체력의 개선을 위해 **FITT**(빈도, 강도, 시간, 유형) 원칙들을 이용해 나의 운동 프로그램을 정의해보자.[42] FITT 처방(그림 10.4)은 다음의 기준들을 이용한다.

- **빈도(frequency)**는 특정 요소에 있어 원하는 체력의 수준을 달성하고자 할 때 특정한 운동을 일주일에 몇 번 참여해야 하는지, 그 횟수를 말한다.
- **강도(intensity)**란 원하는 피트니스 수준에 도달하기 위해 얼마나 어려운 정도의 운동을 해야 하는지를 말한다.
- **시간(time/duration)**은 각 구성 요소의 원하는 체력 수준을 달성하기 위해 어떤 한 세션 동안 특정한 강도로, 몇 분간의 운동 또는 얼마나 많은 반복 운동이 요구되는지 하는 것이다.
- **유형(type)**은 체력의 특정 요소를 개선시키기 위해 어떤 종류의 운동이 수행되어야 하는지를 말한다.

심폐체력를 위한 FITT 원칙

심폐체력을 달성하는 가장 효과적인 유산소 운동은 모든 주요 큰 근육군(대근군, large muscle group)들을 포함하는 전신운동이다. 심폐체력를 위한 FITT 처방은 추정 최대 심박수 64~96% 수준에서 20~60분 동안 고강도의 리듬감 있고, 지속적인 활동을 주당 3~5일 수행하는 것이다.

빈도

프로그램의 빈도는 운동의 강도와 연관된다. 중강도 운동을 선택한 사람이라면, 최소 주 5일의 빈도를 목표로 해야 할 것이다. (고강도의 경우, 빈도수는 주당 최소 3일로 떨어진다.) 운동 초심자들은 그보다 더 낮은 강도(저강도-중강도 수준)의 운동을 시도해도 되지만, 매주 좀 더 많은 일수를 할애해야 한다. 이 경우 질병관리예방본부의 지침 중 중강도 신체활동에 대한 권장량을 따른다(표 10.1 참고).

일주일에 150분 정도, 중강도 신체활동(주당 2일의 근력 운동과 더불어)은 상당한 건강상의 이점들을 제공해준다. 더 많이 할수록 더 좋은 것은 물론이고!

강도

심폐지구력 운동의 강도를 결정할 때 가장 보편적으로 사용되는 방법은 목표심박수, 운동자각도 등급, 그리고 토크 테스트이다. 심폐지구력의 개선에 요구되는 운동 강도는 최대심박수의 64~96% 사이 심박수(중강도-고강도)이다. **목표심박수**(target heart rate)를 산출하기에 앞서, [220 - 나이] 공식에 따라 최대심박수를 추정해내는 것이 우선이다. 이는 최대심박수를 추정하는 가장 널리 사용되는 방법이다. 하지만 최근 미국에서는 오클랜드 대학 건강과학과에서 발표한 최대심박수 수정 산출 공식[207 - (0.7 × 나이)]을 기존에 많이 사용하고 있는 추세이다. 물론 어떠한 산출 공식을 사용할지에 대한 실제 적용에는 여러 가지 정보를 참조하여 판단할 필요가 있다. 다음의 예는 20세를 기준으로 최대심박수 수정 산출 공식인 [207 - (0.7 × 20)]를 기준으로 한 것이다. 자신의 최대심박수를 계산하려면, 나이를 대신 넣

FITT(FITT) 빈도(frequency), 강도(intensity), 시간(time), 유형(type)의 머리 글자. 신체 체력의 건강 관련 요소들을 개선시키기 위한 프로그램 혹은 계획에서의 필수적인 요소들을 가리킨다.

빈도(frequency) FITT 처방의 일부로, 사람이 일주일에 며칠 운동해야 하는지를 가리킨다.

강도(intensity) FITT 처방의 일부로, 운동할 때 얼마나 어려운/많은 노력이 필요한지를 가리킨다.

시간(time) FITT 처방의 일부로, 운동 세션의 지속 기간을 말한다.

유형(type) FITT 처방의 일부로, 그 사람에게 어떤 종류의 운동이 필요한지를 가리킨다.

목표심박수(target heart rate) 심폐체력의 개선을 유도하는 유산소 운동의 심박수 범위(즉, 최대심박수의 64~96%).

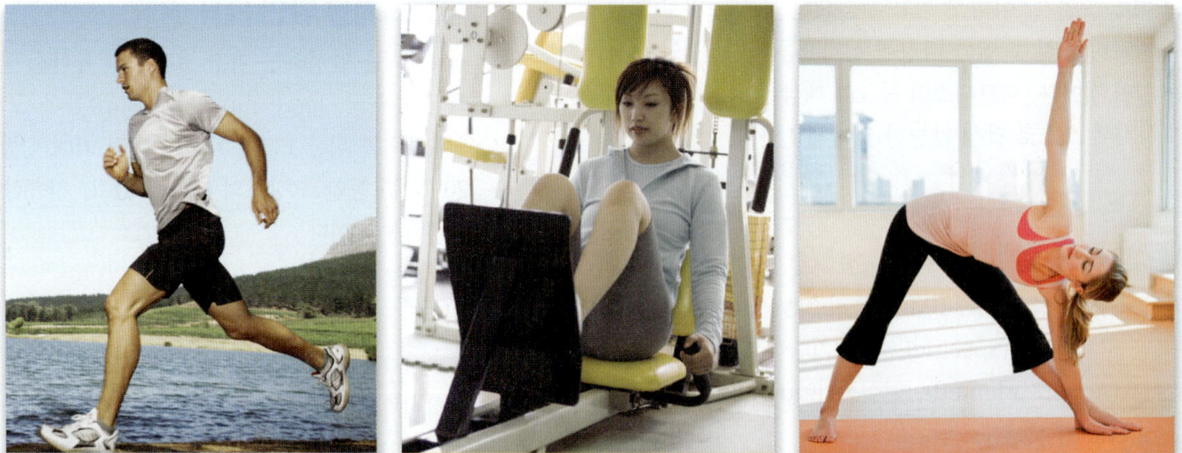

	심폐지구력	근력 및 근지구력	유연성
빈도	주당 3~5일	주당 2~3일	주당 최소 2~3일
강도	최대심박수의 64~96%	1 RM의 60~80%	가벼운 긴장 수준까지
시간	20~60분	8~10 운동, 2~4세트, 8~12렙	스트레칭당 10~30초, 2~3렙
유형	중강도-고강도의 리듬감 있고 지속적인 활동	모든 주요 근육군을 위한 저항력 훈련(바디웨이트 또는 외부 저항과 함께)	모든 주요 근육군을 위한 스트레칭, 댄스, 요가 운동

그림 10.4 심폐체력, 근력 및 근지구력, 유연성을 위한 FITT 원칙.

은 후, 목표 범위의 하한치와 상한치를 내기 위해서 각각 0.64와 0.94를 곱하면 된다.

자신의 목표심박수에 얼마나 가까운지 알려면, 먼저 심박수를 계산해야 한다. 기술의 발달로 휴대폰이나 활동측정기 등을 이용해 심박수를 모니터링하는 것이 훨씬 쉬워졌다. 운동을 할 때 휴대폰이 없다면, 그림 10.5를 이용하여 경동맥 혹은 요골동맥 박동(맥박)을 재는 방법을 확인하라. 가능하다면 운동하는 동안에 심박수를 측정하고, 그렇지 않으면 운동을 멈춘 직후 심박수가 빠르게 줄어들 때를 이용한다.

심폐 운동의 강도를 측정하는 또 다른 방법은 보그(Borg)의 운동자각도 등급(RPE)을 이용하는 것이다. **운동자각도**(perceived exertion)란 운동을 하는 동안 얼마나 힘들게 느껴지는지 그 주관적 감정을 수치화한 것으로 심박수, 호흡수, 땀(발한), 피로도 수준 등을 기반으로 한다. 이 등급은 6(힘의 최소치 발휘)에서 20(힘의 최대치 발휘)까지의 수치를 이용한다. 심폐체계의 훈련을 위해 보편적으로 권장되는 수치는 12~16 사이의 RPE이다.

운동자각도(perceived exertion) 운동 시 운동 강도를 모니터링하기 위해 사용되는 노력의 양의 주관적 인식.

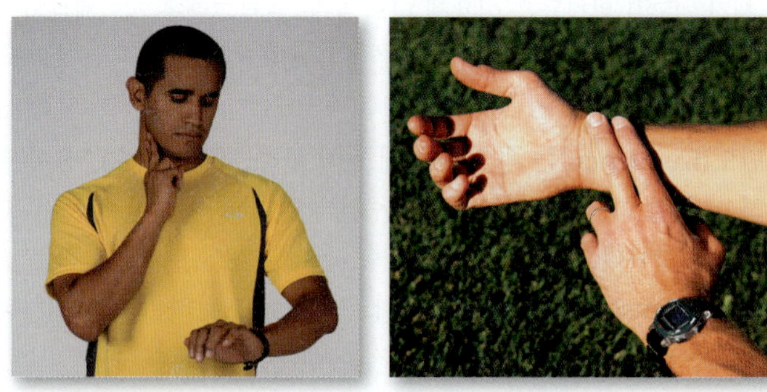

ⓐ 경동맥 박동　　ⓑ 요골동맥 박동

그림 10.5 맥박 측정하기. 경동맥(목) 또는 요골동맥(손목)을 재는(촉진) 것은 심박수를 알 수 있는 아주 간단한 방법이다. 10초간 맥박을 재고, 그 수에 6을 곱하여 분당 박동 수를 계산한다. 러닝워치를 사용한다면 1부터, 스톱워치를 사용한다면 0부터 수를 세기 시작한다.

오늘날 학생들의 건강

당신에게 고강도 인터벌 트레이닝은 과연 적합한가?

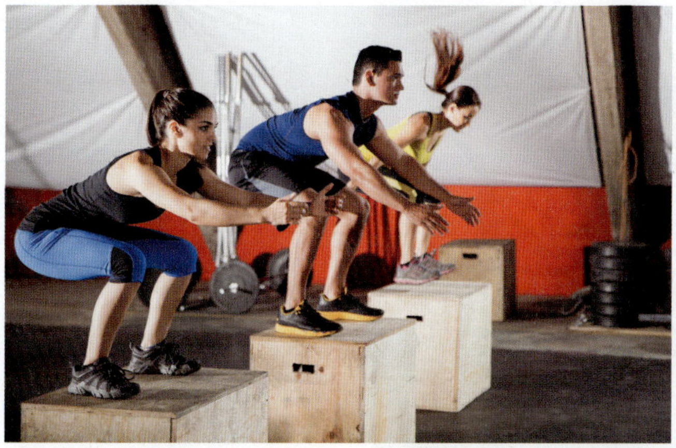

크로스핏과 고강도 인터벌 트레이닝은 최근 인기가 급증 중인 훈련법이다. 현재 충분히 건강한 상태이고, 힘든 것에 도전할 준비가 된 사람이라면 이것이 딱! 적합한 운동일 수도 있다.

크로스핏(crossfit)과 고강도 인터벌 트레이닝(HIIT)은 인기가 상승 중인 훈련법이다. 크로스핏은 다양한 범위의 고강도 기능 동작들과 액티비티를 활용하는 신체 능력 개선 종합훈련 프로그램이다. 크로스핏은 대개 '박스(Box)'라고 불리는 크로스핏 전용 센터에서 그룹 위주의 수업으로 진행된다. 강도 높고 특화된 훈련 프로그램이므로 크로스핏 트레이너나 강사가 되려면 특별한 자격 요건이나 자격증이 필요하다.

HIIT는 고강도 세션과 저강도 세션(active rest bouts, 적극적 휴식기)을 교차 결합하는 방식의 훈련이다. 예를 들어, 준비 운동 단계 후 최대 속도에 가깝게 2분간 달리고 나서, 그다음 2분간은 쉬듯이 조깅하는 것이다. 이런 유형의 훈련은 매우 효율적인 운동법이다. 운동량은 보통 지속적인 속도로 지속적인 세션을 진행하는 것보다 적지만, 적은 양의 운동만으로도 전통적인 운동과 비슷한 수준의 피트니스 효과를 얻을 수 있기 때문이다. 인터벌은 개인의 피트니스 수준과 목표에 따라 다양할 수 있다.

그렇다면 어떤 유형의 훈련법이 자신에게 맞을지, 어떻게 알 수 있을까? 초보자이거나 심혈관질환 또는 근골격계 장애의 위험 요인를 가지고 있거나 비만이거나 오랫동안 좌식생활을 해온 사람이라면, 먼저 의료진으로부터 허가를 득해야 한다. 확인이 끝났다면 운동 시작을 도와줄 프로 피트니스 담당을 구한다. 두 훈련법 모두 피트니스의 다양한 수준에 따라 맞춤형이 가능하다.

만약 도전과 다양한 운동을 좋아하고, 헬스장에 갈 동기부여가 필요한 사람이라면, 크로스핏이 적합할 것이다. HIIT는 시간적 어려움이 있거나 운동 수행 개선을 위해 노력 중인 사람에게 괜찮은 선택일 수 있다. 두 가지 모두 고강도 활동이므로, 부상의 위험을 줄이기 위해서는 몸이 휴식을 취하고 회복할 시간을 주는 것이 무엇보다 중요하다. 크로스핏의 경우, 연속되는 일수 동안 서로 다른 종류의 운동을 하며, 3일 이상의 연속적인 운동은 피하는 것이 권장된다. HIIT는 한 주 동안 다른 활동들과 교차적으로 진행되어야 한다. 새로운 도전을 즐기는 사람이라면, 이 비전통적인 훈련 프로그램을 한 번 시도해 보아라

Sources: CrossFit, "What Is Crossfit?" Accessed April 2016, www.crossfit.com; L. Kravitz, "High-Intensity Interval Training," ACSM, 2014, www.acsm.org/docs/brochures/high-intensity-intervaltraining.pdf.

심폐 운동의 강도를 측정하는 가장 쉬운 방법은 토크 테스트(talk test)이다. 중강도 운동(최대심박수의 64~74% 수준)은 간헐적인 대화를 나눌 수 있다는 것을 의미한다. 이 수준에서는 운동을 하면서 파트너와 얘기를 나눌 수 있다. 말은 할 수 있으나 문장이 아닌 짧은 단어 등으로만 가능하다면, 이는 고강도 수준의 운동을 하고 있음을 의미한다(최대심박수의 76~96% 수준). 호흡이 너무 가빠서 말하는 자체가 어렵다면, 강도가 지나치게 높은 것일 수 있다. 반대로 운동하는 동안 노래를 하거나 실컷 웃을 수 있다면, 운동 강도가 약하거나 심폐체력를 유지 및 개선하기에 불충분한 수준일 수 있다.

시간

심폐체력의 이점을 얻기 위해서 미국 스포츠의학회(ACSM)에서는 격렬한 활동은 1회에 최소 20분, 적당한 강도의 활동은 최소 30분 이상 수행하도록 권장하고 있다.[44] 운동할 수 있는 자유 시간은 매일마다 달라질 수 있으므로, 세션들을 최소 10분으로 유지하면(중강도로 주당 150분, 고강도로 주당 75분), 일주일 전체에 대한 시간 목표를 세워볼 수 있다. 또한 중강도, 고강도 활동을 묶어 함께 할 수도 있다. 예를 들어, 중강도 운동을 3일, 고강도 운동을 1~2일 병행하는 것이다. 비용 대비 훌륭한 몇 가지 운동 프로그램들에 대한 더 자세한 내용은 '오늘날 학생들의 건강'을 참고하라.

유형

20분 혹은 그 이상 수행 가능한 리듬감 있고 지속적인 신체활동이라면, 어떤 것이라도 심폐체력를 향상시킬 수 있다. 빠르게 걷기(경보), 사이클링, 조깅, 피트니스 수업, 수영 등이 그 예이다.

근력 및 근지구력을 위한 FITT 원칙

근력과 근지구력을 위한 FITT 처방은 (근력과 근지구력의 유지 및 개선을 위해) 주당 2~3일간 충분한 세트와 반복, 저항을 이용한 주요 근육군의 훈련을 포함한다.[45]

알고 있는가?

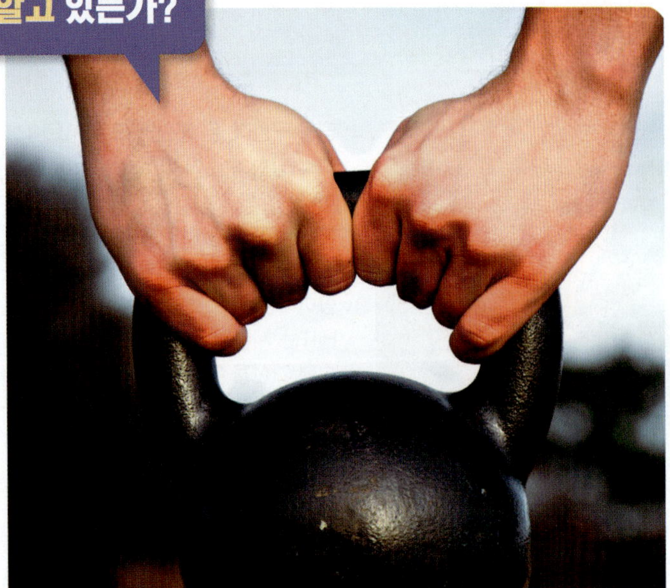

케틀벨 운동과 같이 전신 훈련을 이용한 30분간의 서킷 트레이닝(순환 운동)은 주당 3회 수행할 시 유산소 능력을 증대시킬 수 있으며, 운동선수들 사이에서도 최소 4주 이상 수행되고 있다.

Source: J.A. Falatic et al., "Effects of Kettlebell Training on Aerobic Capacity," *Journal of Strength and Conditioning Research* 29, no. 7 (2015):143–147.

빈도

주요 근육군에 대해서는 주당 2~3일의 훈련 빈도가 권장된다. 다음에 기술된 저항 훈련의 정상적인 부분인 근육이 과부화 되면, 근섬유의 미세한 파열을 일으키게 되는데, 근육의 크기와 능력을 증가시키는 재건 과정에는 약 24~48시간이 소요된다. 그러므로 저항 훈련 운동 프로그램에서는 같은 근육이 다시 과부하 되기 전에, 운동과 운동 사이에 적어도 하루의 휴식기를 가져야 한다. 그렇다고 해서 운동과 운동 사이를 너무 크게 벌여서는 안 된다. 근육 트레이닝의 중요한 원리 중 하나가 바로 가역성의 개념이기 때문이다. 가역성이란 운동을 멈추면, 몸은 신체 상태를 다시 망가뜨리는 것으로 반응한다는 의미이다. 운동 초보자들의 근육은 2주 안에 훈련 전의 상태로 회귀하기 시작한다.[46] 흔히 쓰는 "이용하지 않으면 잃게 된다."는 표현이 딱 알맞은 순간이다!

강도

저항 운동은 1회 최대 반복(1RM, 1회 수행 가능한 최대 무게)의 백분율(%)에 기반한다. 1RM으로 테스트하는 사람은 드물기 때문에, 강도는 대개 반복되는 RM으로 규정된다. (즉, 10RM은 최대 10회 들어 올려지는 무게이다.)[47] 근지구력이 1RM의 50%보다 적은 무게를 사용할 때 향상되는 반면, 근력은 저항 무게가 1RM의 60%보다 클 때 향상된다.

힘을 키우기 위해서는 근육이 과부하 되어야(무게가 실려야) 하고, 이는 평소 적응된 것보다 큰 강도로 근육에 일정한 긴장을 정기적으로 가해야 한다는 뜻이다. 과부하가 되면 근육들은 더 커지고, 힘이 강해지며, 더 많은 근긴장을 생산할 능력을 갖추게 된다. 반대로 근육을 '저부하(underload)'시키면 힘(근력)을 증가시킬 수 없게 된다. 또한 과부하가 지나치게 진행되면 근육 부상이나 근피로, 잠재적으로는 근력의 손실을 가져올 수도 있다.

표 10.3 | 근육 저항을 제공하는 운동법

체중 저항(미용/유연체조)	고정 저항	가변 저항
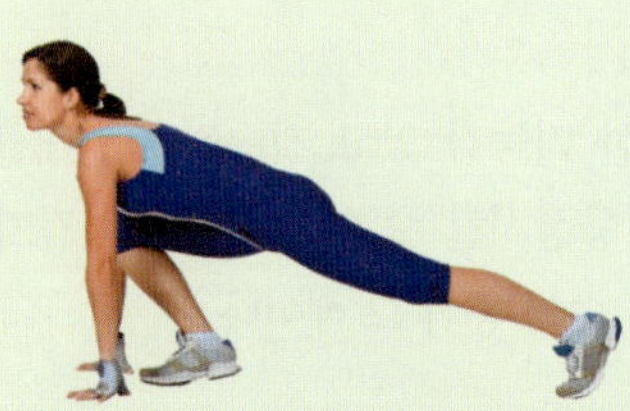	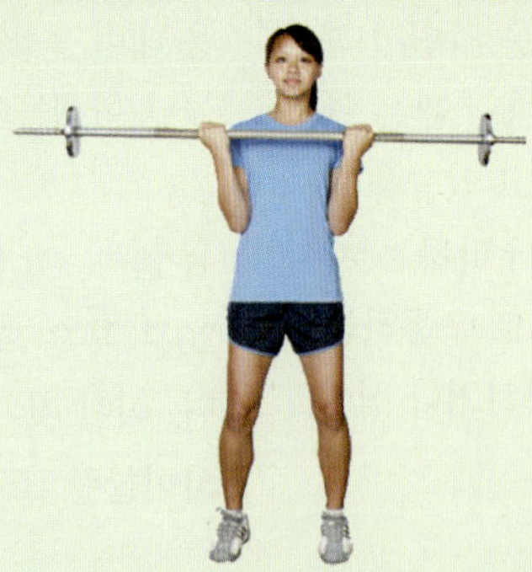	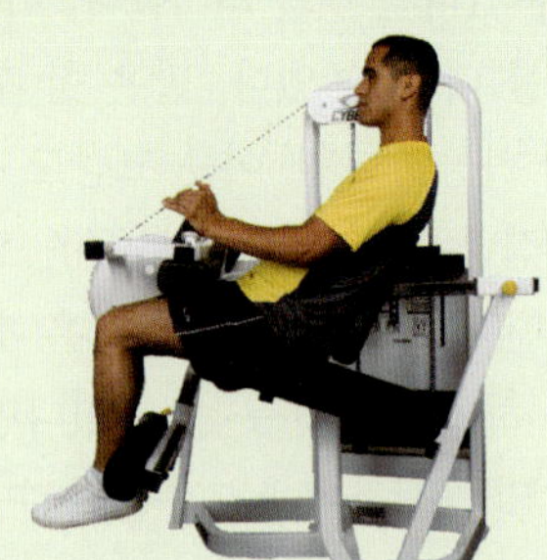
■ 근력과 근지구력 향상을 위해 자신의 체중을 이용한다. ■ 종합적인 근육 피트니스와 함께, 특히 코어 근력과 전반적인 근긴장도를 개선시킨다 **예시:** 팔굽혀펴기(push-up), 턱걸이 운동(pull-up), 컬-업(크런치, curl-up), 딥스(dips), 다리 들어 올리기, 의자에 앉았다 일어나기 등	■ 전 관절가동범위를 통해 지속적인 저항을 제공한다. ■ 균형과 조화를 요하며, 코어 근력의 발달을 촉진한다. **예시:** 바벨, 덤벨, 메디신 볼, 케틀벨 등 무게를 이용한 운동(free weights)	■ 저항이 교차되어 근육의 힘이 전 관절가동범위를 통해 고르게 일관된다. ■ 보다 제어된 가동범위를 제공하고, 특정 근육군을 분리(고립)시킨다. **예시:** 짐(gym)이나 가정에 있는 종합 헬스기구들

시간

근력과 근지구력 운동을 위한 권장 시간은 전체 운동 시간보다는 반복과 세트로 측정된다.

- **반복과 세트.** 근력 강화를 위해서는 높은 강도, 그리고 적은 반복과 세트가 필요하다. 추정치로 보면 1RM의 60~80%가 8~12RM과 맞먹는다. 한 세트당 8~12의 반복을 수행하고, 전체적으로 이를 2~4세트 수행하는 것이 전반적 건강과 근력을 위해 권장된다. 근지구력 향상이 목표라면, 저항을 줄이고 반복을 늘려야 한다. 이때 1RM의 50%보다 적은 저항을 위해서 15~25RM 반복을 1~2세트 수행한다.
- **휴식기.** 운동과 운동 사이의 휴식은 피로도를 낮추고, 다음에 이어지는 세트에서의 수행과 안전을 돕는 데 중대한 역할을 한다. 일반 건강 혜택을 위한 지침을 따른다면, 2~3분간의 휴식 시간이 권장된다. 그러나 근력이나 지구력 향상 운동의 경우, 그 휴식 시간은 다양할 수 있다. 휴식기란 특히 '운동 중인 근육군'에 관련된 언급이라는 사실에 유념해야 한다. 예를 들어, 한 세트에서 일한 근육군이 다른 근육군이 일하는 동안 쉴 수 있도록, 팔굽혀펴기 한 세트와 컬-업 한 세트를 교차로 수행하는 것이다.

유형

근력과 근지구력을 향상시키기 위한 저항 훈련에는 몸의 체중 혹은 고정되거나 다양한 저항을 제공하는 장비들이 이용되어야 한다(표 10.3 참고). 근력 훈련 운동을 선택하는 데 있어 유념해야 할 세 가지 중요한 원칙들이 있는데, 이는 특정성(specificity), 운동 선정(exercise selection) 및 운동 순서(exercise order)이다. 특정성 원칙에 따르면, 저항 운동 훈련의 효과는 운동되고 있는 바로 그 근육에 특정되어야 한다. 그러므로 총 신체근력의 개선을 위해서는 모든 주요 근육군에 대한 훈련이 포함되어야 한다.

두 번째 중요한 개념은 운동 선정이다. 즉, 내 목표에 맞는 운동을 선택해야 한다는 것이다. 모든 주요 근육군을 목표로 한 8~10가지의 운동의 선정이 보편적으로 권장된다. 이는 반대 근육군에 대해 운동적 균형을 이루도록 보장해준다.

마지막으로 최상의 훈련 효과를 위해서는 운동 순서에 주의를 기울여야 한다. 단일 운동 세트에서 모든 주요 근육군을 트레이닝 하고자 할 때, 작은 근육군 운동 전에 큰 근육군 운동(예: 벤치 프레스,레그 프레스)을 먼저, 단관절 운동(바이셉스 컬, 트라이셉스 익스텐션) 전에 다중관절 운동을 먼저, 저강도 운동 전에 고강도 운동을 먼저 선행해야 한다.

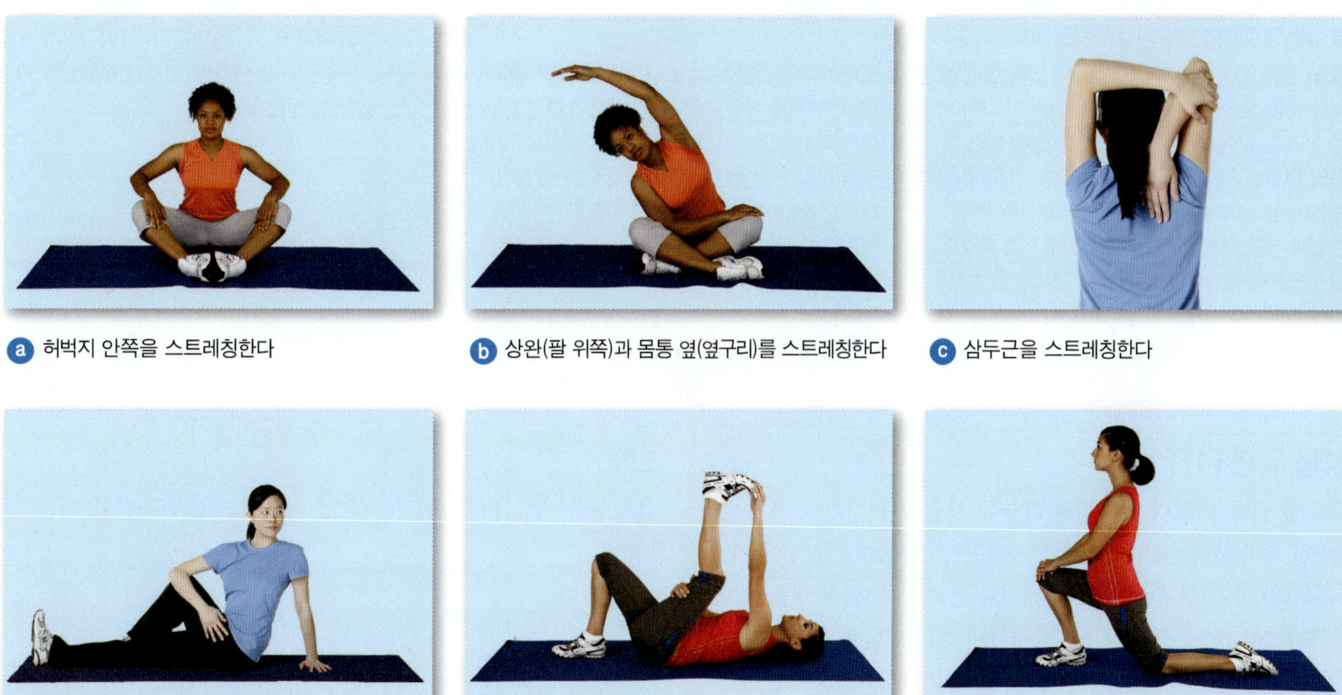

ⓐ 허벅지 안쪽을 스트레칭한다
ⓑ 상완(팔 위쪽)과 몸통 옆(옆구리)를 스트레칭한다
ⓒ 삼두근을 스트레칭한다
ⓓ 몸통과 엉덩이를 스트레칭한다
ⓔ 엉덩이와 허벅지 뒤쪽, 종아리를 스트레칭한다
ⓕ 허벅지 앞쪽과 엉덩이 굴근을 스트레칭한다

그림 10.6 유연성 개선을 위한 스트레칭 운동. 이러한 스트레칭 동작들로 차분해지는(쿨-다운) 시간을 가져라. 각 스트레칭 동작을 10~30초간 지속한 후, 각각의 팔과 다리에 2~4회씩 반복한다.

돈과 건강 | 자격증이라고 다 똑같은 자격증은 아니다!

개인 트레이너나 피트니스 강사를 활용하는 것은 새로운 프로그램으로 운동의 본 궤도에 오르고자 할 때 매우 좋은 방법이다. 그렇다면 당신과 당신의 목표에 딱 맞는 선택은 어떻게 할 수 있을까?

첫째, 당신의 트레이너가 자격증을 소지하고 있고, 개인책임보험에 가입되어 있는지를 확인해야 한다. 여기서 주의할 것은, 세상에 자격증은 너무나 많고 그 모두가 명망 있고 믿을 만한 것은 아니라는 사실이다. 인터넷을 통해 자격증을 발급한 기관에 대한 리뷰들을 훑어보자. 자격 조건을 살펴볼 때는 다음의 요건들을 고려한다.

- **자격증의 질.** 너무 쉽게 취득 가능한 자격증을 가진 트레이너는 피하라. 평판 있는 증명 기관들은 워크숍, 테스트 리뷰물, 온라인 학습 자료, 그리고 최소한의 자격 요건 기준(예: 고등학교 졸업장) 등을 갖추고 있다. 건강 관련 전문 직업을 위한 인증기관인 국가기관인증위원회(NCCA)에서, 공인된 피트니스 자격증들의 리스트를 확인해볼 수 있다(www.credentialingexcellence.org/p/cm/ld/fid=121).
- **지속적 교육크레딧(평생교육학점).** 자격증 유지를 위한 계속적인 교육 자격 요건을 살펴본다. 워크숍, 전문 컨퍼런스, 과학 저널 테스트, 온라인 학습 과정 등은 자격 유지를 위한 옵션이 되어야 한다. 지속 교육을 위해 다른 인증체들이 어떤 기관의 컨퍼런스와 강의를 이용한다는 것은 좋은 신호이다.
- **손쉽게 접근 가능한 정보.** 자격증이나 그 자격증을 발급하는 기관에 대한 정보를 쉽게 찾을 수 있어야 한다.

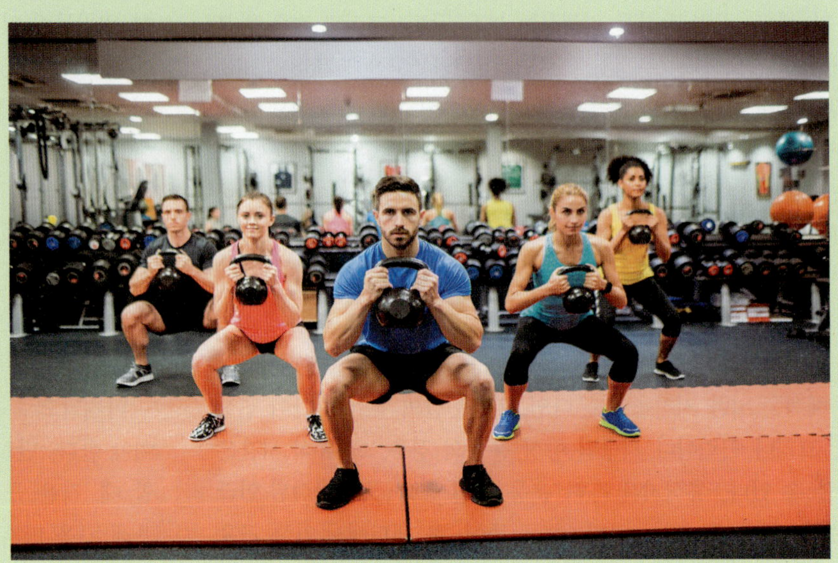

등록 서명란에 사인하기 전에 피트니스 센터가 제공하는 수업 내용과 장비들, 그리고 강사진들을 먼저 확인하라.

자격증에 더하여 트레이너의 특성도 고려하여 믿을 만한 주변 사람들로부터 평가나 추천을 받는 것이 좋다.

- 트레이너의 전문 분야가 나의 목표점과 들어맞아야 한다(예: 체중 감량, 운동 수행의 개선 등).
- 트레이너는 그저 운동 계획만 짜주는 것이 아니라 피트니스 전반에 대해 가르쳐주고, 당신이 이해하는 수준에서 여러 가지를 설명할 수 있는 사람이어야 한다. 따라서 트레이너의 교육 수준도 따져보는 것이 좋다.
- 트레이너에 의해 평가받는다는 느낌을 받지 않아야 한다.
- 트레이너의 코칭 스타일이 자신의 요구와 맞아야 한다. 예를 들어, 당신이 지금 많은 격려와 정신 강화를 필요로 한다면, 그것을 제공해줄 만한 트레이너를 선정해야 한다.

Sources: ACE, "How to Choose the Right Personal Trainer," 2015, www.acefitness.org/acefit/healthy_living_fit_facts_content.aspx?itemid=19; ACSM, "Using a Personal Trainer," www.acsm.org/docs/default-source/brochures/using-apersonal-trainer.pdf?sfvrsn=4.

유연성을 위한 FITT 원칙

비록 심폐 및 근육 피트니스 훈련의 그늘에 가끔 가려지기는 하지만, 유연성 또한 중요하다. 유연하지 못한 근육들은 부상에 민감한데(즉, 다치기 쉬운데), 유연성 훈련은 요통(허리와 등 아래쪽)의 발생을 예방하거나 완화시켜 주고, 근육이나 힘줄(건) 부상의 위험을 줄여준다.[48] 유연성의 향상이란 곧 관절에의 긴장과 압력의 감소를 말하며, 이는 관절통 및 관절 변형의 감소 효과를 가져 온다.[49] 그러므로 유연성의 유지는 노화와 함께 자주 발생하는 신체기능 감소의 예방을 도울 수 있다.[50]

빈도

유연성을 위한 FITT 원칙은 주당 최소 2~3일의 훈련을 기본으로 한다.

강도

유연성을 위한 권장 강도는 개개인이 느끼는 '가벼운 긴장 수준(point of mild tension)'까지 스트레칭 동작을 수행하거나 유지하는 것이다. 스트레칭 중인 근육에 심하지 않은 긴장 또는 불편감을 느껴야 하되, 고통스러운 수준은 아니어야 한다.[51]

시간

유연성 향상을 위한 권장 시간은 스트레칭 1회당 쓰는 시간에 기초한다. 일단 자세를 취하면, 각 스트레칭당 10~30초씩 긴장을 쭉 유지해야 하며, 이를 연속으로 2~4회(짧은 간격으로) 반복한다.

유형

유연성 개선을 위한 가장 효과적인 방법은 심폐 운동 직후처럼 몸이 이미 데워져 있을 때, 몸의 주요 근육군을 스트레칭 해주는 것이다. 유연성 향상에 있어 가장 안전한 운동은 **정적 스트레칭**(static stretching)이다. 기본 전략은 증가된 관절가동범위를 목표로 한 긴장된 근육에서의 스트레칭에 대한 저항을 줄이는 것이다.[53] 이를 위해서는 근육과 그를 늘리기 위해 붙어있는 힘줄들을 반복적으로 스트레칭 해야 한다. 정적 스트레칭을 각각 반복할 때마다 관절가동범위는 일시적으로 개선되는데, 이는 늘어난 근육 속의 근긴장 수용기의 민감성이 살짝 줄어들기 때문이다. 스트레칭이 규칙적으로 이루어지면 관절가동범위도 확대된다. 그림 10.6은 유연성을 늘리는 몇몇 기본 스트레칭 동작들을 보여준다.

> 정적 스트레칭(static stretching) 근육 또는 근육군과 그 힘줄(건)들을 서서히, 그리고 점차적으로 늘리는 스트레칭 기법.

LO 5 | 나만의 피트니스 프로그램 실행하기

나만의 안전하고 효율적인 피트니스 프로그램을 실행하기 위한 계획을 세워보시오.

신체 체력이 향상될수록, 그 피트니스 수준을 유지하거나 지속적으로 개선시키기 위해 운동의 빈도, 강도, 시간, 유형을 조정시켜 나갈 필요가 있다. 다음은 그 시작과 유지를 위한 몇 가지 제안들이다. 좀 더 방향성 있는 지시를 원한다면 '돈과 건강'에서 개인 트레이너나 피트니스 강사의 선택에 대한 조언들을 확인하라.

진보적인 계획 세우기

전문가들은 먼저 내가 즐기는 운동을 선택한 후 운동의 빈도나 시간을 점차적으로 늘려가는 방법으로 운동 및 다이어트를 시작하라고 조언한다. 예를 들어, 1주차에는 하루에 20분씩 3일간으로 시작하여 3~4주차에는 4일로 빈도를 늘리는 것이다. 그다음 1~2주 동안은 한 세션당 지속 시간을 30분으로 늘리는 것을 고려해본다. 운동 강도의 점차적인 증가는 대체로 지속 시간과 빈도 목표가 달성됨과 함께 해결된다.

다양한 운동법을 찾는 것은 과사용 손상의 위험을 줄일 수 있다. 서로 다른 운동법의 선택은 더 많은 근육군을 목표로 함으로써 보다 완성된 훈련 프로그램을 제공할 수 있다. 당신의 신체 단련 목표와 상세한 시행 계획을 매달 재평가하여 운동 효과를 확인한다. 신체활동을 더 늘리기로 결심할 때(혹은 다른 행동 변화들을 다짐할 때) 많은 사람들이 저지르는 실수는 시작 시기에 너무 많은 노력을 쏟아부은 나머지, 막상 활동 단계에 들어가서는 그런 노력들이 오히려 줄어든다는 것이다. '행동을 변화시키는 기술'에서는 운동 계획의 시작과 지속 방법에 대한 팁을 제공하고 있다.

어떤 목표는 달성에 몇 주 이상이 걸리기도 하므로, 스스로에게 동기를 부여하는 동시에 앞으로 얻게 될 혜택들을 상기시키

행동을 변화시키는 기술

계획하고 시작하고 그것을 지속시키자!

가장 성공적인 신체활동 프로그램이란 바로 스스로가 즐길 수 있고, 현실적이며, 당신의 기술 수준과 요구에 적합한 것이다.

- **즐겁게 하라.** 내가 하고 싶은 활동들을 선택하여, 그에 더 노력을 기울이고 할애할 시간을 찾을 수 있게끔 한다.
- **서서히 시작하라.** 한동안 신체활동을 거의 해오지 않은 상태라면, 어떤 타입이든 얼마만큼의 신체활동이든 일단 첫 발을 내딛는 것이 중요하다. 내 몸이 적응하도록 천천히 시작하여 다음날 몸이 아픈 일이 없도록 하라.
- **생활 방식의 변화는 한 번에 한 가지씩 줘라.** 한 번에 모든 것을 바꾸려는 것은 현실적이지 못하다. 나아가, 한 가지 행동 변화에서의 성공은 내게 자신감을 불어넣고, 또 다른 긍정적인 변화들을 가져오도록 만들어줄 것이다.
- **자신과 자신 및 자신의 피트니스 프로그램에 대해 합리적인 기대치를 세워라.** 하룻밤만에 완성되는 체력이란 없다. 즉시 확인 가능한 작은 변화들(개선된 수면, 완화된 긴장감, 스트레스의 조절, 향상된 자존감 등)에 집중하라. 이런 것들은 장기 목표의 달성을 위해 노력하는 동안 스스로에 대한 동기부여를 도울 것이다. 인내심을 가지고 즐겨라!
- **신체활동을 위한 시간을 정하고 그것을 지켜라.** 우선순위를 결정하고 일정을 따르도록 하라. 하루 중 각기 다른 시간대들을 시도해보고 어떤 시간대가 가장 잘 맞는지 알아낸다. 뭔가 사정이 생겨 운동을 못하게 되더라도 다른 신체활동을 위한 여유를 낼 수 있는 유연성을 길러라.
- **자신의 발전상을 기록하라.** 신체활동의 강도, 시간, 유형뿐 아니라 자신의 감정과 개인적인 성취도 등도 기록하라.
- **실수를 담담하게 받아들여라.** 때때로 인생에는 장애물이 생긴다. 다시 시작하라. 그리고 절망하지 마라. 신체 단련에 대한 당신의 다짐은 인생의 다른 모든 것들과 마찬가지로 동감하고 흐른다.
- **스스로에게 상을 주어라.** 목표를 달성했을 때, 스스로를 칭찬하고 포상할 건강하고 의미 있는 방법을 찾아라.

는 것이 좋다. 빠른 걷기나 달리기 후의 느낌에 집중해보자. 숨이 가쁘거나 얼굴이 상기되는가? 몸이 따뜻해지고 심장박동이 느껴지는가? 피부 온도와 근육의 느낌에 집중해보자. 숨을 깊게 들이마신 후 내뱉는다. 이를 수 회 반복한다. 몸이 이완되면서 보다 생기 있고, 기운찬 느낌, 또한 스트레스가 완화되는 느낌을 감지해보자. 그 순간을 충분히 누리도록 한다. 운동 후의 느낌들도 메모해보자. 운동을 하고 난 후 숙면을 취하였는가? 스트레스가 많았던 하루를 보내고도 마음이 안정되었는가? 이런 단순한 혜택들을 기록해가는 것만으로 더 큰 목표로 향하는 스스로를 채찍질해 갈 수 있다.

나만의 운동 세션 디자인하기

종합적인 운동은 준비 운동, 심폐 및 저항 훈련(함께 혹은 따로), 마지막으로 쿨-다운까지 포괄해야 완전한 한 세션이 끝나게 된다.

준비 운동

준비 운동(warm-up)은 심폐 및 저항 훈련에 대비해 몸의 신체적 및/또는 정신적인 준비를 돕는다. 준비 운동은 커다란 몸동작들로 이루어지는데, 대개 가벼운 심폐 활동에 이어 운동 세션 동안 사용될 근육군의 관절가동범위 운동이 뒤따른다. 보통 5~15분 사이로 진행되는데, 활동 준비가 다 되었다면, 준비 운동 시간은 짧아지고, 움직이기 버겁거나 근육이 차고 뻣뻣할 경우 준비 운동 시간은 길어진다. 준비 운동은 심박수와 혈압, 호흡률, 체온 등을 서서히 증가시킴으로써 휴식기로부터 신체활동까지의 점진적 이행을 돕는다. 이런 점차적인 변화는 관절의 윤활력을 높이고, 근육과 힘줄의 탄력성을 증가시키며, 신체 전반의 혈류량을 높여 다음 단계에서의 운동 수행을 원활하게 만든다.

심폐 및/또는 저항 훈련

다음 단계는 심폐 훈련, 저항 훈련, 혹은 이 두 가지가 조합된 운동이다. 유산소 및 저항 운동을 한 세션 내에서 같이 한다면, 유산소 운동을 먼저 하도록 권장되는 경우가 많다. 이 순서라면 저항 운동을 위한 추가적인 준비 운동 시간이 제공되어, 유산소 운동 시에도 근육이 피로감을 느끼지 않기 때문이다.

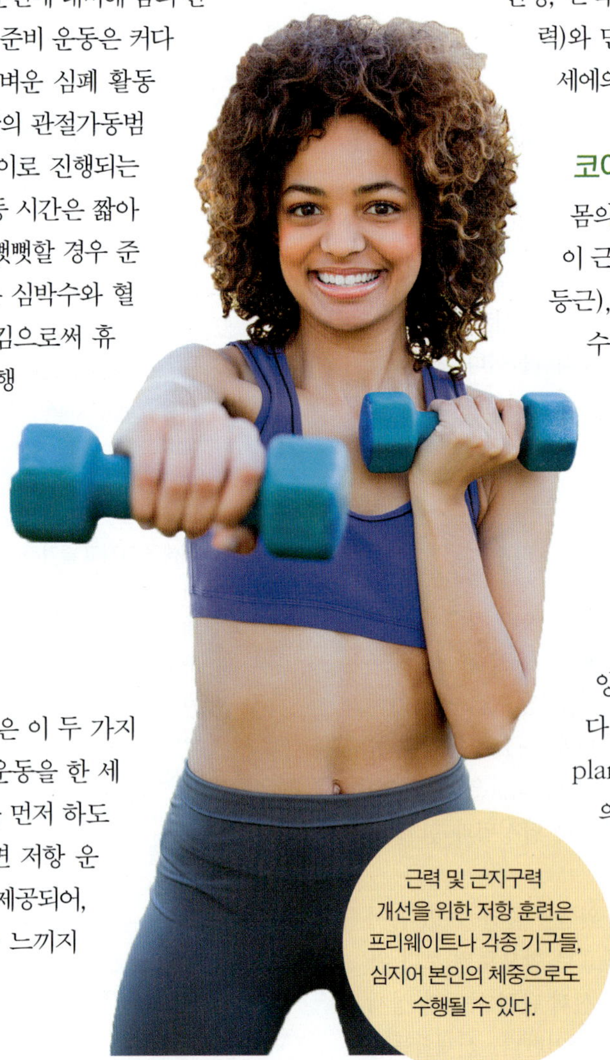

근력 및 근지구력 개선을 위한 저항 훈련은 프리웨이트나 각종 기구들, 심지어 본인의 체중으로도 수행될 수 있다.

쿨-다운 및 스트레칭

쿨-다운(cool-down)은 피트니스 프로그램의 필수 요소로, 10~15분의 추가 활동 시간을 포함한다. 5~10분간 중강도에서 저강도 활동으로 가벼운 운동 후, 약 5~10분간 스트레칭으로 마무리한다. 체온이 높아진 상태이기 때문에, 쿨-다운은 유연성을 향상시키는 스트레칭을 하기에 매우 훌륭한 타이밍이다. 쿨-다운의 목적은 심박수와 혈압, 체온을 서서히 감소시켜 운동 전의 수준까지 되돌리는 것이다. 더불어 쿨-다운은 (심장에서 먼) 손발 등에 피가 고이는 것(혈액 저류)의 위험성을 낮추고 운동 세션들 사이의 빠른 회복을 가능하게 한다.

다양한 피트니스 요소들을 발달시키는 활동들 탐색하기

어떤 형태의 활동은 신체 체력의 몇 가지 요소들을 개선시키고, 그에 따라 일상에서 매일의 기능적인 활동을 향상시킨다('기능 위주의 실용적인' 운동들). 예를 들어, 코어 근육 트레이닝은 자세를 교정하고 허리 통증을 예방할 수 있다. 더불어 요가나 태극권, 필라테스는 유연성, 근력 및 근지구력, 균형, 조화(신체 동작의 조정력)와 민첩성을 개선시킨다. 이들은 또한 호흡과 자세에의 집중을 통해 육체와 정신의 연결을 돕는다.

코어 근력 트레이닝

몸의 코어 근육은 모든 움직임의 근간이 된다.[54] 이 근육들은 척추와 골반에 붙어있는 심배근(깊은 등근), 복근, 둔부 근육을 포함한다. 이 근육들의 수축은 상체 및 하체의 움직임, 사지(손발)의 힘있는 움직임을 지지하는 기초를 제공한다. 약한 코어는 대개 좋지 않은 자세, 하부 요통, 근육 손상을 유발한다. 강한 코어는 보다 안정된 무게 중심을 제공하고, 그 결과 움직임을 위한 보다 안정적인 플랫폼이 마련되므로 부상의 위험을 줄일 수 있다.

유연체조, 요가, 필라테스를 포함한 다양한 운동으로 코어 근력을 발달시킬 수 있다. 프론트 플랭크나 리버스 플랭크(reverse plank: 얼굴을 위/바깥쪽으로 하는 팔굽혀펴기의 반대 포즈) 자세를 유지하거나 복부 컬-업은 코어 근력을 증가시키는 운동의 예이다. 향상된 코어 근력은 운동 한 번으로 생기는 것이 아니라 자세와 운동의 구조화된 체계를 통해 가능하다.[55] 코어 훈련을 위한 밸런스 기구[예: 짐볼(stability ball), 워

블보드 (wobble board)]의 이용과 운동의 인기가 높아지고 있다.[56]

요가

고대 인도의 운동에 기반한 요가는 운동의 정신적 및 육체적 양면을 심신의 조화로 조합하여 참여하는 사람들로 하여금 편안함과 만족감을 느끼도록 만든다. 요가 운동은 신체적 운동뿐 아니라 호흡의 조절에 초점을 두고, 자세(아사나, Asana)로 표현되는 정적인 스트레칭과 강화 운동의 복잡한 집합체를 하나로 아우른다. 규칙적인 요가는 유연성과 활력, 자세, 민첩성, 균형, 조화, 그리고 코어 근력 및 근지구력을 향상시킨다. 또한 많은 사람들은 전반적인 행복감이 향상되었다고 말한다.

태극권

태극권(Tai chi)은 스트레칭과 균형, 근지구력, 조화, 명상 등을 결합시킨 고대 중국의 한 운동 형태이다. 이는 근긴장을 완화시킴과 동시에 관절가동범위와 유연성을 향상시킨다. 24식(forms)이라고 불리는 자세의 시리즈들을 연속으로 수행한다. 태극권은 몸과 마음을 연결하는 유연한 움직임 속의 평정심을 중시하기 때문에, 자주 '동작 속 명상(meditation in motion)'으로 묘사된다.

필라테스

필라테스 스타일의 운동은 1926년 조셉 필라테스(J. Pilates)에 의해 저항 운동에 대항한 움직임을 스트레칭과 결합시킨 형태로 발전되었으며, 텐션 스프링(tension spring)이나 강력 고무 밴드와 같은 장비들이 자주 활용된다. 이는 특별히 근력 강화를 위해 디자인된 요소를 포함한다는 점에서 요가나 태극권과 구별된다. 어떤 동작들은 특별 제작된 장비들로 수행되며 다른 동작들은 매트 위에서 진행된다. 필라테스는 유연성, 조화, 코어 근력, 근긴장, 효율적인 움직임을 개선시키는 가운데 몸에 대한 인식, 바른 자세, 그리고 쉽고도 우아한 몸동작들을 가르쳐준다.

사회적 환경 활용하기

'SMART'한 목표를 설정하고 체력 단련 계획을 발전시키는 것 외에, 주변의 사회적 환경을 살펴보는 것도 도움이 된다. 소셜 네트워크 안에 있는 중요한 사람들이 당신을 돕는 지원시스템으로 활용되어야 한다. 누가 도움을 줄 수 있는지를 파악하고, 당신이 어떤 종류의 지원을 필요로 하는지를 그들에게 알리는 것이 중요하다. 당신에게 지금 필요한 것이 운동 파트너인가 혹은 피트니스 계획을 관리해줄 사람인가? 아니면 그저 응원해 줄 사람인가? 처해진 특정한 상황에 따라 당신의 요구는 다양할 수 있다는 것을 명심하라. 필요한 지원을 얻기 위해 친한 지인들에게 주의를 집중해본다. 대중매체를 통한 지원 네트워크와의 연결도 생각해볼 수 있겠다.

LO 6 피트니스를 위한 적절한 영양분의 섭취

운동과 회복을 위해 권장되는 최적의 식품과 음료(수분)의 섭취에 대해 기술하시오.

운동 습관을 고려하는 동시에 식습관도 함께 평가하는 것이 중요하다. 한철만 반짝하는 운동광이건 초심자이건, 피트니스를 위한 적절한 영양분 섭취의 중요성은 아무리 강조해도 지나침이 없다.

운동과 회복을 위한 식품

운동 시 최대한 효율적으로 이점을 끌어내기 위해서는 미국 농무부의 마이플레이트(MyPlate) 계획의 권장사항을 따르고, 신체의 주요 에너지 공급원이 되는 탄수화물을 충분히 섭취해야 한다. 우리 몸은 일차적으로 탄수화물을 글리코겐의 형태로 근육과 간에 저장하고, 그 후 신체활동을 할 때 이 저장된 글리코겐을 에너지로 이용한다. 지방 역시 중요한 에너지원으로, 탄수화물에 비해 그램당 2배 이상의 열량을

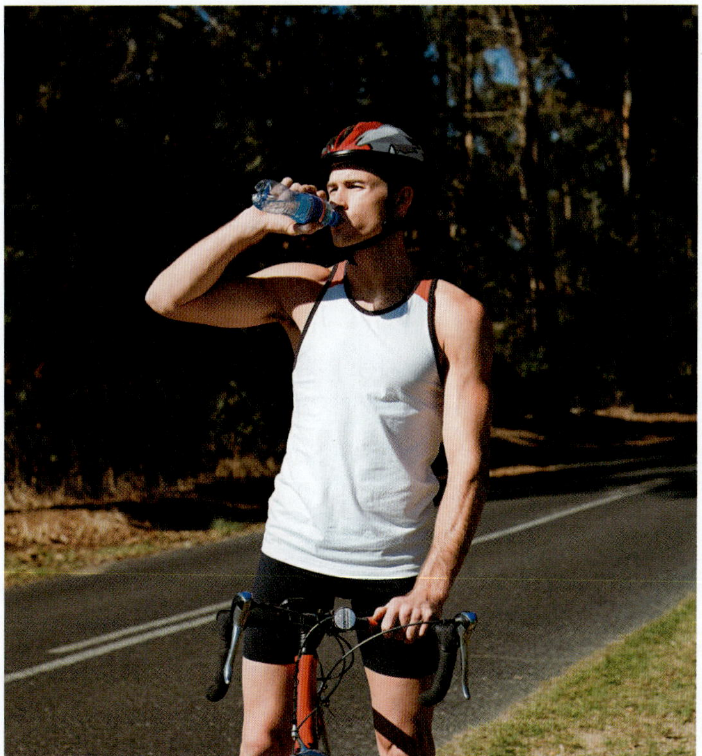

미국 스포츠의학대학(ACSM)과 전국체육지도자협회(NATA)에서는 운동하기 몇 시간 전에 415~650 ml의 음료(수분)를 섭취하고, 운동 중에는 땀을 흘린다고 가정할 때 15~20분에 한 번씩 약 178~355 ml의 음료를 섭취할 것을 권장하고 있다.

낸다. 단백질은 근육 재생과 성장에 큰 역할을 하지만 대개 에너지원으로는 잘 쓰이지 않는다.

'언제 먹는지'는 거의 '무엇을 먹는지' 만큼 중요한 문제이다. 운동 전에 많은 양의 음식을 먹으면 배탈이나 위경련, 설사 등을 유발할 수 있는데, 이는 우리의 근육이 에너지를 놓고 소화계와 경쟁해야 하기 때문이다. 그러므로 많은 양의 식사를 했다면, 운동 시작 전 3~4시간을 기다리는 것이 좋다. 보다 적은 양이라면(스낵 등), 활동 약 1시간 전에 섭취하도록 한다. 운동 전에 전혀 먹지 않으면 저혈당 수치의 원인이 되고, 이는 결과적으로 체력 저하나 늦은 반응 시간을 불러올 수 있다.

운동 후에는 풍부한 탄수화물과 약간의 단백질을 함유한 스낵이나 가벼운 식품을 섭취하여 근육의 회복을 돕는다. 최근에는 근육 회복에 필요한 영양분뿐 아니라 추가적으로 '운동능력을 향상시켜 주는' 요소도 제공한다고 광고하는 식이보충제 시장이 급성장하고 있다. 특히 이런 보충제의 섭취를 고려하고 있는 사람이라면 더욱 유념해야 할 것은, 이런 식품에는 기준이라는 것이 거의 없으며 가게 진열대에 오르기 위해 미국 식품의약관리국(FDA)의 승인을 받아야 하는 품목도 사실상 거의 없다는 사실이다. (식이보충제에 대한 더 자세한 내용은 제8장의 영양을 참고하라.)

운동과 회복을 위한 수분의 섭취

잘 먹는 것에 더해, 체내 수분의 유지 또한 필수적이다. 그렇다면 어느 정도의 물이나 식이음료가 필요할까? 수분 보충의 목적은 과도한 탈수(체중의 2% 이상의 손실)의 예방에 있다는 점에 유의하자. ACSM 및 NATA에서는 운동 4시간 전, 체중 1 kg당 5~7 ml의 섭취를 권장하고 있다.[57] 보충해야 할 수분의 양을 모니터링하는 좋은 방법은 운동 전후의 체중을 재보는 것이다. 체중의 차이가 바로 마셔야 할 수분의 양이 된다. 예를 들어, 트레이닝 세션 동안 900 g이 줄었다면, 946 ml의 수분을 섭취해야 한다.[58]

1시간보다 적게 진행되는 세션의 경우, 수분 보충은 보통 물이면 충분하다. 운동 세션이 한 시간을 초과하고 다량의 땀을 흘렸다면, 전해질을 함유한 스포츠 음료가 권장된다. 이런 음료의 전해질은 신경 및 근육체계의 적절한 기능에 필요한 나트륨이나 칼륨 같은 미네랄(무기질)과 이온이다. 전해질의 보충은 마라톤 선수와 같이 지구력을 필요로 하는 이들에게 특히 더 중요하다. 4시간 이상 지속되는 마라톤 경기의 경우, 선수가 물을 과다섭취하면 혈액 속 나트륨 농도를 희석시키는 '전해질 불균형'을 일으킬 수 있는데, 이는 자칫 목숨을 위협할 수도 있다. 이러한 현상을 **저나트륨혈증**(hyponatremia) 또는 수분 중독이라고 부른다.

대부분의 경우 물이 최선의 선택이지만, 다른 대체제를 택할 필요가 있는 상황도 있다. 어떤 이들은 드링크제에 일정한 맛이 첨가되어 있을 때 더 많이 마시는 경향을 보이는데, 이는 적절한 수분 섭취의 보장에 있어 중요한 포인트가 되기도 한다. 최근의 연구는 회복 드링크제로서 저지방 초콜릿 우유를 고려해 왔다.[59] 초콜릿 우유는 수분 공급뿐 아니라 나트륨, 칼륨, 탄수화물과 단백질의 공급원이 되는 액체이기 때문이다. 운동 직후 섭취된 탄수화물과 단백질은 근육과 간의 글리코겐 저장을 재보충하고, 운동 후 빠른 회복을 위해 근육단백질의 합성을 촉진하는 것을 돕는다. 우유 속 단백질인 유청단백질은 모든 필수 아미노산을 함유하고 있을 뿐 아니라 체내로의 흡수도 빠르므로 매우 중요한 요소이다. 따라서 저지방 초콜릿 우유는 운동 후 수분 섭취와 회복 재생에 있어 좋은 선택이 될 수 있다.

저나트륨혈증(hyponatremia) 물의 과다 섭취로 인해 혈액 안 나트륨 농도가 희석되는 '나트륨 과소 혈증'으로, 자칫하면 목숨을 위협할 수도 있다. 수분 중독으로도 알려져 있다.

외상성 손상(traumatic injuries) 사고로 인한 갑작스러운 부상.

과사용 손상(overuse injury) 힘줄(건), 근육, 관절 등에 매일 같이(지속적으로) 가해진 스트레스의 누적 효과에서 기인한 손상. 남용 부상.

LO 7 | 피트니스 관련 부상의 예방과 치료

일반적인 운동 관련 부상의 예방 및 치료법에 대해 설명하시오.

피트니스 관련 활동에서 기인한 부상의 두 가지 기본 유형에는 외상성 손상과 과사용 손상이 있다. **외상성 손상**(traumatic injury)은 대개 사고에 의해 일어나는 급작스러운 부상이다. 전형적인 외상성 손상에는 골절, 인대 및 근육 파열, 타박상, 열상(찢긴 상처) 등이 있다. 만일 외상성 손상이 눈에 띌만한 기능의 손실을 가져오거나 30분이 지나도 통증이 가시지 않는다면 의료진을 찾아야 한다.

과사용 손상(overuse injury)은 매일 축적된 스트레스가 누적 효과로 나타난다. 이런 부상들은 수영, 러닝, 사이클링, 스텝 에어로빅스 등과 같은 반복적인 활동에서 가장 자주 발생된다. 신체활동 중 정상적으로 생기는 힘은 외상성 손상의 경우처럼 인대염좌나 근육염좌를 일으킬 만큼 충분하지 않지만, 이런 힘이 몇 주나 몇 달 동안 매일 같이 주어질 경우 과사용 손상을 초래할 수 있는 것이다. 과체중이나 비만, 러닝 메커니즘, 운동화의 잘못된 선택 등의 요인들 역시 과사용 손상을 불러올 수 있다.

가장 흔한 세 가지 과사용 손상에는 연골연화증, 경골부목(정강이통), 족저근막염이 있다. 연골연화증은 무릎 주변의 근육, 힘줄, 인대를 포함한 일련의 문제들을 통칭하여 기술하는 개괄적인 용어이다. 경골부목은 무릎 아래와 발목 위 사이 정강이에 생기는 통증들을 총칭하는 용어이다. 족저근막염은 발에 있는 두껍고 비탄력적인 조직의 섬유띠인 족저근막의 염증 상태이다. 휴식, 일상적인 습관들의 변화, 스트레칭은 이런 과사용 손상에 대한 주된 치료법이다. 통증이 지속되면 의료진과 상담해야 한다. 보조기학(orthotics), 물리치료, 스테로이드 주사요법 등도 또 다른 치료 옵션이 될 수 있다.

부상의 예방

과사용 손상 또는 외상성 손상의 위험을 줄이기 위해서는 일반적인 상식, 그리고 적절한 장비와 용품의 이용이 필요하다. 적절하고 현실적인 장단기적인 목표의 설정을 통해 한 주 동안 신체활동을 다양화하라. 운동을 할 때는 몸이 하는 소리에 귀를 기울여라. 위험의 적신호에는 근육 경직이나 근육통, 뼈나 관절의 통증, 쉽게 가시지 않는 몸의 전반적인 피로감 등이 포함된다.

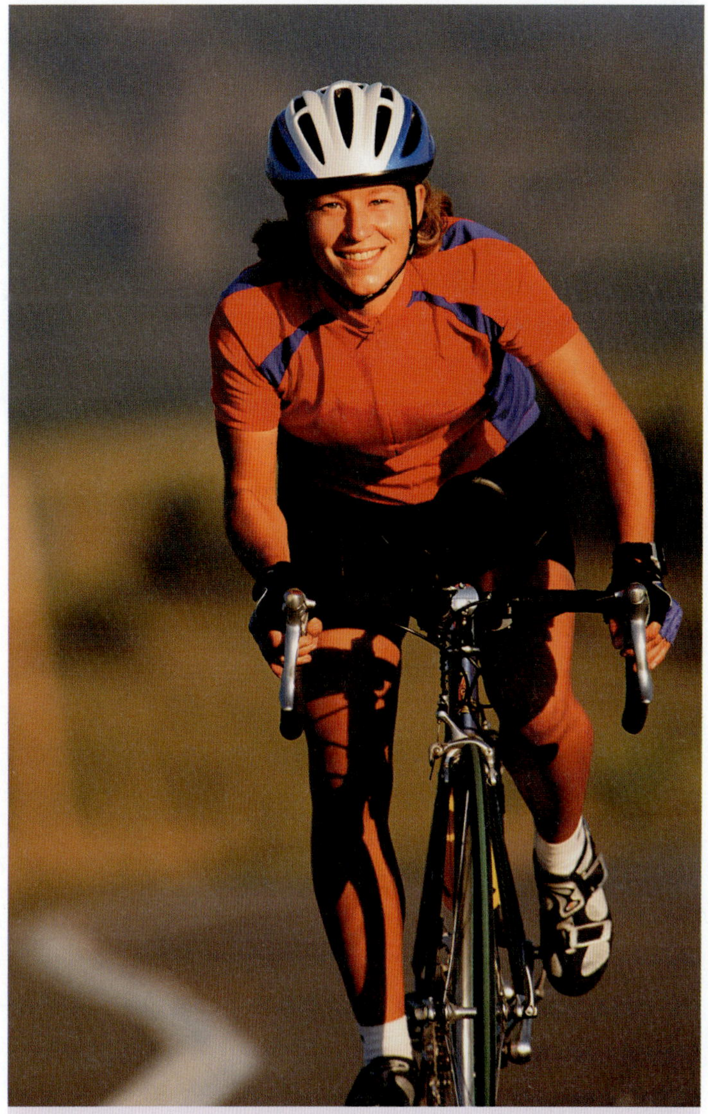

운동으로 인한 부상의 위험을 줄이기 위해서는 일반 상식, 그리고 보호 장비의 착용(헬멧, 무릎 패드, 팔꿈치 보호대, 보호 안경 등)을 포함한 예방적인 조치들을 필요로 한다.

적합한 운동화

시기적절하게 교체된 적합한 운동화는 발, 무릎, 엉덩이, 허리 등의 부상 가능성의 위험을 감소시킬 수 있다. 러닝, 점핑, 기타 격렬한 활동은 관절에 상당한 스트레스를 가한다. 좋지 못한 메커니즘을 가진 달리기 선수나 체중 부하 활동에 참여 중인 과체중의 사람에게 가해지는 충격을 생각해보자. 운동화에 흡수되지 못한 힘은 위쪽을 향해 발, 다리, 허벅지, 그리고 허리와 등에까지 전달된다. 우리의 몸은 이런 유형의 충격을 흡수할 수 있지만, 반복적인 충격이 누적되면(주당 40마일 달리기 등) 부상에 이르기도 한다. 그러므로 운동화의 충격 흡수 능력은, 달리기를 하는 사람뿐 아니라 체중 부하 활동에 관여하는 모두에게 있어 아주 중요한 것이다.

충격 흡수에 더해, 운동화는 최대한의 편안함과 수행을 위한 좋은 핏을 제공해야 한다(그림 10.7 참고). 최상의 핏을 얻기 위해서는 선택의 폭이 다양하고, 제대로 교육받은 직원들이 적절한 핏의 운동화를 알맞게 골라주는 스포츠나 피트니스 전문용품점을 이용하라. 하루 중에서는 발이 제일 붓는 오후 늦게 신발을 고르고, 발가락 쪽에 약간의 공간이 남는지, 또한 폭은 적절한지에 대한 확인을 잊지 말아야 한다. 서로 다른 활동은 발과 관절에 서로 다른 스트레스를 주기 때문에, 자신이 하려는 스포츠나 활동에 맞게 특별히 디자인 된 신발을 골라야 한다. 또한 어떤 유형의 신발이건 쿠션감을 잃으면, 그 즉시 교체해줘야 한다. 러닝화는 어림잡아 약 300~500마일을 뛴 후 바꿔주면 되는데, 이는 각자의 활동 수준에 따라 다르며 보통 3~9개월 사이이다.

어떻게 생각하는가?

신체활동이 어떻게 당신을 부상의 위험에 놓이게 하는가?

- 이런 위험성을 줄이기 위해서는 운동이나 훈련 프로그램, 운동 장비 혹은 운동화 등에의 접근 방식에 어떤 변화들을 줘야 하는가?

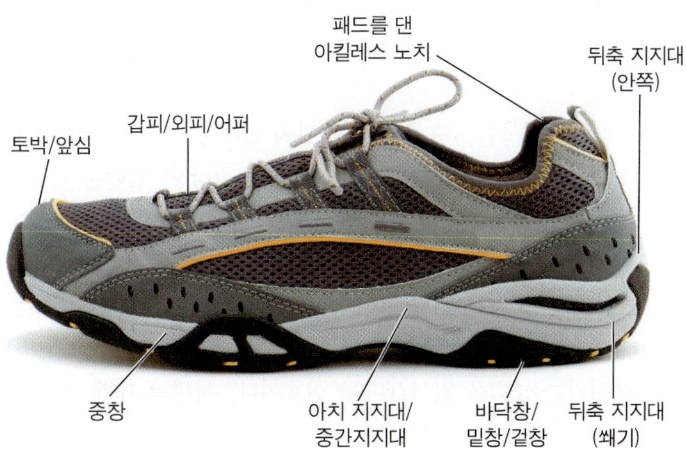

그림 10.7 러닝화(운동화)의 구조. 좋은 러닝화란 발에 편안하게 맞아야 하고, 발가락이 움직일만한 공간을 제공하며, 단단하지만 유연한(신축성 있는) 중창을 가지고, 미끄럼 방지를 위해 발뒤꿈치에는 단단한 그립감을 지녀야 한다.

적절한 보호 장비

신체활동을 위해서는 적절하고 핏감이 좋은 보호 장비들을 착용하는 것이 필수적이다. 예를 들어, 적절한 텐션을 가진 올바른 라켓의 사용은 '테니스 엘보(tennis elbow)'라고 알려진 팔꿈치 염증의 예방을 돕는다. 눈의 부상은 사실상 모든 신체활동에서 일어날 수 있는데, 몇몇 활동(야구, 농구, 라켓 스포츠)에서의 위험성은 다른 활동보다 높다.[60] 눈 손상의 90% 이상은 폴리카보네이트 렌즈로 된 고글과 같은 적절한 보호 장비를 착용하는 것으로 예방이 가능하다.[61]

자전거를 타는 동안 헬멧을 쓰는 것도 중요한 안전예방책이다. 사이클링 하는 사람들에게 일어나는 머리 손상의 약 66~88%는 헬멧 착용으로 예방이 가능하다.[62] 대학생들을 대상으로 한 최근 조사에 따르면, 지난 12개월간 자전거를 탄 학생의 39.1%가 헬멧을 전혀 착용하지 않았고, 24.3%는 가끔 혹은 거의 착용하지 않았다고 답했다.[63] 자전거를 타는 사람들의 헬멧 미착용으로 발생하는 직접 의료비는 연간 약 8,100만 달러에 이른다.[64] 헬멧을 써야 하는 것은 비단 자전거를 타는 사람들뿐만이 아니다. 스케이트보드, 스키, 인라인 스케이트, 스노우보드, 킥-스쿠터를 타거나 각종 접촉 스포츠 활동을 하는 이들도 모두 헬멧을 착용해야 한다. 미국 국립표준협회(ANSI)나 스넬기념재단(SMF)에서 확립한 표준에 부합하는 헬멧을 고르도록 한다.

고온다습한 조건에서의 운동

덥거나 습한 날씨 속에 하는 운동은 열 관련 질병의 위험을 높인다. 이런 조건하에서 우리 몸의 열 발생률은 몸을 식히는 능력을 초과할 수 있다. 세 가지 열스트레스 질환은 그 심각성의 수준에 따라 열경련, 열탈진, 열사병으로 나뉘어진다.

열경련(heat cramps: 고온다습한 날씨 속에 운동 중 혹은 운동 후에 생기는 비자발적 및 강제적인 근수축)은 열 관련 질병 중 가장 덜 심각한 단계로, 땀으로 손실된 전해질을 포함한 적당한 수분 공급과 음식물 섭취로 대개 예방이 가능하다.

열탈진(heat exhaustion)은 실질적으로 뇌와 몸의 주요 기관으로부터 떨어져 있는 팔다리에 혈액이 고이는 가벼운 쇼크의 한 형태이다. 이는 뜨겁거나 습한 환경에서 장시간 혹은 지나치게 강도 높은 일이나 운동에서 기인한 과도한 수분 손실로 인해 생긴다. 열탈진 혹은 탈진의 증상에는 구토, 두통, 피로, 어지러움, 현기증 등이 있고, 역설적이게도 소름이 돋거나 오한이 든다. 열탈진에 걸리면 피부는 차고 습해진다.

열사병(heatstroke)은 흔히 선스트로크(sunstroke)라고도 불리며, 높은 이환율과 사망률을 지닌 치명적인 위급 상황이다.[65] 열사병은 격렬한 운동으로 인해 몸의 열 발생량이 냉각 능력을 현저하게 초과할 때 발생한다. 심부(코어)체온은 몸의 냉각 메커니즘이 멈춘 후 수분 이내에 정상 체온(약 37℃)으로부터 40.5~43.3℃까지 상승할 수 있다. 심부체온의 빠른 증가는 뇌 손상, 영구 장애를 가져오거나 심지어 사망에 이르게 한다. 열사병의 흔한 증상은 건조하고 뜨거우며 대개 벌겋게 된 피부, 매우 높은 체온, 그리고 빠른 심박수이다. 이런 증상이 하나라도 보인다면 즉시 운동을 멈춰야 한다. 그늘이나 시원한 곳으로 가서 휴식을 취하고, 열경련 및 열탈진 예방을 위해 시원한 음료를 충분히 마신다. 열사병이 의심된다면 당장 의료진을 방문해야 한다.

다음의 몇 가지 예방 조치를 통해 열스트레스를 방지할 수 있다. 첫째, 덥거나 습한 기후에 스스로의 몸을 적응시킨다. 몸의 냉각효율성을 높이는 이 '열적응'의 과정은 더운 환경에서 약 10~14일의 기간에 걸쳐 신체활동을 점진적으로 늘려가는 것이 필요하다. 두 번째, 운동 전후 혹은 운동 중의 수분 보충으로 탈수의 위험을 줄인다. 세 번째, 활동과 환경에 적합한 의류를 착용한다. 대부분의 운동복 전문 회사들은 각기 다른 환경에 맞춰 의류를 만든다. 설명과 라벨 등을 꼼꼼히 확인하고 적절한 운동복을 골라, 더운 환경에서 운동할 때 열기를 빨리 식히고 체온을 유지할 수 있도록 한다. 마지막으로 상식의 활용이 중요하다. 온도 29.4℃에 습도가 약 80%이 넘는 날의 경우, 좀 더 시원해지는 저녁까지 신체활동을 미루거나 온도와 습도 수준이 조절되는 실내 공간에서 운동을 하도록 한다.

열경련(heat cramps) 고온다습한 날씨 속에 운동 중 혹은 운동 후에 생기는 비자발적 및 강제적인 근수축.

열탈진(heat exhaustion) 고온다습한 조건에서의 운동으로 인한 현저한 탈수 증상에 의한 열 스트레스 질환. 소모성 열사병.

열사병(heatstroke) 고온다습한 상태에서의 탈수 및 무리한 운동 등에 기인한 치명적인 열스트레스 질환.

저체온증(hypothermia) 비정상적으로 낮은 심부체온으로 인해 발생할 수 있는 치명적인 상태.

저온한랭한 조건에서의 운동

약간 쌀쌀한 날씨, 특히 바람이 불고 축축한 조건에서 운동을 하면 신체의 열 손실률은 열 발생량보다 커지기 쉽다. 이런 환경은 심부체온이 35℃ 아래까지 떨어지는 **저체온증**(hypothermia)을 유도하기도 한다.[66] 반드시 온도가 엄청나게 떨어져야 저체온증이 일어나는 것은 아니다. 이는 4.4~10℃의 온도에서의 격렬하고 지속적인 운동으로 인해 발생할 수도 있으며, 특히 눈이나 비가 오거나 강한 바람이 불 때는 더욱 그렇다.

심부체온이 정상인 37℃에서 34℃까지 떨어지면 오한이 시작된다. '체내 거의 모든 근육들의 비자발적인 수축 현상'인 오한은 근육 활동으로 발생된 열을 이용하여 체온을 높인다. 이때 손발이 차가워지거나 판단력이 흐려지고, 주변 현상들에 무덤덤해지거나 혹은 기억상실증을 경험할 수도 있다. 대부분의 저체온증 환자들은 심부체온이 30.5~32.2℃ 사이로 떨어질 즈음 오한이 멈추는데, 이는 몸이 열을 발생시키는 능력을 잃어간다는 신호이다. 사망은 대개 심부체온 23.8~26.6℃ 사이에서 발생한다.[67]

저체온증 예방을 위해서는 야외 활동을 시작하기 이전에 미리 기상 상태를 분석, 파악해야 한다. 바람과 습도도 온도만큼이나 중요하다는 점을 잊지 말아야 한다. 추운 날씨에 야외에서 운동할 때는 안전을 위해 친구를 불러 함께하고, 과도한 열 손실 및 동상의 방지를 위해 적절한 운동 복장(폴리프로필렌 혹은 양모 이너, 바람막이용 아우터, 털모자와 털장갑 등)을 겹겹으로 입도록 한다. 머리와 손발 또한 따뜻하게 하며, 마지막으로 탈수 증상이 나타나지 않도록 주의한다.[68]

부상의 치료

피트니스 훈련과 관련된 거의 모든 부상에 대한 응급처치들은 **RICE**를 포함하고 있는데, 이는 휴식(rest), 냉찜질(ice), 압박(compression), 높이기(elevation)를 뜻한다.

- **휴식**은 손상된 신체 부위에 더 이상의 자극이나 염증을 피하기 위해 필수적이다.
- **냉찜질**은 혈관을 축소시켜 부종과 내출혈을 억제시키고 통증을 경감시킨다. 동상을 방지하기 위해서는 피부에 닿기 전에 먼저 얼음이나 얼음팩을 젖은 수건이나 탄력(압박)붕대로 감싼다. 부상 이후 첫 24~72시간 동안은 매 시간당 약 20분씩 손상 부위에 냉찜질을 해줘야 한다.
- **압박**을 손상된 신체 부위에 가할 경우에는 폭 4인치 또는 6인치의 압박붕대를 사용한다. 이는 손상된 혈관에 간접적인 압력을 가해 지혈을 돕는다. 단, 압박붕대로 감싼 부분이 정상적인 혈류의 흐름을 방해하지 않도록 주의한다. 쑤시는듯한 느낌이나 통증은 압박붕대를 살짝 느슨하게 해야 한다는 신호이다.
- **높이기**는 손상된 사지(팔다리)를 심장 위치보다 높이 들어 올려 혈류가 위로 향해 손상 부위에 이르도록 함으로써 내/외출혈의 억제를 돕는다.

RICE(RICE) 사실상 모든 외상 및 과사용 손상에 대한 표준 응급처치의 약어: 휴식(rest), 냉찜질(ice), 압박(compression), 높이기(elevation).

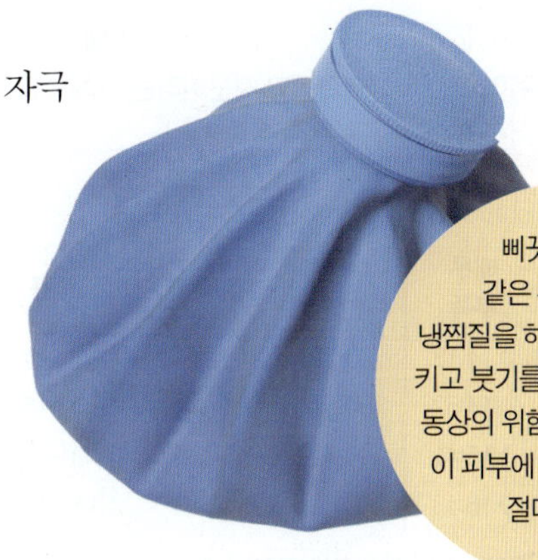

삐끗한 발목과 같은 부상(염좌)에 냉찜질을 하면, 통증을 완화시키고 붓기를 가라앉힐 수 있다. 동상의 위험이 있으므로 얼음이 피부에 직접 닿게 해서는 절대 안 된다.

자가 평가

현재 자신의 체력 상태는 몇 점인가?

1 자신의 심폐지구력을 평가하라 (1.5-마일 러닝 테스트)

다음 테스트로 스스로의 심폐지구력 수준을 측정해본다.

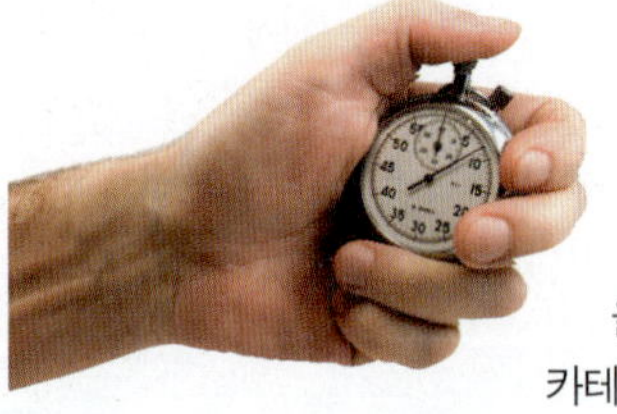

진행 방법

테스트를 수행할만한 가까운 트랙—대개 한 랩(바퀴)당 1/4마일 정도—을 찾는다. 1.5마일을 달린 후, 시간을 측정하라. 단, 테스트 중 극도로 피곤해졌다면 페이스를 늦추거나 걷도록 하자. 스스로에게 괜한 스트레스를 주어서는 안 된다! 어지럽고 구토가 난다거나 상체에 평소와 다른 통증을 느낀다면, 일단 멈추고 강사에게 알리도록 한다. 연령과 성별에 기초하여 아래의 차트를 활용, 대략의 심폐체력 수준을 측정해본다. 여성들에게는 각 피트니스 카테고리에 대해 낮은 기준치가 적용되고 있는데, 이는 여성이 남성보다 더 높은 수치의 필수지방을 가지고 있기 때문이라는 사실을 알아두어라.

1.5마일 러닝 테스트용 피트니스 카테고리

남성, 연령	훌륭함	좋음	보통	부족	매우 부족
20-29	<10:17	10:17-11:41	11:42-12:51	12:52-14:13	>14:13
30-39	<10:48	10:48-12:20	12:21-13:36	13:37-14:52	>14:52
40-49	<11:45	11:45-13:14	13:15-14:29	14:30-15:41	>15:41
50-59	<12:52	12:52-14:24	14:25-15:26	15:27-16:43	>16:43

여성, 연령	훌륭함	좋음	보통	부족	매우 부족
20-29	<12:51	12:51-14:24	14:25-15:26	15:27-16:43	>16:33
30-39	<13:43	13:43-15:08	15:09-15:57	15:58-17:14	>17:14
40-49	<14:31	14:31-15:57	15:58-16:58	16:59-18:00	>18:00
50-59	<15:57	15:57-16:58	16:59-17:54	17:55-18:49	>18:49

Source: Page 5-2, Federal Air Marshal Service Pre-Training Guide, Produced by the Office of Training and Workforce Programs, Department of Homeland Security, Transportation Security Administration, Federal Air Marshal Service.

2 자신의 근력과 근지구력을 평가하라 (부분적 컬-업 테스트)

복부 근육은 코어 안정성 및 등과 허리의 지지(버팀)에 중요하다. 다음 테스트로 근지구력을 측정하라.

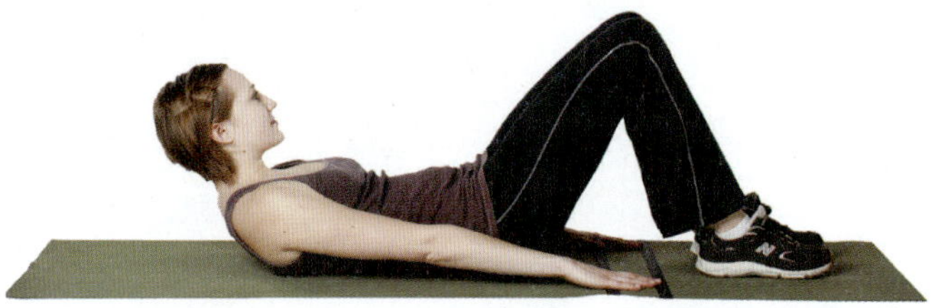

진행 방법

매트 위에 바로 누워 양팔을 양 옆에 나란히 둔 채, 손바닥은 펼쳐서 아래를 향하게 하고 팔꿈치는 일자로, 손가락은 쭉 펴도록 한다. 무릎은 90° 각도로 구부린다. 강사/파트너로 하여금 당신의 중지의 양 끝과 나란하게 매스킹테이프를 매트 위에 길게 붙여 손가락의 시작선을 표시해준다. 또한 그 10cm(4인치) 아래에도 테이프를 붙여 끝선을 표시한다(한 손당 끝선 하나씩).

메트로놈을 분당 50비트로 설정하고, 이 느리고 규칙적인 박자에 맞춰 컬-업(curl-up)을 시작한다. 2비트당 1컬-업(분당 25컬-업)을 기준으로 한다. 어깨뼈(견갑골)를 매트 위로 들어 올리면서 머리와 상체 등쪽을 위로 말듯이 굽히고(몸통은 매트와 30° 각도를 이루어야 함), 팔이 매트를 따라 앞으로 향해 끝선에 닿도록 한다. 그런 다음, 상체와 어깨가 다시 매트에 닿도록 컬-다운을 한다. 전체 컬-업 동작 동안, 손가락과 발, 엉덩이는 매트 위에 계속 닿아 있어야 한다. 달성한 올바른 반복 동작의 수를 파트너가 카운팅해 줄 것이다. 최대 25회까지, 쉼 없이 1분간 자신이 할 수 있는 수만큼의 컬-업을 시행한다.

건강한 근골격 피트니스: 표준 및 건강이익지대: 컬-업(curl-up)

남성, 연령	훌륭함	좋음	보통	개선을 요함
20-29	25	21-24	11-20	≤10
30-39	25	18-24	11-17	≤10
40-49	25	18-24	6-17	≤5
50-59	25	17-24	8-16	≤7
60-69	25	16-24	6-15	≤5

여성, 연령	훌륭함	좋음	보통	개선을 요함
20-29	25	18-24	5-17	≤4
30-39	25	19-24	6-18	≤5
40-49	25	19-24	4-18	≤3
50-59	25	19-24	6-18	≤5
60-69	25	17-24	3-16	≤2

Source: From Canadian Physical Activity, Fitness & Lifestyle Approach: CSEP-Health & Fitness Program's Appraisal and Counselling Strategy, 3rd edition, © 2003. Reprinted with permission from the Canadian Society for Exercise Physiology.

3 자신의 유연성을 평가하라 [싯-앤-리치(sit-and-reach) 테스트]

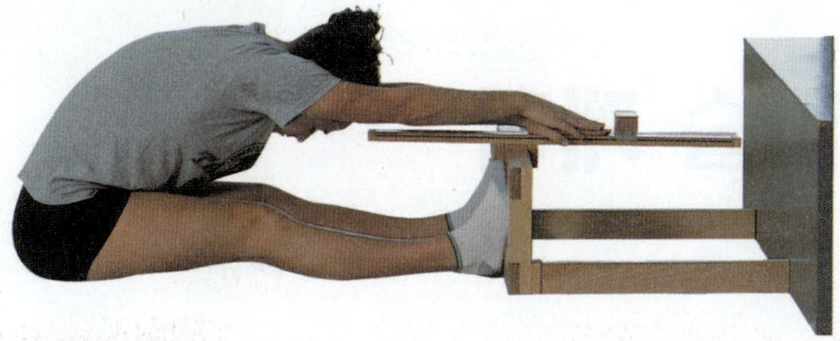

다음 테스트로 자신의 허리, 엉덩이, 햄스트링(오금줄, 허벅지 뒷쪽 힘줄) 근육의 전반적인 유연성을 측정하라.

진행 방법

전신운동, 관절가동범위 운동, 허리와 햄스트링 스트레칭 등 가벼운 운동으로 몸을 푼다(준비 운동). 테스트를 위해 신발을 벗고 매트 위로 올라가 허리를 똑바로 펴고 다리를 쭉 뻗고 앉는다. 발바닥은 쭉 펴서 유연도 검사기(flexometer, sit-and-reach box)의 10.25인치가 표시된 곳에 붙인다. 발바닥의 패인 부분은 측정 눈금자의 0.75인치 안에 위치하게끔 한다.

파트너로 하여금 측정 수치를 기록하도록 한다. 양손을 평행이 되게 한 후 앞쪽을 향해 두 팔을 스트레칭하며, 천천히 두 손을 가능한 한 멀리 뻗어 그 자세를 약 2초간 유지한다. 손가락 끝은 검사기의 측정 포선과 맞닿아야 한다. 더 많이(멀리) 다가가려면 숨을 내쉰 후 앞으로 팔을 길게 뻗으면서 양팔 사이로 머리를 떨어뜨린다. 그러는 동안 무릎은 계속해서 쭉 펴고 호흡은 보통으로 고르게 한다.

손끝이 가장 멀리까지 닿은 지점(인치inch상)이 자신의 점수가 되며, 파트너에게 이 수치를 기록하게 한다. 테스트를 2회 수행하여 최고 점수를 기록, 그것을 다음 표에 기재된 표준치와 비교한다.

건강한 근골격 피트니스: 표준 및 건강 이익 지대: 싯-앤-리치 테스트

남성, 연령	훌륭함	좋음	보통	부족	매우 부족	여성, 연령	훌륭함	좋음	보통	부족	매우 부족
20-29	≥15.5	13.5-15.5	12-13	10-11.5	≤10	20-29	≥16	14.5-15.5	13-14	11-12.5	≤10.5
30-39	≥15	13-14.5	11-12.5	9-10.5	≤9	30-39	≥16	14-15.5	12.5-13.5	10.5-12	≤10
40-49	≥13.5	11.5-13.5	9.5-11	7-9	≤6.5	40-49	≥15	13.5-14.5	12-13	10-11.5	≤9.5
50-59	≥13.5	11-13.5	9.5-10.5	6-9	≤6	50-59	≥15.5	13-15	12-12.5	10-11.5	≤9.5
60-69	≥13	10-12.5	8-9.5	6-7.5	≤5.5	60-69	≥13.5	12-13.5	10.5-12	9-10	≤8.5

***Note:** These norms are based on a sit-and-reach box in which the zero point is set at 10.25 inches. When using a box in which the zero point is set at 9 inch, subtract 1.2 inch from each value in this table.

Source: From Canadian Physical Activity, Fitness & Lifestyle Approach: CSEP-Health & Fitness Program's Appraisal and Counselling Strategy, 3rd edition, © 2003. Reprinted with permission from the Canadian Society for Exercise Physiology.Federal Air Marshal Service.

변화를 위한 여러분의 계획

자가 평가의 도움으로 자신의 피트니스의 현재 수준을 인지하게 되었을 것이다. 평가 결과를 바탕으로, 피트니스에서 하나 이상의 요소를 개선시킬 변화를 만들어갈 수 있다.

오늘, 당신은 할 수 있다.

- ☐ 캠퍼스 내 피트니스 시설 혹은 웹사이트를 방문, 각종 운동 장비 및 자원들과 친해지는 시간을 만들 수 있다. 어떤 수업이 있는지 확인하고, 일정표 등을 집으로 가져온다.
- ☐ 강의를 들으러 이동할 때마다, 일부러 먼 길을 택해 좀 더 많이 걸을 수 있다. 엘리베이터나 에스컬레이터 대신 계단을 이용한다.
- ☐ 운동 브레이크 타임을 만들 수 있다. 과제 프로젝트 사이사이 또는 잠들기 전 5~10분의 짬을 내어 복부 크런치, 팔굽혀펴기, 요가 자세 등과 같은 간단한 운동을 한다.

다음 2주 안에, 당신은 할 수 있다.

- ☐ 편안한 기능성 운동복과 알맞는 운동화를 마련할 수 있다.
- ☐ 캠퍼스나 커뮤니티에서 즐길만한 각종 그룹 활동들을 찾아볼 수 있다.
- ☐ 일주일에 한 번 정도, 함께 운동하자고 친구를 초대할 수 있다. 날짜와 시간을 미리 정해서 두 사람 모두 지속적으로 성실하게 임할 수 있도록 한다.
- ☐ 댄스, 볼링, 길거리 농구 등 친구나 이성친구와 함께하는 '신체활동의 날'을 정해볼 수 있다. 또한 영화 보러갈 때나 외식을 나갈 때에는 활동적인 교통수단(예: 걷기나 자전거 타기)을 이용한다.

학기말까지, 당신은 할 수 있다.

- ☐ 한 주에 최소 3회 이상 신체활동이나 운동에 참여할 규칙적인 시간을 마련할 수 있다. 운동 시간을 앱이나 달력에 기록하고 발전상을 계속해서 확인해간다.
- ☐ 자신의 피트니스 수준을 다음 단계까지 끌어올릴 수 있다. 그동안 집에서 홈 트레이닝만 즐겨했다면, 헬스장에 가거나 새로운 운동 수업을 등록해 볼 수 있다. 걷기를 즐기는 사람이라면 언덕을 오르거나 간헐적 조깅을 시도해보고, 자선모금 걷기대회 같은 피트니스 이벤트에도 참여한다.

학습 계획

복습

LO 1 | 건강을 위한 신체활동

- 규칙적인 신체활동의 이점으로는 혈중 지단백질 수치, 골질량, 체중 조절, 질병 면역력, 정신건강, 스트레스 조절 및 긴 수명에의 개선과 향상뿐 아니라 심혈관질환, 대사증후군, 제2형 당뇨병, 암 위험의 감소도 포함된다.

LO 2 | 피트니스와 신체기능을 위한 신체활동

- 신체 체력 활동에는 양호한 건강 상태와 함께 건강 관련 피트니스 요소들의 일상적 기능의 개선에 필요한 최소한의 수준을 달성한다는 목적도 포함되어 있다. 이 중 피트니스의 기술 관련 요소들은 엘리트 체육인이나 취미로 즐기는 생활체육인들 모두에게 있어 신체기능을 향상시키거나 스포츠를 즐기는 데 필수적이다.

LO 3 | 신체 체력에의 도전 및 다짐

- 피트니스 활동을 삶 속으로 끌어들여라. 운동이 처음이라면 서두르지 말고 천천히 시작하며, 피트니스 프로그램을 단순하게 짜고, 건강관리 담당자나 피트니스 강사에게 상담과 조언을 구하도록 한다. 운동에 방해가 되는 장벽이나 장애물들을 먼저 인지하고, 그것을 해결하기 위한 구체적인 전략을 짜는 것으로 극복하도록 한다. 운동을 가까이 즐길 수 있도록, 보다 재미있고 편리한 활동들을 선택한다.

LO 4 | 나만의 피트니스 프로그램 만들기

- FITT 원칙은 신체 체력의 진취적인 프로그램의 발전을 위해 이용될 수 있다. 모든 성인들은 일주일에 최소 5일간 하루 30분씩 중강도 신체활동에 참여해야 한다. 심폐체력의 개선을 위해서는 보다 격렬하고 지속적이며 리듬감 있는 활동을, 본인 최대심박수의 64~96%의 강도로 20~30분간 일주일에 3~5일 시행한다.
- 근력은 1RM의 60%보다 높은 강도를 이용, 8~12회 반복을 2~4세트씩 달성하는 저항 훈련 운동을 주당 2~3회씩 실시하는 것으로 개선될 수 있다. 근지구력은 주당 2~3회, 1RM의 50%보다 적은 강도로 15~25회 반복을 1~2세트씩 진행하는 저항 훈련 운동을 통해 개선된다.
- 유연성은 2~4회 반복의 정적 스트레칭 운동을 일주일에 최소 2~3일 실행하는 것으로 개선될 수 있는데, 각 스트레칭은 10~30초간 유지한다.

LO 5 | 나만의 피트니스 프로그램 실행하기

- 신체 체력을 향상시키기 위해서는 먼저 목표를 정하고 그 목표를 달성할 수 있는 프로그램을 디자인해야 한다. 종합적인 운동 프로그램은 가벼운 스트레칭을 통한 준비 운동, 근력 발달 운동, 유산소 활동, 쿨-다운의 마무리 시간까지 모두 포함해야 한다. 코어 근육 훈련은 기동성과 안정성, 그리고 허리 부상의 예방 등을 위해 중요하다.

LO 6 | 피트니스를 위한 적절한 영양분의 섭취

- 운동을 위한 적절한 에너지 공급에는 운동 시작 3~4시간 전 균형 잡힌 건강식을 섭취하는 일이 포함된다. 1시간 이상 지속되는 운동 세션에서 시행되는 신체기능은 그 세션 안에 섭취한 추가 열량으로부터 혜택을 더 받을 수 있다. 운동 시 적절한 수분 공급은 신체기능과 부상의 방지 모두에 중요하다.

LO 7 | 피트니스 관련 부상의 예방과 치료

- 가장 흔한 과사용 손상에는 족저근막염, 경골부목(정강이통), 연골연화증이 있다. 적합한 운동화와 보호 장비의 착용으로 부상을 예방할 수 있다. 극한 더위나 추위 속의 운동은 특별 예방 조치들을 필요로 한다. 운동 관련 기타 경미한 부상들은 RICE(휴식, 냉찜질, 압박, 높이기)로 치료해야 한다.

깜짝 퀴즈

LO 1 | 건강을 위한 신체활동

1. 신체 체력이란 무엇인가?
- a. 일상의 신체적인 요구에 부응하는 능력
- b. 갑작스러운 도전에 부합하기 위한 충분한 체력을 비축하는 일
- c. 심폐, 근육, 유연성 피트니스들의 균형
- d. a~c 모두 옳다.

2. 다음 중 규칙적인 운동이 주는 건강상의 이점이 아닌 것은?
- a. 몇몇 암 위험의 감소
- b. 심혈관질환 위험의 감소
- c. 만성질환의 제거
- d. 정신 건강의 개선

LO 2 | 피트니스와 신체기능을 위한 신체활동

3. 운동을 하는 동안 근육에 의해 소비되는 최대 산소용량을 무엇이라 하는가?
- a. 목표심박수
- b. 근력
- c. 유산소능력
- d. 근지구력

4. 유연성이란 __________ 주변의 관절가동범위를 말한다.
- a. 특정 뼈
- b. 관절 혹은 일련의 관절들
- c. 힘줄(건)
- d. 근육

LO 3 | 피트니스에의 도전 및 다짐

5. 미겔은 신체적으로 보다 활동적인 사람이 되기로 다짐했다. 그에게 해줄 만한 좋은 조언으로 옳지 않은 것은?
   a. 신체활동을 일상적인 삶 속으로 끌어들여라.
   b. 식이요법과 일상적인 운동법에 여러 가지 변화를 동시에 진행하라.
   c. 활동적인 사람이 되는 데 방해가 되는 것들이 무엇인지 인지하라.
   d. SMART한 목표를 세워라.

LO 4 | 나만의 피트니스 프로그램 만들기

6. 재니스는 레그-컬 6회를 3세트하는 동안 95파운드(43 kg)를 들었다. 힘을 더 기르기 위해 그녀는 레그-컬을 하는 동안 105파운드(47.5 kg)를 들기 시작했다. 이것이 대표하는 근력 발달의 원리는 무엇인가?
   a. 가역성(역추진력)
   b. 과부하
   c. 유연성
   d. 훈련 특정성
7. 토크 테스트는 무엇을 측정하는가?
   a. 운동 강도
   b. 운동 시간
   c. 운동 빈도
   d. 운동 유형

LO 5 | 나만의 피트니스 프로그램 실행하기

8. 운동 세션을 시작할 때 항상 하는 행동은 무엇인가?
   a. 어떤 활동을 하든 먼저 스트레칭부터 한다.
   b. 코어 근육을 활성화시키기 위해 크런치 50회를 실시한다.
   c. 가벼운 심폐 활동으로 준비 운동을 한다.
   d. 활동을 위한 에너지 비축을 위해 식사를 한다.

LO 6 | 피트니스를 위한 적절한 영양분의 섭취

9. 초콜릿 우유는 어디에 좋은가?
   a. 운동 전 에너지 증가를 위해
   b. 운동 후 회복을 위해
   c. 날씬해지기 위해
   d. 운동하는 동안 수분 유지를 위해

LO 7 | 피트니스 관련 부상의 예방과 치료

10. 과사용 손상은 다음 중 이것으로 예방될 수 있다.
   a. 운동의 질과 양을 모니터링한다.
   b. 단 한 가지 유형의 유산소 훈련에 참여한다.
   c. 매일 운동을 한다.
   d. 친구와 함께 운동을 한다.

생각해보기

LO 1 | 건강을 위한 신체활동

1. 신체 체력(physical fitness)을 어떻게 정의하겠는가? 신체활동의 생리적 및 정신적 이점을 최소 4가지 이상 기술하라. 어떻게 하면 운동을 전혀 안하는 사람들에게도 이런 이점들을 잘 이해시킬 수 있겠는가?

LO 2 | 피트니스와 신체기능을 위한 신체활동

2. 근력과 근지구력은 어떻게 다른가? 근력과 근지구력의 향상을 위해 어떤 노력을 기울이는가?

LO 3 | 신체 체력에의 도전 및 다짐

3. 스스로를 정기적이고 규칙적인 신체활동에 참여시키기 위해 어떤 식으로 동기부여를 하겠는가? 신체적으로 활동할 수 있도록 도와주는 것은 무엇이고 누구인가?

LO 4 | 나만의 피트니스 프로그램 만들기

4. 심폐체력, 근력 및 근지구력, 유연성 훈련을 위한 FITT 처방전을 각각 기술하라.

LO 5 | 나만의 피트니스 프로그램 실행하기

5. 코어 근력이 왜 중요한가? 일상에서 코어 근력을 향상시키기 위한 방법에는 무엇이 있는가?

LO 6 | 피트니스를 위한 적절한 영양분의 섭취

6. 무엇을 먹는지 만큼 언제 먹는지가 중요한 이유는 무엇인가?

LO 7 | 피트니스 관련 부상의 예방과 치료

7. 더위 혹은 추위 속에서 야외 활동(운동)을 할 때 취해야 할 예방 조치들은 무엇인가?

11 심혈관질환과 암에 대한 위험 줄이기

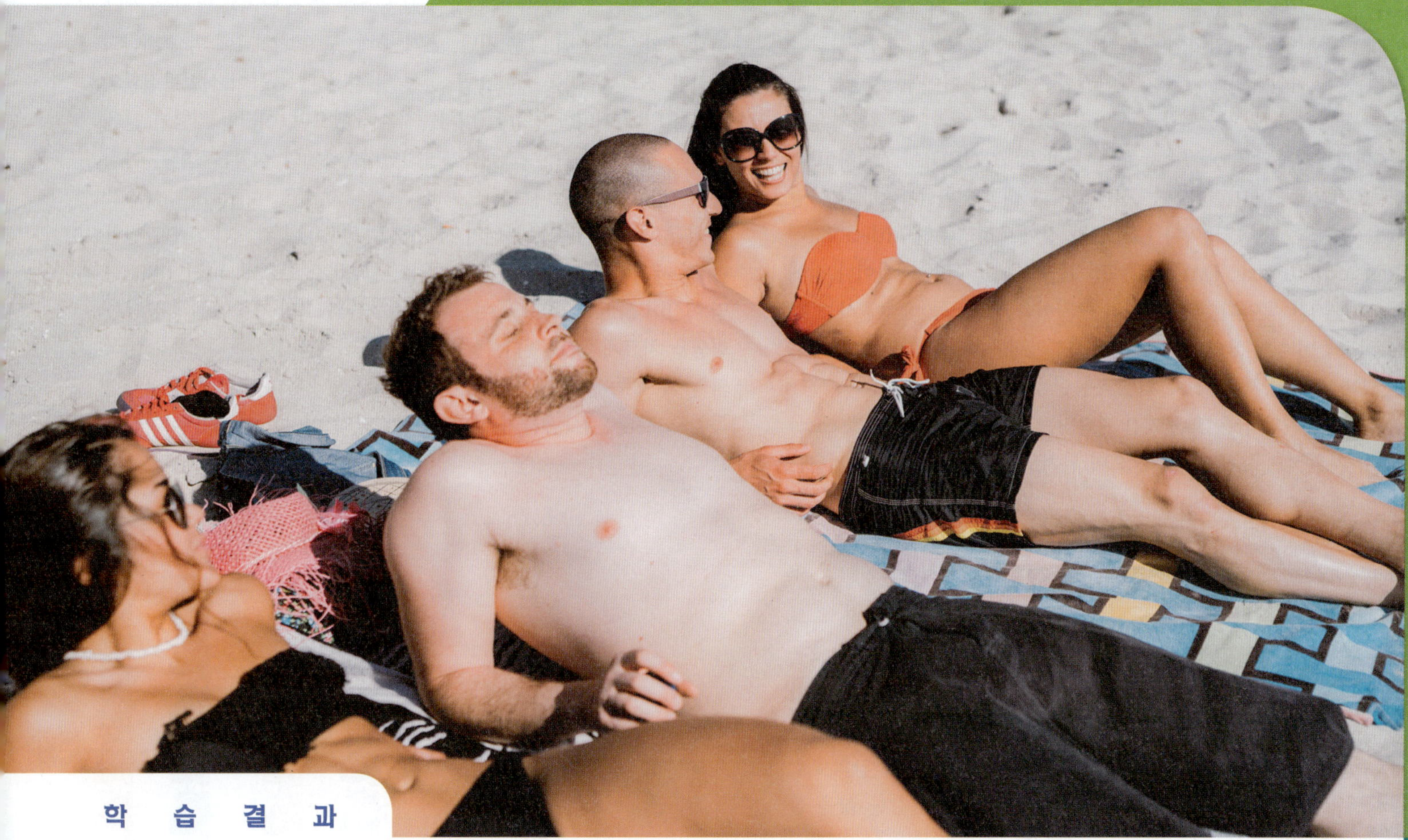

학 습 결 과

LO 1 이상적인 심혈관계 건강의 중요성뿐만 아니라 미국을 포함하여 전 세계적으로 심혈관질환에 대한 사회적, 신체적 및 경제적 부담에 대해 논의하시오.

LO 2 심장과 순환계의 해부와 생리를 학습하고 건강한 심장 기능의 중요성에 대해 정의하시오.

LO 3 심혈관질환의 주요 형태와 증상 및 유병률에 대해 검토하시오.

LO 4 심혈관질환에 대한 조절 가능한 혹은 조절 가능하지 않은 위험 요인 및 예방법을 정의하시오.

LO 5 심혈관질환의 진단과 치료에 관한 최근의 전략을 학습하시오.

LO 6 이환율/사망률, 비용, 예방 및 통제의 전반적인 효과 측면에서 암이 다른 주요 건강 문제와 비교하여 어떻게 발병하는지 정의하시오.

LO 7 암에 대한 주요 위험 요인을 설명하고, 이 분야에서 주어진 최신 지식 가운데, 예방 가능한 위험에 대해 확인하시오.

LO 8 위험에 있는 집단의 증상을 설명하고, 가장 일반적인 암의 유형에 대한 주요 예방법을 논의하시오.

LO 9 상당한 진전과 향후 과제를 포함하여 가장 최신의 효과적인 암의 발견과 치료법에 대해 논의하시오.

왜 관심을 가져야 하는가?

심혈관질환과 암이 단지 부모님이나 조부모님으로부터 유전되는 것이라고 생각한다면, 다시 생각하라! 비만율의 증가, 고지방식이, 높은 스트레스와 불안감, 그리고 너무 오래 앉아 있는 것에 대한 열망은 젊은 성인들과 청소년들을 위험에 빠뜨린다.

주요 치명적인 질병을 생각하면, 오랜 시간동안 심장마비나 뇌졸중과 같은 심혈관질환(CVD)으로부터 고통스러운 죽음에 굴복당하거나 암과의 오랜 투병 후에 죽어가는 나이 든 사람을 그려본다. 현실적으로 암과 심혈관질환은 젊거나 나이 든 사람들에게 높은 사망률을 보이는 질환으로 알려져 있다. 사실 이 두 질환의 영역은 **세계질병부담**(global burden of disease, **GBD**)에 기여하고 있다. GBD는 주어진 질병 또는 질병 그룹에 대한 이환율, 장애율, 사망률을 수량화하는 방법이다.[1] GBD는 **장애보정생존연수**(disability-adjusted life year, **DALY**)로 측정하는데, 이는 아픈 기간이나 장애를 지닌 기간 동안의 삶을 측정하는 것이다.[2] 고소득 지역에 사는 많은 사람들이 이미 삶의 초기에 암과 심혈관질환을 진단받았지만, 개선된 약과 증가된 치료법으로 더 오랫동안 살아간다.

심혈관질환과 암은 오랜 기간 지속되는 **만성질환**(chronic disease)으로, 자발적으로 해결되지 않으며 완치도 어렵다. 그러므로 치솟는 건강관리 비용은 말할 것도 없고, 장애, 신체적 및 정서적 고통을 유발한다. 심혈관질환은 비만, 좌식습관, 영양불균형, 스트레스, 수면 부족, 흡연, 알코올과다 등의 생활 습관과 밀접한 연관이 있다. 이러한 생활 습관을 바꾸면, 심혈관질환과 암의 위험을 줄이고 더욱 건강한 삶을 살게 된다.

세계질병부담(global burden of disease, GBD) 주어진 질병 또는 질병 그룹에 대한 조기 이환율, 장애율, 사망률을 수량화하는 방법.

장애보정생존연수(disability-adjusted life year, DALY) 건강 악화로 지낸 기간을 나타내는 전반적인 질병 부담의 측정.

만성질환(chronic disease) 지속적으로 앓아왔던 질환으로 즉각적인 해결이 되지 않고 잘 치료되지 않는 질환.

심혈관질환(cardiovascular disease, CVD) 심장 및/또는 혈관에 나타나는 질환.

LO 1 미국에서의 심혈관질환

이상적인 심혈관계 건강의 중요성뿐만 아니라 미국을 포함하여 전 세계적으로 심혈관질환에 대한 사회적, 신체적 및 경제적 부담에 대해 논의하시오.

2015~2016년에 미국 심장협회(American Heart Association, AHA)는 지난 10년에 비하여 **심혈관질환**(cardiovascular disease, **CVD**)—고혈압, 관상동맥심질환(CHD), 심부전, 뇌졸중, 선천적인 심혈관 결함—에 의한 사망률이 33%나 줄었다고 보고하였다.[3] 이러한 감소에도 불구하고 9,200만 명의 미국 성인들은 1/3 이상이 여러 가지 심혈관질환으로 고생하고 있다.[4]

심혈관질환의 사망률은 심장을 보호하는 수조 달러에 달하는 제약 시장에 의존하며 더 나은 진단, 초기 중재, 꾸준한 치료에 의해 개선되어진다. 또한 우리는 식이요법, 활동 및 다른 행동 등이 심혈관질환의 위험 요인에 어떠한 영향을 미치는지 이해했으며, 이러한 위험 요인을 줄이는 정책들과 프로그램을 개발하였다. 하지만 심혈관질환은 아직까지 위협이 되고 있다(그림 11.1).[5]

최근 많은 질환으로부터의 사망률은 감소되어 왔으나 심혈관질환은 전 세계에서 가장 많은 사망률을 나타내고 있으며, 매년 1,700만 명 이상이 사망하고 있고, 여전히 생존자들과 그의 가족들에게 상당한 희생을 치르게 하고 있다. 실제로 심혈관질환은 1918년 이후로 미국의 남녀 모두에게 가장 주된 사망 원인이 되어 왔다. (그 해에 유행성 독감으로 많은 사람들이 사망했다.)[6] 만약 이러한 추세가 이어진다

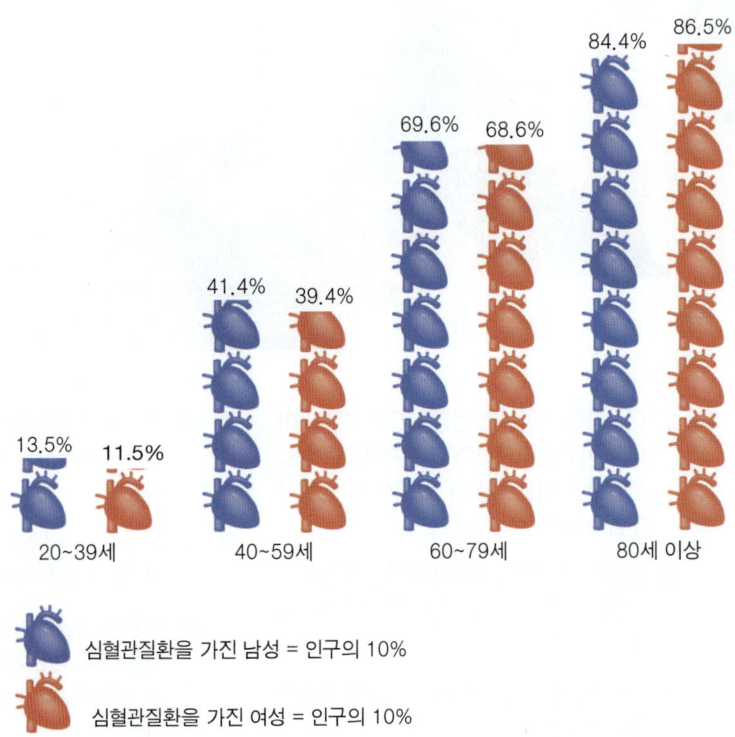

그림 11.1 **20세 이상에서 연령과 성별에 따른 심혈관질환의 유병률.**

Source: Data from E. Benjamin et al., "Heart Disease and Stroke Statistics-2017 Update: A Report from the American Heart Association," *Circulation* 135, no. 10 (2017): e146-e603.

미국에서 약 45%의 인구가 적어도 하나 이상의 심혈관질환을 가지게 됨으로써 2035년까지 1.1조 달러(1,320조 원)의 믿기 어려운 엄청난 비용의 예산을 투입하고 있다.

면, 믿기 어렵지만 미국인의 45%가 하나 이상의 심혈관질환으로 2035년까지 1.1조 달러 이상의 비용을 지출할 것이다. 수백만의 사람들이 조기 진단과 엄청난 비용의 치료법으로 위기 상황을 극복할 수 있었다는 것을 알 수 있다.[7]

심혈관질환의 위험 요인들을 인식하는 것이 미래 방향을 변화시키는 핵심이다. 미국 심장협회(AHA)는 2020년까지 미국인의 심혈관 건강을 20%까지 증가시키고, 심혈관질환과 뇌졸중을 20%까지 줄이기 위한 목표를 수립했다.[9] 이러한 전략으로 AHA는 **이상적인 심혈관 건강**(ideal cardiovascular health, **ICH**)에 초점을 맞추고 있다. 이상적인 심혈관 건강이란 심혈관질환의 임상적인 지표 없이 동시에 다음의 7가지 행동 및 건강 요인 지표를 가지는 것으로 정의된다.[10]

행동 지표:

1. 금연
2. 충분한 신체활동
3. 건강한 식이요법
4. 적절한 에너지 균형과 정상 체중 유지

건강 요인:

5. 약물을 복용하지 않는 최적의 총 콜레스테롤 유지
6. 약물을 복용하지 않는 최적의 혈압 유지
7. 약물을 복용하지 않는 최적의 공복혈당

본질적으로 ICH는 심혈관질환의 위험률을 낮추는 방법이다. 쉬워 보이지만 우리는 잘 지키지 못한다. 단지 13%만의 미국 성인들이 5가지 혹은 그 이상의 기준을 지킨다. 모든 지표를 지키는 성인은 1% 미만이다.[11]

이렇게 어려운 일이므로 우리는 우선 심혈관계가 어떻게 작동하고, 우리의 행동이 어떻게 심혈관계에 영향을 미치는지 이해해야 한다.

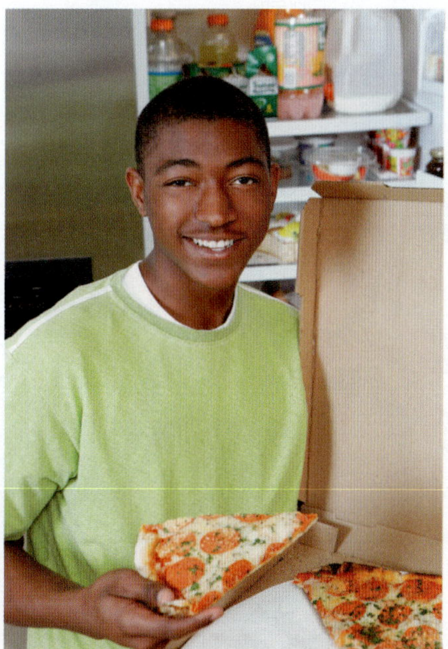

콜레스테롤 수치의 25%는 식이섭취에 기인한다. 따라서 식이섭취를 조절하면 콜레스테롤을 개선할 수 있다.

LO 2 심혈관계의 이해

심장과 순환계의 해부와 생리를 학습하고 건강한 심장 기능의 중요성에 대해 정의하시오.

심혈관계(cardiovascular system)는 기관과 혈관과의 혈액의 흐름을 통하여 산소와 영양분을 신체 전반에 운반하는 체계를 말한다. 이는 심장, 동맥, 소동맥, 정맥, 소정맥, 그리고 모세혈관으로 구성되어 있다.

> 이상적인 심혈관 건강(ideal cardiovascular health, ICH) 심혈관질환과 특정 행동, 건강 요인의 임상적 지표가 없는 것.
>
> 심혈관계(cardiovascular system) 심장과 혈관을 포함하는 조직체계로 신체 전반을 통하여 영양분, 산소, 호르몬, 대사적 부산물, 그리고 효소 등을 운반하는 체계.
>
> 심방(atrium) 혈액을 받는 심장의 위쪽 2개의 방.
>
> 심실(ventricle) 혈관을 통해 혈액을 펌프하는 심장의 아래쪽 2개의 방.

심장: 강력한 기관

심장은 대략 여러분의 주먹만 한 근육 펌프라고 할 수 있다. 고도의 효율성이 있으며, 굉장히 유연한 기관으로 하루에 10만 번은 수축하고 7,570 L의 혈액에 상당하는 양을 신체에 펌프질한다. 70년 동안 심장박동은 2.5조 번 뛴다고 할 수 있다.

정상적인 상황에서 신체는 5.76 L의 혈액을 지니며, 혈액은 신체 전반에 영양분, 산소, 부산물, 호르몬 및 효소 등을 운반한다. 또한 혈액은 체온을 조절하고, 세포내의 수분조절, 신체의 산도조절 및 유해한 미생물 등의 독소로부터 신체를 보호해준다. 적절한 혈액의 공급은 건강과 행복에 필수적인 요소이다.

심장은 4개의 방으로 구성되어 있어 유기적으로 일을 같이 하여 신체로 꾸준히 혈액을 공급한다. 심장의 위쪽 2개의 방은 **심방**(atrium)이며, 신체의 체순환으로부터 돌아온 혈액을 받는 큰 방이다. 아래쪽 2개의 방은 **심실**(ventricle)이며, 혈액을 신체로 펌프하는 곳이다. 판막은 혈액을 리듬감 있게 꾸준히 보내는 역할을 하며, 혈액이 새거나 역류하는 것을 막아준다.

심장 기능

심장활동은 생화학적, 물리적 및 신경학적 신호들의 복잡한 관계에 의해서 결정된다. 심장 기능에 다음의 네 가지 기본 단계들이 있다(그림 11.2 참고).

1. 신체를 순환하고 산소를 빼앗긴 혈액이 우심방으로 들어온다.

2. 혈액이 우심실로 이동하여 허파동맥을 거쳐 허파로 들어간다. 여기에서 산소를 받는다.
3. 산소가 있는 혈액이 좌심방으로 들어온다.
4. 좌심방으로 들어온 혈액은 좌심실로 이동하고, 좌심실은 대동맥을 통해 신체 전반에 혈액을 펌프질한다.

동맥(arteries) 심장으로부터 혈액을 신체의 다른 곳으로 운반하는 혈관.

소동맥(arterioles) 동맥으로부터 나오는 잔가지 동맥.

모세혈관(capillaries) 소동맥과 소정맥으로부터 나오는 가느다란 혈관, 이들의 얇은 벽은 세포들 사이에서 산소, 이산화탄소 및 부산물을 교환하게 해준다.

정맥(veins) 신체의 다른 조직으로부터 심장으로 혈액이 돌아오게 하는 혈관.

소정맥(venules) 정맥으로부터 나오는 잔가지 정맥.

동방결절(sinoatrial node, SA node) 심장의 자연적인 심장박동기 역할을 하는 세포를 생성하는 전기자극의 무리.

여러 가지 혈관들이 이러한 과정에 각각 다른 역할을 한다. **동맥**(arteries)은 심장으로부터 혈액을 운반하고, 허파동맥을 제외한 모든 동맥들은 산소가 있는 혈액을 운반하며, 허파동맥은 산소가 없는 혈액을 허파로 운반한다. 허파는 산소를 받고 이산화탄소를 방출한다. 심장으로부터 동맥이 갈라지며, **소동맥**(arterioles)으로 나누어지고, 심지어 더 작은 혈관인 **모세혈관**(capillaries)으로 나누어진다. 모세혈관은 얇은 벽이 있어, 이곳에서 체세포와 산소, 이산화탄소, 영양소 및 부산물 등을 교환한다. 이산화탄소와 다른 부산물들은 **정맥**(veins)과 **소정맥**(venules)을 통해 허파와 콩팥으로 간다.

심장이 제대로 기능하기 위해서는 4개의 방이 조직적으로 박동해야만 한다. 심장박동은 전기자극에 의해 조율되고 전기자극이 심근으로 자극을 주면, 4개의 방이 순차적으로 수축하게 된다. 이 신호는 우심방에 있는 **동방결절**(sinoatrial node, **SA node**)이라는 고도로 전문화된 세포의 작은 다발에서 시작한다. 따라서 동방결절은 심장의 자연스러운 심장박동기이다. 동방결절에 손상이 있는 사람은 반드시 인위적으로 기계적인 심장박동기를 심어서 혈액의 흐름이 원활히 일어나게 해야 한다.

안정 시 성인은 평균 분당 70~80회의 심장박동을 보이는데, 잘 조건화된 심장은 분당 50~60회만 뛰어도 같은 기능을 할 수 있다. 만약 안정 시 심박수가 분당 80~90회를 뛴다고 하면, 이는 심장의 형태학적인 문제나 어떤 질환이 있음을 암시할 수 있다. 우리가 과도한 스트레스를 받을 때, 심장은 아마도 분당 200회 이상 뛸 수 있으며, 건강한 심장 기능은 더욱 효율적으로 움직이고, 과도한 일로부터 오는 손상을 더욱 적게 받을 수 있다.

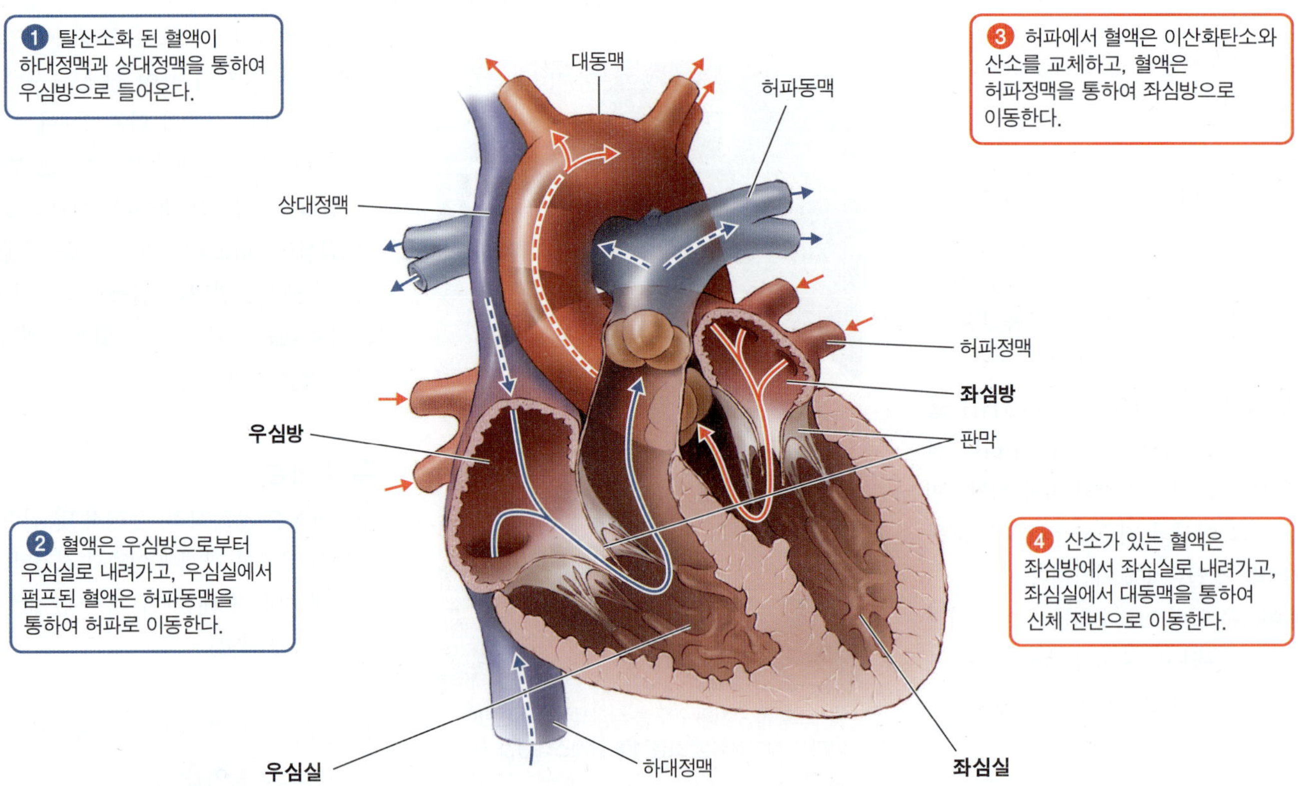

그림 11.2 심장에서 혈류의 흐름.

LO 3 | 주요 심혈관질환

심혈관질환의 주요 형태와 증상 및 유병률에 대해 검토하시오.

여러 종류의 심혈관질환과 관련 질병들이 있지만 우리가 중요하게 보아야 할 질병들은 고혈압, 죽상동맥경화증, 말초동맥질환, 관상동맥심질환, 협심증, 부정맥, 울혈성심부전 및 뇌졸중 등이 있다. 그림 11.3은 미국에서 성인의 심혈관질환과 관련된 사망의 유병률을 보여주고 있다.

고혈압

혈압은 심장이 혈액을 펌프질 할 때, 혈관벽에 가해진 압력을 의미한다. 지속되는 높은 혈압을 고혈압이라고 한다. **고혈압**(hypertension)은 '침묵의 살인자'로 알려져 있으며 명시적인 증상은 없다. 치료되지 않은 고혈압은 혈관에 손상을 주고 협심증과 심부전, 말초동맥질환, 뇌졸중 및 심장마비의 기회를 증가시킨다. 고혈압은 역시 콩팥 손상에 원인이 되고, 시력을 손상시키며, 발기기능의 문제와 기억력 감소를 유발한다.[12]

2017년도 후반에 미국에서 몇몇 전문가 그룹들이 고혈압에 대한 국가적으로 새로운 지침을 만들었다. 이러한 지침의 주된 조항은 고혈압에 속하는 환자의 기준 수치를 줄이는 것이다. 효과적으로 이러한 변화는 미국 성인의 약 50%를 고혈압 환자로 만들었으며, 이는 표 11.1에 나타나 있고, URL을 보면 더욱 자세하게 볼 수 있다.[13] 자가 진단된 고혈압은 인종/민족, 나이, 성별, 교육 수준과 주에 따라서 상당한 차이를 보이는 것으로 나타났다. 최근 미국과 전세계적으로도 아프리카계 미국인들이 대략 45%의 가장 높은 고혈압 비율을 보이고 있다.[14] 또한 이러한 비율은 노인, 남성, 고등교육보다 낮은 교육을 받은 사람들 사이에서 더 높다.[15] 고혈압에 대한 각성이 높아졌고, 진단받은 환자들이 고혈압 약을 먹는데도 불구하고, 약을 먹는 고혈압 환자들의 53%만이 통제되고 있다.[16]

고혈압(hypertension) 일관되게 증가되어 있는 혈압.

수축기 혈압(systolic blood pressure) 혈압을 측정할 때 높게 나타나는 부분으로 심장이 수축할 때, 동맥벽에서 나타나는 압력.

이완기 혈압(diastolic blood pressure) 혈압을 측정할 때 낮게 나타나는 부분으로 심장 활동 시 이완기의 동맥벽에서 나타나는 압력.

혈압은 두 가지 숫자로 측정된다. 가령 110/80 mmHg를 예를 들어보자. 앞의 숫자는 **수축기 혈압**(systolic blood pressure)으로서 심근이 수축할 때, 동맥에서 혈액을 전신으로 보내는 데 나타나는 혈압을 말한다. 뒤의 숫자는 **이완기 혈압**(diastolic blood pressure)을 나타내는 것으로 심근이 이완할 때 나타나는 혈압으로 심방으로 혈액이 다시 들어올 때의 동맥의 혈압을 말한다. 정상적인 혈압은 연령, 체중, 신체 조건 등에 따라 달라진다. 고혈압은 표 11.1에 나타나 있듯이, 수축기 혈압이 130이나 그 이상일 때를 말한다. 단지 수축기 혈압만 높은 것을 고립형 수축성 고혈압(isolated systolic hypertension, ISH)이라 하고, 미국인들에게 가장 많이 나타나는 고혈압 형태이다.

수축기 혈압은 연령에 따라 증가하는 경향을 나타내고, 반면에 이완기 혈압은 55세까지 증가하지만 이후에 감소한다. 최근 45세 이하 성인 남성들은 여성에 비해 고혈압 위험률이 2배인 것으로 나타났다.[17] 남성과 여성은 각각 45~64세에 고혈압의 위험률 증가를 보이고 있다.[18] 여성은 65세 이후에 더 높은 고혈압의 증가율을 나타내고 있다.[19] 새로운 고혈압 지침은 남성과 여성 모두에게서 증가할 것이다.

새로운 지침은 '고혈압 전 단계'라는 용어를 사용하지 않고 대신 '증

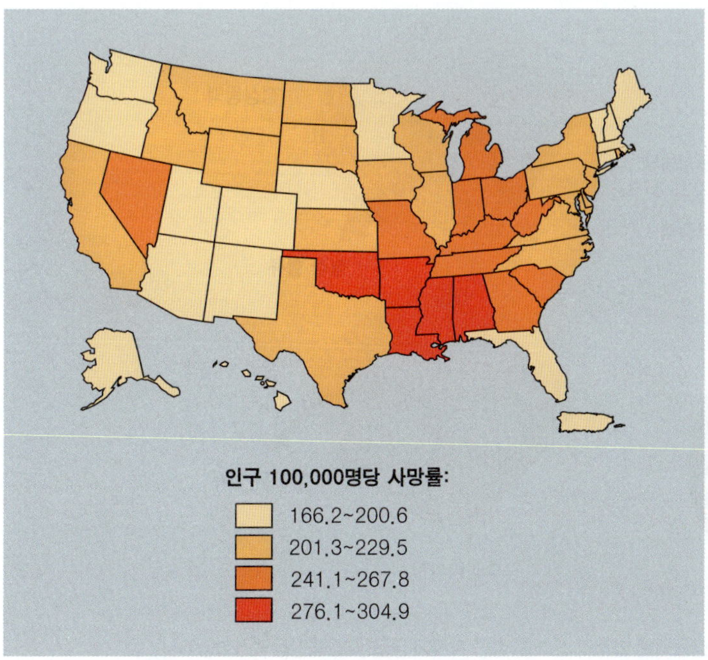

그림 11.3 각 주별 주요 심혈관질환 연령 조정 사망률.

Source: E. Benjamin et al., "Heart Disease and Stroke Statistics-2017 Update: A Report from the American Heart Association," *Circulation* 135, no. 10 (2017): e146-e603.

표 11.1 | 혈압의 분류

혈압의 범주	수축기(mmHg)		이완기(mmHg)
정상	<120	그리고	<80
증가된	120~129	또는	<80
고혈압(1단계)	130~139	또는	80~89
고혈압(2단계)	≥140	또는	≥90
고혈압 위기(응급치료가 필요)	>180	또는	>120

Source: P. Welton et al. 2017 ACC/AHA/AAPA/ABC/ACPM/AGS/APhA/ASH/NMA/PCNA Guidelines for the Prevention, Detection, Evaluation and Management of High Blood Pressure in Adults. Journal of the American College of Cardiology. 2017. doc:10.1016/j.jacc.2017.11.006.

동맥경화증(arteriosclerosis) 동맥이 두꺼워지고 경화되는 것에 대한 일반적인 용어.

죽상동맥경화증(atherosclerosis) 플라크와 같은 지방 물질이 동맥의 내벽에 침작되는 상황으로 나타나는 증상.

플라크(plaque) 동맥의 내부에 쌓이는 축적물.

허혈(ischemia) 신체 일부 또는 기관으로 산소의 공급이 감소되는 것.

가되어 있다'란 용어를 사용하며, 이는 혈압이 정상보다는 높지만 고혈압의 범위에는 포함시키지 않는다. 이 범위에 있는 사람들은 고혈압이 될 가능성이 매우 높게 된다.[20] 고혈압 환자들의 17% 이상이 이러한 사실을 모르고 있다.[21] 혈압약을 먹는 환자들도 이러한 사실을 주지하고 있지 않다.[22] 18~39세 사이의 젊은 사람들은 고혈압에 대한 주의를 가장 소홀히 하는 그룹이다. 변화하는 고혈압에 대한 새로운 지침이나 기준, 치료비용, 문제의 심각성에 대한 거부, 약의 부작용에 대한 내성 등이 이러한 고혈압을 잘 조절하지 못하게 되는 이유들이 된다.[23]

죽상동맥경화증

동맥경화증(arteriosclerosis)은 동맥이 두꺼워지고 경화되는 증상으로 많은 심혈관 건강 문제들의 기저가 되는 조건이다. **죽상동맥경화증**(atherosclerosis)은 동맥경화증의 한 종류로써 지방 물질, 콜레스테롤, 세포찌꺼기, 칼슘 및 피브린(혈액응고 물질) 등이 동맥의 내부에 축적되는 것을 말한다. 고지질혈증(비정상적으로 높은 수준의 지질, 물에 녹지 않는 지방이나 콜레스테롤)은 이러한 과정에서 중요한 요인으로 작용한다. 이러한 작용의 결과물로 **플라크**(plaque)가 형성된다.

플라크가 축적됨에 따라, 이는 혈관의 내벽에 부착된다. 혈관벽은 좁아지게 되고, 결국 혈류의 흐름을 막거나 파열시킨다. 이는 마치 물이 흐르는 호스의 끝을 엄지로 막는 것과 유사하다고 할 수 있다. 호스 안에 압이 올라가듯이 동맥 내에 압도 올라가게 된다. 만약 혈관이 약해지고 혈압이 지속된다면, 동맥은 아마 약해지고 결국 터지게 된다. 동맥 내의 혈압 수준의 변동은 내벽에 손상을 주고, 이는 플라크를 더 잘 형성하게 한다.

죽상동맥경화증은 관상동맥질환(coronary artery disease, CAD)의 가장 일반적인 형태이다. 이는 혈관벽에 플라크가 침착될 때 발생하며, 심장의 바깥쪽에 있는 관상동맥에 혈류와 산소 공급을 받지 못한다. 따라서 종종 심장마비를 유발한다(그림 11.4 참고). 순환이 손상되었을 때, 심장으로의 혈류는 제한되고, 심장은 산소의 공급을 받지 못한다—이는 **허혈**(ischemia)이라 불리는 조건이다. 따라서 관상동맥질환은 허혈성심질환이라고도 불린다.

말초동맥질환

팔, 발, 장딴지, 다리와 같은 상지 또는 하지에서 죽상동맥경화증 또는 손상이 일어나면, 동맥이 좁아지거나 완전히 막히는 경우가 일어나

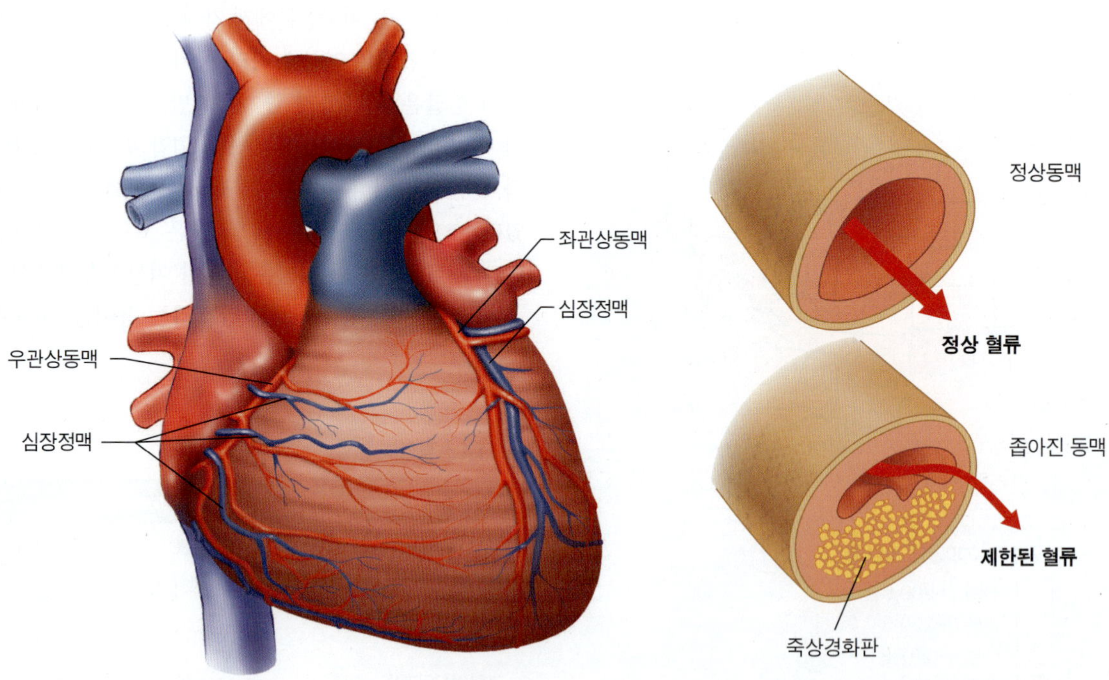

그림 11.4 죽상동맥경화증과 관상동맥심질환. 심장의 외부에 위치한 관상동맥은 혈액과 산소를 심근 자체에 공급한다. 죽상동맥경화증에서 동맥은 플라크의 생성으로 막히게 된다. 관상동맥에 죽상동맥경화증이 생기면, 심근으로 혈류가 제한되게 되고, 심장마비가 일어날 수 있다.

Sources: Adapted from Joan Salge Blake, *Nutrition & You*, and Michael D. Johnson, *Human: Biology: Concepts and Current Issues*, 7th ed. Both copyright © 2014 Pearson Education, Inc. Reprinted by permission.

는데, 이를 **말초동맥질환**(peripheral artery disease, **PAD**)이라고 한다. 미국에서 850만 명 이상이 말초동맥질환을 가지고 있다. 주로 흡연을 하고 당뇨병이 있으며, 콜레스테롤 수치가 높고, 65세 이상의 비 히스패닉계 흑인 및/또는 남성에게 빈발한다. 때로는 외상, 특정 질환, 방사선요법, 수술, 염증반응, 죽상동맥경화증으로부터의 합병증으로도 발생한다. 말초동맥질환을 가지는 많은 사람들은 심장마비나 뇌졸중과 같은 증상이 없거나 증상을 인식하지 못한다는 이유로 치료를 받지 않고 있다.[24] 다른 사람들은 걷거나 운동 시 다리, 장딴지, 발에 통증을 느끼기도 한다. 말초동맥질환은 50대 이후에 장애를 일으키는 주요 원인이고, 여성에 비해 남성에게서 더 자주 발병한다.[25]

관상동맥심질환

1,650만 명 이상의 미국 성인들이 **관상동맥심질환**(coronary heart disease, **CHD**)을 가지고 있다. 주된 심혈관질환들 중 관상동맥심질환은 사망률을 가장 높이는 질환 중 하나이고, 매년 미국에서 사망자 7명 중 1명(36만 명 이상)을 차지하고 있다.[26] 게다가 매년 58만 명 이상의 새로운 환자가 발생하고, 21만 명이 재발한다.[27] 수많은 사람들이 의학적인 도움으로 심장마비로부터 생존을 한다. 하지만 관상동맥심질환과 심장마비는 의료비가 약 2,400억 원 정도로 상당히 들며, 2030년에는 이보다 2배 정도의 비용이 들 것으로 추정된다.[28] **심근경색증**(myocardial infarction, **MI**) 또는 심장마비는 심장의 한 부분의 혈액 공급이 차단되어 영구적으로 손상받는 것을 말한다. 가끔은 **관상동맥혈전증**(coronary thrombosis)이나 죽상동맥경화증에 의해 혈관이 좁아져 관상동맥을 막아서 일어나기도 한다. 응고되거나 **혈전**(thrombus)이 생기면, 순환계에서 혈액의 정상적인 흐름이 벗어나게 되는데, 이를 **색전**(embolus)이라고 한다. 혈액이 원활하게 흐르지 않을 때, 이와 상응하게 조직으로의 산소 운반도 제대로 되지 않는다. 만약 폐색이 아주 미약하다면, 건강한 심장은 혈관을 확장하거나 새로운 혈관을 재생하여 다른 경로를 만들어 흐르게 된다. 이를 측부순환이라고 한다. 이는 손상으로부터 대응하는 심근의 자기 보호라고 할 수 있다.

만약 심장폐색이 심각하다면, 신체는 스스로 적응할 수 없고, 살기 위해 외부의 도움을 받아야 한다. 심장마비 시 무엇을 해야 하는지 알기 위해 '행동을 변화시키는 기술'을 참고하라.

> 미국에서 매년 75만 명의 미국인들이 심장마비를 일으킨다. 이들 중 11만 6,000명이 사망하고, 20만 명이 5년 이내에 또 다른 심장마비를 일으킬 수 있다.

행동을 변화시키는 기술

심장마비가 올 때, 무엇을 해야 하는가?

사람들은 심장마비의 신호를 간과할 때가 종종 있다. 또는 도움을 너무 늦게까지 기다리곤 한다. 이는 치명적인 결과를 초래하게 한다. 응급상황에서 무엇을 해야 하는 것을 아는 것은 여러분의 삶이나 다른 사람들의 삶에 결정적인 영향을 주게 된다.

- 여러분의 핸드폰에 응급구조 관련 번호를 저장하라. 포켓이나 지갑에 번호를 적어 두라. 그리고 반드시 119 번호를 기억하라.
- 주위에서 젊거나 건강한 사람이 심장마비의 위험을 부인할 수 있다는 생각을 하라. 만약 여러분이 볼 때, 심장마비의 위험으로 판단한다면, 응급조치를 즉각적으로 실시해야 한다.
- 만약에 주위에서 누군가 의식을 잃고 쓰러진다면, CPR을 실시하라. www.heart.org의 사이트를 보고 새로운 기준의 CPR 정보를 인지하고 있어야 한다. 미국 심장협회에서는 새로운 가슴 압박 방법만을 권장하고 있다.

Sources: Adapted from American Heart Association, "Warning Signs of Heart Attack, Stroke, and Cardiac Arrest," 2016, www.heart.org/HEARTORG/Conditions/911-Warnings-Signs-of-a-Heart- Attack_UCM_305346_SubHomePage.jsp

부정맥

삶을 살아가는 동안 대부분의 사람들은 어떤 형태의 **부정맥**(arrhythmia)을 경험한다. 부정맥이란 불규칙적인 심장박동을 말하며, 심장에서의 전기자극이 잘 조절되지 않아 제대로 작동하지 않는 것을 말한다. 종종 펄럭인다거나 달린다로 묘사되는데, 이러한 불규칙은 우리를 응급실로 가게 한다. 운동이나 불안 없이 빠르게 박동하는 심장은 빈맥을 경험하게 되는데, 이는 의학적 용어로 비정상적으로 빠른 심장박동이라고 한다. 반대로 연속선상의 다른 반대작용을 서맥이라고 하거나 비정상적으로 느린 심장박동이라고 한다. 심장이 **세동**(fibrillation)으로 갈 때, 산발적으로 떨리는 형태를 보이고, 이는 심혈관계에서 혈액을 이동하는데, 상당한 비효율성을 나타낸다. 만약 치료되지 않는다면, 세동은 치명적일 수

말초동맥질환(peripheral artery disease, PAD) 발, 장딴지, 다리, 팔 등과 같은 조직에서 일어나는 죽상동맥경화증이 원인.

관상동맥심질환(coronary heart disease, CHD) 심장으로 가는 작은 혈관이 좁아지는 것.

심근경색증(myocardial infarction, MI) 심장에서 정상적인 혈액 공급이 폐색되는 것. 심장마비라고도 불림.

관상동맥혈전증(coronary thrombosis) 혈액응고 형성.

혈전(thrombus) 혈액응고.

색전(embolus) 순환계에서 혈액의 정상적인 흐름이 벗어나게 되는 막힘 현상.

부정맥(arrhythmia) 불규칙적인 심장박동.

세동(fibrillation) 심장박동이 산발적으로 떨리는 원인으로 결국 심혈관계에서 혈액의 흐름을 비효율적으로 만든다.

도 있다. 가장 흔한 부정맥의 형태는 **조기심실수축**(preventricular contraction, **PVC**)—심실에서 미리 심장박동이 일어나는 것—이고, 모든 연령대에서 증가한다. 10대, 20대, 30대 및 운동선수들도 특히 조기심실수축이 잘 나타난다.[29]

협심증

협심증(angina pectoris)은 심근에 충분한 산소가 공급되지 않아 심장질환의 지표로 사용되는 관상동맥심질환의 증상 중 하나이다. 약 1,000만 명의 미국인이 협심증으로 고통받고 있으며, 소화불량에 의한 속쓰림 증상부터 두근거림과 심각한 가슴 통증을 보인다.[30] 약한 경우에는 휴식을 통하여 다스려질 수 있다. 니트로글리세린과 같은 약물은 정맥을 확장하고 고통을 덜어준다. 칼슘통로차단제와 같은 약물은 심장연축과 부정맥을 완화시키고 혈압을 낮추어 주며 심박수를 줄여준다. 베타차단제는 심근의 과도한 활동을 통제하여 준다.

심근병증과 심부전

심근병증(cardiomyopathy)은 심근의 손상이나 과부하로 인해 커지게 되고, 체내 혈액순환이 정상적으로 이루어지도록 하는 힘이 부족할 때 발생한다. 혈액과 체액은 허파와 발, 발목, 다리와 같은 다른 체조직에 예비로 남아 부어오르게 된다. 게다가 이러한 증상이 계속되면, 숨이 가빠지고 피로가 증가한다. 심부전 또는 **울혈성심부전**(congestive heart failure)은 이러한 경우에 종종 진단된다. 심근병증은 주로 부정맥이나 조절되지 않은 고혈압 또는 심장마비, 수면무호흡, 호흡계의 문제가 있는 사람들에게 잘 나타난다. 또한 비스테로이드 항염증제(NSAID)와 같은 특정 처방약과 당뇨병 약은 만성적인 약물 및 알코올 남용과 같은 위험을 증가시킨다. 암에 대한 방사선이나 항암화학요법 치료를 하는 경우 심장에 손상을 주거나 심장을 보호할 수 있다. 미국에서 거의 510만 명의 성인들이 심부전을 가지고 있으며, 2030년에는 1,000만 명 이상이 될 것으로 예측한다.[31]

치료되지 않은 심부전은 치명적일 수 있다. 하지만 대부분의 경우 이뇨제를 포함하는 약물로 치료함으로써 체액의 축적을 막는다. 디기탈리스(강심제)와 같은 약물은 심장의 펌프 활동을 증가시킨다. 그리고 혈관확장제와 같은 약물은 혈관을 확장하고 저항을 감소시켜, 혈액이 더욱 잘 흘러가게 하며 심장의 작용을 더욱 쉽게 하게 한다.

조기심실수축(preventricular contraction, PVC) 심실에서 조숙한 심장박동.

협심증(angina pectoris) 심장의 산소 공급 부족으로 가슴 통증이 발생하는 증상.

심근병증(cardiomyopathy) 심근이 과부하로 인해 커지거나 손상을 받아 신체 전반으로 정상적인 혈액순환을 할 수 없는 상태.

울혈성심부전(congestive heart failure) 비정상적인 심혈관 상태로 심장펌프의 문제나 혈류의 문제로 혈액이 고이게 되는 현상.

뇌졸중(stroke) 혈액 공급의 문제로 뇌가 손상을 받는 상황에서 뇌혈관에 문제가 생김.

동맥류(aneurysm) 약해진 혈관은 혈압으로 툭 튀어나올 수 있으며 심각한 경우 터지게 된다.

뇌졸중

심근처럼, 뇌세포도 꾸준하게 산소의 공급을 필요로 한다. **뇌졸중**[stroke, 뇌혈관사고(cerebrovascular accident)라고도 불림]은 뇌로의 혈액 공급에 문제가 생겼을 때 일어난다. 뇌졸중은 허혈성(플라크 형성에 의해 혈관이 좁아지거나 혈전이 혈관을 막아 발생)이거나 출혈성(혈관이 약해져서 돌출되거나 파열되어 발생)에 의해 발생할 수 있다. **동맥류**(aneurysm, 혈관이 넓어지거나 돌출이 생겨 출혈성이 생기는 것)는 가장 잘 알려진 출혈성 뇌졸중이다. 이러한 일들이 발생할 때, 산소가 뇌로 공급이 안 되고 뇌세포는 죽게 된다.

일부 뇌졸중은 경미하고 이는 일시적인 어지럼증과 혹은 신체적으로 지탱할 힘이 없거나 마비시킨다. 더욱 심각한 혈류 제한은 장기적으로 대화나 음식물 삼킴, 기억, 운동감각 등을 손상시킨다. 다른 뇌졸중은 뇌의 일부 영역에 영향을 주어 심장과 허파 기능에 영향을 주며 수분 내에 사람을 죽게 한다. 다행히도 2004년 이래 거의 뇌졸중 환자의 29%가 감소했으며, 이는 흡연 및 고지방식이의 감소, 진단 및 치료의 증가에 의한 것으로 분석된다. 발병률의 감소에도 불구하고, 뇌졸중은 거의 매년 700만 명의 미국인들에게 영향을 미치고, 13만 3,000명을 죽게 하며, 생활 방식에서 5번째 높은 사망률의 원인이 된다.[32] 모든 뇌졸중 환자들의 10%는 18~50세 사이에서 일어난다. 뇌졸중은

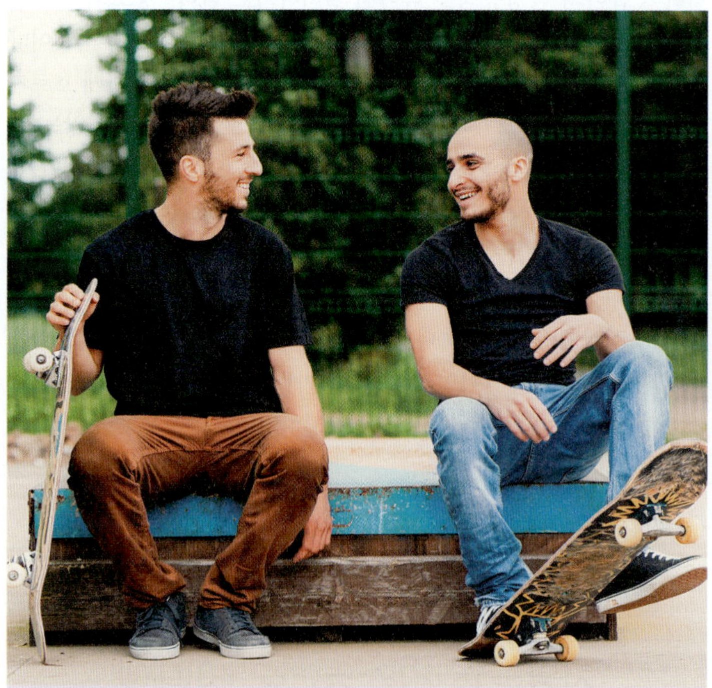

특히, 젊은 남성들 사이에서 뇌졸중의 위험이 증가한다.

행동을 변화시키는 기술

뇌졸중을 진단하는 간단한 검사

사람들은 종종 뇌졸중 증상을 무시하거나 최소화하거나 오해한다. 가장 좋은 회복을 보기 위해서는 최대한 빠르게 치료하는 것이 무엇보다 중요하다. 만약 누군가가 뇌졸중으로 의심된다면, 많은 응급팀들이 사용하고 있는 도구인 FAST를 생각해야 한다.

- 안면처짐 혹은 마비: 웃어보라고 요청하라. 얼굴의 양면이 같이 움직이면 정상이다. 하지만 한 쪽이 쉽게 잘 움직여지지 않는다면 이상이 있는 것이다.
- 팔이 약하거나 마비가 있다: 양팔을 올리라고 요청해보라. 양팔을 같이 잘 움직이면 정상이다. 하지만 한 팔이 표류하거나 한 쪽이 완전히 높이 올라가지 않으면 문제가 있다.
- 말하는 데 어려움이 있다: 환자에게 다음과 같은 문장을 반복해서 말하도록 하라. "당신은 늙은 개에게 새로운 요령을 가르칠 수 없다." 만약 정확하게 문장을 말하면 정상이지만, 부적절한 단어나 발음 혹은 잘 말하지 못한다면 비정상이다.
- 119를 불러야 한다. 비정상적인 반응이 있으면 바로 불러야 한다. 시간이 중요하다.

Source: Centers for Disease Control, "Stroke Signs and Symptoms," April 2015, www.cdc.gov/stroke/signs_symptoms.htm.

젊은 성인에게서 증가하는데, 이는 뇌졸중으로 인한 장기적인 치료와 약물의 비용이 증가함을 의미한다.[33]

많은 뇌졸중 환자들은 수일간, 수주간, 혹은 수년간의 **일과성허혈발작**(transient ischemic attacks, **TIA**)을 경험했거나 뇌로의 혈액 공급이 순간적 장애가 일어나 일시적인 손상을 일으키게 된다. 일과성허혈발작의 증상은 특히 아침에 처음 일어났을 때 나타나는 현상으로 어지럼증, 허약함, 일시적인 마비, 또는 안면 혹은 다른 부위의 마비, 일시적인 기억 손상, 몽롱함, 구역질, 두통, 불분명한 발음, 기타 보기 드문 생리반응 등을 포함한다. 반면에 어떤 사람들은 예상치 않은 낙상 또는 일시적 기억상실 등을 경험하고, 일부 사람들은 특정 증상이 없다. 일과성허혈발작은 종종 뇌졸중이 임박함을 나타낸다. 뇌졸중을 미리 인식할수록, 더욱 효과적인 치료가 가능하다. (뇌졸중이 발생한 지 1~2시간 내에 치료하는 것이 가장 좋은 결과를 보이는 것으로 나타났다.) 뇌졸중의 징후와 증상을 알아보는 팁에 대한 내용은 '행동을 변화시키는 기술'을 참고하라.

뇌졸중 생존율은 최근 상당히 증가하였는데, 이는 부분적으로 증상에 대한 인식 시간이 빨라졌기 때문이다. 뇌졸중 증상에 대한 인식과 빠른 의학적 집중, 응급의학 프로토콜과 의술에서의 개선, 그리고 빠른 재활과 치료가 생존에 도움을 주었다. 허혈성 뇌졸중에 대해 FDA 승인을 받은 유일한 치료인 혈전용해제(tissue plasminogen activator, tPA)를 포함하는 새로운 치료들은 혈전을 녹이고, 손상된 부위에 혈류를 개선하며, 결국 손상을 적게 주고, 회복의 기회를 높인다. 동맥 내부의 치료(IAT)는 카테터로부터 tPA와 같은 혈전용해 약물을 손상 부위로 전달하는데, 이는 빠른 혈류의 복원을 의미하며, 장기간의 손상을 적게 한다. 유망한 새로운 치료법은 스텐트 리트리버 치료법이다. 이는 서혜부를 통하여 카테터를 삽입한 후 막힌 동맥을 신체 전반을 통해 찾아 나선다. 일단 찾으면, 철망 장치가 팽창하고 혈전을 잡으며 혈류를 복원하게 한다. 이러한 기술은 뇌졸중 진단 후 빠르게 조치한다면, 91%의 환자들은 장애를 가지지 않았다.[34] 뇌졸중을 찾아내고 진단하며, 즉각적으로 치료하는 장비들을 갖춘 새로운 앰뷸런스는 환자들을 더 나은 결과로 이끌어낸다. 혈압을 조절하거나 소금 섭취를 줄임으로써 뇌졸중과 다른 심혈관질환들이 발생하기 전에 예방하는 것은 가장 좋은 방법이며 가장 비용이 적게 드는 선택이다. 빨리 시작할수록 더 좋다.

> **일과성허혈발작(transient ischemic attacks, TIA)** 뇌로 가는 혈액을 일시적으로 차단하여 일시적인 손상을 야기하며 이는 주요 뇌졸중이 임박함을 알리는 것.
>
> **심혈관계 위험(cardiometabolic risk)** 신체의 심혈관계와 생화학적 대사과정에 영향을 주는 위험 요인들.
>
> **대사증후군(metabolic syndrome, MetS)** 신체에서 심장질환, 뇌졸중 및 당뇨병 등을 증가시키는 대사적 상태.

LO 4 심혈관계 위험 줄이기

심혈관질환에 대한 조절 가능한 혹은 조절 가능하지 않은 위험 요인 및 예방법을 정의하시오.

미국 질병협력단체에 따르면, 심혈관질환에 가장 크게 작용하는 것은 흡연 후에 부적절한 식이, 높은 체질량지수(BMI), 고혈압, 높은 공복혈당, 부족한 신체활동 등이다.[35] 새로운 연구 결과들은 고혈압을 가지고, 흡연을 하며, 높은 체지방 및 높은 공복혈당을 가진 12~39세의 사람들이 60세 이전에 심혈관질환 관련 합병증으로 사망할 확률이 높아진다고 보고하였다.[36]

심혈관계 위험(cardiometabolic risk)은 복합적 위험으로써 신체적 및 생화학적 변화를 말하며, 심혈관질환과 함께 제2형 당뇨병을 함께 이끈다. 선택과 행동의 결과로부터 나타나는 이러한 위험률은 조절 가능하다. 유전이나 연령 및 성별과 같은 다른 요인들은 조절 가능하지 않다.

대사증후군: 빠른 위험 인지

복합적인 심혈관계 위험들의 군집, 다양하게 증후군 X 혹은 인슐린 저항성이라고도 불리는데, 최근에는 **대사증후군**(metabolic syndrome,

오늘날 학생들의 건강

주요 관심사 장의 박테리아가 심혈관질환의 주요 요인인가?

붉은 육류와 고지방 유제품은 동맥혈관을 막게 되고, 새로운 연구들은 지방 수준 자체보다 장의 박테리아가 이러한 과정을 일으킨다는 것이다.

연구자들에 따르면, 육류 제품을 소화하는 과정에서 화학적인 부산물이 발생하고, 이들이 혈관 내벽에 작용하여 죽상동맥경화증을 일으킨다는 것이다. 트리메틸아민이라 불리는 부산물은 간에서 산화 트리메틸아민으로 바뀌고 심장마비, 뇌졸중 및 사망을 초래한다. 우리는 장에 좋은 박테리아가 필요한 반면, 동물세포에서 발견되는 물질과 박테리아의 상호작용은 산화 트리메틸아민을 생성하고 혈관벽에 콜레스테롤이 축적되는 데 기여한다.

만약 혈액 측정에서 산화 트리메틸아민의 수치가 올라가면, 고지방식이의 섭취를 줄여야 한다. 전체 식이에서 포화지방의 섭취는 10%가 초과하지 않도록 해야 한다.

Source: J. Brown and S. Hazen, "The Gut Microbial Endocrine Organ: Bacterially Derived Signals Driving Cardiometabolic Diseases," *Annual Review of Medicine* 66 (2015): 343.

MetS)이라고 불린다. 대사증후군은 죽상경화심질환의 위험률을 3배 이상 높이는 것으로 알려진다.[37] 여성들은 남성들에 비해 대사증후군을 더 많이 가지고 있다.[38] 인종별 유병률은 비 히스패닉계 백인과 흑인 다음으로 히스패닉계에서 가장 높다.[39] 연령이 증가함에 따라 대사증후군의 발병률이 증가하며, 20~39세에는 18%의 영향을 미치며, 60세에는 거의 47%의 영향을 미친다. 다음의 5가지 요인 중 3가지 혹은 그 이상 요인들에 해당되면 대사증후군이라고 할 수 있다.

- 복부비만(허리둘레가 40인치 이상인 남성, 35인치 이상인 여성)
- 증가된 혈액의 지방(중성지방이 150 이상) 또는 중성지방에 대한 약물 치료를 하는 경우
- 낮은 수치의 HDL('좋은') 콜레스테롤(40 이하의 남성, 50 이하의 여성) 또는 약물 치료를 하는 경우
- 130/85 mmHg 이상의 혈압을 가지는 경우 또는 혈압 강하약물 치료를 하는 경우
- 공복혈당이 100 mg/dL 이상인 경우(인슐린 저항성과 포도당 과민증의 신호) 또는 혈당약을 치료하는 경우

심혈관질환에 대한 조절 가능한 위험 요인

중년에 심혈관질환을 가지는 것이 특별한 일이 아니라는 것은 아마 놀라운 일이다. 사실 여러분은 지금 심혈관질환에 관계하는 일을 진행하고 있다. 인생의 첫 순간부터 여러분은 유전적으로 약간의 위험을 가지고 미리 프로그램 되어 있었다. 유전적 성향이 어떻게 작용하는지는 당신의 생활 방식에 의해 크게 영향을 받는다. 여러분의 행동은 30대, 40대, 그리고 그 이상 나이에서 위험 단계에 있다. 특정 삶의 변화를 정하는 것은 여러분의 미래 건강에 중요한 영향을 준다.[42]

흡연을 피하라

1960년대 이래 미국에서는 흡연율이 급격하게 감소했다. 남성의 흡연율이 51%에서 16.7%로 감소했고, 여성 흡연율은 34%에서 13.6%로 감소했다.[43] 지난 30일 동안 대학에서 남학생의 13.3%, 여학생의 8.3%만이 흡연을 하는 것으로 보고되었다.[44] 흡연을 할 경우 심혈관질환에 도달하는 위험률이 얼마나 큰가? 이러한 사실들을 고려해보라.[45]

- 흡연자들은 비흡연자들에 비해 심혈관질환으로 발전할 확률이 2~4배 정도 높다.
- 흡연은 뇌졸중의 위험을 2배 정도 높인다.
- 흡연자들은 비흡연자들에 비해 말초혈관질환으로 발전할 가능성이 10배 이상 높아진다.

흡연은 여러 가지 방법으로 심장에 손상을 주는 것으로 알려져 있다. 니코틴은 심박수, 혈압 및 심근에 산소 이용을 증가시킨다. 시간이 지남에 따라 이는 심장으로 하여금 더 강한 일을 하게 한다. 추가적으로 흡연을 통한 화학물질의 유입은 관상동맥을 손상시키며, 상황을 악화시킨다. 동시에 혈압을 증가시키고, 플라크를 더욱 쉽게 축적하게 한다. 금연은 매우 중요하다. (제7장의 흡연의 건강 위험을 참고하라.)

지방과 콜레스테롤을 권장량으로 변화시켜라

콜레스테롤은 혈액과 체세포에서 발견되는 지방 및 같은 물질로 매년 미국에서 260만 명 이상이 사망하는 요인이 되는 것으로 알려져 있다.[46] 콜레스테롤은 세포막과 호르몬 생성에 중요한 역할을 한다. 수년 동안, 콜레스테롤은 심혈관질환 위험의 주요 원인으로 알려져 왔다. 혈중 콜레스테롤의 75%는 간과 다른 세포에서 만들어지는 것으로 밝혀졌으며, 심혈관질환의 위험 요인은 아마도 식이 콜레스테롤 섭취보다는 다른 요인, 즉 신체활동, 체중, 포화지방과 트랜스지방 섭

취 정도, 유전, 연령 및 성별과 더 많은 연관이 있다.[48] 식이에서 달걀과 콜레스테롤이 많은 음식은 전문가들에 의해 적당히 먹어야 하는 음식으로 분류되며, 고지방 육류로부터 포화지방의 섭취를 줄이고, 유제품 섭취를 10%로 줄이도록 강조한다.[49] 일상 식이에서 포화지방을 줄여야 하는 이유는 '오늘날 학생들의 건강'을 참고하라.

중요한 것은 식이의 포화지방과 트랜스지방의 섭취량이다. 고지방 유제품, 육류, 다른 원천의 포화지방은 관상동맥질환의 위험을 증가시키는 요인이 된다. 적당함이 핵심이며 새로운 권장사항은 저지방 고기, 가금류, 견과류, 생선, 조개류, 그리고 정제된 단수화물, 설탕 및 소금을 과감하게 줄이는 것이다.[50]

행동지침을 설명하기 위해 미국 심장협회(AHA)와 미국 심장학회는 새로운 심혈관 예방지침을 제시하는데, 사람들이 건강관리자들과 함께 일하기를 권유하며, 그들의 위험 요인을 측정하는 것이다. 새로운 위험률 공식은 성별, 연령, 현재 혈압과 약물 복용, 총 콜레스테롤, HDL 콜레스테롤, 당뇨병, 흡연 유무, 전체적인 생활 방식, 유전과 심혈관질환 위험의 가족력 등을 고려하는 것이다. 특정 위험 요인들에 대해서 의사는 아마 스타틴—콜레스테롤을 낮추고 뇌졸중과 심혈관 질환의 위험률을 낮추는 약물—을 처방할지도 모른다.

최근 20세 이상 성인의 45%는 콜레스테롤 수치가 200 mg/dL가 넘으며, 심지어 16%는 240 mg/dL를 초과한다.[51] 미국에서 40세 이상 성인의 28%는 콜레스테롤을 낮추는 약물을 복용하며, 이들 약물 중 93%가 스타틴이다.[52] 새로운 설문조사는 콜레스테롤이 높은 많은 사람들이 그들의 위험을 알고 있지만, 그들의 콜레스테롤 수치를 어떻게 조절해야 하는지 모르거나 그렇게 할 자신이 없다는 것을 보여준다. 약물에 대한 적합성은 종종 산발적이며, 거의 47%의 응답자들이 지난해에 콜레스테롤 검사를 받지 않았다.[53]

역사적으로 총 콜레스테롤은 관심의 문제가 아니었다. 주된 2가지 콜레스테롤은 저밀도 지단백(low-density lipoprotein, LDL) 콜레스테롤과 고밀도 지단백(high-density lipoprotein, HDL) 콜레스테롤에 관한 것이다. LDL 콜레스테롤은 일반적으로 '나쁜' 콜레스테롤로 알려져 왔으며, 동맥벽에 축적되는 것으로 알려져 왔다. 이와 반대로 HDL 콜레스테롤은 '좋은' 콜레스테롤로 동맥벽에 있는 콜레스테롤을 제거함으로써 방어자로서의 역할을 한다. 이론적으로 LDL 콜레스테롤이 너무 높거나 HDL 콜레스테롤이 너무 낮으면, 콜레스테롤은 동맥벽 안쪽에 축적되고 심혈관질환을 야기하게 된다. 아직까지 이런 오래된 이론의 타당성에 관한 논란이 이어져 오고 있다.

어떻게 생각하는가?

우리는 어떤 행동이나 물질이 질병에 위험 요인이 될지 혹은 아닐지를 어떻게 결정하는가? 프로그램을 만드는 것이 위험률을 줄이거나 특정 행동을 그만두게 하는가?

- 50개 주에서 제혁법을 금지하는 법안이 생겨야 한다면 어떻게 생각하는가? 왜 그런가? 단지 소수를 위해 제혁법이 금지되었다면 찬성하는가?

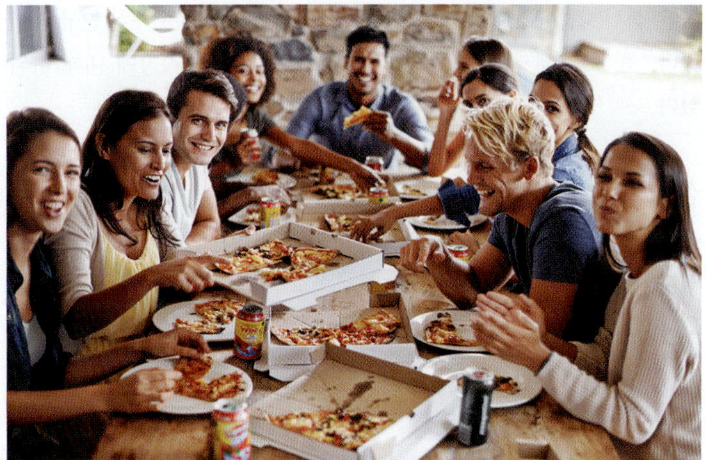

과도한 염분의 섭취는 미국 내에서 고혈압을 일으키는 주된 요인이 된다. 주요 염분의 근원은 효모빵, 치킨 요리, 조미료, 소시지, 핫도그, 베이컨, 그리고 치즈 등이다.

일반적으로 LDL 콜레스테롤은 총 콜레스테롤보다 심혈관질환의 위험과 밀접한 연관이 있다. 최근까지 대부분의 당국은 LDL 콜레스테롤의 수치만 보고, '좋은' 콜레스테롤(HDL)의 긍정적인 효과를 무시하며 HDL을 올리는 것이 중요한 목표라는 데 동의했다. 만약 HDL 콜레스테롤의 수치가 35 mg/dL 이하이면, 심혈관질환의 위험은 급격하게 높아진다. 이러한 위험을 낮추기 위해서 LDL 콜레스테롤을 줄이고, HDL 콜레스테롤을 높임으로써 총 콜레스테롤에 대한 HDL 콜레스테롤의 비율을 관리하는 것이 중요하다. 새로운 연구 결과들은 심혈관질환의 부정적인 결과를 막기 위해 생각만큼은 유용하지 않더라도 HDL 콜레스테롤의 비율을 올리려는 시도를 하고 있다.[54] 하지만 많은 전문가 그룹은 위험군에서 스타틴과 같은 약물을 이용하여 공격적으로 LDL 콜레스테롤 수치를 낮추는 것이 중요하다고 밝혔다. 아울러 신체활동을 높이고 체중을 조절하며 건강한 식습관과 금연의 중요성을 강조한다.[55]

중성지방은 심혈관질환 위험에 있어 중요한 요인이다. 추가적인 칼로리를 섭취할 때, 신체는 칼로리를 중성지방으로 전환하여 지방세포에 저장한다. 호르몬은 필요 시 에너지를 공급하기 위해 하루 종일 중성지방을 방출한다. 높은 수치의 혈중 중성지방은 콜레스테롤이 높거나 심장의 문제 혹은 당뇨병이나 과체중인 사람들에게 일어난다. 연령과 체중이 증가함에 따라 그들의 중성지방과 콜레스테롤도 증가하는 경향이 있다. 20세가 되면 기본 콜레스테롤 검사(지질 성분으로 알려진)를 측정해야 하며, 5년마다 측정하는 것이 좋다. 이러한 측정은 LDL 콜레스테롤, HDL 콜레스테롤, 총 콜레스테롤뿐만 아니라 중성지방을 측정하며, 검사 전 12시간을 금식해야 한다. 검사 전 수분 섭취는 괜찮지만 커피와 차는 피해야 한다. 35세 이상의 성인 남성과 45세 이상의 성인 여성의 경우, 그들의 지질 성분을 매년 검사하고, 높은 위험을 가진 성인은 더욱 자주 검사하길 권장한다. 이러한 권장사항들은 식사지침서에 나와 있는 것이며, 임상적인 영향은 아직 연구 중에 있다. 표 11.2에 최근 권장되는 콜레스테롤과 중성지방에 대해 나와 있다.

심장 건강을 위한 식이에 대한 노력

심장 건강의 도움을 위한 식이 개선에 관한 많은 연구들이 진행되고 있다. 국가의 심장, 허파, 혈액 연구소로부터 식이 계획을 잡고 있는 DASH(고혈압 방지를 위한 식이 접근, 그림 11.5)는 이러한 권장사항을 뒷받침하는 강력한 증거들을 가지고 있다. DASH 지침은 다음과 같다.

- 소금 섭취량을 줄여라. 많은 음식에 소금이 들어 있다. 빵, 파스타 소스, 가공육류, 핫도그 및 전통 음식에 상당히 많이 함유되어 있다.
- 귀리 시리얼, 과일, 채소, 씨앗 등 하루에 5~10 mg의 수용성 섬유질을 섭취하라. 이는 적어도 LDL 콜레스테롤을 5% 정도 떨어뜨릴 것이다.
- 식물성 스테롤을 하루에 2 g 정도 섭취해야 한다. 식물성 스테롤은 저밀도 지단백 콜레스테롤을 5% 정도 감소시킨다. '건강 헤드라인'은 다른 심장 건강에 좋은 슈퍼 푸드의 장점을 제시하고 있다.

표 11.2 | 성인의 건강을 위한 권장 콜레스테롤 수치

총 콜레스테롤 수치(낮을수록 좋음)	
200 mg/dL 미만	바람직한
200~239 mg/dL	경계 수치
240 mg/dL 이상	높음
HDL 콜레스테롤 수치(높을수록 좋음)	
40 mg/dL 이하(남성)	낮은
60 mg/dL 이상	바람직한
LDL 콜레스테롤 수치(낮을수록 좋음)	
100 mg/dL 미만	최적의
100~129 mg/dL	양호한
130~159 mg/dL	경계 수치
160~189 mg/dL	높은
190 mg/dL 이하	매우 높은
중성지방(낮을수록 좋음)	
150 mg/dL 이하	정상적인/바람직한

Source: National Heart Lung and Blood Institute, "What Is Cholesterol?" April 2016, http://www.nhlbi.nih.gov/health/health-topics/topics/hbc/diagnosis.

건강한 체중을 유지하라

과체중인 사람들은 비록 그들이 위험 요인을 가지고 있지 않더라도 심장질환과 뇌졸중에 걸릴 확률이 높다. 이는 엉덩이와 허벅지(배형 체형)보다는 상체와 허리(사과형 체형)가 굵은 사람들에게 더 잘 나타나는 것으로 알 수 있다.

운동을 규칙적으로 하라

비록 낮거나 적당한 강도의 운동—걷기, 정원 돌보기, 집안일, 춤추기—이라도 장기간 꾸준히 규칙적으로 하면 건강에 많은 도움이 된

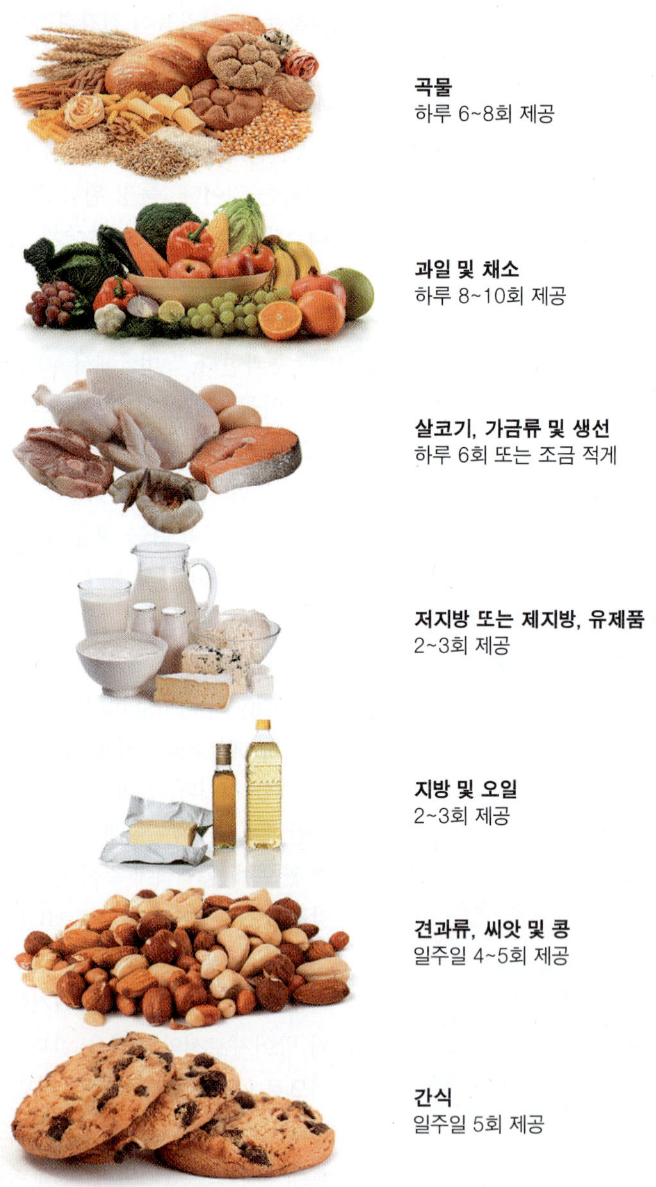
곡물
하루 6~8회 제공
과일 및 채소
하루 8~10회 제공
살코기, 가금류 및 생선
하루 6회 또는 조금 적게
저지방 또는 제지방, 유제품
2~3회 제공
지방 및 오일
2~3회 제공
견과류, 씨앗 및 콩
일주일 4~5회 제공
간식
일주일 5회 제공

그림 11.5 DASH 식이 계획. 하루 2,000칼로리 섭취를 기준으로 제시된 계획이다. 별도의 표시가 없는 한 모든 제한은 하루 기준이다.

Source: National Heart, Lung, and Blood Institute, "Following the DASH Eating Plan," September 2015, www.nhlbi.nih.gov/health/health-topics/topics/dash/followdash.html.

@ 건강 헤드라인 심장 건강에 좋은 슈퍼 푸드

우리가 섭취하는 음식은 심혈관질환의 위험에 중요한 역할을 한다. 많은 식품들이 위험률을 증가시키지만 일부 음식들은 세포에서 흡수될 콜레스테롤을 줄이는 것으로 알려져 있고, LDL 콜레스테롤 수치를 감소시키거나 HDL 콜레스테롤의 보호 효과를 증가시켜 준다. 심장을 보호하기 위해서 다음의 식단을 포함시켜야 한다.

- **다크 초콜릿.** 다크 초콜릿은 70% 혹은 그 이상의 플라보노이드 코코아가 함유되어 있으며, 밀크 초콜릿보다 설탕 함유량이 적다. 초콜릿을 먹어야 한다면, 가능한 한 가장 높은 비율의 코코아가 함유된 제품을 찾아야 하고 한 번에 아주 적은 양을 먹어야 한다. 절제가 핵심이다.
- **오메가3 지방산이 많은 생선.** 연어, 정어리, 그리고 청어는 아마 혈압을 낮추는 데 도움을 줄 것이며, 플라크 형성을 이끄는 염증을 줄여줄 것이다. 그러나 새로운 연구들은 오메가3 지방산의 상충되는 결과들도 보여준다.
- **올리브유.** 요리에 단일 불포화지방산을 사용하는 것, 특히 엑스트라 버진 올리브유는 총 콜레스테롤 수치를 낮추고, LDL 콜레스테롤 수치를 증가시켜 준다.
- **통곡물과 섬유질.** 100% 통밀, 귀리, 귀리 시리얼, 아마씨, 과일, 채소의 형태로 충분한 섬유질을 섭취하는 것은 LDL 또는 나쁜 콜레스테롤을 낮추는 데 도움을 준다. 특히, 수용성 섬유질은 장에서의 콜레스테롤 흡수를 막아주는 것으로 여겨진다.
- **견과류.** 호두는 자연적으로 오메가3 지방산이 많은 것으로 알려져 있고, 이는 중성지방 수치를 낮추며, 혈관 자체에 좋다.
- **적포도주.** 많은 연구에서 1잔의 적포도주는 심혈관질환의 위험률을 낮추며, 아마 보호 효과가 있는 것으로 여겨진다. 미국 심장협회에서는 추가적인 연구비를 지원하면서 식이 조절, 운동, 스트레스 조절 등을 권장한다. 비록 1잔의 적포도주는 보호 효과가 있지만 추가적인 섭취는 별로 도움이 되지 않는다.

Sources: A. Tresserra-Rimbau et al., "Moderate Red Wine Consumption Is Associated with Lower Prevalence of the Metabolic Syndrome in the PREDIMED Population," *British Journal of Nutrition* 113, no. S2 (2015): S121-S130; American Heart Association, "Alcoholic Beverages and Cardiovascular Disease," 2015, www.heart.org/HEARTORG/ GettingHealthy/NutritionCenter/HealthyEating/Alcohol-and-Heart-Health_UCM_305173_Article.jsp; S. Kalesi, J. Sun, and N. Buys, "Green Tea Catechins and Blood Pressure: A Systematic Review and Meta Analysis of Randomized Controlled Trials," *European Journal of Nutrition* (2014), doi:10.1007/s00394-014-0720-1; M. Murray, C. Walcuk, M. Suh, and P. J. Jones, "Green Tea Catechins and Cardiovascular Risk Factors: Should a Health Claim Be Made by U.S. FDA?," *Trends in Food Science and Technology* 41, no. 2 (2015): 188-97; American Heart Association, "Fish and Omega 3 Fatty Acids," June 15, 2015, www.heart.org/HEARTORG/General/Fish-and-Omega-3-Fatty-Acids_UCM_303248_Article.jsp.

다. 운동은 HDL 콜레스테롤을 증가시키고, 중성지방을 낮추며, 여러 가지 방법으로 관상동맥질환의 위험을 낮추어 준다.

당뇨병을 조절하라

당뇨병 환자들에게서 심장질환 사망률이 당뇨병이 없는 성인들보다 2~4배 이상 높게 나타난다. 당뇨병 환자 중 적어도 65% 이상의 사람들이 심장질환이나 뇌졸중으로 사망한다.[56] 처방된 식이요법, 운동요법 및 약물요법을 통하여 그들은 많은 심혈관질환의 위험을 조절한다. Focus on: 당뇨병의 위험 최소화하기를 참고하라. 여기에는 당뇨병을 예방하고 통제하는 방법에 대해 기술되어 있다.

혈압을 조절하라

일반적으로 혈압이 높을수록 심혈관질환의 위험도 높아진다. 혈압을 증가시키는 중요한 요인들은 비만, 운동 부족, 죽상동맥경화증 등이 있으며, 당뇨병 합병증으로 인한 콩팥 손상, 특정 부정맥과 다른 요인들도 원인이 된다.[57] 고혈압의 치료는 식이조절, 특히 혈압을 증가시키는 역할을 하는 염분 섭취량을 반드시 줄여야 한다.

스트레스를 관리하고 충분한 수면을 취하라

최근 과학자들은 급성 및 만성 스트레스가 고혈압, 뇌졸중, 콜레스테롤 수치를 증가시킬 뿐만 아니라 급성 심장사를 유발한다는 증거들을 입증하고 있다.[58] 다양한 삶의 스트레스 요인들은 쓰나미 효과처럼 다양한 연령의 성인들에게 영향을 미치고, 이런 요인들은 수면에 영향을 주어 수면박탈의 위험을 증가시킨다.[59] (스트레스의 영향과 그것에 대처하는 방법은 제3장을 참고하라.)

조절 가능하지 않은 위험 요인

불행하게도 모든 심혈관질환들의 위험 요인들이 예방되거나 조절되지 않는다. 조절 가능하지 않은 가장 위험한 요인들은 다음과 같다.

- **인종과 민족.** 아프리카계 미국인들은 심혈관질환과 고혈압의 비율이 전반적으로 가장 높게 나타나며, 신체활동 비율이 낮다. 멕시코계 미국인들은 콜레스테롤 수치가 200 mg/dL 이상인 사람들이 많으며, 비만율과 과체중 비율이 높다.[60]
- **유전.** 심장질환의 가족력은 심혈관질환의 위험을 증가시킨다. 생산하는 콜레스테롤의 양, 플라크를 형성하려는 경향, 그리고 다른 요인들이 유전과 연관되어 있다. 유전적 영향과 환경, 스트레스, 식습관과 같은 가족 구성원들이 공유하는 조절 가능한 요인을 구별하는 데 어려움이 따른다.

- **연령.** 연령이 증가함에 따라 다양한 요인들이 누구에게나 심혈관 질환의 위험을 증가시킨다.[62]
- **성별.** 성인 남성은 60세까지 심혈관질환의 큰 위험을 가지고 있으며, 성인 여성은 이 시기에 시작하여 80세가 되어서 위험이 크게 증가한다. 반면 35세 이하의 건강한 성인 여성은 상당히 낮은 위험을 가지고 있다. 하지만 경구피임을 하거나 흡연을 하면 위험이 증가한다. 폐경기 이후나 에스트로겐 수치가 감소(예를 들어, 자궁 절제술을 하거나), 여성의 LDL 콜레스테롤 수치가 증가할 때, 심혈관질환의 위험이 커진다. 여성은 또한 나쁜 건강상의 결과를 가지며, 남성에 비하여 심장마비로 인한 사망률이 높게 나타난다.[63]

연구되어야 할 다른 위험 요인들

심혈관질환에 대한 위험 요인들이 알려져 있지만 대부분 많은 사람들은 심장마비로 사망하며, 심장마비가 발생하기 전에 명백한 증상을 가지지 않는다. 새로운 검사와 최근 생겨나는 위험 요인에 대해 연구가 이루어져야 한다. 새로운 두 가지 심혈관질환의 위험은 높은 수준의 혈관 염증과 호모시스테인의 수준이다.

염증과 C 반응성 단백질

조직이 박테리아, 외상, 독소, 열, 또는 다른 물질들에 의해 손상받으면 염증반응이 증가하고, 염증반응은 죽상경화판 형성에 주된 요인이 된다. 즉, 손상된 혈관벽은 플라크 형성을 더욱 잘하는 경향이 있다. 여러 요인들을 추정해보면 흡연, 고혈압, LDL 콜레스테롤, 당뇨병, 특정 형태의 관절염, 위장계의 문제, 독소에 노출되는 것 등은 염증 발생의 위험과 연관이 있다. 하지만 가장 큰 위험군은 특정 감염병을 일으키는 병원균이라고 판단하고, 대표적으로 폐렴 클라미디어(*Chlamydia pneumoniae*)를 들 수 있는데, 이는 호흡계의 감염을 일으키는 균이다. 헬리코박터 파일로리균(*Helicobacter pylori*)는 궤양을 일으키는 박테리아이다. 단순헤르페스 바이러스, 대부분 우리에게 잘 노출된 바이러스이다. 사이토메갈로 바이러스(*Cytomegalovirus*), 40세 이전의 대부분 미국인들에게 감염을 일으키는 또 다른 헤르페스 바이러스이다. 염증이 진행되는 동안 **C 반응성 단백질**(C-reactive protein, **CRP**)은 높은 수준으로 존재하는 경향이 있다. 최근 17만 명의 피험자를 대상으로 38개의 연구 결과를 메타 분석한 결과 혈액에서의 C 반응성 단백질과 죽상동맥경화증 및 심혈관질환과의 상당한 연관성을 발견하였다.[64] 혈액 분석을 통하여 이러한 단백질들은 고도로 민감한 분석법인 hs-CRP라고 불리는 분석법에 의해 이루어진다. 만약 이 수치가 높으면, 염증을 감소시키는 조치가 이루어진다.

C 반응성 단백질(C-reactive protein, CRP) 염증반응으로 인하여 혈중 C 반응성 단백질 수준이 올라감.

호모시스테인(homocysteine) 혈액에 일반적으로 존재하는 아미노산으로, 높은 수준으로 발견되면, 심혈관질환의 높은 위험과 연관이 있다.

FDA는 최근 새롭게 금식하지 않는 혈액 검사를 개발하였는데, 이 방법으로 심장질환의 병력이 없는 사람들에게 심장마비가 일어날 것을 예측할 수 있다. *PLAC*로 알려져 있는데, 이는 혈액에서 플라크를 형성하는 염증 정도를 검사하는 것이다. 혈액에 염증 효소가 많다는 것은 혈액에 플라크가 많고 위험률이 높다는 것이다. *PLAC* 검사는 조기에 심장마비의 가능성을 미리 알 수 있게 해준다.[65]

AHA와 다른 그룹들은 항염증에 도움이 되는 오메가3 지방산이 많이 함유된 어유, 아마, 다른 음식의 섭취를 권장한다. 하지만 새로운 연구들은 오메가3 지방산이 심혈관질환과 심혈관계 문제들의 위험을 줄일 수 있을지에 대해 의문을 제기한다.[66]

이러한 상충되는 보고에도 불구하고, 주요 전문가 그룹들은 심혈관질환의 위험을 낮추기 위해 오메가3 지방산 섭취를 권장한다.[67] 염증반응이 심혈관질환의 위험을 높이고, 오메가3 지방산이 염증반응을 줄이는지에 관한 더 많은 연구가 필수적으로 진행되어야 한다.[68]

호모시스테인

지난 10년 동안 **호모시스테인**(homocysteine)의 역할에 대한 많은 관심들이 있어져 왔다. 호모시스테인—혈액에 일반적으로 존재하는 아미노산—의 양이 증가하면 심혈관질환의 위험이 증가한다. 높은 수준으로 있을 때, 호모시스테인은 아마도 관상동맥심질환, 뇌졸중, 말초동맥질환의 위험과 깊은 연관이 있다. 비록 많은 연구들이 필요하지만, 과학자들은 호모시스테인이 C 반응성 단백질과 같은 작용을 하고, 동맥 내벽을 악화시키며, 손상된 내벽에 지방을 침착시키고, 혈전의 생성을 조장하다고 가정한다.[69] 초기 연구들은 엽산과 다른 비타민 B군이 체내의 호모시스테인을 분해하는 것을 도와준다고 주장하였다. 식품 제조업자들은 많은 식품에 엽산을 첨가하고 심혈관질환에 이점이 있는 식품으로 광고함으로써 대응했다. 상반된 연구로, 배심원들은 심혈관질환의 위험을 감소시키는 엽산의 역할에 대해 여전히 의견이 엇갈리고 있다. 사실 AHA에서 엽산보충제는 뇌졸중 위험에 긍정적인 효과가 있을 것으로 보고 있음에도 불구하고, 엽산보충제의 섭취는 심혈관질환의 위험을 낮추는 데 효과가 없는 것으로 보인다.[70] 이제 건강한 식이섭취가 가장 좋은 예방이라고 본다.

LO 5 | 심혈관질환의 진단과 치료

심혈관질환의 진단과 치료에 관한 최근의 전략을 학습하시오.

오늘날 심혈관질환이 있는 많은 환자들은 이전 세대가 수행하지 못했던 진단, 치료, 예방 및 재활 치료 등을 가지고 있다. 약물요법은 심장박동을 강화하며, 부정맥을 조절하고, 체액을 이동하며, 혈압을 낮추고, 심장 기능을 개선하며, 통증을 감소시킨다. 가장 일반적인 약은 혈중 콜레스테롤 수치를 감소시키는 스타틴이다. ACE 억제제는 혈관 주위의 근육들을 수축시키기 때문에 혈압을 낮추어 준다. 베타차단제는 에피네프린 호르몬의 작용을 막음으로써 혈압을 낮추어 준다. 새로운 치료과정과 기법이 삶을 지속하여 준다. 오랫동안 사용되어온 심폐소생술(CPR)조차 입대입인공호흡보다 주로 가슴압박에 초점을 맞추도록 바뀌었다. 이는 사람들이 혈액순환의 위험을 줄일 수 있다면, CPR을 실시하기를 선호하며, 이것이 위험에 처한 사람들을 구하려는 어떤 노력을 하지 않는 것보다는 낫다고 생각하기 때문이다.

심혈관질환 진단을 위한 기법

심전도, 혈관조영술, 양전자방출 단층촬영(positron emission tomography scans, PET)을 포함하는 심혈관질환을 진단하는 데 사용되는 몇 가지 기법들이 사용된다. **심전도**(electrocardiogram, **ECG**)는 심장의 전기적인 활동을 기록하는 장비이다. 환자들은 스트레스 검사를 받아야 한다—주입이 없는 고정된 자전거나 트레드밀 위에서 심전도를 이용하여 기본 운동을 해야 한다—또는 원자력 스트레스 검사를 받아야 하는데, 이는 방사선 염료를 주입하여 심장의 이미지를 취하여 혈류의 문제 등을 밝히는 것이다. **혈관조영술**(angiography)은 카테터라고 불리는 얇은 바늘 튜브 형태의 장치가 심장동맥을 통하여 삽입되고 염료를 주입한다. 그리고 X선 촬영 이미지를 통하여 분석하며 막힌 혈관을 찾아낸다. PET는 혈류에 따라 나타나는 심장의 3차원 이미지를 생성하여 보여준다. 다음과 같이 다른 검사들도 있다.

- **자기공명영상(MRI).** 이 검사는 강력한 자석을 이용하여 신체의 내부를 보는 데 사용한다. 컴퓨터에서 생성하는 사진을 보고, 내과 의사들이 심장의 손상 정도를 파악하고 대동맥과 같은 큰 혈관의 질병 유무를 평가한다.
- **컴퓨터 단층촬영(CT).** 심장의 X선 촬영 이미지를 빠른 이미지로 보여주는 방법으로 우회술을 평가하기 위해 사용된다. 심실 기능을 진단하고, 칼슘 축적을 측정한다.
- **심장 칼슘 점수.** 이 측정은 관상동맥에 칼슘을 함유하고 있는 플라크의 양을 측정하는 방법이다. 전체적으로 죽상동맥경화증의 정도의 지표로 알려져 있다. 칼슘의 양이 많으면, 칼슘 점수가 높게 나오고 심장마비의 위험률이 높아진다. 이 검사는 방사선 노출에 대한 문제들이 제기되어 왔다.

수술적 선택: 우회술, 혈관성형술 및 스텐트

관상동맥우회술(coronary bypass surgery)은 뇌졸중과 관상동맥이 막힌 환자들에게 많은 도움이 되어 왔다. 관상동맥우회술(CABG)에서 'cabbage'라고 하는 혈관을 환자 신체의 다른 부위(대개 다리의 복제정맥이나 흉부의 내흉동맥)에서 채취한 후 막힌 관상동맥을 우회하여 심장에 원활하게 혈류를 공급하도록 이식한다.

혈관성형술(angioplasty)은 대체로 위험률이 적다. 혈관촬영술에서 보이는 대로, 얇은 카테터가 막힌 심장동맥에 꿰어진다. 카테터 끝에는 풍선이 있는데, 이 풍선은 부풀려져 동맥벽에 지방 침착물을 납작하게 하여 혈액이 더 자유롭게 흐를 수 있게 한다. 스텐트(메쉬 같은 스테인리스강관)를 삽입하여 동맥을 열어놓는다. 매우 효과적인 방법이지만, 스텐트는 염증반응을 일으키고 삽입부에 조직을 성장하게 하여 더 많이 막히거나 문제들이 야기된다. 30%의 환자들에서 6개월 이내에 치료한 동맥이 다시 막히는 일들이 생긴다. 새로운 스텐트는 일반적으로 이러한 위험을 줄여준다. 그럼에도 불구하고, 외과전문의들은 높은 재발률을 우려하여 혈관성형술이 효과적이라고 말한다. 플라크를 제거하는 새로운 형태의 레이저 혈관성형술과 죽종절제술이 몇몇 병원에서 이용되고 있다.

심전도(electrocardiogram, ECG) 심장의 전기적인 활동을 기록하는 장비로 심장의 스트레스 정도를 측정할 수 있다.

혈관조영술(angiography) 심장동맥의 폐색 정도를 검사하는 기법.

관상동맥우회술(coronary bypass surgery) 신체의 다른 곳에서 혈관을 취하여 막힌 관상동맥을 우회하여 심는 수술기법.

혈관성형술(angioplasty) 끝에 풍선이 있는 카테터를 막힌 동맥에 삽입하는 기법, 풍선은 부풀려 동맥벽에 지방 침착물을 납작하게 하고, 일반적으로 스텐트를 삽입하여 동맥을 열어 두는 기법.

혈전용해(thrombolysis) 혈전용해제의 주입은 혈전을 용해하고 혈류를 흐르게 한다. 그러므로 허혈로 인해 죽어가는 조직을 감소시킨다.

아스피린 권장량의 변화와 다른 치료

비록 아스피린이 혈관을 얇게 하는 특성이 있다고 권장되고, 이미 MI를 가지는 환자들에게 심장마비의 위험을 감소시킨다고 하지만, 아스피린요법의 효과에 대해서는 논쟁이 있어져 왔다. 새로운 요구는 위험이 낮은 사람들의 아스피린 사용을 위한 증거는 결론에 이르지 못하기 때문에 50세 이상의 사람들에게 초점을 맞춘다. 심장마비를 일으킨 적이 있거나 뇌졸중의 위험이 있는 환자들은 의사들과 반드시 아스피린 섭취에 대해 상의해야 한다. 위장계 출혈의 위험과 뇌에서의 출혈로 뇌졸중을 가진 환자는 사용하기 전에 장단점에 대해 논의해야 한다. 궁극적으로 FDA는 심장마비나 뇌졸중이 있는 환자들의 재발 방지에 도움이 된다고 한다. 하지만 이것도 계속해서 먹으면 안 된다.[71] 게다가 환자가 심혈관질환을 막기 위해 일단 아스피린을 규칙적으로 먹으면, 아스피린 복용을 중지할 경우 위험이 증가하게 된다.[72]

아스피린 외에 환자가 응급실에 와서 빠르게 진단받으면, 혈전을 용해하는 혈전용해가 수행된다. **혈전용해**(thrombolysis)는 tPA와 같은 혈전용해제를 주입하여 혈전을 제거하며, 심장으로의 혈류를 복원한다. 그러므로 허혈로부터 생길 수 있는 조직 손상을 줄일 수 있다.[73] 이러한 약물들은 심혈관의 문제가 생기기 전 1~3시간 내에 반드시 투여되어야 한다.

LO 6 암의 개요

이환율/사망률, 비용, 예방 및 통제의 전반적인 효과 측면에서 암이 다른 주요 건강 문제와 비교하여 어떻게 발병하는지 정의하시오.

암(cancer)은 비정상적인 세포의 확산과 통제되지 않은 성장의 특징을 가지는 질병 그룹에 대한 일반적인 개념이다. 만약 이러한 세포들이 멈춰지지 않으면, 그들은 신체의 생명유지 기능을 손상시키고 죽음을 이끈다. 심장질환 다음으로 암은 미국에서 가장 큰 사망 원인이다.[74] 2017년에 170만 건에 가까운 새로운 암 진단이 있었고, 거의 60만 1,000명의 사망자가 발생했다.[75] 폐암, 대장암, 췌장암, 여성 유방암, 간암, 전립선암 등이 암 사망의 높은 비율을 보인다.[76] 이러한 수치는 암울할지라도, 우리는 암 사망으로부터 큰 진전을 보았고 이전 어느 시대보다 암 생존율이 높다.

지난 세대보다 **5년간 상대 생존율**(5-year relative survival rate, 진단 후 5년 후에 생존한 사람의 비율을 정상 기대수명에 따라 생존하고 암이 없는 것으로 예상되는 %로 나눔)이 50% 이상 증가하였고, 오늘날 백인의 68%와 흑인의 61%가 암 진단을 받고, 5년 이상 생존하고 있다. 하지만 5년간 상대 생존율은 주의해서 보아야 한다.[77] 상대 생존율은 암과 상관없는 사람, 암의 **차도**(remission, 암을 억제하고 치료에 대한 대응)가 있는 사람, 재발한 사람, 치료하고 있는 사람들과 새로운 치료를 하는 사람들이 구분되지 않는다.[78]

비록 치료와 생존 통계가 상당히 증가했더라도 아직까지 연령, 사회경제적 지위, 보험 상태, 인종, 지리학적 위치, 다른 변인들을 중심으로 상당한 차이가 나타난다.[79] 이 절에서 우리는 암 발생의 증가율과 이러한 위험률을 낮추는 방법들에 대해 고찰할 것이다.

암은 어떻게 발전하는가?

무언가 정상적인 세포의 기능을 방해하면, 통제되지 않은 성장과 비정상적인 세포의 발달이 **신생물**(neoplasm)을 일으킨다. 새로운 조직의 성장은 생리학적인 기능이 없다. 이러한 새로운 신생물 덩어리는 종종 **종양**(tumor)이라고 하는 군집을 만든다.

모든 종양이 **악성**(malignant)은 아니다. 사실은 대부분이 **양성**(benign)이다. 양성종양은 만약 이들이 방해하기 위해 자라거나 정상조직을 밀어밀어내지 않는다면, 일반적으로 해롭지 않다. 예를 들어, 뇌의 양성종양이 자라나서 혈류를 방해하거나 뇌졸중을 일으킨다면, 위험하다고 볼 수 있다. 종양이 악성인지 아닌지를 결정하는 유일한 방법은 **생검**(biopsy) 또는 현미경으로 세포 발달을 조사하는 방법이다.

양성종양은 일반적으로 섬유질 껍질이나 더 이상 퍼지지 않는 캡슐

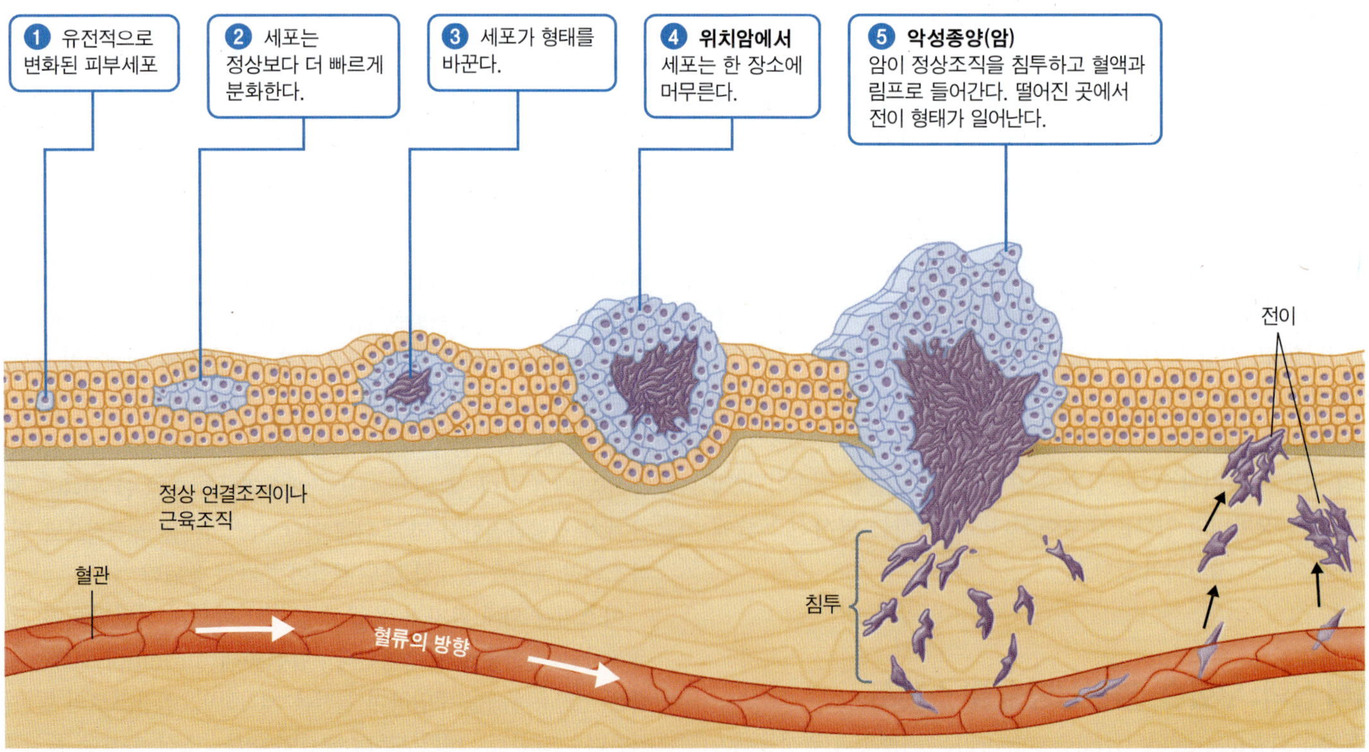

그림 11.6 전이. 피부세포의 유전적 특성의 돌연변이는 비정상적인 세포 분화를 일으키고, 세포의 형태를 변화시킨다. 결과적으로 암세포를 일으킨다. 만약 암이 한 위치에 국한되면 위치암이 되고, 암이 전이되면 악성종양이 되는 것이다.

표 11.3 | 암의 단계

단계	정의
0기	초기 단계, 비정상적인 세포가 발생한 장소에 계속 남아 있다.
1기	숫자가 높을수록 더 광범위한 질병을 말한다.
2기	더 큰 종양의 크기 및/또는 암의 확산
3기	첫 번째 종양의 위치에서 인근 림프절 또는 기관으로 이동한다.
4기	암이 다른 장기들로 전이된다.

Source: National Cancer Institute, National Institutes of Health, "Fact Sheet, Cancer Staging, 2015," January 6, 2015, www.cancer.gov/cancertopics/diagnosis-staging/staging/staging-fact-sheet.

로 된 일반적인 세포의 형태로 보인다. 악성종양은 일반적으로 방어적인 캡슐로 쌓여 있지 않아 다른 기관으로 퍼진다(그림 11.6). 이러한 과정을 **전이**(metastasis)라고 하며, 어떤 형태의 암을 공격적으로 만든다. 진단되어질 때까지 악성종양은 신체 전반에 걸쳐 빈번하게 전이되고, 치료를 아주 어렵게 한다. 악성종양은 주위 조직을 침범하며, 발톱처럼 돌출하여 정상적인 세포내에서 RNA와 DNA를 교란한다. 이러한 물질의 방해는 세포의 대사와 복제를 통제하여 정상세포로부터 형태, 질, 그리고 기능이 다른 **돌연변이 세포**(mutant cell)를 만든다.

암은 어떻게 분화되는가?

암의 단계(cancer staging)는 어떻게 암이 진단될 때, 퍼져가는지를 묘사하는 분류체계이다. 이는 의사와 환자에게 적절한 치료를 하게 하고, 기대수명을 예측하게 하는 것이다. 암은 특징적으로 종양의 크기에 따라 단계가 나뉘어진다. 일반적으로 TNM(종양, 림프절, 그리고 전이)으로 알려진 얼마나 깊이 침투되었는지, 영향을 받은 림프절의 수, 그리고 전이되거나 퍼진 정도를 기초하여 알 수 있다. 가장 일반적으로 알려진 분류체계는 0~4기까지 의미를 부여한 것으로 4기는 가장 진화된 것으로 가장 예후가 좋지 않다. 분류체계는 표 11.3에 잘 나타나 있다. 암의 단계와 더불어 대부분 종양은 세포의 비정상 정도를 기준으로 단계를 나눌 수 있다. 특징적으로 단계와 등급이 낮을수록 예후가 좋아진다.[80]

LO 7 | 암을 일으키는 원인은 무엇인가?

암에 대한 주요 위험 요인을 설명하고, 이 분야에서 주어진 최신 지식 가운데, 예방 가능한 위험에 대해 확인하시오.

암의 위험 요인들은 일반적으로 두 가지 범주로 구분된다: 유전과 환경. 비록 우리가 특정 암에 대하여 유전적 소인을 바꾸기는 어렵지만, 우리는 삶에 있어서 특정 감염인자들, 위험을 올리는 식이 요인들을 조절할 수 있고, 즉 약물과 알코올 섭취, 흡연 상태, 자외선 노출 정도, 식이에서 **발암물질**(carcinogen)의 노출, 급박한 환경 등을 조절할 수 있다. 우리가 살아가는 곳, 우리가 마시는 물, 우리가 숨쉬는 공기, 직장에서의 환경 노출 등은 더 넓은 선택의 기회를 제공하고, 일부 사람들은 다른 사람들에 비해서 이러한 선택의 기회가 적다.

생활 방식의 위험

암은 모든 연령대에서 발생한다. 하지만 나이가 들수록 암의 위험은 커진다. 사실 55세 이상의 성인에게서 78%의 사람들이 암을 진단받았다.[81] 암 연구자들은 위험 요인을 측정할 때, 암의 위험률을 언급한다. **생애의 위험률**(lifetime risk)은 삶을 살아가며, 암을 발생시킬 가능성을 높인다. 미국에서 남성은 생애의 위험률이 42% 정도이고 여성은 33% 정도이다.[82] 이러한 위험률은 인종에 따라 다르며, 사회경제적 지위, 교육, 직업, 지리학적 위치, 다른 요인들에 따라 달라진다.

상대적 위험률은 위험 요인들과 특정 암 사이의 관계를 설명한다. 기본적으로 이는 특정 사람에게 없는 위험률과 특정 위험률을 가지는 사람과의 암 발생 비율을 비교하여 준다. 예를 들어, 흡연을 하는 남성과 여성은 비흡연자에 비해 폐암 발생의 위험이 25배 높으며, 상대적 위험률은 25이다.[83]

수년 동안 연구자들은 특정 형태의 식이섭취와 좌식습관, 과도한 음주, 흡연, 스트레스, 그리고 다른 요인들이 암 발병률을 높임을 밝혔다. 높은 상대적 위험률이 원인과 결과를 모두 설명하는 것은 아니다. 단지 특정 위험 요인이 특정 결과와 연관이 있다는 것을 지적한다.

흡연

흡연은 적어도 15가지 다른 종류의 암에 대한 위험을 가지고 있다. 2014년 흡연의 건강 결과에 대한 보고서를 보면, 흡연과 암의 상당한 연관성을 알 수 있으며 흡연과 간암, 대장 폴립, 구강암 및 직장암이 보고되었다.[84]

암(cancer) 비정상적인 세포의 확산과 통제되지 않은 성장의 특징을 가지는 질병 그룹이다.

5년간 상대 생존율(5-year relative survival rate) 암으로 치료받거나 진단받은 후 5년간 생존하는 치료받는 그룹.

차도(remission) 암의 치료나 통제를 받고 있는 일시적 혹은 영구적인 기간. 이는 종종 암의 징후나 증상이 없어지기도 한다.

신생물(neoplasm) 새로운 조직의 성장으로 생리학적인 기능이 없으며, 통제되지 않은 비정상적인 세포의 발달을 일으킨다.

종양(tumor) 신생물로 주위 조직보다 더욱 빠르게 성장한다.

악성(malignant) 매우 위험하거나 유해한 암과 같은 종양을 말한다.

양성(benign) 유해하지 않은 비암적인 종양을 말한다.

생검(biopsy) 암이 있는지를 알아보기 위해 조직을 현미경으로 검사하는 것.

전이(metastasis) 신체에서 암이 한 부위에서 다른 부위로 퍼지는 과정.

돌연변이 세포(mutant cell) 정상세포로부터 형태, 질, 기능 등이 달라진 세포.

암의 단계(cancer staging) 암의 질병이 얼마나 많이 진행되었는지 구분하는 분류체계.

발암물질(carcinogen) 암을 유발하는 인자.

생애의 위험률(lifetime risk) 인간의 질병이 얼마나 발전하는지 질병으로부터 죽을 수 있는 가능성을 말함.

수년 동안 흡연 인구는 전 세계적으로 감소하였고, 많은 부분이 교육을 통한 예방과 조절에 대한 노력으로 정책프로그램의 일환으로 이루어졌으며, 광고 없는 표준담뱃갑을 강행하거나 언론 캠페인, 금연에 대한 광고, 세금 부과 등을 시행하였다. 아직까지 개발도상국에서는 흡연 인구가 증가하며, 이는 암 발생 비율을 높이는 결과가 된다. 사실 암 사망률의 70%가 아프리카, 아시아 및 중남미 지역에서 일어난다. 특히 이는 저소득층과 중간 소득층에서 일어난다.[85] 폐암은 특히 금연에 대한 많은 노력과 시도가 있음에도 불구하고, 전 세계적으로 가장 큰 암 사망 원인이 된다.[86]

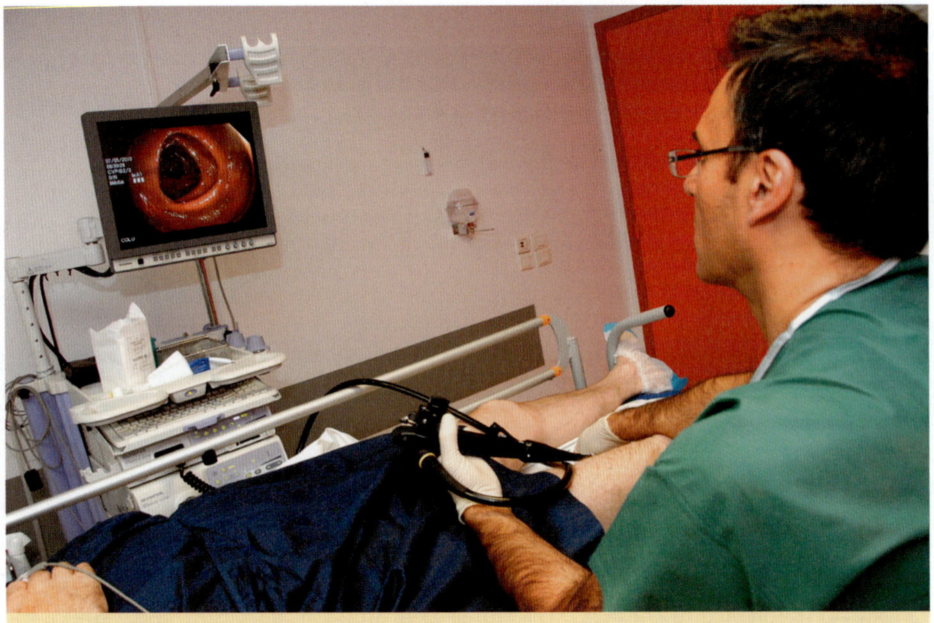

내과의사들은 일반적으로 종양을 생검하도록 요청한다. 종양으로부터 샘플이 취해지면, 미세 현미경을 통하여 암의 유무를 결정하게 된다. 최소한의 침습을 통한 광학적 생검의 새로운 기법은 물리적 생검을 하지 않고도 조직을 검사할 수 있다.

음주와 암의 위험

암의 위험 요인으로서 원인이 되는 음주에 대한 수많은 연구들이 진행되어 왔다. 특히 구강암, 인두암, 식도암, 결장암, 직장암, 간암, 후두암, 그리고 여성 유방암 등의 연관성에 대한 연구들이다. 적절한 음주에서 많은 양의 음주는 췌장암, 전립선암 및 흑색종의 발병을 일으킨다는 많은 연구들이 있다.[87] 폭음을 하는 남성과 여성은 암 발생 위험을 상당히 증가시킨다.[88]

영양 부족, 신체활동 부족 및 비만

생활 방식에서 발병하는 암 환자 사망의 1/3이 과체중 또는 비만, 부족한 신체활동, 영양 부족 등이 원인이다. 사실 비만은 암 사망의 1/5을 차지한다.[89] 식이 선택과 신체활동은 암의 위험을 바꿀 수 있는 가장 중요한 요인들이다. 여러 연구들에서 높은 체질량지수와 식도, 결장, 직장, 간, 위, 콩팥, 이자 등의 암 발생 사망률과 연관성을 지적한다. 그리고 18~25세의 성인 여성에게서 높은 체질량지수와 빠른 체중 증가가 자궁내막암의 위험을 높인다고 밝히고 있다.[90] 수많은 연구들에서 비만과 여러 형태의 암 발생 연관성을 밝히고 있다.[91] 체질량지수가 높을수록 암 발생 위험이 높다.[92]

스트레스 및 심리사회적 위험

비록 최신 메가 데이터를 통한 연구 분석에서 직업 스트레스와 직장암, 폐암, 유방암, 전립선암 발생 사이의 연관성을 밝힌 연구는 없지만 근심, 걱정, 우울증 등으로 만성 혹은 심각한 스트레스에 시달리는 사람들은 그렇지 않은 사람들에 비해 암 발생 비율이 높게 나타난다.[93] 수면장애, 비건강식, 정서적 혹은 신체적 외상은 신체의 면역체계를 약하게 하고 암에 대한 감염률을 높인다. 암에 대한 또 다른 기여자는 가난과 낮은 사회경제적 지위로 인한 건강의 차이이다.

종양유전자(oncogene) 의심되는 암 유발 유전자.

유전 및 생리학적 위험

과학자들은 모든 암 발생의 5~10%는 유전과 밀접하게 연관되어 있다고 믿는다.[94] 어떤 사람들은 미리 결정되어진 유전자들의 오작동이 궁극적으로 암을 유발한다고 본다.[95]

우리의 DNA는 정상적인 세포를 성장시킬 다양한 유전자를 가지고 있다. 변형된 형태의 이런 유전자를 **종양유전자**(oncogene)라고 한다. 이는 통제되지 않은 암세포의 성장을 일으킨다. 이와 유사하게 우리의 DNA는 종양 억제유전자를 가지고 있어 세포의 성장을 제한한다. 변형된 형태의 유전자들은 이러한 종양의 형성을 억제할 수 없다. 유전자 돌연변이는 유전에 의한 것이거나 공기오염, 바이러스, 방사선 등의 발암물질에 노출되어 일어나게 된다.

특정 암은 특히, 유방암, 위암, 결장암, 전립선암, 난소암, 자궁암, 그리고 폐암은 가족력을 보이는 유형이다. 예를 들어, 유방암 및/또는 자궁암의 높은 위험을 가지는 여성은 어머니나 자매가 이 질환을 가지고 있거나 유방암 감수성 유전자인 *BRCA1* 또는 *BRCA2*를 유전받았을 것이다. 호지킨병(악성림프종)과 특정 백혈병은 비슷한 가족적 패턴을 보인다. 유전적 소인, 생활 방식, 환경, 암의 발달에 영향을 주는 요인 등의 복잡한 관계가 작용을 한다. 유전적 소인을 받은 사람들도 위험 요인을 피한다면 암을 미연에 예방할 수 있다.

생식과 호르몬 요인

유방암과 자궁경부암의 생식능력은 잘 알려져 있다. 증가된 생식력 또는 월경주기(이른 초경, 늦은 폐경)는 아이를 가지지 않거나 늦게 아이를 가지게 한다. 최근 사용하는 출산 조절 약이나 호르몬 대체요법, 모유수유를 하지 않는 선택들은 유방암의 위험률을 증가시킨다.[96] 이러한 요인들이 비 히스패닉계 백인 여성들의 증가된 암 위험률을 높이는 반면, 더욱 방어적인 생식능력을 보유하는(초산 연령이 빠르고 많은 출산을 하는) 히스패닉계 여성에게는 큰 영향을 미치지 못한다. 히스패닉계 여성은 호르몬 대체요법을 잘 하지 않으며, 유방조영상의 활용률이 낮아 비교가 어렵다.[97]

염증과 암의 위험

연구자들에 의하면, 대부분의 암(90%)은 염증반응의 결과로 나타나는 세포 돌연변이나 환경적인 요인에 의해 일어난다.[98] 이들은 20%의 암이 만성감염의 결과로 나타났으며, 30%는 흡연과 석면과 같은 입자의 흡입으로, 그리고 35%는 식이 요인과 비만으로 나타난다고 주장한다.[99]

이러한 위험 요인들의 공통적인 분모는 염증반응인데, 이는 암세포가 번식하기 위한 발판을 마련하는 데 도움을 준다. 염증은 직장암을 일으키는 주된 요인이 된다. 염증성 장질환, 크론병, 대장염, 다른 위장계의 염증 문제들은 높은 암 발병 위험과 연관이 있다.[100] 만약 염증반응이 주요 요인이라면, 스트레스 감소나 수면, 식이보충제, 낮은 용량의 아스피린, 다른 요법들이 아마도 암 발생의 위험을 줄이는 데 도움이 될 것이다.

직업과 환경적 위험

몇몇 위험한 곳의 작업장은 위험 물질에 높은 수준이나 지속적으로 노출될 경우, 암을 유발하는 것으로 알려져 있다. 석면, 니켈, 크롬산염, 그리고 벤젠, 비소, 염화 비닐과 같은 화학물질은 발암물질이다. 염료와 방사선 물질과 함께 일하는 사람들은 암 발생 위험에 노출되어 있다. 광업에 종사하며 콜타르와 함께 일을 하는 사람 또는 페인팅 관련 직업을 가지며 흡입제를 마시는 사람, 그리고 제초제나 살충제를 접하며 일하는 사람들도 암의 위험이 증가한다. 연방과 국가기관은 이러한 물질에 대한 노출을 모니터링 할 책임이 있고, 종사자들을 보호하기 위해 기준 지침을 따르게 한다.

방사선

전리방사선(IR)은 X선 촬영, 라돈, 우주선, 자외선 복사(특히 자외선 B, UVB, 방사선) 등으로 인간에게 암을 일으키는 방사선으로 알려져 있다. 원자폭탄 생존자들의 연구로부터 전리방사선은 암을 유발하는 것으로 증명되었고, 환자들은 방사선 치료를 받고 있다. 실제로 신체의 어느 부분도 전리방사선의 영향을 받을 수 있으며, 골수와 갑상선도 특별히 민감하게 반응한다. 가정에서 라돈의 노출은 폐암의 위험을 높이고, 특히 흡연자들에게 더욱 그러하다. 이러한 물질의 노출을 최대한 줄이기 위해 오래된 모델보다는 새로운 모델이 필요하다. 병원에서도 이러한 검사가 요구될 경우 잘 상담하여 불필요한 검사는 최대한 줄여야 한다.

최근 비전리방사선도 라디오파장, 핸드폰, 전자레인지, 컴퓨터 화면, 텔레비전, 전기담요 및 다른 제품에서 가장 관심 주제로 다루어지고 있다. 이 분야에 대해 광범위하게 연구들이 진행되고 있다. 이제까지 실험동물을 사용하여 2017년에 무선주파수 전자기파(RF-EMF)의 노출에 대한 연구 발표가 나타나기까지 핸드폰 사용과 뇌에서의 암 유발과의 관계를 설명하는 어떠한 연구도 없었다. 이 연구에서는 무선주파수 전자기파와 악성뇌종양 및 심장에서의 종양 발달에 관한 관계를 보여준다.[101] 더 많은 연구들이 진행 중이다.[102]

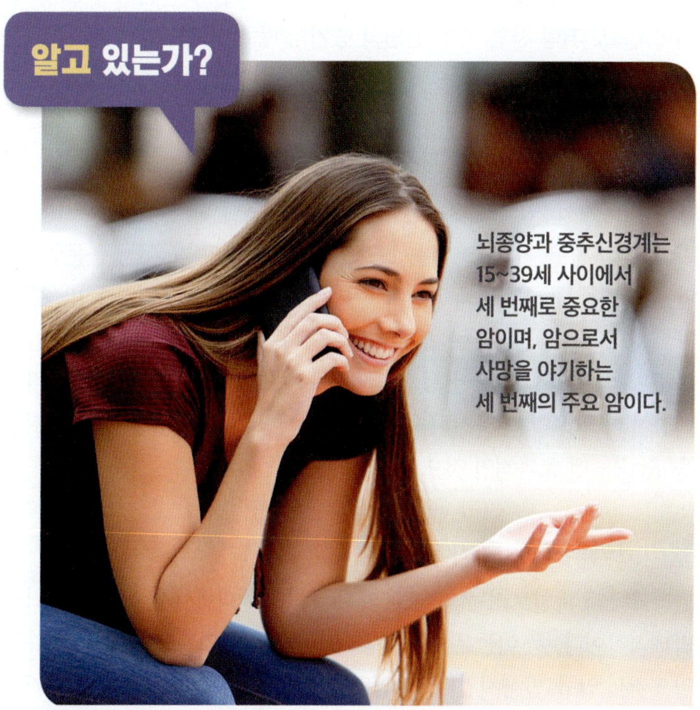
알고 있는가?
뇌종양과 중추신경계는 15~39세 사이에서 세 번째로 중요한 암이며, 암으로서 사망을 야기하는 세 번째의 주요 암이다.

Source: American Brain Tumor Association, "Brain Tumor Statistics," January 2017, http://www.abta.org/about-us/news/brain-tumor-statistics.

식품에서의 화학물질

식품센터에서 제초제나 살충제의 잔여물로부터 유래되는 화학물질의 해로움에 대해 많은 우려를 하고 있다. 비록 이러한 고량의 화학물질이 실험동물에서 암을 유발한다고 알려져 있지만, 정부는 식품에서 발견되는 아주 소량은 안전하다고 판단한다. 살충제와 제초제 사용에 대한 연구는 계속되어져야 하고, 과학자들과 소비자들은 화학물질 사용과 양질의 식품 제품 사이의 균형에 중점을 두고 있다.

감염병과 암

미국에서 모든 암의 10% 이상이 바이러스, 박테리아 및 기생충에 의해 발생한다고 알려져 있다.[103] 전 세계적으로 15~20%의 암은 감염인자들에 의해 발생한다고 알려져 있다.[104] 감염은 주로 만성염증, 면역체계의 억제, 또는 만성적인 자극을 통해 여러 가지 방법으로 암의 성장에 영향을 미치는 것으로 생각된다.

B형 간염, C형 간염 및 간암

B형 간염(HVB), C형 간염(HCV)과 같은 바이러스는 간에서 암세포의 성장에 영향을 주는 것으로 알려져 있다. 왜냐하면 이들은 간조직에 염증을 일으키는 만성질환으로, 잠재적으로 간에 암을 유발시키는 기폭제 역할을 하며 암이 성장하기에 좋은 환경을 만든다. 게다가 C형 간염은 비호지킨림프종, 전립선암, 신장암의 위험과 연관되어 있다. 전 세계적으로 B형 간염, C형 간염의 증가와 동시에 간암의 발생 증가는 이러한 연관성을 입증하는 것이다.

인유두종바이러스 및 자궁암

매년 미국에서 거의 28,500명의 남녀가 인유두종바이러스(HPV) 감염과 연관된 암을 가지고 있다. HPV 감염은 여성의 자궁암, 음문암, 질암, 항문암, 구인두암의 원인이 된다. 그리고 대부분 구인두암, 항문암, 그리고 음경암은 남성에게서 일어난다. HPV 백신은 HPV로 인한 목구멍 뒤쪽, 혀, 편도선 등의 암과 이러한 감염을 일으킨다.[105] 비록 백신이 이러한 암을 완전히 막지는 못하지만, 자궁암과 음경암의 위험을 줄이는 데 효과적인 것으로 보인다.

헬리코박터 파일로리 및 위암

헬리코박터 파일로리는 약 30%의 미국인의 위벽에서 발견되는 강력한 박테리아이다.[107] 이들은 염증, 흉터, 궤양을 일으키고 세포의 변화를 일으켜서 암을 발생시킨다. 감염된 사람이 모두 위암으로 발전하지는 않지만, 모든 위암의 절반 이상은 헬리코박터 파일로리와 연관되어 있다.[108] 항생물질의 치료는 궤양을 치료하며, 항생물질은 새로운 위암의 위험을 감소시켜 준다.[109]

LO 8 | 암의 유형

위험에 있는 집단의 증상을 설명하고, 가장 일반적인 암의 유형에 대한 주요 예방법을 논의하시오.

암은 암이 발생하는 부위로부터 조직의 형태에 따라 크게 네 가지로 구분할 수 있다.

- **암종.** 상피조직은 암종이라고 불리는 가장 일반적인 형태의 암이다. 이러한 암은 점막뿐만 아니라 입, 피부의 바깥층에 영향을 준다. 이들은 처음에 순환계와 림프계로 전이되고, 고형종양을 형성한다.
- **육종.** 육종은 중배엽 또는 피부의 중간층에서 일어난다. 예를 들어 뼈, 근육 및 연결조직에서 일어난다. 이들은 질병의 초기 단계에서 혈액을 통해 전이된다. 이러한 암들은 일반적이지 않으나 암종보다 더욱 치명적이다. 이들 역시 고형종양을 형성한다.
- **림프종.** 림프종은 림프계—신체에서 감염과 싸우는 곳—에서 발전한다. 림프계를 통해 전이된다. 호지킨병이 좋은 예이다. 림프종 역시 고향종양을 형성한다.
- **백혈병.** 신체의 혈액을 형상하는 곳에서 암이 일어나는 것이다. 특히 골수와 비장에서 일어난다. 비고형종양인 백혈병은 비정상적으로 백혈구의 수치가 증가하게 된다.

그림 11.7은 2017년도에 예측되는 가장 흔한 암 발생 부위와 새로운 암 발생 경우 및 사망률을 보여준다. 여러 가지 다양한 형태의 암에 대한 포괄적인 논의는 이 책의 범위를 벗어나지만, 우리는 다음 절에서 가장 일반적인 암의 유형에 대해 논의한다.

폐암

폐암은 미국에서 남성과 여성에게서 가장 높은 암 사망 원인으로 자리잡고 있다. 2017년에 약 15만 5,870명의 미국인들이 사망하였고, 암 사망의 1/4을 차지한다.[110] 1987년 이래 유방암보다 더 많은 미국 여성들이 폐암으로 사망하였고, 지난 40년 동안 여성 암 사망의 주요 원인이 되었다.[111] 흡연율의 감소와 환경오염물질 제한 정책은 폐암 사망률을 낮추는 주요 요인이 된다.[112]

발견, 증상 및 치료

폐암의 증상은 지속적인 기침, 피가 동반되는 가래, 가슴 통증, 요통, 재발되는 폐렴과 기관지염 등이 있다. 치료는 암의 단계에 따라 달라진다. 수술, 방사선요법, 항암화학요법 등이 모든 옵션이다. 만약 암이 국부적으로 존재한다면, 수술은 좋은 방법이 된다. 만약 암이 퍼져 있으면, 수술과 더불어 방사선요법, 항암화학요법, 약물요법 등과 병

새로운 암의 발생 추정*

여성	남성
유방 246,660 (29%)	전립선 180,890 (21%)
허파 및 기관지 106,470 (13%)	허파 및 기관지 117,920 (14%)
결장 및 직장 63,670 (8%)	결장 및 직장 70,820 (8%)
자궁체부 60,050 (7%)	방광 58,950 (7%)
갑상선 49,350 (6%)	피부 흑색종 46,870 (6%)
비호지킨 림프종 32,410 (4%)	비호지킨 림프종 40,170 (5%)
피부 흑색종 29,510 (3%)	신장 및 신우 39,650 (5%)
백혈병 26,050 (3%)	구강 및 인두 34,780 (4%)
신우 23,050 (3%)	백혈병 34,780 (4%)
모든 부위 843,820 (100%)	간 및 담관 28,410 (3%)
	모든 부위 841,390 (100%)

암으로 인한 사망 추정*

여성	남성
허파 및 기관지 72,160 (26%)	허파 및 기관지 85,920 (27%)
유방암 40,450 (14%)	전립선 26,120 (8%)
결장 및 직장 23,170 (8%)	결장 및 직장 26,020 (8%)
이자 20,330 (7%)	이자 21,450 (7%)
난소 14,240 (5%)	간 및 담관 18,280 (6%)
자궁체부 10,470 (4%)	백혈병 14,130 (4%)
백혈병 10,270 (4%)	식도 12,720 (4%)
간 및 담관암 8,890 (3%)	방광 11,820 (4%)
비호지킨 림프종 8,630 (3%)	비호지킨 림프종 11,520 (4%)
뇌 및 다른 신경계 6,610 (2%)	뇌 및 다른 신경계 9,440 (3%)
모든 부위 281,400 (100%)	모든 부위 314,290 (100%)

*방광을 제외한 기저 및 편평세포 피부 및 제자리 암종은 제외. 비율은 전체 100%가 아닐 수 있다.

그림 11.7 새로운 암 발생 및 사망 사례의 주요 부위, 2017년 추정.

Source: Data from American Cancer Society, *Cancer Facts and Figures* 2017 (Atlanta, GA: American Cancer Society, 2017), 10. Note that percentages do not add up to 100, owing to omissions of certain rare cancers as well as rounding of statistics.

행해야 한다. 폐암은 국부적 단계이거나 초기에 발견되는 것이 15% 미만에 해당된다.[113] 의학적인 발전에도 불구하고, 폐암은 진단 후 1년 이상 생존율이 44% 밖에 되지 않는다.[114] 모든 단계에서 5년간 생존율은 17%에 불과하다.[115]

위험 요인 및 예방

폐암의 위험 요인은 놀랍게도 pack-year(1년 동안 하루에 한 갑씩 피웠을 때를 기준으로 하는 담배 소비량)이라고 불리는 흡연의 정도와 흡연의 기간에 달려있다. Pack-year이 클수록 암 발병률이 높아진다. 금연은 실제적으로 폐암 발생의 위험을 줄여준다.[116] 또한 산업물질 또는 방사선 노출은 폐암 발생의 위험을 크게 높여준다. 사실 모든 폐암 사망의 20% 정도가 흡연의 경험이 없는 사람들에게 나타났다.

유방암

여성들이 유방암으로 진단받을 수 있는 생애의 위험률은 1/8이다.[117] 여성들이 출생부터 49세에 이르기까지 유방암에 걸릴 확률은 1/53이다. 이 비율은 폐경기 이후 현저하게 증가한다.[118] 2016년에 미국에서 25만 2,710명의 여성과 2,500명의 남성이 급속히 퍼지는 유방암을 처음 진단받았다.[119] 게다가 63,500명이 새로운 유방암 진단을 받았다.[120] 41,000명 이상의 여성과 460명의 남성이 유방암으로 사망하였고, 여성에게는 두 번째로 높은 암으로 알려져 있다.[121]

발견, 증상 및 치료

유방암의 가장 초기 징후는 유방조영상으로 발견되거나 그전에 응어리로 발견될 수 있다. 하지만 유방조영상은 실패할 염려가 없는 것으로 언제부터 유방조영상을 시작하는지에 대해서는 논란이 많다. 특히 유전적으로 종양의 위험 요인을 가지고 있는 여성에게는 새로운 형태의 3D 유방조영상과 MRI는 기존 방법에 비해 더 정확하게 보인다.[122]

수십 년 동안 한 달에 1번 자가검진하는 것이 권장되었다. 2016년 미국 예방 대책 본부에서는 유방암 자가검진과 유방조영상 스크리닝에 대한 새로운 접근 방법이 시도된다.[123] 비록 유방암 자가검진이 공식적으로 권장되진 않지만, 많은 전문가 그룹들은 여성들에게 정기적으로 검진하도록 권장한다. 그림 11.8에 어떻게 유방암 자가검진을 하는지에 대한 자세한 사항이 나타나 있다.

만약 유방암이 충분히 크다면, 다음의 증상들이 나타난다. 우선 유

그림 11.8 유방 인식과 자가검진.

Source: Adapted from Breast Self-Exam Illustration Series, National Cancer Institute Visuals Online Collection, U.S. National Institutes of Health, 1984.

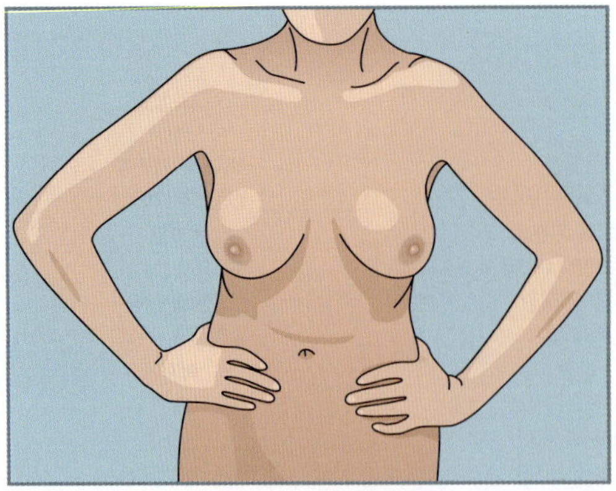

① 거울을 보고 대칭의 변화를 체크하라.

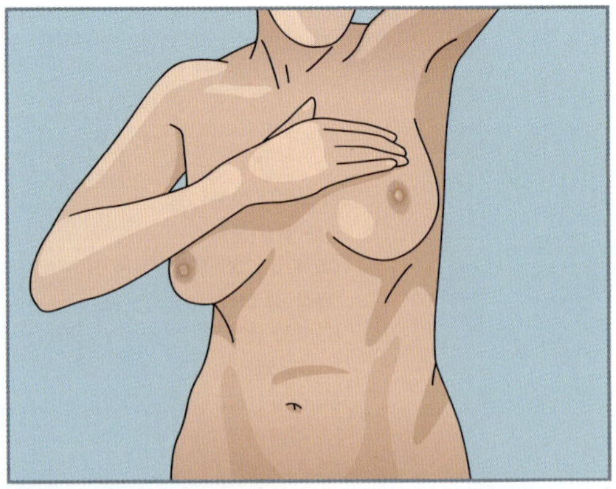

② 서 있거나 누워서 응어리를 체크할 세 손가락으로 패드를 만들어 사용하라. 유방의 위, 아래 패턴으로 검진하면 모든 조직이 검사된다.

방이나 림프절 주위에 응어리가 생긴다. 유두가 짙어지고, 울퉁불퉁해지며, 피부통증, 찌그러짐, 수축되거나 유두 분비물이 생기거나 민감해진다.

치료는 종괴절제술에서 근치유방절제술 혹은 방사선이나 항암화학요법 등의 여러 가지 혼합법 등이 있다. 비수술요법으로는 에스트로겐에 반응하여 암이 나타나는 여성들에게 특히 타목시펜, 라록시펜과 같은 선택적 에스트로겐 수용체 조절제(SERM)을 사용하면 결과가 좋게 나타난다. 새로운 아로마타아제 억제제뿐만 아니라 이러한 약들은 에스트로겐을 차단함으로써 작용한다. 유방암 환자 중 5년간 생존율은 비록 처음 발견되었을 당시 암의 단계에 의존하여 상당히 차이가 나타나지만, 1950년대에는 80% 정도이고, 현재는 90% 정도이다. 흑인은 백인에 비해 생존율이 11% 정도 낮게 나타나는데, 이는 주로 진단되어지는 단계의 차이이다.[124]

위험 요인 및 예방

유방암의 위험은 연령이 증가함에 따라 증가한다. 연구자들에 의한 위험 요인들은 유방암의 가족력, 월경을 빨리 시작하여 늦게 끝나는 월경주기, 18세 이후의 체중 증가, 폐경기 이후 비만, 구강 피임약 사용과 폐경 이후 호르몬 치료, 아이를 가지지 않았거나 초산이 30세 이후인 경우, 매일 2잔이나 3잔 이상의 음주를 하는 경우, 신체활동을 잘 하지 않는 경우이다. 다른 요인들로는 흡연, 고밀도 유방을 가지는 것, 제2형 당뇨병, 높은 골밀도, 교대근무, 수면박탈, 식이 위험, 고농도 방사선 노출 등으로 보고있다.[125] 비록 *BRCA1*와 *BRCA2* 유전자 돌연변이가 1% 미만으로 드물게는 일어나지만, 전체적인 유방암의 5~10%를 차지한다.

유방암 발병률의 국제적인 차이는 식이섭취에 따른 차이로 본다. 비록 확실하게 밝혀져 있지는 않지만, 지방 섭취를 원인으로 본다. 연구에 따르면, 저강도보다는 고강도의 운동이 유방암, 결장암, 당뇨병, 그리고 심혈관질환의 위험을 줄여주는 것으로 알려져 있다.[127] 추가적으로 운동은 유방암 생존자들의 치료를 돕고, 심리적으로도 도움을 주어 예후에 좋은 것으로 분석된다.[128]

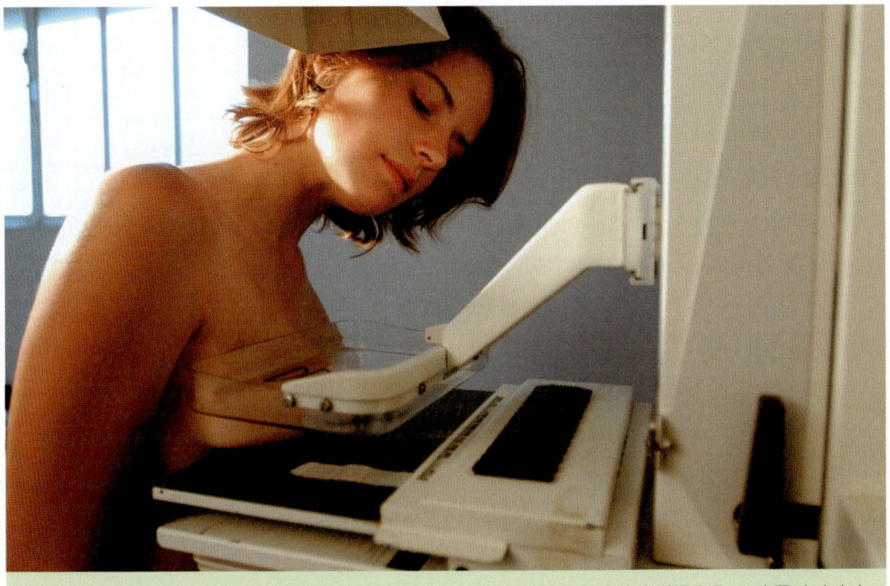

정기적인 검진과 새로운 장비를 통한 조기 발견은 낮은 방사선 노출과 유방암의 생존율을 크게 증가시킨다.

결장암 및 직장암

대장암(결장암과 직장암)은 두 번째 암 사망 원인은 물론, 남녀 모두에게서 두 번째로 가장 흔하게 진단되는 암이다.[129] 2017년에 미국에서 95,520명의 결장암 환자와 39,910명의 직장암 환자가 진단받았으며, 이 중 50,260명의 환자가 사망하였다.[130] 결장암 발병률이 50세 이상에서 감소하는 것처럼 보이는 반면, 50세 이하에서는 직장암 발병률이 증가함에 따라 결장암이 증가하고 있다.[131] 젊은 남성과 여성은 출생부터 49세에 이르기까지 300건 중 1건이 발생하고, 연령이 증가함에 따라 21~22건 중 1건이 발생한다.

발견, 증상 및 치료

대장암은 천천히 퍼지기 때문에, 만약 조기에 발견된다면 예후가 상당히 좋다. 일반적으로 대장암은 초기 단계에서 증상이 없지만 나중에는 대변기 교체, 출혈, 하복부의 경련이나 통증, 드문 피로 등의 증상을 보인다. 대장내시경과 다른 스크린 검사는 대부분 50세 이상부터 시작해야 한다. 컴퓨터를 이용한 가상의 대장내시경과 배설물의 DNA 검사는 정확도가 높은 새로운 진단법이다. 치료는 방사선 또는 수술과 함께 이루어진다. 예전에는 잘 이루어지지 않았지만 항암화학요법도 증가하는 추세이다.

위험 요인 및 예방

누군가 50세 이상이고, 흡연을 하며, 폴립을 가지는 결장암과 직장암의 가족력이 있고, 제2형 당뇨병을 지니며, 대장염과 같은 염증성 장염을 가지고 있다면 대장암을 가질 수 있다. 이러한 질환에 대해 가장 효율성이 높은 예방법은 규칙적인 운동이다. 많은 과일, 채소 및 곡물을 섭취하고, 붉은색의 가공육 섭취를 제한하며, 건강한 체중을 유지하고, 금연 및 알코올 섭취를 조절하는 것이 중요하다. 하지만 비스테로이드 항염증약(NSAID)의 사용, 식이, 비타민과 칼슘 등의 섭취는 상이한 결과를 나타낸다.[133]

피부암

피부암은 정확히 기록 분서에 보고되지 않기 때문에 정확한 집계는 아니지만, 피부암은 오늘날 미국에서 일어나는 가장 일반적인 암의 형태이다.[134] 기저세포와 편평상피세포의 암종이 치료할만하고, 삶에 위협이 되지 않는다는 사실은 희소식이다. 피부암 사망은 2017년에 10,000건으로, 이는 피부암의 가장 위험 형태인 흑색종(melanoma)으로 알려져 있다. 매년 87,000명의 미국인들의 목숨을 앗아간다.[135]

발견, 증상 및 치료

기저세포와 편평상피세포의 암종은 특징적으로 얼굴, 귀, 목, 팔, 손 및 다리에 사마귀 돌출부 같은 모양, 색깔발진, 비닐로 덮인 듯한 부분으로 자란다. 출혈, 가려움, 통증 및 삼출 등은 주의를 기울여야 한다. 수술이 필수적이지만 삶을 위협하지는 않는다.

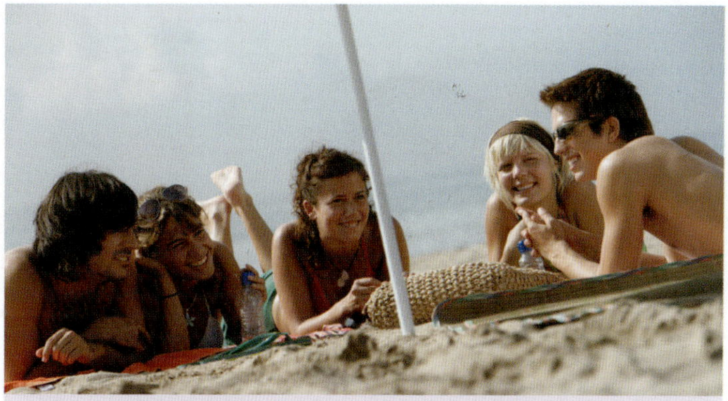

안전한 태닝은 없다. 태닝은 UV로 인한 피부 손상의 증거이기 때문이다. 미국 암협회에 따르면, 태닝된 피부는 SPF 4 수준의 자외선 차단제와 동일한 수준으로 보호되기 어려울 수 있다.

비록 **악성흑색종**(malignant melanoma)은 초기에는 해롭지 않은 암의 형태를 보인다. 이는 종종 시간이 지남에 따라 크기, 형태 및 색깔 등을 특징적으로 바꾼다. 만약 이러한 변화가 나타나지 않으면, 신체기관과 조직을 침투하여 엄청난 결과를 초래한다. 초기 진단과 치료는 생존에 중요하다. 만약 흑색종이 아직 피부층 아래로 퍼지지 않았다면, 생존율은 98%이다. 하지만 피부의 깊은 층까지 침투했다면, 이미 다른 기관으로 침투하였고, 생존율은 17%로 낮아진다.[136] 그림 11.9는 흑색종, 기저세포와 편평상피세포의 암종의 차이를 비교해준다. ABCDE 규칙은 흑색종의 징후를 잘 상기시킬 것이다.[137]

- **비대칭.** 사마귀와 병변의 반은 다른 반과 대칭을 이루지 않는다.
- **불규칙적인 경계.** 끝이 매끄럽지 않고 들쭉날쭉하며 부채꼴 모양이다.
- **색깔.** 색소가 일정하지 않다. 흑색종은 색깔 변화가 나타나며, 밝은 갈색에서 진한 갈색과 붉은 흑색, 흑색, 푸르스름한 흑색이 나타난다.
- **직경.** 직경이 6 mm보다 크다. (완두콩의 크기 정도이다.)
- **변화.** 대칭, 크기, 형태, 색깔, 경계선, 또는 다른 특징들이 시간이 지남에 따라 변화한다.

피부암의 치료는 암의 형태, 단계 및 위치에 따라 달라진다. 수술, 레이저 치료, 국부항암화학요법, 즉 전기건조법(열로 조직을 파괴하는 것, 전류를 사용하여 조직을 탈수시키는 것), 그리고 저온 냉동수술(얼려서 조직을 파괴하는

악성흑색종(malignant melanoma) 피부 멜라닌세포(색소형성세포)의 치명적인 암, 드물지만 전이가 빠르다.

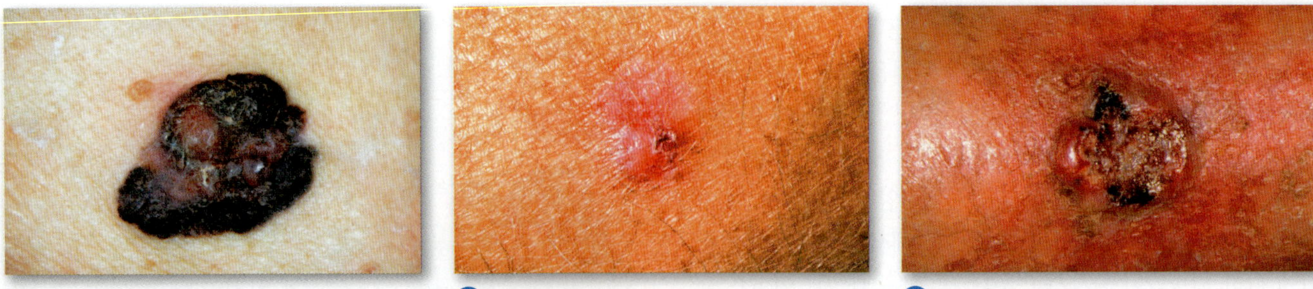

그림 11.9 암의 유형. 피부암을 예방하는 것은 새로운 색소나 사마귀의 생성과 변화를 주의 깊게 봐야 한다. 흑색종의 ABCD 위험 징후를 잘 봐야 한다. **(a)** 비대칭 모양이거나 불규칙적 경계, 색의 변화, 직경의 증가 등이 있다. **(b)** 기저세포암종, **(c)** 편평세포암종, 건강 전문가에게 진료 받아야 한다. 흑색종처럼 치명적이지는 않다.

것)이 공통적인 치료법이다. 최근 흑색종 치료법이 상당히 발전되었으며 새로운 수술법, 방사선 치료법, 항암화학요법 등과 같은 표적 치료로 발전되었다.

위험 요인 및 예방

누군가가 적절한 조치 없이 자외선에 상당히 노출되었다면, 피부암의 위험이 나타날 수 있다. 이러한 위험은 다음의 범주에 해당되는 사람에게 더욱 크다고 할 수 있다.

- 흰 피부를 가진 사람; 금발, 붉거나 연한 갈색의 머리; 푸른빛, 초록 및 회색 눈을 가진; 사마귀가 많은 사람
- 태닝 전에 항상 타 있거나 쉽게 타고 피부 껍질이 벗겨지는 경우
- 야외에서 오랜 시간 활동하지만 쉽게 햇볕에 타지 않는 경우
- 오래되거나 낮은 자외선 차단 지수(SPF)의 자외선 차단제나 선탠로션, 그리고 모두 충분히 사용하지 않는 경우
- 이전에 생긴 피부암을 충분히 치료하지 않았거나 가족력이 있는 경우
- 어린 시절 햇볕으로 화상을 입은 경우

피부암을 예방하는 것은 햇볕에 유해한 UV에 최대한 적게 노출되는 것의 문제이다. 햇볕에 노출되면 어떤 일이 생기는가? 생물학적으로 피부는 '타게(tan)' 보이는 색소세포(멜라닌세포)의 두께와 수를 늘리며 광손상에 반응한다. 감염을 막는 피부세포는 광손상이 일어나기 쉽기 때문에 정상적인 면역 보호를 낮추고 암을 일으키기 위한 준비를 한다. 또한 광손상은 역시 피부를 부드럽고 유연하게 하는 신축성 물질(콜라겐)을 손상하여 주름을 일으킨다. 따라서 자외선이 강한 오전 10시부터 오후 4시까지는 햇볕을 피하는 것이 좋고, 외출 시에는 SPF 15 이상의 자외선 차단제를 사용하는 것이 좋다.

피부암의 위험에도 불구하고 많은 미국인들은 여전히 선탠을 하려고 노력한다. 많은 사람들은 태닝 부스가 햇볕에 앉아 있는 것보다 안전하다고 믿는다. 하지만 이것은 사실이 아니다. 어떠한 방식이든 안전한 선탠은 없다. 태닝을 할 때마다 피부를 유해한 자외선에 노출시킨다. 모든 태닝 램프는 UVA 광선을 방출하며, 또한 대부분 UVB도 방출시킨다. 두 가지 방식 모두 장기적인 피부 손상을 유발하고 암 발생에 기여한다. 더 나쁜 것은 일부 업체는 태닝 전구의 UV 출력을 제대로 측정하지 않는 곳도 있어 생각한 것보다 더 많이 혹은 더 적게 노출될 수 있다.

전립선암

미국에서 피부암 다음으로 전립선암이 가장 많이 진단되는데, 2017년에 미국 남성의 암 중 15만 1,360건으로 추정된다.[138] 이는 남성 암 사망 중 세 번째로 2017년에 26,730명이 사망한 것으로 추정된다.[139] 하지만 향상된 암 진단체계와 조기 진단으로 5년간 생존율이 거의 100%에 도달한다. 하지만 이러한 체계에도 불구하고 결국 29%만이 생존하는 절망적인 결과가 나타난다.[140]

발견, 증상 및 치료

전립선은 남성의 소변과 정자를 운반하는 요도를 둘러싸는 호두 크기의 샘으로 근육으로 구성된다. 남성의 생식기관의 일부로서 주요 기능은 정액을 생성하는 것이다. 전립선암의 증상은 약하거나 소변의 흐름이 방해되는 것을 포함하며, 소변을 시작하거나 마칠 때 어려움을 느낀다. 소변을 보고 싶은 욕구가 잦으며, 소변 시 통증을 느끼고, 소변에서 혈액이 나온다. 또는 허리, 골반, 허벅지에도 통증이 있다. 많은 남성들은 초기 단계에서 증상이 없다.

40세 이상 남성들은 매년 직장, 전립선 검사를 받아야 한다. 전립선암에 대한 또 다른 선별방법은 **전립선 특이 항원**(prostate-specific antigen, **PSA**) 검사이며, 전립선암의 지표를 선별하는 혈액검사이다. 그러나 미국 질병예방태스크포스는 증상을 보이지 않는 사람들은 더 이상 일상적인 PSA 검사를 받지 않도록 권고하는데, 이는 결국 생명

을 살리지 못하고 고통스러우며 불필요한 암 치료를 할 수 있기 때문이다. 만약 전립선암에 대한 가족력이 있다면, 건강관리자나 의사와 상의하는 것이 좋다.

위험 요인 및 예방

연령의 증가는 전립선암의 가장 큰 위험 요인 중 하나이다. 대부분 50세 이상에서 발생하고 다른 위험 요인들은 아프리카의 유전적 요인과 전립선의 가족력이다.[141]

미국의 흑인과 아프리카계의 카리브해 남성은 세계에서 가장 높은 전립선암 발병률을 가지고 있다.[142] 유전학은 전체적인 전립선암의 5~10%를 차지한다고 볼 수 있다. 이들은 다른 종의 그룹들보다 암의 더 높은 단계에서 진단받는다.[143]

아버지나 형제가 전립선암을 가지고 있으면 위험률은 2배가 되며, 전립선암을 가진 친척들이 있고 특히 이들이 어렸을 때 전립선암을 가졌다면, 위험률은 더 높아진다.[144]

더 많은 과일과 채소를 먹어야 한다. 특히 라이코펜이 함유된 음식, 토마토와 다른 붉은 과일에 있는 색소들은 아마도 이러한 전립선암으로 인한 사망 위험률을 낮추어 줄 수 있다. 하지만 이러한 주장의 근거를 결정하기 위해 더 많은 연구들이 필요하다.[145] 가장 좋은 조언은 미국 농무부의 식이 권장사항을 따르는 것이고, 건강한 체중을 유지하며, 금연을 하는 것이다.

난소암

난소암은 암 사망의 다섯 번째 주요 사망 원인이다. 2017년도에 약 23,000건의 진단을 받은 14,000명 이상의 여성이 사망하였다.[146] 난소암은 생식기관의 다른 암보다 더 많이 사망하는데, 이는 암이 진행되어 발전하기까지 발견되지 않는 특성이 있기 때문이며, 5년간 생존율이 29%에 불과하다.[147] 45세 이하의 젊은 여성들은 65세 이상의 여성들에 비해 5년간 생존율이 높다. 모든 단계에서 5년간 생존율은 46%이다.[148]

난소암은 특징적으로 초기 증상이 없다. 하지만 일부 여성들은 복부 팽만감을 호소할 수 있고, 골반 부위에 통증이나 소변을 보고 싶은 욕구를 더 자주 느낀다. 난소암 여성들은 지속적인 소화장애를 경험한다. 다른 증상들은 피로감, 성교 중 통증, 설명되지 않은 체중 감소, 설명되지 않은 장 또는 방광 습관의 변화, 요실금이 나타난다.

난소암에 걸린 여성의 친척(어머니, 딸, 자매)은 유방암이나 대장암에 걸린 가족력이나 개인력이 있는 여성들과 마찬가지로 위험이 증가한다. 임신한 경험이 없는 여성들은 아이를 가져본 여성에 비해 위험률이 높으며, 생식력 관련 약물의 사용은 위험률을 높일 수 있다.

일반적인 예방 전략은 건강한 식이 조절, 운동, 최적의 수면, 스트레스 관리 및 체중 조절을 하는 것이다. 매년 골반 검사를 받는 것도 중요하며, 40세 이상의 여성은 매년 암 관련 검사를 해야 한다.

전립선 특이 항원(prostate-specific antigen, PSA) 전립선 환자에게서 발견되는 항원.

팹 테스트(Pap test, 자궁경부암 검사) 자궁경부에서 세포를 취하여 비정상적인 활동을 하는지 보는 검사.

자궁경부암과 자궁내막(자궁체부)암

대부분의 자궁암은 자궁 내의 자궁내막에서 일어난다. 나머지는 자궁의 기저에 있는 자궁경부에서 발달한다. 2017년에 미국에서 13,000건의 자궁경부암의 새로운 사례가 보고되었고, 60,000건 이상의 자궁내막암이 진단되었다. 이 두 가지 유형의 암에서 거의 15,000명이 사망하였다.[149] 많은 여성들이 정기적으로 **팹 테스트**(Pap test, 자궁경부암 검사)—자궁경부에서 세포를 취하여 비정상적인 활동을 하는지 보는 검사—를 받는다. 2017년 현재 여성들은 21세부터 2년마다 자궁경부암 검사를 받고 있다. 30~65세 사이의 여성들은 5년마다 HPV와 자궁경부암 검사를 해야 하고, 자궁경부암 검사는 3년마다 단독으로 해야 한다. 유방암이 있는 어머니나 자매가 있거나 린치증후군, 즉 유전적으로 자궁내막이나 결장에 대한 소인이 있다면, 이 검사를 더욱 자주 받아야 하며 전문의와 상의해야 한다.

자궁경부암 검사는 초기 자궁경부암을 발견하는 데 매우 효과적이지만 자궁내벽의 암을 발견하는 데는 덜 효과적이다. 여성은 평생 동안 157건 중 1건으로 자궁경부암을 진단받고, 36건 중 1건으로 자궁내막암을 진단받는다.[150] 자궁암에 대한 초기 위험 징후는 정상적인 월경 기간이나 폐경기 이후에 출혈을 일으키거나 지속적으로 드문 질 분비물에 관한 것이다.

자궁경부암에 대한 위험 요인으로는 조기에 성경험을 하는 것, 여러 명의 성 파트너를 가지는 것, 흡연, HPV(생식기 혹이 원인)에 감염된 경험 등이 있다. 오늘날 젊은 남녀는 가다실(Gardasil) 또는 서바릭스(Cervarix)로 백신을 맞는 경우가 있다. 이들은 자궁경부암을 일으키는 두 가지 형태의 HPV로부터 보호받게 되어 있다. 자궁내막암의 경우, 연령은 위험 요인 중 하나이다. 하지만 에스트로겐과 복부비만(모든 비만 포함)은 강력한 위험 요인이다. 게다가 유방암 치료를 위한 타목시펜의 사용과 대사증후군, 늦은 폐경기, 출산 경험이 없음, 자궁 또는 난소의 폴립을 가짐, 인종 등은 위험률을 높인다.[151]

고환암

고환암은 성인에게서 발견되는 가장 일반적인 암의 하나이며, 2017년에 8,720명의 젊은 남성에게 영향을 미친 것으로 추정된다.[152] 모든 사례의 절반 이상이 20~34세에 일어나며, 지난 몇 년 동안 이 그룹에서 꾸준히 증가하고 있다.[153] 하지만 5년간 생존율은 95.4%로 초기 단계에 발견된다면, 가장 치료하기 쉬운 암 중 하나이다. 아직까지 고환암에 대한 정확한 원인은 알 수 없지만, 몇 가지 위험 요인들이 밝혀지

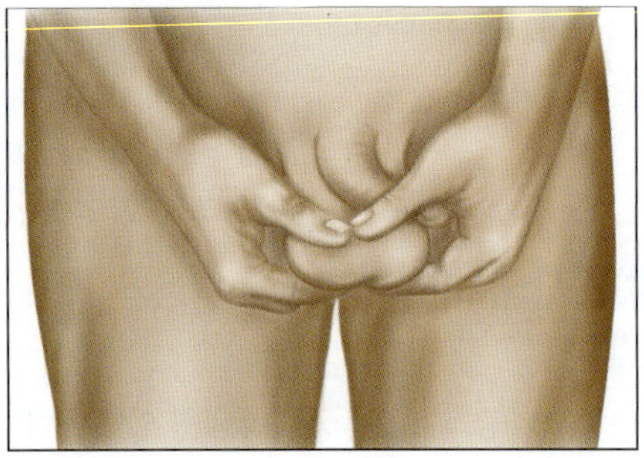

그림 11.10 고환암 자가검진.

Source: From Michael Johnson, *Human Biology: Concepts and Current Issues*, 3rd ed. Copyright © 2006. Reprinted with permission of Pearson Education, Inc.

고 있다. 미하강고환을 가진 사람은 매우 위험이 높은 것으로 보인다. HIV나 고환암의 가족력 역시 위험 요인이다.[155]

일반적으로 고환 종양은 한쪽 혹은 양쪽에 고환조직이 응어리지거나 두꺼워져서 커져 있다. 어떤 사람들은 무거운 느낌을 가지고, 둔통을 느끼거나 하복부나 서혜부로 통증을 느끼게 된다. 고환에 대한 자가검진은 오랫동안 고환암을 검사하는 데 사용되어져 왔다(그림 11.10). 그러나 최근 연구는 월별 자가검진 결과 비암성 질환에 대한 검사가 이루어지므로 비용 효율이 낮다는 것을 보여주었다. 이러한 이유로 미국 질병예방태스크포스는 자가검진을 중단하도록 권고한다. 그럼에도 불구하고 대부분의 경우 고환암은 자가검진으로 발견된다. 자가검진을 제외하고는 현재까지 다른 검사법이 없다고 할 수 있다.

고환암 자가검진은 뜨거운 물로 샤워를 한 후에 잘되는데, 그 이유는 음낭을 이완시키기 때문이다. 거울 앞에 서서 한손으로 고환을 잡고 다른 손으로 엄지와 다른 손가락을 이용하여 표면을 부드럽게 굴린다. 부고환의 튜브를 위한 음낭 아래를 만져보고 신체와 연결된 혈관을 만져보아라. 마찬가지로 다른 고환도 만져보아라. 어떤 특정한 응어리가 있는지, 두꺼워진 부분이 있는지, 완두콩과 같은 혹이 있는지, 음낭의 전체적인 표면에 통증이 있는지에 대한 검사가 끝나면 비누와 물로 손을 씻고, 만약 특이 이상이 있으면 전문의와 상담해야 한다.

자기공명영상(Magnetic resonance imaging, MRI) 자기장, 전파, 컴퓨터를 이용하여 신체의 내부조직의 이미지를 생성하는 방법으로 방사선을 이용하지 않는 진단법.

컴퓨터 단층촬영 스캔[computed tomography (CT) scan] 일반적으로 X선 촬영 이미지로 볼 수 없는 내장기관을 보기 위해 방사선을 사용하여 측정.

정위방사선수술(stereotactic radiosurgery) 이미 감마나이프 수술로 알려진, 잽 종양을 처리하는 데 사용되는 방사선 치료의 일종.

방사선요법(radiotherapy) 방사선을 이용하여 암세포를 죽이는 방법.

항암화학요법(chemotherapy) 약물을 사용하여 암세포를 죽이는 방법.

췌장암

췌장암은 가장 치명적인 암 중 하나이다. 진단 후 5년간 생존율은 단지 8%이다. 초기에 진단받은 사람들조차도 5년간 생존율이 29%에 불과하다.[156] 대부분 50세 이후에 발생하지만 더 이른 나이에 발생하는 수가 늘어나고 있다. 발병률은 남성에게서 더 많고, 아프리카계 미국인들과 시회 경제력이 낮은 집단들, 교육 수준이 낮은 사람들에게서 많이 발생한다.

흡연은 비만과 함께 주요 위험 요인으로 보인다. 붉은 육류의 섭취가 많고, 고지방식이를 하는 사람들에게서 높게 나타난다. 가족력이나 유전적인 특성이 있으며, 수년에 걸쳐 만성 췌장염을 앓은 사람들은 췌장암 위험률이 높아진다. B형 간염, C형 간염, 헬리코박터균을 가지는 당뇨병 환자에게도 높은 위험률을 보인다. 췌장암은 초기 증상이 없으므로 초기 단계에 신뢰할 만한 검사법이 없다. 진단되었을 때는 이미 많이 진행되어 효과적으로 치료하기 어렵다.

LO 9 | 암에 대처하는 법

상당한 진전과 향후 과제를 포함하여 가장 최신의 효과적인 암의 발견과 치료법에 대해 논의하시오.

암은 조기에 발견될수록 생존율에 대한 전망이 좋아진다. 모든 사람들을 위한 건강관리를 보장하는 정책은 무보험자들과 보험을 충분히 들지 않은 사람들에게도 질병의 초기 단계부터 스크리닝 검사를 실시할 수 있도록 해야 한다. 여러분은 예방치료와 진단비용을 지불하는 보험이 있는가? 만약 없다면 사용 가능한 옵션과 비용을 확인해봐야 한다. 실제로 여러분의 위험 요인을 현실적으로 평가할 수 있다. 위험 요인을 증가시키는 최근 생활 방식에 집중하라. 만약 중대한 위험 요인이 있다면, 여러분은 그것을 조절할 수 있을 것이다. 암에 대한 가족력이 있는가? 그렇다면 어떤 유형인가? 어떤 증상을 지켜볼 것인가? 알려진 발암물질—담배와 같은—을 피해야 한다. 그리고 다른 환경 위험 요인들도 피해야 한다. 표 11.4에 있는 자가점검표와 의학적 진단 리스트를 살펴보아라.

만약 여러분이 암에 대한 위험 요인이 높거나 가능한 암의 증상을 발견한다면, 여러분의 주치의는 암을 진단하기 위해서 더 많은 검사를 수행할 것이다. **자기공명영상**(Magnetic resonance imaging, **MRI**)은 거대한 전자석을 사용하여 컴퓨터 스크린을 통해 신체의 여러 원자들의 진동을 맵핑하여 숨겨진 종양을 탐지한다. 또 다른 진단법은 **컴퓨터 단층촬영 스캔**[computed tomography (CT) scan]으로 X선 촬영을 이용하여 신체조직을 검사한다. 이렇게 통증이 없고 비침습적인 횡단면 사진들은 전통적인 X선 촬영보다는 암의 형태와 위치를 더욱 상세히 알려준다. 전립선 초음파는 전립선암을 조기에 발견 가능하게 하였다. 새로운 3차원 유방조영상은 유방암의 발견과 영상의 기술적 발전을 보인다. 하지만 전통적 방법에 비해 증가된 비용으로 방사선 위험이 거의 2배나 높다.

표 11.4 | 무증상 환자의 평균 위험 및 조기 암 발견에 대한 선별지침

암의 위치	스크리닝 절차	연령 및 검사 빈도
유방	유방조영상	NCI는 40세 이상의 여성들에게 1~2년마다 유방조영상술 받기를 권장한다. 유방암에 대한 높은 위험률을 가지는 사람들은 건강 전문가와 상의하여 40세 이전에 검사할지, 얼마나 자주 검사할지에 대한 상담을 해야 한다.
자궁경부	팹 테스트	최근 결과가 정상이라면, 21세에 시작하여 65세에 검사를 끝내는 것이 적절하다. 대부분 여성들은 팹 테스트를 적어도 3년에 한 번 받아야 한다.
결장 및 직장	대변 잠혈반응 검사: 때때로 암이나 용종은 출혈한다. 이 검진은 대변에서 소량의 혈액을 검사할 수 있다. S자 결장경: 폴립의 결장과 직장하부를 검사한다. 결장경 검사: 폴립과 암에 대한 결장과 직장을 전체적으로 검진한다.	50세 이상은 검진을 받아야 한다. 직장과 결장에 대한 암의 위험이 높은 사람들은 건강 전문가와 상담하여 50세 이전에 받아야 할지, 그리고 얼마나 자주 받아야 할지에 대한 논의가 필요하다.
전립선	전립선 특이 항원 검사	일부 그룹은 50세 이상인 사람들에게 매년 선별검사를 권장하고, 일부 전립선암 위험률이 높은 그룹에게는 40세 혹은 45세에 선별검사를 권장한다. 만은 전문가들은 연구에서 밝혀진 것처럼 전립선암 사망률에 영향을 미치지 않고, 더 이상 일상적인 PSA 검사를 권장하지 않으며, 이는 과진단과 과치료로 이어진다고 판단한다. 최근, 의료 전문가들은 50세 이상의 사람들에게 연간 PSA 테스트를 권고한다.

Source: National Cancer Institute, National Institutes of Health, "Screening Tests," March 24, 2015, http://www.cancer.gov/about-cancer/screening/screening-tests.

암의 치료

암의 치료법은 암의 종류와 암이 발견되어지는 단계에 따라 달라진다. 수술법은 종양과 주변조직이 제거되는 일반적인 치료법이다. 감마나이프 수술이라고 하는 새로운 **정위방사선수술**(stereotactic radiosurgery)은 감마방사선의 목표량을 설정하여 종양의 DNA를 파괴하는 것으로 매우 정확한 방법이며, 혈액의 손실이 없고 수술용 메스도 필요 없다. 이는 주로 뇌종양을 치료하는 데 사용된다. **방사선요법**(radiotherapy, 방사선 이용)과 **항암화학요법**(chemotherapy, 약물 사용)은 암 치료의 일반적인 방법으로 암세포를 죽이는 데 사용된다. 일단 암이 몸 전체에 퍼져 있다면, 항암화학요법이 필수적이다.

마음챙김과 당신 암 극복하기

당신의 몸 어딘가에 응어리를 발견했다고 상상해보아라. 면밀히 탐색하고 스캔한 후에 생검을 해보아라. 당신의 두려움은 현실이 된다. 당신은 암을 가지게 되었다. 공포감을 떨칠 수 없으며, 두렵고 외로움을 느낀다. 그런 진단을 직면하면, 많은 사람들이 비슷한 수준의 정서적 혼란을 겪게 된다. 그들은 치료하는 동안 고통과 불안을 느끼고, 만약 암이 없어지더라도 두려움은 남아 있을 수 있다. 암이 실제로 사라졌는가, 아니면 아직 잠복해 있는가?

흥미롭게도 암 전문가들은 사람들이 신체에 있는 외계인과 싸우는 데 도움이 필요하다는 것을 알고 있다. 이들은 육체적 및 정서적으로 신체를 공격하며, 그들이 필요한 근력을 무너뜨린다. 암 생존자들을 위한 마음챙김 기반 중재(mindfulness-based intervention, MBI) 노력들이 있어 왔다. 마음챙김 기반 중재는 생존자들의 진단, 처치, 그리고 삶에 도움을 주는 것으로 입증되어져 왔다. 그리고 이는 통제력을 조절해주며 미래에 관한 불확실성, 재발의 위험률, 고통, 불안, 분노, 불면증, 피로, 및 의기소침에 관해 생리적 또는 심리적으로 도움을 준다.

마음챙김 기반 중재에 참여하는 사람들은 현재 이 순간에 그들에게 무엇이 중요한지에 대해 집중하도록 돕는 법을 배운다. 명상, 마음챙김 기반 스트레스 감소(mindfulness-based stress reduction, MBSR), 요가, 그리고 다른 영적-기반 기술들을 통하여 생존자들은 그들 자신에 대한 슬픔의 단계를 헤쳐 나가며, 다른 곳에 집중한다. 마음챙김 기반 스트레스 감소 프로그램은 비교적 작은 그룹으로 매주 2~3시간 지속되는 수업으로, 일반적으로 8주간 수행한다. 마음챙김 기반 암 회복 프로그램은 특징적으로 암 회복에 집중하는 것으로 결과는 유망하다고 볼 수 있다. 대부분의 암 치료 프로그램은 생존자와 가족을 위한 마음챙김 기반 스트레스 감소, 이완요법, 그리고 명상 프로그램 등으로 구성되어 있다.

Sources: L. Carlson, "Mindfulness-Based Cancer Recovery: The Development of an Evidence-based Psychosocial Oncology Intervention," *Oncology Exchange* 12, no. 2 (2013): 21-5; M. Zhang et al., "Effectiveness of Mindfulness-based Therapy for Reducing Anxiety and Depression in Patients with Cancer: A Meta-analysis," *Medicine* 94, no. 45 (2015): e0897; L. Carlson, *Mindfulness-Based Cancer Recovery: A Step-by-Step MBSR Approach to Help You Cope with Treatment and Reclaim Your Life* (Oakland, CA: New Harbinger, 2011); J. Kabat-Zinn and Thich Nhat Hanh, *Full Catastrophe Living: Using the Wisdom of Your Body and Mind to Face Stress, Pain, and Illness* (New York: Bantam, 2013).

단독으로 사용하든 결합해서 사용하든, 실제로 모든 암 치료는 구역질, 영양결핍, 탈모, 일반적인 피로를 포함한 부작용을 가지고 있다. 더욱 공격적인 암일수록 강한 약물이나 침습과정에서 더 큰 부작용이 발생할 수 있다. 악성세포를 죽이는 과정에서 일부 건강한 세포들조차 파괴되며 심혈관계, 콩팥, 간, 그리고 다른 장기들도 손상을 입는다. 암은 또한 정서적인 부작용도 있다. 대처하기 위한 몇 가지 방법은 '마음챙김과 당신'을 참고하라.

종양을 죽이는 새로운 방법들과 새로운 항암화학요법 약물 칵테일 치료법의 사용은 정기적으로 발전되어 왔다. 암 치료에 대한 새로운 유망 분야는 면역요법(immunotherapy)이다. 이는 신체의 질병과 스스로 싸우는 기전으로 비정상세포에 대한 암과 싸우는 백신, 환자의 면역반응을 올리는 유전자 치료법, 여러 물질들을 이용하여 암의 경로에서 암 유발인자를 차단하는 것이다. 줄기세포 사용과 관련한 논란이 계속되고 있지만, 잠재적 치료의 또 다른 유망한 방법은 줄기세포 연구이다. 암 치료에 대한 지식이 계속해서 변하기 때문에, 암을 진단받은 사람들과 그들의 가족들은 특정 암에 대한 최고의 암센터를 찾아야 하고, 발전된 새로운 치료법을 찾아야 하며, 특히 공격적인 암에서 활용할 만한 새로운 임상시험과 실험적인 치료가 가능한지 여부도 파악해야 한다.

자가 평가

심혈관질환과 암: 당신의 개인적인 위험률은?

1 당신의 심혈관질환의 위험률을 평가하라

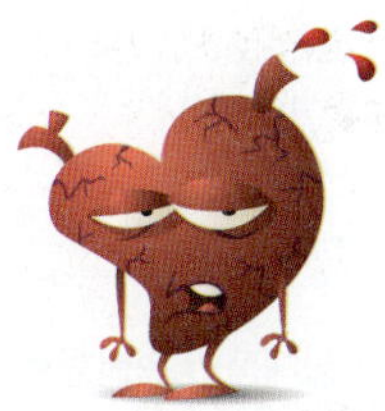

다음의 각 질문에 대한 답을 완성하고 각 영역에 대한 점수를 합산하라.

A. 심혈관질환에 대한 가족력

	예 (1점)	아니요 (0점)	모르겠음
1. 당신의 가족, 친척(부모, 조부모, 형제들)이 심장질환과 뇌졸중을 가지고 있는가?	○	○	○
2. 당신의 가족, 친척이 당뇨병을 가지는가?	○	○	○
3. 당신의 가족, 친척이 고혈압을 가지는가?	○	○	○
4. 당신의 가족, 친척이 높은 콜레스테롤을 가지는가?	○	○	○
5. 당신의 가족이 고지방식이(붉은 육류, 유제품, 버터/마가린 등)를 하는가?	○	○	○

총 점수: ______

B: 심혈관질환에 대한 생활 방식의 위험

	예 (1점)	아니요 (0점)	모르겠음
1. 당신의 콜레스테롤 수치가 높은가?	○	○	○
2. 당신은 고혈압을 가지는가?	○	○	○
3. 당신은 당뇨병전기와 당뇨병 진단을 받은 적이 있는가?	○	○	○
4. 당신의 삶에서 스트레스 수준이 높은가?	○	○	○
5. 당신은 흡연을 하는가?	○	○	○

총 점수: ______

C: 심혈관질환에 대한 당신의 추가적인 위험률은?

1. 당신의 현재 체중은?
   a. 키와 몸무게를 비교할 때 낮은 편이다. (0점)
   b. 키와 몸무게를 비교할 때 적당한 편이다. (0점)
   c. 키와 몸무게를 비교할 때, 높은 편이다. (1점)
2. 매일 하는 운동의 수준은?
   a. 운동 수준은 비교적 낮은 편이다. (1점)
   b. 운동 수준은 비교적 적절한 편이다. (0점)
   c. 운동 수준은 비교적 많은 편이다. (0점)
3. 식이 수준은 어떠한가?
   a. 매일 권장되는 일일 칼로리를 섭취한다. (0점)
   b. 매일 권장되는 것보다 낮은 칼로리를 섭취한다. (0점)
   c. 매일 권장되는 것보다 높은 칼로리를 섭취한다. (1점)
4. 다음의 어느 항목이 당신의 특징적인 식이 패턴을 나타내는 것인가?
   a. 나는 주로 식이의 원천을 과일과 채소로부터 얻는다. (0점)
   b. 나는 매일 육류, 유제품, 가공식품으로부터 많은 포화지방과 트랜스지방을 섭취한다. (1점)
   c. 나는 가능한 한 식이지방을 다른 형태보다는 올리브나 카놀라유로 대체하려고 한다. (0점)
5. 다음의 항목 중 맞는 것은?
   a. 나는 염분 섭취를 주시하며, 스트레스를 최대한 줄이려고 한다. (0점)
   b. 나는 클라미디어 감염증 경험이 있다. (1점)
   c. 나는 매일 수용성 섬유질을 먹으려 하고, 일주일에 한 번은 적어도 비동물성 단백질을 섭취하려고 한다. (0점)

총 점수: ______

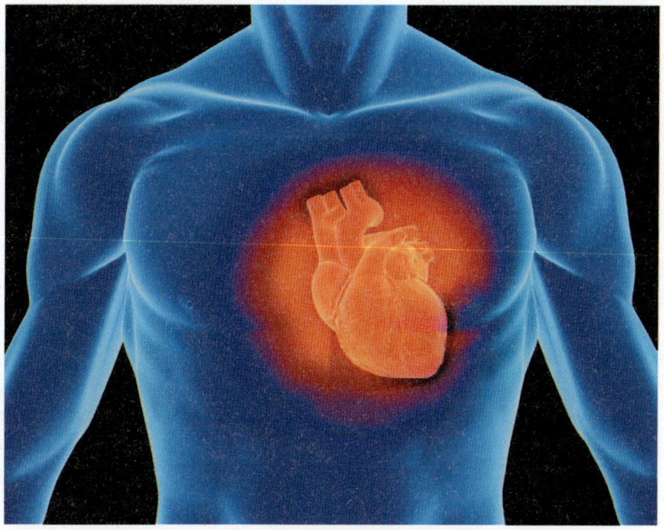

파트 1 점수

각 영역에서 1~5점 사이이면 위험률을 체크해야 하며, 더 높은 점수이면 당신은 더 큰 위험률을 생각해야 한다. 만약 질문에 대한 답을 모르면 당신의 부모나 가족을 만나 모르는 위험률을 찾아야 한다.

2 당신의 암에 대한 위험률을 평가하라

각 질문을 읽고, 각 항목에 대해 동그라미로 표시하라. 특정 질문에 대한 대답을 가지고 상대적인 위험률로 생각하지 말고, 전체적인 합산점수가 일반적인 위험률을 말해줄 것이다.

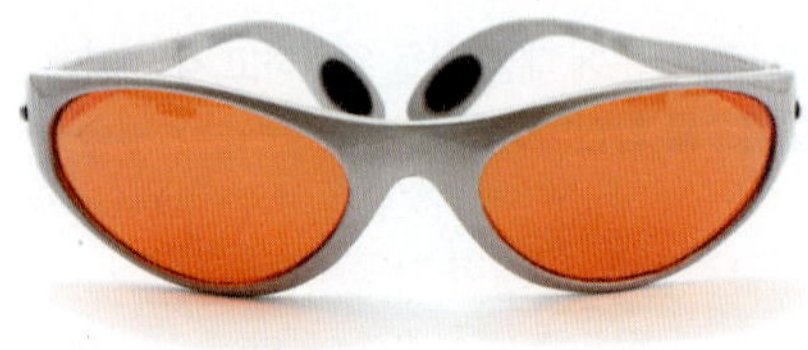

A: 심혈관질환에 대한 가족력

	예	아니요
1. 당신은 일주일에 매일 흡연을 하는가?	2	1
2. 당신은 과일과 채소가 풍부한 식이섭취를 하는가?	1	2
3. 당신은 비만하며 주로 좌식생활을 하는가?	2	1
4. 당신은 주로 공기오염도가 높은 곳에서 살며, 특정 화학물질이 노출된 곳에서 일을 하는가?	2	1
5. 식이섭취에서 동물성 지방섭취에 대한 주의를 기울이고, 가능한 한 동물성 비방보다는 올리브유나 카놀라유를 대체하려 하는가?	1	2
6. 가능한 한 알코올 섭취를 자제하는가?	1	2
7. 가급적 라이코펜(토마토에 있는)과 항산화제가 풍부한 음식을 먹는가?	1	2
8. 당신은 체형을 변화시키거나 유지하려고 노력하는가?	1	2
9. 당신은 궤양, 직장이나 위궤양에 대한 가족력을 가지거나 소화계의 암에 대한 가족력을 가지고 있는가?	2	1
10. 당신은 가급적 방사선이나 마이크로파에 노출되는 것을 피하려고 노력하는가?	1	2

총 점수: ______________

B: 피부암

	예	아니요
1. 당신은 야외에서 많은 시간을 보내는가? 야외에서 일을 하거나 운동을 하는가?	2	1
2. 당신은 햇볕에서 운동할 때, SPF 15나 그 이상의 자외선 차단제를 바르는가?	1	2
3. 당신은 탠을 유지하기 위하여 테닝 베드나 부스를 규칙적으로 이용하는가?	2	1
4. 당신은 한 달에 1번 피부 검사를 받고, 사마귀나 검은 점 등을 확인하는가? 특히, 등이나 생식기 혹은 머리카락 아래와 같은 잘 보이지 않는 부분을 확인하는가?	1	2
5. 당신은 유해한 자외선으로부터 적절히 보호되는 선글라스를 착용하는가?	1	2

총 점수: ______________

C: 유방암

	예	아니요
1. 당신은 적어도 한 달에 1번 이상 유방암 자가검진을 하는가?	1	2
2. 당신은 정기적으로 유방을 살펴보는가? 어떤 특정 이상한 것들이 발견되는지/ 혹이나 유두에서 특정 분비물이 있거나 특징적인 변화가 있는가?	1	2
3. 당신의 어머니, 자매, 딸 등이 유방암을 가진 경험이 있는가?	2	1
4. 당신은 임신한 경험이 있는가?	1	2
5. 당신은 가슴이나 겨드랑이에 혹이나 낭종을 가진 적이 있는가?	2	1

총 점수: ______________

D: 생식계의 암

남성	예	아니요
1. 당신의 생식기에 규칙적으로 혹이나 어떤 생성물이 있는가?	1	2
2. 당신은 정기적으로 고환암 자가검진을 하는가?	1	2
3. 당신은 전립선과 고환암에 대한 가족력이 있는가?	2	1
4. 당신은 비교적 안전한 성관계를 하며, 콘돔을 사용하는가?	1	2
5. 당신은 유해한 환경물질 즉, 수은, 콜타르, 벤젠, 크롬산염, 및 염화비닐로부터 안전한가?	1	2

총 점수: ______________

여성	예	아니요
1. 당신은 정기적으로 자궁경부암 검사를 하는가?	1	2
2. 당신은 HPV, 엡스테인 바이러스, 또는 다른 암을 유발하는 바이러스에 감염된 적이 있는가?	2	1
3. 당신의 어머니, 자매 및 딸이 유방암, 자궁경부암, 자궁내막암, 난소암을 진단받은 적이 있는가(특히 젊은 나이에)?	2	1
4. 당신은 비교적 안전한 성관계를 하며, 콘돔을 사용하는가?	1	2
5. 당신은 비만인가? 에스트로겐을 먹는가? 포화지방을 많이 먹는가?	2	1

총 점수: ______________

파트 1 점수

각 질문에 대해 2점을 받은 항목을 주의 깊게 봐야 한다. 당신이 주로 2점을 받은 영역이 있는가? 전체 점수가 A에서 11점 또는 그보다 높은가? B~D까지 전체 점수가 6점이거나 그보다 높은가? 만약 그렇다면, 당신은 적어도 하나 이상의 위험 요인이 있는 것이다. 만약 더 높은 점수라면, 더 많은 위험 요인이 존재하는 것이다.

변화를 위한 여러분의 계획

자가 평가 활동은 알코올 소비를 평가할 수 있는 기회를 제공했다. 당신의 대답 중 일부가 당신을 놀라게 하거나 일부 질문에 대답하는 방법을 잘 모를 경우, 행동을 변화시키기 위한 조치를 취하는 것이 좋다.

오늘, 당신은 할 수 있다.

- ☐ 일어나서 움직여라. 저녁 시간에는 걸어라. 수업을 위해 엘리베이터를 타는 것보다 계단을 이용하거나 자전거를 타라. 일상생활에서 더 많은 운동 활동을 할 수 있는 방법을 생각하라.
- ☐ 라벨을 읽는 식이습관을 가져라. 그리고 저염 음식, 저지방 음식, 영양가 많은 과일 및 채소를 선택하라. 일주일에 여러 번 육류와 가공음식 대신 신선한 과일, 콩 기반 단백질, 잎이 있는 채소를 섭취하라. 더 많은 단순 불포화지방산을 섭취하고 콜레스테롤이 낮은 음식을 섭취하라. 섭취하는 전체 칼로리를 유의하라. 특정 암에 대한 개인적인 위험률을 평가하라.
- ☐ 당신의 유전적 위험률뿐만 아니라 생활 방식을 살펴보라. 어느 암이 가장 위험할 것인가?

다음 2주 안에, 당신은 할 수 있다.

- ☐ SPF 15이거나 더 높은 폭넓은 효능을 지닌 자외선 차단제를 구입하라. 유효 기간을 확인해야 하며, 매일 꾸준히 바르는 것이 좋다. 태양이 가장 강력한 시간인 10시에서 오후 4시 사이에는 실내에 있는 것이 좋다.
- ☐ 건강에 대한 가족력을 확인하라. 부모님, 조부모, 숙모, 삼촌들과 이야기하며, 그들이 암이나 심혈관질환의 경험이 있는지를 파악해야 한다. 그들의 저밀도 지단백 콜레스테롤과 고밀도 지단백 콜레스테롤 수치를 확인할 필요가 있다. 당신은 당뇨병에 대한 가족력이 있는가?
- ☐ 규칙적인 운동 프로그램을 시작하라. 목표를 세우고 추진하라(제7장 참고).
- ☐ 새로운 스트레스 관리 기법을 실천하라. (스트레스 관리에 대한 내용은 제3장을 참고하라.).
- ☐ 적어도 하루에 8시간은 수면을 취할 수 있도록 하라.

학기말까지, 당신은 할 수 있다.

- ☐ 당신의 지질 섭취에 대한 체크를 하라. 그리고 혈압을 체크하라. 이 수치들을 알면 어떠한 위험 요인들이 있을지를 알 수 있게 된다. 만약에 높다면 이러한 수치를 어떻게 낮출 수 있을지를 건강 전문가와 상담해야 한다.
- ☐ 금연을 하고 간접흡연을 피하며 알코올 섭취를 줄여라.

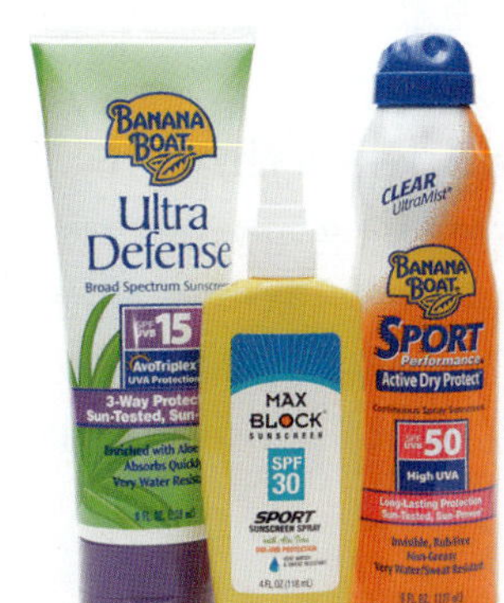

학습 계획

복습

LO 1 | 미국에서의 심혈관질환

■ 미국에서 심혈관질환은 주요 사망 원인이 된다. 그리고 이는 사회에 아주 큰 경제적 부담을 지운다. 심혈관질환은 전 세계적으로도 주요 사망 원인이 되며, 개발도상국에서도 큰 위협이 된다.

LO 2 | 심혈관계의 이해

■ 심혈관계는 심장과 순환계로 구성되어 있고, 이는 잘 조절된다. 혈관의 체계적인 망은 신체에 영양분과 산소를 공급한다.

LO 3 | 주요 심혈관질환

■ 심혈관질환은 죽상동맥경화증, 관상동맥질환, 말초동맥질환, 관상동맥심질환, 뇌졸중, 고혈압, 협심증, 심장부정맥, 울혈성심부전, 선천성 및 류머티스성심질환 등을 포함한다.

LO 4 | 심혈관계 위험 줄이기

■ 심혈관계 위험은 개인의 심혈관질환과 당뇨병의 위험률을 증가시키는 요인이 된다.

■ 많은 위험 요인들은 흡연, 운동 부족, 잘못된 식습관, 감정적 스트레스로 조절 가능하다. 하지만 연령, 성별, 유전인자 등의 요인들은 조절할 수 없다.

LO 5 | 심혈관질환의 진단과 치료

■ 관상동맥우회술은 심장폐색에 대한 치료법이다. 혈관성형술과 스텐트 시술이 증가하며 성공적이다. 이러한 위험률을 줄이고 문제를 해결하기 위해 스타틴과 같은 약물의 사용이 증가한다.

LO 6 | 암의 개요

■ 암은 비정상적인 세포가 통제되지 않도록 자라며 퍼지는 특징을 가지고 있다.

■ 암은 미국에서 주요한 두 번째 사망 원인이다. 암의 최근 5년간 생존율은 이전의 세대보다 크게 증가하였다.

LO 7 | 암을 일으키는 원인은 무엇인가?

■ 암에 대한 생활 방식의 주요 위험 요인은 잘못된 식습관, 운동 부족, 그리고 다른 요인들은 물론 흡연과 비만이다. 생물학적 요인은 타고난 유전인자, 연령 및 성별이다. 잠재적인 환경적 발암물질은 석면, 방사선, 방부제, 살충제 등이 있다. 감염인자들은 아마 당신의 암에 대한 위험률을 증가시킬 것이다.

LO 8 | 암의 유형

■ 일반적인 암은 폐암, 유방암, 결장암, 직장암, 피부암, 전립선암, 고환암, 난소암 및 자궁암을 포함한다. 백혈병과 림프종 등이 있다. 각각은 다른 위험 요인들을 가지고 있으며, 예방 전략이 있다.

LO 9 | 암에 대처하는 법

■ 암에 대한 가장 일반적인 치료는 수술, 항암화학요법 및 방사선요법이다. 생물학적 치료, 좋은 약, 면역요법 등의 새로운 치료법들은 좋은 결과를 보인다.

■ 조기진단은 생존율을 높이며 유방암, 고환암 및 피부암에 대한 자가검진은 조기 진단을 도와준다.

깜짝 퀴즈

LO 1 | 미국에서의 심혈관질환

1. 다음 중 심혈관질환에 관한 설명으로 옳은 것은?
   a. 선진국에서만 발병하는 질환이다.
   b. 아시안계 미국인에게 가장 높게 나타난다.
   c. 50세에서만 시작하는 질병이다.
   d. 미국에서 사망률이 가장 높은 질환이다.

LO 2 | 심혈관계의 이해

2. 다음 중 심장으로부터 나오는 혈액을 운반하는 혈관은?
   a. 심실
   b. 동맥
   c. 허파동맥
   d. 정맥

LO 3 | 주요 심혈관질환

3. 다음 중 뇌졸중에 관한 설명으로 옳지 않은 것은?
   a. 고혈압이 주요 원인이다.
   b. 뇌졸중은 청소년 사이에 발병률이 증가하고 젊은 남성보다 젊은 여성에게 더 많이 일어난다.
   c. 뇌졸중은 뇌로 가는 혈류가 손상되었을 때 발생한다.
   d. 스트레스가 고혈압의 주요 요인이 되고 뇌졸중의 발병에 기여한다.

LO 4 | 심혈관계 위험 줄이기

4. 다음 중 설명으로 옳지 않은 것은?
   a. 고밀도 지단백 콜레스테롤은 심혈관질환을 예방하는 요인으로 알려져 있다.
   b. 염증반응은 심혈관의 위험으로부터 보호하는 것으로 여겨진다.

c. 저밀도 지단백 콜레스테롤은 심혈관질환의 위험률을 증가시키는 것으로 알려져 있다.
d. 유전과 식이섭취는 콜레스테롤 수치에 주요 요인이다.

LO 5 | 심혈관질환의 진단과 치료

5. 환자의 신체 다른 부위에서 혈관을 떼어 막힌 곳에 우회하여 심는 수술은 무엇인가?
a. 죽상동맥경화증 수술
b. 혈전용해
c. 관상동맥우회술
d. 혈관성형술

LO 6 | 암의 개요

6. 전반적으로 5년 생존율이 가장 나쁜 암은 무엇인가?
a. 전립선암
b. 췌장암
c. 흑색종
d. 유방암

7. 암세포가 전이되었을 때 일어나는 증상으로 옳은 것은?
a. 이들은 악성종양으로 자라게 된다.
b. 이들은 퍼지게 된다.
c. 이들은 하나씩 죽어간다.
d. 종양은 편재되고 원래대로 돌아간다.

LO 7 | 암을 일으키는 원인은 무엇인가?

8. 암을 일으키는 가장 큰 요인은 무엇인가?
a. 연령이 증가해서
b. 아이가 없어서
c. 나이 드신 부모님이 함께 살아서
d. 많은 과일과 채소를 섭취해서

LO 8 | 암의 유형

9. 미국에서 남성과 여성에게서 가장 사망률이 높은 암은 무엇인가?
a. 직장암
b. 췌장암
c. 폐암
d. 위암

LO 9 | 암에 대처하는 법

10. 다음 중 약물을 사용하여 암을 제거하는 효율적인 방법은?
a. 방사선요법
b. 항암화학요법
c. 줄기세포치료법
d. 정위방사선수술

생각해보기

LO 1 | 미국에서의 심혈관질환

1. 왜 대학생들 사이에 고혈압 비율이 증가하는가?

LO 2 | 심혈관계의 이해

2. 안정 시 심박수가 당신의 전반적인 건강에 대해 무엇을 말해줄 수 있는가? 왜 안정 시 심박수가 평균값보다 높거나 낮은가?

LO 3 | 주요 심혈관질환

3. 왜 특정 집단의 심혈관질환이 다른 집단에 비해 높은가? 만약 심혈관질환이 있다면 당신의 위험 요인들은 무엇인가?

LO 4 | 심혈관 위험 줄이기

4. 운동, 스트레스 관리, 식이 조절 변화, 의학적 진단, 염분 섭취 줄이기, 그리고 다른 요인들은 심혈관질환의 위험률을 줄일 수 있다.

LO 5 | 심혈관질환의 진단과 치료

5. 심혈관질환의 진단, 예방, 선택적 치료법에 대해 설명하라. 만약 오늘 당신이 심장마비를 일으켰다면, 어느 치료법을 선택할 것인가? 그 이유는 무엇인가?

LO 6 | 암의 개요

6. 최근 암을 가진 사람들의 5년간 생존율이 증가한 이유는 무엇인가?

LO 7 | 암을 일으키는 원인은 무엇인가?

7. 암에 대한 위험 요인을 줄이기 위해 무엇을 하는가? 당신의 가족들과 더불어 어떠한 위험 요인들을 가지는가?

LO 8 | 암의 유형

8. 암종, 육종, 림프종 및 백혈병 사이의 차이는 무엇인가? 그리고 암의 단계에 대해 아는 것이 왜 중요한가?

LO 9 | 암에 대처하는 법

9. 왜 대학생들에게 유방암과 고환암의 자가검진이 중요한가? 정기적인 자가검진으로 무엇을 확신할 수 있는가?

Focus on

당뇨병의 위험 최소화하기

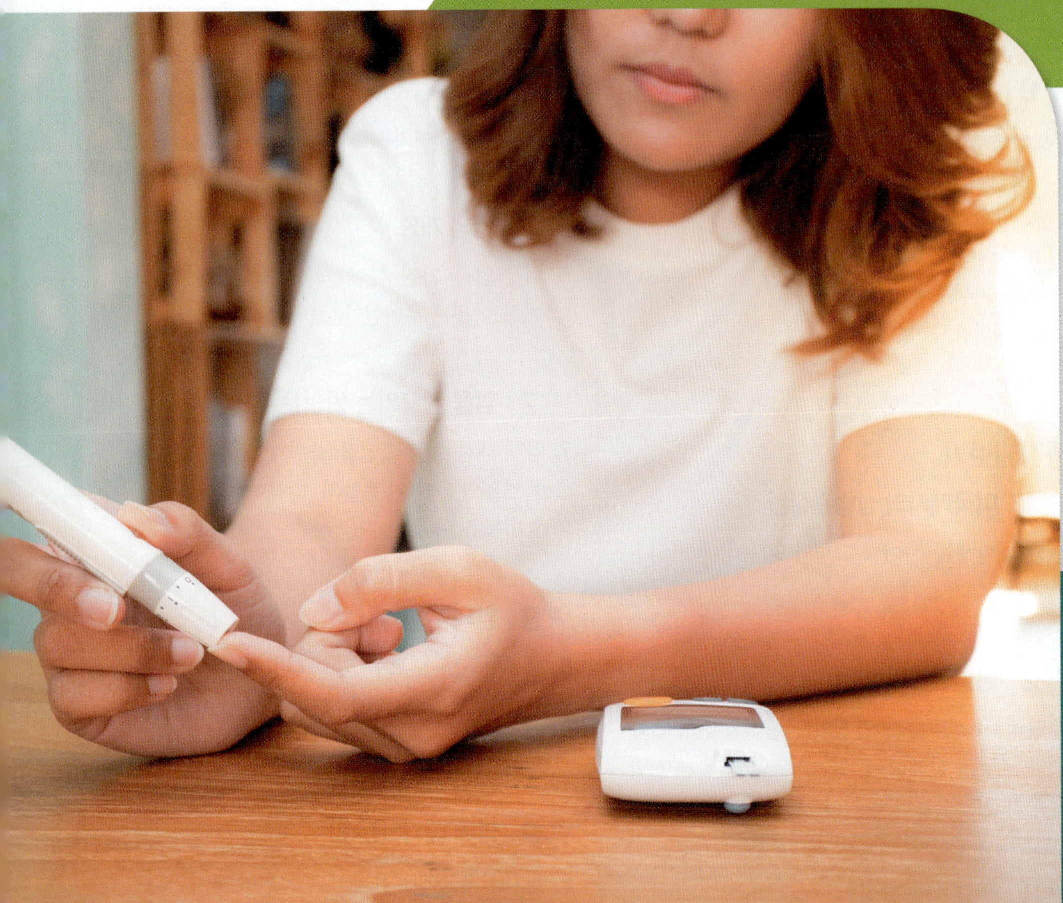

학 습 결 과

LO 1 당뇨병의 추세와 당뇨병이 신체에 미치는 영향을 설명하고, 당뇨병의 유형을 구분하며, 그들의 위험 요인에 대해 서술하시오.

LO 2 당뇨병에 대한 주요 검사법과 합병증의 증상을 서술하시오.

LO 3 당뇨병이 어떻게 예방되고 치료되는지 설명하시오.

왜 관심을 가져야 하는가?

당뇨병 치료 및 관리에 드는 건강관리 비용과 그 합병증은 전 세계적으로 매년 8,250억 달러가 사용된다. 이러한 비용의 1,050억 달러 이상이 미국에서 당뇨병을 진단받은 사람들에게 발생된다. 당뇨병이 증가함에 따라 당뇨병의 의료체계, 보험률 및 소비자들에게 미치는 영향은 어마어마할 것이다.

Source: C. Bommer et al., "The Global Economic Burden of Diabetes in Adults Aged 20-79 Years: A Cost of Illness Study," *Lancet Diabetes & Endocrinology* 5, no. 6 (2017): 423-30.

지난주 노라(Nora)의 어머니는 그녀가 제2형 당뇨병 환자로 진단받았다고 말했다. 그녀의 음성은 불안했으며, 그녀의 어머니가 신부전—당뇨병 합병증—으로 52세에 돌아가셨다고 언급했다. 나중에 노라는 온라인을 통해서 그녀의 위험 요인들에 대한 정보를 검색했다. 히스패닉계의 특성, 당뇨병의 가족력, 높은 스트레스 수준, 부족한 수면, 과도한 체중, 좌식습관 등이 그녀를 당뇨병으로 만들었다.

노라는 당뇨병 검사를 잡았고, 검사 전날 금식을 하였다. 그녀가 방문했을 때, 간호사는 채혈을 했고 며칠 후에 간호사는 노라를 불러 말했다. 비록 당뇨병은 아니지만 혈당이 올라갔으며, 생활 방식의 변화를 통해 위험 요인을 줄여야 한다고 했다. 지난 20년 동안 미국에서 당뇨병은 상당한 수준으로 증가하였다(그림 1 참고).[1] 질병통제와 예방센터에서는 거의 3,000만 명—미국 인구의 약 10%—이 당뇨병을 가지고 있고, 그들 중 25%가 당뇨병이 있는지 모르고 있다. 또 다른 8,600만 명은 당뇨병전기 상태이다.[2] 현재의 비율로 2050년이 되면, 3명 중 1명 이상이 당뇨병을 가질 것이다. 당뇨병은 매년 유방암이나 AIDS 환자들보다 더 많은 미국인들을 죽음으로 이끈다. 수백만 명의 사람들이 이 어려운 질병에 대처하며 고생하고 있다.[3]

당뇨병의 비율은 연령과 체중의 증가에 따라 높아진다. 18~44세가 되면 2.4%, 45~64세가 되면 12.3%, 65~74세가 되면 22.1%, 75세 이상이면 19.8%로 당뇨병의 비율이 증가한다.[4] 전 세계적으로 당뇨병은 급증하고 있으며, 4억 2,200만 명 이상의 성인들이 진단받고 있다. 이들 중 절반 이상이 5개국에 분포되어 있다: 중국, 인도, 미국, 브라질 및 인도네시아. 이와는 대조적으로 가장 낮은 당뇨병 발병률을 보이는 국가는 스위스, 네덜란드, 덴마크, 오스트리아, 벨기에로 알려져 있다.[5]

모든 당뇨병에 대한 통합적인 경제적 부담은 2012년도에 3,220억 달러가 넘는다.[6] 당뇨병의 개인적인 재정적 대가에 대해서는 '돈과 건강'을 참고하라.

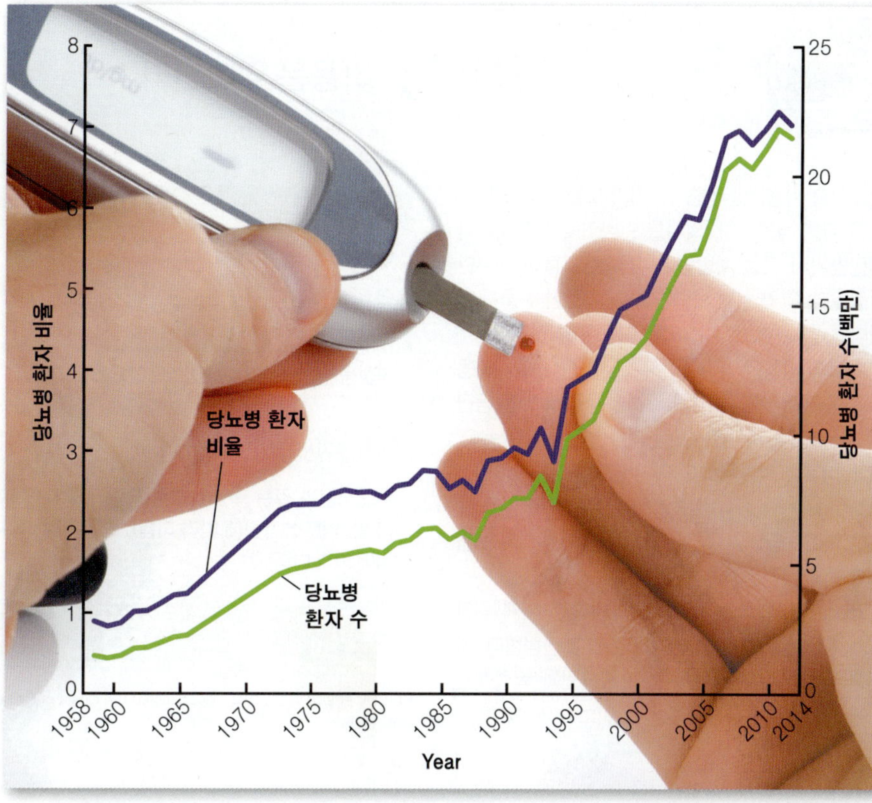

그림 1 미국에서 당뇨병을 진단받은 비율과 수(1958-2014). 진단받은 경우, 자료를 주목하라. 실제적인 예측 발병률은 더 높다.

Source: Centers for Disease Control and Prevention, "Long-term Trends in Diabetes," April 2016, www.cdc.gov/diabetes/statistics/slides/long_term_trends.pdf.

LO 1 당뇨병이란 무엇인가?

당뇨병의 추세와 당뇨병이 신체에 미치는 영향을 설명하고, 당뇨병의 유형을 구분하며, 그들의 위험 요인에 대해 서술하시오.

당뇨병(diabetes mellitus)은 혈중에 설탕의 일종인 포도당이 지속적으로 높은 수준으로 유지되는 특징을 가진다. 당뇨병의 한 징후는 소변에서 비정상적으로 높은 수준의 포도당 농도가 나타난다. *Diabetes*란 그리스 어원에서 '흐르다'는 의미이고, *mellitus*는 라틴어로 '달콤하다'는 의미이다. 높은 수준의 혈중 포도당—또는 **고혈당증**(hyperglycemia)—은 당뇨병 환자에게 보여지는 것으로 심각한 건강 문제와 조기 사망을 초래한다.

건강한 사람은 소화계가 섭취한 탄수화물을 분해하여 포도당으로 만든다. 이 포도당은 주요 에너지원이 되며, 이들은 체세포가 사용하기 위해 혈류로 방출된다. 적혈구는 연료 기능을 하기 위해 포도당만을 에너지로 사용하고, 뇌와 다른 신경세포들도 다른 연료들보다는 포도당을 에너지원으로 선호한다. 포도당 수치가 정상 이하로 떨어지면, 집중력과 같은 특정 정신력이 손상된다. 필요 요구보다 포도당 수치가 많을 때는 나중에 사용하기 위해 간과 근육에서 글리코겐으로 저장한다.

포도당은 세포막을 가로지를 수 없다. 그 대신 세포는 위 바로 아래에 있는 **이자**(pancreas)에서 생성되는 신호에 의해 포도당이 운반되는 구조를 가지고 있다. 혈류로 들어가는 포도당이 급증할 때, 이자는 **인슐린**(insulin)이라는 호르몬을 분비한다. 인슐린은 세포가 혈류에서 포도당을 흡수하도록 자극하여 그것을 즉시 에너지로 사용하는 세포로 운반한다. 또한 인슐린은 간과 근육에 포도당이 글리코겐으로 전환되어 저장하는 것을 돕는다. 혈당 농도가 떨어지면 더 많은 혈당이 생길 때까지 이자는 인슐린의 분비를 중지한다.

당뇨병(diabetes mellitus) 특징적으로 증가된 혈당 수치를 가진 그룹.

고혈당증(hyperglycemia) 증가된 혈당 수치.

이자(pancreas) 소화분해효소를 소장으로 분비하고 인슐린과 같은 호르몬을 혈액으로 분비.

인슐린(insulin) 이자에서 분비되고 포도당의 흡수와 저장을 위해 체세포가 필요로 하는 호르몬.

돈과 건강 | 당뇨병 비용은 얼마인가?

건강지출 비용 5달러 중 1달러가 오늘날 당뇨병 치료를 위해 사용된다. 의사를 만나거나 측정하거나 진단받거나 약을 처방받거나 하는 것들이 일부만 지원된다. 만약 일부 보험만 들거나 보험에 들지 않았다면, 당뇨병으로 지출되는 비용은 클 것이다.

치료의 비용은 어마어마하게 달라진다. 공제비용과 고용인의 부담, 혈당을 조절할 용량의 약을 공급할 약국이 가까이 있는지에 대한 부분도 연관된다. 최근 이러한 약들의 비용이 상당히 증가되었다. 신약들은 비용이 상당히 증가하여 유용하지 않을 수 있다. 제2형 당뇨병을 진단받고 월급이 적으며 보험이 없는 경우라면 어떠하겠는가?

미국 당뇨협회는 제2형 당뇨병 환자에게 월간 350~1000달러 사이의 비용이 든다고 산정한다. 하지만 당뇨병은 통제가 어렵고 인슐린과 복합적인 약물요법을 이용하는 사람들은 이보다 2~3배 이상 비용이 들 수 있다.

당뇨병 건강관리 필요	월간 예측 비용
진단과 검사를 위한 의사 방문	의사와 전문가의 방문 횟수에 따른 200~1000달러
랩 테스트: 공복혈당, 포도당 부하검사, A1C 테스트	공복혈당 측정을 위한 50~250달러, A1C 측정을 위한 100~200달러
가정용 혈당 측정기, 측정 스트립 테스트	스트립 비용 30~50달러: 각 2달러, 월 평균 100달러.
란셋과 란셋장치, 알코올 소독솜	매달 5~10달러.
메트포민과 같은 구강약물들(용량과 형태에 따라 다름), 액토스(용량에 따라 다름), 또는 자누비아(용량에 따라 다름).	메트포민: 매달 13~15달러(최저 비용). 용량에 따라 차이가 남; 액토스: 매달 220~370달러; 자누비아: 매달 265달러
인슐린 펌프 및 공급. 린 펌프 및 공급	보험 없이 7000달러 혹은 그 이상; 고용 부담의 경우 2000달러 혹은 그 이상

Source: American Diabetes Association. "The Costs of Diabetes," May 2017, http://www.diabetes.org/advocacy/news-events/cost-of-diabetes.htm.

제1형 당뇨병

제1형 당뇨병(type 1 diabetes, **T1D**)은 일반적이진 않지만 아주 심각한 당뇨병의 형태로 인슐린 의존성 당뇨병이라고도 하는데, 이는 개인의 면역체계가 이자의 인슐린 생성 세포를 공격하고 파괴하는 자가면역질환이다. 이것은 인슐린의 생성을 급격하 감소시키거나 중지하게 한다. 인슐린의 작용 없이 세포는 포도당을 차지할 수 없고, 혈당을 지속적으로 증가시키게 한다.

당뇨병 중 오직 5%만이 제1형이다.[7] 사람들은 주로 제1형을 유전적으로 물려받으며, 간혹 환경적인 요인들에 의해 발병한다.[8] 제1형 당뇨병은 대개 백인 유럽인들, 유전적 소인을 가진 사람들, 추운 기후에 사는 사람들, 모유를 하지 않은 어린이들, 그리고 특정 바이러스에 감염된 경험이 있는 사람들에게 더 잘 나타난다.[9] 제1형 당뇨병을 가진 사람들은 매일 인슐린 주사나 정맥주사를 맞아야 하고, 식이와 운동 수준을 잘 모니터 해야 한다. 이들은 잘 알려지지 않은 질병을 가지며, 연구비가 잘 지원되지 않아 연구가 적게 이루어지고, 치료법이 다양하지 않다는 것을 인식해야만 한다.

제1형 당뇨병(type 1 diabetes, T1D) 당뇨병의 형태로 이자가 인슐린을 만들지 못해 혈당이 세포로 들어갈 수 없어 에너지를 사용하지 못함.

제2형 당뇨병(Type 2 diabetes, T2D) 당뇨병의 형태로 이자가 충분한 양의 인슐린을 만들지 못해 신체가 인슐린을 바르게 사용할 수 없는 경우.

인슐린 저항성(insulin resistance) 체세포가 인슐린의 영향에 반응하지 못하고, 비만은 세포로 하여금 인슐린에 저항하게 하는 위험률을 증가시킨다.

제2형 당뇨병

제2형 당뇨병(type 2 diabetes, **T2D**)은 인슐린 비의존성 당뇨병으로 모든 당뇨병의 90~95%를 차지한다. 제2형은 이자가 충분한 인슐린을 만들지 못하거나 신체세포가 인슐린의 영향에 저항—**인슐린 저항성**(insulin resistance)—이 생겨 효율적으로 사용하지 못한다(그림 2). 유전적 요인과 생활 방식이

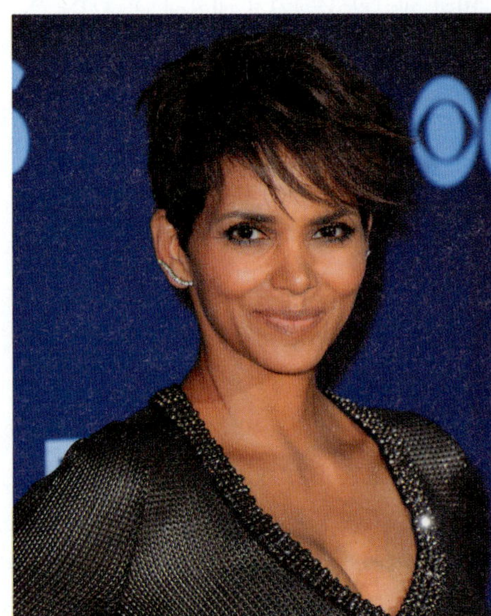

배우 할리 베리(H. Berry)는 제2형 당뇨병을 진단받은 많은 미국인들 중 한 명이다.

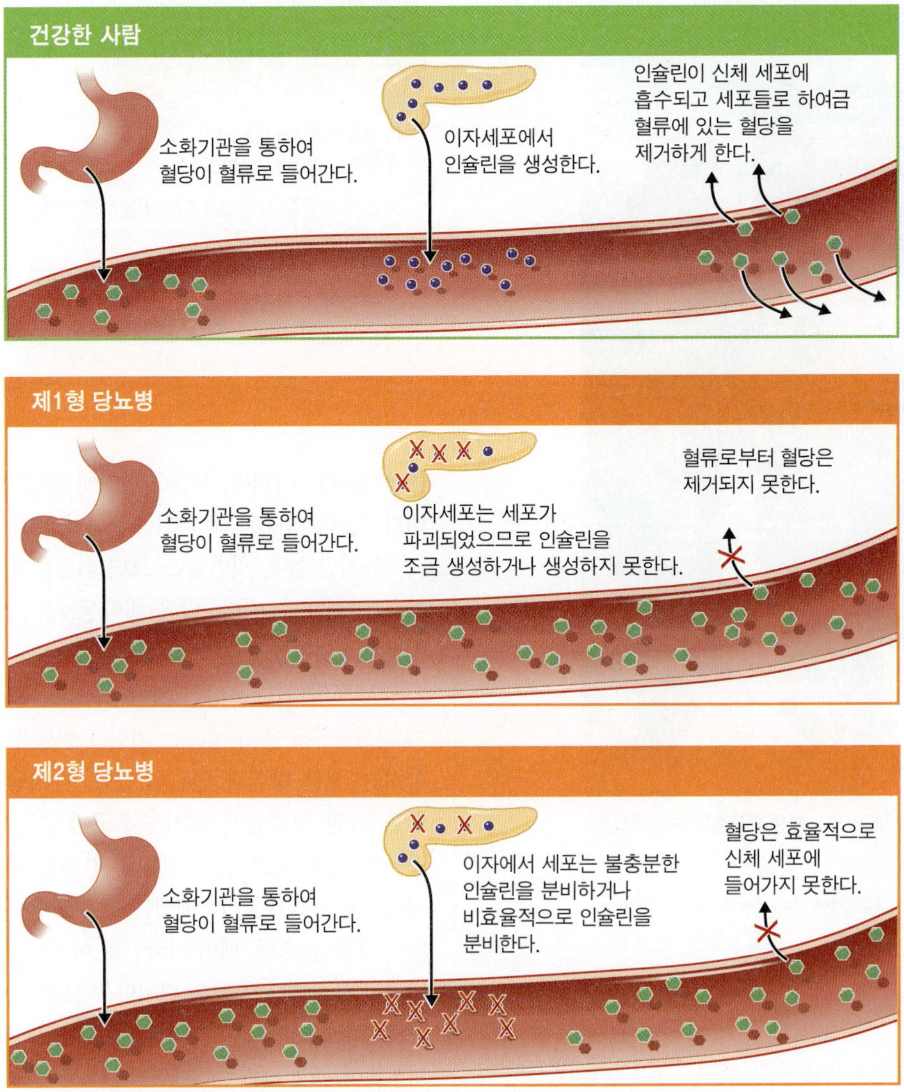

그림 2 당뇨병: 이것은 무엇이며 어떻게 발전하는가. 건강한 사람은 이자에서 충분한 양의 인슐린이 생성되고 방출되며, 세포에서 효율적으로 사용된다. 제1형 당뇨병은 이자에서 인슐린을 적게 만들거나 만들지 못한다. 제2형 당뇨병은 이자가 충분한 양의 인슐린을 만들지 못하거나 신체 세포들이 인슐린에 대해 저항성을 가지거나 효율적으로 활용하지 못한다.

제2형 당뇨병의 발병에 큰 영향을 미친다.[10]

제2형 당뇨병의 발병

제2형 당뇨병은 서서히 진행한다. 초기 단계에는 신체 전반에 걸쳐 세포가 인슐린의 영향에 저항한다. 시간이 지남에 따라 신체는 충분한 인슐린을 생성하지 않을 수 있다. 지방세포에 유리지방산이 과잉으로 축적되고, 이들이 세포에 포도당 흡수를 억제한다. 그리고 인슐린에 대한 간의 민감성을 억제한다. 결과적으로 간은 포도당을 글리코겐으로 전환하는 능력을 잃어버리게 되고, 혈당은 급격하게 증가한다.

이자는 인슐린을 더 많이 생산함으로써 보상을 시도하지만, 과잉 생산을 무한정 유지할 수는 없다. 더 많은 이자 인슐린 생성 세포가 기능을 하지 못하게 되고, 인슐린 생성은 줄어들게 된다. 혈당은 충분히 올라가며, 제2형 당뇨병이 발생한다.

조절 가능하지 않은 위험 요인

제2형 당뇨병은 연령, 민족, 가족력, 유전적 및 생물학적 요인들과 연관되어 있다. 거의 65세 이상의 성인 26%는 당뇨병을 가지고 있다.[11] 비록 제2형 당뇨병이 성인 당뇨병으로 알려져 있지만, 오늘날 어린이와 10대들에서도 진단되어진다.[12] 최근에 당뇨병은 젊은이들 사이에서도 우선하는 만성질환 중 하나이며, 20세 이하의 20만 8,000명 이상이 영향을 받거나 400명의 젊은이들 중 1명 정도가 진단받고 있다.[13] 청소년기와 청년기에 비만율이 증가하는 것은 어린이와 젊은 성인에 제2형 당뇨병 발생의 증가에 기여하는 것이다. 비만인 사람들에서는 T2D 발병률이 4배나 증가한다.[14]

대부분 전문가들은 제2형 당뇨병은 환경적인 요인들과 생활 방식 및 유전적 감수성 사이의 복잡한 상호작용에서 일어난다고 믿고 있다. 최근 연구 결과에 따르면, 제2형 당뇨병은 10~19세 사이의 청소년에게 잘 일어나며, 소수집단 내에서 특징적으로 일어난다. 히스패닉계, 아메리카 원주민, 아시아/태평양섬 주민, 비 히스패닉계 흑인과 비 히스패닉계 백인 이 순서로 현저하게 증가하였다.[15] 제2형 당뇨병을 가지는 가까운 친척이 있다면 위험률은 올라간다. 비록 수많은 유전자들이 위험 요인으로 밝혀져 있지만, 유전으로 인한 당뇨병에 관한 기전은 아직 이해되지 못하는 부분이 많다.[16] 최근 당뇨병 예방에 관한 국제적 보고에 따르면, 정부와 사회가 합심하여 무역, 농업, 재정, 운송, 교육, 도시계획에 대한 정책의 영향으로 개인과 거시환경 행동 결과에 의한 건강이 개선되는지 악화되는지에 대해 고려해야 한다고 하였다.[17]

조절 가능한 위험 요인

체중, 식이 선택, 신체활동 수준, 수면 패턴, 스트레스 수준 등은 모두 당뇨병과 관련된 요인으로 사람들이 어느 정도 통제가 가능하다. 성인의 경우 체질량지수(BMI)가 25 이상이면 위험이 증가하며, 5 kg/m^2 증가할 때마

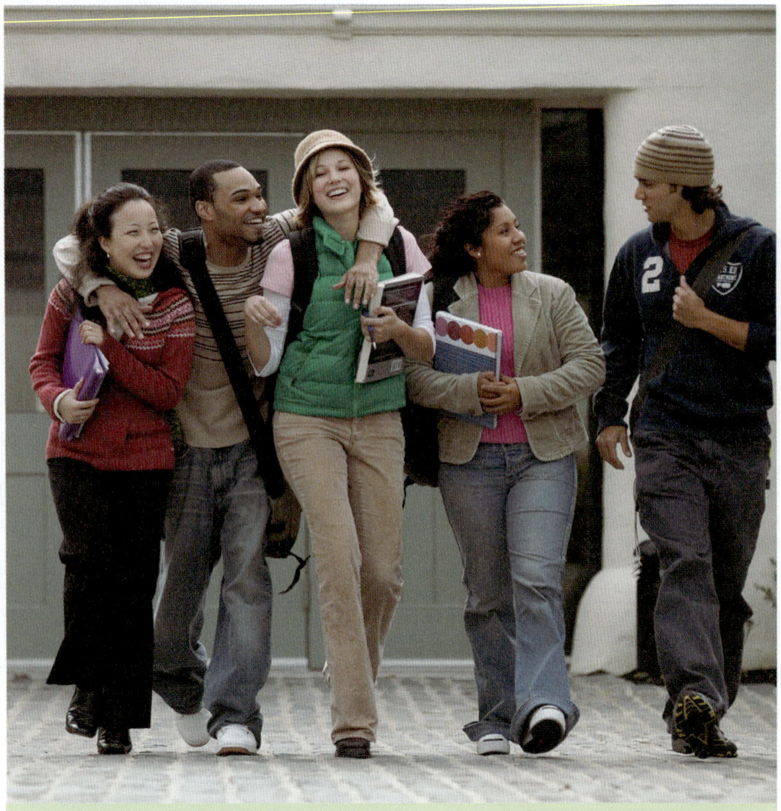

20세 이하에서 약 20만 8,000명의 사람들이 제1형 또는 제2형 당뇨병을 앓고 있으며, 수천 명 이상이 당뇨병전기를 앓고 있는 것으로 추정된다.

Source: E. Mayor-Davis et al. "Increasing Trends of Type 1 and Type 2 Diabetes among Youth, 2002-2012." *New England Journal of Medicine* 376(2017):1419-29.

어떻게 생각하는가?

미국에서 제2형 당뇨병이 증가하는 이유는 무엇인가?

- 젊은 사람들 사이에서 T2D 비율이 증가하는 이유는 무엇인가?
- 당신은 젊은 사람들이 일반적으로 당뇨병이 무엇이고, 당뇨병에 대한 그들 자신의 취약성에 대해 알고 있다고 생각하는가?

다 위험률이 상당히 높아진다.[18] 허리선에 과도한 지방이 모여 있는 것, 즉 중심지방과다증은 성인 남성과 여성에게 중대한 위험 요인이 된다.[19] 체중을 줄이고 신체활동을 늘리는 제2형 당뇨병 환자는 혈당 수치를 상당히 개선할 수 있다.

불충분한 수면은 비만과 제2형 당뇨병을 일으키는 데 기여한다. 이는 아마도 수면이 부족한 사람들이 신체활동을 덜 하기 때문일 것이다.[20] 수면이 꾸준히 방해된 사람들은 포도당 조절이 잘 되지 않는 대사적 위험을 가지며, 높은 대사증후군(제11장: 심혈관질환과 암에 대한 위험 줄이기 참고)의 위험을 가지고 있다.[21] 최근 축적된 많은 연구 자료들을 분석해보면, T2D는 외상이나 스트레스 환경에서 일하는 사람들, 만성적으로 염증 수준이 높은 사람들, 우울증에 걸린 사람들, 대립적인 성격을 가진 사람들에게서 증가한다.[22]

게다가 당뇨병은 사회경제적 수준(SES)이 낮은 사람들에게 더욱 흔하게 나타나며, 최근 SES와 상관없이 소수집단에서 더 잘 나타난다.[23]

당뇨병전기

20세 이상 인구의 37%, 65세 이상 인구의 51%인 약 8,600만 명의 미국인들이 정상 혈당 수치보다 높은 **당뇨병전기**(prediabetes)를 가지는데, 이는 당뇨병으로 분류될 만큼 높은 상태는 아니다. 당뇨병전기에 해당되는 대학생들의 비율에 대해서는 알려져 있지 않다. 하지만 높은 비만율을 보면 위험률의 증가를 예측할 수 있다. 많은 대학생들은 당뇨병전기의 위험률을 과소평가한다.[24]

당뇨병전기는 분명히 과체중, 비만과 같이 대사증후군을 구성하는 위험 요인들을 포함하는 생활 방식과 연관이 있다. 대사증후군을 가진 사람들은 대사증후군이 없는 사람들에 비해 제2형 당뇨병으로 발전할 가능성이 5배나 높다. 미국에서는 멕시코계 미국인이 가장 높으며, 백인 미국인과 아프리카계 미국인도 발병률이 높은 편이다.[26] 또한 자궁근종이나 난소낭이 있는 여성들도 당뇨병의 위험률이 높게 나타난다.[27]

체중의 감소 없이 적절한 강도의 신체활동을 늘리면, 15~30%의 당뇨병전기를 가진 사람들이 5년 이내에 제2형 당뇨병으로 발전하게 된다.[28] 지식의 부족—당뇨병전기를 가진 사람들 중 90% 이상이 이러한 사실을 모르고, 단지 건강한 인구의 14% 미만이 당뇨병전기가 무엇인지 인식하고 있는—이 중요한 도전을 제기한다.[29] 당뇨병전기의 진단은 생활 방식을 조정할 수 있는 기회이다. 신체활동을 늘리는 것은 제2형 당뇨병, 고혈압, 그리고 다른 당뇨병 합병증의 위험을 감소시킨다.[30] 당뇨병의 진행을 멈추거나 느리게 진행하는 팁은 '행동을 변화시키는 기술'을 참고하라.

당뇨병전기(prediabetes) 혈당 수치가 정상보다 높으나 당뇨병으로 분류될 만큼 높지 않은 상태.

임신성 당뇨병(gestational diabetes) 당뇨병의 증세가 없었던 여성이 임신 시 높은 혈당 수치를 가지는 증상.

행동을 변화시키는 기술

당뇨병에 대한 위험률을 줄여라

- 평소에 적게 먹고 지방, 소금, 설탕이 적게 들어 있는 음식을 선택해서 먹어라. 소비되는 에너지와 비슷하게 칼로리를 섭취하라. 과일, 채소, 복합 탄수화물, 기름기 없는 순단백질 섭취를 늘려라.
- 움직여라. 적어도 일주일에 5일 이상은 하루 최소 30분 이상 활동해야 한다. 이것이 최소한의 권장사항이다.
- 금연하라. 흡연은 혈당 수치를 증가시킨다.
- 음주를 줄이거나 금주하라. 알코올은 칼로리가 높고 혈당 조절을 방해한다.
- 충분한 수면을 취하라.
- 스트레스에 대한 면역력을 길러라. 재미있는 시간을 보내라. 대인관계를 넓혀라. 이완요법, 요가, 명상, 다른 마음챙김 전략을 사용하라.
- 지속적으로 혈당을 체크하라.

Sources: Centers for Disease Control and Prevention, "National Diabetes Prevention Program," 2016, https://www.cdc.gov/diabetes/prevention/lifestyle-program/experience/index.html.

임신성 당뇨병

임신성 당뇨병(gestational diabetes)은 임신 기간 동안 높은 혈당 수치를 말하며, 산모와 아이 모두 위험에 처하게 한다. 임신성 당뇨병은 호르몬 수치의 변화에 대한 반응으로 일어나는 대사 스트레스와 연관이 있는 것으로 생각된다. 임신한 여성의 18% 정도가 이러한 유형의 당뇨병에 영향을 받는다.[31] 임신성 당뇨병의 40~50%는 생활 방식을 바꾸지 않으면, 초기 진단 후 10년 이내에 제2형 당뇨병으로 발전할 가능성이 높다. 만약 여성이 과도한 체중을 빼지 않는다면, 추후 임신했을 때 제2형 당뇨병으로 전개될 가능성이 높다.[32]

임신성 당뇨병을 가진 여성은 고혈압, 고혈산성, 감염률과 사망률이 높아진다.[33] 과도한 지방의 축적으로 거대한 아이를 낳을 가능성이 높아지고, 따라서 출산 및 제왕절개의 위험을 높인다. 임신 시 고혈당과 과체중은 신생아의 인슐린 수치와 혈당 변동에 영향을 준다. 임신성 당뇨병을 가진 산모가 아이를 낳으면 심장, 신경계, 뼈의 기형에 대한 위험을 초래할 수 있다. 호흡계 디스트레스를 주거나 태아사망에도 영향을 미칠 수 있다.[34]

LO 2 당뇨병의 증상은 무엇인가?

당뇨병에 대한 주요 검사법과 합병증의 증상을 서술하시오.

당뇨병의 증상, 주요 측정 및 합병증에 대해 설명한다. 당뇨병의 증상은 T1D 및 T2D와 거의 비슷하다. 다음의 증상을 포함한다.

- **갈증.** 콩팥은 과도한 포도당을 여과하기 위해 희석할 물이 필요하다. 따라서 신체의 수분을 많이 사용하고 탈수를 유발한다.
- **과도한 소변.** 이러한 이유로 당뇨병이 있는 사람들은 자주 소변을 보고 싶은 욕구가 생긴다.
- **잦은 배고픔.** 많은 양의 칼로리가 포도당의 형태로 소변을 통해 소실되므로 당뇨병 환자는 종종 배고픔을 느낀다.
- **체중 감소.** 많은 음식을 섭취하지만 체중 감소가 일반적이다.
- **피로.** 포도당이 세포 안으로 들어가지 않을 때 피로하고 약해진다.

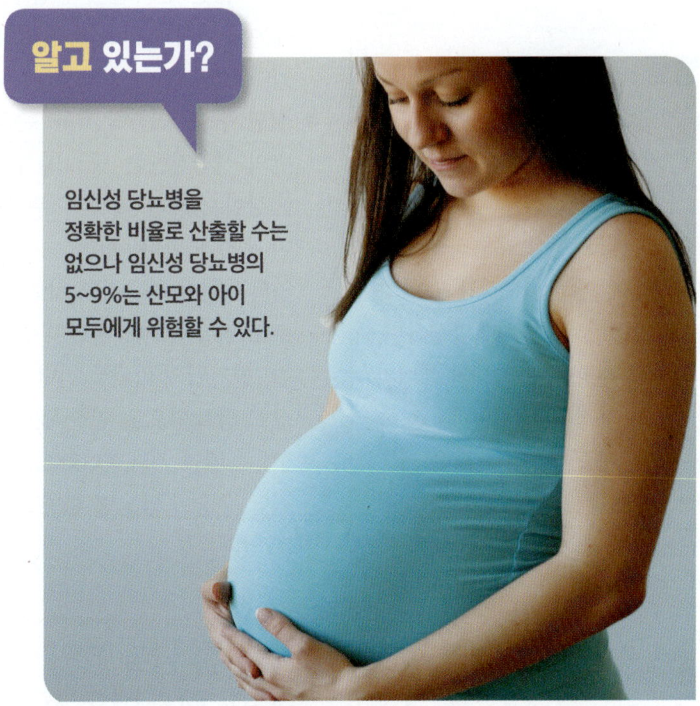
알고 있는가?
임신성 당뇨병을 정확한 비율로 산출할 수는 없으나 임신성 당뇨병의 5~9%는 산모와 아이 모두에게 위험할 수 있다.

Source: C. Desisto et al., "Prevalence Estimates of Gestational Diabetes in the United States: Pregnancy Risk Assessment Monitoring System (PRAMS) 2007-2010," *Preventing Chronic Disease* 11 (2014): 130415, doi:10.5888/pcd 11.130415.

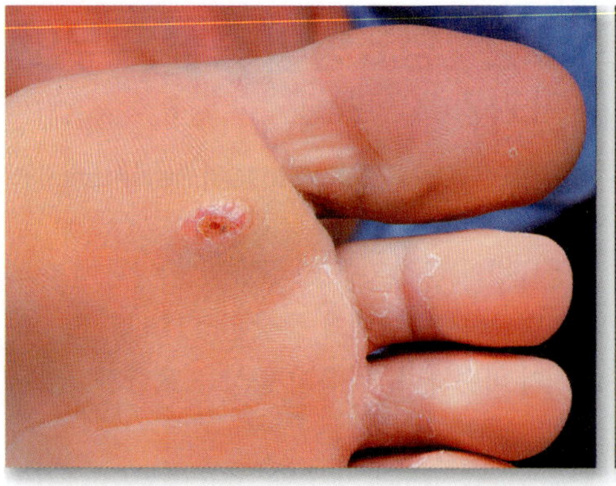

ⓐ 당뇨병은 신경이 손상됨에 따라 치유되지 않은 상처를 입기 쉽다. 치료가 힘들고, 감각이 손상된다. 물집, 감염, 그리고 다른 자극물들이 쉽게 더 심각한 문제들을 일으킨다.

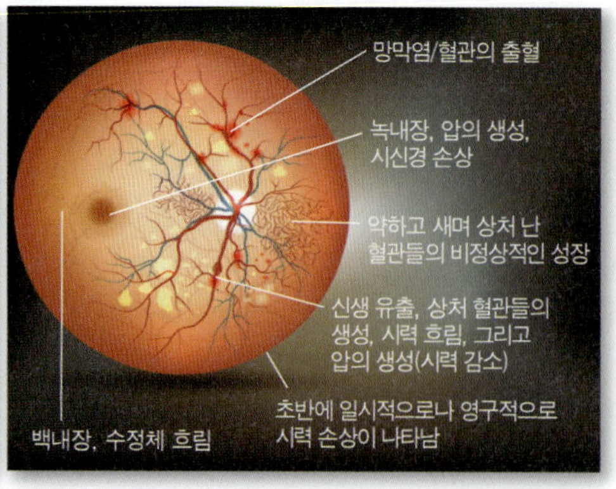

ⓑ 통제되지 않은 당뇨병은 눈을 손상시킨다. 혈관을 팽창시키거나 파열시킨다.

그림 3 통제되지 않은 당뇨병: 절단과 안과질환.

- **신경 손상.** 고농도의 포도당은 손과 발의 신경을 공급하는 혈관이 손상된다. 이는 사지에 저림과 따끔거림을 유발한다.
- **부실한 상처 치유와 감염의 증가.** 고농도의 혈당은 신체의 감염을 물리치는 능력에 영향을 미친다. 그리고 전반적인 면역체계 기능에 영향을 준다.

당뇨병 합병증

제대로 통제되지 않는 당뇨병 합병증은 다음과 같다.[35]

- **당뇨병성 혼수.** 당뇨병성 케톤산증으로 알려진 고혈산성에 의해 혼수상태가 나타난다. 이는 포도당이 부족할 때 발생하며, 체세포는 저장된 지방을 분해하여 에너지를 생성한다. 이 과정에서 케톤이라고 하는 물질을 생성하게 된다. 너무 많은 케톤은 혈중에 산성도를 위험할 정도로 높이며, 이 경우 당뇨병 환자는 혼수상태에 빠질 수 있다. 의학적 중재가 없다면 사망할 수도 있다.
- **심혈관질환.** 많은 당뇨병 환자들은 과체중이거나 비만이므로 고혈압이 종종 나타난다. 혈관은 손상되고, 필수 영양소들과 다른 물질들이 효율적으로 잘 전달되지 않는다.
- **콩팥질환.** 당뇨병은 신부전을 일으키는 주요 요인이다. 콩팥은 과로와 고혈압으로 손상된다. 24만 7,000명 이상의 미국인들이 당뇨병으로 인한 신부전—당뇨병을 가진 20세 이상의 35%—으로 고생한다.[36] 많은 환자들이 콩팥투석을 하며 쉽게 이루어지지 않을 콩팥이식을 기다리고 있다.
- **절단 수술.** 면역력 저하, 손상된 혈관, 손발의 신경장애는 당뇨병 환자로 하여금 손상이 심해질 때까지 부상을 알아차리지 못하게 한다. 혈액순환의 부족으로 감염의 위험이 높아지고 치료가 어렵게 되므로 조직이 죽거나 절단이 필요하다. 다리, 발, 발가락의 비외상 절단 수술의 60% 이상이 당뇨병으로 인한 것이다(그림 3 참고).[37] 매년 거의 73,000명의 비외상 하지 절단 수술이 당뇨병 환자들에게 이루어지고 있다.[38]

> 제1형 당뇨병의 **30%**와 제2형 당뇨병의 **10~40%**는 결국 **신부전**으로 발전한다.

- **안질환과 맹목.** 높은 혈당 수치는 눈에 있는 작은 혈관들을 손상시킨다. 지속되면 시력을 잃을 수도 있다. 40세 이상의 약 770만 명의 사람들이 망막병증을 가지고 있고, 눈에 모세혈관이 부풀어 올라 맹목을 일으킨다(그림 3b).[39] 일반적으로 눈이 건조해지고 감염이 일어난다.
- **감염병.** 당뇨병을 가진 사람들은 감염병, 특히 독감과 폐렴에 대한 민감성을 증가시켰다. 일단 발생하게 되면 치료가 잘 되지 않는다.
- **치아와 치주질환.** 당뇨병 환자는 구강에서 박테리아 감염이 잘 일어난다. 이는 치은염(치주질환의 초기 단계)과 치주염을 일으킨다. 치주염은 잇몸에서 일어나는 더욱 심각한 염증으로 충치 및 치아의 소실을 일으키며, 다른 다양한 건강상의 위험을 유발한다.[40] 당뇨병과 치주질환에 관한 많은 연구 결과들이 나오고 있으며, 치주질환이 있는 사람들은 혈당 조절에 문제가 생기고, 당뇨병으로의 진행 위험을 가지고 있다.[41]
- **다른 합병증.** 당뇨병을 가진 많은 사람들은 당뇨병 신경병증으로 알려진 신경 손상을 겪는다. 이는 상당한 통증을 일으키고 운전, 보행, 다른 활동 등을 힘들게 한다. 당뇨병을 지닌 절반이 어느 정도의 신경 손상을 가지고 있다.[42] 따라서 우울증에 시달리며, 중재와 치료가 어렵다. 이런 증상을 가진 환자들은 제2형 당뇨병으로 발전할 가능성이 높다.

당뇨병의 진단

당뇨병과 당뇨병전기는 혈액 검사 시 증가된 혈당을 보고 진단되어진다. 일반적으로 내과 의사들은 다음의 검사 중 하나를 진행하도록 한다.

- 공복혈당(FPG) 검사는 8~10시간 공복 상태에서 이루어진다. 작은 혈액 샘플만으로 혈당 측정이 이루어진다. FPG 검사

마음챙김과 당신 | 제2형 당뇨병을 예방하고 조절하기 위한 마음챙김

당뇨병전기이거나 제2형 당뇨병이라는 사실을 알게 되면 어쩔 줄 모르게 된다. 생활 방식을 바꾸고 약을 복용하며 스트레스를 피하는 일은 우리 사이에 건강한 사람들에게조차 어려운 일이다. 마음챙김 기반 중재(MBI)는 점차적으로 효과적인 보완 전략으로 여겨진다. 이는 매일 식이섭취, 운동 및 약 권장을 효율적으로 하기 때문이다. 아이스크림을 덜 먹고, 채소를 더 많이 먹으며, 규칙적으로 운동하고, 명상하는 시간을 더 가지도록 한다. 마음챙김은 사람들로 하여금 책임감과 불안감, 자기비난 또는 우울증 등을 통해 일을 하게 하며, 당뇨병의 위험을 줄이기 위해 긍정적인 마음을 가지고 연민하는 자세를 지니게 한다.

스트레스, 수면박탈, 그리고 우울증은 제2형 당뇨병을 증가시킨다. 마음챙김 기반 스트레스 감소(MBSR) 프로그램의 효과를 보는 연구들은 과체중이나 비만인 사람들에게 이러한 위험을 줄일 수 있음을 밝혔다. 16주간의 MBSR 프로그램은 참가자들에게 공복혈당의 감소, 삶의 질 증가, 수면의 질 개선, 우울증 및 불안감 해소, 전반적인 심리적 스트레스를 개선하였다. 뉴잉글랜드 가족 연구에서 당뇨병 환자들의 운동, 식이 조절 및 의학적 조치를 통한 증가된 통제와 개선을 확인하였다.

이러한 연구들이 효과적으로 밝혀져 있지만, MBI의 잠재적인 이점을 완전히 이해하기 위해서는 장기적인 실험들이 필요하다.

Sources: W.L. Medina et al., "Effects of Mindfulness on Diabetes Mellitus: Rationale and Overview," *Current Diabetes Reviews* 13, no. 2 (2017):141-47; N. Raja-Khan et al., "Mindfulnessbased Stress Reduction Decreases Fasting Glucose in Overweight and Obese Women," *Endocrine Society, Obesity-Clinical Trials II* (2015): FRI-550; E.B. Loucks et al., "Associations of Mindfulness with Glucose Regulation and Diabetes," *American Journal of Health Behavior* 40, no. 2 (2016): 258-67.

시 100 mg/dL 이상이면 당뇨병전기이며, 126 mg/dL 이상이면 당뇨병으로 진단한다(그림 4).

- 경구포도당부하검사(OGTT)는 환자가 채혈 2시간 전에 포도당이 농축된 음료를 마셔야 하며, 140 mg/dL 이상이면 당뇨병전기이며, 200 mg/dL 이상이면 당뇨병으로 진단한다.
- 3번째 측정으로 A1C 또는 당화혈색소 검사(HbA1C)는 일회성의 혈당 측정이 아니라 환자의 지난 2~3개월간의 평균 혈당 수치를 제공한다. 일반적으로 A1C는 5.7~6.4가 되면, 당뇨병전기나 당뇨병의 위험이 있다고 본다. 만약 A1C가 6.5 이상이면 당뇨병으로 진단한다. **예측 평균 혈당**(estimated average glucose, **eAG**)은 A1C 수치가 어떻게 혈당에 반응하는지를 보여주는 것이다. 예를 들어, A1C가 6.1인 사람이 있다면 평균 혈당 수치는 128 정도—이는 높은 수치로 건강을 위해 생활 방식을 바꾸어야 한다—라는 것을 차트를 보고 알 수 있다.

당뇨병을 가진 사람들은 이들의 목표 수치를 유지하기 위해 혈당 수치를 여러 번 체크해야 한다. 혈당을 검사하기 위해 손가락 끝을 찔러 한 방울의 피를 채취해야 한다. 휴대용 포도당 측정기는 혈액 샘플을 평가할 수 있다.

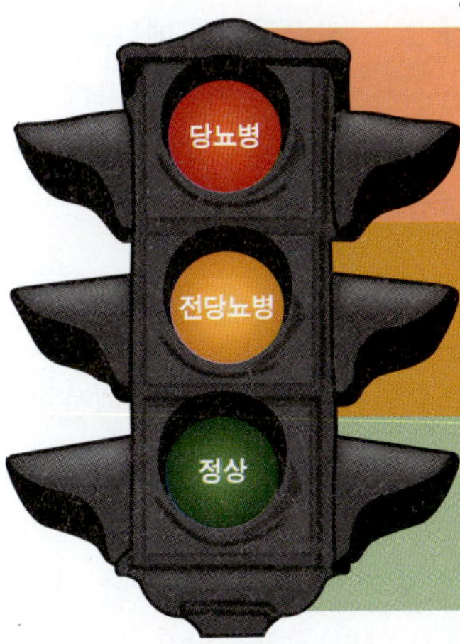

	FPG 수치	OGTT 수치	A1C 수치
당뇨병	≥ 126	≥ 200	≥ 6.5
전당뇨병	100~125	140~199	5.7~6.4
정상	≤99	≤139	<5.7

그림 4 당뇨병전기와 치료하지 않은 당뇨병의 혈당 수치. FPG는 공복혈당 수치를 측정하는 것으로 밤새 금식한 이후 혈당 수치를 측정하는 것이다. OGTT는 경구 포도당 부하검사를 말하며, 농축된 포도당을 섭취한 후 혈당을 측정하는 것이다.

Source: American Diabetes Association, "Diagnosing Diabetes and Learning about Prediabetes," Accessed May 2017, www.diabetes.org/diabetes-basics/diagnosis.

예측 평균 혈당(estimated average glucose, eAG) A1C 검사는 측정 기간 동안 평균 혈당 수치를 제공하는 것으로 혈당과 같은 단위(mg/dL)를 사용하며, 환자들은 자가 투여된 포도당 검사를 통해 측정하게 된다.

LO 3 당뇨병의 예방 및 치료

당뇨병이 어떻게 예방되고 치료되는지 설명하시오.

당뇨병전기나 당뇨병이 있는 사람들은 질병의 형태나 진전에 따라 치료법이 달라진다.

생활 방식의 변화

연구 결과에 따르면, 생활 방식의 변화는 제2형 당뇨병의 예방과 진행을 58%까지나 지연시킨다.[44] 심지어 제2형 당뇨병을 가진 사람들에게 생활 방식의 변화는 때로는 약물 사용이나 인슐린 주사의 사용 요구를 줄여준다. 마음챙김 기반 중재에 대한 더 자세한 내용은 '마음챙김과 당신'을 참고하라.

체중 감량

획기적인 임상시험으로 당뇨병 예방 프로그램(Diabetes Prevention Program, DPP) 연구는 규칙적인 운동과 5~7%의 체중만 줄여도 당뇨병전기에서 제2형 당뇨병으로의 진행을 상당히 줄일 수 있다고 밝히고 있다.[45] 체중 감량과 운동은 혈당 수치를 개선하고 다른 건강 지표를 개선한다.

건강한 식이 선택

혈당이 급격하게 올라가는 것을 막기 위해 당뇨병을 가진 사람들은 반드시 혈당지수와 그들이 먹는 식품의 혈당부하지수(1회 분량을 먹은 후 올라가는 혈당을 수치화한 것)를 고려해야 한다. 혈당지수는 같은 양의 탄수화물을 섭취했을 때 혈당을 올리는 식품의 잠재력을 비교하는 것이다. 과학자들은 혈당부하지수의 개념을 식사에서 탄수화물의 양과 질을 동시에 표시한 것이라고 한다.[46] 높고 낮은 혈당지수 식품들을 결합하는 법을 익히면서 당뇨병 환자들은 그들의 평균 혈당 수치를 조절할 수 있다.

연구자들은 혈당 수치에 영향을 미치는 다양한 음식들을 연구하였다. 다음은 T2D의 위험을 줄일 수 있는 식품을 요약하였다.[47]

- **저지방 유제품.**
- **견과류.** 아몬드와 호두는 특히 좋은 식품이다.
- **통곡물.**[48]
- **고섬유질 식품.** 베리류, 콩 및 채소는 가장 좋은 선택이다.[49]
- **지방이 많은 생선.** 오메가3 지방산이 높은 생선의 섭취는 인슐린 저항성의 진행을 감소시킨다. 그러나 더 많은 연구들은 높은 생선 섭취와 위험률 감소 사이의 이러한 연관성에 의문을 제기해왔다.[50] 더 많은 연구가 필요하다.[51]

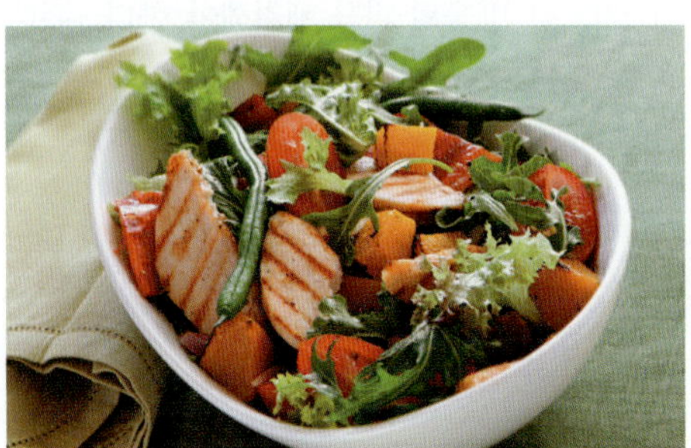

당뇨병이 있는 사람들은 그들이 좋아하는 모든 음식을 포기할 필요는 없다. 섭취하는 탄수화물, 지방, 단백질의 비율 조절과 균형을 맞추는 것이 중요하다.

신체활동 늘리기

2016년 후반 미국 당뇨병협회는 오래 앉아 있는 동안 30분마다 최소 3분씩 가벼운 활동을 해야 한다며 당뇨병 예방을 위한 운동 권고안에 대한 사항을 변경했다. 며칠 동안 90분간의 운동을 처방하는 것보다 사람들을 더 규칙적으로 일어서서 움직이도록 하는 것이 포도당 조절에 도움이 된다.[52] 운동은 인슐린의 민감성을 높인다. 근질량이 많을수록 근육의 사용이 더 많아지고, 세포는 더욱 효율적으로 포도당을 사용한다. 이는 혈류로 적은 포도당이 순환하는 것을 말한다.

의학적 중재

많은 사람들이 약물을 사용하여 당뇨병을 통제한다. 약물 사용이 덜 효과적일 때는 당뇨병전기와 제2형 당뇨병의 진행 속도를 늦추거나 중지하기 위해 외과적인 비만대사수술을 할 수 있다.

구강약물요법

생활 방식의 변화로 제2형 당뇨병을 통제할 수 없을 때, 또는 필요한 생활 방식의 변화를 유지할 수 없을 때, 구강약물요법이 처방될 수 있다. 어떤 약물들은 간에서의 포도당 생성을 감소시킨다. 다른 약물들은 소장으로부터 탄수화물 흡수를 감소시킨다. 다른 약물들은 인슐린 생성을 증가시키며, 아직도 세포에서 인슐린의 민감성을 높이기 위한 약물들을 개발하고 있다. SGLT2 억제제는 콩팥에서 포도당을 더 방출하도록 해서 신체에 순환하는 포도당을 줄이게 한다.

어떤 사람들은 생활 방식을 바꾸지 않고 약물이 문제를 해결해준다고 생각하며 당뇨병 약물만 사용한다. 하지만 시간이 지남에 따라 약물은 덜 효과적으로 되며, 치료를 위한 선택은 줄어들게 된다. 식이 조절, 운동 및 생활 방식에 대한 미국 당뇨병협회의 지침을 따르는 것이 좋다.

최근에 당뇨병전기인 사람들의 생활 방식 처방, 상담과 더불어 메트포르민의 사용에 관한 많은 논의가 있어져 왔다. 잠재적 이점이 존재하지만, 특히 위장계, 심혈관계, 콩팥에 문제가 있는 사람들에게 메트포르민이 위험이 없는 것은 아니다. 약물 사용에 대해 항상 의사와 상의하고 체중 감량과 더불어 꾸준한 운동이 권장된다.[53]

체중 감소 수술

위수술이나 비만대사수술을 수행한 사람들은 수술 후 2년 이상 혈당 수치와 당뇨병 증상이 현저하게 감소한다.[54] 위 우회술이나 위소매절제술로 의학적인 치료를 한 사람도 비슷한 결과가 나타난다.[55] 많은 경우에서 이전의 당뇨병 환자들은 그들의 약물 복용을 중단할 수 있고 당뇨병 증상들이 완전히 나아진다. 이러한 보다 극단적인 방법들의 잠재적인 단기적 및 장기적 이점에 대한 합의가 증가하고 있다.[56] (위 우회술에 대한 더 자세한 내용은 제9장을 참고하라.)

인슐린 주사

제1형 당뇨병을 가진 사람들은 매일 인슐린 주사나 정맥주사를 맞아야 하는데, 이는 췌장에서 더 이상 인슐린이 충분히 생성되지 않기 때문이다. 혈당 조절이 잘 되지 않는 제2형 당뇨병이 있는 사람들도 인슐린 주사를 맞아야 한다. 인슐린은 단백질로 위장관에서 소화되기 때문에 구강으로 섭취될 수 없으며, 피부 아래의 지방층에 주사되고, 그곳에서 혈류로 흡수된다.

제1형 당뇨병을 가진 사람들은 매일 2번 이상 인슐린 주사를 맞아야 한다. 이제는 인슐린 주입 펌프가 있어서 매일 소량의 인슐린을 체내로 전달한다. 외부에서 주입하는 인슐린 펌프의 크기는 MP3 정도여서 옷에 의해 쉽게 가려진다. 얇은 튜브와 카테터가 환자의 피부 아래로 삽입되어 있다. 시간이 지남에 따라 정맥주사는 덜 고통스럽고, 인슐린 주사보다 더 효과적이다.

인슐린 치료의 한계를 극복하기 위해 연구자들은 포도당 모니터링과 인공 이자를 개발하여 인슐린 전달에 대한 연계성에 관해 연구를 계속 진행하고 있다. 인공 이자는 건강한 이자가 혈당 수치의 변화를 감지하는 방법을 모방하는 방식에서 자동적으로 적절한 양의 인슐린을 분비한다. 이 시제품이 미국 식품의 약국에서 승인받았지만 상용화되는 데 어려움이 있다.[57] 계속 주목하라.

T2D 치료의 새로운 연구

비록 예방이 항상 최고의 선택이지만, 제2형 당뇨병이 온 사람들은 계속적으로 치료에 대한 여러 옵션을 가지고 있다. 새로운 신약은 인슐린 저항성을 가지는 실험동물을 대상으로 긍정적인 결과를 보이고 있다. (인슐린을 충분히 생산하지 못하거나 사용할 수 없을 때 혈당 수치가 상승한다.)[58] 간에서 발현되는 특정 효소(낮은 분자량의 단백질인 티로신 인산염 혹은 LMPTP)를 착안하여 연구되고 있다. 이 효소는 세포와 작용하여 인슐린에 대한 저항성을 일으킨다. 과학자들은 LMPTP를 적게 일으키는 신약을 개발하고 있다. LMPT가 적을수록 인슐린 작용이 효과적이고 더욱 정상적인 혈당을 유지할 수 있다. 이때 인슐린 저항성은 사라지고 정상적인 혈당이 유지된다. 이 연구에서 사용된 실험동물은 고지방식이를 통한 T2D 모델이다. 좋은 소식은 구강 투여된 약물이 특별한 부작용이 없다는 것이다. 인간에 대한 임상시험에서 새로운 연구는 실험동물에 대한 이 '치료'가 실제로 인간에서 제2형 당뇨병의 치료법을 찾는 다음 단계가 될 수 있는지 여부를 검사할 것이다.

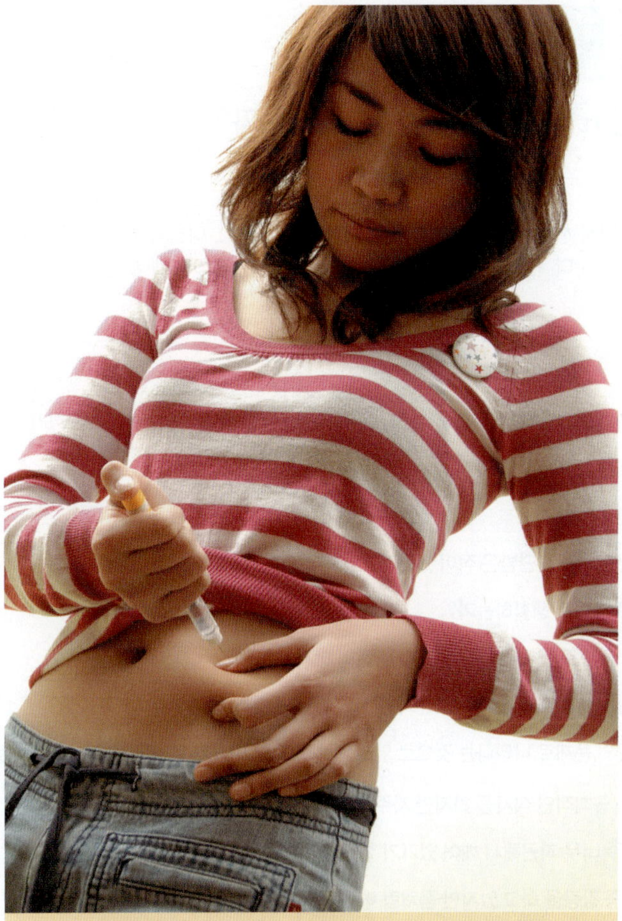

제2형 당뇨병을 앓고 있는 몇몇 사람들은 식이 조절과 생활 방식의 변화, 또는 구강약물요법으로 그들의 상태를 조절할 수 있다. 그러나 제2형 당뇨병을 앓고 있는 일부 사람들과 제1형 당뇨병을 앓고 있는 모든 사람들은 인슐린 주사나 주입이 필요하다.

자가 평가

당신은 당뇨병에 걸릴 위험이 있는가?

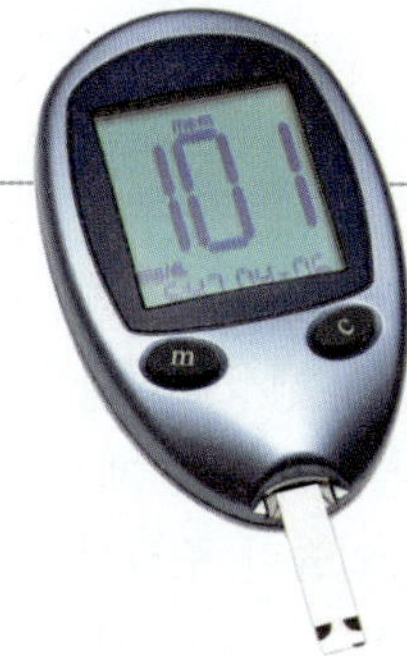

특정 형질로 인해 사람들은 당뇨병에 걸릴 위험률이 더 크다. 다음의 퀴즈는 당뇨병에 대한 위험률을 결정하는 데 도움을 준다. 만약 다음의 질문들에 예라고 답하는 것이 3개 혹은 그 이상이라면 의학적인 조언을 고려하라.

	예	아니요
1. 당신의 가족과 친척들 중 당뇨병을 가진 사람들이 있는가? (부모, 형제, 자매, 조부모)	○	○
2. 당신은 과체중 또는 비만인가?	○	○
3. 당신은 흡연을 하는가?	○	○
4. 당신은 고혈압으로 진단받은 적이 있는가?	○	○
5. 당신은 주로 앉아서 생활하는가?	○	○
6. 당신은 특징적으로 물이나 다른 음료들을 많이 마시는가?	○	○
7. 당신은 평상시보다 소변을 자주 보는가?	○	○
8. 당신의 순환의 문제로 나타나는 것으로 알려진 손과 발이 따끔거리거나 마비가 오는 것을 느끼는가?	○	○
9. 당신은 평소 규칙적인 식사를 하지만 자주 신경을 건드리는 정도로 배고픔을 느끼는가?	○	○
10. 당신은 자주 너무 피곤해서 깨어 있기가 힘든가?	○	○
11. 당신은 체중 감량을 하고 있지만 좀처럼 아무것도 하지 않은 것처럼 느끼는가?	○	○
12. 당신은 피부 자극이나 통증을 자주 느끼는가? 그리고 작은 감염이 예전처럼 잘 낫지 않는가?	○	○
13. 당신은 시력에 변화가 있는 것을 느끼는가? 흐려지거나 초점을 잡기가 힘든가?	○	○
14. 당신은 관절에 통증이 있거나 부풀어 오르는가?	○	○
15. 당신은 아침에 일어났을 때 또는 너무 오래 기다려서 식사를 할 때, 종종 허약하거나 메스꺼움을 느끼는가? 아침에 일어났을 때, 또는 너무 오래 기다려서 식사를 할 때, 당신은 종종 허약하거나 메스꺼움을 느끼는가?	○	○
16. 당신이 여성이라면, 지난 한 해 동안 질효모감염증을 가진 적이 있는가?	○	○

변화를 위한 여러분의 계획

자가 평가 활동의 결과로 당뇨병에 걸릴 위험이 있다고 나타난다면, 위험률을 줄이기 위해 다음의 노력을 해야 하고 이 계획을 따르도록 한다.

오늘, 당신은 할 수 있다.

- □ 부모와 상의하고 가족 중에 당뇨병이나 당뇨병 전기가 있는지 확인해야 한다.
- □ 당뇨병에 걸릴 수 있는 다른 위험 요인들을 확인하라. 당신은 운동을 규칙적으로 하는가? 체중을 자주 체크하는가? 건강한 식사를 하는가? 혈당을 측정한 경험이 있는가?

다음 2주 안에, 당신은 할 수 있다.

- □ 당신의 건강 전문가와 약속을 하고 혈당을 체크하라.
- □ 흡연을 하는가? 금연을 하도록 계획을 세워보라.

학기말까지, 당신은 할 수 있다.

- □ 무엇을 먹는지 주의를 기울여라. 통곡물, 과일 및 채소의 섭취를 늘려라. 그리고 포화지방, 트랜스지방, 당분 섭취를 줄여라.
- □ 신체활동을 늘리고, 일상에서 습관적으로 운동을 하라. 적어도 일주일에 5일을 하루 최소 30분 이상 활동해야 한다.

학습 계획

복습

LO 1 | 당뇨병이란 무엇인가?

- 당뇨병은 자체적으로 특정 기전을 가지는 질병 그룹이다. 이 질환은 혈중에 설탕의 일종인 포도당 수치가 지속적으로 높게 유지된다.
- 합병증은 심혈관질환에서부터 안질환, 치주질환, 신경장애, 잘 낫지 않는 상처, 그리고 다른 건강 문제들을 야기한다.

LO 2 | 당뇨병의 증상은 무엇인가?

- 당뇨병의 증상은 아마 갈증, 과도한 소변, 배고픔의 증가, 체중 감소, 피로, 신경 손상, 잘 낫지 않는 상처, 그리고 감염률 증가 등을 포함한다.
- 당뇨병에 대한 주요 검사는 8~10시간 공복 상태로 공복혈당을 측정하는 것, 포도당이 농축된 음료를 섭취한 후 2시간 후에 측정하는 포도당 부하검사, 그리고 평균 혈당의 측정치를 보는 방법들이 있다.

LO 3 | 당뇨병의 예방 및 치료

- 당뇨병에 대한 예방은 건강하고 균형 잡힌 식이섭취, 건강한 체중 유지, 규칙적인 운동, 충분한 수면 및 스트레스 감소 등이 있다.
- 당뇨병의 치료는 구강약물요법 및 주사로 인슐린과 같은 약물을 처치하는 방법이 있다. 인슐린 주입은 인슐린 펌프나 다른 기술을 사용하며, 의사와 상담하여 포도당 수치를 모니터링 하고, 가급적 체중을 줄이거나 체중 감소를 위한 수술을 할 수도 있다.

깜짝 퀴즈

LO 1 | 당뇨병이란 무엇인가?

1. 다음 중 설명으로 옳지 않은 것은?
   a. 제1형 당뇨병은 자가면역질환으로 신체가 더 이상 인슐린을 생성하지 못한다.
   b. 제2형 당뇨병은 신체가 충분한 인슐린을 생성하지 못하거나 인슐린이 제대로 작동하지 않는 질병이다.
   c. 임신성 당뇨병은 임신 시 발생하며 산모에게만 문제가 된다.
   d. 체중의 증가, 높은 스트레스, 수면 부족, 좌식습관 등이 제2형 당뇨병의 주요 원인이 된다.

LO 2 | 당뇨병의 증상은 무엇인가?

2. 다음 중 성인의 혈당 수치 및 당뇨병 관련 문제에 대한 설명으로 옳지 않은 것은?
   a. 공복혈당이 100~120 mg/dL이면 당뇨병 전기라고 한다.
   b. 공복혈당이 50~70 mg/dL이면 이상적인 혈당이라고 한다.
   c. 공복혈당이 90~99 mg/dL 이하이면 정상이라고 한다.
   d. A1C 검사에서 5.7이면 정상이라고 한다.

LO 3 | 당뇨병의 예방 및 치료

3. 다음 중 설명으로 옳은 것은?
   a. 제2형 당뇨병은 식단에서 설탕과 당 수치가 높은 음식을 배제해야 한다.
   b. 식단을 거르거나 2가지 고단백식이를 하거나 탄수화물이 없는 식사를 하는 것이 혈당을 조절하는 가장 좋은 방법이다.
   c. 규칙적인 운동, 체중 조절, 균형 잡힌 식사, 적절한 수면, 그리고 스트레스 관리는 혈당을 조절하는 주요 요인들이다.
   d. 대부분 당뇨병전기가 있는 사람들은 그들이 그것을 가지고 있다는 것을 알고 있다.

12 건강관리를 위한 현명한 선택

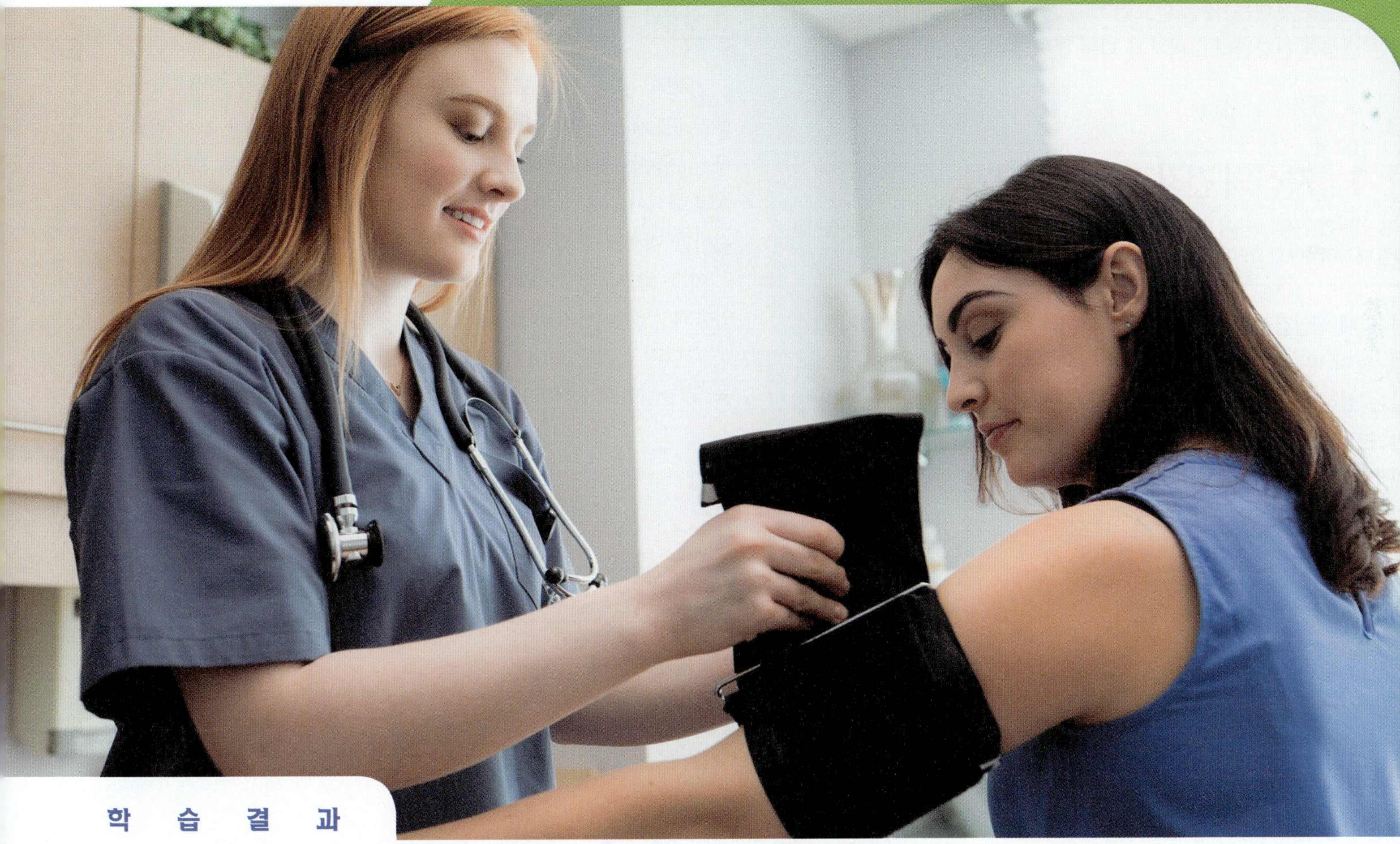

학 습 결 과

LO 1 책임 있는 건강관리 소비자가 되는 것이 왜 중요한지 설명하고, 건강관리를 위한 결정을 내릴 때 고려해야 할 요인들을 기술하시오.

LO 2 의료진의 유형, 이용 가능한 의료 제품 및 치료를 포함한 전통적 의료 서비스에 대해 논의하시오.

왜 관심을 가져야 하는가?

건강관리의 최종 선택은 스스로 해야 한다. 가장 좋은 건강관리 방법을 결정하기 위해서는 선택 사항들을 최대한 많이 이해해야 한다.

병원에 갈 정도로 아픈 건지 궁금한 적이 있었는가? 병원에서 철저한 검사를 받지 않았다고 느꼈는가? 의사에게 하고 싶은 질문을 못했는가? 보완요법 및 통합의학을 이용하고 싶은가? 이 장은 현명한 건강관리 소비자가 되는 데 도움이 될 것이다.

LO 1 | 자신의 건강관리 책임지기

책임 있는 건강관리 소비자가 되는 것이 왜 중요한지 설명하고, 건강관리를 위한 결정을 내릴 때 고려해야 할 요인들을 기술하시오.

아플 때 책임감 있게 행동하는 것은 어려울 수 있다. 몸이 좋지 않으면, 먼저 병원에 가봐야 할지 결정해야 한다. 감기나 경미한 부상과 같은 심각하지 않은 질병의 경우 자기 돌봄(self-care)이 최선의 방법일 수 있지만, 전문적인 진단 및 치료가 필요한 심각한 질병일 경우 자기 돌봄을 하려고 병원에 가지 않는 것은 위험할 수 있다. 자기 돌봄의 장점 및 한계를 아는 것은 매우 중요하다.

자기 돌봄

누구나 건강을 증진시키고, 질병의 위험을 감소시키는 행동을 할 수 있으며, 전문적인 치료를 받지 않아도 가벼운 질병은 처치할 수 있다. 자기 돌봄은 자신의 몸을 알고, 몸이 보내는 신호에 주의를 기울이며, 질병이나 부상의 진행을 멈추기 위해 취하는 적절한 처치로 구성되며, 일반적으로 다음을 포함한다.

- 자주 발생하지만 병원에 갈 필요가 없는 증상(일반적인 감기, 경미한 찰과상)
- 가벼운 통증 및 기타 증상을 치료하기 위해 처방전 없이 구입할 수 있는 일반매약 복용
- 일반적이고 단순한 부상에 대한 응급처치
- 의사가 지정한 혈압, 혈당, 혈중 지질의 정기적 측정
- 신뢰할 수 있는 서적, 웹사이트 및 비디오를 통한 학습
- 명상 또는 기타 이완요법 수행
- 건강한 식단 유지, 충분한 휴식 및 적절한 운동

가정용 진단 키트를 이용해서 임신, 알레르기, HIV, 당뇨병전기(prediabetes), 유전질환 등을 검사할 수 있다. 하지만 검사 결과가 항상 정확한 것은 아니며, 검사 결과를 정확하게 이해하기 위한 전문적인 해석이 필요할 수 있고, 훈련된 전문가에 의한 정기적이고 완전한 검사를 대체할 수 있는 것은 아니다.

이전 질병에 처방되었던 약이나 다른 사람의 약을 복용하거나 전혀 입증되지 않은 자가 치료를 시행하는 것은 지양해야 한다. 자기 돌봄은 과학적 근거를 토대로 정보에 입각한 결정을 내릴 수 있는 노력, 교육 및 능력이 필요하다.

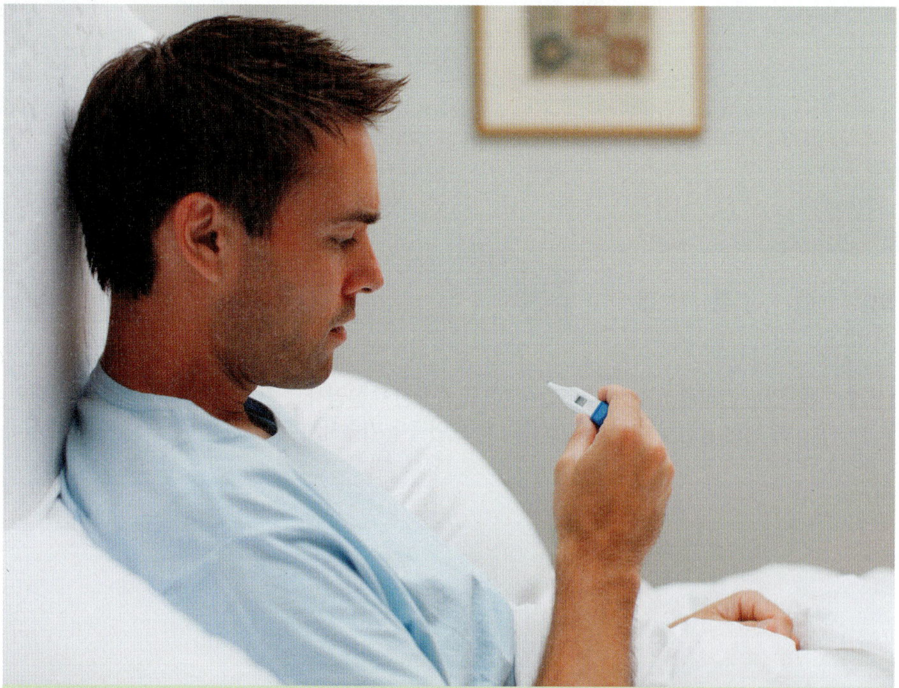

언제 병원에 갈지를 결정하는 것은 어려울 수 있다. 대부분의 사람들은 우선 본인이 직접 상태를 진단 및 치료하려고 한다.

병원에 가야할 때

효과적인 자기 돌봄은 치료 받을 시기와 가장 비용 효율적인 진료를 이해하는 것이다. 일반적으로 다음의 경우 진료를 받아야 한다.

- 심각한 사고 또는 부상
- 호흡곤란을 일으키는 심한 가슴 통증
- 지속적인 두통, 시각 흐림, 의식 소실, 구토, 경련, 또는 마비가 동반된 머리 또는 척추의 외상
- 갑작스러운 고열 또는 반복적인 높은 체온(어린이는 38.8°C, 성인은 39.4°C 이상) 및/또는 땀
- 불분명한 말투 또는 사고력의 손상을 동반한 팔의 얼얼한 감각
- 약물 또는 곤충 물림에 대한 부작용(호흡곤란, 심한 부기, 또는 어지럼증)
- 이유가 밝혀지지 않은 갑작스러운 체중 감소
- 지속적이거나 재발하는 설사 또는 구토
- 푸른색의 입술, 눈꺼풀, 또는 손발톱 바닥(nail bed)
- 가라앉지 않거나 한 달 이상 지속되는 종괴(lump), 부기, 궤양(sore)
- 통증을 동반한 혈변 또는 혈뇨
- 피부 또는 눈의 흰자위가 누렇게 되는 현상
- 뚜렷한 원인이 없이 갑작스러운 심한 통증
- 비정상적이거나 지속되거나 시간이 지남에 따라 반복되는 증상
- 지속되거나 재발하는 모든 증상
- 임신

자신의 건강관리를 적극적으로 하는 데 도움이 되는 '행동을 변화시키는 기술'을 참고하라.

행동을 변화시키는 기술

자신의 건강관리에 적극적으로 참여하라

다음 사항은 의료진과 소통하는 데 도움이 된다.

- 자신과 가족의 병력을 조사하라.
- 전적으로 의사에게만 의존하지 말고 자신의 상태(원인, 생리적 효과, 가능한 치료 및 예후)를 조사하라.
- 질문할 것들을 미리 작성하라. 질문은 환자로서의 권리이다.
- 귀담아 듣고, 메모하며, 필요한 경우 설명을 요청할 수 있도록 누군가와 같이 병원을 방문하라. 혼자 갈 경우 메모하라.
- 의사에게 문제점, 가능한 검사들, 치료 방법 및 약에 대해 설명하도록 요청하고, 이해가 되지 않으면 보다 명확한 설명을 요청하라.
- 의사가 비싼 약을 처방하는 경우 같은 효과의 비용이 적게 드는 일반약을 복용할 수 있는지 질문하라.
- 진료 및 검사 결과에 대한 서면 요약을 요청하라.
- 중요한 검사 또는 치료 권고 사항의 차선책을 요청하라.
- 진료 후 의사 및 진료와 관련된 사람들의 이름, 날짜 및 장소를 포함하여 모든 것들을 기록하라.
- 약을 복용하기 전에 의학적 고려 사항 및 약과 음식의 상호작용에 관한 세부 사항이 기재되어 있는 설명서를 읽어라.

의료진 평가하기

병원에 가야 할 경우 의료진의 자격은 어떻게 판단할 것인가? 많은 연구에서는 의사가 진단 및 치료 방법의 선택 사항들을 자세히 설명할 뿐만 아니라 의료 능력과 진정성 있는 관심을 보일 때 환자의 만족도가 가장 높다고 하였다.[1]

의료진을 평가할 때 다음 사항들을 고려해야 한다.

- 말을 귀담아 듣고, 개인으로서 존중해주며, 질문할 시간을 주는가?
- 서둘러 진료를 마치고 다음 환자를 보려고 하는가?
- 응급상황에 얼마나 빨리 진료를 받을 수 있는가?
- 의료진이 의사 면허 및 전문의 자격을 보유하고 있는가?
- 대형 병원과 제휴하고 있는가?
- 가능한 치료 방법들과 각각의 장단점 및 장단기적인 효과를 명확하게 설명하는가?
- 치료의 부작용과 예상되는 증상에 대해 설명하는가?
- 의료 과실에 대해 의료 소송을 당한 적이 있는가?
- 의료 소송에 대한 전문적인 의견을 홈페이지에 게시하였는가?

적절한 질문은 의료진과 소통하는 데 있어 매우 중요하며, 진료를 받기 전에 질문을 작성해 놓으면 많은 도움이 된다. 방어적이거나 공격적인 대답은 수용하지 말고, 의료진의 소통 방법에 만족할 수 없으면 다른 병원을 찾는 것이 좋다. 증상, 상태, 생활 방식 및 병력에 관한 의사의 질문에 솔직하게 대답하는 것 또한 중요하다.

매년 3,510만 명의 미국인이 입원한다.

치료에 적극적으로 임하는 것은 건강관리에 있어 가장 현명한 방법 중 하나이다. 자기 방어적 의료 조치(defensive medicine)는 의료진이 **의료 과실**(malpractice)에 의한 소송을 피하기 위해 특정한 조치

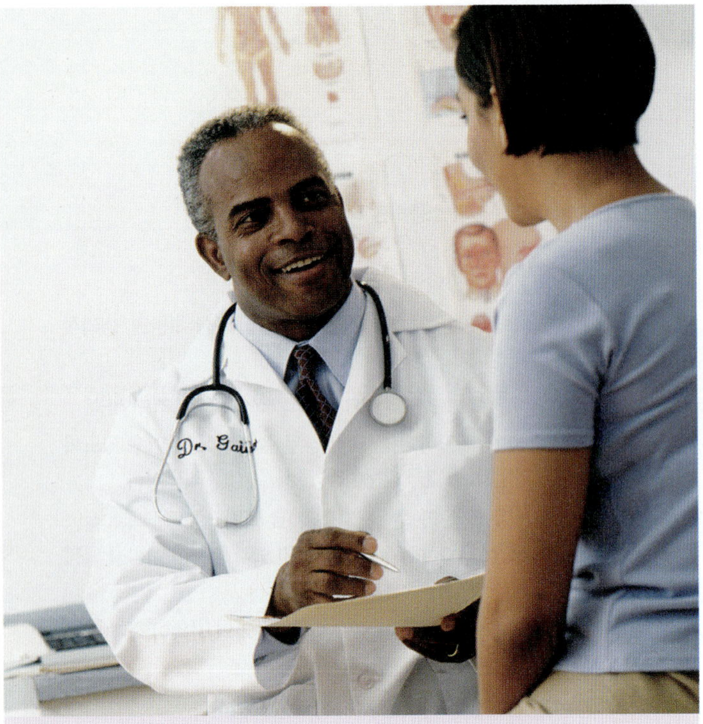

의료진의 권고 사항들을 이해하는 것이 중요하며, 의사의 주요 경력, 성공적이었던 치료와 그 비율, 그리고 검사를 받아야 한다면 그 이유에 대해 질문해야 한다.

매년 약 25만 명이 의료 과실로 사망하여 미국의 세 번째 주요 사망 원인이 되었다.

를 취하는 것을 말한다. 오늘날 미국의 세 번째 주요 사망 원인은 병원 오류, 진단 오류, 약물에 의한 손상 등 예방 가능한 의료 과실이다.[2] 복잡한 보건의료체계에서 실수가 발생할 수 있다. 현명한 건강관리 소비자가 되는 것이 위험을 줄이는 가장 좋은 방법이다.[3]

의료 과실(malpractice) 환자에게 손실, 부상, 또는 위해를 초래하는 의료진의 부적절하거나 부주의한 치료.

사전 동의(informed consent) 권장되는 검사 또는 치료의 장단점에 대해 설명을 듣고, 이해했으며, 진료를 받는다는 동의.

속임약(placebo) 특정 약물의 효능을 검사하기 위해 임상시험에서 대조군으로 사용되는 비활성물질로, 속임약 효과는 환자가 속임약을 복용했어도 도움이 되는 처치를 받았다는 믿음에 의해 건강이 좋아질 때 발생.

대증요법(allopathic medicine) 전통적 서양 의료 행위로 과학적으로 검증된 방법과 절차를 기반으로 함.

증거중심의학(evidence-based medicine) 임상적 전문 지식, 환자 가치 및 현재 최고의 과학적 증거를 기반으로 환자 치료를 결정.

환자로서의 권리

질문하는 것 이상으로 자신의 건강관리에 있어 중요한 것은 환자로서의 권리를 인식하는 것이다.[4]

- **사전 동의**(informed consent)권은 치료를 받기 전에 치료 계획, 치료의 위험성 및 장점, 다른 치료 방법 등에 대한 정보를 충분히 제공받아야 한다는 것으로, 동의는 강요 없이 자발적으로 해야 하며 서명하기 전에 동의서를 주의 깊게 읽고 필요에 따라 수정하는 것이 중요하다.
- 임상시험에 참여한다면 생명윤리 위원회의 승인을 받지 않은 약물이 사용되는지, **속임약**(placebo)이 처치되는지를 알 법적 및 윤리적 권리가 있다. (속임약과 속임약 효과에 대한 더 자세한 내용은 '오늘날 학생들의 건강'을 참고하라.)
- 의사가 권장하는 의료 서비스에 대해 결정을 할 권리가 있다.
- 비밀을 보호받을 권리가 있다.
- 적절한 의료 서비스를 받을 권리뿐만 아니라 이를 거부하고 언제든지 치료를 중단할 권리가 있다.
- 자신의 모든 의무 기록을 열람할 수 있고, 이를 기밀로 유지할 권리가 있다.
- 의료 서비스의 연속성을 유지할 권리가 있다.
- 자신의 상태에 대해 다른 의사의 의견을 구할 권리가 있다.
- 존경과 존엄 받을 권리가 있다.

어떻게 생각하는가?

환자에게 의사 및 병원의 의료 과실에 대한 정보를 제공해야 한다고 생각하는가?

- 정보 제공의 장단점은 무엇인가?
- 성공적이었던 치료 및 실패한 치료와 그 비율에 관한 정보 제공은 어떠한가?

LO 2 | 전통적 의료 서비스

의료진의 유형, 이용 가능한 의료 제품 및 치료를 포함한 전통적 의료 서비스에 대해 논의하시오.

대증요법(allopathic medicine), 전통적 서양 의료 행위(traditional western medical practice)라고도 하는 전통적 의료 서비스는 미국, 캐나다, 유럽 및 많은 선진국에서 제공되는 전형적인 유형의 의료 서비스이다. 질병은 유해한 환경에 노출되거나 신체의 변화에 의해 발생한다는 것을 전제로 질병 예방 및 건강 회복을 위해 백신, 약, 수술 및 다른 치료들을 포함하고 있다.

그러나 모든 대증요법이 광범위한 임상시험과 장기간의 연구에서 효과가 입증된 것은 아니다. 특정 치료 또는 제품의 효과를 입증하는 연구가 있지만, 이 연구 결과를 반박하는 다른 연구 결과들도 보고된다. 예를 들어, 제약 회사의 지원을 받아 수행하는 연구는 다른 외부 기관의 지원을 받는 연구에서보다 동일한 약의 효과를 긍정적으로 보고할 가능성이 높다.[5] 또한 새로운 기술과 의학적 진보가 기존의 치료 방법을 대체하여 권장되던 치료 방법이 크게 바뀔 수 있다. 다른 전문 분야에서처럼 의사는 자신의 전문 분야에서 새로운 연구 결과를 따라야 한다.

의료진은 수준 높은 진료를 제공하기 위해 **증거중심의학**(evidence-based medicine)을 실천해야 한다. 임상적 전문 지식, 환자 가치 및

오늘날 학생들의 건강

속임약 효과 정신력에 달린 문제인가?

속임약 효과(placebo effect)는 일반적으로 치료 효과가 없는 물질, 제품, 또는 시술에 의해 치료되거나 건강이 좋아지는 것으로, 환자들은 치료 효과가 좋은 약 대신 설탕 알약을 복용해도 기대하는 치료 효과를 보인다. 약의 효과를 검증하기 위해 속임약 대조 연구를 하는데, 속임약을 복용한 환자들보다 더 좋은 결과가 나타나면 약의 효과가 좋다고 할 수 있고, 대부분 이중맹검(double-blind: 실험자와 환자 모두 연구가 끝날 때가지 누가 속임약을 복용했는지 모르게 함)으로 연구를 수행한다.

환자의 증상에 대한 실험자의 부정적인 평가에 의해 환자의 상태가 악화되는 것을 노시보 효과(nocebo effect)라고 하며, 치료의 잠재적 효과에 대한 부정적인 평가 또한 치료의 실패로 이어진다.

기대가 어떻게 그리고 왜 생리적 변화를 초래하는지에 대한 연구가 진행되고 있다. 통증 연구에서는 속임약을 복용해도 진통제를 복용했을 때와 동일한 아편유사제가 뇌에서 분비된다고 했으며, 통증뿐만 아니라 다른 요인에서도 속임약 효과가 나타난다.

- 파킨슨병 환자의 안정 시 떨림에 관한 연구에서는 환자들이 치료약이나 속임약을 복용했을 때 치료 효과에 대한 긍정적 또는 부정적 기대에 의해 떨림이 감소되거나 증가한다고 하였다.
- 수천 건의 항우울제 임상시험에 관한 문헌고찰에서는 약리학적 효과와 속임약 효과의 조합에 의해 치료 효과가 나타났다고 한다.
- 알코올 중독 치료를 위한 임상 연구에서 중요한 속임약 효과가 나타났다. 알코올 중독자는 치료약을 복용하든 속임약을 복용하든 상관없이 알코올을 덜 섭취하고, 알코올 의존 및 갈망이 감소하였다.

처방된 약의 과학적 근거가 궁금하면 온라인에 접속하여 정확한 약 이름과 '약물 연구'라는 단어를 사용하여 검색하면 원하는 정보를 찾을 수 있다.

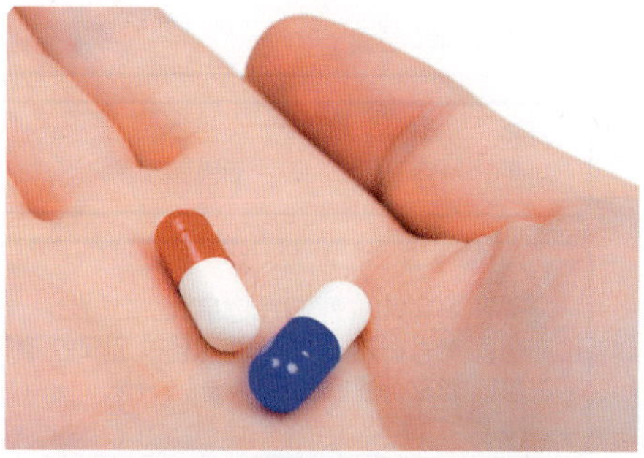

진짜 약일까? 속임약일까? 차이가 없는 경우도 있다.

Sources: T. Bschor and L.L. Kilarski, "Are Antidepressants Effective? A Debate on Their Efficacy for the Treatment of Major Depression in Adults," *Expert Review of Neurotherapeutics* 16, no. 4 (2016): 367-74; L. Colloca and C. Grillon, "Understanding Placebo and Nocebo Responses for Pain Management," *Current Pain and Headache Reports* 18, no. 6 (2014): 419, doi:10.1007/s11916-014-0419-2; A. Keitel et al., "Expectation Modulates the Effect of Deep Brain Stimulation on Motor and Cognitive Function in Tremor-Dominant Parkinson's Disease," *PLoS One* 8, no. 12 (2013): e81878, doi:10.1371/journal.pone.0081878; G.L. Petersen et al., "The Magnitude of Nocebo Effects in Pain: A Meta-Analysis," *Pain* 155, no. 8 (2014), 1426-34, doi:10.1016/j.pain.2014.04.016.

현재 최고의 과학적 증거를 기반으로 환자 치료를 결정해야 한다. 임상적 전문 지식은 임상 의사의 누적된 경험, 교육 및 임상 기술을 말한다. 가장 좋은 증거는 타당한 연구 방법으로 수행한 임상 연구에서 찾아볼 수 있다.

전통적 의료인

심각하지 않은 질병, 예방 치료, 일반적인 의학적 조언 및 상급 병원으로의 의뢰를 위해 방문할 수 있는 의사인 **일차의료 의사**(primary care practitioner, **PCP**)를 선택하는 것은 쉬운 일이 아니다. 대부분의 사람들을 위한 일차의료 의사는 가정의학과, 내과 및 산부인과 전문의이다. **안과의사**(ophthalmologist)는 수술 및 약을 처방할 수 있으며, 진단과 치료가 필요한 안과 질환이 있으면 안과의사에게 문의해야 한다. **치과의사**(dentist)는 치아, 잇몸 및 입 안의 질병을 진단하고 치료하며 치아의 교정을 전문으로 한다. 치과교정 전문의, 치아 주변의 잇몸 및 기타 조직의 질병을 치료하는 치주 전문의, 입, 얼굴, 턱의 문제를 교정하기 위해 수술을 하는 구강외과 전문의 등이 있다. **간호사**(nurse)는 환자 교육, 상담, 건강 및 질병 예방 정보 제공 등 환자와 그 가족에게 광범위한 서비스를 제공한다.

기존약

처방약은 의사의 서면 처방전이 있어야 구입할 수 있다. 약에 대한 현명한 결정 또한 책임 있는 건강관리의 중요한 부분이다.

처방약

환자의 약 3/4이 병원에서 하나 이상의 약을 처방받는다.[6] 처방약 사용은 지난 10년 동안 꾸준히 증가해왔다. 지난 30일 동안 미국인의 49% 이상이 하나 이상의 처방약을, 11% 이상이 5개 이상의 처방약을 사용한 것으로 보고되었다.[7] 처방약 사용에 의한 부작용 및 합병증도 흔히 나타난다.

특정 약물을 복용해야 하는지 결정을 내리는 데 도움이 되는 다양한 정보들이 제공되고 있으며, FDA의 의약품 평가 및 연구 센터 웹사이트(www.fda.gov/drugs)에서는 처방약의 위험과 효과에 대한 최신 정보를 제공하고 있다. 처방약에 대해 알면 자신의 건강을 지키는 데 도움이 된다.

일차의료 의사(primary care practitioner) 예방 치료 및 심각하지 않은 질병의 치료, 일반적인 의학적 조언 및 필요한 경우 상급 병원으로 의뢰를 하는 의사.

안과의사(ophthalmologist) 눈의 의학적 및 외과적 치료를 전문으로 하는 의사.

치과의사(dentist) 치아, 잇몸 및 입 안의 질병을 진단하고 치료하는 의사.

간호사(nurse) 다양한 상황에서 환자를 보살핌.

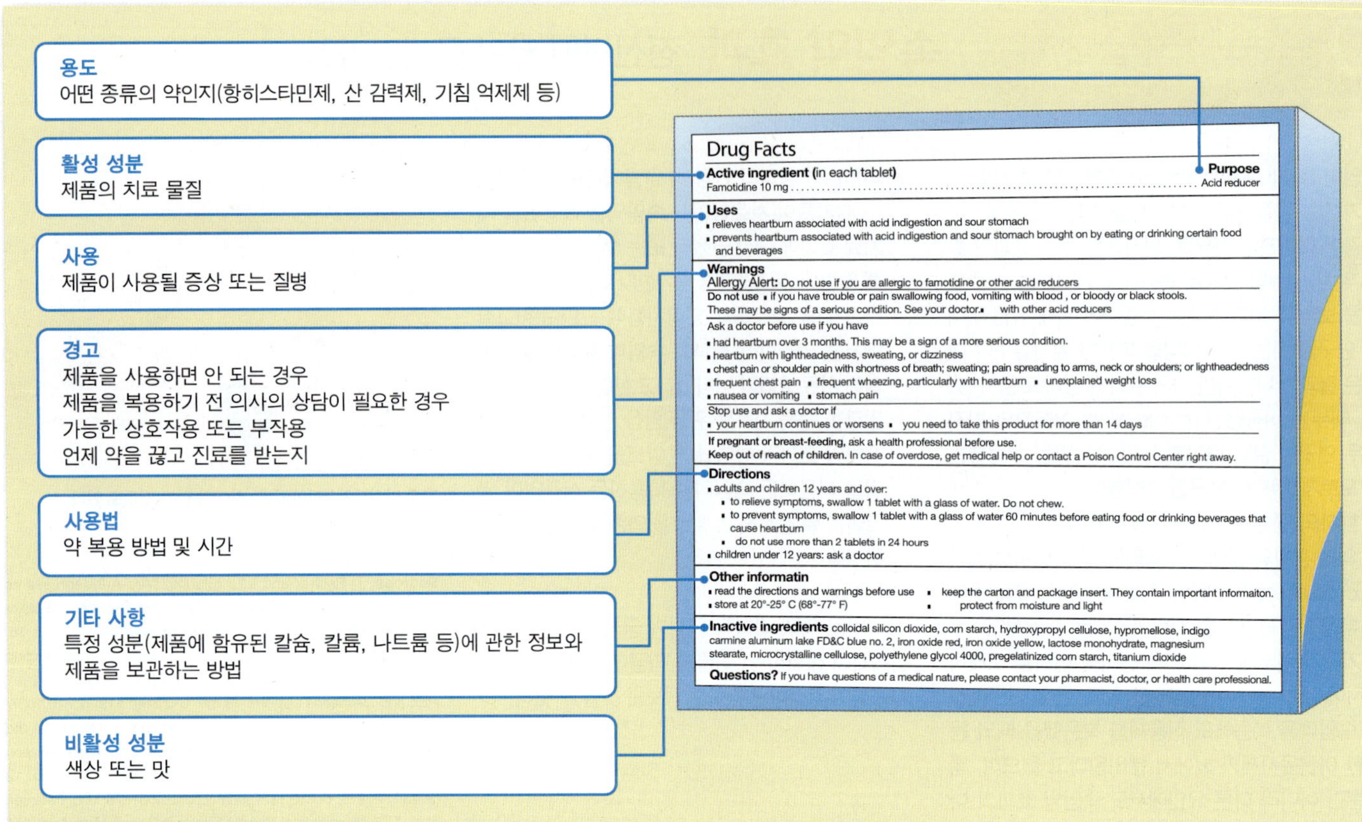

그림 12.1 일반매약 라벨.

Source: Consumer Healthcare Products Association, OTC Label. Courtesy of CHPA Educational Foundation, www.otcsafety.org.

일반약(generic drug)은 상표명보다는 화학적 명칭으로 판매되는 처방약으로 유명 상표의 약과 같은 성분이지만 훨씬 저렴하다. 모든 약을 일반약으로 이용할 수 있는 것은 아니다. 의사가 약을 처방하면 일반약이 있는지, 있다면 효과가 좋고 안전한지를 물어봐야 한다.

일반약은 본떠서 만든 상표명 약과 거의 동일한 효과가 있어야 한다. 저렴하다고 효과가 없는 것은 아니다. 일반약은 광고비, 홍보비 및 임상시험 비용이 빠져 저렴한 것이다.[8] 약에 대한 어떠한 반응도 의사에게 말해야 한다.

일반약(generic drug) 상표명보다는 화학적 명칭으로 판매되는 의약품.

일반매약

처방전 없이 구입할 수 있는 약을 일반매약[over-the-counter (OTC) drug]이라고 한다. 미국에서는 콧물, 발톱 치료 등을 위해 매년 수십 억 달러의 일반매약이 소비되며 진통제, 감기약, 알레르기 약, 자극제, 수면 보조제, 이완제, 다이어트 보조제 등이 있다.

일반매약은 오남용의 우려가 있으며, 라벨에 인쇄된 주의 사항을 무시하기 때문에 부작용이 발생할 수 있다. FDA는 사용법, 활성 및 비활성 성분, 경고 및 기타 사항 등이 표기된 일반매약의 표준 라벨을 개발했다(그림 12.1 참고).

학습 계획

복습

LO 1 | 자신의 건강관리 책임지기

- 언제 자기 돌봄을 하고 언제 진료를 받아야 하는지를 알면, 비용도 절감되고 건강도 증진될 것이다. 사전 계획은 익숙하지 않은 상황이나 응급상황에서 치료 받을 곳을 찾는 데 도움이 된다. 면허, 자격, 경력, 태도 등을 고려해서 의료진을 평가해야 한다.

LO 2 | 전통적 의료 서비스

- 이론적으로 전통적 서양 의학(대증요법)은 과학적으로 검증된 방법 및 절차에 기초한다. 다양한 분야의 의사와 간호사가 대증요법을 시행한다.
- 처방약은 의사의 서면 처방전이 있어야 구입할 수 있지만, 일반매약은 처방전 없이 구입할 수 있다.

깜짝 퀴즈

LO 1 | 자신의 건강관리 책임지기

1. 다음 중 자기 돌봄을 할 수 있는 경우는?
   a. 40°C 이상의 체온이 지속되는 경우
   b. 식습관 또는 운동 패턴의 변화가 없는데, 급격한 체중 감소가 있는 경우
   c. 목앓이, 콧물, 기침이 며칠 동안 지속되는 경우
   d. 피부 또는 눈의 흰자위가 누렇게 되는 경우
2. 환자로서의 권리에 사전 동의가 포함된다. 다음 중 사전 동의는?
   a. 치료를 받기 전에 치료 계획에 대한 정보를 충분히 제공받는다.
   b. 치료를 받기 전에 치료의 위험성 및 장점에 대한 정보를 충분히 제공받는다.
   c. 치료를 거부하고 다른 치료 방법에 대한 정보를 충분히 제공받는다.
   d. a~c 모두 옳다.

LO 2 | 전통적 의료 서비스

3. 다음 중 과학적으로 검증된 방법으로 환자의 증상을 치료하는 의료 행위는?
   a. 대증요법
   b. 보완요법
   c. 정골요법
   d. 지압요법
4. 누가 치아, 잇몸 및 입 안의 질병을 진단하고 치료하는가?
   a. 치과의사
   b. 치과교정 전문의
   c. 구강외과 전문의
   d. 치주 전문의
5. 다음 중 일반매약은?
   a. 항생제
   b. 호르몬성 피임제
   c. 항우울제
   d. 제산제

생각해보기

LO 1 | 자신의 건강관리 책임지기

1. 병원에 가지 않아도 되는 경우를 나열해보고, 각 상태별로 어느 정도 아파야 병원에 갈 것인가? 간다면 치료 받을 병원을 어떻게 선택할 것인가?
2. 환자로서의 권리를 설명해보고, 이 권리를 침해하는 치료를 받은 적이 있는가? 있다면 어떤 조치를 취했는가?

LO 2 | 전통적 의료 서비스

3. 대증요법의 과학적 토대는 무엇인가? 수준 높은 진료를 위해 의사는 어떻게 해야 하는가?

Focus on

보완요법 및 통합의학의 이해

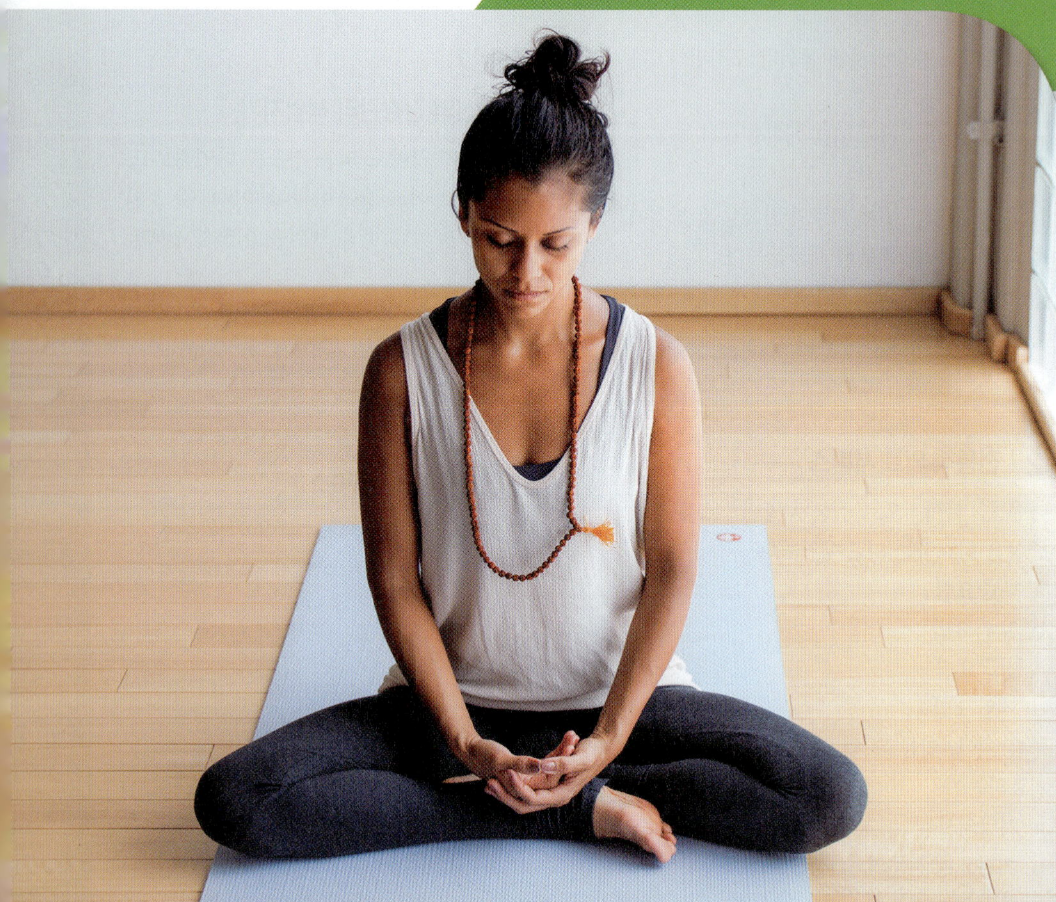

학 습 결 과

LO 1 보완요법, 대체요법, 통합의학의 차이를 구분하시오.

LO 2 보완의료체계의 네 가지 요법에 대해 논의하시오.

LO 3 수기요법 및 에너지요법을 포함한 몇 가지 심신요법에 대해 논의하시오.

LO 4 자연 식품을 섭취할 때 주의 사항이 왜 중요한지 설명하시오.

왜 관심을 가져야 하는가?

전통적 의료인은 엄격한 교육과 면허를 받았고, 처방하는 약은 FDA의 규제를 받는다. 이와는 대조적으로 보완요법 및 통합의학 전문가의 교육 정도는 다양하고, 자연 식품은 시판되기 전까지 효과와 안전성에 대한 검증을 받지 않기 때문에 보완요법 및 통합의학을 이용할지 일차의료 의사와 상담해야 한다.

자기 돌봄과 건강 증진에 있어 전통적 서양 의학 밖에서 개발된 치유법들에 대한 관심이 증가하고 있다.[1] 이러한 요법들 중 효과가 좋은 것도 있지만, 효과가 검증되지 않았거나 부작용을 유발하는 것이 있을 수도 있다.

LO 1 보완요법, 대체요법, 통합의학이란?

보완요법, 대체요법, 통합의학의 차이를 구분하시오.

보완요법(complementary health approach)은 전통적 의학에 비주력 요법 및 식품들을 같이 이용하는 것이다.[2] 예를 들어, 만성 요통 환자는 처방약에 마사지요법을 병행할 수 있다. **대체요법**(alternative health approach)은 수술, 방사선 치료, 다른 전통적 치료법 대신 약초요법 및 특수 식이요법으로 암을 치료하는 것처럼 전통적 의학을 대체하여 시행하는 것이다.

의료인은 전통적 의학을 시행하면서 마사지요법, 영양보충제 및 다른 보완요법들을 추천할 수 있다. 또한 전통적 의료 서비스에 보완요법을 포함하여 환자를 치료할 수도 있는데, 이를 **통합의학**(integrative medicine)이라고 한다.[3]

미국 보완통합의학국(National Center for Complementary and Integrative Health, NCCIH)의 조사에서 미국 성인의 33%가 하나 이상의 보완요법을 사용하는 것으로 나타났으며,[4] 가장 일반적으로 사용되는 보완요법들은 그림 1과 같다. 왜 많은 사람들이 보완요법을 매력적으로 생각하는가? 많은 사람들은 건강과 웰빙의 증진, 만성질환 및 기존약의 부작용과 관련된 증상의 완화를 위해 이러한 요법들을 사용한다.[5] 또한 하나의 증상이나 신체 일부가 아닌 마음과 몸 전체에 중점을 둔 **전체**(holistic)요법과 자기 조절을 통한 치유를 원한다.

예를 들어, 마음챙김 명상(mindfulness meditation)은 증상과 치료에 대한 환자의 조절 능력을 향상시켜 개별적인 의료 이용을 감소시키는 것으로 나타났다.[6] 마음챙김 교육을 받은 환자를 대상으로 한 연구에서는 연간 의료 이용률이 43% 감소했으며, 특히 연평균 응급실 이용 건수가 3.6건에서 1.7건으로 감소했다고 보고한다. 마음챙김은 환자들의 자기 돌봄 능력을 향상시키기 때문에 전반적인 의료비용을 감소시킬 수 있을 것으로 생각된다.[7]

미국 국립보건원(National Institutes of Health)의 산하기관인 보완통합의학국의 웹사이트에서 보완요법의 안전성과 효과에 관한 정보를 검색할 수 있다. 미국 보완통합의학국에서는 보완요법을 자연 식품, 심신요법, 보완의료체계라고도 하는 기타 보완요법으로 분류한다.

18~44세의 32%가 보완요법을 받아본 적이 있다.

LO 2 보완의료체계

보완의료체계의 네 가지 요법에 대해 논의하시오.

보완의료체계(complementary medical system)는 전통적 의학의 영향을 받지 않고 발전한 생리학, 건강 및 질병의 특정 이론을 반영한다. 보완의료체계의 많은 요법들이 수세기 동안 전 세계에서 사용되어 왔다. 예를 들어, 아메리카 원주민, 호주, 아프리카, 중동, 남미, 아시아 문화에는 그들만의 고유한 치유체계가 있다.

보완요법(complementary health approach) 전통적 의학 밖에서 시작되었지만, 이와 병행하여 사용되는 요법 및 식품.

대체요법(alternative health approach) 전통적 의학 밖에서 시작되었지만, 이를 대체하여 사용하는 요법 및 식품.

통합의학(integrative medicine) 전통적 의학에 보완요법을 통합하여 하는 치료.

전체(holistic) 부위별 치료보다는 몸 전체와 계통들의 상호작용과 관련됨.

보완의료체계(complementary medical system) 전통적 의학 밖에서 발전한 생리학, 건강 및 질병의 특정 이론을 반영하는 건강관리 요법.

중국 전통 의학(traditional Chinese medicine, TCM) 약초, 침술, 마사지 및 기공으로 활력, 기의 균형을 잡아주고, 질병을 일으키는 기의 막힘을 제거하는 보완의료체계.

중국 전통 의학

기 또는 활력의 개념이 **중국 전통 의학**(traditional Chinese medicine, **TCM**)의 기초가 되며 개인의 병력, 신체(특히 혀) 관찰, 촉진(palpation), 진맥으로 진단한다. 침술, 약초요법, 마사지, 기공이 중국 전통 의학에 속하며, 그 효과에 대한 연구는 제한적이다.[8] 중국의 약초를 분석한 결과, 독성 중금속 및 기타

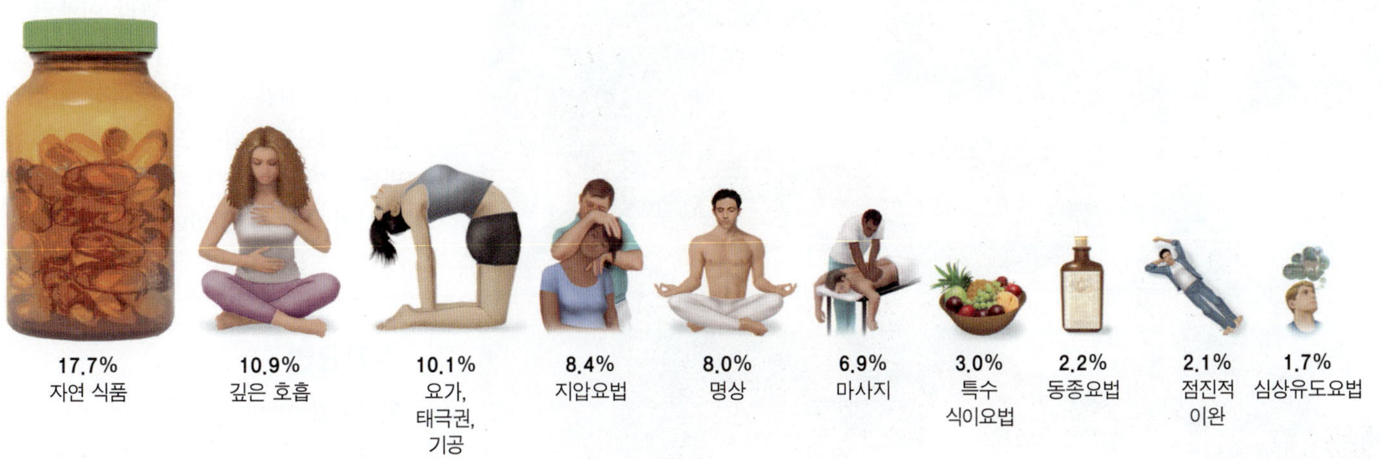

그림 1 미국 성인들이 가장 일반적으로 사용하는 10가지 보완요법.

Source: Data from T.C. Clarke, et al., "Trends in the Use of Complementary Health Approaches among Adults: United States, 2002-2012," National Health Statistics Reports, no. 79 (2015). February 2015. Available at www.cdc.gov/nchs/data/nhsr/nhsr079.pdf.

어떻게 생각하는가?

많은 사람들이 보완요법을 받는 이유는 무엇인가?

- 보완요법을 받아본 적이 있는가? 그렇다면 무슨 요법을 받아봤는가?
- 보완요법의 잠재적 이점은 무엇인가?
- 보완요법의 잠재적 위험은 무엇인가?

유해 성분에 오염된 것들이 일부 발견되었다. 보충제는 FDA의 규제를 받지만, 식품이나 약으로서 규제되는 것은 아니기 때문에 안전성에 대해 의료인과 상담을 한 후 복용하는 것이 좋다.

아유르베다

아유르베다(Ayurveda)는 3,000년 전부터 인도에서 발달해온 세계에서 가장 오래된 의료체계 중 하나이며, '생명의 과학'을 의미하는 산스크리트어에서 유래되었다. 아유르베다는 개인의 조화를 회복하기 위한 몸, 마음 및 정신의 통합과 균형을 추구한다.[9] 다양한 진단 기법을 사용하여 세 가지 활력(도샤)을 진단하고, 도샤의 균형을 잡아서 치유한다. 인도의 식물에서 추출한 식이요법과 약초요법이 일반적이며, 약초요법은 특정 관절 및 소화장애에 효과가 있는 것으로 보고되었다.[10] 하지만 일부는 납, 수은, 비소에 오염된 것으로 나타났다.[11] 아유르베다에는 요가, 명상, 마사지, 증기 목욕, 수면 패턴의 변화, 호흡 조절 등이 있다.

동종요법

동종요법(homeopathy)은 비전통적 서양 의료체계이다. 다량을 복용하면 질병을 유발하고 치명적일 수도 있는 동일한 물질을 소량 복용하면 면역력이 증가되고 질병이 치유될 수 있다. 1700년대 후반 독일의 의사인 하네만(S. Hahnemann)이 개발한 동종요법은 치료제의 복용량이 적을수록 그 효과가 크다는 '최소 투약량의 법칙(law of minimum dose)'을 따르며 비소, 벨라도나와 같은 자연 물질 및 독성 물질에서 유래된 동종요법 치료제는 너무 희석되어 원래 물질의 분자가 남아 있지 않을 수도 있다.[12] 미국 보완통합의학국은 동종요법의 특정 기본 개념이 물리학과 화학의 기본 개념과 상충되며, 동종요법의 효과에 관한 연구는 거의 없다고 하였다.[13]

자연요법

자연요법(naturopathy)은 건강을 회복시키는 자연의 힘을 강조하는 의료체계로 건강을 유지하고 회복하는 신체의 선천적 능력을 향상시키는 데 도움이 된다. 예방에 중점을 두고 있으며, 치유가 필요한 경우 전체, 자연 및 최소한 침습적인 식이요법이 이용된다.[14]

자연요법에는 식이요법, 식이보충제 요법, 동종요법, 척추 및 연조직 수기요법, 단식, 주스 식이, 장세척 등을 이용한 해독요법, 상담 등이 있다. 자연요법의 복잡한 특징들은 연구를 어렵게 하여 이들 요법 중 일부만 효과가 검증되었다. 자연요법이 특정 유형의 만성 통증에 대해 기존약보다 효과적일 수 있다고 보고되었지만, 일부 요법의 효과와 안전성은 과학적 근거가 부족할 수 있다.[15]

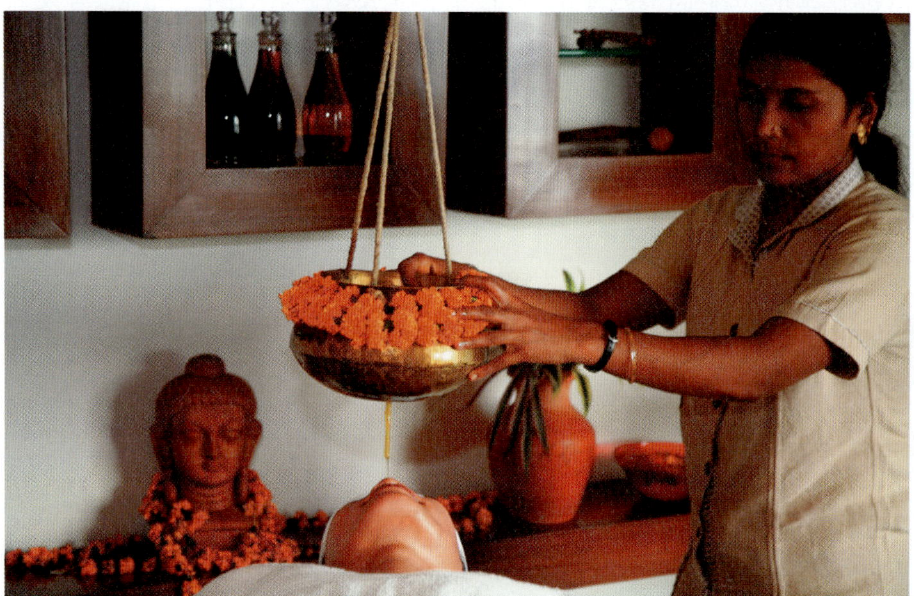

따뜻한 허브 오일을 이마에 붓는 전통적 아유르베다요법인 시로드하라(Shirodhara)는 스트레스와 불안을 해소하고, 불면증과 두통을 치유하며, 기억력을 향상시킨다.

LO 3 심신요법

수기요법 및 에너지요법을 포함한 몇 가지 심신요법에 대해 논의하시오.

심신요법(mind and body practice)은 다양하고 광범위한 보완요법으로 신체의 에너지 흐름 전환, 스트레스 관리, 이완 촉진을 위한 수기요법, 움직임요법 등이 있다. 깊은 호흡, 요가, 지압요법, 명상, 마사지, 점진적 이완, 심상유도요법을 포함한 몇 가지 심신요법들이 미국에서 가장 일반적으로 사용되는 10가지 보완요법들이다(그림 1).

수기요법

수기요법(manipulative therapy)은 신체의 조직과 구조의 도수 교정이나 움직임을 기반으로 한다.

마음챙김과 당신

마음챙김 명상의 놀라운 효과

마음챙김을 규칙적으로 수행하면 스트레스, 불안 및 우울증의 증상이 감소하고 비만, 고혈압 및 천식 등과 같은 신체적 상태가 향상된다는 것은 잘 알려져 있다. 또한 마음챙김은 심리적, 신체적 건강을 뛰어넘어 지적 건강과 학업적 성공으로 이어진다.

마음챙김 명상의 장기간 수행은 뇌의 구조와 기능을 향상시키며, 뇌의 백색질에서 신경세포의 연결성을 강화시켜 노화와 관련된 뇌 조직의 변성을 감소시키는 데 도움이 된다. 특히, 의사결정 및 집중력과 관련된 뇌 부위인 이마앞겉질(prefrontal cortex)이 커지고 뇌의 다른 부위와의 연결성이 향상된다. 동시에 공포와 스트레스 반응과 관련된 뇌 부위인 편도(amygdala)의 크기와 다른 뇌 부위와의 연결성은 감소한다.

마음챙김 명상은 초보자들의 인지 기능에도 긍정적인 효과가 있는 것으로 나타났다. 한 연구에서는 한 학기의 마음챙김 명상으로 학습의 전반적인 효과뿐만 아니라 주의력과 기억력이 향상되었고, 2주간의 마음챙김 수행으로 이해력과 작업 기억력이 향상되었다고 한다. 또 다른 연구에서는 강의 전 6분간 명상을 한 학생들이 명상을 하지 않은 학생들보다 강의 후 퀴즈에서 높은 점수를 받았다고 한다. 연구자들은 수업 전 명상이 집중력 유지에 어려움이 있는 학생들에게 특히 도움이 될 수 있다고 하였다. 이와 비슷한 연구에서도 수업 시작 시 5분 동안 마음챙김 명상을 하면 집중을 잘한다고 하였다.

서둘러 수업에 들어가지 말고 5분 일찍 도착해서 눈을 감고 깊게 숨을 쉬어라. 수업에 더 집중할 수 있고, 다음 시험의 성적이 향상될 것이다.

Sources: M. Goretski and A. Zysk, "Using Mindfulness techniques to Improve Student Well-Being and Academic Performance for University Students: A Pilot Study," *Journal of Australian and New Zealand Student Services Association* 49 (April 2017), http://isana.proceedings.com.au/docs/2014/paper_goretzki.pdf; D. Laneri et al., "Effects of Long-Term Mindfulness Meditation on Brain's White Matter Microstructure and Its Aging," *Frontiers in Aging Neuroscience* 7 (2015); T. Ireland, "What Does Mindfulness Meditation Do to Your Brain?" *Scientific American*, June 12,2014, https://blogs. scientificamerican.com/guest-blog/what-does-mindfulness-meditation-do-to-your-brain; H.H. Ching et al., "Effects of a Mindfulness Meditation Course on Learning and Cognitive Performance among University Students in Taiwan," *Evidence-Based Complementary and Alternative Medicine* 2015 (2015); M.D. Mrazek et al., "Mindfulness Training Improves Working Memory Capacity and GRE Performance While Reducing Mind Wandering," Psychological Science 24, no. 5 (2013) 776-81; J.T. Ramsburg and R.J. Youmans, "Meditation in the Higher-Education Classroom: Meditation Training Improves Student Knowledge Retention during Lectures," *Mindfulness* 5, no. 4 (2014) 431-41.

지압요법

지압요법(chiropractic medicine)은 100년 이상 시행되어 왔으며, 근육뼈대계통의 질환에 중점을 두고 있고, 신경계통을 통해 에너지가 흐른다는 원리를 기반으로 한다. 척추가 잘못 정렬되면 척수를 통한 에너지의 흐름이 중단되는데, 이때 도수 교정으로 척추의 정렬을 바로 잡아 에너지가 잘 흐를 수 있도록 한다. 허리, 목, 팔, 다리, 발, 머리의 통증 치유에 지압요법이 많이 이용된다. 척추 지압요법은 요통을 완화시키는 데 진통제만큼 효과가 있는 것으로 보고되었지만, 다른 장점에 대해서는 명확하게 밝혀지지 않았고, 근육 경직 및 통증 등의 경미한 부작용이 증가할 수 있다.[16]

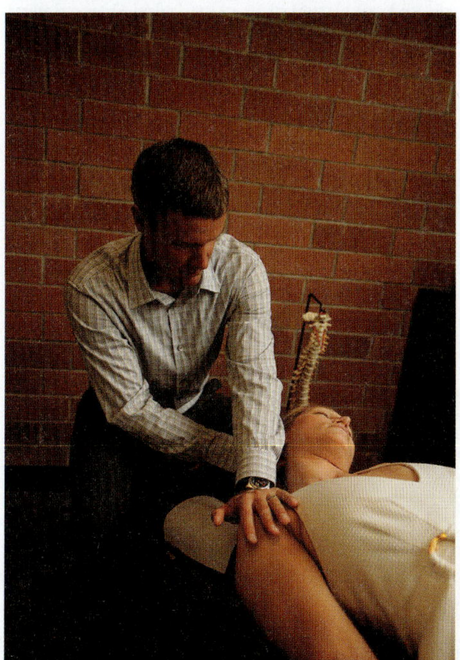

지압요법은 통증을 치유하는 데 사용되며, 척추의 정렬을 바로 잡아 에너지가 몸 전체에 잘 흐를 수 있도록 한다.

마사지요법

마사지는 그리스, 로마, 일본, 중국, 이집트, 인도 등 수많은 고대 문헌에 언급되었다.[17] **마사지요법**(massage therapy)은 연조직의 치유와 이완에 중점을 두고 있다. 근육과 결합조직들을 풀어주어 신체의 혈액순환을 향상시키고 노폐물을 제거한다. 미국 보완통합의학국은 마사지요법이 허리 및 목의 통증과 같은 근육뼈대계통의 통증을 일시적으로 완화시킨다고 했으며, 이완 촉진 및 우울증 완화에도 도움이 될 수 있다고 하였다.[18]

움직임요법

동양과 서양의 다양한 보완요법들에서 신체적, 정신적 및 정서적 웰빙을 높이기 위해 움직임을 이용한다. 일반적으로 두 가지 방법으로 구분한다.

아유르베다(Ayurveda) 고대 인도에서 유래한 보완의료체계로 몸, 마음 및 정신을 동일하게 강조하고 식이요법, 운동, 명상, 약초, 마사지, 호흡 조절 등을 통해 신체의 조화 추구.

동종요법(homeopathy) '최소 투약량의 법칙'에 근거한 비전통적 서양 의료체계.

자연요법(naturopathy) 최소한 침습적인 식이요법, 운동, 마사지 등으로 신체의 선천적 치유 메커니즘을 향상시키는 의료체계.

심신요법(mind and body practice) 다양하고 광범위한 보완요법.

수기요법(manipulative therapy) 하나 이상의 신체 구조 또는 전신의 도수 교정이나 움직임과 관련된 치유법.

지압요법(chiropractic medicine) 에너지의 흐름을 촉진하기 위해 척추와 신경근 구조물의 도수 교정을 수반하는 치유체계.

마사지요법(massage therapy) 연조직의 치유와 이완에 중점을 두는 치유법.

- 알렉산더 기법(Alexander technique)은 동작의 용이성, 균형 및 협응 능력을 향상시키기 위해 신체의 긴장을 풀 수 있도록 고안된 움직임 교육 방법이다.
- 펠덴크라이스 방법(Feldenkrais method)은 움직임, 유연성, 협응 능력 및 전반적인 기능을 향상시키기 위해 고안된 부드러운 움직임과 운동의 체계이다.

에너지요법

에너지요법(energy therapy)은 신체 내(생체장) 또는 다른 에너지원(전자기장)에서 발생한다고 생각되는 에너지장에 중점을 둔다. 에너지요법에는 침술, 지압술, 기공, 기 치료 등이 있다.

침술

가장 오래되고 가장 인기 있는 중국 전통 의학 요법 중 하나인 **침술**(acupuncture)은 근육뼈대계통의 기능 이상에서 우울증에 이르기까지 광범위하게 이용되며, 미세한 침으로 신체의 여러 지점을 자극한다. 이러한 침점의 자극은 몸 안의 경맥, 즉 에너지 경로를 통한 기의 흐름을 증가시키는 것으로 생각된다.

침술을 받은 후 대부분 치유 효과에 대해 만족하지만, 속임약 반응인지 아닌지에 대해서는 상당한 논란이 있다.[19] 최근의 리뷰 연구에서는 침술이 두통의 빈도를 50% 이상 감소시킨다고 했지만, 가짜 침(sham acupuncture)으로도 43%가 감소하였다.[20] 또한 2017년 임상시험에서는 과민성 대장증후군의 치유에 가짜 침이 진짜 침술만큼 효과가 있었다.[21] 이와는 대조적으로 2016년 리뷰 연구에서는 침술이 허리 및 무릎 통증의 완화에 도움이 된다고 보고했다.[22]

지압술

침술과 마찬가지로 **지압술**(acupressure)은 기 흐름의 원리에 기초하지만, 침 대신 압력을 가한다. 치유의 목표는 기가 몸 전체에 고르게 분포되고 자유롭게 흐르도록 하는 것이다. 지압술을 시행하기 위해서도 경락과 침점에 대한 이해와 교육이 필요하다.

다른 형태의 에너지요법

중국 전통 의학 기법인 기공은 기의 흐름, 혈액순환, 면역 기능을 향상시키기 위해 움직임, 명상, 호흡 조절을 같이 한다. 메타 분석 연구에서는 기공 및 명상이 유방암, 요통, 심부전 환자의 통증 관리 및 건강 관련 삶의 질을 유의하게 향상시킨다고 하였다.[23]

기 치료(Reiki)는 일본에서 유래된 비접촉 에너지요법으로 기를 나타내는 일본어에서 파생되었다. 기 치료는 기를 전달하여 치유를 촉진시킨다는 믿음을 바탕으로 하고 있다. 비접촉 에너지요법인 치료적 접촉 및 치유 접촉에서는 환자의 몸 바로 위에 있는 손을 통해 에너지의 불균형을 인식하려고 한다. 몸의 에너지 흐름을 증가시키고 균형을 잡아 치유를 촉진한다. 비접촉 에너지요법의 부분적 치유 효과는 보고되었지만, 속임약 효과인지에 관해서는 알려지지 않았다.[24]

LO 4 | 자연 식품

자연 식품을 섭취할 때 주의 사항이 왜 중요한지 설명하시오.

자연 식품에는 기능성 식품과 식이보충제가 포함된다(제8장 참고). 자연 식품은 FDA의 승인을 받지 않기 때문에 논란이 될 수 있지만, 가장 일반적으로 이용되는 보완요법이다.

첫째, 자연 식품이 '자연'이라고 표시되어 있기 때문에 안전하다고 믿고 싶지만, FDA는 자연이라는 용어에 대한 정의를 내리지 않았으며, 소비자들이 자연 식품이라고 생각하는 식품이나 식이보충제가 안전하다고 가정하지 말 것을 권고하고 있다.[25] 예를 들어, 최근 몇 년 동안 식이보충제는 간 손상, 심장 문제, 유산 등 여러 문제를 일으켰고, 일부 보충제는 박테리아, 독성 금속, 약물 성분, 풀, 글루텐, 알레르기 유발 물질 등에 오염된 것으로 밝혀졌다. 오염 물질이 포함되어 있지 않고, 잘 통제된 위생적인 제조 공정을 통해 제품이 생성되었다는 것을 의미하는 라벨인 미국 약전(U.S. Pharmacopoeia) 인증 마크

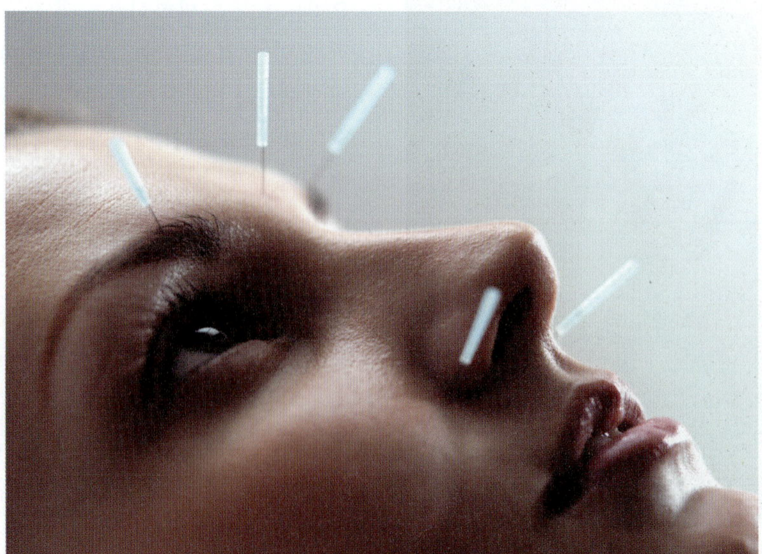

침술에서는 길고 가는 침을 신체의 특정 지점에 삽입하며, 생명력 에너지의 흐름을 증가시키기 때문에 신체적 및 정신적 효과가 있는 것으로 생각된다.

에너지요법(energy therapy) 전자기장이나 생체장과 같은 에너지장을 이용한 요법.

침술(acupuncture) 몸 안의 에너지(기)의 흐름에 영향을 주기 위해 가늘고 긴 침을 적용하는 중국 전통 의학 기법.

지압술(acupressure) 에너지의 균형을 맞추기 위해 경락을 따라 압력을 가하는 중국 전통 의학 기법.

그림 2 미국 약전 인증 마크. 미국 약전 인증 마크는 내용물이 정확하게 표시되었으며, 오염 물질이 없고, 위생적인 제조 공정 등 일련의 검사 기준을 충족하는 제품에만 주어진다. 미국 약전위원회의 등록 상표.

Source: Used with permission of The United States Pharmacopeial Convention, 12601 Twinbrook Parkway, Rockville, MD 20851.

행동을 변화시키는 기술

보완요법과 자기 돌봄

보완요법에 대한 최선의 결정을 내리기 위해서는 다음 사항을 고려해야 한다.

- 고려하고 있는 제품의 안전성과 효과를 조사해야 한다. 미국 보완통합의학국, 국립 의학 도서관의 PubMed, FDA와 같은 저널 및 정부 자료를 참고한다.
- 보완요법 전문가의 자격증을 확인해야 한다.
- 보완요법을 받기 전에 일차의료 의사와 상담해야 한다. 처방약 복용 중, 만성질환, 수술 예정, 임신 및 모유 수유 중인 경우 상담을 하는 것이 특히 중요하다.
- 의사의 승인 없이 보충제를 혼합하면 안 된다. 보충제를 처방약 또는 일반매약과 같이 복용하지 말고 부작용이 나타나면 도움을 요청한다.

표 1 | 일반적인 식이보충제: 효과, 연구 및 위험

	약초	효과	연구 결과	잠재적 위험
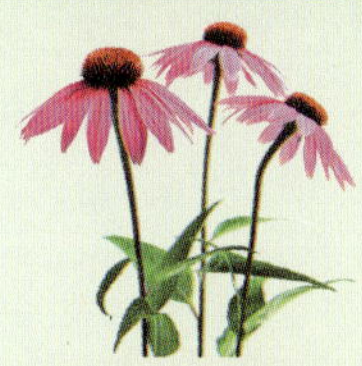	에키네시아 (드린국화, 가는잎향유)	면역체계 자극 및 감염에 대항함. 감기 예방 및 치유 효과.	감기에 걸릴 위험 약간 감소. 감기의 지속 시간 및 중증도 감소하지 않음.	발진, 아나필락시스 등의 알레르기 반응.
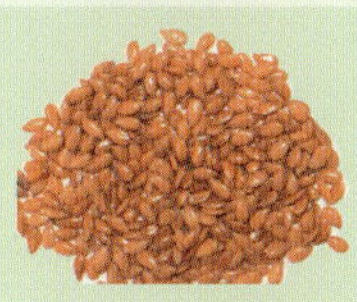	아마씨, 아마인유	변비, 당뇨병 및 안면 홍조 치유 효과. 콜레스테롤 수치, 심장질환 및 암의 위험 감소.	배변에 도움. 안면 홍조 치유에 효과 없음. 당뇨병, 콜레스테롤 수치, 심장질환 및 암 위험에 관한 연구 미비.	호르몬 효과가 있을 수 있어 임신 또는 수유 중 복용하지 말 것. 설사 유발. 다른 부작용 거의 없음. 충분한 물과 함께 섭취해야 함.
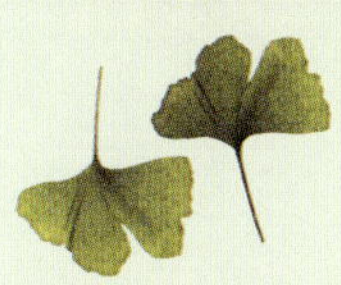	은행나무	인지 기능 저하, 치매, 시력 및 청력 문제, 혈관질환 예방.	결정적인 연구 결과 없음.	두통, 메스꺼움, 배탈 및 알레르기성 피부 반응. 은행나무 씨앗 독성 강함. 잎 추출물로 만든 제품만 복용해야 함.
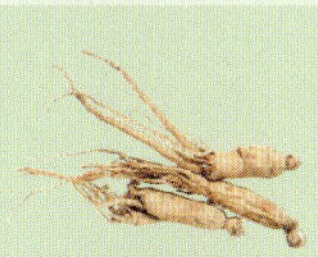	인삼	스트레스에 대한 저항력 및 면역체계 강화, 노화 지연, 다양한 신체적 및 심리적 질환 완화.	결정적인 연구 결과 없음.	두통, 불면증 및 위장장애.
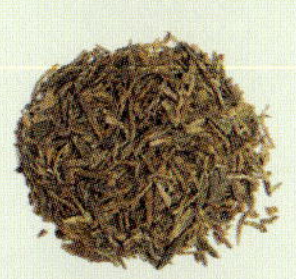	녹차	심장질환 및 일부 암의 위험 감소. 정신적 각성 증가. 체중 감소 촉진.	카페인을 함유하여 정신적 각성 증가. 녹차와 홍차 모두 심장질환 위험 요인을 감소시킴. 암에 관한 연구 제한적. 체중 감소에 효과 없음.	불면증, 불안, 과민성, 두통, 간질환, 복통.
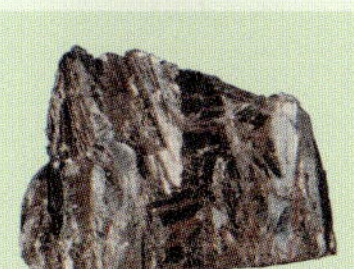	아연(광물)	면역체계 강화. 감기의 지속 시간 및 중증도 감소. 노화에 의한 황반 변성 지연.	증상 발생 24시간 이내 복용하면 감기의 지속 시간 및 중증도 감소. 노화에 의한 황반 변성 지연.	구역, 장기간의 과도한 복용으로 면역 기능, 구리 및 HDL 콜레스테롤 수치 감소.

Source: National Center for Complementary and Integrative Health, "Herbs at a Glance," November 2016, https://nccih.nih.gov/health/herbsataglance.htm; Office of Dietary Supplements, National Institutes of Health, "Zinc: Fact Sheet for Consumers," February 2016, https://ods.od.nih.gov/factsheets/Zinc-Consumer.

(그림 2)가 있는 보충제를 선택해야 한다.

미국 보완통합의학국 “Alerts and Advisories” 웹 페이지에는 오염되었거나 약물 성분이 포함된 자연 식품이 지속적으로 공개된다. 예를 들어, FDA는 2017년 초에 혈압과 맥박을 생명을 위협할 정도로 급상승시키는 시부트라민(sibutramine)이 함유된 3가지 체중 감량 보조제와 심장마비, 뇌졸중 및 돌연사의 위험을 증가시키는 에페드라(ephedra)가 함유된 약초를 회수하였다.[26] 또한 미국 보완통합의학국은 일부 자연 식품을 처방약 또는 일반매약과 같이 복용할 경우 위험할 수 있으며, 약의 작용을 방해하거나 부작용을 유발할 수 있다고 경고하였다.[27] 식이보충제를 사용하기 전에 일차의료 의사와 상담하는 것이 중요하다.

최근 몇 년 동안 다양한 호르몬, 효소, 생물학적 및 합성 화합물의 효과에 대한 언론의 보도가 증가하고 있다. 멜라토닌(호르몬) 또는 아연 로젠지(광물)와 같은 몇몇 제품이 광범위하게 연구되었지만, 언론 보도를 뒷받침할 수준 높은 연구는 거의 없다. 시중에서 흔히 볼 수 있는 식이보충제는 표 1과 같다.

자신의 건강관리에 적극적인 역할을 해야 하며, 이는 지속적으로 교육을 받아야 한다는 것을 의미한다. 보완요법으로 건강관리를 하는 데 도움이 되는 ‘행동을 변화시키는 기술’을 참고하라.

자가 평가

보완요법을 안전하게 이용하는가?

하나 이상의 보완요법(보충제 포함)을 이미 시도했거나 계획 중일 것이다. 만약 그렇다면 자가 평가를 시행하라: 권장 안전 전략의 실천 여부를 표기하라.

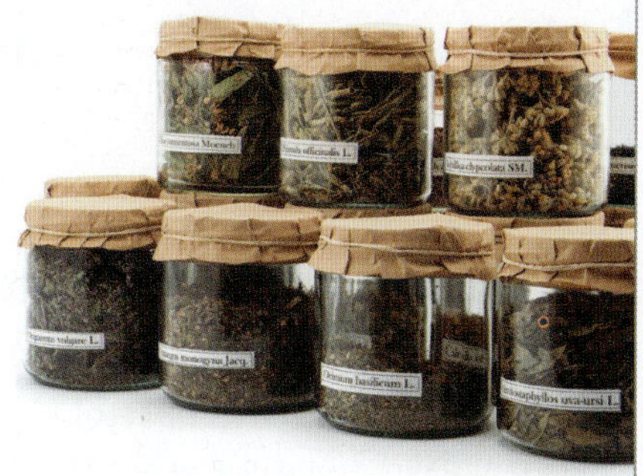

	예	아니요
1. 보완요법의 안전성과 효과에 대한 과학적 연구 결과를 조사하는가?	○	○
2. 자연 식품을 구입하기 전에 미국 보완통합의학국 웹사이트에서 잠재적 부작용, 경고 및 조언, 기타 정보 등을 확인하는가?	○	○
3. 식이보충제를 살 때 미국 약전 인증 마크를 확인하는가?	○	○
4. 복용하고 있는 모든 식이보충제, 일반매약, 처방약 등을 의사에게 상담하는가?	○	○
5. 식이보충제 라벨을 주의 깊게 확인하는가?	○	○
6. '자연'이라고 표시된 식품이 꼭 안전한 것만은 아닌 이유를 친구에게 설명할 수 있는가?	○	○

점수 해석

보완요법을 받고 있거나 계획 중일 경우 각 질문에 대해 '예'라고 자신 있게 답할 수 있어야 한다. '아니요'라고 답한 것은 보완요법을 안전하게 이용하기 위해 취할 수 있는 조치를 나타낸다. 궁극적으로 이 6가지 전략은 건강에 대한 책임을 질 수 있도록 도와준다.

변화를 위한 여러분의 계획

자가 평가로 보완요법을 책임 있게 이용하는지 평가할 수 있었다. 이로 인한 결과와 자신의 관심사에 따라 특정 요법을 더 자세히 조사할 수 있다.

오늘, 당신은 할 수 있다.

- ☐ 눈을 감고, 즐거운 활동이나 조용한 장소를 생각해본다. 아마도 해변에 누워 있거나 벽난로 앞에 웅크리고 있을 것이다. 건강 증진을 위해 마음을 비우고 이완하라.
- ☐ 신뢰할 수 있는 웹사이트에서 이용 중이거나 계획 중인 요법에 대한 정보를 검색하라.

다음 2주 안에, 당신은 할 수 있다.

- ☐ 대학에 어떤 보완요법 프로그램이 운영되는지 문의하라.

학기말까지, 당신은 할 수 있다.

- ☐ 고려하고 있는 보완요법을 의사와 상담하기 위해 병원을 예약하라.
- ☐ 이완과 스트레스 관리 기법을 생활화해야 한다. 즉, 명상, 깊은 호흡, 자연에서 산책하라.

학습 계획

복습

LO 1 | 보완요법, 대체요법, 통합의학이란?

- 보완요법은 전통적 의학과 같이 이용되지만, 대체요법은 전통적 의학을 대체하여 이용된다. 통합의학은 보완요법을 기존의 치료에 통합하여 치료하는 것이다.

LO 2 | 보완의료체계

- 보완의료체계는 전통적 의학 이외의 분야에서 발전한 생리학, 건강, 질병의 특정 이론을 반영한 포괄적인 건강관리 방법으로 중국 전통의학, 아유르베다, 동종요법, 자연요법 등이 있다.

LO 3 | 심신요법

- 심신요법은 다양하고 광범위한 보완요법으로 지압요법과 같은 수기요법, 알렉산더 기법과 같은 움직임요법, 침술과 같은 에너지요법, 요가 및 마음챙김 명상과 같은 스트레스 관리 기법 등이 있다.

LO 4 | 자연 식품

- 자연 식품에는 항산화제나 프로바이오틱스가 함유된 기능성 식품, 식이보충제, 비타민, 미네랄, 약초 등이 있다. FDA의 승인을 받지 않기 때문에 안전성 및 효과는 보장되지 않으며, 라벨의 '자연'이라는 표기가 안전하다는 의미는 아니다. 미국 약전 인증 마크는 성분 정확도, 제품 순도 및 제조 표준에 대한 특정 기준이 충족되었다는 것을 의미한다.

깜짝 퀴즈

LO 1 | 보완요법, 대체요법, 통합의학이란?

1. 보완요법은 일반적으로 정신과 전신을 치유하는 데 중점을 두기 때문에 다음의 일부분이다.
   a. 자연요법
   b. 심리요법
   c. 전체요법
   d. 온화요법

LO 2 | 보완의료체계

2. 다음 중 기의 불균형을 다루는 요법은?
   a. 지압요법
   b. 아유르베다
   c. 중국 전통 의학
   d. 동종요법

LO 3 | 심신요법

3. 다음 중 비접촉 에너지요법은?
   a. 지압술
   b. 알렉산더 기법
   c. 마사지요법
   d. 기 치료

LO 4 | 자연 식품

4. 다음 중 면역체계를 자극하여 감염에 대항하는 데 도움이 된다고 알려진 보충제는?
   a. 에키네시아
   b. 은행나무
   c. 인삼
   d. 녹차

Focus on

노화, 죽음, 그리고 죽어감

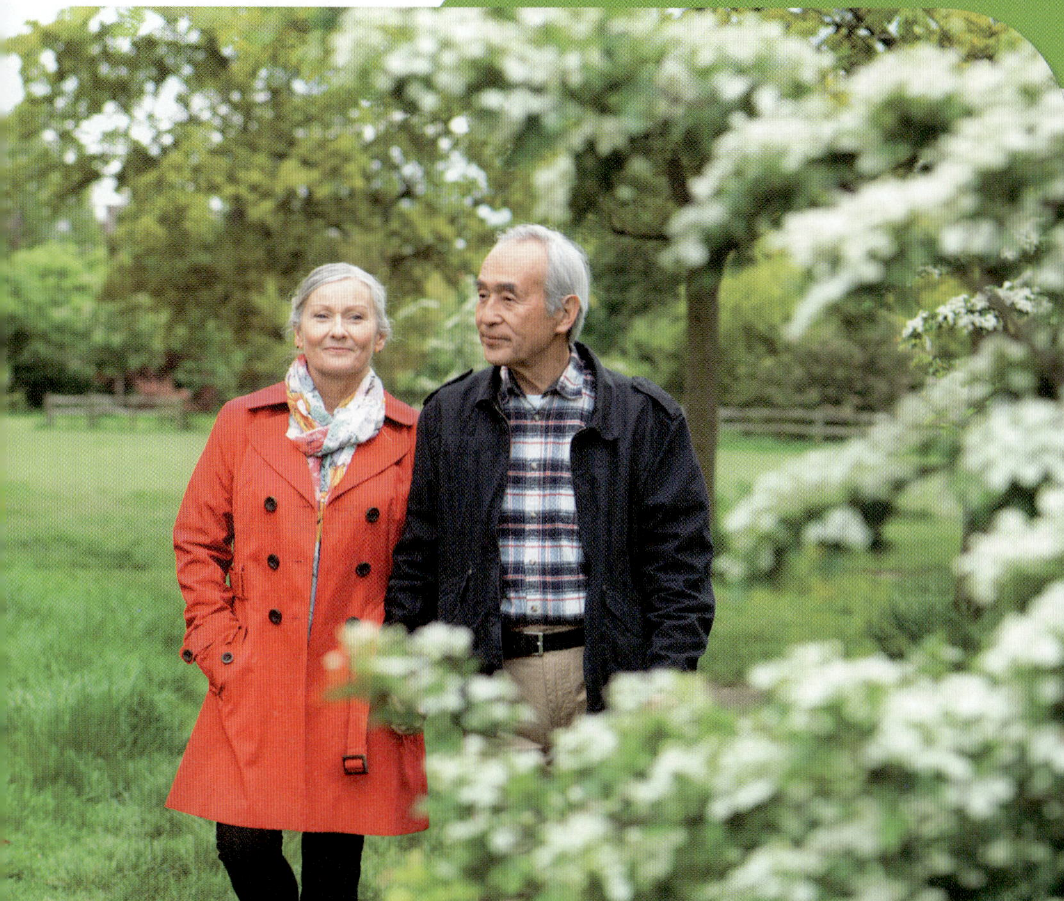

학 습 결 과

LO 1 노화를 정의하고, 노화와 관련된 신체적 및 정신적 변화를 논의하며 노인 인구의 증가가 경제, 의료, 생활 방식 등 사회에 어떻게 영향을 미치는지 설명하시오.

LO 2 성공적이고 건강한 노화를 위한 전략을 나열하시오.

LO 3 죽음을 정의하고, 상실에 대처하기 위한 전략을 논의하시오.

왜 관심을 가져야 하는가?

노화는 미래의 언젠가 일어날 먼 과정이 아니다—지금 우리 모두에게 매일 일어나고 있다. 현재 삶의 방식이 미래에 어떻게 살 것인지에 직접적인 영향을 미친다. 도전과 변화에 대처하는 법을 배우면 행복한 노년을 준비하는 태도와 기술이 발달한다.

젊음을 숭배하는 듯한 사회에서 노화 과정에 대한 혁신적인 연구 결과들이 보고되기 시작했다. 아주 작은 생활 방식의 변화도 상당한 건강 증진 효과가 있다. 나이가 든다는 것은 사회적, 심리적, 영적, 지적 등 여러 면에서 나아진다는 의미일 수 있다.

LO 1 노화

노화를 정의하고, 노화와 관련된 신체적 및 정신적 변화를 논의하며 노인 인구의 증가가 경제, 의료, 생활 방식 등 사회에 어떻게 영향을 미치는지 설명하시오.

노화(aging)는 전통적으로 나이가 들어감에 따라 일어나는 삶의 패턴 변화로 묘사되어 왔다. **노인학**(gerontology)으로 알려진 개인 및 집단 노화 과정에 대한 연구는 노화의 원인과 이 과정을 대처하고 적응하는 방법을 탐구한다.

노인: 증가하는 인구

미국과 대부분의 선진국은 사회에 많은 영향을 미칠 장수 혁명을 눈앞에 두고 있다. 의료의 획기적인 발전과 체력 및 영양에 대한 이해 증가는 수명을 꾸준히 증가시켰다. 2016년 미국 출생아의 기대수명은 79.8세로 1900년 출생아의 기대수명보다 30년 이상 길다.[1] 2016년 미국의 65세 이상 노인은 4,780만 명으로 전체 인구의 약 15%를 차지한다.[2] 65세 이상의 노인은 1900년 이후 3배 이상 증가했으며, 2005년 이후 30% 증가했다(그림 1 참고).[3] 전 세계적으로 비슷한 추세가 나타나고 있으며, 전 세계 60세 이상 인구의 비율은 2050년에 22%에 이를 것으로 예상되는데, 이는 2010년 이후 2~3배 증가하는 것이다.[4]

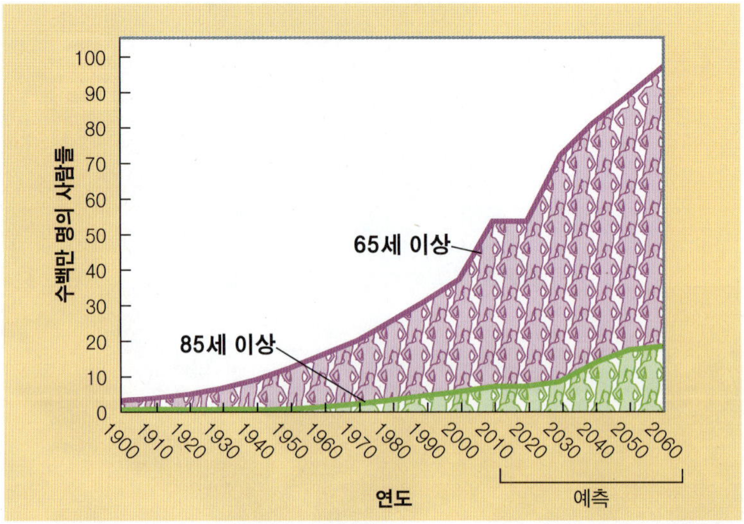

그림 1 1900-2008년 및 2010-2050년 예상 미국 65세 이상 노인 수. 2010-2050년 자료는 인구의 예측이다.

Source: Administration on Aging, U.S. Department of Health and Human Services, "Projected Future Growth of the Older Population," Administration on Aging, 2014, https://www.aoa.acl.gov/Aging_Statistics/future_growth/future_growth.aspx.

고령화 사회를 위한 건강 문제

고령화 사회에서는 노인들의 재정 및 의료 요구를 충족시키고, 노인들을 위한 건강관리와 적절한 주거 환경을 제공하며, 윤리적 고려 사항을 해결하는 것이 중요하다. 많은 사람들은 연금을 납입하는 젊은 사람들의 감소와 이전보다 더 오래 혜택을 받는 노인 증가에 의한 연금 파산을 우려한다.

의료비

2016년 미국 노인들의 본인 부담 의료비는 평균 5,756달러로 2005년 이후 37% 증가했다.[5] 이 비용의 약 68%는 보험료로 지출되었고, 보험이 적용되지 않는 약과 의료 서비스가 비용의 약 1/3을 차지했다.[6] 나이가 들수록 비용이 많이 드는 만성질환의 위험이 증가하며, 기술이 발전하면서 치명적이던 만성질환을 치료할 수 있게 되었다. 대부분의 노인들은 고혈압, 관절염, 심장질환, 암, 당뇨병 등의 만성질환을 하나 이상 가지고 있다.[7]

주거 및 주거 형태

대부분의 노인들은 요양 시설에 거주하지 않는다(그림 2). 그러나 나이가 들어가면서 요양 시설에 대한 선호도가 증가한다. 65~74세 노인의 1%, 75~85세 노인의 3%, 85세 이상 노인의 10%가 요양 시설에 거주한다.[8]

노인의 3.2%가 전문 요양 시설에 거주한다.

노화에 의한 신체적 및 정신적 변화

노화에 의한 신체적, 정신적 및 심리사회적 변화가 일어난다(그림 3 참고).

피부

정상적인 노화 과정으로 피부는 얇아지고 탄력이 감소하며, 피부의 부드러운 선과 모양을 더해주는 지방 침착물이 줄어든다. 약 30세부터 미소, 찡그림 등의 표정에 의해 이마에 주름

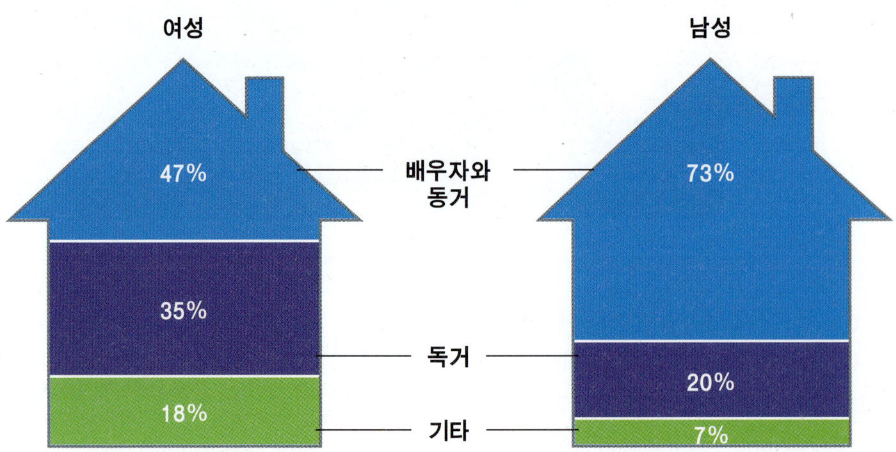

그림 2 65세 이상 미국인의 주거 형태. 반올림으로 인해 백분율의 합이 100%가 아닐 수 있다.

Source: Administration on Aging, U.S. Department of Health and Human Services, "A Profile of Older Americans: Living Arrangements, 2016," 2017, https://www.giaging.org/documents/A_Profile_of_Older_Americans__2016.pdf.

노화(aging) 나이가 들어감에 따라 일어나는 삶의 패턴 변화.
노인학(gerontology) 개인 및 집단 노화 과정에 대한 연구.

이 생기기 시작하며, 40대에는 더욱 뚜렷해지고, 눈주름이 생기기 시작한다. 50~60대부터는 피부가 얇아지고, 처지며, 혈색이 없어지기 시작하여 70대가 되면 창백해진다. 피부 밑 지방은 팔, 다리에서 몸통 부위로 계속 재분배된다. 햇빛에 많이 노출된 피부 부위는 과도한 색소 축적으로 노화 반점이 많아진다.

뼈와 관절

뼈는 무기질이 축적되거나 손실되면서 계속 변화한다. 30~40대에 이르면 뼈의 무기질 손실이 축적보다 많아져 뼈 조직이 약화되고, 다공(밀도 감소)이 발생한다. **골다공증**(osteoporosis)은 낮은 뼈 밀도와 뼈 조직의 구조적 악화가 특징인 질병으로 뼈가 쉽게 골절된다.

5,400만 명 이상의 미국인들은 골밀도가 낮거나 골다공증이 있어 50세 이상 여성의 약 40%와 남성의 15~30%가 골다공증으로 뼈가 골절될 것이다.[9] 골다공증의 발생 요인들 중 일부는 성별, 나이, 신체 크기, 인종, 가족력 등 조절할 수 없는 것들이다. 그러나 질병을 예방하기 위해 할 수 있는 것이 있다. 칼슘 섭취와 칼슘의 효율적 흡수 및 사용을 돕는 비타민 D의 섭취가 중요하다. 뼈는 운동과 체중지지 활동으로 튼튼하게 자라는 살아 있는 조직이기 때문에 근력 운동과 걷기, 조깅, 춤과 같은 규칙적인 체중지지 운동으로 뼈 손실을 지연시키거나 예방할 수 있다. 흡연, 과도한 음주, 신경성 식욕부진 등은 뼈 손실을 유발한다.

약 2,700만 명의 미국인을 괴롭히는 또 다른 뼈질환은 관절 연골이 소실되는 뼈관절염으로 미국에서는 장애의 주요 원인이다.[10]

요로

30~40대부터 콩팥의 크기와 무게가 줄어들면서 혈액 여과 등의 기능이 감소하며, 방광과 요로가 가늘어지면서 배뇨도 영향을 받는다.[11] 나이뿐만 아니라 고혈압, 납 노출, 흡연, 염증, 비만, 플라크 형성 등은 이러한 변화의 주요 요인이다. 여성의 호르몬 감소 등은 방광 및 요로의 변화를 증가시켜 **요실금**(urinary incontinence)으로 이어질 수 있다.

그러나 요실금은 노화의 불가피한 부분이 아니다. 대부분의 경우 지속적인 감염, 약물, 중추신경계에 영향을 미치는 치료 가능한 신경질환, 골반바닥의 약화 등에 의해 발생한다. 감염 및 신경질환의 치료와 골반바닥을 강화시키는 운동으로 요실금은 대부분 해결된다.

골다공증(osteoporosis) 점점 다공성의 뼈가 증가하는 것이 특징인 퇴행성 뼈질환.

요실금(urinary incontinence) 배뇨를 조절할 수 없음.

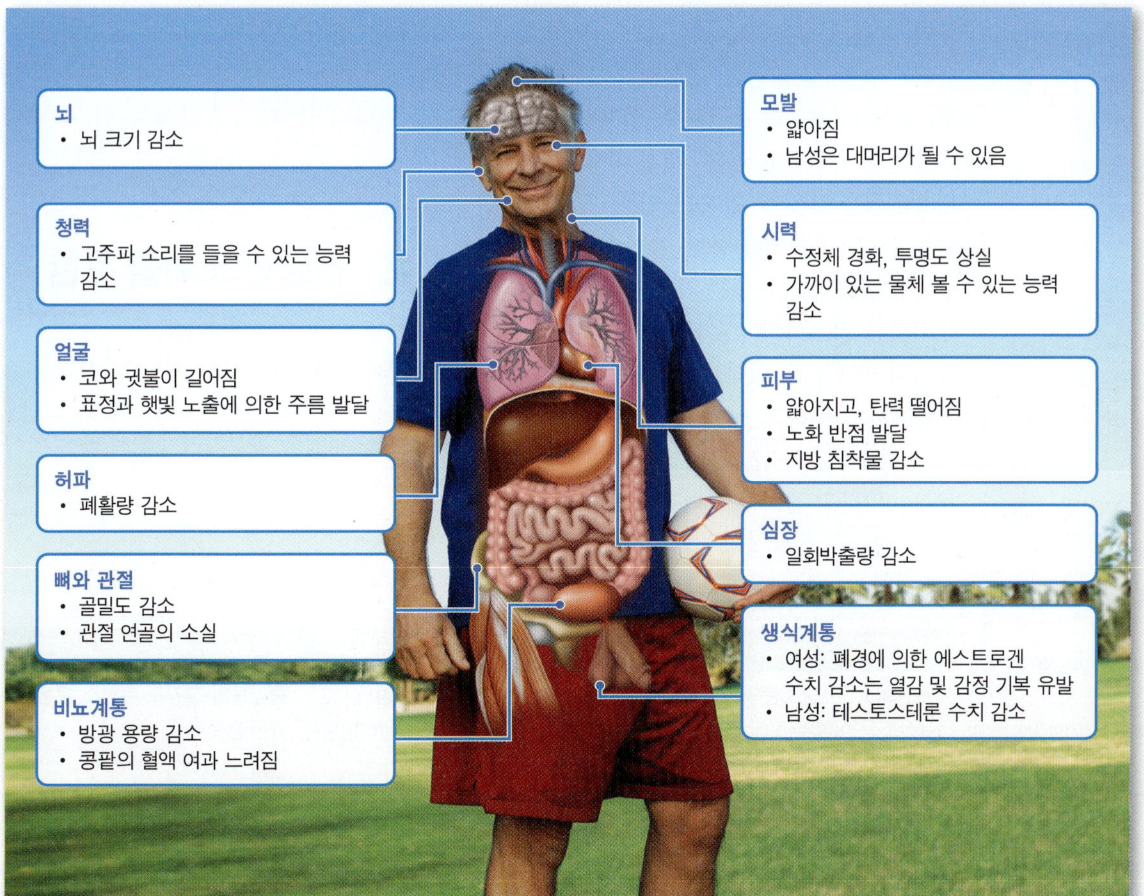

그림 3 노화가 신체에 미치는 영향.

감각

노화로 감각(시각, 청각, 촉각, 미각, 후각)이 둔해진다. 30세부터 수정체가 경화되면서 40대 초반에 문제를 일으킬 수 있다. 또한 수정체의 투명도와 동공의 크기가 감소하여 빛이 덜 투과한다. 60세부터 깊이 감각이 떨어지고, 원시가 생기는 경우가 많으며, **백내장**(cataract, 수정체 흐려짐)과 **녹내장**(glaucoma, 안압 상승)의 위험이 증가하고, 색맹이 발생할 수도 있다. **황반 변성**(macular degeneration)은 읽거나 운전하는 데 필요한 선명하고 직접적인 시야를 담당하는 망막 부위의 질환으로 원인은 아직 밝혀지지 않았다.

노년 난청 또는 노화와 관련된 청력 손실은 65~74세의 25~30%, 75세 이상의 40~50%가 영향을 받는 노인들의 만성질환이다.[12] 2020년이면 70세 이상 노인의 55%가 노년 난청이 있을 것으로 추정된다.[13]

노화로 귀의 구조도 변화하며 악화되기도 한다. 고막이 두꺼워지고, 속귀 뼈가 영향을 받는다. 속귀는 균형(평형)을 조절하는 부위이다. 그 결과 균형을 유지하기 어려워지기도 한다. 저항/근력 운동, 요가, 태극권 등의 운동은 노인의 균형 능력을 향상시킨다고 보고되었다.[14] 노화로 고주파 자음(s, t, z)을 들을 수 있는 능력도 감소한다.

정신 기능과 기억

특정 생리적 조건이나 질병으로 노인들이 기억을 상실할 수 있지만, 일반적으로 일생 동안 얻은 지식과 기억은 그대로 남아 있다. 단기 기억은 매일 변동될 수 있지만, 지난 수십 년 동안의 일들을 기억하는 능력은 질병이 없는 상태에서는 크게 변하지 않는다.

치매(dementia)는 가역적 증상 또는 진행성 뇌 기능 장애이다. 치매의 가장 흔한 형태 중 하나인 **알츠하이머병**(Alzheimer's disease, AD)은 65세 이상의 미국인 10명 중 1명 또는 550만 명의 개인들에게 영향을 미친다.[15] 알츠하이머병은 신경세포들 간의 의사소통을 손상시키는 '엉킴'이 발생한 뇌 부위의 세포가 사멸하는 퇴행성 질환으로 단계별로 진행되는데, 각 단계마다 기억력과 판단력이 악화되며, 후기 단계에는 초조, 안절부절(특히 밤에), 감각지각장애, 반복 행동 등이 동반될 수 있다. 많은 환자들이 우울하고 호전적이며 공격적이다.

알츠하이머병의 마지막 단계에는 일상생활을 다른 사람에게 전적으로 의존하게 되며, 방향 감각과 정체성을 상실하고, 언어 문제가 발생하며, 신체 조절 능력이 상실될 수 있다. 알츠하이머병은 20년까지 지속될 수 있지만, 환자는 진단 후 평균 4~6년을 산다.[16]

연구자들은 유전적 소인, 면역체계의 기능부전, 느리게 작용하는 바이러스, 염색체 및 유전적 결함, 만성 염증, 조절되지 않는 고혈압, 신경전달물질의 불균형 등 알츠하이머병의 원인을 연구하고 있다. 현재 어떤 치료도 병의 진행을 막을 수 없지만, 일부 증상의 진행을 단기간 멈추거나 불면, 불안, 우울 등의 증상을 완화시킬 수 있는 약은 있다. 몇몇 연구자들은 알츠하이머병이 염증성 질환에 반응하여 발병할 수 있다는 가설을 세우고 항염증제를 연구하고 있으며, 다른 연구자들은 신경세포를 손상 및 사멸시키는 플라크(plaque)라고 불리는 단백질 침착물의 역할을 연구하는 데 주력하고 있다.

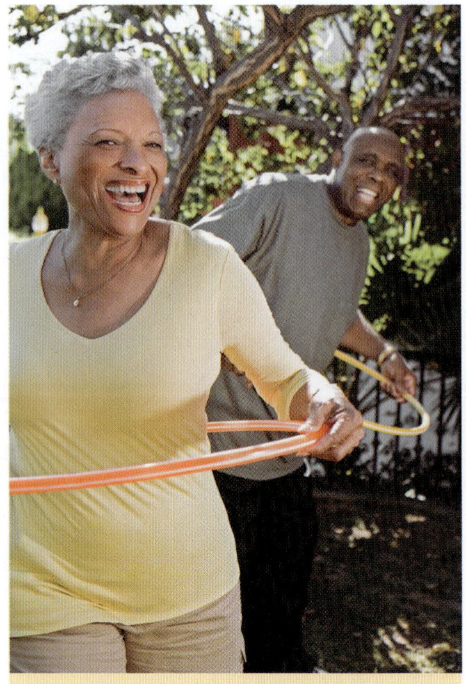

많은 형태의 운동은 체력을 향상시킬 수 있다.

연구에 따르면, 명상은 노인들의 주의력과 기억력을 향상시킬 수 있다고 보고되었다. 마음챙김 기반 중재는 노인들의 우울증과 불안을 완화시키는 데 도움이 될 수 있다.[17]

LO 2 | 건강한 노화를 위한 전략

성공적이고 건강한 노화를 위한 전략을 나열하시오.

삶의 질을 향상시키기 위해 많은 일을 할 수 있다.

백내장(cataracts) 수정체가 흐려져 시야를 흐리게 하고 궁극적으로 실명까지 할 수 있음.

녹내장(glaucoma) 안압 상승은 시력 손상 및 실명 가능성으로 이어짐.

황반 변성(macular degeneration) 선명하고 직접적인 시야를 담당하는 망막 부위인 황반의 질환.

치매(dementia) 기억과 정상적인 지적 기능을 방해하는 진행성 뇌 손상.

알츠하이머병(Alzheimer's disease, AD) 뇌 신경섬유의 변화를 수반하는 정신질환.

표 1 | 65세 이상 노인을 위한 운동 지침

선택 1	선택 2	선택 3
매주 최소 2시간 30분의 중강도 유산소 운동(예: 빠르게 걷기)	매주 최소 1시간 15분의 고강도 유산소 운동(예: 조깅 또는 달리기)	중강도와 고강도 유산소 운동의 균등 혼합
그리고	그리고	그리고
주 2일 이상의 근력 운동	주 2일 이상의 근력 운동	주 2일 이상의 근력 운동

Source: Centers for Disease Control and Prevention, "How Much Physical Activity Do Older Adults Need?," 2015, https://www.cdc.gov/physicalactivity/basics/older_adults/index.htm.

체력 향상

심박수가 빨라지고, 근력과 유연성을 증가시키는 중강도의 운동은 신체 건강을 향상시킨다. 노화와 관련된 신체적 변화 중 하나가 근감소증이다. 근육이 적을수록 쉬는 동안에도 사용되는 에너지가 감소하며, 대사율이 낮을수록 체중이 증가하기 쉽다. 규칙적인 근력 운동은 근육량을 증가시키고, 대사를 증진시키며, 뼈를 강화하여 골다공증 예방에 도움이 된다.

유산소 운동과 근력 운동은 건강한 노화에 중요한 역할을 한다. 노인들의 유산소 운동과 근력 운동의 기본 지침은 표 1과 같다. 또한 미국 질병통제예방센터(Centers for Disease Control and Prevention)는 낙상 위험이 있는 사람들의 규칙적인 균형 운동을 권고하고 있다.[18] 노인과 만성질환이 있는 성인은 건강 전문가와 운동 계획을 수립해야 하며, 이는 운동의 효과를 극대화하고 안전한 운동을 보장한다.

장수를 위한 식이

특정 영양소는 건강한 노화에 필수적이다.

- **칼슘.** 폐경 직전의 여성들은 뼈 손실이 증가하는 경향이 있다. 폐경 주변기와 폐경기에 뼈 손실은 빠르게 가속화되어 골절 및 장애의 위험이 증가한다. 일생 동안 칼슘을 충분히 섭취하면 뼈 손실을 예방할 수 있다.
- **비타민 D.** 비타민 D는 칼슘의 흡수를 위해 필요하지만, 나이가 들어감에 따라 젊은 시절처럼 쉽게 음식에서 비타민 D를 흡수하지 못한다. 비타민 D가 부족하면 칼슘 수치도 낮아질 수 있다.
- **단백질.** 단백질 섭취는 건강을 향상시킬 수 있다고 보고되었다. 균형 잡힌 식단에서 단백질을 많이 섭취할수록 근육이 많이 형성된다. 단백질이 많은 음식을 섭취하면 65세 이후에 두드러지게 나타나는 근육량의 점진적 손실을 줄이는 데 도움이 된다.[19] 섭취하는 총 칼로리도 고려해야 한다.

비타민 E, 엽산, 철분, 칼륨, 비타민 B_{12}(코발라민) 등의 영양소도 건강한 노화에 중요한 역할을 한다.

건강한 관계의 발전과 유지

사회적 유대는 삶에 활력과 에너지를 준다. 다른 사람들에게 베풀고 다양한 관계를 추구해야 한다. 다양한 사람들의 관점을 경험하면 사고의 폭이 넓어진다. 긍정적인 관계는 나이를 막론하고 웰빙에 중요한 역할을 한다.

영적 풍요

자연, 환경, 더 높은 존재, 자신과의 관계를 키우는 것은 개인의 성장과 발전의 핵심 요인이다. 일몰, 자연의 소리, 삶의 에너지를 즐겨야 한다. '나만의 시간'을 가지면 활력을 되찾을 수 있고 삶의 기복에 잘 대처할 수 있다.

LO 3 | 죽음과 죽어감

죽음을 정의하고, 상실에 대처하기 위한 전략을 논의하시오.

역사를 통틀어 인간은 죽음의 본질과 의미를 결정하려고 노력해왔다. 죽음에 대한 느낌은 나이, 종교적 신념, 건강, 죽음에 대한 개인적 경험, 죽음 자체의 상황 등 많은 요인에 따라 크게 달라진다.

죽음의 정의

메리엄-웹스터 대학생용 사전에서는 **죽음**(death)을 '생명 유지와 관련된 기능들의 영구 중단: 삶의 끝'으로 정의하였다.[20] 이 정의는 의학적 발전으로 죽음을 미루는 것이 가능해지면서 더욱 중요해졌다. 법적, 윤리적 문제로 통일사망결정법이 제정되었다. 이 법은 다음과 같다: (1) 순환 및 호흡 기능의 비가역적 중단 또는 (2) 뇌줄기를 포함한 뇌 전체 모든 기능의 비가역적 중단 상태인 사람은 죽은 것이다. 사망 결정은 의학적 기준에 따라 이루어져야 한다.[21] **뇌사**(brain death)는 뇌줄기 기능의 비가역적 중단으로 정의된다.

죽어감의 과정

죽어감(dying)은 유기체의 죽음을 초래하는 신체 기능의 저하 과정으로 신체적, 지적, 사회적, 영적, 감정적 반응을 포함하는 복잡한 과정이다.

퀴블러 로스와 죽어감의 단계

죽어감에 대한 반응은 **사망학**(thanatology)의 선구자인 엘리자베스 퀴블러 로스(E. Kubler-Ross)의 죽음과 죽어감의 연구를 통해 알게 되었다. 1969년 퀴블러 로스는 죽음에 대한 교육을 장려하고 죽어가는 환자의 관리 향상을 촉구하며 말기 환자의 반응을 분석한 죽음과 죽어감을 출판하였다. 퀴블러 로스는 죽음에 대처하는 사람들이 경험하는 5가지 심리적 단계(그림 4)를 확인했다.[22]

1. **부정.** ("나는 아니야, 분명 착오가 있을 거야") 곧 죽을 것이라는 것을 이성적으로는 받아들이지만, 감정적으로는 거부하고 불신한다. '존재하지 않음'을 이해하기에는 너무 혼란스러워 생각을 거부한다.
2. **분노.** ("왜 나야?") 다른 사람들은 건강한데, 자신은 죽음에 직면해야 하는 것이 화가 난다. 상황이 불공평하다고 인식하고 친구, 가족, 의사, 또는 세상에 적대적일 수 있다.
3. **협상.** ("살 수 있다면 ... 를 약속할게") 더 살기 위해 좋은 사람이 되기로 결심하거나 가족 결혼식 참석 등 특별한 행사를 위해 조금 더 살게 해달라고 남몰래 기도할 수 있다.

죽음(death) 생명 유지와 관련된 기능들의 영구적 중단.
뇌사(brain death) 뇌줄기 기능의 비가역적 중단.
죽어감(dying) 유기체의 죽음을 초래하는 신체 기능의 저하 과정.
사망학(thanatology) 죽음과 죽어감에 대한 연구.

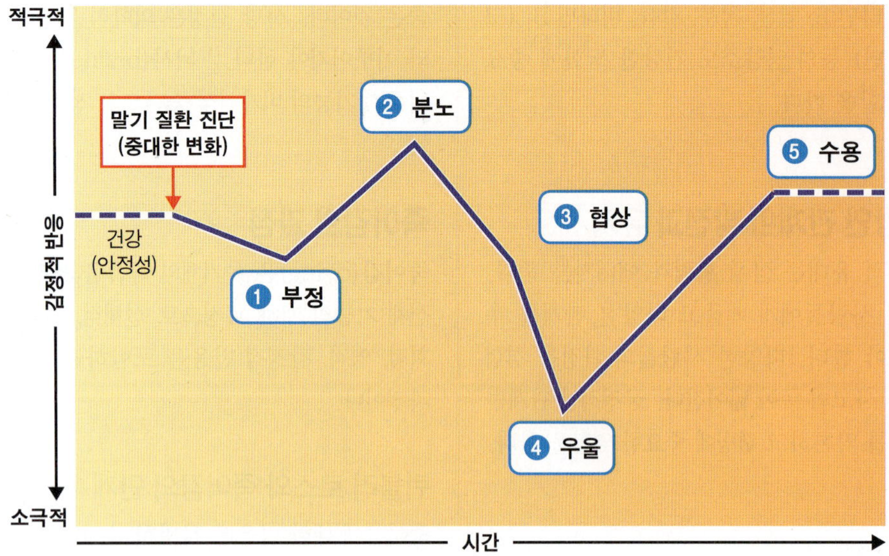

그림 4 퀴블러 로스의 죽어감의 단계. 엘리자베스 퀴블러 로스는 말기 환자와 함께 이 모델을 개발했다. 이후 슬픔이나 상실을 경험하는 사람들에게도 적용하기 위해 모델을 확장했다.

4. **우울.** ("실제로 나에게 일어날 일이고, 내가 할 수 있는 것이 없어") 악화되는 상태를 부정하지 못할 때 우울이 시작된다. 상실감, 무가치함, 사랑하는 사람의 감정적 고통과 간병인의 힘들지만 헛된 노력에 대한 죄책감 등을 느낀다.
5. **수용.** ("준비 됐어") 마지막 단계이다. 환자는 감정과의 싸움을 멈추고, 지치고 약해진다. 수용하면서 침착해지고 죽음을 준비한다.

후속 연구에서는 죽어가는 사람들의 경험이 특정 단계에서는 맞지 않고 사람마다 패턴이 다르다고 하였다. 모든 단계가 정확하지는 않지만 퀴블러 로스의 이론은 죽어감의 과정을 이해하려는 사람에게 귀중한 통찰력을 제공한다.

사회적 죽음

다른 사람에게 인정받지 못하면 **사회적 죽음**(social death)이 초래될 수 있으며, 이는 사회의 활동적인 구성원으로 취급받지 못하는 것이다. 의미 있는 사회적 상호작용의 감소는 죽어가거나 사별을 당한 사람들에게 사회의 소중한 구성원으로서의 정체성을 사라지게 한다.

상실에 대처하기

사랑하는 사람의 상실에 대처하는 것은 매우 어렵다. 가족이나 친구뿐만 아니라 죽어가는 사람 자신도 중요한 관계와 역할의 상실로 감정적으로나 신체적으로 고통을 받는 경우가 많다.

사별(bereavement)은 일반적으로 사랑하는 사람이 죽었을 때 생존자가 겪는 상실이나 박탈로 정의된다. 사랑하는 사람의 상실로 유족이나 가까운 생존자의 삶은 변화한다. 정상적인 반응, 시간, 인내, 지지를 이해하면 유족이 치유되는 데 많은 도움이 될 수 있다.

슬픔(grief)은 자신의 임박한 죽음, 사랑하는 사람의 죽음 등 중대한 상실에 대한 반응으로 일어난다. 슬픔은 정신적, 신체적, 사회적 또는 감정적 반응으로 경험될 수 있으며 식사, 수면, 일, 생각의 패턴을 변화시키기도 한다. 공개적으로 애도하거나 사회적으로 지지를 받을 수 없는 상실을 경험하면 대처하기가 훨씬 어려울 수 있다. 이 유형의 슬픔을 공인되지 않은 슬픔(disenfranchised grief)이라고 한다.

슬픔의 증상은 상황과 개인에 따라 심각성과 기간이 다르지만, 유족은 가족, 친구, 성직자, 고용주, 지원 단체의 정서적, 사회적 지지를 받을 수 있다. 지지를 많이 받을수록 다시 적응하기 쉬울 것이다. 슬픔에 빠진 친구나 사랑하는 사람에게 도움이 되는 '행동을 변화시키는 기술'을 참고하라.

애도라는 용어는 슬픔이라는 용어로 잘못 사용되기도 한다. 슬픔은 사별에 대한 반응으로 일어나는 다양한 감정과 행동이 포함될 수 있다. **애도**(mourning)는 슬픔의 표현을 위한 문화적으로 정해진 기간과 행동 패턴을 말한다.

'일반적인' 슬픔이란?

슬픔의 반응은 사람마다 다르지만 주기적인 신체적 고통, 목이 조이고 숨이 막히고 가빠

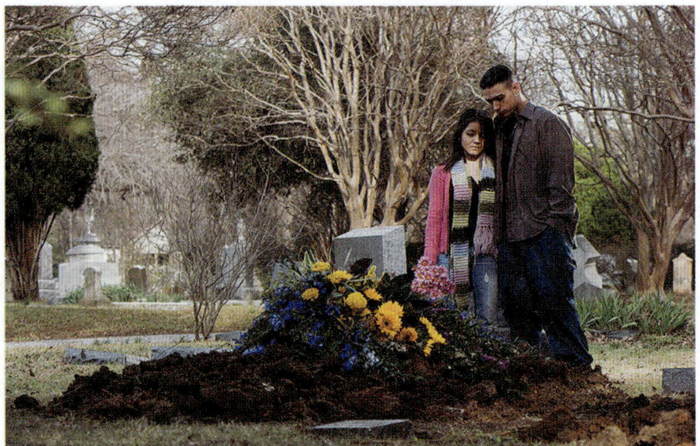

슬퍼하는 친구를 위해 할 수 있는 가장 중요한 일은 정서적 지지를 제공하는 것이다. 잘 들어 주는 것이 중요하다

사회적 죽음(social death) 사회의 활동적인 구성원으로 취급되지 않는 것처럼 보이는 비가역적인 상황.

사별(bereavement) 사랑하는 사람이 죽었을 때 생존자가 겪는 상실이나 박탈.

슬픔(grief) 자신의 임박한 죽음, 사랑하는 사람의 죽음 등 중대한 상실에 대한 반응으로 정신적, 신체적, 사회적 또는 감정적 반응을 수반할 수 있음.

애도(mourning) 슬픔의 표현을 위한 문화적으로 정해진 행동 패턴.

슬픔 작업(grief work) 사람의 죽음을 현실로 받아들이고 고인에 대한 기억을 극복하는 과정.

지는 느낌, 잦은 한숨, 공허함, 근육 약화, 고통스러운 불안감 등이 있다. 슬픔의 다른 일반적인 증상으로는 불면증, 기억력 감퇴, 식욕부진, 집중력 저하, 현실에서 벗어난 느낌, 의사결정의 어려움, 말이 많아짐, 사회적 적대감, 죄책감 등이 있다. 또한 질병의 위험이 증가하며, 심한 경우에는 생명까지 위협할 수 있다. 슬픔 작업의 양과 질에 따라 치유 과정의 속도가 다르다. **슬픔 작업**(grief work)은 상실의 현실을 일상생활에 통합하고 기분이 좋아지는 것을 배우는 과정이다. 유족은 고인을 기억하면서 오는 고통을 극복하기 위해 체계적으로 노력해야 한다.

행동을 변화시키는 기술

누군가가 죽었을 때 사랑하는 사람과 대화하기

사랑하는 사람이 슬퍼하는 것을 보는 것은 쉽지 않으며, 누군가에게 그들의 상실에 대해 이야기하는 것도 어려울 수 있다. 친구나 사랑하는 사람이 힘들어할 때 도움을 줄 수 있는 방법은 다음과 같다.

- 진정성 있는 관심과 배려를 보이고, 상실과 고통을 위로한다.
- 말을 들어주고, 필요로 하는 것을 도와준다.
- 죽은 사람을 언급할 때 화제를 바꾸지 않고 슬픔을 표현할 수 있게 해준다.
- 주어진 보살핌에 대해 긍정적으로 이야기하고 안심시킨다.
- 그들이 어떻게 느끼는지 안다고 말하지 않는다. 비슷한 상실을 경험하지 않았다면 알 수 없을 것이다. 그들이 해야 할 일에 대해 걱정하지 말고, 스스로 인내하도록 격려한다.
- "이제 너의 삶을 시작할 때가 되었다." 또는 "사랑하는 사람이 더 좋은 곳에 있을 것이다."와 같은 말을 하지 않는다.

학습 계획

복습

LO 1 | 노화

- 노화는 나이가 들어감에 따라 일어나는 삶의 패턴 변화이다. 65세 이상 노인의 증가는 경제, 의료, 주거, 윤리적 고려 측면에서 사회에 영향을 미치고 있다.
- 노화로 골다공증, 요실금, 시력 및 청력의 변화 등이 발생할 수 있다. 대부분의 노인들은 높은 수준의 지능과 기억력을 유지한다. 잠재적인 정신질환에는 알츠하이머병 등이 있다.

LO 2 | 건강한 노화를 위한 전략

- 지금의 생활 방식이 노년의 건강 상태에 영향을 미칠 것이다. 운동, 건강한 식습관, 지속적인 관계, 영적 풍요는 건강한 노화에 기여할 것이다.

LO 3 | 죽음과 죽어감

- 죽음은 생물학적으로 뇌사 또는 생명 유지와 관련된 기능들의 중단으로 정의할 수 있다. 죽어감은 다면적인 감정적 과정이며 부정, 분노, 협상, 우울, 수용과 같은 감정적 단계를 경험할 수 있다. 사회적 죽음은 더 이상 사회의 활동적인 구성원으로 취급받지 못할 때 발생한다.
- 슬픔은 상실 후 느끼는 고통스러운 상태이다. 슬픔에 대한 반응은 사람마다 다르다.

깜짝 퀴즈

LO 1 | 노화

1. 다음 중 관절 연골이 점진적으로 소실되는 것은?
   a. 골다공증
   b. 뼈관절염
   c. 칼슘 결핍
   d. 비타민 D 결핍

LO 2 | 건강한 노화를 위한 전략

2. 다음 중 성공적인 노화의 열쇠는?
   a. 정기적으로 적포도주 섭취
   b. 단백질 섭취 줄이기
   c. 체중지지 활동 하지 않기
   d. 칼슘과 비타민 D를 충분히 함유한 음식 섭취

LO 3 | 죽음과 죽어감

3. 다음 중 퀴블러 로스의 죽어감의 단계에서 죽음을 감정적으로 거부하고 불신하는 단계는?
   a. 수용
   b. 협상
   c. 부정
   d. 분노

참고 문헌

1장 | 건강의 평가

1. J. Xu et al., "Mortality in the United States, 2015," NCHS Data Brief, no. 267 (2016), Available at https://www.cdc.gov/nchs/products/databriefs/db267.htm.
2. Centers for Disease Control and Prevention, "Achievements in Public Health, 1900–1999: Control of Infectious Diseases," *Morbidity and Mortality Weekly Report* 48, no. 29 (1999): 621–29, www.cdc.gov/mmwr/preview/mmwrhtml/mm4829a1.htm.
3. R.A. Rudd, "Increases in Drug and Opioid-Involved Overdose Deaths—United States, 2010–2015," *Morbidity and Mortality Weekly Report* 65(2016):1445-1452, DOI: http://dx.doi.org/10.15585/mmwr.mm655051e1.
4. Organization for Economic Cooperation and Development, "Health at a Glance 2015," Accessed January 25, 2017, Available at: http://www.oecd.org/unitedstates/Health-at-a-Glance-2015-Key-Findings-UNITED-STATES.pdf.
5. U.S. Department of Health and Human Services (DHHS), "Health-Related Quality of Life & Well-Being," *Healthy People 2020* (Washington, DC: U.S. Government Printing Office), February 3, 2016, www.healthypeople.gov/2020/topics-objectives/topic/health-related-quality-of-life-well-being.
6. Centers for Disease Control and Prevention, "Adult Obesity Facts," September 1, 2016, http://www.cdc.gov/obesity/data/adult.html.
7. World Health Organization (WHO), "Constitution of the World Health Organization," *Chronicles of the World Health Organization* (Geneva: WHO, 1947), www.who.int/governance/eb/constitution/en/index.html.
8. R. Dubos, *So Human an Animal: How We Are Shaped by Surroundings and Events* (New York: Scribner, 1968), 15.
9. U.S. Department of Health and Human Services (DHHS), *Healthy People 2020*, 2016.
10. Ibid.
11. Centers for Disease Control and Prevention, "Chronic Disease Prevention and Health Promotion: Chronic Disease Overview," February 23, 2016, https://www.cdc.gov/chronicdisease/overview.
12. Ibid.
13. J.F. Sallis and Jordan A. Carlson, "Population Health: Behavioral and Social Science Insights Physical Activity: Numerous Benefits and Effective Interventions." Rockville, MD: Agency for Healthcare Research and Quality (2015), Available at http://www.ahrq.gov/professionals/education/curriculum-tools/population-health/sallis.html.
14. X. Wang et al., "Fruit and vegetable consumption and mortality from all causes, cardiovascular disease, and cancer: systematic review and dose-response meta-analysis of prospective cohort studies," *British Medical Journal* 349 (2014): g4490, doi:10.1136/bmj.g4490.
15. CDC, "Fact Sheets: Alcohol Use and Your Health," October 2016, https://www.cdc.gov/alcohol/fact-sheets/alcohol-use.htm.
16. CDC, "Smoking and Tobacco Use Fast Facts," December 2016, www.cdc.gov/tobacco/data_statistics/fact_sheets/fast_facts/index.htm#toll.
17. H. C. Gooding et al., "Optimal Lifestyle Components in Young Adulthood Are Associated with Maintaining the Ideal Cardiovascular Health Profile into Middle Age," *Journal of the American Heart Association* 4, no. 11 (2015): e002048.
18. President's Commission on Combatting Drug Addiction and the Opiod Crisis. "Preliminary Report." August 2017. https://www.whitehouse.gov/sites/whitehouse.gov/files/ondcp/commission-interim-report.pdf.
19. U.S. Department of Health and Human Services (DHHS), *Healthy People 2020*, 2016.
20. P. Pilkington, J. Powell, and A. Davis. "Evidence-Based Decision Making When Designing Environments for Physical Activity: The Role of Public Health," *Sports Medicine* (2016): 997–1002.
21. U.S. Department of Health and Human Services, "New Report Details Impact of the Affordable Care Act," December 13, 2016, https://www.hhs.gov/healthcare/facts-and-features/fact-sheets/new-report-details-impact-affordable-care-act.html#.
22. J. Kabat-Zinn, *Wherever You Go, There You Are: Mindfulness Meditation in Everyday Life* (New York: Hachette, 2014).
23. Rosenstock, "Historical Origins of the Health Belief Model," *Health Education Monographs* 2, no. 4 (1974): 328–35.
24. Bandura, "Human Agency in Social Cognitive Theory," *American Psychologist* 44, no. 9 (1989): 1175–84.
25. J.J. Annesi et al., "Effects of the Youth Fit 4 Life physical activity/nutrition protocol on body mass index, fitness and targeted social cognitive theory variables in 9- to 12-year-olds during afterschool care," *Journal of Paediatrics and Child Health* (2017), doi:10.1111/jpc.13447.
26. J. O. Prochaska and C. C. DiClemente, "Stages and Processes of Self-Change of Smoking: Toward an Integrative Model of Change," *Journal of Consulting and Clinical Psychology* 51 (1983): 390–95.
27. M. Jung, "Implications of Graphic Cigarette Warning Labels on Smoking Behavior: An International Perspective," *Journal of Cancer Prevention* 21, no. 1(2016): 21–25, doi:10.15430/JCP.2016.21.1.21.
28. Y. Kang et al., "Dispositional Mindfulness Predicts Adaptive Affective Responses to Health Messages and Increased Exercise Motivation," *Mindfulness* (2016): 1-11, doi:10.1007/s12671-016-0608-7.
29. G. Goldzweig et al., "Perceived Threat and Depression among Patients with Cancer: The Moderating Role of Health Locus of Control," *Psychology, Health, & Medicine* 21, no. 5 (2016): 601–607.
30. A. Ellis and M. Benard, *Clinical Application of Rational Emotive Therapy* (New York: Plenum, 1985).
31. National Institute on Drug Abuse, "Drugs, Brains, and Behavior: The Science of Addiction: Treatment and Recovery," July 2014, www.drugabuse.gov/publications/drugs-brains-behavior-science-addiction/treatment-recovery.
32. American Cancer Society, "Staying Tobacco-Free After You Quit Smoking," May 6, 2016, http://www.cancer.org/healthy/stay-away-from-tobacco/guide-quitting-smoking/staying-tobacco-free-after-you-quit-smoking.html.

Pulled Statistics:

page 03, J. Xu, S.L. Murphy, K.D. Kochanek, and E. Arias, "Mortality in the United States, 2015," *National Center for Health Statistics Data Brief*, no. 267, December, 2016. https://www.cdc.gov/nchs/products/databriefs/db267.htm.

page 08, Centers for Disease Control and Prevention, "Chronic Disease Prevention and Health Promotion: Chronic Disease Overview," February 23, 2016, https://www.cdc.gov/chronicdisease/overview/

Focus on
차이점, 불균형 및 건강: 건강 형평성 달성

"Mirror, Mirror on the Wall: How the Performance of the U.S. Health Care System Compares Internationally," 2014 Update, Commonwealth Fund, Available at www.commonwealthfund.org/publications/fund-reports/2014/jun/mirror-mirror.

2. U.S. Department of Health and Human Services, *Healthy People 2020*, "About Healthy People," 2017, Available at www.healthypeople.gov/2020/About-Healthy-People.
3. World Health Organization, "Health Systems: Equity," 2017, Available at www.who.int/healthsystems/topics/equity/en.
4. K. Chaturvedi and S.K. Chaturvedi, "Understanding Health Inequality," n.d., Available at www.pitt.edu/~super7/46011-47001/46661.ppt.
5. U.S. Department of Health and Human Services, *Healthy People 2020*, "Disparities," 2017, Available at www.healthypeople.gov/2020/about/foundation-health-measures/Disparities.
6. Ibid.
7. L. Farrer, C. Marinetti, Y. Cavaco, and C. Costongs, "Advocacy for Health Equity: A Synthesis Review." *Milbank Quarterly* 93, no. 2 (2015): 392–437, doi:10.1111/1468-0009.12112.
8. M.C. Arcaya, A.L. Arcaya, and S.V. Subramanian, "Inequalities in Health: Definitions, Concepts, and Theories." *Global Health Action* 8, no. 10 (2015), doi:10.3402/gha.v8.27106, Available at www.ncbi.nlm.nih.gov/pmc/articles/PMC4481045.
9. S.L. Colby and J.M. Ortman, "Projections of the Size and Composition of the U.S. Population: 2014–2060, U.S. Census Bureau, March 2015, Available at www.census.gov/content/dam/Census/library/publications/2015/demo/p25-1143.pdf.
10. J. Zong and J. Batalova, "Frequently Requested Statistics on Immigrants and Immigration in the United States," Migration Policy Institute, March 8, 2017, Available at http://www.migrationpolicy.org/article/frequently-requested-statistics-immigrants-and-immigration-united-states.
11. S.L. Colby and J.M. Ortman, "Projections of the Size and Composition of the U.S. Population: 2014-2060, U.S. Census Bureau, March, 2015, Available at www.census.gov/content/dam/Census/library/publications/2015/demo/p25-1143.pdf.
13. Harris Interactive, "The GLBT Market Research Leaders—Hands Down," 2013, Available at http://www.witeck.com/wp-content/uploads/2013/03/partnership-with-harris-interactive.pdf.
14. G.J. Gates, "In U.S., More Adults Identifying as LGBT," Gallup, January 11, 2017, Available at www.gallup.com/poll/201731/lgbt-identification-rises.aspx.
15. Pew Research Center, "America's Changing Religious Landscape," May 12, 2015, Available at http://www.pewforum.org/2015/05/12/americas-changing-religious-landscape.
16. Pew Research Center, "Nones on the Rise," October 9, 2012, Available at http://www.pewforum.org/2012/10/09/nones-on-the-rise.
17. Pew Research Center, "America's Changing Religious Landscape," May 12, 2015, Available at http://www.pewforum.org/2015/05/12/americas-changing-religious-landscape.
18. Ibid.
19. C.N. Adichie, *Americanah*, New York: Anchor Books, 2013.
20. Centers for Disease Control and Prevention, "CDC Health Disparities and Inequalities Report—United States, 2013," *Morbidity and Mortality Weekly Report* 62, Suppl. 3 (2013), Available at www.cdc.gov/minorityhealth/chdireport.html.
21. K.D. Kochanek, S.L. Murphy, J. Xu, and B. Tejada-Vera, "Deaths: Final Data for 2014," *National Vital Statistics Reports* 65, no. 4 (2016), Available at https://www.cdc.gov/nchs/data/nvsr/nvsr65/nvsr65_04.pdf.
22. A. Case and A. Deaton, "Rising Morbidity and Mortality in Midlife among White Non-Hispanic Americans in the 21st Century," *PNAS* 112 no. 49 (2015): 15078–83, Available at http://www.pnas.org/content/112/49/15078.

23. Centers for Disease Control and Prevention, "CDC Health Disparities and Inequalities Report—United States, 2013," *Morbidity and Mortality Weekly Report* 62, Suppl. 3 (2013), Available at www.cdc.gov/minorityhealth/chdireport.html.
24. Centers for Disease Control and Prevention, "Burden of Tobacco Use in the U.S.," April 11, 2017, Available at https://www.cdc.gov/tobacco/campaign/tips/resources/data/cigarette-smoking-in-united-states.html#lgbt.
25. S. Dejun et al., "Mental Health Disparities within the LGBT Population: A Comparison between Transgender and Nontransgender Individuals," *Transgender Health* 1, no. 1 (2016): 12–20, doi:10.1089/trgh.2015.0001.
26. T.R. Frieden, "Foreword: CDC Health Disparities and Inequalities Report—United States, 2013," *Morbidity and Mortality Weekly Report* 62, Suppl. 3 (2013), Available at www.cdc.gov/minorityhealth/chdireport.html.
27. J.Z. Ayanian, "The Costs of Racial Disparities in Health Care," *Harvard Business Review*, October 1, 2015, Available at https://hbr.org/2015/10/the-costs-of-racial-disparities-in-health-care.
28. U.S. Department of Health and Human Services), *Healthy People 2020*, "Disparities," 2017, Available at www.healthypeople.gov/2020/about/foundation-health-measures/Disparities.
29. K.L. Walters et al., "Health Equity: Eradicating Health Inequalities for Future Generations," American Academy of Social Work and Social Welfare, Working Paper No. 19, January 2016, Available at http://aaswsw.org/wp-content/uploads/2016/01/WP19-with-cover2.pdf.***
30. K. Chaturvedi and S.K. Chaturvedi, "Understanding Health Inequality," n.d. , Available at www.pitt.edu/~super7/46011-47001/46661.ppt.
31. C. Stone, D. Trisi, A. Sherman, and E. Horton, "A Guide to Statistics on Historical Trends in Income Inequality," Center on Budget and Policy Priorities, November 7, 2016, Available at http://www.cbpp.org/research/poverty-and-inequality/a-guide-to-statistics-on-historical-trends-in-income-inequality.
32. S. Artiga, "Disparities in Health and Health Care: Five Key Questions and Answers," Henry J. Kaiser Family Foundation, August 12, 2016, Available at http://kff.org/disparities-policy/issue-brief/disparities-in-health-and-health-care-five-key-questions-and-answers.
33. K.L. Walters et al., "Health Equity: Eradicating Health Inequalities for Future Generations," American Academy of Social Work and Social Welfare, Working Paper No. 19, January 2016, Available at http://aaswsw.org/wp-content/uploads/2016/01/WP19-with-cover2.pdf.
34. A. Coleman-Jensen, M. Rabbitt, C. Gregory, and A. Singh, "Household Food Security in the United States in 2015," Economic Research Report No. 215, September 2016, Available at https://www.ers.usda.gov/publications/pub-details/?pubid=79760.
35. Ibid.
36. P. Bravemen, S. Egerter, and D.R. Williams, "The Social Determinants of Health: Coming of Age," *Annual Review of Public Health*, 32 (2011): 381–98, doi:10.1146/annurev-publhealth-031210-101218.
37. Centers for Disease Control and Prevention, "CDC Health Disparities and Inequalities Report—United States, 2013," *Morbidity and Mortality Weekly Report* 62, Suppl. 3 (2013), Available at www.cdc.gov/minority-health/chdireport.html.
38. P.H. Wise, "Child Poverty and the Promise of Human Capacity: Childhood as a Foundation for Healthy Aging," *Academic Pediatrics* 3, Suppl. (2016): S37–S45, doi:10.1016/j.acap.2016.01.014.
39. B.P. Bosworth, G. Burtless, and K. Zhang, "What Growing Life Expectancy Gaps Mean for the Promise of Social Security," Brookings Institution, February 12, 2016, Available at https://www.brookings.edu/research/what-growing-life-expectancy-gaps-mean-for-the-promise-of-social-security/#recent.
40. M. Huynh, et al., "Spatial Social Polarization and Birth Outcomes: Preterm Birth and Infant Mortality, New York City, 2010–2014," *Scandinavian Journal of Public Health*, April 2017, doi:10.1177/1403494817701566.
41. N.L. Hair, J.L. Hanson, B.L. Wolfe, and S.D. Pollak, "Association of Child Poverty, Brain Development, and Academic Achievement," *JAMA Pediatrics* 169, no. 9 (2015): 822–29, Available at https://www.ncbi.nlm.nih.gov/pmc/articles/PMC4687959.
42. Centers for Disease Control and Prevention, "Table 3, Delay or Nonreceipt of Needed Medical Care, Nonreceipt of Prescription Drugs, or Nonreceipt of Needed Dental Care during the Past 12 Months Due to Cost, by Selected Characteristics: United States, Selected Years 1997–2014," April 27, 2016, Available at https://www.cdc.gov/nchs/hus/poverty.htm.
43. Centers for Disease Control and Prevention, "CDC Health Disparities and Inequalities Report—United States, 2013," *Morbidity and Mortality Weekly Report* 62, Suppl. 3 (2013), Available at www.cdc.gov/minorityhealth/chdireport.html.
44. Centers for Disease Control and Prevention, "Table 42, Disability Measures among Adults Aged 18 and Over, by Selected Characteristics: United States, Selected Years 1997–2014," April 27, 2016, Available at https://www.cdc.gov/nchs/data/hus/2015/042.pdf.
45. U.S. Department of Health and Human Services, *Healthy People 2020*, "Social Determinants of Health," April, 2017, Available at https://www.healthypeople.gov/2020/topics-objectives/topic/social-determinants-of-health.
46. American Psychological Association, "Stress in America: Impact of Discrimination," March 10, 2016, Available at www.stressinamerica.org.
47. Ibid.
48. Ibid.
49. National Library of Medicine, "Health Literacy: Definition," 2017, Available at https://nnlm.gov/professional-development/topics/health-literacy.
50. Ibid.
51. Ibid.
52. J.J. Wing, et al., "Change in Neighborhood Characteristics and Change in Coronary Artery Calcium," *Circulation* 134 (2016): 504–13, doi:10.1161/CIRCULATIONAHA.115.020534.
53. A.Y. Hansen, M.R. Umstattd Meyer, J.D. Lenardson, and D. Hartley, "Built .Environments and Active Living in Rural and Remote Areas: A Review of the Literature," *Current Obesity Reports* 4, no. 4 (2015): 484–93, doi:10.1007/s13679-015-0180-9.
54. A.J. Cohen et al., "Estimates and 25-Year Trends of the Global Burden of Disease Attributable to Ambient Air Pollution: An Analysis of Data from the Global Burden of Diseases Study 2015," *Lancet* April 10, 2017, pii: S0140-6736(17)30505-6, doi:10.1016/S0140-6736(17)30505-6.
55. Centers for Disease Control and Prevention, "Lead: Data, Statistics, and Surveillance," February 9, 2017, Available at www.cdc.gov/nceh/lead/default.htm.
56. Ibid.
57. K.P. Theall, E.A. Shirtcliff, A.R. Dismukes, M. Wallace, and S.S. Drury, "Association between Neighborhood Violence and Biological Stress in Children," *JAMA Pediatrics* 171, no. 1 (2017): 53–60, doi:10.1001/jamapediatrics.2016.2321.,
58. J. Nothling, S. Sulliman, L. Martin, C. Simmons, and S. Seedat, "Differences in Abuse, Neglect, and Exposure to Community Violence in Adolescents with and without PTSD and Depression," *Journal of Interpersonal Violence* October 24, 2016, pii: 0886260516674944.
59. S.A. Sumner, J.A. Mercy, L.L. Dahlberg, S.D. Hillis, J. Klevens, and D. Houry, "Violence in the United States: Status, Challenges, and Opportunities," *Journal of the American Medical Association* 31, no. 5 (2015): 478–88, doi:10.1001/jama.2015.8371.
60. K. Eldeirawi et al., "Association of Neighborhood Crime with Asthma and Asthma Morbidity among Mexican American Children in Chicago, Illinois," *Annals of Allergy and Asthma Immunology* 117, no. 5 (2016): 502–7, doi:10.1016/j.anal.2016.09.429.
61. S..A. Sumner, J.A. Mercy, L.L. Dahlberg, S.D. Hillis, J. Klevens, and D. Houry, "Violence in the United States: Status, Challenges, and Opportunities."
62. J. Pykett, R. Lilley, M. Whitehead, R. Howell, and R. Jones, "Mindfulness, Behaviour Change and Decision Making: An Experimental Trial," Economic and Social Research Council, January 2016, Available at http://www.sps.ed.ac.uk/staff/sociology/rachel_howell/Mindfulness_Behaviour_Change_and_Decision_Making_Final_Report.pdf.
63. A. Lueke and B. Gibson, "Mindfulness Meditation Reduces Implicit Age and Race Bias," *Social Psychology and Personality Science* 6, no. 3 (2015): 284–91, doi:10.1177/1948550614559651.
64. N. Torres, "Mindfulness Mitigates Biases You May Not Know You Have," *Harvard Business Review*, December 24, 2014, Available at https://hbr.org/2014/12/mindfulness-mitigates-biases-you-may-not-know-you-have.
65. A. Thompson and J.B. Cuseo, *Diversity and the College Experience: Research-Based Strategies for Appreciating Human Differences*, 2nd ed., Dubuque, Iowa: Kendall Hunt, 2014.
66. P. Gurin, B.A. Nagda, and X. Zuniga, *Dialogue across Difference: Practice, Theory, and Research on Intergroup Dialogue*, New York: Russell Sage Foundation, 2013.
67. U.S. Department of Health and Human Services, "National Prevention Strategy: Elimination of Health Disparities—A Report of the Surgeon General," May 2014, Available at https://www.surgeongeneral.gov/priorities/prevention/strategy/health-disparities.pdf.
68. A.S. Noonan, H.E. Velasco-Mondragon, and F.A. Wagner, "Improving the Health of African Americans in the USA: An Overdue Opportunity for Social Justice," *Public Health Reviews* 37, no. 12 (2016), doi:10.1186/s40985-016-0025-4.
69. U.S. Department of Health and Human Services, "National Prevention Strategy: Elimination of Health Disparities—A Report of the Surgeon General," May 2014, Available at https://www.surgeongeneral.gov/priorities/prevention/strategy/health-disparities.pdf.
70. Ibid.
71. S. Artiga, "Disparities in Health and Health Care: Five Key Questions and Answers," Henry J. Kaiser Family Foundation, August 12, 2016, Available at http://kff.org/disparities-policy/issue-brief/disparities-in-health-and-health-care-five-key-questions-and-answers.
72. Ibid.
73. U.S. Department of Health and Human Services, "National Prevention Strategy: Elimination of Health Disparities—A Report of the Surgeon General," May 2014, Available at https://www.surgeongeneral.gov/priorities/prevention/strategy/health-disparities.pdf.
74. U.S. Department of Health and Human Services, *Healthy People 2020*, "Healthy People: Section III: Historical Context for Developing Healthy People 2020," 2010, Available at http://www.healthypeople.gov/2010/hp2020/advisory/PhaseI/sec3.htm.
75. National Institutes of Health, "NIH Research Timelines: Health Disparities," March, 2013, Available at https://report.nih.gov/NIHfactsheets/ViewFactSheet.aspx?csid=124.

Pulled Statistics:

page 30, B.D. Proctor, J.L. Semega, and M.A. Kollar, "Income and Poverty in the United States: 2015," U.S. Census Bureau, Report Number P60-256, September 26, 2016, Available at https://www.census.gov/library/publications/2016/demo/p60-256.html.

2장 | 정신 건강 증진 및 유지

1. K. Neff, *Self Compassion: The Proven Power of Being Kind to Yourself* (New York: Harper-Collins, 2015).
2. H. Maslow, *Motivation and Personality*, 2nd ed. (New York: Harper and Row, 1970).
3. D. J. Anspaugh and G. Ezell, *Teaching Today's Health*, 10th ed. (Boston: Pearson, 2013).
4. Y. Yang et al., "Social Relationships and Physiological Determinants of Longevity across the Lifespan," *Proceedings of the National Academy of Sciences of the United States of America* 113, no. 3 (2016): 578–83; M. Ramsey and A. Gentzler, "An Upward Spiral: Bidirectional Associations between Positive Affect and Positive Aspects of Close Relationships across the Life Span," *Developmental Review* 36 (2015): 58–104.
5. D. Melkasha, *Friendship and Happiness across the Lifespan*, (New York: Springer, 2015).
6. S. Straussner and C. Fewel, "Children of Parents Who Abuse Alcohol and Drugs," in *Parental Psychiatric Disorder: Distressed Parents and Their Children*, 3rd ed., eds. A. Reupert, D. Mayberry, J. Nicholson, et al. (Cambridge, UK: Cambridge University Press, 2015), 138–53.
7. S. Levens et al., "The Role of Family Support and Perceived Stress Reactivity in Predicting Depression in College Freshman," *Journal of Social and Clinical Psychology* 35, no. 4 (2016): 342–55; D. Lamis et al., "Depressive Symptoms and Suicidal Ideation in College Students:

The Mediating and Moderating Roles of Hopelessness, Alcohol Problems, and Social Support," *Journal of Clinical Psychology* 72, no. 9 (2016): 919–32.
8. American College Health Association, *National College Health Assessment II: Reference Group Executive Summary, Fall, 2016*, (Baltimore: American College Health Association, 2017).
9. M. Weijs-Perree et al., "Factors Influencing Social Satisfaction and Loneliness: A Path Analysis," *Journal of Transport Geography* 45 (2015): 24–31.
10. J. Cacioppo et al., "Loneliness across Phylogeny and a Call for Comparative Studies and Animal Models," *Perspectives on Psychological Science* 10, no. 2 (2015): 202–12.
11. Ibid.
12. National Cancer Institute, "Spirituality in Cancer Care," May 18, 2015, www.cancer.gov/cancertopics/pdq/supportivecare/spirituality/patient.
13. T. Marshall, K. Lefringhausen, and N. Ferenczi, "The Big Five, Self-Esteem, Narcissism as Predictors of the Topics People Write about in Facebook Status Updates," *Personality and Individual Differences* 85 (2015): 35–40; A. Diddaway and E. Rafestesder, "Agenda for Conceptualizing and Researching Praise and Criticism," *Journal of Paediatrics and Child Health* 52, no.1 (2016): 99.
14. C. Dweck, "A for Effort," *Scientific American* 23 no. 5 (2015): 80, www.nature.com/scientificamerican/journal/v23/n5s/full/scientificamericangenius0115-80.html.
15. M. Seligman, *Helplessness: On Depression, Development, and Death* (New York: W. H. Freeman, 1975).
16. K. Huffman and C. A. Sanderson, *Real World Psychology* (Hoboken, NJ: Wiley, 2014).
17. P. Salovey and J. Mayer, "Emotional Intelligence," *Imagination, Cognition, and Personality* 9, no. 3 (1989): 185–211.
18. HBR 10 Must Reads, *On Emotional Intelligence* (Boston: Harvard Business Review Press, 2015).
19. D. Goleman et al., *Primal Leadership: Unleashing the Power of Emotional Intelligence* (Boston: Harvard Business Review Press, 2013); I. Tuhovasky, *Emotional Intelligence: A Practical Guide to Making Friends with Your Emotions and Raising Your EQ* (Ian Tuhovasky, 2015).
20. K. Huffman and C. A. Sanderson, *Real World Psychology* (Hoboken, NJ: Wiley, 2014).
21. Ibid.
22. M. Seligman et al., "White Paper: Positive Health and Heath Assets: Re-analysis of Longitudinal Datasets." *U Penn Positive Health* (2015), Available at https://ppc.sas.upenn.edu/sites/ppc.sas.upenn.edu/files/positivehealthassetspub.pdf.
23. Ibid.
24. M. Seligman, *Flourish: A Visionary New Understanding of Happiness and Well-Being* (New York: Free Press, 2011).
25. S. Donaldson et al., "Happiness, Excellence, and Optimal Human Functioning Revisited: Examining the Peer Reviewed Literature Linked to Positive Psychology," *Journal of Positive Psychology* 10, no. 3 (2015): 185–95.
26. M. Garaigordobil, "Predictor Variables of Happiness and Its Connection with Risk and Protective Factors for Health," *Frontiers in Psychology* 6 (2015): 1176.
27. Ibid.
28. P. de Souto Barreto and Y. Rolland, "Happiness and Unhappiness Have No Direct Effect on Mortality," *Lancet* 387, no. 10021 (2016): 822–23.
29. Mayo Clinic Staff, "Mental Illness: Causes," October 2015, www.mayoclinic.org/diseases-conditions/mental-illness/basics/causes/con-20033813.
30. Ibid.
31. Substance Abuse and Mental Health Services Administration, "Key Substance Use and Mental Health Indicators in the United States: Results from the 2015 National Survey on Drug Use and Health," September 2016, Available at https://www.samhsa.gov/data/sites/default/files/NSDUH-FFR1-2015/NSDUH-FFR1-2015/NSDUH-FFR1-2015.htm.
32. Ibid.
33. L. Szabo, "Cost of Not Caring: Nowhere to Go," *USA Today*, May 5, 2014, www.usatoday.com/story/news/nation/2014/05/12/mental-health-system-crisis/7746535; T. Insel, "Director's Blog: Mental Health Awareness Month: By the Numbers," *National Institute of Mental Health*, May 15, 2015, http://www.nimh.nih.gov/about/director/2015/mental-health-awareness-month-by-the-numbers.shtml.
34. R. P. Gallagher, "National Survey of College Counseling 2014," *International Association of Counseling Services, Inc. Monograph Series* 9V (2014), Available at http://0201.nccdn.net/1_2/000/000/088/0b2/NCCCS2014_v2.pdf.
35. American College Health Association, *American College Health Association–National College Health Assessment II (ACHA–NCHA II): Reference Group Data Report Fall, 2016* (Baltimore: American College Health Association, 2017), Available at http://www.acha-ncha.org/docs/NCHA-II_FALL_2016_REFERENCE_GROUP_DATA_REPORT.pdf.
36. Ibid.
37. Ibid.
38. U.S. National Library of Medicine, "Medline Plus: Mood Disorders," December 27, 2016, https://medlineplus.gov/mooddisorders.html.
39. National Institute of Mental Health, "Major Depression among Adults," Accessed April 2017, https://www.nimh.nih.gov/health/statistics/prevalence/major-depression-among-adults.shtml.
40. Ibid.
41. Ibid.
42. American College Health Association, *American College Health Association–National College Health Assessment II (ACHA–NCHA II): Reference Group Data Report Fall, 2016* (Baltimore: American College Health Association, 2017), Available at http://www.acha-ncha.org/docs/NCHA-II_FALL_2016_REFERENCE_GROUP_DATA_REPORT.pdf.
43. National Institute of Mental Health, "Dysthymic Disorder among Adults," Accessed April 2017, https://www.nimh.nih.gov/health/statistics/prevalence/dysthymic-disorder-among-adults.shtml.
44. Substance Abuse and Mental Health Services Administration, "Mental Disorders: Bipolar and Related Disorders," October 27, 2015, www.samhsa.gov/disorders/mental.
45. WebMD, "Seasonal Depression (Seasonal Affective Disorder)," Accessed February 23, 2015, www.webmd.com/depression/guide/seasonal-affective-disorder.
46. Cleveland Clinic, "Seasonal Depression," Accessed February 2016, https://my.clevelandclinic.org/services/neurological_institute/center-for-behavioral-health/-disease-conditions/hic-seasonal-depression.
47. Mayo Clinic Staff, MayoClinic.com, "Depression: Causes," 2015, www.mayoclinic.org/diseases-conditions/depression/basics/causes/con-20032977.
48. Substance Abuse and Mental Health Services Administration, "Mental Disorders: Anxiety Disorders," October 27, 2015, www.samhsa.gov/disorders/mental; R. Karg et al., "Past Year Mental Health Disorders among Adults in the U.S.," 2014, https://www.samhsa.gov/data/sites/default/files/NSDUH-DR-N2MentalDis-2014-1/Web/NSDUH-DR-N2MentalDis-2014.htm; K. R. Merikangas et al., "Lifetime Prevalence of Mental Disorders in U.S. Adolescents: Results from the National Comorbidity Survey Replication—Adolescent Supplement (NCS-A)," *Journal of the American Academy of Child and Adolescent Psychiatry* 49, no. 10 (2010): 980–89, doi:10.1016/j.jaac.2010.05.017.
49. American College Health Association, *American College Health Association–National College Health Assessment II (ACHA–NCHA II): Reference Group Data Report Fall, 2016* (Baltimore: American College Health Association, 2017), Available at http://www.acha-ncha.org/docs/NCHA-II_FALL_2016_REFERENCE_GROUP_DATA_REPORT.pdf.
50. National Institute of Mental Health, "Generalized Anxiety Disorder, GAD," Accessed April 2017, www.nimh.nih.gov/health/publications/anxiety-disorders/generalized-anxiety-disorder-gad.shtml.
51. American College Health Association, *American College Health Association–National College Health Assessment II (ACHA–NCHA II): Reference Group Data Report Fall, 2016* (Baltimore: American College Health Association, 2017., Available at http://www.acha-ncha.org/docs/NCHA-II_FALL_2016_REFERENCE_GROUP_DATA_REPORT.pdf.
52. Mayo Clinic Staff, "Panic Attacks and Panic Disorder: Symptoms," May 2015, www.mayoclinic.org/diseases-conditions/panic-attacks/basics/symptoms/con-20020825.
53. Web MD, "Anxiety and Panic Disorders Health Center: Specific Phobias," February 24, 2016, www.webmd.com/anxiety-panic/specific-phobias.
54. Ibid.
55. National Institute of Mental Health, "Anxiety Disorders," March 2016, https://www.nimh.nih.gov/health/topics/anxiety-disorders/index.shtml.
56. National Institute of Mental Health, "Obsessive Compulsive Disorder: Prevalence," Accessed February 23, 2015, www.nimh.nih.gov/health/statistics/prevalence/obsessive-compulsive-disorder-among-adults.shtml.
57. National Institute of Mental Health, "Obsessive Compulsive Disorder," January 2016, http://www.nimh.nih.gov/health/topics/obsessive-compulsive-disorder-ocd/index.shtml.
58. Anxiety and Depression Association of America, "Facts and Statistics," Accessed February 23, 2015, www.adaa.org/about-adaa/press-room/facts-statistics.
59. Ibid.; J. Gradus, "Epidemiology of PTSD," PTSD: National Center for PTSD," U.S. Department of Veterans Affairs, National Center for PTSD, February 23, 2016, http://www.ptsd.va.gov/professional/PTSD-overview/epidemiological-facts-ptsd.asp.
60. U.S. Department of Veterans Affairs, "PTSD: National Center for PTSD," October 3, 2016, www.ptsd.va.gov/public/PTSD-overview/basics/how-common-is-ptsd.asp.
61. National Institute of Mental Health, "Post-Traumatic Stress Disorder," February 2016, www.nimh.nih.gov/health/topics/post-traumatic-stress-disorder-ptsd/index.shtml#part4.
62. J. Gradus, "Epidemiology of PTSD," U.S. Department of Veterans Affairs, National Center for PTSD, February 23, 2016, www.ptsd.va.gov/professional/PTSD-overview/epidemiological-facts-ptsd.asp; S. Staggs, "Myths and Facts about PTSD," *PsychCentral*, February 2014, http://psychcentral.com/lib/myths-and-facts-about-ptsd.
63. American Psychiatric Association, *Diagnostic and Statistical Manual of Mental Disorders*, 5th ed. (Washington, DC: American Psychiatric Association, 2013).
64. National Institutes of Health, "Any Personality Disorder," National Institute of Mental Health, Accessed February 2016, www.nimh.nih.gov/health/statistics/prevalence/any-personality-disorder.shtml; P. Tyrer, F. Reed, and M. Crawford, "Classification, Assessment Prevalence, and Effect of Personality Disorder," *Lancet* 385, no. 9969 (2015): 717–26.
65. A.D.A.M. Medical Encyclopedia, "Antisocial Personality Disorder," PubMed Health (Bethesda, MD: U.S. National Library of Medicine, 2016).
66. Mayo Clinic Staff, MayoClinic.com, "Borderline Personality Disorder," July 2015, http://www.mayoclinic.org/diseases-conditions/borderline-personality-disorder/basics/-symptoms/con-20023204.
67. Mayo Clinic, "Borderline Personality Disorder," July 2015, www.mayoclinic.org/diseases-conditions/borderline-personality-disorder/basics/definition/con-20023204.
68. National Institutes of Health, "Borderline Personality Disorder," National Institute of Mental Health, Accessed February 2016, http://www.nimh.nih.gov/health/topics/borderline-personality-disorder/index.shtml.
69. Ibid.
70. National Institute of Mental Health, "Schizophrenia," February 2016, www.nimh.nih.gov/health/topics/schizophrenia/index.shtml.
71. Ibid.
72. Ibid.
73. World Health Organization, "Preventing Suicide: A Global Imperative," 2014, Available at www.who.int/mental_health/suicide-prevention/world_report_2014/en.
74. World Health Organization, "Suicide: Fact Sheet," 2017, Available at http://www.who.int/mediacentre/factsheets/fs398/en.
75. World Health Organization, "Preventing Suicide: A Global Imperative," 2014, Available at www.who.int/mental_health/suicide-prevention/world_report_2014/en.
76. M. Heron, "Deaths: Leading Causes for 2014," *National Vital Statistics Reports* 65, no. 5 (2016), Available

The Mediating and Moderating Roles of Hopelessness, Alcohol Problems, and Social Support," *Journal of Clinical Psychology* 72, no. 9 (2016): 919–32.

8. American College Health Association, *National College Health Assessment II: Reference Group Executive Summary, Fall, 2016*, (Baltimore: American College Health Association, 2017).
9. M. Weijs-Perree et al., "Factors Influencing Social Satisfaction and Loneliness: A Path Analysis," *Journal of Transport Geography* 45 (2015): 24–31.
10. J. Cacioppo et al., "Loneliness across Phylogeny and a Call for Comparative Studies and Animal Models," *Perspectives on Psychological Science* 10, no. 2 (2015): 202–12.
11. Ibid.
12. National Cancer Institute, "Spirituality in Cancer Care," May 18, 2015, www.cancer.gov/cancertopics/pdq/supportivecare/spirituality/patient.
13. T. Marshall, K. Lefringhausen, and N. Ferenczi, "The Big Five, Self-Esteem, Narcissism as Predictors of the Topics People Write about in Facebook Status Updates," *Personality and Individual Differences* 85 (2015): 35–40; A. Diddaway and E. Rafestesder, "Agenda for Conceptualizing and Researching Praise and Criticism," *Journal of Paediatrics and Child Health* 52, no.1 (2016): 99.
14. C. Dweck, "A for Effort," *Scientific American* 23 no. 5 (2015): 80, www.nature.com/scientificamerican/journal/v23/n5s/full/scientificamericangenius0115-80.html.
15. M. Seligman, *Helplessness: On Depression, Development, and Death* (New York: W. H. Freeman, 1975).
16. K. Huffman and C. A. Sanderson, *Real World Psychology* (Hoboken, NJ: Wiley, 2014).
17. P. Salovey and J. Mayer, "Emotional Intelligence," *Imagination, Cognition, and Personality* 9, no. 3 (1989): 185–211.
18. HBR 10 Must Reads, *On Emotional Intelligence* (Boston: Harvard Business Review Press, 2015).
19. D. Goleman et al., *Primal Leadership: Unleashing the Power of Emotional Intelligence* (Boston: Harvard Business Review Press, 2013); I. Tuhovasky, *Emotional Intelligence: A Practical Guide to Making Friends with Your Emotions and Raising Your EQ* (Ian Tuhovasky, 2015).
20. K. Huffman and C. A. Sanderson, *Real World Psychology* (Hoboken, NJ: Wiley, 2014).
21. Ibid.
22. M. Seligman et al., "White Paper: Positive Health and Heath Assets: Re-analysis of Longitudinal Datasets." *U Penn Positive Health* (2015), Available at https://ppc.sas.upenn.edu/sites/ppc.sas.upenn.edu/files/positivehealthassetspub.pdf.
23. Ibid.
24. M. Seligman, *Flourish: A Visionary New Understanding of Happiness and Well-Being* (New York: Free Press, 2011).
25. S. Donaldson et al., "Happiness, Excellence, and Optimal Human Functioning Revisited: Examining the Peer Reviewed Literature Linked to Positive Psychology," *Journal of Positive Psychology* 10, no. 3 (2015): 185–95.
26. M. Garaigordobil, "Predictor Variables of Happiness and Its Connection with Risk and Protective Factors for Health," *Frontiers in Psychology* 6 (2015): 1176.
27. Ibid.
28. P. de Souto Barreto and Y. Rolland, "Happiness and Unhappiness Have No Direct Effect on Mortality," *Lancet* 387, no. 10021 (2016): 822–23.
29. Mayo Clinic Staff, "Mental Illness: Causes," October 2015, www.mayoclinic.org/diseases-conditions/mental-illness/basics/causes/con-20033813.
30. Ibid.
31. Substance Abuse and Mental Health Services Administration, "Key Substance Use and Mental Health Indicators in the United States: Results from the 2015 National Survey on Drug Use and Health," September 2016, Available at https://www.samhsa.gov/data/sites/default/files/NSDUH-FFR1-2015/NSDUH-FFR1-2015/NSDUH-FFR1-2015.htm.
32. Ibid.
33. L. Szabo, "Cost of Not Caring: Nowhere to Go," *USA Today*, May 5, 2014, www.usatoday.com/story/news/nation/2014/05/12/mental-health-system-crisis/7746535; T. Insel, "Director's Blog: Mental Health Awareness Month: By the Numbers," *National Institute of Mental Health*, May 15, 2015, http://www.nimh.nih.gov/about/director/2015/mental-health-awareness-month-by-the-numbers.shtml.
34. R. P. Gallagher, "National Survey of College Counseling 2014," *International Association of Counseling Services, Inc. Monograph Series* 9V (2014), Available at http://0201.nccdn.net/1_2/000/000/088/0b2/NCCCS2014_v2.pdf.
35. American College Health Association, *American College Health Association–National College Health Assessment II (ACHA–NCHA II): Reference Group Data Report Fall, 2016* (Baltimore: American College Health Association, 2017), Available at http://www.acha-ncha.org/docs/NCHA-II_FALL_2016_REFERENCE_GROUP_DATA_REPORT.pdf.
36. Ibid.
37. Ibid.
38. U.S. National Library of Medicine, "Medline Plus: Mood Disorders," December 27, 2016, https://medlineplus.gov/mooddisorders.html.
39. National Institute of Mental Health, "Major Depression among Adults," Accessed April 2017, https://www.nimh.nih.gov/health/statistics/prevalence/major-depression-among-adults.shtml.
40. Ibid.
41. Ibid.
42. American College Health Association, *American College Health Association–National College Health Assessment II (ACHA–NCHA II): Reference Group Data Report Fall, 2016* (Baltimore: American College Health Association, 2017), Available at http://www.acha-ncha.org/docs/NCHA-II_FALL_2016_REFERENCE_GROUP_DATA_REPORT.pdf.
43. National Institute of Mental Health, "Dysthymic Disorder among Adults," Accessed April 2017, https://www.nimh.nih.gov/health/statistics/prevalence/dysthymic-disorder-among-adults.shtml.
44. Substance Abuse and Mental Health Services Administration, "Mental Disorders: Bipolar and Related Disorders," October 27, 2015, www.samhsa.gov/disorders/mental.
45. WebMD, "Seasonal Depression (Seasonal Affective Disorder)," Accessed February 23, 2015, www.webmd.com/depression/guide/seasonal-affective-disorder.
46. Cleveland Clinic, "Seasonal Depression," Accessed February 2016, https://my.clevelandclinic.org/services/neurological_institute/center-for-behavioral-health/-disease-conditions/hic-seasonal-depression.
47. Mayo Clinic Staff, MayoClinic.com, "Depression: Causes," 2015, www.mayoclinic.org/diseases-conditions/depression/basics/causes/con-20032977.
48. Substance Abuse and Mental Health Services Administration, "Mental Disorders: Anxiety Disorders," October 27, 2015, www.samhsa.gov/disorders/mental; R. Karg et al., "Past Year Mental Health Disorders among Adults in the U.S.," 2014, https://www.samhsa.gov/data/sites/default/files/NSDUH-DR-N2MentalDis-2014-1/Web/NSDUH-DR-N2MentalDis-2014.htm; K. R. Merikangas et al., "Lifetime Prevalence of Mental Disorders in U.S. Adolescents: Results from the National Comorbidity Survey Replication—Adolescent Supplement (NCS-A)," *Journal of the American Academy of Child and Adolescent Psychiatry* 49, no. 10 (2010): 980–89, doi:10.1016/j.jaac.2010.05.017.
49. American College Health Association, *American College Health Association–National College Health Assessment II (ACHA–NCHA II): Reference Group Data Report Fall, 2016* (Baltimore: American College Health Association, 2017), Available at http://www.acha-ncha.org/docs/NCHA-II_FALL_2016_REFERENCE_GROUP_DATA_REPORT.pdf.
50. National Institute of Mental Health, "Generalized Anxiety Disorder, GAD," Accessed April 2017, www.nimh.nih.gov/health/publications/anxiety-disorders/generalized-anxiety-disorder-gad.shtml.
51. American College Health Association, *American College Health Association–National College Health Assessment II (ACHA–NCHA II): Reference Group Data Report Fall, 2016* (Baltimore: American College Health Association, 2017., Available at http://www.acha-ncha.org/docs/NCHA-II_FALL_2016_REFERENCE_GROUP_DATA_REPORT.pdf.
52. Mayo Clinic Staff, "Panic Attacks and Panic Disorder: Symptoms," May 2015, www.mayoclinic.org/diseases-conditions/panic-attacks/basics/symptoms/con-20020825.
53. Web MD, "Anxiety and Panic Disorders Health Center: Specific Phobias," February 24, 2016, www.webmd.com/anxiety-panic/specific-phobias.
54. Ibid.
55. National Institute of Mental Health, "Anxiety Disorders," March 2016, https://www.nimh.nih.gov/health/topics/anxiety-disorders/index.shtml.
56. National Institute of Mental Health, "Obsessive Compulsive Disorder: Prevalence," Accessed February 23, 2015, www.nimh.nih.gov/health/statistics/prevalence/obsessive-compulsive-disorder-among-adults.shtml.
57. National Institute of Mental Health, "Obsessive Compulsive Disorder," January 2016, http://www.nimh.nih.gov/health/topics/obsessive-compulsive-disorder-ocd/index.shtml.
58. Anxiety and Depression Association of America, "Facts and Statistics," Accessed February 23, 2015, www.adaa.org/about-adaa/press-room/facts-statistics.
59. Ibid.; J. Gradus, "Epidemiology of PTSD," PTSD: National Center for PTSD," U.S. Department of Veterans Affairs, National Center for PTSD, February 23, 2016, http://www.ptsd.va.gov/professional/PTSD-overview/epidemiological-facts-ptsd.asp.
60. U.S. Department of Veterans Affairs, "PTSD: National Center for PTSD," October 3, 2016, www.ptsd.va.gov/public/PTSD-overview/basics/how-common-is-ptsd.asp.
61. National Institute of Mental Health, "Post-Traumatic Stress Disorder," February 2016, www.nimh.nih.gov/health/topics/post-traumatic-stress-disorder-ptsd/index.shtml#part4.
62. J. Gradus, "Epidemiology of PTSD," U.S. Department of Veterans Affairs, National Center for PTSD, February 23, 2016, www.ptsd.va.gov/professional/PTSD-overview/epidemiological-facts-ptsd.asp; S. Staggs, "Myths and Facts about PTSD," *PsychCentral*, February 2014, http://psychcentral.com/lib/myths-and-facts-about-ptsd.
63. American Psychiatric Association, *Diagnostic and Statistical Manual of Mental Disorders*, 5th ed. (Washington, DC: American Psychiatric Association, 2013).
64. National Institutes of Health, "Any Personality Disorder," National Institute of Mental Health, Accessed February 2016, www.nimh.nih.gov/health/statistics/prevalence/any-personality-disorder.shtml; P. Tyrer, F. Reed, and M. Crawford, "Classification, Assessment Prevalence, and Effect of Personality Disorder," *Lancet* 385, no. 9969 (2015): 717–26.
65. A.D.A.M. Medical Encyclopedia, "Antisocial Personality Disorder," PubMed Health (Bethesda, MD: U.S. National Library of Medicine, 2016).
66. Mayo Clinic Staff, MayoClinic.com, "Borderline Personality Disorder," July 2015, http://www.mayoclinic.org/diseases-conditions/borderline-personality-disorder/basics/-symptoms/con-20023204.
67. Mayo Clinic, "Borderline Personality Disorder," July 2015, www.mayoclinic.org/diseases-conditions/borderline-personality-disorder/basics/definition/con-20023204.
68. National Institutes of Health, "Borderline Personality Disorder," National Institute of Mental Health, Accessed February 2016, http://www.nimh.nih.gov/health/topics/borderline-personality-disorder/index.shtml.
69. Ibid.
70. National Institute of Mental Health, "Schizophrenia," February 2016, www.nimh.nih.gov/health/topics/schizophrenia/index.shtml.
71. Ibid.
72. Ibid.
73. World Health Organization, "Preventing Suicide: A Global Imperative," 2014, Available at www.who.int/mental_health/suicide-prevention/world_report_2014/en.
74. World Health Organization, "Suicide: Fact Sheet," 2017, Available at http://www.who.int/mediacentre/factsheets/fs398/en.
75. World Health Organization, "Preventing Suicide: A Global Imperative," 2014, Available at www.who.int/mental_health/suicide-prevention/world_report_2014/en.
76. M. Heron, "Deaths: Leading Causes for 2014," *National Vital Statistics Reports* 65, no. 5 (2016), Available

at https://www.cdc.gov/nchs/data/nvsr/nvsr65/nvsr65_05.pdf.

77. American College Health Association, *American College Health Association–National College Health Assessment II (ACHA–NCHA II): Reference Group Data Report Fall, 2016* (Baltimore: American College Health Association, 2017/, Available at http://www.acha-ncha.org/docs/NCHA-II_FALL_2016_REFERENCE_GROUP_DATA_REPORT.pdf.
78. Ibid.; Centers for Disease Control and Prevention, "Suicide Facts at a Glance 2015," Accessed February 2016, http://www.cdc.gov/violenceprevention/pdf/suicide-datasheet-a.pdf.
79. A. Haas et al., "Suicide Attempts among Transgender and Gender Non-Conforming Adults: Findings of the National Transgender Discrimination Survey," American Foundation for Suicide Prevention, January 2014.
80. Ibid.; E. Mereish, C. O'Clerigh, and J. Bradford, "Interrelationships between LGBT-Based Victimization, Suicide, and Substance Use Problems in a Diverse Sample of Sexual and Gender Minority Men and Women," *Psychology, Health & Medicine* 19, no. 1 (2014): 1–13; A. Flynn et al., "Victimization of Lesbian, Gay, and Bisexual People in Childhood: Associations with Attempted Suicide," *Suicide and Life-Threatening Behavior* 46, no. 4 (2016):457–70; T. Hottes, "Lifetime Prevalence of Suicide Attempts Among Sexual Minority Adults by Study Sampling Strategies: A Systematic Review and Meta-Analysis," *American Journal of Public Health* 106, no. 5 (2016): e1–e12.
81. Centers for Disease Control and Prevention, "Suicide Facts at a Glance 2015," Accessed February 2016, http://www.cdc.gov/violenceprevention/pdf/suicide-datasheet-a.pdf.
82. Ibid.
83. American Foundation for Suicide Prevention, "Warning Signs of Suicide," Accessed February 2016, www.afsp.org/preventing-suicide/risk-factors-and-warning-signs.
84. Ibid.
85. Befrienders Worldwide, "Helping a Suicidal Friend or Relative," Accessed February 2016, http://www.befrienders.org/helping-a-friend; and Befrienders Worldwide, "Suicidal Feelings," Accessed February 2016, http://www.befrienders.org/suicidal-feelings.
86. National Institute of Mental Health, "Use of Mental Health Services and Treatment among Adults," Accessed April 2017, https://www.nimh.nih.gov/health/statistics/prevalence/use-of-mental-health-services-and-treatment-among-adults.shtml.
87. MentalHealth.gov, "Mental Health Myths and Facts," Accessed February 2016, www.mentalhealth.gov/basics/myths-facts/.
88. S. Clement et al., "What Is the Impact of Mental Health-Related Stigma on Help-Seeking? A Systematic Review of Quantitative and Qualitative Studies," *Psychological Medicine* 45, no. 1 (2015): 11–27.
89. K. Huffman and C. A. Sanderson, *Real World Psychology* (Hoboken, NJ: Wiley, 2014).
90. Ibid.
91. Mayo Clinic, "Cognitive Behavioral Therapy," February 2016, http://www.mayoclinic.org/tests-procedures/cognitive-behavioral--therapy/home/ovc-20186868.
92. Drug Watch, "FDA Warnings for Antidepressants," October 12, 2015, http://www.drugwatch.com/ssri/fda-warnings; R. Friedman, "Antidepressants' Black-Box Warning—10 Years Later," *New England Journal of Medicine* 371, no. 18 (2014): 1666–68" http://www.drugwatch.com/ssri/fda-warnings; R. Friedman, "Antidepressants' Black-Box Warning—10 Years Later," *New England Journal of Medicine* 371, no. 18 (2014): 1666–68.

Pulled Statistics:

page 54, Centers for Disease Control and Prevention, "Suicide: Facts at a Glance, 2015," Accessed February 2016, Available at www.cdc.gov/violenceprevention/pdf/suicide-datasheet-a.pdf.

page 57, D. Eisenberg et al., "Data from the Healthy Minds Network: The Economic Case for Student Mental Health Services," DepressionCenter.org, March 13, 2014, www.depressioncenter.org/docc/2014/pdf/eisenberg-lipson-economic-case-for-student-mental-health.pdf.

Focus on
영적 건강의 배양

1. K. Eagan et al., *The American Freshman: National Norms Fall 2015* (Los Angeles: Higher Education Research Institute, UCLA, 2015), Available at https://www.heri.ucla.edu/monographs/TheAmericanFreshman2015-Expanded.pdf.
2. Ibid.
3. H.G. Koenig, "Religion, Spirituality and Health: A Review and Update," *Advances in Mind-Body Medicine* 29, no. 3 (2015): 19–26.
4. Pew Research Center, *The Global Religious Landscape* (Washington, DC: Pew Research Center's Forum on Religion and Public Life, 2012), Available at http://www.pewforum.org/2012/12/18/global-religious-landscape-exec.
5. Ibid; K. Eagan et al., *The American Freshman: National Norms Fall 2015* (Los Angeles: Higher Education Research Institute, UCLA, 2015), Available at https://www.heri.ucla.edu/monographs/TheAmericanFreshman2015-Expanded.pdf.
6. B.A. Alper, "Millennials Are Less Religious Than Older Americans, but Just as Spiritual," Pew Research Center, November 23, 2015, www.pewresearch.org/fact-tank/2015/11/23/millennials-are-less-religious-than-older-americans-but-just-as-spiritual.
7. B. Brown, *Rising Strong* (New York: Random House, 2017); B. Brown, *The Gifts of Imperfection: Let Go of Who You Think You're Supposed to Be and Embrace Who You Are* (Center City, MN: Hazelden, 2010).
8. B.L. Seaward, *Managing Stress: Principles and Strategies for Health and Well Being*, 8th ed. (Sudbury, MA: Jones and Bartlett, 2015).
9. DanahZohar.com, "Learn the Qs," Accessed January 2014, http://dzohar.com/?page_id=622.
10. C. Wigglesworth, "Spiritual Intelligence and Why It Matters," Deep Change, 2011, www.deepchange.com/SpiritualIntelligenceEmotionalIntelligence2011.pdf.
11. National Institutes of Health, National Center for Complementary and Integrative Health, "2016 Strategic Plan," Accessed March 2017, https://nccih.nih.gov/about/strategic-plans/2016.
12. D. Fishbein et al., "Behavioral and Psychophysiological Effects of a Yoga Intervention on High-Risk Adolescents: A Randomized Control Trial," *Journal of Child and Family Studies* 25, no. 2 (2016): 518–29; H. Lu et al., "The Brain Structure Correlates of Individual Differences in Trait Mindfulness: A Voxel-Based Morphometry Study," *Neuroscience/* 272 (2014): 21–8; H. Huang et al., "A Meta-Analysis of the Benefits of Mindfulness-Based Stress Reduction (MBSR) on Psychological Function among Breast Cancer (BC) Survivors," *Breast Cancer* 23. no. 4 (2016); 568–76, http://link.springer.com/article/10.1007/s12282-015-0604-0#page-1; E. Hoge et al., "Effects of Mindfulness Meditation on Occupational Functioning and Health Care Utilization in Individuals with Anxiety," *Journal of Psychosomatic Research* 95 (2017): 7–11.
13. National Cancer Institute, "Spirituality in Cancer Care," July 17, 2015, www.cancer.gov/cancertopics/pdq/supportivecare/-spirituality/HealthProfessional/page1.
14. M. Mollica et al., "Spirituality Is Associated with Better Prostate Cancer Treatment Decision Making Experiences," *Journal of Behavioral Medicine* 39, no. 1 (2016): 161–69.
15. P. Rajguru et al., "Use of Mindfulness Meditation in the Management of Chronic Pain: A Systematic Review of Randomized Controlled Trials," *American Journal of Lifestyle Medicine* 9, no 3 (2015): 176–84.
16. E. Singer, R. McElroy, and P. Muennig, "Social Capital and the Paradox of Poor but Healthy Groups in the United States," *Journal of Immigrant and Minority Health* 19, no. 3 (2017): 716–22, doi:10.1007/s10903-016-0396-0.
17. C. Aldwin et al., "Differing Pathways between Religiousness, Spirituality, and Health: A Self-Regulation Perspective," *Psychology of Religion and Spirituality* 6, no. 1 (2014): 9–21.
18. H. Jim et al., "Religion, Spirituality, and Physical Health in Cancer Patients: A Meta-Analysis," *Cancer* 121, no. 21 (2015): 3760–68.
19. S. Hooker, K. Masters, and K. Carey, "Multidimensional Assessment of Religiousness/Spirituality and Health Behaviors in College Students," *International Journal for the Psychology of Religion* 24, no. 3 (2014): 228–40; V. Kress et al., "Spirituality/Religiosity, Life Satisfaction, and Life Meaning as Protective Factors for Nonsuicidal Self-Injury in College Students," *Journal of College Counseling* 18, no. 2 (2015): 160–74.
20. National Cancer Institute, "Spirituality in Cancer Care," July 17, 2015, www.cancer.gov/cancertopics/pdq/supportivecare/-spirituality/HealthProfessional/page1.
21. L. Waters, A. Barsky, A. Ridd, and K. Allen, "Contemplative Education: A Systematic, Evidence-Based Review of the Effect of Meditation Interventions in Schools," *Educational Psychology Review* 27, no. 1 (2015): 103–34, doi:10.1007/s10648-014-9258-2.
22. National Center for PTSD, "Spirituality and Trauma: Professionals Working Together," February 23, 2016, www.ptsd.va.gov/-professional/provider-type/community/fs-spirituality.asp.
23. Ibid.; NCCAM, "Prayer and Spirituality in Health: Ancient Practices, Modern Science," *CAM at the NIH: Focus on Complementary and Alternative Medicine* 12, no. 1 (2005), www.jpsych.com/pdfs/NCCAM%20-%20Prayer%20and%20Spirituality%20in%20Health.pdf; NCI, "Spirituality in Cancer Care," July 17, 2015, www.cancer.gov/cancertopics/pdq/supportivecare/-spirituality/HealthProfessional/page1.
24. D.R. Vago and D.A. Silbersweig, "Self-Awareness, Self-Regulation, and Self-Transcendence (S-ART): A Framework for Understanding the Neurobiological Mechanisms of Mindfulness," *Human Neuroscience* 6 (2012): 296, Available at www.ncbi.nlm.nih.gov/pmc/articles/PMC3480633.
25. G. Desbordes et al., "Effects of Mindful-Attention and Compassion Meditation Training on Amygdala Response to Emotional Stimuli in an Ordinary, Non-meditative State," *Frontiers in Human Neuroscience* 6, no. 292 (2012): 292, doi:10.3389/fnhum.2012.00292.
26. B. Brown, "How to Listen to Pain," *Greater Good: The Science of a Meaningful Life*, February 17, 2016, http://greatergood.berkeley.edu/article/item/how_to_listen_to_pain.
27. D. Desteno, "The Kindness Cure," *Atlantic*, July 21, 2015, https://www.theatlantic.com/health/archive/2015/07/mindfulness-meditation-empathy-compassion/398867.
28. F. Zeidan et al., "Neural Correlates of Mindfulness Meditation-Related Anxiety Relief," *Social Cognitive and Affective Neuroscience* 9, no. 6 (2014): 751–59, doi:10.1093/scan/nst041; G. Desbordes et al., "Effects of Mindful-Attention and Compassion Meditation Training on Amygdala Response to Emotional Stimuli in an Ordinary, Non-meditative State," *Frontiers in Human Neuroscience* 6, no. 292 (2012): 292, doi:10.3389/fnhum.2012.00292; J.C. Ong et al., "A Randomized Controlled Trial of Mindfulness Meditation for Chronic Insomnia," *Sleep* 37, no. 9 (2013): 1553–63; NCCIH, "Research Spotlight," 2014.
29. E. Hoge et al., "Randomized Controlled Trial of Mindfulness Meditation for Generalized Anxiety Disorder: Effects on Anxiety and Stress Reactivity," *Journal of Clinical Psychiatry* 74, no. 8 (2013): 786–92; S. Jedel et al., "A Randomized Controlled Trial of Mindfulness-Based Stress Reduction to Prevent Flare-Up in Patients with Inactive Ulcerative Colitis," *Digestion* 89, no. 2 (2014): 142–55.
30. W. Marchand, "Neural Mechanisms of Mindfulness and Meditation: Evidence From Neuroimging Studies," *World Journal of Radiology* 6, no. 7 (2014): 471–79, doi:10.4329/wjr.v6.i7.471.
31. S. Keng et al., "Effects of Mindfulness on Psychological Health," *Clinical Psychology Review* 31, no. 6 (2011); 1041–56; M. Spijkerman, W. Pots, and E. Bohlmeijer, "Effectiveness of Online Mindfulness-Based Interventions in Improving Mental Health: A Review and Meta-Analysis of Randomised Controlled Trials," *Clinical Psychology Review* 45 (2016): 102–14.
32. W. Marchand, "Neural Mechanisms of Mindfulness and Meditation: Evidence From Neuroimging Studies," *World Journal of Radiology* 6, no. 7 (2014): 471–79, doi:10.4329/wjr.v6.i7.471; B. Holzel et al., "Neural Mechanisms of Symptom Improvements in Generalized Anxiety Disorder Following Mindfulness Training," *Neuroimage: Clinical* 2 (2013): 448–58; A.

Taren et al., "Mindfulness Meditation Training Alters Stress-Related Amygdala Resting State Functional Connectivity: A Randomized Controlled Trial," *Social Cognitive and Affective Neuroscience* 10, no. 12 (2015): 1758–68.

33. A. Lucette et al., "Spirituality and Religiousness Are Associated with Fewer Depressive Symptoms in Individuals with Medical Conditions," *Psychosomatics* (2016), doi:10.1016/j.psym.2016.03.005; University of Minnesota Center for Spirituality and Healing, "What Is Prayer?," August 2013, www.takingcharge.csh.umn.edu/explore-healing-practices/prayer.
34. L. Larkey et al., "Randomized Controlled Trial of Qigong/Tai Chi Easy on Cancer-Related Fatigue in Breast Cancer Survivors," *Annals of Behavioral Medicine* 49, no. 2 (2015): 165–76; American Tai Chi Association, "Psychiatric Expert: Tai Chi and Qigong Can Improve Mood in Older Adults," September 6, 2013, www.americantaichi.net/TaiChiQigongForHealthArticle.asp?cID=2&sID=10&article=chi_201309_1&subject=Mental Health.
35. M. Rudd and J. Aakers, "How to Be Happy by Giving to Others," *Scientific American*, July 8, 2014, www.scientificamerican.com/article/how-to-be-happy-by-giving-to-others.
36. K. Azzarelli, "Rethinking Happiness: Using Your Power for Purpose," *Annals of the New York Academy of Sciences* 1384 (2016): 32–5, doi:10.1111/nyas.13149.

Pulled Statistics:

page 62, K. Eagan et al., *The American Freshman: National Norms Fall 2015* (Los Angeles: Higher Education Research Institute, UCLA, 2015), Available at https://www.heri.ucla.edu/monographs/TheAmericanFreshman2015-Expanded.pdf.

page 68, H. Cramer et al., "Prevalence, Patterns, and Predictors of Yoga Use: Results of a US Nationally Representative Survey," American Journal of Preventive Medicine 50, no. 2 (2016): 230–35.

3장 | 스트레스 관리 및 삶의 어려움 극복하기

1. American Psychological Association, "Stress in America," 2015; American Psychological Association, "Stress in America Annual Survey: Are Teens Adopting Adults' Stress Habits?" February 11, 2014, Available at www.apa.org/news/press/releases/stress/2013/stress-report.pdf; American Psychological Association, "Stress in America, The Impact of Discrimination," 2015, http://www.apa.org/news/press/releases/stress/2015/impact-of-discrimination.pdf.
2. American Psychological Association, "A Stress Snapshot: Women Continue to Face an Uphill Battle with Stress," Accessed January 30, 2015, http://apa.org/news/press/releases/stress/2013/snapshot.aspx.
3. American Psychological Association, "Stress in Americaa, The Impact of Discrimination," 2015, http://www.apa.org/news/press/releases/stress/2015/impact-of-discrimination.pdf.
4. American Psychological Association, "A Stress Snapshot: Women Continue to Face an Uphill Battle with Stress," Accessed January 30, 2015, http://apa.org/news/press/releases/stress/2013/snapshot.aspx.
5. American Psychological Association, "Stress: The Different Kinds of Stress," Accessed February 2014, www.apa.org.
6. B.L. Seaward, *Managing Stress: Principles and Strategies for Health and Well-Being*, 8th ed. (Sudbury, MA: Jones and Bartlett, 2013), 8; National Institute of Mental Health (NIMH), "Fact Sheet on Stress," Accessed January 2017, www.nimh.nih.gov/health/publications/stress/index.shtml/index.shtml.
7. H. Selye, *Stress without Distress* (New York: Lippincott Williams & Wilkins, 1974), 28–29.
8. W.B. Cannon, *The Wisdom of the Body* (New York: Norton, 1932).
9. C. Fagundes and B. Way, "Early-Life Stress and Adult Inflammation," *Current Directions in Psychological Science* 23, no. 4 (2014): 277–83; J. Morey et al., "Current Directions in Stress and Human Immune Function," *Current Opinion in Psychology* 5 (2015): 13–17; Mayo Clinic, "Chronic Stress Puts Your Health at Risk," April 21, 2016, http://www.mayoclinic.org/healthy-lifestyle/stress-management/in-depth/stress/art-20046037; A. Marsland et al., "The Effects of Acute Psychological Stress on Circulating and Stimulated Inflammatory Markers: A Systematic Review and Meta-analysis," *Brain, Behavior and Immunity* (2017).
10. American Psychological Association, "Stress in America: The Impact of Discrimination," March 2016, https://www.apa.org/news/press/releases/stress/2016/impact-of-discrimination.pdf; M. Dentato, "The Minority Stress Perspective," *American Psychological Association*, Accessed January 2017, www.apa.org/pi/aids/resources/exchange/2012/04/minority-stress.aspx.
11. R. Yerkes and J. Dodson, "The Relation of Strength of Stimulus to Rapidity of Habit-Formation," *Journal of Comparative Neurology and Psychology* 18, no. 5 (1908): 459–82.
12. C. Cardoso and M.A. Ellenbogen, "Tend-and-Befriend Is a Beacon for Change in Stress Research: A Reply to Tops," *Psychoneuroendocrinology* 45 (2014): 212–13; J. Berger et al., "Cortisol Modulates Men's Affiliative Responses to Acute Social Stress," *Psychoneuroendocrinology* 63 (2016): 1–9.
13. N.K. Dess, "Tend and Befriend: Women Tend to Nurture and Men to Withdraw When Life Gets Hard," June 9, 2016, *Psychology Today*, https://www.psychologytoday.com/articles/200009/tend-and-befriend.
14. N. Rohleder, "Chapter 9: Chronic Stress and Disease," in *Insights to Neuroimmune Biology*, 2nd ed., edited by I. Berci (Amsterdam: Elsevier Publishing, 2016); E. Dalton et al. Dalton, "Pathways Maintaining Physical Health Problems from Childhood to Young Adulthood: The Role of Stress and Mood." *Psychology & Health* 31, no. 11 (2016): 1255–71; P. Gianaros and T. Wager, "Brain-Body Pathways Linking Psychological Stress and Physical Health," *Current Directions in Psychological Science* 24, no. 4 (2015): 313–21; K.M. Scott et al., "Associations between Lifetime Traumatic Events and Subsequent Chronic Physical Conditions: A Cross-National, Cross-Sectional Study," *PLoS ONE* 8, no. 11 (2013), e80573.
15. K.M. Scott et al., "Associations between Lifetime Traumatic Events and Subsequent Chronic Physical Conditions: A Cross-National, Cross-Sectional Study," *PLoS One* 8, no. 11 (2013), doi:10.1371/journal.pone.0080573.
16. A. Lansing et al., "Assessing Stress Related Treatment Needs among Girls at Risk for Poor Functional Outcomes: The Impact of Cumulative Adversity, Criterion Traumas and Non-Criterion Events," *Journal of Anxiety Disorders* (2016); R. Scaer, *The Body Bears the Burden: Trauma, Dissociation, and Disease*, 3rd ed. (New York: Routledge Press, 2014).
17. J. Sumner et al. "Associations of Trauma Exposure and Posttraumatic Stress Symptoms with Venous Thromboembolism over 22 Years in Women," *Journal of the American Heart Association* 5, no. 5 (2016): e003197; H.M. Lagraauw et al., "Acute and Chronic Psychological Stress as Risk Factors for Cardiovascular Disease: Insights Gained from Epidemiological, Clinical, and Experimental Studies," *Brain, Behavior, and Immunity* 50 (2015): 18–30; A. Marsland et al., "The Effects of Acute Psychological Stress on Circulating and Stimulated Inflammatory Markers: A Systematic Review and Meta-analysis," *Brain, Behavior and Immunity* (2017); J. Holt-Lunstad and T. Smith, "Loneliness and Social Isolation as Risk Factors for CVD: Implications for Evidence-Based Patient Care and Scientific Inquiry," *Heart* 102, no. 13 (2016): 967–89.
18. M. Kivimäki and I. Kawachi, "Work Stress as a Risk Factor for Cardiovascular Disease," *Current Cardiology Reports* 17, no. 9 (2015): 1–9; M. Skogstad et al., "Systematic Review of the Cardiovascular Effects of Occupational Noise," *Occupational Medicine* 66, no. 1 (2016): 10–16.
19. S. Garbarino and N. Magnavita, "Work Stress and Metabolic Syndrome in Police Officers: A Prospective Study," *PLoS ONE* 10, no. 12 (2015): e0144318; F. Bartoli et al., "Posttraumatic Stress Disorder and Risk of Obesity: Systematic Review and Meta-analysis," *Journal of Clinical Psychiatry* 76, no. 10 (2015): e1253–61.
20. R. Lin, et al. "Systemic Causes of Hair Loss," *Annals of Medicine* 48, no. 6 (2016): 393–402; A. Skrok and L. Rudnicka, "Stress-Related Hair Disorders," in *Stress and Skin Disorders*, edited by K. França and M. Jafferany (Cham, Switzerland: Springer International Publishing, 2017). 155–64.
21. D. Young-Hyman et al., "Psychosocial Care for People with Diabetes: A Position Statement of the American Diabetes Association," *Diabetes Care* 39, no. 12 (2016): 2126–40, Available at http://care.diabetesjournals.org/content/39/12/2126; S.A. Brown et al., "Biobehavioral Determinants of Glycemic Control in Type 2 Diabetes: A Systematic Review and Meta-analysis," *Patient Education and Counseling* 99, no. 10 (2016): 1558–67; American Diabetes Association, "How Stress Affects Diabetes," June 7, 2013, www.diabetes.org/living-with-diabetes/complications/mental-health/stress.html.
22. S.H. Ley et al. "Contribution of the Nurses' Health Studies to Uncovering Risk Factors for Type 2 Diabetes: Diet, Lifestyle, Biomarkers, and Genetics," *American Journal of Public Health* 106, no. 9 (2016): 1624–30.
23. M. Virtanen et al., "Psychological Distress and Incidence of Type 2 Diabetes in High Risk and Low Risk Populations: The Whitehall II Cohort Study," *Diabetes Care* 37, no. 8 (2014): 2091–97; C. Crump et al. "Stress Resilience and Subsequent Risk of Type 2 Diabetes in 1.5 Million Young Men," *Diabetologia* 5/9, no. 4 (2016): 728–33.
24. National Digestive Diseases Information Clearinghouse (NDDIC), "Irritable Bowel Syndrome: How Does Stress Affect IBS?" Accessed January 2017, http://digestive.niddk.nih.gov/ddiseases/pubs/ibs/#stress.
25. B. Bartosz, et al. "Mechanisms by Which Stress Affects the Experimental and Clinical Inflammatory Bowel Disease (IBD): Role of Brain-Gut Axis," *Current Neuropharmacology* 14, no. 8 (2016): 892–900; H.F. Herlong, "Digestive Disorders White Paper: 2013," *Johns Hopkins Health Alerts*, 2013, www.johnshopkinshealthalerts.com.
26. E. Carlsson et al., "Psychological Stress in Children May Alter the Immune Response," *Journal of Immunology* 192, no. 5 (2014): 2071–81; J. Morey et al., "Current Directions in Stress and Human Immune Function," 2015.
27. F.S. Dhabhar, "Effects of Stress on Immune Function: The Good, the Bad, and the Beautiful," *Immunologic Research* 58, no. 2–3 (2014): 193–210; J. Morey et al., "Current Directions in Stress and Human Immune Function," 2015.
28. American College Health Association (ACHA), American College Health Association–National College Health Assessment II (ACHA-NCHA II): Reference Group Data Report Fall, 2016 (Hanover, MD: American College Health Association, 2017).
29. Ibid.
30. O.T. Wolf et al., "Stress and Memory: A Selective Review on Recent Developments in the Understanding of Stress Hormone Effects on Memory and Their Clinical Relevance," *Journal of Neuroendocrinology* 28, no. 8 (2016); G. Shields et al., "The Effects of Acute Stress on Core Executive Functions: A Meta-analysis and Comparison with Cortisol," *Neuroscience & Biobehavioral Reviews* 68 (2016): 651–68.
31. J. Oliver et al., "Impairments of the Spatial Working Memory and Attention Following Acute Psychosocial Stress," *Stress and Health* 31, no. 2 (2015): 115–23; G. Shields et al., "The Effects of Acute Stress on Core Executive Functions: A Meta-analysis and Comparison with Cortisol," *Neuroscience & Biobehavioral Reviews* 68 (2016): 651–68.
32. D. Baglietto-Vargas et al., "Short-Term Modern Life-like Stress Exacerbates Ab-Pathology and Synapse Loss in 3xTg-AD Mice," *Journal of Neurochemistry* 134, no. 5 (2015): 915–26; E. Marcello, "Alzheimer's Disease and Modern Lifestyle: What Is the Role of Stress?," *Journal of Neurochemistry* 134, no. 5 (2015): 795–98.
33. L. Mah, C. Szabuniewicz, and A.J. Fiocco, "Can Anxiety Damage the Brain?" *Current Opinion in Psychiatry* 29, no. 1 (2016): 56–62; D. Toral-Rios, "Oxidative Stress, Metabolic Syndrome and Alzheimer's Disease," *Biochemistry of Oxidative Stress* 16 (2016): 361–74; A. Pole et al., "Oxidative Stress, Cellular Senescence and Ageing," *AIMS Molecular Science* 3, no. 3(2016).
34. American Psychological Association, "Stress in America: The Impact of Discrimination," March 2016, http://www.apa.org/news/press/releases/stress/2015/impact-of-discrimination.pdf; American Psychological Association, "Stress in America: Paying with Our Health," 2015, Accessed April 2015, http://www.apa.org/news/press/releases/stress/2014/stress-report.pdf.

35. American Psychological Association, "Stress in America: The Impact of Discrimination," March 2016, http://www.apa.org/news/press/releases/stress/2015/impact-of-discrimination.pdf.
36. Ibid.
37. K. Donahue, "Daily Hassles, Mental Health Outcome and Dispositional Mindfulness in Student Registered Nurse Anesthetists," Doctoral dissertation, Oregon Health and Science University OHSU Digital Commons, 2016; Y. Jeong et al., "Do Hassles and Uplifts Trajectories Predict Mortality? Longitudinal Findings from the VA Normative Aging Study," *Journal of Behavioral Medicine* 39, no. 3 (2016): 408–19; C. Aldwin et al., "Do Hassles Mediate between Life Events and Mortality in Older Men? Longitudinal Findings from the VA Normative Aging Study," *Experimental Gerontology* 59 (2014): 74–80.
38. Y. Jeong et al., "Do Hassles and Uplifts Trajectories Predict Mortality? Longitudinal Findings from the VA Normative Aging Study," *Journal of Behavioral Medicine* 39, no. 3 (2016): 408–19; C. Aldwin et al., "Do Hassles Mediate between Life Events and Mortality?," 2014.
39. J. Siegris and J. Li, "Associations of Extrinsic and Intrinsic Components of Work Stress with Health: A Systematic Review of Evidence on the Effort-Reward Imbalance Model," *International Journal of Environmental Research and Public Health* 13, no. 4 (2016): 432; K. Toren et al., "A Longitudinal General Population-Based Study of Job Strain and Risk for Coronary Heart Disease and Stroke in Swedish Men," *BMJ Open* 4, no. 3 (2014): e004355, doi:10:1136/bmjopen-2013-004355.
40. F. Powell, "10 Student Loan Facts College Grads Need to Know," *U.S. News and World Report*, May 9, 2016, http://www.usnews.com/education/best-colleges/paying-for-college/slideshows/10-student-loan-facts-college-grads-need-to-know.
41. American College Health Association, National College Health Assessment II: Reference Group Data Report Fall, 2016, 2017.
42. .American Psychological Association, "Stress in America: Paying with Our Health," 2015.
43. A. Gold, "Why Self Esteem Is Important for Mental Health," NAMI, July 12, 2016, http://www.nami.org/Blogs/NAMI-Blog/July-2016/Why-Self-Esteem-Is-Important-for-Mental-Health; K.N. Mossakowski, "Disadvantaged Family Background and Depression among Young Adults in the United States: The Roles of Chronic Stress and Self-esteem," *Stress and Health* 31, no. 1 (2015): 52–62; K.R. Conner et al., "Posttraumatic Stress Disorder and Suicide in 5.9 Million Individuals Receiving Care in the Veterans Health Administration Health System," *Journal of Affective Disorders* 166 (2014): 1–5.
44. J. Twenge, *Generation Me—Revised and Updated: Why Today's Young Americans Are More Confident, Assertive, Entitled and More Miserable Than Ever* (New York: Simon and Schuster, 2014).
45. E. Anderson, "Giving Negative Feedback to Millennials: How Can Managers Criticize the 'Most Praised' Generation," *Management Research Review* 39, no. 6 (2016): 692–705.
46. A. Peng, J. Schaubroeck, and J. Xie, "When Confidence Comes and Goes: How Variation in Self-Efficacy Moderates Stressor-Strain Relationships," *Journal of Occupational Health Psychology*, Jan. 19, 2015, http://dx.doi.org/10.1037/a0038588; R. Fida et al. "'Yes I Can'": The Protective Role of Personal Self Efficacy in Hindering Counterproductive Work Activity under Stressful Conditions," *Anxiety, Stress and Coping* 2014: 1–21, doi:10.1080/10615806.2014.969718.
47. P. Schonfeld et al., "The Effects of Daily Stress on Positive and Negative Mental Health: Mediation through Self-efficacy," *International Journal of Clinical and Health Psychology* 6, no. 1 (2016): 692–705.
48. A. Peng and J. Schaubroeck, "When Confidence Comes and Goes: How Variation in Self-efficacy Moderates Stressor-Strain Relationships," *Journal of Occupational Health Psychology* 20, no. 3 (2015): 359–76; M. Komarraju and D. Nadler, "Self Efficacy and Academic Achievement: Who Do Implicit Beliefs, Goals and Effort Regulation Matter?," *Learning and Individual Differences* 25 (2013): 67–72.
49. T. Honicke and J. Broadbent, "The Influence of Academic Self-efficacy on Academic Performance: A Systematic Review," *Educational Research Review* 17 (2016): 63–84; P.N. von der Embse and S. Witmer, "High-Stakes Accountability: Student Anxiety and Large-Scale Testing," *Journal of Applied School Psychology* 30, no. 2 (2014): 132–56, doi:10.1080/15377903.2014.888529.
50. .T. Honicke and J. Broadbent, "The Influence of Academic Self-efficacy on Academic Performance: A Systematic Review," *Educational Research Review* 17 (2016): 63–84.
51. M. Friedman and R.H. Rosenman, *Type A Behavior and Your Heart* (New York: Knopf, 1974).
52. S.C. Kobasa, "Stressful Life Events, Personality, and Health: An Inquiry into Hardiness," *Journal of Personality and Social Psychology* 37, no. 1 (1979): 1–11.
53. R. Graber, F. Pichon, and E. Carubine, "Psychological Resilience: State of Knowledge and Future Research Agendas: Working Paper 425," October 2015, Available at http://www.odi.org/sites/odi.org.uk/files/odi-assets/publications-opinion-files/9872.pdf.
54. M. Sarkar and D. Fletcher, "Ordinary Magic, Extraordinary Performance: Psychological Resilience and Thriving in High Achievers," *Sport, Exercise, and Performance Psychology* 3, no. 1 (2014): 46.
55. A. Duckworth and J.J. Gross, "Self-Control and Grit Related but Separable Determinants of Success," *Current Directions in Psychological Science* 23, no. 5 (2014): 319–25.
56. J. Gu et al., "How Do Mindfulness-Based Cognitive Therapy and Mindfulness-Based Stress Reduction Improve Mental Health and Well Being? A Systematic Review and Meta-analysis of Mediation Studies," *Clinical Psychology Review* 37 (2015): 1–12; A. Rosenberg et al., "Promoting Resilience in Stress Management: A Pilot Study of a Novel Resilience-Promoting Intervention for Adolescents and Young Adults with Serious Illness," *Journal of Pediatric Psychology* 40, no. 9 (2015): 992–99; J. Donald et al., "Daily Stress and the Benefits of Mindfulness: Examining the Daily and Longitudinal Relations between Present Moment Awareness and Stress Responses," *Journal of Research in Personality* 65 (2016): 30–47.
57. P. Pimple et al., "Association between Anger and Mental Stress–Induced Myocardial Ischemia," *American Heart Journal* 169, no. 1 (2015): 115–21.
58. American Heart Association. "Is Broken Heart Syndrome Real?," April 18, 2016, www.heart.org.
59. G. Mate, *When the Body Says No: Understanding the Stress-Disease Connection* (Hoboken, NJ: John Wiley and Sons, 2011).
60. J. Thayer et al., "Potential Biological Pathways Linking Type-D Personality and Poor Health: A Cross-Sectional Investigation," *Psychotherapy and Psychosomatics* 84 (2015); R. Garcia-Retamero et al., "On the Relationship between Type-D Personality and Cardiovascular Health," *European Health Psychologist* 17, Supplement (2015): 707.
61. E. Chen, K. C. McLean, and G.E. Miller, "Shift-and-Persist Strategies: Associations with Socioeconomic Status and the Regulation of Inflammation among Adolescents and Their Parents," *Psychosomatic Medicine* 77, no. 4 (2015): 371–82.
62. K. Eagan et al., "The American Freshman: Fifty-Year Trends, 1966–2015," Los Angeles Higher Education Research Institute, UCLA (2016), Available at https://www.heri.ucla.edu/monographs/50YearTrendsMonograph2016.pdf.
63. Higher Education Research Institute, "A Year of Change: First Year," Accessed January 31, 2015, www.heri.ucla.edu/infographics/YFCY-2014-Infographic.pdf; K. Eagen et al., *The American Freshman: National Norms Fall 2014—Expanded Edition* (Los Angeles: Higher Education Research Institute, 2015),www.heri.ucla.edu/monographs/TheAmericanFreshman2014-Expanded.pdf.
64. Higher Education Research Institute, "A Year of Change: First Year," Accessed January 31, 2015, www.heri.ucla.edu/infographics/YFCY-2014-Infographic.pdf; K. Eagen et al., *The American Freshman: National Norms Fall 2014—Expanded Edition* (Los Angeles: Higher Education Research Institute, 2015),www.heri.ucla.edu/monographs/TheAmericanFreshman2014-Expanded.pdf.
65. B.L. Seaward, *Managing Stress: Principles and Strategies for Health and Well-Being*, 8th ed. (Sudbury, MA: Jones and Bartlett, 2013), 8.
66. K. Donahue, "Daily Hassles, Mental Health Outcomes, and Dispositional Mindfulness in Student Registered Nurse Anesthetists," Doctoral dissertation. Oregon Health and Science University. OSU Digital Commons. Available at http://digitalcommons.ohsu.edu/cgi/viewcontent.cgi?article=16915&context=etd.
67. C.Y. Lee & S.E. Goldstein, "Loneliness, Stress, and Social Support in Young Adulthood: Does the Source of Support Matter?" *Journal of Youth and Adolescence* 45, no. 3 (2016): 568–80; C. Karatekin and R Ahluwalia, "Effects of Adverse Childhood Experiences, Stress and Social Support on the Health of College Students," *Journal of Interpersonal Violence* (2016): 0886260516681880.
68. B.L. Seaward, *Managing Stress: Principles and Strategies for Health and Well-Being*, 8th ed. (Sudbury, MA: Jones and Bartlett, 2013), 8.
69. W. Lovallo, *Stress and Health: Biological and Psychological Interactions*, 3rd ed. (Thousand Oaks, CA: Sage, 2016); A. Lurie and K. Monahan, "Humor, Aging, and Life Review: Survival through the Use of Humor," *Social Work in Mental Health* 13, no. 1 (2015): 82–91; C. Dormann, "Laughter as the Best Medicine: Exploring Humour-Mediated Health Applications," in *Distributed, Ambient, and Pervasive Interactions*, edited by N. Streitz (New York: Springer, 2015), 639–50.
70. W. Lovallo, *Stress and Health: Biological and Psychological Interactions*, 3rd ed. (Thousand Oaks, CA: Sage, 2016; D.A. Girdano, D.E. Dusek, and G.S. Everly, *Controlling Stress and Tension*, 9th ed. (San Francisco: Benjamin Cummings, 2013), 375.
71. W. Lovallo, *Stress and Health: Biological and Psychological Interactions*, 3rd ed. (Thousand Oaks, CA: Sage, 2016; R. Gotink, et al., "8-Week Mindfulness Based Stress Reduction Induces Brain Changes Similar to Traditional Long-Term Meditation Practice: A Systematic Review," *Brain and Cognition* 108 (2016): 32–41; M. A. Stults-Kolehmainen and R. Sinha, "The Effect of Stress on Physical Activity and Exercise," *Sports Medicine* 44, no. 1 (2014): 81–121.
72. P. Norman and A. Wrona-Clarke, "Combining Self-affirmation and Implementation Intentions to Reduce Heavy Episodic Drinking in University Students," *Psychology of Addictive Behaviors* 30, no. 4 (2016): 434–41; A. Toli, T. Webb, and G.E. Hardy, "Does Forming Implementation Intentions Help People with Mental Health Problems to Achieve Goals? A Meta-analysis of Experimental Studies with Clinical and Analogue Samples," *British Journal of Clinical Psychology* 55, no. 1 (2016): 69–90.
73. Yoga Journal and Yoga Alliance, "Yoga in America Study," January 2016, Available at https://www.yogaalliance.org/Home/Media_Inquiries/2016_Yoga_in_America_Study_Conducted_by_Yoga_Journal_and_Yoga_Alliance_Reveals_Growth_and_Benefits_of_the_Practice.
74. C. Lau, R. Yu, and J.Woo, "Effects of a 12-Week Hatha Yoga Intervention on Cardiorespiratory Endurance, Muscular Strength and Endurance, and Flexibility in Hong Kong Chinese Adults: A Controlled Clinical Trial," *Evidence-Based Complementary and Alternative Medicine* 2015 (2015); M.E. Papp et al., "Effects of High-Intensity Hatha Yoga on Cardiovascular Fitness, Adipocytokines, and Apolipoproteins in Healthy Students: A Randomized Controlled Study," *Journal of Alternative and Complementary Medicine* 22, no. 1 (2016): 81–87
75. H. Cramer et al., "Prevalence, Patterns and Predictors of Meditation Use among U.S. Adults: A Nationally Representative Survey," *Scientific Reports* 6 (2016).
76. S. Lu et al., "Meditation and Blood Pressure: A Meta-analysis of Randomized Clinical Trials," *Journal of Hypertension* (2016); S.R. Steinhubl et al., "Cardiovascular and Nervous System Changes during Meditation," *Frontiers in Human Neuroscience* 9 (2015): 145; R.D. Brook et al., "Beyond Medications and Diet: Alternative Approaches to Lowering Blood Pressure," Hypertension 61, no. 6 (2013): 1360–83.
77. National Center for Complementary and Integrative Health, "Massage Therapy for Health Purposes: What You Need to Know," Accessed February, 2017. http://nccam.nih.gov/health/massage/massageintroduction.htm.

Pulled Statistics:

page 86, American Psychological Association, "Stress in America," 2015.

page 91, American Psychological Association, "Stress in America," 2015.

4장 | 수면 개선하기

1. Centers for Disease Control and Prevention, "Insufficient Sleep Is a Public Health Problem," September 3, 2015, www.cdc.gov/features/dssleep; Y. Liu et al., "Prevalence of Healthy Sleep Duration among Adults—United States, 2014," *MMWR: Morbidity and Mortality Weekly Report* 65 (2016).
2. National Sleep Foundation, "2013 International Bedroom Poll: Summary of Findings," Accessed February 2016, Available at https://sleepfoundation.org/sites/default/files/RPT495a.pdf.
3. M. Hafner et al., *Why Sleep Matters—The Economic Costs of Insufficient Sleep: A Cross-Country Comparative Analysis* (Santa Monica, CA: RAND Corporation, 2016).
4. Centers for Disease Control and Prevention, "Insufficient Sleep Is a Public Health Problem," 2015.
5. Centers for Disease Control and Prevention, "Insufficient Sleep Is a Public Health Problem," September 3, 2015, www.cdc.gov/features/dssleep; Y. Liu et al., "Prevalence of Healthy Sleep Duration among Adults—United States, 2014," *MMWR: Morbidity and Mortality Weekly Report* 65 (2016).
6. National Highway Traffic Safety Administration, "Research on Drowsy Driving," Accessed February 2017, www.nhtsa.gov/Driving+Safety/Drowsy+Driving.
7. U.S. Department of Transportation, "NHTSA Drowsy Driving Research and Program Plan," March 2016, Available at https://www.nhtsa.gov/sites/nhtsa.dot.gov/files/drowsydriving_strategicplan_030316.pdf; National Sleep Foundation, "Drowsy Driving Facts and Stats," Accessed March 2017. Centers for Disease Control and Prevention, "Insufficient Sleep Is a Public Health Problem," 2015.
8. *American College Health Association, American College Health Association–National College Health Assessment II (ACHA–NCHA II): Reference Group Data Report Fall 2016* (Hanover, MD: American College Health Association, 2017), Available at www.achancha.org/reports_ACHA-NCHAII.html.
9. Ibid.
10. S. Hershner and R. Chevin, "Causes and Consequences of Sleepiness among College Students," *Nature and Science of Sleep* 6 (2014): 73–84; A. Wald et al., "Associations between Healthy Lifestyle Behaviors and Academic Performance in U.S. Undergraduates: A Secondary Analysis of the American College Health Association's National College Health Assessment II," *American Journal of Health Promotion* 28, no. 5 (2014): 298–305.
11. *American College Health Association, American College Health Association–National College Health Assessment II (ACHA–NCHA II): Reference Group Data Report Fall 2016* (Hanover, MD: American College Health Association, 2017, Available at www.achancha.org/reports_ACHA-NCHAII.html.
12. S. Hershner and R. Chevin, "Causes and Consequences of Sleepiness among College Students," 2014; A. Wald et al., "Associations between Healthy Lifestyle Behaviors," 2014.
13. *American College Health Association, American College Health Association–National College Health Assessment II (ACHA–NCHA II): Reference Group Data Report Fall 2016* (Hanover, MD: American College Health Association, 2017 Available at www.achancha.org/reports_ACHA-NCHAII.html.
14. National Sleep Foundation, "Excessive Sleepiness," Accessed February 2016, http://sleepfoundation.org/sleep-disorders-problems/excessive-sleepiness.
15. U.S. Department of Transportation, "NHTSA Drowsy Driving Research and Program Plan," March 2016, Available at https://www.nhtsa.gov/sites/nhtsa.dot.gov/files/drowsydriving_strategicplan_030316.pdf.
16. American Academy of Sleep Medicine, *The International Classification of Sleep Disorders: Diagnostic—Coding Manual*, 3rd ed. (Westchester, IL: American Academy of Sleep Medicine, 2015).
17. National Sleep Foundation, "Who's at Risk?," Accessed February 10, 2017, http://drowsydriving.org/about/whos-at-risk/; Harvard University, Radcliff Institute for Advanced Study, "Drowsy Driving," Accessed February 10, 2017, www.radcliffe.harvard.edu/news/radcliffe-magazine/drowsy-driving.
18. National Sleep Foundation, "Excessive Sleepiness and Industrial Accidents," Accessed March 2016, https://sleepfoundation.org/excessivesleepiness/content/the-relationship-between-sleep-and-industrial-accidents.
19. M. Lee et al., "High Risk of Near Crash Events Following Night Shift Work," *Proceedings of the National Academy of Sciences* 113, no. 1 (2016): 176–81.
20. Ibid.; Morris, Downing & Sherred, LLP, "Shift Work and the Effect on Worker Health," February 2, 2017, http://www.morrisdowningsherred.com/blog/2017/02/shift-work-and-the-effect-on-worker-health.shtml.
21. C. Sieber, "Long Haul Truck Driver Survey Results," Centers for Disease Control and Prevention, March 3, 2015, https://blogs.cdc.gov/niosh-science-blog/2015/03/03/truck-driver-health; National Sleep Foundation, "Who's at Risk?," Accessed February 2017, http://drowsydriving.org/about/whos-at-risk.
22. National Sleep Foundation, "Sleep and Pain: 2015 Sleep in America Poll," Accessed February 2017, https://sleepfoundation.org/sleep-polls-data/sleep-in-america-poll/2015-sleep-and-pain.
23. G. Hertz et al., "Sleep Dysfunction in Women," *Medscape*, 2014, http://emedicine.medscape.com/article/1189087-overview; National Sleep Foundation, "Why Are Women Sleepier Than Men? What's Up with Sleepiness in Women?," Accessed February 2016, https://sleepfoundation.org/sleep-news/why-are-women-sleepier-men-whats-sleepiness-women; ResMed, "Gender Differences in Sleep," July 25, 2016, http://splus.resmed.com/gender-differences-sleep.
24. C. Nugent and L. Black, "Sleep Duration, Quality of Sleep, and Use of Sleep Medication, by Sex and Family Type, 2013–2014," *NCHS Data Brief* 230 (2016), Available at www.cdc.gov/nchs/data/databriefs/db230.pdf.
25. S. Garbarino et al., "Co-Morbidity, Mortality, Quality of Life and Healthcare/Welfare/Social Costs of Disordered Sleep: A Rapid Review," *International Journal of Environmental Research and Public Health* 13, no. 8 (2016).
26. A. Ong et al., "Positive Affect and Sleep: A Systematic Review," *Sleep Medicine Reviews* (2016); L. Beattie et al., "Social Interactions, Emotion, and Sleep: A Systematic Review and Research Agenda," *Sleep Medicine Reviews* 24 (2015): 83–100.
27. N.F. Watson et al. "Transcriptional Signatures of Sleep Duration Discordance in Monozygotic Twins," *Sleep* 40, no. 1 (2017); N. Rod et al., "The Joint Effect of Sleep Duration and Disturbed Sleep on Cause-Specific Mortality: Results from the Whitehall II Cohort Study," *PLoS ONE* 9, no. 4 (2014): e91965, doi:10.1371/journal.pone.0091965.
28. K.M. Orzech et al., "Sleep Patterns Are Associated with Common Illness in Adolescents," *Journal of Sleep Research* 23, no. 2 (2013): 133–42; A. Prather et al., "Behaviorally Assessed Sleep and Susceptibility to the Common Cold," *Sleep* 38, no. 9 (2015): 1353–59.
29. R. Dumbell et al., "Circadian Clocks, Stress, and Immunity," *Frontiers in Endocrinology* 7 (2016); N. Labrecque and N. Cermakian, "Circadian Clocks in the Immune System," *Journal of Biological Rhythms* 30, no. 4 (2015): 277–90.
30. F. Heredia et al., "Self-Reported Sleep Duration, White Blood Cell Counts and Cytokine Profiles in European Adolescents: The Helena Study," *Sleep Medicine* 15, no. 10 (2014): 1251–58.
31. V. Aho et al., "Prolonged Sleep Restriction Induces Changes in Pathways Involved in Cholesterol Metabolism and Inflammatory Responses," *Scientific Reports* 6 (2016); M. Irwin et al., "Sleep Disturbance, Sleep Duration, and Inflammation: A Systematic Review and Meta-Analysis of Cohort Studies and Experimental Sleep Deprivation," *Biological Psychiatry* 80, no. 1 (2016): 40–52.
32. M. Irwin et al., "Sleep Disturbance, Sleep Duration, and Inflammation: A Systematic Review and Meta-Analysis of Cohort Studies and Experimental Sleep Deprivation," *Biological Psychiatry* 80, no. 1 (2016): 40–52; R. Yuan et al., "The Effect of Sleep Deprivation on Coronary Heart Disease," *Chinese Medical Sciences Journal* 31, no. 4 (2016): 247–53; R. Fukuoka et al., "Nocturnal Intermittent Hypoxia and Short Sleep Duration Were Independently Associated with Elevated C-reactive Protein Level in Patients with Coronary Artery Disease," *Circulation* 132, Suppl. 3 (2015): A17077; S. Nakamura et al., "Impact of Sleep-Disordered Breathing and Efficacy of Positive Airway Pressure on Mortality in Patients with Chronic Heart Failure and Sleep-Disordered Breathing: A Meta-Analysis," *Clinical Research in Cardiology* 104, no. 3 (2015): 208–16.
33. M. Irwin et al., "Sleep Disturbance, Sleep Duration, and Inflammation: A Systematic Review and Meta-Analysis of Cohort Studies and Experimental Sleep Deprivation," *Biological Psychiatry* 80, no. 1 (2016): 40–52; R. Yuan et al., "The Effect of Sleep Deprivation on Coronary Heart Disease," *Chinese Medical Sciences Journal* 31, no. 4 (2016): 247–53.
34. A. Cooper et al., "Sleep Duration and Cardio-metabolic Risk Factors among Individuals with Type 2 Diabetes," 2015; M.A. Miller et al., "Sustained Short Sleep and Risk of Obesity: Evidence in Children and Adults," in *Handbook of Obesity*, vol. 1, 3rd ed., edited by G. A. Bray and C. Bouchard (Boca Raton, FL: CRC Press, Taylor & Francis Group, 2014), 397–41; Q. Xiao et al., "A Large Prospective Investigation of Sleep Duration, Weight Change and Obesity in the NIH-AARP Diet and Health Study," *American Journal of Epidemiology* 178, no. 11 (2013): 1600–10.
35. M.A. Miller et al., "Sustained Short Sleep and Risk of Obesity," 2014; Q. Xiao et al., "A Large Prospective Investigation of Sleep Duration," 2013; National Sleep Foundation, "Obesity and Sleep," Accessed January 2016, www.sleepfoundation.org/article/sleep-topics/obesity-and-sleep.
36. M. Nagayoshi, et al. "Obstructive Sleep Apnea and Incident Type 2 Diabetes," *Sleep Medicine* 25 (2016): 156–61; A. Cooper et al., "Sleep Duration and Cardio-metabolic Risk Factors among Individuals with Type 2 Diabetes," *Sleep Medicine* 16, no. 1 (2015): 119–25; M. Kohasieh and A. Makaryrus, "Sleep Deficiency and Deprivation Leading to Cardiovascular Disease," *International Journal of Hypertension* 2015 (2015); Z. Shan et al., "Sleep Duration and Risk of Type 2 Diabetes: A Meta-analysis of Prospective Studies," *Diabetes Care* 38, no. 3 (2015): 529–37; J. Ferrie et al., "Change in Sleep Duration and Type 2 Diabetes: The Whitehall II Study," *Diabetes Care* 38, no. 8 (2015): 1467–72; A. Cooper et al., "Sleep Duration and Cardiometabolic Risk Factors among Individuals with Type 2 Diabetes," 2015.
37. L. Wise et al., "Sleep and Male Fecundity in a North American Preconception Cohort Study," *Fertility and Sterility* 106, no. 3 (2016): e79; N. White, "Influence of Sleep on Fertility in Women," *American Journal of Lifestyle Medicine* 10, no. 4 (2016): 239–41.
38. National Institutes of Health, "Information about Sleep," Accessed February 2016, http://science.education.nih.gov/supplements/nih3/sleep/guide/info-sleep.html; C. Peri, "What Lack of Sleep Does to Your Mind," *WebMD*, Accessed February 2017. www.webmd.com/sleep-disorders/excessive-sleepiness-10/emotions-cognitive.
39. A. Chatburn et al., "Complex Associative Memory Processing and Sleep: A Systematic Review and Meta-analysis of Behavioural Evidence and Underlying EEG Mechanisms." *Neuroscience and Biobehavioral Reviews* 47 (2014): 645–55; S. Hershner and R. Chervin, "Causes and Consequences of Sleepiness among College Students," 2014.
40. J. Hamilton, "Lack of Deep Sleep May Set the Stage for Alzheimer's," *NPR Morning Edition*, January 4, 2016, http://www.npr.org/sections/health-shots/2016/01/04/460620606/lack-of-deep-sleep-may-set-the-stage-for-alzheimers.
41. M. Boehm et al., "Depression, Anxiety, and Tobacco Use: Overlapping Impediments to Sleep in a National Sample of College Students," *Journal of American College Health* 64, no. 7 (2016): 565–74.
42. H. Fullagar et al., "Sleep and Athletic Performance: The Effects of Sleep Loss on Exercise Performance, and Physiological and Cognitive Responses to Exercise," *Sports Medicine* 45, no. 2 (2015): 161–86.
43. AAA Foundation for Traffic Safety, "Acute Sleep Deprivation and Crash Risk," Accessed February 2017, https://www.aaafoundation.org/acute-sleep-deprivation-and-crash-risk; National Highway Traffic Safety Administration, "Research on Drowsy Driving," Accessed February 2016, www.nhtsa.gov/Driving+Safety/Drowsy+Driving; National Sleep Foundation, "Healthy Sleep Project Urges Parents to Teach Teens to Avoid Drowsy Driving," April 7, 2015, Available at www.sleepeducation.org/docs/default--document-library/healthy-sleep-teen-drowsy-driving.pdf.
44. AAA Foundation for Traffic Safety, "Acute Sleep Deprivation and Crash Risk," Accessed February 2017, https://www.aaafoundation.org/acute-sleep-deprivation-and-crash-risk.

45. AAA Foundation for Traffic Safety, "Acute Sleep Deprivation and Crash Risk," Accessed February 2017, https://www.aaafoundation.org/acute-sleep-deprivation-and-crash-risk; National Highway Traffic Safety Administration, "Research on Drowsy Driving," Accessed February 2016, www.nhtsa.gov/Driving+Safety/Drowsy+Driving.
46. Centers for Disease Control and Prevention, "Insufficient Sleep is a Public Health Epidemic," January 13, 2014, www.cdc.gov/features/dssleep; National Highway Traffic Safety Administration, "Drowsy Driving and Automobile Crashes," February 2014, www.nhtsa.gov/people/injury/drowsy_driving1/Drowsy.html#NCSDR/NHTSA.
47. National Sleep Foundation, "Depression and Sleep," Accessed February 2016, https://sleepfoundation.org/sleep-disorders-problems/depression-and-sleep.
48. National Institute of General Medical Sciences, "Circadian Rhythms Fact Sheet," Accessed February 23, 2017, www.nigms.nih.gov/Education/Pages/Factsheet_CircadianRhythms.aspx.
49. A. Ramkisoengsing and J. Meijer, "Synchronization of Biological Clock Neurons by Light and Peripheral Feedback Systems Promotes Circadian Rhythms and Health," *Frontiers in Neurology* 6, no. 128 (2015): 128; M. Vitaterna, J. Takahashi, and F. Turek, "Overview of Circadian Rhythms," National Institute on Alcohol Abuse and Alcoholism, 2014, http://pubs.niaaa.nih.gov/publications/arh25-2/85-93.htm.
50. NIH, "Teacher's Guide—Information about Sleep," Accessed February 2017, http://science.education.nih.gov/supplements/nih3/sleep/guide/info-sleep.htm.
51. B. Rasch and J. Born, "About Sleep's Role in Memory," *Physiological Reviews* 93, no. 2 (2013): 681–766; R. Boyce and A. Adamantidis, "REM: Sleep on It!" *Neuropsychopharmacology* 42, no. 1 (2017): 375.
52. N. Watson et al., "Joint Consensus Statement of the American Academy of Sleep Medicine and Sleep Research Society on the Recommended Amount of Sleep for a Healthy Adult: Methodology and Discussion," *Journal of Clinical Sleep Medicine* 11, no. 8 (2015): 931–52; N.F. Watson et al., "Recommended Amount of Sleep for a Healthy Adult: A Joint Consensus Statement of the American Academy of Sleep Medicine and Sleep Research Society," *Sleep* 38, no. 6 (2015): 843–44.
53. Centers for Disease Control and Prevention, "Insufficient Sleep Is a Public Health Epidemic," 2014; C. Nugent and L. Black, "Sleep Duration, Quality of Sleep, and Use of Sleep Medication, by Sex and Family Type, 2013–2014," *NCHS Data Brief* 230 (2016); "Why Americans Can't Sleep," *Consumer Reports*, January 14, 2016, Available at www.consumerreports.org/sleep/why-americans-cant-sleep.
54. NIH, "Teacher's Guide—Information about Sleep," 2017.
55. E. Mezick et al., "Sleep Duration and Cardiovascular Responses to Stress in Undergraduate Men," *Psychophysiology* 51, no. 1 (2014): 88–96.
56. A. Ramkisoengsing and J. Meijer, "Synchronization of Biological Clock Neurons by Light and Peripheral Feedback Systems Promotes Circadian Rhythms and Health," 2015.
57. N. Rod et al., "The Joint Effect of Sleep Duration and Disturbed Sleep on Cause-Specific Mortality: Results from the Whitehall II Cohort Study," *PLoS ONE* 9, no. 4 (2014): e91965.
58. A. Prather et al., "Behaviorally Assessed Sleep and Susceptibility to the Common Cold," *Sleep* 38, no. 9 (2015): 1353–59.
59. P. Slobodanka et al., "Effects of Recovery Sleep after One Work Week of Mild Sleep Restriction on Interleukin-6 and Cortisol Secretion and Daytime Sleepiness and Performance," *American Journal of Physiology: Endocrinology and Metabolism* 305, no. 7 (2013): E890–96.
60. National Sleep Foundation, "Napping," Accessed February 5, 2015, http://sleepfoundation.org/sleep-topics/napping; National Sleep Foundation, "Drowsy Driving—Is There a Perfect Time to Take a Nap?," Accessed January 15, 2015.
61. Y.-H. Fu, "What Genes Tell Us about Sleep," TEDX Thatcher School Video Lecture Series, November 23, 2015.
62. Centers for Disease Control and Prevention, "Insufficient Sleep Is a Public Health Problem," 2015; A. Ramkisoengsing and J. Meijer, "Synchronization of Biological Clock Neurons by Light and Peripheral Feedback Systems Promotes Circadian Rhythms and Health," 2015.
63. Centers for Disease Control and Prevention, "Insufficient Sleep Is a Public Health Problem," 2015; A. Ramkisoengsing and J. Meijer, "Synchronization of Biological Clock Neurons by Light and Peripheral Feedback Systems Promotes Circadian Rhythms and Health," 2015.
64. Centers for Disease Control and Prevention, "Insufficient Sleep Is a Public Health Problem," 2015; A. Ramkisoengsing and J. Meijer, "Synchronization of Biological Clock Neurons by Light and Peripheral Feedback Systems Promotes Circadian Rhythms and Health," 2015.
65. Centers for Disease Control and Prevention, "Insufficient Sleep Is a Public Health Problem," 2015; A. Ramkisoengsing and J. Meijer, "Synchronization of Biological Clock Neurons by Light and Peripheral Feedback Systems Promotes Circadian Rhythms and Health," 2015.
66. National Sleep Foundation, "Caffeine and Sleep," Accessed February 2016, https://sleepfoundation.org/sleep-topics/caffeine-and-sleep; *American College Health Association–National College Health Assessment II (ACHA–NCHA II): Reference Group Data Report Spring 2016* (Hanover, MD: American College Health Association, 2017, Available at www.achancha.org/reports_ACHA-NCHAII.html.
67. National Sleep Foundation, "Insomnia," Accessed February 5, 2017, http://sleepfoundation.org/sleep-disorders-problems/insomnia.
68. Ibid.
69. Ibid.
70. Ibid.
71. American College Health Association, *National College Health Assessment II (ACHA–NCHA II): Reference Group Data Report Fall 2017* (Hanover, MD: American College Health Association, 2017, Available at www.achancha.org/reports_ACHA-NCHAII.html.
72. Society of Behavioral Medicine, "Adult Insomnia," Accessed February 2016, www.behavioralsleep.org/index.php/sbsm/about-adult-sleep-disorders/adult-insomnia.
73. J.M. Trauer et al., "Cognitive Behavioral Therapy for Chronic Insomnia: A Systematic Review and Meta-analysis," *Annals of Internal Medicine* 163, no. 3 (2015): 191–204.
74. National Sleep Foundation, "Sleep Apnea and Sleep," Accessed February 2017, https://sleepfoundation.org/sleep-disorders-problems/sleep-related-breathing-disorders/obstructive-sleep-apnea.
75. Sleep Disorders Guide, "Sleep Apnea Statistics," Accessed January 2017, www.sleepdisordersguide.com/sleepapnea/sleep-apnea-statistics.html.
76. National Sleep Foundation, "Sleep Apnea and Sleep," 2017.
77. Ibid.
78. Ibid.
79. U.S. Food and Drug Administration, "Inspire Upper Airway Stimulation - P130008," January 11, 2016, www.fda.gov/Medical-Devices/ProductsandMedicalProcedures/DeviceApprovalsandClearances/Recently-ApprovedDevices/ucm398321.htm.
80. National Institute of Neurological Disorders and Stroke, "Restless Legs Syndrome Fact Sheet," July 27, 2015, www.ninds.nih.gov/disorders/restless_legs/detail_restless_legs.htm; How Sleep Works, "Sleep Disorders," Accessed March 2016, http://howsleepworks.com/disorders.html.
81. Ibid.
82. National Institute of Neurological Disorders and Stroke, "Narcolepsy Fact Sheet," updated January 5, 2015, www.ninds.nih.gov/disorders/narcolepsy/detail_narcolepsy.htm.
83. National Sleep Foundation, "Narcolepsy and Sleep," Accessed February 2017, https://sleepfoundation.org/sleep-disorders—problems/narcolepsy-and-sleep.
84. National Sleep Foundation, "Sleep Hygiene," Accessed February 2017, https://sleepfoundation.org/ask-the-expert/sleep-hygiene.
85. NIH, "Brain Basics: Understanding Sleep," April 17, 2015, www.ninds.nih.gov/disorders/brain_basics?understand_sleep.htm; J. Levenson et al., "The Pathophysiology of Insomnia," *CHEST Journal* 147, no. 4 (2015): 1179–92.
86. National Sleep Foundation, "What You Breathe While You Sleep Can Affect How You Feel the Next Day," Accessed February 5, 2015, http://sleepfoundation.org/bedroom/smell.php.
86. National Sleep Foundation, "What You Breathe While You Sleep Can Affect How You Feel the Next Day," Accessed February 5, 2015, http://sleepfoundation.org/bedroom/smell.php.
87. Vanderbilt University Medical Center Reporter, "Take a Walk in the Sun to Ease Time Change Woes, Sleep Expert Says," October 30, 2014, http://news.vanderbilt.edu/2014/10/take-a-walk-in-the-sun-to-ease-time-change-woes-says-vanderbilt-sleep-expert.
88. National Sleep Foundation, "Exercise and Sleep," Accessed February 2017, https://sleepfoundation.org/sleep-polls-data/sleep-in-america-poll/2013-exercise-and-sleep.
89. National Sleep Foundation, "Sleep Hygiene," 2017.
90. National Sleep Foundation, "Sleep Hygiene," 2017.
91. M. Thakkar et al., "Alcohol Disrupts Sleep Homeostasis," *Alcohol* 49, no. 4 (2015): 299–310.

Pulled Statistics:

page 105, AAA Foundation for Traffic Safety. "Acute Sleep Deprivation and crash risks". Accessed February 2017, https://www.aaafoundation.org/acute-sleep-deprivation-and-crash-risk.

page 105, "The Science of Sleep: Lack of Sleep Could Cost Americans $411 Billion a Year." *Popular Science Special Edition*, February 2017, Page 60–62.

5장 | 폭력 및 상해 예방

1. Voltaire, "Semiramis," V.1, translated by J.K. Hoyt, in *The Cyclopaedia of Practical Quotations* (New York: Funk & Wagnalls Company, 1896).
2. D. Prothrow-Stith, *Deadly Consequences* (New York: Harper Collins, 1992).
3. World Health Organization, *Global Status Report on Violence Prevention* (Geneva: World Health Organization, 2014), Available at www.undp.org/content/dam/undp/library/corporate/Reports/UNDP-GVA-violence-2014.pdf.
4. Centers for Disease Control and Prevention, "Ten Leading Causes of Death by Age Group, United States, 2014," Accessed March 2017, Available at https://www.cdc.gov/injury/wisqars/pdf/leading_causes_of_death_by_age_group_2014-a.pdf.
5. Federal Bureau of Investigation, *Crime in the United States, Preliminary Semiannual Uniform Crime Report for January–June 2016*, 2016, https://www.fbi.gov/about-us/cjis/ucr/crime-in-the-u.s/2016/preliminary-semiannual-uniform-crime-report-januaryjune-2016/tables/table-3.
6. L. Langton and J. Truman, "Criminal Victimization-2015," Bureau of Justice Statistics, October 20, 2016., https://www.bjs.gov/index.cfm?ty=pbdetail&iid=5804.
7. C. Barnett-Ryan, L. Langton, and M. Planty, "The Nation's Two Crime Measures," September 18, 2014, Bureau of Justice Statistics, www.bjs.gov/index.cfm?ty=pbdetail&iid=5112; Bureau of Justice Statistics, "Reporting Crimes to Police," February 11, 2015, www.bjs.gov/index.cfm?ty=tp&tid=96.
8. L. Langton and J. Truman, "Criminal Victimization, 2014," Bureau of Justice Statistics, August 27, 2015, http://www.bjs.gov/index.cfm?ty=pbdetail&iid=5366.
9. Ibid.
10. American College Health Association, *American College Health Association—National College Health Assessment II: Reference Group Data Report, Fall 2016* (Baltimore, MD: American College Health Association, 2017).
11. Ibid.
12. Ibid.
13. C. Krebs et al., "Campus Climate Survey Validation Study Final Technical Report," *Bureau of Justice Statistics Research and Development Series* (2016): 1–193, Available at http://www.bjs.gov/content/pnd.pdf/ccsvsftr.pdf.
14. National Center for Victims of Crime, "School and Campus Crime Fact Sheet," Accessed March 2017, https://ovc.ncjrs.gov/ncvrw2016/content/section-6/PDF/2016NCVRW_6_SchoolCrime-508.pdf.
15. World Health Organization Violence Prevention Alliance, "The Ecological Framework," Accessed June

2016, www.who.int/violenceprevention/approach/ecology/en/index.html; Centers for Disease Control and Prevention, National Center for Injury Prevention and Control, "Understanding School Violence: Fact Sheet—2015," Accessed June 2016, http://www.cdc.gov/violenceprevention/pdf/School_Violence_Fact_Sheet-a.pdf.

16. A. Martin et al., "Formal Controls, Neighborhood Disadvantage and Violent Crime in U.S. Cities: Examining (Un)intended Consequences," *Journal of Criminal Justice* 44 (2016): 58–65; Springer; American Psychological Association, "Violence and Socioeconomic Status," Accessed June 2014, www.apa.org/pi/ses/resources/publications/factsheet-violence.aspx.
17. C. Spencer et al., "Gender Differences in Risk Markers for Perpetration of Physical Partner Violence: Results from a Meta-analytic Review," *Journal of Family Violence* 31, no. 8 (2016): 981–84; E. Wright, "Less Social Support for Women in Disadvantaged Neighborhoods Means That They Are More Likely to Be the Victims of Intimate Partner Violence" *USApp—American Politics and Policy Blog*, May 12, 2016; World Health Organization Violence Prevention Alliance, "The Ecological Framework," Accessed June 2014, www.who.int/violenceprevention/approach/ecology/en/index.html.
18. M.L. Hunt, A.W. Hughey, and M.G. Burke, "Stress and Violence in the Workplace and on Campus: A Growing Problem for Business, Industry and Academia," *Industry and Higher Education* 26, no. 1 (2012): 43–51.
19. T. Dishion, "A Developmental Model of Aggression and Violence: Microsocial and Macrosocial Dynamic within an Ecological Framework," *Handbook of Developmental Psychology* (New York: Springer, 2014), 449–65.
20. K. Makin-Byrd and K.L. Bierman, "Individual and Family Predictors of the Perpetration of Dating Violence and Victimization in Late Adolescence," *Journal of Youth Adolescence* 42, no. 4 (2013): 536–50, doi:10.1007/s10964-012-9810-7; A. Ruddle, et al. "Aggression and Violent Behavior Domestic violence offending behaviors: A review of the literature examining childhood exposure, implicit theories, trait aggression and anger rumination as predictive factors." Aggression and Violent Behavior. Volume 34, May 2017, Pages 154-165. https://doi.org/10.1016/j.avb.2017.01.016; C. Cook et al., "Predictors of Bullying and Victimization in Childhood and Adolescence: A Meta-Analytic Investigation," *School Psychology Quarterly* 25, no. 2 (2010): 65–83.
21. R. Puff and J. Segher, *The Everything Guide to Anger Management: Proven Techniques to Understand and Control Anger* (Avon, MA: Adams Media,, 2014).
22. N. Fernandez-Castillo and B. Cormand, "Aggressive Behavior in Humans: Genes and Pathways Identified through Association Studies," *American Journal of Medical Genetics Part B: Neuropsychiatric Genetics* 171 (2016): 676–96; P. Asherson and B. Cormand, "The Genetics of Aggression: Where Are We Now?" *American Journal of Medical Genetics Part B: Neuropsychiatric Genetics* 171, no. 5 (2016): 559–61; D. Boisvert and J. Vaske, "Genetic Theories of Criminal Behavior," *The Encyclopedia of Criminology and Criminal Justice* (Boston, MA: Wiley-Blackwell, 2014), 1–6.
23. S. Swearer and S. Hymel, "Understanding the Psychology of Bullying: Moving toward a Social-ecological Diathesis-Stress Model," *American Psychologist* 70, no. 4 (2015): 344–53; M. Nielsen et al., "Post-traumatic Stress Disorder as a Consequence of Bullying at Work and at School: A Literature Review and Meta-analysis," *Aggression and Violent Behavior* 21 (2015): 17–24. doi:10.1016/j.avb.2015.01.001.
24. S. Swearer and S. Hymel, "Understanding the Psychology of Bullying: Moving Toward a Social-Ecological Diatheses-Stress Model," *American Psychologist* 70, no. 4 (2015): 344; W. Gunter and B. Newby, "From Bullied to Deviant: The Victim-Offender Overlap among Bullying Victims," *Youth Violence and Juvenile Justice* 13, no. 1(2015): 3–17.
25. K. Leonard and B.M. Quigley, "Thirty Years of Research Show Alcohol to Be a Cause of Intimate Partner Violence: Future Research Needs to Identify Who to Treat and How to Treat Them," *Drug and Alcohol Review* 36, no. 1 (2017): 7–9; K.M. Devries et al., "Intimate Partner Violence Victimization and Alcohol Consumption in Women: A Systematic Review and Meta-analysis," *Addiction* 109 (2014): 379–91, doi:10.1111/add.12393; A. Abbey, "Alcohol's Role in Sexual Violence Perpetration: Theoretical Explanations, Existing Evidence and Future Directions," *Drugs and Alcohol Review* 30, no. 5 (2012): 481–85; J.M. Boden, D.M. Fergusen, and L.J. Horwood, "Alcohol Misuse and Violent Behavior: Findings from a 30-Year Longitudinal Study," *Drugs and Alcohol Dependence* 122 (2012): 135–41; United Nations Office on Drugs and Crime, "World Drug Report," 2013, www.unodc.org/unodc/secured/wdr/wdr2013/World_Drug_Report_2013.pdf; A. Sanderlund et al., "The Association between Sports Participation, Alcohol Use and Aggression and Violence: A Systematic Review," *Journal of Science and Medicine in Sport* 17, no. 1 (2014): 2–7.
26. C. Cunradi, "Discrepant Patterns of Heavy Drinking, Marijuana Use, and Smoking and Intimate Partner Violence: Results from the California Community Health Study of Couples," *Journal of Drug Education* 45, no. 2 (2015): 73–95; K. Leonard and B.M. Quigley, "Thirty Years of Research Show Alcohol to be a Cause of Intimate Partner Violence: Future Research Needs to Identify Who to Treat and How to Treat Them," *Drug and Alcohol Review* 36, no. 1 (2017): 7–9
27. C. Cunradi, "Discrepant Patterns of Heavy Drinking, Marijuana Use, and Smoking and Intimate Partner Violence: Results from the California Community Health Study of Couples," *Journal of Drug Education* 45, no. 2 (2015): 73–95; K. Leonard and B.M. Quigley, "Thirty Years of Research Show Alcohol to be a Cause of Intimate Partner Violence: Future Research Needs to Identify Who to Treat and How to Treat Them," *Drug and Alcohol Review* 36, no. 1 (2017): 7–9
28. R. Stansfield, "Teen Involvement in Sports and Risky Behavior: A Cross-National and Gendered Analysis," *British Journal of Criminology* 57, no. 1 (2017): 172–93; A. Sanderlund et al., "The Association between Sports Participation, Alcohol Use and Aggression and Violence: A Systematic Review," *Journal of Science and Medicine in Sport* 17, no. 1 (2014): 2–7.
29. C. Love et al., "Understanding the Connection between Suicide and Substance Abuse: What the Research Tells Us," SAMHSA Webinar Series, September 11, 2014, http://captus.samhsa.gov/sites/default/files/capt_resource/webcast_suicide_and_substance_abuse_part_1_sept_11_2014_final.pdf; A. Agrawal et al., "Reciprocal Relationship between Substance Abuse and Disorders and Suicide Ideation and Suicide Attempts in the Collaborative Study of Genetics of Alcoholism," *Journal of Affective Disorders* 213 (2017): 96–104.
30. C. Ferguson, "Does Media Violence Predict Societal Violence? It Depends on What You Look at and When?" *Journal of Communication* 65, no. 1(2015): E1–E22; W. Gunter and K. Daley, "Causal or Spurious? Using Propensity Score Matching to Detangle the Relationship between Violent Video Games and Violent Behavior," *Computers in Human Behavior* 4, no. 28 (2012): 1348–55.
31. S. Calvert et al., "The American Psychological Association Task Force Assessment of Violent Video Games: Science in the Service of Public Interest," *American Psychologist* 72, no. 2(2017): 126.
32. ChildStats.Gov, "America's Children in Brief: Key National Indicators of Well-Being, 2012," Accessed June 2014, http://childstats.gov/pdf/ac2012/ac_12.pdf.
33. Centers for Disease Control and Prevention, "Youth Violence: Definitions," March 2016, www.cdc.gov/violenceprevention/youthviolence/definitions.html; L.L. Dahlberg and E.G. Krug, "Violence: A Global Public Health Problem," in *World Report on Violence and Health* (Geneva: World Health Organization, 2002), 1–21.
34. World Health Organization, "Definitions and Typology of Violence," 2015.
35. Centers for Disease Control and Prevention, "Health, United States, 2015," April 2016, http://www.cdc.gov/nchs/data/hus/hus15.pdf.
36. Federal Bureau of Investigation, "Crime in the United States, 2016 Preliminary Semi-annual Uniform Crime Report," June 2016, Available at https://ucr.fbi.gov/crime-in-the-u.s/2016/preliminary-semiannual-uniform-crime-report-januaryjune-2016/tables/table-3.
37. Ibid.
38. Centers for Disease Control and Prevention, "Health, United States, 2015," April 2016, http://www.cdc.gov/nchs/data/hus/hus15.pdf.
39. Bureau of Justice Statistics. "Hate Crime," February 11, 2016, http://www.bjs.gov/index.cfm?ty=tp&tid=37#summary.
40. Federal Bureau of Investigation, "Latest Hate Crime Statistics Available," November 16, 2015, https://www.fbi.gov/news/stories/2015/november/latest-hate-crime-statistics-available.
41. Bureau of Justice Statistics, "Hate Crime Victimization: 2004–2012 Statistical Tables," February 2014, www.bjs.gov/index.cfm?ty=pbdetail&iid=4883.
42. Ibid.
43. U.S. Department of Justice, "Juvenile Justice Fact Sheet—Highlights of the 2012 National Youth Gang Survey," December 2014, www.ojjdp.gov/pubs/248025.pdf; Federal Bureau of Investigation, "2013 National Gang Threat Assessment: Emerging Trends," February 2015, www.fbi.gov/stats-services/publications/national-gang-report-2013.
44. FBI, "National Gang Report, 2015," 2015, Available at https://www.fbi.gov/stats-services/publications/national-gang-report-2015.pdf; U.S. Department of Justice, "Juvenile Justice Fact Sheet—Highlights of the 2012 National Youth Gang Survey," December 2014, www.ojjdp.gov/pubs/248025.pdf; Federal Bureau of Investigation, "2013 National Gang Threat Assessment—Emerging Trends," February 2015, www.fbi.gov/stats-services/publications/national-gang-report-2013.
45. FBI, "2013 National Gang Threat Assessment: Emerging Trends," February 2015, www.fbi.gov/stats-services/publications/national-gang-report-2013.
46. Violence Prevention Institute, "Why People Join Gangs and What You Can Do," Accessed June 2016, http://www.violencepreventioninstitute.com/youngpeople.html.
47. FBI, "What We Investigate: Cyber Crime," Accessed March, 2017, https://www.fbi.gov/investigate/cyber.
48. Ibid.
49. U.S. Code of Federal Regulations, Title 28CFR0.85.
50. U.S. Department of Homeland Security, "The Internet as a Terrorist Tool for Recruitment and Radicalization of Youth—White Paper," April 24, 2009, Available at www.homelandsecurity.org/docs/reports/Internet_Radicalization.pdf.
51. Centers for Disease Control and Prevention-Injury Prevention and Control, "The National Intimate Partner and Sexual Violence Survey," May 2015, http://www.cdc.gov/violenceprevention/nisvs/index.html.
52. American Psychological Association, "Intimate Partner Violence—Facts and Resources," Accessed March 2017, http://www.apa.org/topics/violence/partner.aspx.
53. Ibid.
54. Centers for Disease Control and Prevention, "The National Intimate Partner and Sexual Violence Survey," May 2015, http://www.cdc.gov/violenceprevention/nisvs/index.html.
55. American Psychological Association, "Intimate Partner Violence—Facts and Resources," Accessed June 2016, http://www.apa.org/topics/violence/partner.aspx.
56. Ibid.
57. L. Walker, *The Battered Woman* (New York: Harper and Row, 1979).
58. L. Walker, *The Battered Woman Syndrome*, 3rd ed. (New York: Springer, 2009).
59. Child Welfare Information Gateway, *Definitions of Child Abuse and Neglect* (Washington, DC: U.S. Department of Health and Human Services, Children's Bureau, 2014), Available at www.childwelfare.gov/topics/systemwide/laws-policies/statutes/define; U.S. Department of Health and Human Services Administration for Children and Families, "Definitions of Child Abuse and Neglect," February 2011, www.childwelfare.gov/systemwide/laws_policies/statutes/define.cfm.
60. Childhelp, "Child Abuse Statistics and Facts," Accessed July 2016, www.childhelp.org/child-abuse-statistics.
61. U.S. Department of Health & Human Services, Administration for Children and Families, Administration on Children, Youth and Families, Children's Bureau. (2017). Child Maltreatment 2015. Available from http://www.acf.hhs.gov/programs/cb/research-data-technology/statistics-research/child-maltreatment.

62. T. Messman-Moore and P. Bhuptaini. "A Review of the Long-Term Impact of Child Maltreatment on Posttraumatic Stress Disorder and Its Comorbidities: An Emotion Dysregulation Perspective." Clinical Pscyhology Science and Practice. 2017. 24(2):154-179.
63. Ibid.
64. Centers for Disease Control and Prevention, "Understanding Elder Abuse, Fact Sheet 2016," Accessed March 2017. https://www.cdc.gov/violenceprevention/pdf/em-factsheet-a.pdf.
65. I. Quellet-Morin et al., "Intimate Partner Violence and New Onset Depression: A Longitudinal Study of Women's Childhood and Adult Histories of Abuse," *Depression and Anxiety* 32, no. 5 (2015): 316–24.
66. Federal Bureau of Investigation, "Preliminary Semiannual Uniform Crime Report: Data Declaration," 2015, https://www.fbi.gov/about-us/cjis/ucr/crime-in-the-u.s/2015/preliminary-semiannual-uniform-crime-report-januaryjune-2015/tables/table-3/table_3_january_to_june_2015_percent_change_for_consecutive_years.xls/@@template-layout-view?override-view=data-declaration.
67. Ibid.
68. Ibid.
69. White House Task Force to Protect Students from Sexual Assault, *Not Alone: First Report of White House Task Force to Protect Students from Sexual Assault*, April 2014, www.whitehouse.gov/sites/default/files/docs/report_0.pdf.
70. Jeanne Clery Act Information, "The Campus Sexual Violence Elimination Act," 2014, www.cleryact.info/campus-save-act.html.
71. White House Task Force to Protect Students from Sexual Assault, *Not Alone: First Report of White House Task Force to Protect Students from Sexual Assault*, April 2014, www.whitehouse.gov/sites/default/files/docs/report_0.pdf.
72. N. Anderson, "These Campuses Have the Most Reports of Rape," *Washington Post*, June 7, 2016, https://www.washingtonpost.com/news/grade-point/wp/2016/06/07/these-colleges-have-the-most-reports-of-rape.
73. SB-967, "Student Safety: Sexual Assault," 2013–2014, https://leginfo.legislature.ca.gov/faces/billNavClient.xhtml?bill_id=201320140SB967.
74. B. Chappell, "California Enacts 'Yes Means Yes' Law, Defining Sexual Consent," September 29, 2014, www.npr.org/blogs/thetwo-way/2014/09/29/352482932/california-enacts-yes-means-yes-law-defining-sexual-consent.
75. A. Jackson, "State Contexts and the Criminalization of Marital Rape across the United States," *Social Science Research* 51 (2015): 290–306.
76. Oregon State University, "Sexual Harassment and Sexual Violence," Accessed June 2016, http://eoa.oregonstate.edu/sexual-harassment-and-violence-policy.
77. P. Brady and L. Boufford, "Majoring in Stalking: Exploring Stalking Experiences between College Students and the General Public," *Crime Victims Institute—Series on Stalking* (2014), Available at http://dev.cjcenter.org/_files/cvi/Stalking%20Series3tlnpdf.pdf.
78. D. Woodlock, "The Abuse of Technology in Domestic Violence and Stalking," *Violence against Women* 23, no. 5 (2017): 584–602.
79. P. Brady and L. Boufford, "Majoring in Stalking: Exploring Stalking Experiences between College Students and the General Public," *Crime Victims Institute—Series on Stalking* (2014), Available at http://dev.cjcenter.org/_files/cvi/Stalking%20Series3tlnpdf.pdf.
80. Ibid.
81. M. Breiding et al., "Prevalence and Characteristics of Sexual Violence, Stalking, and Intimate Partner Violence Victimization," 2014.
82. Centers for Disease Control and Prevention, "Sexual Violence, Stalking, and Intimate Partner Violence Widespread in the US," 2011; Office of Justice Programs, "2014 NCVRW Resource Guide: Crime Victimization in the United States," Available at https://www.ncjrs.gov/ovc_archives/ncvrw/2014/pdf/StatisticalOverviews.pdf.
83. National Children's Alliance, "CAC Statistics," Accessed June 2016. http://www.nationalchildrensalliance.org/cac-statistics.
84. The Children's Assessment Center, "Child Sexual Abuse Facts," Accessed June 2016, http://cachouston.org/child-sexual-abuse-facts; RAIN, "Child Sexual Abuse," Accessed June 2016. https://www.rainn.org/articles/child-sexual-abuse; Childhelp, "Child Abuse in America—2014," Accessed June 2016;
U.S. Department of Health and Human Services, Children's Bureau, "Child Maltreatment," 2013, www.acf.hhs.gov/sites/default/files/cb/cm2012.pdf.
85. Ibid.
86. M. Bouroughs et al., "Complexity of Childhood Sexual Abuse: Predictors of Current Post-Traumatic Stress Disorder, Mood Disorders, Substance Use, and Sexual Risk Behavior among Adult Men Who Have Sex with Men," *Archives of Sexual Behavior* 44, no. 7 (2015): 1891–1902; Childhelp, "Child Abuse in America—2014," Accessed June 2016; T. Hilberg, C. Hamilton-Giachrtsis, and L. Dixon, "Review of Meta-analyses on the Association between Child Sexual Abuse and Adult Mental Health Difficulties: A Systematic Approach," *Trauma, Violence, & Abuse* 12, no. 1 (2011): 38–49.
87. Childhelp, "Child Abuse in America—2014," Accessed June, 2016???.
88. National Safety Council, "What Are the Odds of Dying From . . . ," Accessed March 2017, http://www.nsc.org/learn/safety-knowledge/Pages/injury-facts-chart.aspx; Centers for Disease Control and Prevention, "10 Leading Causes of Death by Age Group, United States—2014," Accessed March 8, 2017, Available at http://www.cdc.gov/injury/wisqars/leadingcauses.html.
89. Ibid.
90. National Safety Council, "What Are the Odds of Dying From . . . ," Accessed March 2017, http://www.nsc.org/learn/safety-knowledge/Pages/injury-facts-chart.aspx.
91. Ibid.
92. National Highway Traffic Safety Administration, "Traffic Safety Facts, 2015 Data: Alcohol-Impaired Driving," December 2015, www.nrd.nhtsa.dot.gov/Pubs/812231.pdf.
93. Ibid.
94. Ibid.
95. Ibid.
96. National Institute on Drug Abuse, "Drug Facts: Drugged Driving," Revised June 2016, www.drugabuse.gov/publications/drugfacts/drugged-driving.
97. Ibid.
98. S. Salomonsen-Sautel et al., "Trends in Fatal Motor Vehicle Crashes before and after Marijuana Commercialized in Colorado," *Drug and Alcohol Dependence* 140 (2014): 137–44.
99. National Institute on Drug Abuse, "Drug Facts: Drugged Driving," Revised June 2016, www.drugabuse.gov/publications/drugfacts/drugged-driving.
100. Centers for Disease Control and Prevention, "Drowsy Driving: Asleep at the Wheel," November 5, 2015, www.cdc.gov/features/dsDrowsyDriving.
101. Centers for Disease Control and Prevention, "Distracted Driving," March 7, 2016, www.cdc.gov/motorvehiclesafety/-distracted_driving; National Safety Council, "Injury Facts," February 2017, http://www.nsc.org/learn/safety-knowledge/Pages/injury-facts.aspx.
102. National Highway Traffic Safety Administration. "Traffic Safety Facts: Crash Stats," March 2017; Distraction.gov, "Facts and Statistics," Accessed March 2017, https://www.distraction.gov/stats-research-laws/facts-and-statistics.html.
103. T. Johnson, "Distraction and Teen Crashes: Even Worse Than We Thought," AAA Newsroom, March 25, 2015, http://newsroom.aaa.com/2015/03/distraction-teen-crashes-even-worse-thought.
104. National Highway Traffic Safety Administration, "Injury Statistics," 2017.
105. National Highway Traffic Safety Administration, "Distracted Driving Research: Teens and Young Drivers," Accessed March 2017 , http://www.nsc.org/learn/NSC-Initiatives/Pages/distracted-driving-research-studies.aspx.
106. Centers for Disease Control and Prevention, "Distracted Driving," March 7, 2016, https://www.cdc.gov/motorvehiclesafety/distracted_driving.
107. Insurance Institute for Highway Safety-Highway Loss Data Institute, "Distracted Driving," April 2017, http://www.iihs.org/iihs/topics/laws/cellphonelaws/maptextingbans.
108. Centers for Disease Control and Prevention, "Policy Impact: Seat Belts," Updated January 2014, www.cdc.gov/Motorvehiclesafety/seatbeltbrief.
109. National Highway Traffic Safety Administration, "Traffic Safety Facts: 2014 Data," March 2016, www-nrd.nhtsa.dot.gov/Pubs/812246.pdf.
110. National Highway Traffic Safety Administration, "Quick Facts 2014," March 2016, Available at http://www-nrd.nhtsa.dot.gov/Pubs/812234.pdf.
111. National Highway Traffic Safety Administration, "Traffic Safety Facts 2014 Data," 2016.
112. National Highway Traffic Safety Administration, "Bicyclists and Other Cyclists," May 2015, www-nrd.nhtsa.dot.gov/Pubs/812151.pdf.
113. Insurance Institute for Highway Safety, "Pedestrians and Bicyclists," February 2016, http://www.iihs.org/iihs/topics/t/pedestrians-and-bicyclists/fatalityfacts/bicycles.
114. Centers for Disease Control and Prevention, "10 Leading Causes of Injury Deaths by Age Group Highlighting Unintentional Injury Deaths, United States, 2014," February 25, 2016, Available at www.cdc.gov/injury/wisqars/leadingcauses.html.
115. Ibid; Centers for Disease Control and Prevention, "Unintentional Drowning: Get the Facts," April 28, 2016, www.cdc.gov/HomeandRecreationalSafety/Water-Safety/waterinjuries-factsheet.html.
116. Ibid.
117. Ibid.
118. U.S. Coast Guard, "Coast Guard News: U.S. Coast Guard Releases 2015 Recreational Boating Statistics Report," May 17, 2015, http://www.uscgnews.com/go/doc/4007/2504554/US-Coast-Guard-releases-2015-Recreational-Boating-Statistics-Report.
119. Ibid.
120. Ibid.
121. U. S. Coast Guard, "Boating Safety Resource Center: BUI Initiatives," March, 2017, www.uscgboating.org/recreational-boaters/boating-under-the-influence.php
122. American Boating Association, "Boating Safety—It Could Mean Your Life," 2015, www.americanboating.org/safety.asp.
123. Centers for Disease Control and Prevention, "Opioid Overdose," March 16, 2016, www.cdc.gov/drugoverdose; American Society of Addiction Medicine, "Opioid Addiction 2016 Facts and Figures," Accessed March 2017, http://www.asam.org/docs/default-source/advocacy/opioid-addiction-disease-facts-figures.pdf; Centers for Disease Control and Prevention, "10 Leading Causes of Injury Deaths by Age Group Highlighting Unintentional Injury Deaths, United States, 2014," February 25, 2016, www.cdc.gov/injury/wisqars/leadingcauses.html.
124. Ibid.
125. Ibid.
126. J.B. Mowry et al., "2015 Annual Report of the American Association of Poison Control Centers' National Poison Data System (NPDS): 33nd Annual Report," *Clinical Toxicology* 54, no. 10 (2016): 924–1109, Available at https://aapcc.s3.amazonaws.com/pdfs/annual_reports/2015_AAPCC_NPDS_Annual_Report_33rd_PDF.pdf.
127. American Association of Poison Control Centers, "Prevention," February 2015, www.aapcc.org/prevention.
128. Centers for Disease Control and Prevention, "10 Leading Causes of Injury Deaths by Age Group Highlighting Unintentional Injury Deaths, United States, 2014," February 25, 2016, Available at www.cdc.gov/injury/wisqars/leadingcauses.html.
129. Centers for Disease Control and Prevention, "Important Facts about Falls," January 20, 2016, www.cdc.gov/homeandrecreationalsafety/falls/adultfalls.html.
130. U.S. Fire Administration, "U.S. Fire Deaths, Fire Death Rates, and Risks of Dying in a Fire," Accessed March 2017, www.usfa.fema.gov/data/statistics/fire_death_rates.html.
131. U.S. Fire Administration, "Campus Fire Fatalities in Residential Buildings (2000–2015)," November 2015, https://www.usfa.fema.gov/downloads/pdf/publications/campus_fire_fatalities_report.pdf.
132. Ibid.
133. Ibid.

Pulled Statistics:

page 127, National Safety Council. "Injury Facts," 2017. http://www.nsc.org/learn/safety-knowledge/Pages/injury-facts-chart.aspx

page 128, Childhelp, "Child Abuse Statistics and Facts," 2017, www.childhelp.org/child-abuse-statistics.

page 134, White House Task Force to Protect Students from Sexual Assault, "Not Alone: First Report of White House Task Force to Protect Students from Sexual Assault, "April 2014, www.whitehouse.gov/sites/default/files/docs/report_0.

6장 | 중독과 약물 남용의 인식과 방지

1. Office of the Surgeon General, *Facing Addiction in America: The Surgeon General's Report on Alcohol, Drugs, and Health*, November, 2016, Washington, DC: U.S. Department of Health and Human Services.
2. M. Potenza, "Perspective: Behavioral Addictions Matter," *Nature* 522, Suppl. 62 (2015): doi:10.1038/522S62a; S. S. Alavi et al., "Behavioral Addiction versus Substance Addiction: Correspondence of Psychiatric and Psychological Views," *International Journal of Preventive Medicine* 3, no. 4 (2012): 290–94.
3. N. Volkow et al., "Neurobiologic Advances from the Brain Disease Model of Addiction," *New England Journal of Medicine* 374, no. 4 (2016): 363–71.
4. American Society of Addiction Medicine, "Definition of Addiction," April 2011, www.asam.org/for-the-public/definition-of-addiction
5. National Institute on Drug Abuse, *Drugs, Brains, and Behavior: The Science of Addiction*, NIH Publication No. 07-5605, Available at www.nida.nih.gov/-scienceofaddiction.
6. National Council on Problem Gambling, "March Madness and Gambling: Have the Conversation," March 9, 2016, Available at https://images.production.membersuite.com/7339289f-0004-c76f-a8b9-0b3842784d72/20987/7339289f-001c-c537-bd2e-0b3b1fb1a928; American Psychiatric Association, *Diagnostic and Statistical Manual of Mental Disorders*, 5th ed. (Arlington, VA: American Psychiatric Publishing, 2013), 585.
7. American Psychiatric Association, *Diagnostic and Statistical Manual of Mental Disorders*, 5th ed. (Arlington, VA: American Psychiatric Publishing, 2013), 585.
8. J. Grohol, "Four Phases and Steps of Gambling Addiction," *Psych Central*, July 17, 2016, https://psychcentral.com/lib/four-phases-and-steps-of-gambling-addiction.
9. D. Nutt et al., "The Dopamine Theory of Addiction: 40 Years of Highs and Lows," *Nature Reviews Neuroscience* 16, no. 5 (2015): 305–12.
10. Elements Behavioral Health, "Internet, Gambling Addicts Also Suffer from Withdrawal," Accessed March 2016, https://www.elementsbehavioralhealth.com/behavioral-process-addictions/internet-gambling-addicts-also-suffer-from-withdrawal.
11. D. V. Rinker et al., "Racial and Ethnic Differences in Problem Gambling among College Students," *Journal of Gambling Studies* 32, no. 2 (2015): 581–90; National Center for Responsible Gambling, "Fact Sheet: Gambling on College Campuses," Accessed February 2016, http://www.collegegambling.org/just-facts/gambling-college-campuses.
12. Ibid.
13. Ibid.
14. A. Muller et al., "Compulsive Buying," *American Journal on Addictions* 24, no. 2 (2015): 132–37.
15. A. Muller et al., "Compulsive Buying," *American Journal on Addictions* 24, no. 2 (2015): 132–37; A. Weinstein et al., "Compulsive Buying-Features and Characteristics of Addiction," *Neuropathology of Drug Addictions and Substance Misuse* 3 (2016), http://dx.doi.org/10.1016/B978-0-12-800634-4.00098-6.
16. A. Weinstein et al., "Compulsive Buying-Features and Characteristics of Addiction," *Neuropathology of Drug Addictions and Substance Misuse* 3 (2016), http://dx.doi.org/10.1016/B978-0-12-800634-4.00098-6; A. Muller et al., "Compulsive Buying," *American Journal on Addictions* 24, no. 2 (2015): 132–37.
17. A. Weinsten et al., "A Study Investigating the Association between Compulsive Buying with Measure of Anxiety and Obsessive-Compulsive Behavior among Internet Shoppers," *Comprehensive Psychiatry* 57 (2015): 46–50; P. Trotzke et al., "Pathological Buying Online as a Specific Form of Internet Addiction: A Model-Based Experimental Investigation," *PLoS ONE* 10, no. 10 (2015): e0140296; K. Deryshire et al., "Problematic Internet Use and Associated Risks in a College Sample," *Comprehensive Psychiatry* 54, no. 5 (2013): 415–22.
18. A. Weinstein et al., "Compulsive Buying-Features and Characteristics of Addiction," *Neuropathology of Drug Addictions and Substance Misuse* 3 (2016), http://dx.doi.org/10.1016/B978-0-12-800634-4.00098-6.
19. A. Szabo et al., "Methodological and Conceptual Limitations in Exercise Addiction Research," *Yale Journal of Biology and Medicine* 88, no. 3 (2015): 303–08; A. Weinstein and Y. Weinstein, "Exercise Addiction: Diagnosis, Bio-psychological Mechanisms, and Treatment Issues," *Current Pharmaceutical Design* 20, no. 25 (2014): 4062–69.
20. Net Addiction, "FAQs," Accessed March 2016, http://netaddiction.com/faqs/; H. Pontes, D. Kuss, and M. Griffiths, "Clinical Psychology of Internet Addiction: A Review of Its Conceptualization, Prevalence, Neuronal Processes, and Implications for Treatment," *Neuroscience and Neuroeconomics* 4 (2015): 11–23.
21. W. Li et al., "Characteristics of Internet Addiction: Pathological Internet Use in U.S. University Students: A Qualitative-Method Investigation," *PLoS ONE* 10, no. 2 (2015): e0117372.
22. American College Health Association, *American College Health Association—National College Health Assessment II: Reference Group Data Report Fall 2016* (Baltimore. MD: American College Health Association, 2017).
23. Signs and Symptoms of Work Addiction. Addiction Help Center. 2016. http://www.addictionhelpcenter.com/signs-and-symptoms-of-work-addiction/.
24. Ibid.
25. M. Clark, et al., "All Work and No Play?: A Meta-analytic Examination of the Correlates and Outcomes of Workaholism," *Journal of Management* 42, no. 7(2016): 1836–73.
26. L. Kravina et al., "Work Alcoholism and Work Engagement in the Family: The Relationship between Parents and Children as a Risk Factor," *European Journal of Work and Organizational Psychology* 23, no. 6 (2014): 875–83.
27. M. Clark et al., "All Work and No Play? A Meta-analytic Examination of the Correlates and Outcomes of Workaholism," *Journal of Management* 42, no. 7 (2016): 1836–73.
28. R. Weiss, "Hypersexuality: Symptoms of Sexual Addiction," *Psych Central*, March 2016, http://psychcentral.com/lib/hypersexuality-symptoms-of-sexual-addiction.
29. Ibid.
30. Centers for Disease Control and Prevention, "Therapeutic Drug Use," January 19, 2017, https://www.cdc.gov/nchs/fastats/drug-use-therapeutic.htm.
31. Ibid.
32. Ibid.
33. Consumer Health Care Products Association, "Statistics on OTC Use," Accessed May 2016, http://www.chpa.org/MarketStats.aspx.
34. U.S. National Library of Medicine, "Over-the-Counter Medicines," February 8, 2017, https://www.nlm.nih.gov/medlineplus/overthe counter medicines.html.
35. L. D. Johnston et al., *Monitoring the Future National Results on Drug Use* (Ann Arbor, MI: Institute for Social Research, University of Michigan, 2016).
36. Erowid, "The DXM Vault," Accessed June 2016, www.erowid.org.
37. Center for Behavioral Health Statistics and Quality, "Behavioral Health Trends in the United States: Results from the 2015 National Survey on Drug Use and Health," 2016, Available at https://www.samhsa.gov/data/sites/default/files/NSDUH-FFR1-2015/NSDUH-FFR1-2015/NSDUH-FFR1-2015.htm.
38. Ibid.
39. Ibid.
40. L. D. Johnston et al., *Monitoring the Future National Results on Drug Use* (Ann Arbor, MI: Institute for Social Research, University of Michigan, 2016).
41. American College Health Association, *American College Health Association–National College Health Assessment Fall 2016 Reference Group Executive Summary*, 2017, Available at http://www.acha-ncha.org/docs/NCHA-II_WEB_Fall_2016_REFERENCE_GROUP_EXECUTIVE_SUMMARY.pdf.
42. American College Health Association, *American College Health Association—National College Health Assessment Fall 2016 Reference Group Data Report*, 2017. Available at http://www.acha-ncha.org/docs/NCHA-II%20Fall%202016%20REFERENCE%20GROUP%20DATA%20REPORT.pdf.
43. Ibid.
44. Higher Education Center for Alcohol and Drug Misuse Prevention and Recovery, "College Prescription Drug Study," Accessed June 2016, Available at http://hecaod.osu.edu/wp-content/uploads/2015/10/CPDS-Key-Findings-Report-1.pdf.
45. Ibid.
46. Center for Behavioral Health Statistics and Quality, "Behavioral Health Trends in the United States: Results from the 2015 National Survey on Drug Use and Health," 2016, Available at https://www.samhsa.gov/data/sites/default/files/NSDUH-FFR1-2015/NSDUH-FFR1-2015/NSDUH-FFR1-2015.htm.
47. Ibid.
48. Ibid.
49. Ibid.
50. A. Arria, et al., "Drug Use Patterns and Continuous Enrollment in College: Results from a Longitudinal Study," *Journal of Studies on Alcohol and Drugs* 74 (2013): 71–83.
51. A. Arria et al., "Drug Use Patterns in Young Adulthood and Post-College Employment," *Drug and Alcohol Dependence* 127, no. 1–3 (2013): 23–30.
52. Higher Education Center for Alcohol and Drug Misuse Prevention and Recovery, "College Prescription Drug Study," Accessed June 2016, Available at http://hecaod.osu.edu/wp-content/uploads/2015/10/CPDS-Key-Findings-Report-1.pdf.
53. Center for Behavioral Health Statistics and Quality, "Behavioral Health Trends in the United States: Results from the 2015 National Survey on Drug Use and Health," 2016, Available at https://www.samhsa.gov/data/sites/default/files/NSDUH-FFR1-2015/NSDUH-FFR1-2015/NSDUH-FFR1-2015.htm.
54. American College Health Association, *American College Health Association–National College Health Assessment Fall 2016 Reference Group Executive Summary*, 2017, Available at http://www.acha-ncha.org/docs/NCHA-II_WEB_Fall_2016_REFERENCE_GROUP_EXECUTIVE_SUMMARY.pdf.
55. Addiction Center, "Drinking and Drug Abuse Is Higher among Greeks," February 15, 2015, www .addictioncenter.com/college/drinking-drug-abuse-greek-life.
56. Ibid.
57. Center for Behavioral Health Statistics and Quality, "Behavioral Health Trends in the United States: Results from the 2015 National Survey on Drug Use and Health," 2016, , Available at https://www.samhsa.gov/data/sites/default/files/NSDUH-FFR1-2015/NSDUH-FFR1-2015/NSDUH-FFR1-2015.htm.
58. L. D. Johnston et al., *Monitoring the Future National Results on Drug Use* (Ann Arbor, MI: Institute for Social Research, University of Michigan, 2016).
59. National Institute on Drug Abuse, "What Is Methamphetamine?" DrugFacts, February 2017, https://www.drugabuse.gov/publications/drugfacts/methamphetamine; Medscape, "Methamphetamine Use Triples Parkinson's Risk," *Multispecialty*, 2014, http://www.medscape.com/viewarticle/837025.
60. National Institute on Drug Abuse, "What Is Methamphetamine?" DrugFacts, February 2017, https://www.drugabuse.gov/publications/drugfacts/methamphetamine.
61. National Institute on Drug Abuse, "What Are Synthetic Cathinones?," DrugFacts, January 2016, https://www.drugabuse.gov/publications/drugfacts/synthetic-cathinones-bath-salts.
62. Ibid.
63. Ibid.
64. Ibid.
65. Ibid.
66. D. C. Mitchell et al., "Beverage Caffeine Intakes in the U.S.," *Food and Chemical Toxicology* 63 (2014): 136–42.
67. Ibid.
68. Ibid.

69. Caffeineinformer, "20 Harmful Effects of Caffeine," February 1, 2017, http://www.caffeineinformer.com/harmful-effects-of-caffeine.
70. Caffeineinformer, "Top 24 Caffeine Health Benefits" January 19, 2017, https://www.caffeineinformer.com/top-10-caffeine-health-benefits.
71. National Institute on Drug Abuse, "Marijuana," DrugFacts, March 2016, https://www.drugabuse.gov/publications/drugfacts/marijuana.
72. Center for Behavioral Health Statistics and Quality, "Behavioral Health Trends in the United States: Results from the 2015 National Survey on Drug Use and Health," 2016, Available at https://www.samhsa.gov/data/sites/default/files/NSDUH-FFR1-2015/NSDUH-FFR1-2015/NSDUH-FFR1-2015.htm.
73. L. D. Johnston et al., *Monitoring the Future National Results on Drug Use* (Ann Arbor, MI: Institute for Social Research, University of Michigan, 2016).
74. Leaf Science, "A Beginner's Guide to Marijuana Edibles," October 27, 2015, http://www.leafscience.com/2015/10/27/beginners-guide-marijuana-edibles.
75. Ibid.
76. National Institute on Drug Abuse, "Marijuana," DrugFacts, March 2016, https://www.drugabuse.gov/publications/drugfacts/marijuana.
77. National Institutes of Health, "Marijuana," March 2016, https://www.drugabuse.gov/sites/default/files/marijuanadrugfacts_march_2016.pdf.
78. Ibid.
79. AAA Foundation, "Impaired Driving and Cannabis," May 2016, https://www.aaafoundation.org/impaired-driving-and-cannabis.
80. T. Johnson, "Fatal Road Crashes Involving Marijuana Double after State Legalizes Drugs," AAA, May 10, 2016, http://newsroom.aaa.com/2016/05/fatal-road-crashes-involving-marijuana-double-state-legalizes-drug.
81. American Lung Association, "Marijuana and Lung Health," March 23, 2015, http://www.lung.org/stop-smoking/smoking-facts/marijuana-and-lung-health.html.
82. National Institute on Drug Abuse, "Marijuana," DrugFacts, March 2016, https://www.drugabuse.gov/publications/drugfacts/marijuana.
83. G. Schauer, "Toking, Vaping, and Eating for Health or Fun," *American Journal of Preventive Medicine* 50, no. 1 (2016): 108.
84. D. Tashkin, "How Beneficial Is Vaping Cannabis to Respiratory Health Compared to Smoking?" *Addiction* 110, no. 11 (2015): 1706–07.
85. National Institute on Drug Abuse, "Marijuana," DrugFacts, 2016, https://www.drugabuse.gov/publications/drugfacts/marijuana.
86. C. Blanco et al., "Cannabis Use and Risk of Psychiatric Disorders," *JAMA Psychiatry* 73, no. 4 (2016): 388–95.
87. Ibid.
88. American Academy of Pediatrics, "Marijuana Legalization," March 2016, https://www.aap.org/en-us/advocacy-and-policy/state-advocacy/Documents/Marijuana%20Legalization.pdf.
89. Ibid.
90. Ibid.
91. National Institute on Drug Abuse, "Marijuana: Facts for Teens," May 2015, www.drugabuse.gov/publications/marijuana-facts-teens; Science Daily, "Marijuana Use Prior to Pregnancy Doubles Risk of Premature Birth," July 17, 2012, www.sciencedaily.com.
92. National Institute on Drug Abuse, "Synthetic Cannabinoids," DrugFacts, November 2015, https://www.drugabuse.gov/publications/drugfacts/synthetic-cannabinoids.
93. L. D. Johnston et al., *Monitoring the Future National Survey Results on Drug Use* (Ann Arbor, MI: Institute for Social Research, University of Michigan, 2016).
94. K. L. Egan, et al., "K2 and Spice Use among a Cohort of College Students in the Southeast Region of the USA," *American Journal of Drug and Alcohol Abuse* 41 no. 4 (2015): 317–22.
95. L. D. Johnston et al., *Monitoring the Future National Survey Results on Drug Use* (Ann Arbor, MI: Institute for Social Research, University of Michigan, 2016).
96. National Institute on Drug Abuse, "Synthetic Cannabinoids," DrugFacts, 2015, https://www.drugabuse.gov/publications/drugfacts/synthetic-cannabinoids.
97. Ibid.
98. Ibid.
99. Substance Abuse and Mental Health Services Administration, "Not for Human Consumption: Spice and Bath Salts," March 3, 2015, http://newsletter.samhsa.gov/2015/03/03/not-for-human-consumption-spice-and-bath-salts.
100. National Institute on Drug Abuse, "What Are CNS Depressants?" 2016, https://www.drugabuse.gov/publications/research-reports/prescription-drugs/cns-depressants/what-are-cns-depressants.
101. Ibid.
102. WebMD, "Barbiturate Abuse Overview," 2016, http://www.webmd.com/mental-health/addiction/barbiturate-abuse.
103. Partnership for Drug-Free Kids, "GHB," Accessed June 2016, www.drugfree.org/drug-guide/ghb.
104. National Institute on Drug Abuse, "What Is Heroin?" DrugFacts, January 2017, https://www.drugabuse.gov/publications/drugfacts/heroin.
105. Ibid.
106. Center for Behavioral Health Statistics and Quality, "Behavioral Health Trends in the United States: Results from the 2015 National Survey on Drug Use and Health," 2016, Available at https://www.samhsa.gov/data/sites/default/files/NSDUH-FFR1-2015/NSDUH-FFR1-2015/NSDUH-FFR1-2015.htm; Healthline, "Prescription Drugs are Leading to Heroin Addiction," February 2016. http://www.healthline.com/health-news/prescription-drugs-lead-to-addiction.
107. Centers for Disease Control and Prevention, "Increases in Drug and Opioid Overdose Deaths—United States, 2000–2014," *Morbidity and Mortality Weekly Report* 64, no. 50 (2016): 1378–82.
108. R.A. Rudd et al., Increases in Drug and Opioid-Involved Overdose Deaths —United States, 2010–2015. *Morbidity and Mortality Weekly Report* 65 (2016):1445–52.
109. Centers for Disease Control and Prevention, "Vital Signs: Demographic and Substance Use Trends Among Heroin Users—United States 2002–2013," *Morbidity and Mortality Weekly Report* 64, no. 26 (2015): 719–25; T. Cicero, "The Changing Face of Heroin Use in the United States: A Retrospective Analysis of the Past 50 Years," *Journal of the American Medical Association* 71, no. 7 (2014): 821–26.
110. National Institute on Drug Abuse, "What Is Heroin?," DrugFacts, January 2017, https://www.drugabuse.gov/publications/drugfacts/heroin.
111. Center for Behavioral Health Statistics and Quality, "Behavioral Health Trends in the United States: Results from the 2015 National Survey on Drug Use and Health," 2016, Available at https://www.samhsa.gov/data/sites/default/files/NSDUH-FFR1-2015/NSDUH-FFR1-2015/NSDUH-FFR1-2015.htm.
112. L. D. Johnston et al., *Monitoring the Future National Survey Results on Drug Use* (Ann Arbor, MI: Institute for Social Research, University of Michigan, 2016).
113. National Institute on Drug Abuse, "Common Hallucinogens and Dissociative Drugs," 2015, https://www.drugabuse.gov/publications/research-reports/hallucinogens-dissociative-drugs/what-are-dissociative-drugs.
114. National Institute on Drug Abuse, "Hallucinogens," DrugFacts, 2016, https://www.drugabuse.gov/publications/drugfacts/hallucinogens.
115. Ibid.
116. National Institute on Drug Abuse, "What Is MDMA?" DrugFacts, 2016, https://www.drugabuse.gov/publications/drugfacts/mdma-ecstasymolly.
117. Ibid.
118. Partnership at DrugFree.org, "Experts: People Who Think They Are Taking "Molly" Don't Know What They Are Getting," June 24, 2013, www.drugfree.org/join-together/drugs/experts-people-who-think-they-are-taking-molly-dont-know-what-theyre-getting.
119. Drugs.com, "PCP (Phencyclidine)," http://www.drugs.com/illicit/pcp.html.
120. Ibid.
121. Drugs.com, "Mescaline," 2016, http://www.drugs.com/illicit/mescaline.html.
122. National Institute on Drug Abuse, "Hallucinogens," DrugFacts, 2016, https://www.drugabuse.gov/publications/drugfacts/hallucinogens.
123. National Institute on Drug Abuse, "Commonly Used Club Drugs," 2016, https://www.drugabuse.gov/drugs-abuse/commonly-abused-drugs-charts#ketamine; Drugs.com, "Ketamine," 2016, http://www.drugs.com/cdi/ketamine.html.
124. National Institute on Drug Abuse, "Hallucinogens," DrugFacts, January 2016, www.drugabuse.gov/publications/drugfacts/hallucinogens.
125. Ibid.
126. Ibid.
127. Ibid.
128. Partnership for Drug-Free Kids, "Inhalants," 2016, http://www.drugfree.org/drug-guide/inhalants.
129. Ibid.
130. National Collegiate Athletic Association, "NCAA National Study of Substance Use Habits of College Student Athletes—Final Report 2014," August 2014, www.ncaa.org/sites/default/files/Substance%20Use%20Final%20Report_FINAL.pdf.
131. Ibid.
132. National Collegiate Athletic Association, "Substance Use: National Study of Substance Use Trends among NCAA College Student-Athletes," 2012, www.ncaapublications.com/productdownloads/SAHS09.pdf.
133. American College Health Association, *American College Health Association-National College Health Assessment-Reference Group, Spring 2016*, 2016, http://www.acha-ncha.org/docs/NCHA-II%20SPRING%202016%20REFERENCE%20GROUP%20DATA%20REPORT.pdf.
134. H. G. Pope et al., "The Lifetime Prevalence of Anabolic-Androgenic Steroid Use and Dependence in Americans: Current Best Estimates," *American Journal on Addictions* 23, no. 4 (2014): 371–77.
135. National Institute on Drug Abuse, "What Are Anabolic Steroids," DrugFacts, 2016, https://www.drugabuse.gov/publications/drugfacts/anabolic-steroids.
136. Ibid.
137. Association Against Steroid Use, "Legal Ramifications of Steroid Use," http://www.steroidabuse.com/legal-ramifications-of-steroid-abuse.html.
138. Substance Abuse and Mental Health Services Administration, "Results from the 2015 National Survey," 2016; Office of the Surgeon General, *Facing Addiction in America: The Surgeon General's Report on Alcohol, Drugs, and Health* (Washington, DC: U.S. Department of Health and Human Services, 2016).
139. Office of the Surgeon General, *Facing Addiction in America: The Surgeon General's Report on Alcohol, Drugs, and Health* (Washington, DC: U.S. Department of Health and Human Services, 2016).
140. Ibid.
141. Ibid.
142. Alcoholics Anonymous "Over 80 Years of Growth," 2016, http://www.aa.org/pages/en_US/aa-timeline/to/1; Rehabs.com, "AA Success Rates," 2016, http://luxury.rehabs.com/12-step-programs/aa-success-rates.
143. Office of the Surgeon General, *Facing Addiction in America: The Surgeon General's Report on Alcohol, Drugs, and Health* (Washington, DC: U.S. Department of Health and Human Services, 2016).
144. M.L. Dennis et al., "A Pilot Study to Examine the Feasibility and Potential Effectiveness of Using Smartphones to Provide Recovery Support for Adolescents," *Substance Abuse* 36, no. 4 (2015): 486–92.
145. S. Gaidos, "Vaccines Could Counter Addictive Opioids," *Science News*, June 28, 2016, https://www.sciencenews.org/article/vaccines-could-counter-addictive-opioids
146. S. Gaidos, "Vaccines Could Counter Addictive Opioids," *Science News*, June 28, 2016, https://www.sciencenews.org/article/vaccines-could-counter-addictive-opioids; National Institute on Drug Abuse, "Dr. Thomas Kosten Q & A: Vaccines to Treat Addiction," 2015, https://www.drugabuse.gov/news-events/nida-notes/2015/06/dr-thomas-kosten-q-vaccines-to-treat-addiction.
147. Substance Abuse and Mental Health Services Administration, "Naltrexone," 2016, http://www.samhsa.gov/medication-assisted-treatment/treatment/naltrexone.
148. A.B. Laudet et al., "Characteristics of Students Participating in Collegiate Recovery Programs: A National Survey," *Journal of Substance Abuse Treatment* 51 (2015): 38–46.

149. Office of National Drug Control Policy, "How Illicit Drug Use Affects Business and the Economy," Executive Office of the President, Accessed June 2016, www.whitehouse.gov/ondcp/ondcp-fact-sheets/how-illicit-drug-use-affects-business-and-the-economy.
150. Ibid.
151. Pew Research Center, "America's New Drug Policy Landscape," April 2, 2014, http://www.people-press.org/2014/04/02/americas-new-drug-policy-landscape; Substance Abuse and Mental Health Services Administration, "Prevention of Substance Abuse and Mental Illness," 2016, http://www.samhsa.gov/prevention.

Pulled Statistics:

page 159, American College Health Association. *American College Health Association—National College Health Assessment II: Reference Group Executive Summary, Spring 2016* (Hanover, MD: American College Health Association, 2016).

page 166, Substance Abuse and Mental Health Services Administration, "Driving Under the Influence of Alcohol and Illicit Drugs," Short Report (December, 2016), https://www.samhsa.gov/data/sites/default/files/report_2688/ShortReport-2688.html

7장 | 책임감 있는 음주와 금연

1. M. Stahre et al., "Contribution of Excessive Alcohol Consumption to Death and Years of Potential Life Lost in the United States," *Prevention of Chronic Disease* 11 (2014): 130293, www.cdc.gov/pcd/issues/2014/13_0293.htm.
2. U.S. Department of Health and Human Services, *The Health Consequences of Smoking—50 Years of Progress: A Report of the Surgeon General* (Atlanta, GA: U.S. Centers for Disease Control and Prevention, Office on Smoking and Health, 2014), Available at www.surgeongeneral.gov/library/reports/50-years-of-progress/exec-summary.pdf; Centers for Disease Control and Prevention, "Current Cigarette Smoking among Adults—United States 2005–2015," *Morbidity and Mortality Weekly* 65, no. 45 (2016): 1205–11.
3. A. Giacosa et al., "Mediterranean Way of Drinking and Longevity," *Critical Reviews in Food Science and Nutrition* 56 (2016): 635–40; R. M. Lamuela-Raventos et al., "Mechanism of the Protective Effects of Wine Intake on Cardiovascular Disease," *Wine Safety, Consumer Preference and Human Health* (New York: Springer International Publishing, 2016), 231–39; T. Stockwell et al., "Do "Moderate" Drinkers Have Reduced Mortality Risk," *Journal of Studies on Alcohol and Drugs* 77, no. 2 (2016): 185–98.
4. Center for Behavioral Health Statistics and Quality, "Key Substance Use and Mental Health Indicators in the United States: Results from the 2015 National Survey on Drug Use and Health, 2016, (HHS Publication No. SMA 16-4984, NASUH Series H-51), http://www.samhsa.gov/data.
5. Ibid.
6. National Institute on Alcohol Abuse and Alcoholism, "Beyond Hangovers: Understanding Alcohol's Impact on Your Health," October 2015, https://pubs.niaaa.nih.gov/publications/Hangovers/beyondHangovers.pdf.
7. National Institute on Alcohol Abuse and Alcoholism, "Alcohol's Effects on the Body," Accessed May 4, 2016, http://niaaa.nih.gov/alcohol-health/alcohols-effects-body.
8. Blowfish for Hangovers, "How It Works," Accessed May 2016, http://forhangovers.com/pages/about.
9. Centers for Disease Control and Prevention, "Unintentional Drowning: Get the Facts," April 28, 2016, http://www.cdc.gov/HomeandRecreationalSafety/Water-Safety/waterinjuries-factsheet.html.
10. Ibid.
11. Mental Health America, "Suicide," June 18, 2016, http://www.mentalhealthamerica.net/suicide.
12. K. Conner et al., "Alcohol and Suicidal Behavior: What Is Known and What Can Be Done," *American Journal of Preventive Medicine* 47, no. 3 (2014): S204–08.
13. N. Barnett, et al., "Description and Predictors of Positive and Negative Alcohol-Related Consequences in the First Year of College," *Journal of Studies on Alcohol and Drugs* 75, no. 1 (2014): 103–14.
14. American College Health Association, *American College Health Association—National College Health Assessment II: Reference Group Executive Summary Spring 2016* (Hanover, MD: American College Health Association, 2016), http://www.acha-ncha.org/docs/NCHA-II%20FALL%202016%20REFERENCE%20GROUP%20EXECUTIVE%20SUMMARY.pdf.
15. N. Barnett et al., "Description and Predictors of Positive and Negative Alcohol-Related Consequences in the First Year of College," *Journal of Studies on Alcohol and Drugs* 75, no. 1 (2014): 103–14.
16. "Poll: One in Five Women Say They Have Been Sexually Assaulted in College," *Washington Post*, June 12, 2015, https://www.washingtonpost.com/graphics/local/sexual-assault-poll.
17. Ibid.
18. Ibid.
19. Ibid.
20. Centers for Disease Control and Prevention, "Ten Leading Causes of Death by Age Group," February 2016, www.cdc.gov/injury/wisqars/leadingcauses.html.
21. Centers for Disease Control and Prevention, "Impaired Driving: Get the Facts," January 26, 2017, http://www.cdc.gov/motorvehicle safety/impaired_driving/impaired-drv_factsheet.html.
22. Ibid.
23. American College Health Association, *National College Health Assessment II: Reference Group Data Report, Spring 2016*, 2016.
24. Insurance Institute for Highway Safety, "Alcohol-Impaired Driving 2015," November 2016, http://www.iihs.org/iihs/topics/t/alcohol-impaired-driving/fatalityfacts/alcohol-impaired-driving/2015.
25. Ibid.
26. Ibid.
27. Ibid.
28. L. Squeglia et al., "Brain Development in Heavy Drinking Adolescents," *American Journal of Psychiatry* 172, no. 6 (2015): 531–42.
29. Ibid.
30. R. Rettner, "Cheers?: Counting the Calories in Alcoholic Drinks," *Livescience*, December 7, 2015, http://www.livescience.com/52990-alcohol-calories-weight-loss-be-healthy.html.
31. J. H. O'Keefe et al., "Alcohol and Cardiovascular Health: The Dose Makes the Poison . . . or the Remedy," *Mayo Clinic Proceedings* 89, no. 3 (2014): 382–93; A. Artero et al., "The Impact of Moderate Wine Consumption on Health," *Maturitas* 80, no. 1 (2015): 3–13.
32. The American Heart Association, "Alcohol and Heart Health," 2015, www.heart.org.
33. Ibid.
34. Ibid.
35. Ibid.
36. National Toxicology Program, *Report on Carcinogens*, 13th ed. (Research Triangle Park, NC: U.S. Department of Health and Human Services, Public Health Service, 2014), http://ntp.niehs.nih.gov/pubhealth/roc/roc13.
37. Y. Cao et al., "Light to Moderate Intake of Alcohol, Drinking Patterns, and Risk of Cancer: Results from Two Prospective US Cohort Studies," *British Medical Journal* 351 (2015): h4238.
38. Ibid.
39. Ibid.
40. I. Romieu et al., "Alcohol Intake and Breast Cancer in the European Prospective Investigation into Cancer and Nutrition," *International Journal of Cancer* 137, no. 8 (2015): 1921–30.
41. Ibid.
42. Substance Abuse and Mental Health Services Administration, "Protect Your Unborn Baby," Accessed January 2016, http://www.samhsa.gov/sites/default/files/programs_campaigns/fasd/fasd-infographic.pdf.
43. Centers for Disease Control and Prevention, "FASDs: Alcohol and Pregnancy," July 21, 2016, https://www.cdc.gov/ncbddd/fasd/alcohol-use.html.
44. Ibid.
45. Centers for Disease Control and Prevention, "Fetal Alcohol Spectrum Disorders (FASDs): Data and Statistics," March 13, 2017, www.cdc.gov/ncbddd/fasd/data.html.
46. Ibid.
47. Centers for Disease Control and Prevention, "Alcohol and Pregnancy: Why Take the Risk?" *Vital Signs*, February 2, 2016, https://www.cdc.gov/vitalsigns/fasd.
48. Centers for Disease Control and Prevention, "FASDs: Alcohol and Pregnancy," July 21, 2016, https://www.cdc.gov/ncbddd/fasd/alcohol-use.html.
49. Ibid.
50. American College Health Association, *National College Health Assessment II: Reference Group Executive Summary Spring 2016*, 2016.
51. Ibid.
52. U.S. Department of Health and Human Services, National Institute on Alcohol Abuse and Alcoholism, "Moderate and Binge Drinking," Accessed May 2016, http://www.niaaa.nih.gov/alcohol-health/overview-alcohol-consumption/moderate-binge-drinking.
53. Ibid.
54. C. Foster et al., "National College Health Assessment Measuring Negative Alcohol-Related Consequences among College Students," *American Journal of Public Health Research* 2, no. 1 (2014): 1–5.
55. American College Health Association, *National College Health Assessment II: Reference Group Executive Summary Spring 2016*, 2016.
56. L. Fucito, et al., "Perceptions of Heavy Drinking College Students about a Sleep and Alcohol Health Intervention," *Behavioral Sleep Medicine* 13, no. 5 (2016): 395–411. doi:10.1080/15402002.2014.919919.
57. .Ibid.
58. A. White and R. Hingson, "The Burden of Alcohol Use: Excessive Alcohol Consumption and Related Consequences among College Students," *Alcohol Research: Current Reviews* 35, no. 2 (2014): 201.
59. Ibid.
60. J. Merrill et al., "The Effect of Descriptive Norms on Pregaming Frequency: Tests of Five Moderators," *Substance Use & Misuse* 51, no. 8 (2016): 1002–12.
61. A. Fairlie et al., "Prepartying, Drinking Games, and Extreme Drinking among College Students: A Daily Level Investigation," *Addictive Behaviors* 42 (2015): 91–5. doi:10.1016/j.addbeh.2014.11.001.
62. J. Merrill and K. Carey, "Drinking over the Lifespan: A Focus on College Ages," *Alcohol Research* 38, no. 1 (2016): 103–14.
63. B. Zamboanga and P. Peake, "Moving House Parties to the Lab: A Call for Experimental Studies on Drinking Games" *Addictive Behaviors* 67 (2017): 18–19.
64. J. Merrill and K. Carey, "Drinking over the Lifespan: A Focus on College Ages," *Alcohol Research* 38, no. 1 (2016): 103–114.
65. Ibid.
66. B. Zamboanga et al., "Drinking Game Participation among High School and Incoming Students: A Narrative Review," *Journal of Addictions Nursing* 24, no. 1 (2016): 24–31.
67. R. Martin et al., "Hazardous Drinking and Weight-Conscious Drinking Behaviors in a Sample of College Students and College Student Athletes," *Substance Abuse* (2016). doi:10.1080/08897077.2016.1142922.
68. M. Eisenberg and C. Fitz, "'Drunkorexia': Exploring the Who and Why of a Disturbing Trend in College Students' Eating and Drinking Behaviors," *American Journal of College Health* 62, no. 8 (2014): 570–77.
69. Ibid.
70. Ibid.
71. J. Stogner et al., "Innovative Alcohol Use: Assessing the Prevalence of Alcohol without Liquid and Other Non-Oral Routes of Alcohol Administration," *Drug and Alcohol Dependence* 142, no. 1 (2014): 74–8.
72. M. Miguez, "The Need of Widening the Lens of Alcohol Research, but Sharpening the Focus on Type of Alcohol Beverage," *Journal of Alcoholism and Drug Dependence* (2014). doi:10.4172/2329-6488.1000e112.
73. National Institute on Alcohol Abuse and Alcoholism, "Planning Alcohol Interventions Using NIAAA's College AIM: Alcohol Intervention Matrix," September 2015, NIH Publication No. 15-AA-8017.
74. Ibid.
75. Medline Plus, "Alcoholism and Alcohol Abuse," March 2015, www.nlm.nih.gov/medlineplus/ency/article/000944.htm.

76. National Institute on Alcohol Abuse and Alcoholism, "College Drinking," December 2015, http://pubs.niaaa.nih.gov/publications/CollegeFactSheet/CollegeFactSheet.pdf.
77. A. Arria, "College Student Success: The Impact of Health Concerns and Substance Abuse," Lecture presented at NASPA Alcohol and Mental Health Conference, Fort Worth, TX, January 19, 2013.
78. S. Gupta, "Are You a Functioning Alcoholic?" *Everyday Health*, April 25, 2016, http://www.everydayhealth.com/news/are-you-someone-you-know-functional-alcoholic.
79. M. Waldron et al., "Parental Separation and Early Substance Involvement: Results from Children of Alcoholic and Cannabis Twins," *Drug and Alcohol Dependence* 134 (2014): 78–84.
80. M. Schuckit, "A Brief History of Research on the Genetics of Alcohol and Other Drug Use Disorders," *Journal of Studies on Alcohol and Drugs* 75, Suppl. 17 (2014): 59–67.
81. Ibid.
82. B. Taub, "Here's What Happens to Alcoholics' Brains When They Quit Drinking," *IFLScience*, March 3, 2016, http://www.iflscience.com/brain/what-happens-alcoholics-brains-when-they-quit-drinking.
83. NEW Centers for Disease Control and Prevention, Fact Sheet, "Excessive Alcohol Use and Risks to Women's Health," March 7, 2016, www.cdc.gov/alcohol/fact-sheets/womens-health.htm.
84. National Institute on Alcohol Abuse and Alcoholism, "Alcohol: A Women's Health Issue," 2015, NIH Publication No. 15-4956.
85. Centers for Disease Control and Prevention, "Excessive Drinking Is Draining the U.S. Economy," January 12, 2016, www.cdc.gov/features/CostsOfDrinking.
86. Ibid.
87. Ibid.
88. Ibid.
89. S. Finn, "Alcohol Consumption, Dependence, and Treatment Barriers: Perceptions among Nontreatment Seekers with Alcohol Dependence," *Substance Use and Misuse* 49, no. 6 (2014): 762–69.
90. A. Laudet et al., "Collegiate Recovery Community Programs: What Do We Know and What Do We Need to Know?," *Journal of Social Work Practice in the Addictions* 14 (2014): 84–100; A. Laudet et al., "Characteristics of Students Participating in Collegiate Recovery Programs: A National Survey," *Journal of Substance Abuse Treatment* 51 (2014): 38–46.
91. O. Manejwala, "How Often Do Long-Term Sober Alcoholics and Addicts Relapse?" *Psychology Today*, February 13, 2014, https://www.psychologytoday.com/blog/craving/201402/how-often-do-long-term-sober-alcoholics-and-addicts-relapse.
92. U.S. Department of Health and Human Services, *The Health Consequences of Smoking—50 Years of Progress*, 2014, https://www.surgeongeneral.gov/library/reports/50-years-of-progress.
93. Centers for Disease Control and Prevention, "Fast Facts and Fact Sheets: Smoking and Tobacco Use," December 2016, www.cdc.gov/tobacco/data_statistics/fact_sheets/fast_facts/index.htm.
94. Centers for Disease Control and Prevention, "Current Cigarette Smoking Among Adults—United States, 2005–2015," *Morbidity and Mortality Weekly Report* 64, no. 44 (2016): 1205–1211.
95. Ibid.
96. Campaign for Tobacco-Free Kids, "Toll of Tobacco in the United States of America," 2017, www.tobaccofreekids.org/research/factsheets/pdf/0072.pdf?utm_source=factsheets_finder&utm_medium=link&utm_campaign=analytics.
97. Ibid.
98. Ibid.
99. American Cancer Society, "Cancer Facts & Figures 2017," Accessed March 2017, www.cancer.org/research/cancerfactsstatistics/cancerfactsfigures2017.
100. Campaign for Tobacco-Free Kids, "Toll of Tobacco in the United States of America," 2017, www.tobaccofreekids.org/research/factsheets/pdf/0072.pdf?utm_source=factsheets_finder&utm_medium=link&utm_campaign=analytic.
101. U.S. Department of Health and Human Services, *The Health Consequences of Smoking—50 Years of Progress*, 2014, https://www.surgeongeneral.gov/library/reports/50-years-of-progress.
102. Campaign for Tobacco-Free Kids, "Toll of Tobacco in the United States of America," 2017, www.tobaccofreekids.org/research/factsheets/pdf/0072.pdf?utm_source=factsheets_finder&utm_medium=link&utm_campaign=analytic.
103. American College Health Association, *American College Health Association–National College Health Assessment II: Reference Group Data Report, Spring 2016* (Baltimore: American College Health Association, 2016), Available from www.achancha.org/reports_ACHA-NCHAII.html.
104. Ibid.
105. Ibid.
106. J. Rosa and P. Aloise-Young, "A Qualitative Study of Smoker Identity among College Student Smokers," *Substance Use and Misuse* 50, no. 12 (2015): 1510–17.
107. American Cancer Society, "Light Smoking as Risky as a Pack a Day?," January 2013, http://blogs.cancer.org/expertvoices/2013/01/02/light-smoking-as-risky-as-a-pack-a-day.
108. Mayo Clinic, "Estrogen and Progestin Oral Contraceptives (Oral Route)," 2015, http://www.mayoclinic.org/drugs-supplements/estrogen-and-progestin-oral-contraceptives-oral-route/side-effects/drg-20069422.
109. U.S. Department of Health and Human Services, *The Health Consequences of Smoking—50 Years of Progress*, 2014, https://www.surgeongeneral.gov/library/reports/50-years-of-progress.
110. Tobacco-Free Kids, "1998 State Tobacco Settlement 17 Years Later," December 2015, http://www.tobaccofreekids.org/microsites/statereport2016.
111. 111th Congress of the United States of America, *Family Smoking Prevention and Tobacco Control Act of 2009*, HR 1256, www.govtrack.us.
112. U.S. Department of Health and Human Services, *The Health Consequences of Smoking—50 Years of Progress*, 2014, https://www.surgeongeneral.gov/library/reports/50-years-of-progress; U.S. Department of Health and Human Services, "How Tobacco Smoke Causes Disease: The Biology and Behavioral Basis for Smoking Attributable Disease: A Report of the Surgeon General," 2010, Available at www.ncbi.nlm.nih.gov.
113. *Diagnostic and Statistical Manual of Mental Disorders*, Fifth Edition (Washington, DC: American Psychiatric Association, 2013).
114. Ibid.
115. U.S. Department of Health and Human Services, *E-Cigarette Use among Youth and Young Adults: A Report of the Surgeon General—Executive Summary* (Atlanta, GA: U.S. Department of Health and Human Services, Centers for Disease Control and Prevention, National Center for Chronic Disease Prevention and Health Promotion, Office on Smoking and Health, 2016).
116. American College Health Association, *American College Health Association—National College Health Assessment II: Reference Group Data Report, Spring 2016*, 2016.
117. A. Littlefield et al., "Electronic Cigarette Use among College Students: Links to Gender, Race/Ethnicity, Smoking and Heavy Drinking," *Journal of American College Health* 63, no. 8 (2015): 523–29.
118. American Cancer Society, "Cancer Facts & Figures 2016," 2016.
119. National Cancer Institute, "Cigar Smoking and Cancer," Accessed March 13, 2016, http://www.cancer.gov/about-cancer/causes-prevention/risk/tobacco/cigars-fact-sheet.
120. American Cancer Society, "Cancer Facts & Figures 2016," 2016, https://www.cancer.org/research/cancer-facts-statistics/all-cancer-facts-figures/cancer-facts-figures-2016.html.
121. National Cancer Institute, "Cigar Smoking and Cancer," Accessed March 13, 2016, http://www.cancer.gov/about-cancer/causes-prevention/risk/tobacco/cigars-fact-sheet.
122. Centers for Disease Control and Prevention, "Smoking and Tobacco Use: Bidis and Kreteks," December 1, 2016, www.cdc.gov/tobacco/data_statistics/fact_sheets/tobacco_industry/bidis_kreteks.
123. Centers for Disease Control and Prevention, "Smoking & Tobacco Use: Hookahs," December 1, 2016, https://www.cdc.gov/tobacco/data_statistics/fact_sheets/tobacco_industry/hookahs; Centers for Disease Control and Prevention, "CDC Features: Dangers of Hookah," November 9, 2015, https://www.cdc.gov/features/hookahsmoking.
124. Campaign for Tobacco-Free Kids, "Smokeless Tobacco in the United States," 2016, https://www.tobaccofreekids.org/research/factsheets/pdf/0231.pdf.
125. Campaign for Tobacco-Free Kids, "Toll of Tobacco in the United States of America," 2017, www.tobaccofreekids.org/research/factsheets/pdf/0072.pdf?utm_source=factsheets_finder&utm_medium=link&utm_campaign=analytics.
126. National Cancer Institute, "Lung Cancer Prevention," February 2016, www.cancer.gov/cancertopics/pdq/prevention/lung/HealthProfessional/page2.
127. American Cancer Society, "Cancer Facts & Figures 2017," 2017, Accessed March 2017, www.cancer.org/research/cancerfactsstatistics/cancerfactsfigures2017.
128. American Cancer Society, "What Are Oral Cavity and Oropharyngeal Cancers?," January 2016, www.cancer.org/cancer/oralcavityandoropharyngealcancer/detailedguide/oral-cavity-and-oropharyngeal-cancer-what-is-oral-cavity-cancer.
129. American Cancer Society, "Cancer Facts & Figures 2017," 2017, Accessed March 2017, www.cancer.org/research/cancerfactsstatistics/cancerfactsfigures2017.
130. Ibid.
131. American Heart Association, *Heart Disease and Stroke Statistics—2017 Update: A Report from the American Heart Association* (Dallas, TX: American Heart Association, 2016), Available at http://circ.ahajournals.org/content/early/2017/01/25/CIR.0000000000000485.
132. Ibid.
133. Ibid.
134. Ibid
135. U.S. Department of Health and Human Services, *The Health Consequences of Smoking—50 Years of Progress: A Report of the Surgeon General*, 2014, https://www.surgeongeneral.gov/library/reports/50-years-of-progress.
136. American Lung Association, "Lung Health Diseases: What Causes COPD," November 1, 2016, http://www.lung.org/lung-health-and-diseases/lung-disease-lookup/copd/symptoms-causes-risk-factors/what-causes-copd.html.
137. C. B. Harte et al., "Association between Cigarette Smoking and Erectile Tumescence: The Mediating Role of Heart Rate Variability," *International Journal of Impotence Research* 25, no. 4 (2013): 155–59. doi:10.1038/ijir.2012.43.
138. Centers for Disease Control and Prevention, "Tobacco Use and Pregnancy," September 2016, www.cdc.gov/reproductivehealth/TobaccoUsePregnancy.
139. Ibid.
140. American Academy of Periodontology, "Gum Disease Risk Factors," Accessed March 2017, www.perio.org/consumer/risk-factors; Centers for Disease Control and Prevention, "Smoking, Gum Disease, and Tooth Loss," September 2015, http://www.cdc.gov/tobacco/campaign/tips/diseases/periodontal-gum-disease.html.
141. S. Karama et al., "Cigarette Smoking and Thinning of the Brain's Cortex," *Molecular Psychiatry* 20 (2015): 778–85; I. Moreno-Gonzalez, et al., "Smoking Exacerbates Amyloid Pathology in a Mouse Model of Alzheimer's Disease," *Nature Communications* 4 (2013), www.nature.com/ncomms/journal/v4/n2/abs/ncomms2494.html.
142. Centers for Disease Control and Prevention, "Secondhand Smoke (SHS) Facts," February 21, 2017, https://www.cdc.gov/tobacco/data_statistics/fact_sheets/secondhand_smoke/general_facts/index.htm.
143. American Nonsmokers' Rights Foundation, "Overview List—How Many Smoke-Free Laws," April 4, 2016, www.no-smoke.org/pdf/mediaordlist.pdf.
144. Ibid.
145. Ibid.
146. American Lung Association, "Health Effects of Secondhand Smoke," Accessed April 2016, http://www.lung.org/stop-smoking/smoking-facts/health-effects-of-secondhand-smoke.html.
147. American Nonsmokers' Rights Foundation, "Overview List–How Many Smoke-Free Laws," April 4, 2016, www.no-smoke.org/pdf/mediaordlist.pdf.

148. Centers for Disease Control and Prevention, "Secondhand Smoke (SHS) Facts," February 21, 2017, https://www.cdc.gov/tobacco/data_statistics/fact_sheets/secondhand_smoke/general_facts/index.htm.
149. Centers for Disease Control and Prevention, "Health Effects of Secondhand Smoke Fact Sheet," February 2016, http://www.cdc.gov/tobacco/data_statistics/fact_sheets/second hand_smoke/health_effects/index.htm.
150. Centers for Disease Control and Prevention, "Quitting Smoking among Adults–United States 2000-2015," *Morbidity and Mortality Weekly* 65 no. 52 (2017): 1457–64; Centers for Disease Control and Prevention, "Tobacco Use: Smoking Cessation," February 2016, www.cdc.gov/tobacco/data_statistics/fact_sheets/cessation/quitting/index.htm#quitting.
151. American Lung Association, "Benefits of Quitting," Accessed March 2017, www.lung.org/stop-smoking/i-want-to-quit/benefits-of-quitting.html; Centers for Disease Control and Prevention, "Quitting Smoking," February 2017, www.cdc.gov/tobacco/data_statistics/fact_sheets/cessation/quitting/index.htm?utm_source=feedburner&utm_medium=feed&utm_campaign=Feed%3A+CdcSmoking AndTobaccoUse FactSheets+%28CDC+-+Smoking+and+Tobacco+Use+-+Fact+Sheets%29.
152. Ibid.
153. Ibid.
154. Ibid.
155. H. Holmes, "What a Pack of Cigarettes Costs Now, State by State," *The Awl*, July 6, 2016, https://theawl.com/what-a-pack-of-cigarettes-costs-in-every-state-266d285b8a68#.xhj2e7evz.
156. American Cancer Society, "How to Quit Smoking," November 16, 2016, https://www.cancer.org/latest-news/how-to-quit-smoking.html
157. Drugs.com, "Nicotine Patch," Accessed March 2016, http://www.drugs.com/price-guide/nicotine.
158. Ibid.
159. U.S. Food and Drug Administration, "FDA 101: Smoking Cessation Products," February 2016, http://www.fda.gov/ForConsumers/ConsumerUpdates/ucm198176.htm.

Pulled Statistics:

page 182, National Institute on Alcohol Abuse and Alcoholism, "Alcohol Facts and Statistics," 2017, www.niaaa.nih.gov/alcohol-health/overview-alcohol-consumption/alcohol-facts-and-statistics.

page 188, National Institute on Alcohol Abuse and Alcoholism, "Alcohol Facts and Statistics," 2017, www.niaaa.nih.gov/alcohol-health/overview-alcohol-consumption/alcohol-facts-and-statistics.

8장 | 영양: 당신을 위한 건강한 식사

1. Institute of Medicine, *Dietary Reference Intakes: Applications in Dietary Planning* (Washington, DC: National Academies Press: 2003), Updated 2013, Available at http://fnic.nal.usda.gov.
2. U.S. Department of Agriculture, "Part D: Section 6: Sodium, Potassium, and Water," *Report of the Dietary Guidelines Advisory Committee on the Dietary Guidelines for Americans, 2010* (Washington, DC.: U.S. Department of Agriculture, Agricultural Research Service, 2010).
3. A.E. Carroll, "No, You Do Not Have to Drink 8 Glasses of Water a Day," *New York Times*, August 24, 2015, www.nytimes.com/2015/08/25/upshot/no-you-do-not-have-to-drink-8-glasses-of-water-a-day.html?_r=0.
4. S.C. Killer, A.K. Blannin, and A.E. Jeukendrup, "No Evidence of Dehydration with Moderate Daily Coffee Intake: A Counterbalanced Cross-Over Study in a Free-Living Population," *PLoS ONE* 9, no. 1 (2014): e84154, doi:10.1371/journal.pone.0084154.
5. American College of Sports Medicine (ACSM), "Selecting and Effectively Using Hydration for Fitness," 2011, www.acsm.org/docs/brochures/selecting-and-effectively-using-hydration- for-fitness.pdf.
6. U.S. Department of Agriculture, "What We Eat in America," NHANES 2011–2012, February 11, 2015, www.ars.usda.gov/SP2UserFiles/Place/80400530/pdf/1112/Table_1_NIN_GEN_11.pdf.
7. Food and Nutrition Board, Institute of Medicine, *Dietary Reference Intakes for Energy, Carbohydrate, Fiber, Fat, Fatty Acids, Cholesterol, Protein, and Amino Acids (Macronutrients)* (Washington, DC: National Academies Press, 2005), Available at www.nap.edu/openbook.php?isbn=0309085373.
8. Dietitians of Canada, the Academy of Nutrition and Dietetics, and the American College of Sports Medicine, "Nutrition and Athletic Performance: Position of Dietitians of Canada, the Academy of Nutrition and Dietetics, and the American College of Sports Medicine," February 2016, Available at https://www.dietitians.ca/Downloads/Public/noap-position-paper.aspx.
9. Institute of Medicine of the National Academies, "Dietary, Functional, and Total Fiber," *Dietary Reference Intakes for Energy, Carbohydrate, Fiber, Fat, Fatty Acids, Cholesterol, Protein, and Amino Acids* (Washington, DC: National Academies Press, 2005), 339–421, Available at www.nap.edu/openbook.php?isbn=0309085373.
10. Ibid.
11. C.E. Ramsden et al., "Use of Dietary Linoleic Acid for Secondary Prevention of Coronary Heart Disease and Death: Evaluation of Recovered Data from the Sydney Diet Heart Study and Updated Meta-Analysis," *British Medical Journal* 346 (2013): e8707; M.A. Leslie et al., "A Review of the Effect of Omega-3 Polyunsaturated Fatty Acids on Blood Triacylglycerol Levels in Normolipidemic and Borderline Hyperlipidemic Individuals," *Lipids in Health and Disease* 14, no. 1 (2015): 1.
12. W. Willet, "Dietary Fats and Coronary Heart Disease," *Journal of Internal Medicine* 272, no. 1 (2012): 13–24.
13. U.S. Food and Drug Administration, "FDA Targets Trans Fats in Processed Foods," FDA Consumer Updates, March 17, 2017, www.fda.gov/ForConsumers/ConsumerUpdates/ucm372915.htm.
14. Ibid.
15. Ibid.
16. H.J. Silver et al., "Consuming a Balanced High Fat Diet for 16 Weeks Improves Body Composition, Inflammation and Vascular Function Parameters in Obese Premenopausal Women," *Metabolism* 63, no. 4 (2014): 562–73; A. Trichpoulou et al., "Definitions and Potential Health Benefits of the Mediterranean Diet: Views from Experts around the World," *BMC Medicine* 12, no. 1 (2014): 112.
17. National Institutes of Health Office of Dietary Supplements, "Dietary Supplement Fact Sheet: Vitamin D," February 11, 2016, http://ods.od.nih.gov/factsheets/VitaminD-HealthProfessional.
18. Ibid.
19. Ibid.
20. U.S. Department of Agriculture, *What We Eat in America*, 2010.
21. U.S. Department of Health and Human Services and U.S. Department of Agriculture, *2015–2020 Dietary Guidelines for Americans*, 2015.
22. Ibid.
23. S.A. McNaughton et al., "An Energy-Dense, Nutrient-Poor Dietary Pattern Is Inversely Associated with Bone Health in Women," *Journal of Nutrition* 141, no. 8 (2011): 1516–23, doi:10.3945/jn.111.138271.
24. World Health Organization, "Micronutrient Deficiencies: Iron Deficiency Anemia," Accessed March 2017, http://www.who.int/nutrition/topics/ida/en.
25. Food and Nutrition Board, Institute of Medicine, *Dietary Reference Intakes for Vitamin A, Vitamin K, Arsenic, Boron, Chromium, Copper, Iodine, Iron, Manganese, Molybdenum, Nickel, Silicon, Vanadium, and Zinc* (Washington, DC: National Academies Press, 2001).
26. R. Gozzelino and P. Arosio, "Iron Homeostasis in Health and Disease," *International Journal of Molecular Sciences* 17, no. 1 (2016): 130.
27. Academy of Nutrition and Dietetics, "Position of the Academy of Nutrition and Dietetics: Functional Foods," *Journal of the Academy of Nutrition and Dietetics* 113 no. 8(2013): 1096–103.
28. Ibid.
29. J. Fiedor and K. Burda, "Potential Role of Carotenoids as Antioxidants in Human Health and Disease," *Nutrients* 6, no. 2 (2014): 466–88.
30. J. Harasym and R. Oledzki, "Effect of Fruit and Vegetable Antioxidants on Total Antioxidant Capacity of Blood Plasma," *Nutrition* 30, no. 5 (2014): 511–17.
31. M.E. Obrenovich et al., "Antioxidants in Health, Disease, and Aging," *CNS & Neurological Disorders Drug Targets* 10, no. 2 (2011): 192–207; V. Ergin et al., "Carbonyl Stress in Aging Process: Role of Vitamins and Phytochemicals as Redox Regulators," *Aging and Disease* 4, no. 5 (2013): 276–94.
32. H. Stutz et al., "Analytical Tools for the Analysis of Beta-Carotene And Its Degradation Products," *Free Radical Research* 49, no. 4 (2015): 650–80; M.J. Gostner et al., "The Good and Bad of Antioxidant Foods: An Immunological Perspective," *Food and Chemical Toxicology* 80 (2015): 72–79.
33. U.S. Department of Agriculture, "Food Availability (Per Capita) Data System," Accessed March 2017, https://www.ers.usda.gov/data-products/food-availability-per-capita-data-system.
34. U.S. Department of Health and Human Services and U.S. Department of Agriculture, *2015–2020 Dietary Guidelines for Americans*, 2015.
35. U.S. Department of Agriculture, "Empty Calories: How Do I Count the Empty Calories I Eat?" September 30, 2015, http://archive.rhizome.org/artbase/53981/www.choosemyplate.gov/food-groups/emptycalories_count_table.html. Accessed April 2017.
36. U.S. Food and Drug Administration, "Label Claims for Conventional Foods and Dietary Supplements," April 11, 2016, www.fda.gov/Food/IngredientsPackagingLabeling/LabelingNutrition/ucm111447.htm.
37. The Vegetarian Resource Group, "How Often Do Americans Eat Vegetarian Meals? And How Many Adults in the U.S. Are Vegan?" May 29, 2015, www.vrg.org/blog/2015/05/29/how-often-do-americans-eat-vegetarian-meals-and-how-many-adults-in-the-u-s-are-vegetarian-2.
38. Ibid.
39. Y. Yokoyama et al., "Vegetarian Diets and Blood Pressure: A Meta-Analysis," *Journal of the American Medical Association Internal Medicine* 174, no. 4 (2014): 577–87.
40. C.G. Lee et al., "Vegetarianism as a Protective Factor for Colorectal Adenoma and Advanced Adenoma in Asians," *Digestive Diseases and Science* 59, no. 5 (2014): 1025–35.
41. Council for Responsible Nutrition, "2015 CRN Consumer Survey on Dietary Supplements," October 23, 2015, www.crnusa.org/CRNPR15-CCSurvey102315.html.
42. Ibid.
43. Office of Dietary Supplements, "Frequently Asked Questions," July 2013, http://ods.od.nih.gov/Health_Information/ODS_-Frequently_Asked_Questions.aspx#; V.A. Moyer, "Vitamin, Mineral, and Multi-vitamin Supplements for the Primary Prevention of Cardiovascular Disease and Cancer: U.S. Preventive Services Task Force Recommendation Statement," *Annals of Internal Medicine* 160, no. 8 (2014): 558–64.
44. M.J. Krantz et al., "Effects of Omega-3 Fatty Acids on Arterial Stiffness in Patients with Hypertension: A Randomized Pilot Study," *Journal of Negative Results in Biomedicine* 14, no. 1 (2015): 21.
45. New York State Office of the Attorney General, "Attorney General Schneiderman Asks Major Retailers to Halt Sales of Certain Herbal Supplements as DNA Tests Fail to Detect Plant Materials Listed on Majority of Products Tested," February 3, 2015, www.ag.ny.gov/press-release/ag-schneiderman-asks-major-retailers-halt-sales-certain-herbal-supplements-dna-tests. Accessed March 2017.
46. U.S. Department of Health and Human Services, "Food Safety Modernization Act (FSMA)," November 2013, www.fda.gov/Food/GuidanceRegulation/FSMA/ucm304045.htm. Accessed March 2017.
47. U.S. Food and Drug Administration, "'Natural' on Food Labeling," December 24, 2015, www.fda.gov/Food/Guidance-Regulation/GuidanceDocuments RegulatoryInformation/LabelingNutrition/ucm456090.htm. Accessed March 2017.
48. Organic Trade Association, "Market Analysis: U.S. Organic Industry Survey, 2015," https://www.ota.com/resources/market-analysis. Accessed March 2017.

49. Ibid.
50. K. Brandt et al., "Agroecosystem Management and Nutritional Quality of Plant Foods: The Case of Organic Fruits and Vegetables,"*Critical Reviews in Plant Sciences* 30, no. 1–2 (2011): 177–97; C. Smith-Spangler et al., "Are Organic Foods Safer or Healthier Than Conventional Alternatives? A Systematic Review," *Annals of Internal Medicine* 157, no. 5 (2012): 348–66, doi:10.7326/0003-4819-157-5-201209040-00009.
51. International Agency for Research on Cancer, "IARC Monographs Volume 112: Evaluation of Five Organophosphate Insecticides and Herbicides," March 20, 2015, Available at www.iarc.fr/en/media-centre/iarc-news/pdf/MonographVolume112.pdf. Accessed March 2017.
52. F. Galgano et al. "Conventional and Organic Foods: A Comparison Focused on Animal Products,"*Cogent Food & Agriculture* 2, no. 1(2016): 1142818, http://www.tandfonline.com/doi/full/10.1080/23311932.2016.1142818?scroll=top&needAccess=tru.
53. J. Miquel, "Organic versus Conventional Food: A Comparison Regarding Food Safety,"*Food Reviews International* 33, no. 4 (2017): 424–446, http://dx.doi.org/10.1080/87559129.2016.1196490.
54. U.S. Environmental Protection Agency, "Food and Pesticides," December 2015, www.epa.gov/safepestcontrol/food-and-pesticides.
55. J.L. Wood et al., "Microbiological Survey of Locally Grown Lettuce Sold at Farmers' Markets in Vancouver, British Columbia," *Journal of Food Protection* 78, no. 1 (2015): 203–08.
56. Centers for Disease C, "Burden of Food-Borne Illness: Findings," January 2016, www.cdc.gov/foodborneburden/index.html.
57. Centers for Disease Control and Prevention, *Foodborne Diseases Active Surveillance Network (FoodNet): FoodNet 2015 Surveillance Report (Final Data)* (Atlanta, GA: U.S. Department of Health and Human Services, Centers for Disease Control and Prevention, 2017).
58. Centers for Disease Control and Prevention, "Botulism," May 3, 2016, Available at https://www.cdc.gov/botulism.
59. U.S. Government Accountability Office, "Progress on Many High-Risk Areas, While Substantial Efforts Needed on Others," February 15, 2017, Available at http://www.gao.gov/products/GAO-17-317.
60. M. Jay-Russell et al., "Exploration of the Impact of Application Intervals for the Use of Raw Animal Manure as a Soil Amendment, on Tomato Contamination," Accessed March 2017, Available at www.wifss.ucdavis.edu/wp-content/uploads/2015/pdfs/OryangJayRussellPosterOFVMScienceaResearchConference_08_14.pdf.
61. Centers for Disease Control and Prevention, "Surveillance for Foodborne Disease Outbreaks—United States, 1998–2008," *Morbidity and Mortality Weekly Report* 62, no. SS2 (2013), www.cdc.gov/foodsafety/fdoss/data/annual-summaries/mmwr-questions-and-answers-1998-2008.html.
62. National Institute of Allergy and Infectious Diseases, "Food Allergy," January 2016, www.niaid.nih.gov/topics/foodallergy/Pages/default.aspx.
63. National Institute of Allergy and Infectious Diseases, "Guidelines for the Diagnosis and Management of Food Allergy: What's in It for Patients?" October 2016. https://www.niaid.nih.gov/diseases-conditions/food-allergy-guidelines-patients. Accessed April 2017.
64. U.S. Food and Drug Administration, "Food Allergies: What You Need to Know," April 5, 2017, www.fda.gov/food/resourcesforyou/consumers/ucm079311.htm.
65. National Institute of Diabetes and Digestive and Kidney Diseases, "Celiac Disease," Accessed March 2017, www.niddk.nih.gov/health-information/health-topics/digestive-diseases/celiac-disease/Pages/facts.aspx.
66. National Institute of Child Health and Human Development, "Lactose Intolerance," Accessed March 2017, https://www.nichd.nih.gov/health/topics/lactose/Pages/default.aspx.
67. W. Klumper and M Qaim, "A Meta-Analysis of the Impacts of Genetically Modified Crops," *PLoS ONE* 9, no. 11 (2014): e111629.
68. American Association for the Advancement of Science, "Statement by the AAAS Board of Directors on Labeling of Genetically Modified Foods," March 31, 2014, www.aaas.org/news/statement-aaas-board-directors-labeling-genetically-modified-foods.World Health Organization, "Frequently Asked Questions on Genetically Modified Foods," May 2014, http://www.who.int/foodsafety/areas_work/food-technology/faq-genetically-modified-food/en.

Pulled Statistics:

page 226, M. W. Eich, "Healthiest Yogurts: How Much Sugar is in Your Favorite Yogurt?—Updated March 2016," *Margaret Wertheim, MS, RDN, Nutrition for Fertility*, Pregnancy, and Beyond, April 27, 2015, http://margaretwertheimrd.com/healthiest-yogurts-how-much-added-sugar-is-in-your-favorite-yogurt/.

page 230, *American College Health Association–National College Health Assessment II: Reference Group Executive Summary Spring 2015* (Hanover, MD: American College Health Association, 2015).

9장 | 건강한 체중: 어떻게 도달하고 유지할 것인가?

1. M. Ng et al., "Global, Regional, and National Prevalence of Overweight and Obesity in Children and Adults during 1980–2013: A Systematic Analysis for the Global Burden of Disease Study 2013," *Lancet* 384, no. 9945 (2014): 766–81.
2. Ibid.
3. Ibid., C. L. Ogden et al., "Trends in Obesity Prevalence among Children and Adolescents in the United States, 1988 through 2013–2014," *Journal of the American Medical Association* 315, no. 21 (2016): 2292–99, doi:10.1001/jama.2016.636; K. Flegal et al., "Trends in Obesity among Adults in the United States, 2005–2014. *Journal of the American Medical Association* 315, no. 21 (2016): 2284–91.
4. Centers for Disease Control, National Center for Health Statistics, "Health, United States, 2014; Table 64, Healthy Weight, Overweight, and Obesity among Adults Aged 20 and Over, by Selected Characteristics: United States, Selected Years 1988–1994 through 2009–2012," May 2015, Available at www.cdc.gov/nchs/hus/contents2014.htm#064; K. Flegal et al., "Trends in Obesity among Adults in the United States, 2005–2014. *Journal of the American Medical Association* 315, no. 21 (2016): 2284–91.
5. K. Flegal et al. "Trends in Obesity among Adults in the United States, 2005–2014. *Journal of the American Medical Association* 315, no. 21 (2016): 2284–91.
6. C. L. Ogden et al., "Trends in Obesity Prevalence among Children and Adolescents in the United States.,1988 through 2013–2014," *Journal of the American Medical Association* 315, no. 21 (2016): 2292–99, doi:10.1001/jama.2016.636; E. J. Benjamin et al., "Heart Disease and Stroke Statistics—2017 Update: A Report from the American Heart Association," *Circulation* 135, no. 10 (2017): e146–e603.
7. E. J. Benjamin et al., "Heart Disease and Stroke Statistics—2017 Update: A Report from the American Heart Association," *Circulation* 135, no. 10 (2017): e146–e603.
8. Ibid.
9. Ibid.
10. Ibid.
11. World Health Organization, "Obesity and Overweight Fact Sheet," January 2015, www.who.int/mediacentre/factsheets/fs311/en.
12. Ibid.; International Obesity Taskforce, "Obesity: The Global Epidemic," 2014, www.iaso.org/iotf/obesity/obesitytheglobalepidemic; M. Ng et al., "Global, Regional, and National Prevalence of Overweight and Obesity in Children and Adults during 1980–2013: A Systematic Analysis for the Global Burden of Disease Study 2013," *Lancet* 384, no. 9945 (2014): 766–81.
13. S. Vandevijvere et al., "Increased Food Energy Supply as a Major Driver of the Obesity Epidemic: A Global Analysis," *Bulletin of the World Health Organization* 93, no. 7 (2015):446–56.
14. L. Ferrucci et al., "Age-Related Change in Mobility: Perspectives from Life Course Epidemiology and Geroscience," *Journals of Gerontology Series A: Biological Sciences and Medical Sciences* 71, no. 9 (2016): 1184–94.
15. K. M. Flegal et al., "Association of All-Cause Mortality with Overweight and Obesity Using Standard Body Mass Index Categories: A Systematic Review and Meta-Analysis," *Journal of the American Medical Association* 309, no. 1 (2013): 71–82: Centers for Disease Control and Prevention, "Adult Obesity Causes and Consequences," August 15, 2016, https://www.cdc.gov/obesity/adult/causes.html.
16. M. Simmonds et al., "Predicting Adult Obesity from Childhood Obesity: A Systematic Review and Meta-analysis," *Obesity Reviews* 17, no. 2 (2016): 95–107; A. Llewellyn et al., "Childhood Obesity as a Predictor of Morbidity in Adulthood: A Systematic Review and Meta-analysis," *Obesity Reviews* 17, no. 1 (2016): 56–7.
17. CDC, "At a Glance 2016, Diabetes: Working to Reverse the US Epidemic," Accessed March 2017, https://www.cdc.gov/chronicdisease/resources/publications/aag/pdf/2016/diabetes-aag.pdf; CDC, "Early Release of Selected Estimates Based on Data from the National Health Interview Survey," January–September 2016, Available at https://www.cdc.gov/nchs/data/nhis/earlyrelease/earlyrelease201702_06.pdf.
18. S. Uzogara, "Obesity Epidemic, Medical and Quality of Life Consequences: A Review," *International Journal of Public Health Research* 5, no. 1 (2017): 1–12.
19. S. Higgs and J. Thomas, "Social Influences on Eating," *Current Opinion in Behavioral Sciences* 9 (2016): 1–6; M. Gurnani, C. Birken, and J. Hamilton, "Childhood Obesity: Causes, Consequences, and Management," *Pediatric Clinics of North America* 62, no. 4 (2015): 821–40; J. A. Woo Baidal et al., "Risk Factors for Childhood Obesity in the First 1,000 Days: A Systematic Review," *American Journal of Preventive Medicine* 50, no. 6 (2016): 761–79, doi:10.1016/j.amepre.2016.11.012.
20. J. Buss et al., "Associations of Ghrelin with Eating Behaviors, Stress, Metabolic Factors, and Telomere Length among Overweight and Obese Women: Preliminary Evidence of Attenuated Ghrelin Effects in Obesity," *Appetite* 76, no. 1 (2014): 84–94; R. Boswell and H. Kober, "Food Cue Reactivity and Craving Predict Eating and Weight Gain: A Meta-analytic Review," *Obesity Reviews* 17, no. 2 (2015): 159–77.
21. Ibid.
22. Ibid.; L. Quan et al., "Association of Fat-Mass and Obesity-Associated Genet FTO rs9939609 Polymorphism with the Risk of Obesity among Children and Adolescents: A Meta-analysis," *European Review for Medical and Pharmacological Sciences* 19, no. 4 (2015): 614–23.
23. O. Al Massadi et al., "Current Understanding of the Hypothalamic Ghrelin Pathways Inducing Appetite and Adiposity," *Trends in Neurosciences* 40, no. 3 (2017): 167–80; HealthyChildren.org, "Organic Causes of Weight Gain and Obesity," November 21, 2015, https://www.healthychildren.org/English/health-issues/conditions/obesity/Pages/Organic-Causes-of-Weight-Gain-and-Obesity.aspx.
24. H. Feng et al., "Review: The Role of Leptin in Obesity and the Potential for Leptin Replacement Therapy," *Endocrine* 44, no. 1 (2013): 33–9; C. Llewelyn and J. Wardle, "Behavioral Susceptibility to Obesity: Gene-Environment Interplay in the Development of Weight," *Physiology & Behavior* 152, part B (2015): 494–501.
25. C. Llewelyn and J. Wardle, "Behavioral Susceptibility to Obesity: Gene-Environment Interplay in the Development of Weight," *Physiology & Behavior* 152, part B (2015): 494–501
26. E. Horn et al., "Behavioral and Environmental Modification of the Genetic Influence on BMI: A Twin Study," *Behavior Genetics* 45, no. 4 (2015): 409–26.
27. M. Reinhart et al., "A Human Thrifty Phenotype Associated with Less Weight Loss during Caloric Restriction," *Diabetes* 64, no. 8 (2015): 2859–67.
28. R. L. Minster et al., "A Thrifty Variant in CREBRF Strongly Influences Body Mass Index in Samoans," *Nature Genetics* 48, no. 9 (2016): 1049–54.
29. H. Pontzer et al., "Constrained Total Energy Expenditure and Adaptation to Physical Activity in Adult Humans," *Current Biology* 26, no. 3 (2016): 410–17; E. Fothergill, "Persistent Metabolic Adaptation 6 Years after 'The Biggest Loser' Competition." *Obesity*, 2016. 24, no. 8 (2016): 1612–19.

30. E. Fothergill, "Persistent Metabolic Adaptation 6 Years after 'The Biggest Loser' Competition," *Obesity* 24, no. 8 (2016): 1612–19.
31. L. K. Mahan and J. Raymond, *Krause's Food and Nutrition Care Processes*, Fourteenth Edition. (St. Louis, MO: Elsevier, 2017).
32. USDA Economic Research Service, "Food Availability (per Capita) Data System," November 2016, https://www.ers.usda.gov/data-products/food-availability-per-capita-data-system.
33. CDC, "Early Release of Selected Estimates Based on Data from the National Health Interview Survey," January–September 2016, Available at https://www.cdc.gov/nchs/data/nhis/earlyrelease/earlyrelease201702_06.pdf.
34. Ibid.
35. S. Higgs and J. Thomas, "Social Influences on Eating," *Current Opinion in Behavioral Sciences* 9 (2016):1–6; W. Willett et al., *Thinfluence: The Powerful and Surprising Effect Friends, Family, Work and Environment Have on Weight* (Emmaus, PA: Rodale Press: 2014).
36. W. Willett et al., *Thinfluence: The Powerful and Surprising Effect Friends, Family, Work and Environment Have on Weight* (Emmaus, PA: Rodale Press: 2014).
37. Ibid.
38. J. Kolodziejczyk et al., "Influence of Specific Individual and Environmental Variables on the Relationship between Body Mass Index and Health-Related Quality of Life in Overweight and Obese Adolescents," *Quality of Life Research* 24, no. 1 (2015): 251–61.
39. A. Tambo et al., "The Microbial Hypothesis: Contributions of Adenovirus Infection and Metabolic Endotoxaemia to the Pathogenesis of Obesity," *International Journal of Chronic Diseases* 2016 (2016): 7030795, doi:10.1155/2016/7030795.
40. Y.-M. Lee et al., "Persistent Organic Pollutants in Adipose Tissue Should Be Considered in Obesity Research," *Obesity Reviews* 18, no. 2 (2017): 129–39.
41. H. Lawman et al., "The Role of Prescription Medications in the Association of Self-reported Sleep Duration and Obesity in U.S. Adults 2007–2012," *Obesity* 24, no. 10 (2016): 2210–16; V. Medici et al., "Common Medications Which Lead to Unintended Alterations in Weight Gain or Organ Lipotoxicity," *Current Gastroenterology Reports* 18, no. 1 (2016): 1.
42. A. W. McHill and K. P. Wright, "Role of Sleep and Circadian Disruption on Energy Expenditure and in Metabolic Predisposition to Human Obesity and Metabolic Disease," *Obesity Reviews* 18, Suppl. 1 (2017): 15–24.
43. CDC, "Defining Overweight and Obesity," June 16, 2016, https://www.cdc.gov/obesity/adult/defining.html.
44. Ibid.
44. Ibid.
46. Ibid.
47. K. M. Flegal. "Trends in Obesity among Adults in the United States, 2005–2016," *Journal of the American Medical Association* 315, no. 21 (2016): 2284–91; CDC, "Obesity Prevalence Maps," September 11, 2015, www.cdc.gov/obesity/data/prevalence-maps.html.
48. American Heart Association, "Body Composition Tests," August 19, 2016, www.heart.org/HEARTORG/GettingHealthy/NutritionCenter/Body-Composition-Tests_UCM_305883_Article.jsp; S. J. Mooney, A. Baecker, and A. G. Rundel, "Comparison of Anthropometric and Body Composition Measures as Predictors of Components of the Metabolic Syndrome in the Clinical Setting," *Obesity Research and Clinical Practice* 7, no. 1 (2013): e55–e66.
49. C. L. Ogden et al., "Trends in Obesity Prevalence among Children and Adolescents in the United States, 1988 through 2013–2014," *Journal of the American Medical Association* 315, no. 21 (2016): 2292–99, doi:10.1001/jama.2016.636.
50. B. Major et al., "The Ironic Effects of Weight Stigma," *Journal of Experimental Social Psychology* 51 (2014): 74–80; S. A. Mustillo, K. Budd, and K. Hendrix, "Obesity, Labeling, and Psychological Distress in Late-Childhood and Adolescent Black and White Girls: The Distal Effects of Stigma," *Social Psychology Quarterly* 76, no. 3 (2013): 268–89.
51. F. Ortega et al., "Obesity and Cardiovascular Disease," *Circulation* 118 (2016): 1752–70.
52. National Heart, Lung, and Blood Institute, "Classification of Overweight and Obesity by BMI, Waist Circumference and Associated Disease Risks," Accessed March 2017, www.nhlbi.nih.gov/health/public/heart/obesity/lose_wt/bmi_dis.htm.
53. University of Maryland Medical Center, Rush University, "Waist to Hip Ratio," February 7, 2016, http://umm.edu/health/medical/reports/images/waisttohip-ratio.
54. P. Brambilla et al., "Waist Circumference-to-Height Ratio Predicts Adiposity Better Than Body Mass Index in Children and Adolescents," *International Journal of Obesity* 37, no. 7 (2013): 943–46.
55. S. Vangsness, "Mastering the Mindful Meal," Brigham Health Nutrition and Wellness Hub, April 13, 2016, http://www.brighamandwomens.org/Patients_Visitors/pcs/nutrition/services/healtheweightforwomen/special_topics/intelihealth0405.aspx.
56. N. Alajmi et al., "Appetite and Energy Intake Response to Acute Energy Deficits in Females vs. Males," *Medicine and Science in Sports and Exercise* 48, no. 3 (2016): 412–20.
57. A. Saltiel, "New Therapeutic Approaches for the Treatment of Obesity," *Science Translational Medicine* 8, no. 323 (2016): 323rv2; J. Domecq et al., "Drugs Commonly Associated with Weight Change: A Systematic Review and Meta-analysis," *Journal of Clinical Endocrinology and Metabolism* 100, no. 2 (2015): 363–70.
58. Drugs.com "Medications for Obesity," Accessed March 2017, https://www.drugs.com/condition/obesity.html.
59. Mayo Clinic, "Gastric Bypass Surgery: Risks," Accessed March, 2017, www.mayoclinic.org/tests-procedures/bariatric-surgery/basics/risks/prc-20019138.
60. John's Hopkins Health Library, "BPD/DS Weight-Loss Surgery," Accessed March 2017, http://www.hopkinsmedicine.org/healthlibrary/test_procedures/gastroenterology/bpdds_weight-loss_surgery_135,64.
61. I. Lanza, "Enhancing the Metabolic Benefits of Bariatric Surgery: Tipping the Scales with Exercise," *Diabetes* 64, no. 11 (2015): 3656–58. J. Yu et al., "The Long Term Effects of Bariatric Surgery for Type 2 Diabetes: Systematic Review and Meta-Analysis of Randomized and Non-randomized Evidence," *Obesity Surgery* 25, no. 1 (2015): 143–58.

Pulled Statistics:

page **249**, S. Vikraman et al., "Caloric Intake from Fast Food among Children and Adolescents in the U.S. 2011–2012," NCHS Data Brief No. 213 (2015), www.cdc.gov.

page **250**, Centers for Disease Control and Prevention, National Health Statistics, "Obesity and Overweight," February 25, 2016, www.cdc.gov/nchs/Fastats/obesity-overweight.htm; CDC, "Health, United States, 2014," Accessed April 2016, Available at http://www.cdc.gov/nchs/data/hus/hus14.pdf#059.

Focus on 신체 이미지 향상시키기

1. M. Dahl, "Stop Obsessing: Women Spend 2 Weeks a Year on Their Appearance, TODAY Survey Shows" *Today*, February 24, 2014, http://www.today.com/health/stop-obsessing-women-spend-2-weeks-year-their-appearance-today-2D12104866.
2. Ibid.
3. M. Bucchianeri et al., "Body Dissatisfaction from Adolescence to Young Adulthood: Findings from a 10-Year Longitudinal Study," *Body Image* 10, no. 1 (2013): 1–7.
4. M.M. Gillen, "Associations between Positive Body Image and Indicators of Men's and Women's Mental and Physical Health," *Body Image* 13 (2015): 67–74.
5. A. Conason, "Is Facebook Making Us Hate Our Bodies?," *Psychology Today,*, June 9, 2015, https://www.psychologytoday.com/blog/eating-mindfully/201506/is-facebook--making-us-hate-our-bodies.
6. K. Schreiber, "Promoting a Thin and Ultra-Athletic Physique Has Unforeseen Consequences," *Psychology Today*, September 1, 2015, https://www.psychologytoday.com/articles/201509/mind-your-body-body-conscious.
7. Centers for Disease Control and Prevention, "FASTSTATS: Obesity and Overweight," February 25, 2016, www.cdc.gov/nchs/fastats/obesity-overweight.htm.
8. L. Choate, "Dads: What's Your Impact on Your Daughter's Body Image?," *Psychology Today*, July 3, 2015, https://www.psychologytoday.com/blog/girls-women-and-wellness/201507/dads-whats-your-impact-your-daughters-body-image.
9. L. Choate, "Moms: What Will Your Body Image Legacy Be?," *Psychology Today*, June 29, 2015, https://www.psychologytoday.com/blog/girls-women-and-wellness/201506/moms-what-will-your-body-image-legacy-be?collection=1076687.
10. R. Puhl et al., "Cross-National Perspectives about Weight-Based Bullying in Youth: Nature, Extent and Remedies," *Pediatric Obesity* (2015), doi:10.1111/ijpo.12051.
11. L. Rakhkovskaya et al., "Sociocultural and Identity Predictors of Body Dissatisfaction in Ethnically Diverse College Women," *Body Image* 16 (2016): 32–40.
12. Mayo Clinic, "Body Dysmorphic Disorder," May 2013, http://www.mayoclinic.org/diseases-conditions/body-dysmorphic-disorder/basics/causes/con-20029953.
13. S. Rossell et al., "Can Understanding the Neurobiology of Body Dysmorphic Disorder (BDD) Inform Treatment?," *Australasian Psychiatry* 23, no. 4 (2015), doi:10.1177/1039856215591327.
14. K. Phillips et al., "A Preliminary Candidate Gene Study in Body Dysmorphic Disorder," *Journal of Obsessive-Compulsive Related Disorders* 6 (2015): 72–6.
15. Ibid.
16. Body Image Health, "The Model for Healthy Body Image and Weight," Accessed February 2016, http://bodyimagehealth.org/model-for-healthy-body-image.
17. I. Ahmed et al., "Body Dysmorphic Disorder," *Medscape Reference*, August 2014, http://emedicine.medscape.com/article/291182-overview.
18. Mayo Clinic Staff, "Body Dysmorphic Disorder," 2013; KidsHealth, "Body Dysmorphic Disorder," February 2016, http://kidshealth.org/parent/emotions/feelings/bdd.html.
19. Ibid.
20. I. Ahmed et al., "Body Dysmorphic Disorder," *Medscape Reference*, August 2014, http://emedicine.medscape.com/article/291182-overview.
21. American Psychiatric Association, *Diagnostic and Statistical Manual of Mental Disorders*, 5th ed. (Washington, DC: American Psychiatric Association, 2013).
22. National Eating Disorders Association, "Get the Facts on Eating Disorders," Accessed February 2016, www.nationaleatingdisorders.org/get-facts-eating-disorders.
23. D.A. Gagne et al., "Eating Disorder Symptoms and Weight and Shape Concerns in a Large Web-Based Convenience Sample of Women Ages 50 and Above: Results of the Gender and Body Image (GABI) Study," *International Journal of Eating Disorders* 45, no. 7 (2012): 832–44.
24. American College Health Association, *National College Health Assessment II: Undergraduates Reference Group Executive Summary Spring 2015* (Hanover, MD: American College Health Association, 2015), Available at www.acha-ncha.org/reports_ACHA-NCHAII.html.
25. National Collegiate Athletic Association, "Disordered Eating in Student-Athletes: Understanding the Basics and What We Can Do about It," Accessed February 2016, http://www.ncaa.org/health-and-safety/nutrition-and-performance/disordered-eating-student-athletes-understanding-basics.
26. Alliance for Eating Disorder Awareness, "What Are Eating Disorders?," Accessed February 2016, http://www.allianceforeatingdisorders.com/portal/what-are-eating-disorders#.VrKmr5MrKRt.
27. Ibid.

28. National Eating Disorders Association, "Anorexia Nervosa," Accessed February 2016, www .nationaleatingdisorders.org/anorexia-nervosa.
29. Ibid.
30. B. Carrot et al. "Are Lifetime Affective Disorders Predictive of Long-Term Outcome in Severe Adolescent Anorexia Nervosa?," *European Child and Adolescent Psychiatry* (2017): doi:10.1007/s00787-017-0963-5.
31. C.M. Pearson et al. "Stability and Change in Patterns of Eating Disorder Symptoms from Adolescence to Young Adulthood." *International Journal of Eating Disorders* (2017): doi:10.1002/eat.22692.
32. U.S. National Library of Medicine, "Anorexia Nervosa," A.D.A.M. Medical Encyclopedia, March 10, 2014, https://www.nlm.nih.gov/medlineplus/ency/article/000362.htm; B. Suchan et al., "Reduced Connectivity between the Left Fusiform Body Area and the Extrastriate Body Area in Anorexia Nervosa Is Associated with Body Image Distortion," *Behavioural Brain Research* 241 (2013): 80–5.
33. R. Kessler et al., "The Prevalence and Correlates of Binge Eating Disorder in the World Health Organization World Mental Health Surveys," *Biological Psychiatry* 73, no. 9 (2013): 904–14, doi:10.1016/j.biopsych.2012.11.020.
34. National Institute of Mental Health, "Eating Disorders," February 2016, www.nimh.nih.gov/health/topics/eating-disorders/index.shtml.
35. M. Skunde et al., "Neural Signature of Behavioural Inhibition in Women with Bulimia Nervosa," *Journal of Psychiatry & Neuroscience* 41, no. 5 (2016): E69.
36. Mayo Clinic, "Binge-Eating Disorder," February 9, 2016, http://www.mayoclinic.org/diseases-conditions/binge-eating-disorder/basics/definition/con-20033155.
37. R. Kessler et al., "The Prevalence and Correlates of Binge Eating Disorder in the World Health Organization World Mental Health Surveys," *Biological Psychiatry* 73, no. 9 (2013): 904–14.
38. National Eating Disorder Association, "Other Specified Feeding or Eating Disorder," March 2014, www.nationaleatingdisorders.org/other-specified-feeding-or-eating-disorder.
39. T. Insel, "Director's Blog: Spotlight on Eating Disorders," National Institute of Mental Health, February 24, 2012, http://www.nimh.nih.gov/about/director/2012/spotlight-on-eating-disorders.shtml#i; Mirasol Eating Disorder Recovery Centers, "Eating Disorder Statistics," Accessed March 2016, http://www.mirasol.net/learning-center/eating-disorder-statistics.php.
40. M. Smith, L. Robinson, and J. Segal, "Helping Someone with an Eating Disorder," Helpguide.org, February 2016, http://www.helpguide.org/articles/eating-disorders/helping-someone-with-an-eating-disorder.htm.
41. National Eating Disorder Association, "Find Help and Support," Accessed February 2016, www.nationaleating-disorders.org/find-help-support.
42. B. Cook, "Exercise Addiction and Compulsive Exercising: Relationship to Eating Disorders, Substance Use Disorders, and Addictive Disorders," in *Eating Disorders, Addictions and Substance Use Disorders*, edited by T.D. Brewerton and A.B. Dennis (New York: Springer, 2014), 127–44.
43. J.J. Waldron, "When Building Muscle Turns into Muscle Dysmorphia," Association for Sport Applied Psychology, Accessed February 2016, www.appliedsportpsych .org/resource-center/health-fitness-resources/when-building-muscle-turns-into-muscle-dysmorphia.
44. M. Silverman, "What Is Muscle Dysmorphia?" Massachusetts General Hospital, February 18, 2011, https://mghocd.org/what-is-muscle-dysmorphia; J.J. Waldron, "When Building Muscle Turns into Muscle Dysmorphia," Association for Sport Applied Psychology, Accessed February 2016, www .appliedsportpsych.org/resource-center/health-fitness-resources/when-building-muscle-turns-into-muscle-dysmorphia.
45. L.M. Gottschlich et al., "Female Athlete Triad," *Medscape*, 2017, http://emedicine.medscape.com/article/89260-overview.
46. L. Bacon, *Health at Every Size: The Surprising Truth about Your Weight* (Dallas, TX: BenBella Books, 2010).

Pulled Statistics:

page **269**, American College Health Association, National College Health Assessment II: Undergraduates Reference Group Executive Summary Spring 2015 (Hanover, MD: American College Health Association, 2015), Available at www.acha-ncha.org/reports_ACHA-NCHAII.html.

10장 | 나만의 피트니스 향상시키기

1. Centers for Disease Control and Prevention, "Data, Trend and Maps," Accessed May 08, 2017, https://www.cdc.gov/nccdphp/dnpao/data-trends-maps/index.html.
2. Ibid.
3. Ibid.
4. C. Bouchard, S.N. Blair, and P. Katzmarzyk, "Less Sitting, More Physical Activity, or Higher Fitness?," *Mayo Clinic Proceedings* 90, no. 11 (2015): 1–8; A. Biswas et al., "Sedentary Time and Its Association with Risk for Disease Incidence, Mortality, and Hospitalization in Adults," *Annals of Internal Medicine* 162, no. 2 (2015): 123–32.
5. American College Health Association, *National College Health Assessment II (ACHA-NCHA II): Reference Group Executive Summary, Fall 2016* (Hanover, MD: American College Health Association, 2017), Available at http://www.acha-ncha.org/docs/NCHA-II%20SPRING%202016%20US%20REFERENCE%20GROUP%20EXECUTIVE%20SUMMARY.pdf.
6. C. Bouchard, S.N. Blair, and P. T. Katzmarzyk, "Less Sitting, More Physical Activity, or Higher Fitness?," *Mayo Clinic Proceedings* 90, no. 11 (2015): 1–8.
7. L.R.S.M. Cart, "Letter to the Editor: Standardized Use of the Terms 'Sedentary' and 'Sedentary Behaviours,'" *Applied Physiology, Nutrition and Metabolism* 37 (2012): 540–42.
8. Ibid.
9. L.R.S.M. Cart, "Letter to the Editor: Standardized Use of the Terms 'Sedentary' and 'Sedentary Behaviours,'" *Applied Physiology, Nutrition and Metabolism* 37 (2012): 540–42.
10. N. Owen et al., "Too Much Sitting: The Population-Health Science of Sedentary Behavior," *Exercise and Sport Science Reviews* 38, no. 3 (2010): 105–13.
11. C. Bouchard, S.N. Blair, and P. Katzmarzyk, "Less Sitting, More Physical Activity, or Higher Fitness?," *Mayo Clinic Proceedings* 90, no. 11 (2015): 1–8; A. Biswas et al., "Sedentary Time and Its Association with Risk for Disease Incidence, Mortality, and Hospitalization in Adults," *Annals of Internal Medicine* 162, no. 2 (2015): 123–32.
12. A. Biswas et al., "Sedentary Time and Its Association with Risk for Disease Incidence, Mortality, and Hospitalization in Adults," *Annals of Internal Medicine* 162, no. 2 (2015): 123–32.
13. M. Böejesson, A. Onerup, S. Lundqvist, and B. Dahlöf, "Physical Activity and Exercise Lower Blood Pressure in Individuals with Hypertension: Narrative Review of 27 RTCs," *British Journal of Sports Medicine* 50, no. 6 (2016): 356–61.
14. M.L. Zwald et al., "Prevalence of Low High-Density Lipoprotein Cholesterol among Adults, by Physical Activity: United States, 2011–2014," *NCHS Data Brief* 276 (2017): 1; D.J. Elmer et al., "Inflammatory, Lipid and Body Composition Response to Interval Training or Moderate Aerobic Training," *European Journal of Applied Physiology* 116 (2016): 601–9; B.B. Gibbs et al., "Six-Month Changes in Ideal Cardiovascular Health vs. Framingham 10-Year Coronary Heart Disease Risk among Adults Enrolled in a Weight Loss Intervention," *Preventive Medicine* 86 (2016): 123–29.
15. D.J. Elmer et al., "Inflammatory, Lipid and Body Composition Response to Interval Training or Moderate Aerobic Training," *European Journal of Applied Physiology* 116 (2016): 601–9; B.B. Gibbs et al., "Six-Month Changes in Ideal Cardiovascular Health vs. Framingham 10-Year Coronary Heart Disease Risk among Adults Enrolled in a Weight Loss Intervention," *Preventive Medicine* 86 (2016): 123–29.
16. P. Perez-Martinez et al., "Lifestyle Recommendations for the Prevention and Management of Metabolic Syndrome: An International Panel Recommendation," *Nutrition Reviews* 75, no. 5 (2017): 307–26; S.I. Kseneva et al., "Effectiveness of Lifestyle Modification in Corrections of States Associated with Metabolic Syndrome," *Bulletin of Experimental Biology and Medicine* 162, no. 1 (2016): 38–41.
17. Ibid.
18. Ibid.
19. J. Henson et al., "Sedentary Behavior as a New Behavioural Target in the Prevention and Treatment of Type 2 Diabetes," *Diabetes Metabolism Research and Reviews* 32, Suppl. 1 (2016): 213–20; L. Pai et al., "The Effectiveness of Regular Leisure-Time Physical Activities on Long-Term Glycemic Control in People with Type 2 Diabetes: A Systemic Review and Meta-Analysis," *Diabetes Research and Clinical Practice* 113 (2016): 77–85.
20. E.M. Balk et al., "Combined Diet and Physical Activity Promotion Programs to Prevent Type 2 Diabetes among Persons at Increased Risk: A Systematic Review for the Community Preventive Task Force," *Annals of Internal Medicine* 163, no. 6 (2015): 437–51; M.J. Armstrong and R.J. Sigal, "Exercise Is Medicine: Key Concepts in Discussing Physical Activity with Patients Who Have Type 2 Diabetes," *Canadian Journal of Diabetes* 39 (2015): s129–s133.
21. J. Erdrich et al., "Proportion of Colon Cancer Attributable to Lifestyle in a Cohort of US Women," *Cancer, Causes and Control* (2015), doi:10.1007/s10552-015-0619-z; M. Harvie, A. Howell, and D. Evans, "Can Diet and Lifestyle Prevent Breast Cancer: What Is the Evidence?" *ASCO Educational Book* 35 (2015): e66–73, doi:10.14694/EdBook_AM.2015.35.e66.
22. L.F.M. Rezende et al., "All-Cause Mortality Attributable Risk to Sitting Time: Analysis of 54 Countries Worldwide," *American Journal of Preventive Medicine* 51, no. 2 (2016): 253–63; A. Biswas et al., "Sedentary Time and Its Association with Risk for Disease Incidence, Mortality, and Hospitalization in Adults," *Annals of Internal Medicine* 162, no. 2 (2015): 123–32.
23. American Cancer Society, "Diet and Physical Activity: What's the Cancer Connection?," April 2017, www .cancer.org/cancer/cancercauses/dietandphysicalactivity/diet-and-physical-activity; D.C. Whiteman and L.F. Wilson, "The Fractions of Cancer Attributable to Modifiable Risk Factors: A Global Review," *Cancer Epidemiology* 44 (2016): 203–21.
24. B.R. Beck et al., "Exercise and Sports Science Australia (ESSA) Position Statement on Exercise Prescription for the Prevention and Management of Osteoporosis," *Journal of Science and Medicine in Sport* 20 (2016): 438–45.
25. B.K. Greer et al., "EPOC Comparison between Isocaloric Bouts of Steady-State Aerobic, Intermittent Aerobic, and Resistance Training," *Research Quarterly for Exercise and Sport* 86, no. 2 (2015): 190–95.
26. J.E. Turner, "Is Immunosenescence Influenced by Our Lifetime 'Dose' of Exercise?," *Biogerontology* 17, no. 3 (2016): 581–602.
27. G.J. Koelwyn et al., "Exercise in Regulation of Inflammation-Immune Axis Function in Cancer Initiation and Progression," *Oncology*, December 15, 2015, www.cancernetwork.com/oncology-journal/exercise-regulation-inflammation-immune-axis-function-cancer-initiation-and-progression; N. Sallam and I. Laher, "Exercise Modulates Oxidative Stress and Inflammation in Aging and Cardiovascular Disease," *Oxidative Medicine and Cellular Longevity* (2016), doi:10.1155/2016/7239639.
28. K. Kruger et al., "The Immunomodulatory Effects of Physical Activity," *Current Pharmaceutical Design* 22, no. 24 (2016): 3730–48.
29. C. Jin et al., "Exhaustive Submaximal Endurance and Resistance Exercises Induce Temporary Immunosuppression via Physical and Oxidative Stress," *Journal of Exercise Rehabilitation* 11, no. 4 (2015): 198–203.
30. J. Richards et al., "Don't Worry, Be Happy: Cross-Sectional Associations between Physical Activity and Happiness in 15 European Countries," *BMC Public Health* 15, no. 1 (2015): 1.
31. H. Hausenblas and R. E. Rhodes, *Exercise Psychology, Physical Activity and Sedentary Behavior*, 2017.

32 . Ibid.
33 . E.A. Haapala, "Physical Activity and Sedentary Time in Relation to Academic Achievement in Children," *Journal of Science and Medicine in Sport* 20, no. 6 (2017): 583–89; S. Kao et al., "Muscular and Aerobic Fitness, Working Memory, and Academic Achievement in Children," *Medicine and Science in Sports and Exercise* 49, no. 3 (2017): 500–8.
34 . J.D. de Vries et al., "Exercise as an Intervention to Reduce Study-Related Fatigue among University Students," 2016.
35 . 67. A.N. Slade and S.M. Kies, "The Relationship between Academic Performance and Recreation Use Among First-Year Medical Students," *Medical Education Online* 20 (2015), doi:10.3404/meo.v20.25105.
36 . Ibid.
37 . M. Beckett et al., "A Meta-Analysis of Prospective Studies in the Role of Physical Activity and the Prevention of Alzheimer's Disease in Older Adults," *BMC Geriatrics* 15, no. 9 (2015), doi:10.10.1186/s12877-015-0007-2.
38 . C. Bouchard, S.N. Blair, and P. Katzmarzyk, "Less Sitting, More Physical Activity, or Higher Fitness?," *Mayo Clinic Proceedings* 90, no. 11 (2015): 1–8.
39 . C. Bouchard, S.N. Blair, and P. Katzmarzyk, "Less Sitting, More Physical Activity, or Higher Fitness?," *Mayo Clinic Proceedings* 90, no. 11 (2015): 1–8; L.F.M. Rezende et al., "All-Cause Mortality Attributable Risk to Sitting Time Analysis of 54 Countries Worldwide," *American Journal of Preventive Medicine* 51, no. 2 (2016): 253–63.
40 . D. Dunlop et al., "Sedentary Time in US Older Adults Associated with Disability in Activities of Daily Living Independent of Physical Activity," *Journal of Physical Activity and Health* 12, no. 1 (2015): 93–101.
41 . K. Brown and D. Stanforth, "Go Green with Outdoor Activity," *ACSM's Health & Fitness Journal* 21, no. 1 (2017), 10–15.
42 . American College of Sports Medicine, *ACSM's Guidelines for Exercise Testing and Prescription*, 10th ed. (Baltimore, MD: Lippincott Williams & Wilkins, 2018).
43 . Ibid.
44 . Ibid.
45 . Ibid.
46 . Ibid.
47 . V.H. Heyward, *Advanced Assessment and Exercise Prescription* (Champaign, IL: Human Kinetics, 2014).
48 . D.G. Behm et al., "Acute Effects of Muscle Stretching on Physical Performance, Range of Motion, and Injury Incidence in Healthy Active Individuals: A Systematic Review," *Applied Physiology, Nutrition, and Metabolism* 41, no. 1 (2016): 1–11; S. Sadler et al., "Restriction in Lateral Bending Range of Motion, Lumbar Lordosis, and Hamstring Flexibility Predicts the Development of Low Back Pain: A Systematic Review of Prospective Cohort Studies," *BMC Musculoskeletal Disorders* 18, no. 1 (2017): 179
49 . D.G. Behm et al., "Acute Effects of Muscle Stretching on Physical Performance, Range of Motion, and Injury Incidence in Healthy Active Individuals: A Systematic Review," *Applied Physiology, Nutrition, and Metabolism* 41, no. 1 (2016): 1–11; S. Sadler et al., "Restriction in Lateral Bending Range of Motion, Lumbar Lordosis, and Hamstring Flexibility Predicts the Development of Low Back Pain: A Systematic Review of Prospective Cohort Studies," *BMC Musculoskeletal Disorders* 18, no. 1 (2017): 179.
50 . T.M. Manini et al., "Effect of Physical Activity on Self-reported Disability in Older Adults: Results from the LIFE Study," *Journal of the American Geriatrics Society* 65, no. 5 (2017): 980–88.
51 . American College of Sports Medicine, *ACSM's Guidelines for Exercise Testing and Prescription*, 10th ed. (Baltimore, MD: Lippincott Williams& Wilkins, 2018).
52 . Ibid.
53 . D.G. Behm et al., "Acute Effects of Muscle Stretching on Physical Performance, Range of Motion, and Injury Incidence in Healthy Active Individuals: A Systematic Review," *Applied Physiology, Nutrition, and Metabolism* 41, no. 1 (2016): 1–11.
54 . Ibid.
55 . J. Calstayud et al., "Core muscle activity in a series of balance exercises with different stability conditions," *Gait & Posture* 42, no. 2 (2015): 186–92.
56 . D.G. Behm et al., "Acute Effects of Muscle Stretching on Physical Performance, Range of Motion, and Injury Incidence in Healthy Active Individuals: A Systematic Review ," *Applied Physiology, Nutrition, and Metabolism* 41, no. 1 (2016): 1–11.
57 . D. McCartney, "The Effect of Fluid Intake Following Dehydration on Subsequent Athletic and Cognitive Performance: a Systematic Review and Meta-analysis," *Sports Medicine-Open* 3, no. 1 (2017): 13.
58 . Ibid.
59 . J. Potter and B. Fuller, "The Effectiveness of Chocolate Milk as a Post-Climbing Recovery Aid," *Journal of Sports Medicine and Physical Fitness* 55, no. 12 (2015): 1438–44.
60 . American Academy of Ophthalmology, "Eye Health in Sports and Recreation," March 2016, www.aao.org/eye-health/tips-prevention/injuries-sports.
61 . Ibid.
62 . Bicycle Helmet Safety Institute, "Helmet-Related Statistics from Many Sources," January 2016, www.helmets.org/stats.htm.
63 . American College Health Association, *National College Health Assessment II (ACHA-NCHA II): Reference Group Data Report, Fall 2016* (Hanover, MD: American College Health Association, 2017).
64 . Bicycle Helmet Safety Institute, "Helmet-Related Statistics from Many Sources," January 2016, www.helmets.org/stats.htm.
65 . American College of Sports Medicine, *ACSM's Guidelines for Exercise Testing and Prescription*, 9th ed. (Baltimore, MD: Lippincott Williams & Wilkins, 2014).
66 . Mayo Clinic, "Hypothermia: Definition," May 11, 2017, www.mayoclinic.org/diseases-conditions/hypothermia/basics/definition/con-20020453.
67 . American College of Sports Medicine, *ACSM's Guidelines for Exercise Testing and Prescription*, 9th ed. (Baltimore, MD: Lippincott Williams & Wilkins, 2014).
68 . Mayo Clinic, "Winter Fitness: Safety Tips for Exercising Outdoors," September 9, 2016, http://www.mayoclinic.org/healthy-lifestyle/fitness/in-depth/fitness/art-20045626.

Pulled Statistics:

page 283, Centers for Disease Control and Prevention, "Data, Trend and Maps," accessed May 08, 2017, https://www.cdc.gov/nccdphp/dnpao/data-trends-maps/index.html

page 291, Centers for Disease Control and Prevention–Division of Nutrition, Physical Activity and Obesity, "How Much Physical Activity Do Adults Need?" *Physical Activity for Everyone,* June 2015, www.cdc.gov/physicalactivity/basics/adults/index.htm.

11장 | 심혈관질환과 암에 대한 위험 줄이기

1. M. Naghavi et al., "Global, Regional, and National Age-Sex Specific All-Cause and Cause-Specific Mortality for 240 Causes of Death, 1990–2013: A Systematic Analysis for the Global Burden of Disease Study 2013," *Lancet* 117, no. 171 (2015): 385.
2. Ibid.
3. E. Benjamin et al., "Heart Disease and Stroke Statistics—2017 Update: A Report from the American Heart Association," *Circulation* 135, no. 10 (2017): e146–e603.
4. Ibid.
5. Ibid.
6. Ibid.
7. World Health Organization, "Cardiovascular Diseases (CVDs): Fact Sheet," September 2016, http://www.who.int/mediacentre/factsheets/fs317/en; E. Benjamin et al., "Heart Disease and Stroke Statistics—2017 Update: A Report from the American Heart Association," *Circulation* 135, no. 10 (2017): e146–e603.
8. Ibid.
9. American Heart Association, "2020 Cardiovascular Health Impact Goals," 2013, https://www.heart.org/idc/groups/heart-public/@wcm/@sop/@smd/documents/downloadable/ucm_319831.pdf; D. M. Lloyd-Jones et al., "Defining and Setting National Goals for Cardiovascular Health Promotion and Disease Reduction: The AHA's Strategic Impact Goal through 2020 and Beyond," *Circulation* 121 (2010): e14–e31.
10. E. Benjamin et al., "Heart Disease and Stroke Statistics—2017 Update: A Report from the American Heart Association," *Circulation* 135, no. 10 (2017): e146–e603; D.M. Lloyd-Jones et al., "Defining and Setting National Goals for Cardiovascular Health Promotion and Disease Reduction: The AHA's Strategic Impact Goal through 2020 and Beyond," *Circulation* 121 (2010): e14–e31.
11. E. Benjamin et al., "Heart Disease and Stroke Statistics—2017 Update: A Report from the American Heart Association," *Circulation* 135, no. 10 (2017): e146–e603.
12. American Heart Association, "Why Blood Pressure Matters," August 2014, www.heart.org/HEARTORG/Conditions/HighBloodPressure/WhyBloodPressureMatters/Why-Blood Pressure-Matters_UCM_002051_Article.jsp.
13. P. Welton et al. 2017 ACC/AHA/AAPA/ABC/ACPM/AGS/APhA/ASH/NMA/PCNA Guidelines for the Prevention, Detection, Evaluation and Management of High Blood Pressure in Adults. Journal of the American College of Cardiology. 2017. doc:10.1016/j.jacc.2017.11.006.
14. Ibid.
15. Ibid.
16. Ibid.
17. L. Rutten-Jacobs et al., "Cardiovascular Disease Is the Main Cause of Long-Term Excess Mortality after Ischemic Stroke in Young Adults," *Hypertension*65, no. 3 (2015): 670–75.
18. E. Benjamin et al., "Heart Disease and Stroke Statistics—2017 Update: A Report from the American Heart Association," *Circulation* 135, no. 10 (2017): e146–e603.
19. Ibid.
20. Centers for Disease Control and Prevention, "High Blood Pressure Facts," February 19, 2015, www.cdc.gov/bloodpressure/facts.htm.
21. E. Benjamin et al., "Heart Disease and Stroke Statistics—2017 Update: A Report from the American Heart Association," *Circulation* 135, no. 10 (2017): e146–e603.
22. Ibid.
23. H. Johnson et al., "They're Younger$ . . . $It's Harder: Primary Providers' Perspectives on Hypertension Management in Young Adults: A Multicenter Qualitative Study," *BMC Research Notes* 10, no. 9 (2017): 9.
24. American Heart Association, "Understand your Risk for PAD," February 17, 2017, https://www.heart.org/HEARTORG/Conditions/VascularHealth/PeripheralArteryDisease/Understand-Your-Risk-for-PAD_UCM_301304_Article.jsp.
25. American Heart Association, "About Peripheral Artery Disease," November 16, 2016. www.heart.org/HEARTORG/Conditions/More/PeripheralArteryDisease/About-Peripheral-Artery-Disease-PAD_UCM_301301_Article.jsp.
26. E. Benjamin et al., "Heart Disease and Stroke Statistics—2017 Update: A Report from the American Heart Association," *Circulation* 135, no. 10 (2017): e146–e603.
27. Ibid.
28. Ibid.
29. WebMD, " Pre-Ventricular Contractions," Accessed April 2017, http://www.webmd.com/heart-disease/tc/premature-ventricular-contractions-pvcs-topic-overview.
30. Ibid.; American Heart Association, "Angina (Chest Pain)," April 14, 2017, www.heart.org/HEARTORG/Conditions/HeartAttack/Symptoms DiagnosisofHeartAttack/Angina-Chest-Pain_UCM_450308_Article.jsp; American Heart Association, "Angina in Women Can Be Different Than Men," April 18, 2016, http://www.heart.org/HEARTORG/Conditions/HeartAttack/WarningSignsofaHeartAttack/Angina-in-Women-Can-Be-Different-Than-Men_UCM_448902_Article.jsp#.VzJHJmQrIfE.
31. E. Benjamin et al., "Heart Disease and Stroke Statistics—2017 Update: A Report from the American Heart Association," *Circulation* 135, no. 10 (2017): e146–e603.
32. Ibid.
33. U.K. Patel et al. "Trends in Acute Ischemic Stroke Hospitalizations and Risk Factors among Young Adults: 12 Years of Nationally Representative Data," *Stroke* 48, Suppl. 1 (2017): AWP182 D. Ingram and

J. Montresor-Lopez, "Differences in Stroke Mortality, Adults Aged 45 and Over: United States 2010–2013," NCHS Data Brief No. 207, July 2015, Available at http://www.cdc.gov/nchs/data/databriefs/db207.pdf; E. Benjamin et al., "Heart Disease and Stroke Statistics—2017 Update: A Report from the American Heart Association," *Circulation* 135, no. 10 (2017): e146–e603.
34. M. Goyal et al., "Recent Endovascular Trials: Implications for Radiology Departments, Radiology Residency, and Neuro-radiology Fellowship Training at Comprehensive Stroke Centers," *Radiology* 278, no. 3 (2016): 642–45.
35. C.J.L. Murray et al., "The State of US Health, 1990–2010 Burden of Diseases, Injuries, and Risk Factors," *Journal of the American Medical Association* 310, no. 6 (2013): 591–608.
36. E. Benjamin et al., "Heart Disease and Stroke Statistics—2017 Update: A Report from the American Heart Association," *Circulation* 135, no. 10 (2017): e146–e603; A. Noortie, "Ischaemic Stroke in Young Adults: Risk Factors and Long-Term Consequences," *Nature Reviews Neurology* 10, no. 6 (2014): 315–25; Y. Yano et al., "Isolated Systolic Hypertension in Young and Middle-Aged Adults and 31-Year Risk for Cardiovascular Mortality," *Journal of the American College of Cardiology* 65, no. 4 (2015): 327–33.
37. Ibid.
38. Ibid.
39. M. Aguilar et al., "Prevalence of the Metabolic Syndrome in the United States, 2003–2012," *Journal of the American Medical Association* 313, no. 19 (2015): 1973–74.
40. Ibid.
41. E. Benjamin et al., "Heart Disease and Stroke Statistics—2017 Update: A Report from the American Heart Association," *Circulation* 135, no. 10 (2017): e146–3603; S. Grundy et al., "Definition of Metabolic Syndrome. Report of the National Heart, Lung, and Blood Institute/American Heart Association Conference on Scientific Issues Related to Definition," *Circulation* 109, no. 2 (2011): 433–38.
42. N. Allen et al., "Blood Pressure Trajectories in Early Adulthood and Subclinical Atherosclerosis in Middle Age," *JAMA* 311, no. 5 (2014): 490–97; Y. Yano et al., "Isolated Systolic Hypertension in Young and Middle-Aged Adults and 31-Year Risk for Cardiovascular Mortality," *Journal of the American College of Cardiology* 65, no. 4 (2015): 327–33; P. Chu et al., "Comparative Effectiveness of Personalized Lifestyle Management Strategies for Cardiovascular Disease Risk Reduction," *Journal of the American Heart Association* 5, no. 3 (2016): e201937.
43. Centers for Disease Control and Prevention. "Current Cigarette Smoking Among Adults in the United States." Dec. 1, 2016. https://www.cdc.gov/tobacco/data_statistics/fact_sheets/adult_data/cig_smoking/index.htm
44. American College Health Association, *American College Health Association—National College Health Assessment II: Reference Group Executive Summary Fall 2016* (Hanover, MD: American College Health Association, 2017).
45. E. Benjamin et al., "Heart Disease and Stroke Statistics—2017 Update: A Report from the American Heart Association," *Circulation* 135, no. 10 (2017): e146–e603.
46. Ibid.
47. U.S. Department of Health and Human Services and U.S. Department of Agriculture, *2015–2020 Dietary Guidelines for Americans*, 8th ed., December 2015, Available at http://health.gov/dietaryguidelines/2015/guidelines.
48. Ibid.; K. Solid, "New Dietary Guidelines: What Changed and What Stayed the Same," International Food Information Council Foundation, August 24, 2016, http://www.foodinsight.org/new-dietary-guidelines-americans-2015-changes.
49. U.S. Department of Health and Human Services and U.S. Department of Agriculture, *2015–2020 Dietary Guidelines for Americans*, 8th ed., December 2015, Available at http://health.gov/dietaryguidelines/2015/guidelines.
50. Ibid.
51. G. Qiuping et al., "Prescription Cholesterol-Lowering Medication Use in Adults Aged 40 and Over: United States 2003–2012," NCHS Data Brief No. 177 (Hyattsville, MD: National Center for Health Statistics USDHHS, 2015); E. Benjamin et al., "Heart Disease and Stroke Statistics—2017 Update: A Report from the American Heart Association," *Circulation* 135, no. 10 (2017): e146–e603.
52. Ibid.
53. American Heart Association, "American Heart Association Survey Finds Patients Uncertain about How to Best Manage Their Cholesterol," April 10, 2017, http://newsroom.heart.org/news/american-heart-association-survey-finds-patients-uncertain-about-how-to-best-manage-their-cholesterol.
54. V. Papademetriou et al., "Effects of High Density Lipoprotein Raising Therapies on Cardiovascular Outcomes in Patients with Type 2 Diabetes Mellitus, with or without Renal Impairment: The Action to Control Cardiovascular Risk in Diabetes Study," *American Journal of Nephrology* 45, no. 2 (2017): 136–45; D. Keene et al., "Effect on Cardiovascular Risk of High Density Lipoprotein Targeted Drug Treatments Niacin, Fibrates, and CETP Inhibitors: Meta-analysis of Randomised Controlled Trials Including 117,411 Patients," *British Medical Journal* 349 (2014): g4379; T. Wood et al., "The Cardiovascular Risk Reduction Benefits of a Low-Carbohydrate Diet Outweigh the Potential Increase in LDL-Cholesterol," *British Journal of Nutrition* 115, no. 6 (2016): 1126–128.
55. N.J. Stone et al., "2013 ACC/AHA Guidelines on the Treatment of Blood Cholesterol to Reduce Atherosclerotic Cardiovascular Risk in Adults," *Circulation* 63, no. 25, pt. B (2014): 2889–934.
56. E. Benjamin et al., "Heart Disease and Stroke Statistics—2017 Update: A Report from the American Heart Association," *Circulation* 135, no. 10 (2017): e146–e603.
57. Ibid.
58. S. Wood and R. Valentino, "The Brain Norepinephrine System, Stress and Cardiovascular Vulnerability," *Neuroscience and Biobehavioral Reviews* (2016), doi:10.1016/j.neurbiorev.2016.04.018; N. Batelaan et al., "Anxiety and New Onset of Cardiovascular Disease: Critical Review and Meta-analysis," *British Journal of Psychiatry* 208, no. 3 (2016): 223–31.
59. Ibid.
60. E. Benjamin et al., "Heart Disease and Stroke Statistics—2017 Update: A Report from the American Heart Association," *Circulation* 135, no. 10 (2017): e146–e603.
61. Ibid.; T Huang and F. Hu, "Gene-Environmental Interactions and Obesity: Recent Developments and Future Directions," *BMC Medical Genomics* 8, Suppl. 1 (2015): S2.
62. E. Benjamin et al., "Heart Disease and Stroke Statistics—2017 Update: A Report from the American Heart Association," *Circulation* 135, no. 10 (2017): e146–e603.
63. Ibid.
64. P. Ridker, "A Test in Context: High Sensitivity C-Reactive Protein," *Journal of the American College of Cardiology* 67, no. 6 (2016): 712–23; M. Jimenez et al., "Association between High Sensitivity C-Reactive Protein and Total Stroke by Hypertensive Stroke among Men," *Journal of the American Heart Association* 4, no. 9 (2015): e002013.
65. "The PLAC Test: Predicting Heart Attack Risk in People with No Symptoms." *Scientific American—Health After 50* 27, no. 2 (2015): 1–2.
66. G. Ren et al., "Effect of Flaxseed Intervention on Inflammatory Marker C-Reactive Protein: A Systematic Review and Meta-analysis of Randomized Controlled Trials," *Nutrients* 8, no. 3(2016): 136; G. Colussi et al., "Impact of Omega-3 Polyunsaturated Fatty Acids on Vascular Function and Blood Pressure: Relevance for Cardiovascular Outcomes," *Nutrition, Metabolism, and Cardiovascular Diseases* 27, no. 3: 191–200.
67. D. Siscovick et al., "Omega-3 Polyunsaturated Fatty Acid (Fish Oil) Supplementation and the Prevention of Clinical Cardiovascular Disease: A Science Advisory from the American Heart Association," *Circulation* (2017): CIR-0000000000000482.
68. Ibid.
69. J. Lupton et al., "Serum Homocysteine Is Not Independently Associated with an Atherogenic Lipid Profile: The Very Large Database of Lipids (VLDL-21) Study," *Atherosclerosis* 249 (2016): 59–64.
70. Y. Li et al., "Folic Acid Supplementation and the Risk of Cardiovascular Diseases: A Meta-analysis of Randomized Controlled Trials," *Journal of the American Heart Association* 5, no. 8 (2016): e003768.
71. U.S. Preventive Services Task Force, "Understanding Task Force Recommendations: Aspirin Use for the Primary Prevention of Cardiovascular Disease and Colorectal Cancer," April 2016, http://www.uspreventiveservicestaskforce.org/Home/GetFile/11/218/asprcvccrc-finalrsfact/pdf; FDA, "Can an Aspirin a Day Help Prevent a Heart Attack?," February 22, 2016, www.fda.gov/For-Consumers/ConsumerUpdates/ucm390539.htm.
72. American Heart Association, "Prevention and Treatment of Heart Attack," February 10, 2016, http://www.heart.org/HEARTORG/Conditions/HeartAttack/PreventionTreatmentofHeartAttack/Prevention-and-Treatment-of-Heart-Attack_UCM_002042_Article.jsp#.VzJaa2QrIfE.
73. E. Benjamin et al., "Heart Disease and Stroke Statistics—2017 Update: A Report from the American Heart Association," *Circulation* 135, no. 10 (2017): e146–e603.
74. Ibid.
75. American Cancer Society, *Cancer Facts & Figures 2017* (Atlanta, GA: American Cancer Society, 2017), Available at https://www.cancer.org/content/dam/cancer-org/research/cancer-facts-and-statistics/annual-cancer-facts-and-figures/2017/cancer-facts-and-figures-2017.pdf.
76. American Cancer Society, "Cancer Statistics Center," Accessed April 2017, https://cancerstatisticscenter.cancer.org/#.
77. Ibid.
78. Ibid.
79. Ibid.
80. Ibid.
81. Ibid.
82. American Cancer Society, *Cancer Facts & Figures 2017* (Atlanta, GA: American Cancer Society, 2017), Available at https://www.cancer.org/content/dam/cancer-org/research/cancer-facts-and-statistics/annual-cancer-facts-and-figures/2017/cancer-facts-and-figures-2017.pdf.
83. Ibid.
84. U.S. Department of Health and Human Services, *The Health Consequences of Smoking: 50 Years of Progress: A Report of the Surgeon General* (Atlanta, GA: U.S. Department of Health and Human Services, Centers for Disease Control and Prevention, National Center for Chronic Disease Prevention and Health Promotion, Office on Smoking and Health, 2014).
85. World Health Organization, "Report on the Global Tobacco Epidemic, 2015," July 7, 2015, Available at www.who.int/tobacco/global_report/2015/en.
86. Cancer Research UK, "Worldwide Cancer," May 2015, http://publications.cancerresearchuk.org/downloads/Product/CS_KF_WORLDWIDE.pdf.
87. V. Bagnardi et al., "Alcohol Consumption and Site-Specific Cancer Risk: A Comprehensive Dose-Response Meta-analysis," *British Journal of Cancer* 112, no. 3 (2015): 580–93.
88. Centers for Disease Control and Prevention, "Fact Sheet—Alcohol Use and Your Health," February 29, 2016, http://www.cdc.gov/alcohol/fact-sheets/alcohol-use.htm; Centers for Disease Control and Prevention, "Fact Sheets—Excessive Alcohol Use and Risks to Men's Health," March 7, 2016, http://www.cdc.gov/alcohol/fact-sheets/mens-health.htm; National Cancer Institute, "Alcohol and Cancer Risk Sheet," June 24, 2013, www.cancer.gov/cancertopics/factsheet/Risk/alcohol.
89. American Cancer Society, *Cancer Facts and Figures 2017* (Atlanta, GA: American Cancer Society, 2017), Available at https://www.cancer.org/content/dam/cancer-org/research/cancer-facts-and-statistics/annual-cancer-facts-and-figures/2017/cancer-facts-and-figures-2017.pdf.
90. American Cancer Society, *Cancer Facts and Figures 2017* (Atlanta, GA: American Cancer Society, 2017), Available at https://www.cancer.org/content/dam/cancer-org/research/cancer-facts-and-statistics/annual-cancer-facts-and-figures/2017/cancer-facts-and-figures-2017.pdf; D. Aune et al., "Anthropometric Factors and Endometrial Cancer Risk: A Systematic Review and Dose–

Response Meta-analysis of Prospective Studies," *Annals of Oncology* 26, no. 8 (2015): 1635–48.

91. Ibid.
92. Ibid.
93. A. Blanc-Lapierre, "Lifetime Report of Perceived Stress at Work and Cancer among Men: A Case Control Study in Montreal, Canada," *Preventive Medicine* 96 (2017): 28–35; K. Heikkila et al., "Work Stress and Risk of Cancer: Meta-analysis of 5700 Incident Cancer Events in 116,000 European Men and Women," *British Medical Journal* 346 (2013): 1165.
94. Cancer.net, "Hereditary Cancer-Related Syndromes," Accessed April 2017, http://www.cancer.net/navigating-cancer-care/cancer-basics/genetics/hereditary-cancer-related-syndromes; American Cancer Society, "Family Cancer Syndromes," April 19, 2017, www.cancer.org/cancer/cancercauses/geneticsandcancer/heredity-and-cancer.
95. American Cancer Society, "Family Cancer Syndromes," April 19, 2017, www.cancer.org/cancer/cancercauses/geneticsandcancer/heredity-and-cancer.
96. American Cancer Society, "Breast Cancer Overview: Do We Know What Causes Breast Cancer?," May 4, 2016, www.cancer.org/Cancer/BreastCancer/DetailedGuide/breast-cancer-what-causes; American Cancer Society, *Cancer Facts and Figures 2016* (Atlanta, GA: American Cancer Society, 2016), Available at https://www.cancer.org/research/cancer-facts-statistics/all-cancer-facts-figures/cancer-facts-figures-2016.html.
97. American Cancer Society, "Cancer Facts and Figures for Hispanic/Latinos, 2012–2014," Accessed May 2014, www.cancer.org/acs/groups/content/@epidemiologysurveilance/documents/document/acspc-034778.pdf; M. Banegas et al., "The Risk of Developing Invasive Breast Cancer in Hispanic Women," *Cancer* 119, no. 7 (2013): 1373–80.
98. J. Godos, "Markers of Systemic Inflammation and Colorectal Adenoma Risk: Meta-analysis of Observational Studies," *World Journal of Gastroenterology* 23, no. 10 (2017): 1909; R. Francescone, V. Hou, and S. Grivennikov, "Microbiome, Inflammation, and Cancer," *Cancer Journal* 20, no. 3 (2014): 181–89.
99. R. Francescone, V. Hou, and S. Grivennikov, "Microbiome, Inflammation, and Cancer," *Cancer Journal* 20, no. 3 (2014): 181–89; T. Deng, "Obesity, Inflammation and Cancer," *Annual Review of Pathology: Mechanisms of Disease* 11 (2016): 421–49.
100. Crohn's and Colitis Foundation of America, "Bringing to Light the Risk of Colorectal Cancer among Crohn's & Ulcerative Colitis Patients," Accessed June 2016, http://www.ccfa.org/resources/risk-of-colorectal-cancer.html; S. Sebastian et al., "Colorectal Cancer in Inflammatory Bowel Disease: Results of the 3rd ECCO Pathogenesis Scientific Workshop (I)," *Journal of Crohn's and Colitis* 8, no. 1 (2014): 5–18.
101. J. Lin, "The NTP Cell Phone RF Radiation Health Effects Project," *Health Matters*, 2017, Available at http://ieeexplore.ieee.org/stamp/stamp.jsp?arnumber=7779288.
102. National Cancer Institute, "Cell Phones and Cancer Risk," March 2013, www.cancer.gov; S. Joachim et al., "Cellular Telephone Use and Cancer Risk: Update of a Nationwide Danish Cohort," *Journal of the National Cancer Institute* 98, no. 23 (2006): 1707–13.
103. American Cancer Society, "Can Infections Cause Cancer?," July 11, 2016. https://www.cancer.org/cancer/cancer-causes/infectious-agents/infections-that-can-lead-to-cancer/intro.html.
104. Ibid.
105. D. Saslow et al., "Human Papillomavirus Vaccination Guideline Update: American Cancer Society Guideline Endorsement," *CA: A Cancer Journal for Clinicians* 66, no. 5 (2016): 375–85; Centers for Disease Control and Prevention, "Put Vaccination on Your Back to School List," August 5, 2015, https://www.cdc.gov/features/hpvvaccine.
106. D. Saslow et al., "Human Papillomavirus Vaccination Guideline Update: American Cancer Society Guideline Endorsement," *CA: A Cancer Journal for Clinicians* 66, no. 5 (2016): 375–85; Centers for Disease Control and Prevention, "Put Vaccination on Your Back to School List," August 5, 2015, https://www.cdc.gov/features/hpvvaccine; American Cancer Society, *Cancer Facts and Figures 2017* (Atlanta, GA: American Cancer Society, 2017), Available at https://www.cancer.org/content/dam/cancer-org/research/cancer-facts-and-statistics/annual-cancer-facts-and-figures/2017/cancer-facts-and-figures-2017.pdf; National Cancer Institute, "Fact Sheet–HPV and Cancer," February 19, 2015, https://www.cancer.gov/about-cancer/causes-prevention/risk/infectious-agents/hpv-fact-sheet.
107. American Cancer Society, *Cancer Facts and Figures 2017* (Atlanta, GA: American Cancer Society, 2017), Available at https://www.cancer.org/content/dam/cancer-org/research/cancer-facts-and-statistics/annual-cancer-facts-and-figures/2017/cancer-facts-and-figures-2017.pdf.
108. Ibid.
109. American Cancer Society, "Infections That Can Lead to Cancer," Accessed April, 2017, www.cancer.org/cancer/cancercauses/othercarcinogens/infectiousagents/infectiousagentsandcancer/infectious-agents-and-cancer-toc.
110. American Cancer Society, *Cancer Facts and Figures 2017* (Atlanta, GA: American Cancer Society, 2017), Available at https://www.cancer.org/content/dam/cancer-org/research/cancer-facts-and-statistics/annual-cancer-facts-and-figures/2017/cancer-facts-and-figures-2017.pdf.
111. American Lung Association, "Lung Cancer Fact Sheet," November 3, 2016, http://www.lung.org/lung-health-and-diseases/lung-disease-lookup/lung-cancer/learn-about-lung-cancer/lung-cancer-fact-sheet.html.
112. E. Benjamin et al., "Heart Disease and Stroke Statistics—2017 Update: A Report from the American Heart Association," *Circulation* 135, no. 10 (2017): e146–e603.
113. American Cancer Society, *Cancer Facts and Figures, 2017* (Atlanta, GA: American Cancer Society, 2017), Available at https://www.cancer.org/content/dam/cancer-org/research/cancer-facts-and-statistics/annual-cancer-facts-and-figures/2017/cancer-facts-and-figures-2017.pdf.
114. Ibid.
115. Ibid.
116. American Cancer Society, "Benefits of Quitting over Time," November 13, 2105, http://www.cancer.org/healthy/stayawayfromtobacco/benefits-of-quitting-smoking-over-time.
117. Ibid.
118. Ibid.
119. American Cancer Society, *Cancer Facts and Figures 2017* (Atlanta, GA: American Cancer Society, 2017), Available at https://www.cancer.org/content/dam/cancer-org/research/cancer-facts-and-statistics/annual-cancer-facts-and-figures/2017/cancer-facts-and-figures-2017.pdf.
120. Ibid.
121. Ibid.
122. American Cancer Society, "Breast MRI (Magnetic Resonance Imaging)," August 18, 2016, http://www.cancer.org/treatment/understandingyourdiagnosis/examsandtestdescriptions/mammogramsandotherbreastimagingprocedures/mammograms-and-other-breast-imaging-procedures-breast-m-r-i.
123. USPSTF, "Breast Cancer: Screening," January 2016, https://www.uspreventiveservicestaskforce.org/Page/Document/UpdateSummaryFinal/breast-cancer-screening1?ds=1&s=breast%20cancer%20screening.
124. American Cancer Society, *Cancer Facts and Figures 2017* (Atlanta, GA: American Cancer Society, 2017), Available at https://www.cancer.org/content/dam/cancer-org/research/cancer-facts-and-statistics/annual-cancer-facts-and-figures/2017/cancer-facts-and-figures-2017.pdf.
125. Ibid.; M. Farvid, "Fruit and Vegetable Consumption in Adolescences and Early Adulthood and Risk of Breast Cancer: Population Based Cohort Study," *BMJ* 353 (2016): i2343.
126. Ibid.
127. H. Kyu et al., "Physical Activity and Risk of Breast Cancer, Colon Cancer, Diabetes, Ischemic Heart Disease, and Ischemic Stroke Events: Systematic Review and Dose-Response Meta-analysis for the Global Burden of Disease Study 2013," *BMJ* 354 (2016): i3857; I. Lahart et al., "Physical Activity, Risk of Death and Recurrence in Breast Cancer Survivors: A Systematic Review and Meta-analysis of Epidemiological Studies," *Acta Oncologica* 54, no. 5 (2015): 635–54, doi:10.3109/0284186X.2014.998275.
128. L.K. Juvet, "The Effect of Exercise on Fatigue and Physical Functioning in Breast Cancer Patients and after Treatment and at 6 Months Follow-up: a Meta-analysis," *The Breast* 33 (2017): 166–77; Y. Wu et al., "Meta-analysis of Studies on Breast Cancer Risk and Diet in Chinese Women," *International Journal of Clinical and Experimental Medicine* 8, no. 11 (2015): 73–85.
129. American Cancer Society, "Colorectal Cancer Facts and Figures, 2014–2016," Accessed June 2016, www.cancer.org/acs/groups/content/documents/document/acspc-042280.pdf; American Cancer Society, *Cancer Facts and Figures 2017* (Atlanta, GA: American Cancer Society, 2017), Available at https://www.cancer.org/content/dam/cancer-org/research/cancer-facts-and-statistics/annual-cancer-facts-and-figures/2017/cancer-facts-and-figures-2017.pdf.
130. Ibid.
131. American Cancer Society, *Cancer Facts and Figures 2017* (Atlanta, GA: American Cancer Society, 2017), Available at https://www.cancer.org/content/dam/cancer-org/research/cancer-facts-and-statistics/annual-cancer-facts-and-figures/2017/cancer-facts-and-figures-2017.pdf.
132. Ibid.
133. American Cancer Society, "Can Colorectal Cancer Be Prevented?" March 1, 2017, https://www.cancer.org/cancer/colon-rectal-cancer/causes-risks-prevention/prevention.html.
134. American Cancer Society, *Cancer Facts and Figures 2017* (Atlanta, GA: American Cancer Society, 2017), Available at https://www.cancer.org/content/dam/cancer-org/research/cancer-facts-and-statistics/annual-cancer-facts-and-figures/2017/cancer-facts-and-figures-2017.pdf.
135. Ibid.
136. Skin Cancer Foundation, "Skin Cancer Facts," June 8, 2016, www.skincancer.org/skin-cancer-information/skin-cancer-facts.
137. UCSF School of Medicine, "Melanoma," May 4, 2007, http://www.dermatology.ucsf.edu/skincancer/general/types/melanoma.aspx.
138. American Cancer Society, *Cancer Facts and Figures 2017* (Atlanta, GA: American Cancer Society, 2017), Available at https://www.cancer.org/content/dam/cancer-org/research/cancer-facts-and-statistics/annual-cancer-facts-and-figures/2017/cancer-facts-and-figures-2017.pdf.
139. Ibid.
140. Ibid.
141. Ibid.
142. Ibid.
143. Ibid.
144. Ibid.
145. K. Zu et al.. "Dietary Lycopene, Angiogenesis, and Prostate Cancer: A Prospective Study in the Prostate-Specific Antigen Era," *Journal of the National Cancer Institute* 106, no. 2 (2014): 1093–97.
146. Ibid.
147. Ibid.
148. Ibid.
149. Ibid.
150. Ibid.
151. National Cancer Institute, "Uterine Cancer," Accessed June 2016, www.cancer.gov/cancertopics/types/endometrial.
152. National Institutes of Health, National Cancer Institute, "SEER Stat Fact Sheets: Testis Cancer," February 2016, http://seer.cancer.gov/statfacts/html/testis.html.
153. Ibid.
154. American Cancer Society, "Testicular Cancer," February 12, 2016, www.cancer.org/cancer/testicularcancer/detailedguide/-testicular-cancer-risk-factors; American Cancer Society, "What Are the Key Statistics about Testicular Cancer?" February 12, 2016, http://www.cancer.org/cancer/testicularcancer/detailedguide/testicular-cancer-key-statistics.
155. Ibid.
156. American Cancer Society, *Cancer Facts and Figures 2017* (Atlanta, GA: American Cancer Society, 2017), Available at https://www.cancer.org/content/dam/cancer-org/research/cancer-facts-and-statistics/annual-cancer-facts-and-figures/2017/cancer-facts-and-figures-2017.pdf.

Pulled Statistics:

page **311**, D. Thompson, "Cost of Heart Disease in U.S. to Surpass $1 Trillion by 2035, Report Says," HealthDay News, February 14, 2017, http://www.upi.com/Health_News/2017/02/14/Cost-of-heart-disease-in-US-to-surpass-1-trillion-by-2035-report-says/5891487126035.

page **315**, E. Benjamin et al., "Heart Disease and Stroke Statistics—2017 Update: A Report from the American Heart Association," Circulation 135, no. 10 (2017): e146–e603.

Focus on
당뇨병의 위험 최소화하기

1. Centers for Disease Control and Prevention, "Long Term Trends in Diabetes in the United States," April 2016, https://www.cdc.gov/diabetes/statistics/slides/long_term_trends.pdf.
2. Centers for Disease Control and Prevention, "At a Glance 2016 Diabetes," Accessed June 2017, www.cdc.gov/chronicdisease/resources/publications/aag/pdf/2016/diabetes-aag.pdf; American Diabetes Association, "Fast Facts," December 2015, http://professional.diabetes.org/sites/professional.diabetes.org/files/media/fast_facts_12-2015a.pdf.
3. Centers for Disease Control and Prevention, "National Diabetes Statistics Report, 2014," May 2015, https://www.cdc.gov/diabetes/data/statistics/2014statisticsreport.html; Centers for Disease Control and Prevention, "At a Glance 2016 Diabetes," Accessed June 2017, www.cdc.gov/chronicdisease/resources/publications/aag/pdf/2016/diabetes-aag.pdf.
4. Centers for Disease Control and Prevention. "Diabetes Surveillance Data," April 2016, https://www.cdc.gov/diabetes/data/statistics/faqs.html.
5. C. Bommer et al., "The Global Economic Burden of Diabetes in Adults Aged 20–79 Years: A Cost of Illness Study," *Lancet Diabetes & Endocrinology* 5, no. 6 (2017): 423–30; NCD Risk Factor Collaboration, "Worldwide Trends in Diabetes since 1980: A Pooled Analysis of 751 Population-based Studies with 4.4 Million Participants," *Lancet* 387, no. 10027 (2016): 1513–30.
6. T. Dall et al., "The Economic Burden of Elevated Blood Glucose Levels in 2012: Diagnosed and Undiagnosed Diabetes, Gestational Diabetes Mellitus, and Prediabetes," *Diabetes Care* 37, no. 12 (2014): 3172–79.
7. American Diabetes Association, "Type 1 Diabetes," Accessed May 2017, www.diabetes.org/diabetes-basics/type-1.
8. American Diabetes Association, "Genetics of Diabetes," Accessed May 2017, http://www.diabetes.org/diabetes-basics/genetics-of-diabetes.html?loc=db-slabnav.
9. Ibid.
10. Centers for Disease Control and Prevention, "National Diabetes Statistics Report, 2014," May 2015, https://www.cdc.gov/diabetes/data/statistics/2014statisticsreport.html; V. Lyssenko and M. Laakso, "Genetic Screening for the Risk of Type 2 Diabetes," *Diabetes Care* 36, Suppl. 2 (2013): S120–26.
11. American Diabetes Association, "Statistics about Diabetes," Accessed May 8, 2017, http://www.diabetes.org/diabetes-basics/statistics.
12. Centers for Disease Control and Prevention, "National Diabetes Statistics Report, 2014," May 2015, https://www.cdc.gov/diabetes/data/statistics/2014statisticsreport.html.
13. E. Mayor-Davis et al. "Increasing Trends of Type 1 and Type 2 Diabetes among Youth, 2002–2012," *New England Journal of Medicine* 376 (2017): 1419–29.
14. **A. Abbasi et al., "Body Mass Index and Incident Type 1 and Type 2 Diabetes in Children and Young Adults: A Retrospective Cohort Study,"** ***Journal of the Endocrine Society*** **1, no. 5 (2017): 524–37.**
15. E. Mayor-Davis et al. "Increasing Trends of Type 1 and Type 2 Diabetes among Youth, 2002–2012." *New England Journal of Medicine* 376 (2017): 1419–29.
16. American Diabetes Association, "Genetics of Diabetes," Accessed May 2017, http://www.diabetes.org/diabetes-basics/genetics-of-diabetes.html?loc=db-slabnav.
17. WHO, "Global Report on Diabetes," April 2016 , http://apps.who.int/iris/bitstream/10665/204871/1/9789241565257_eng.pdf?ua=1.
18. F. He et al., "Abdominal Obesity and Metabolic Syndrome Burden in Adolescents—Penn State Children Cohort Study," *Journal of Clinical Densitometry* 18, no. 1 (2015): 30–6; T. Huang et al., "Genetic Predisposition to Central Obesity and Risk of Type 2 Diabetes," 2015.
19. Ibid.; S. Millar et al., "General and Central Obesity Measurement Associations with Markers of Chronic Low-Grade Inflammation and Type 2 Diabetes," *Journal of Epidemiology and Community Health* 69, Supplement 1(2015): A54–55.
20. P.L. Capers et al., "A Systematic Review and Meta-analysis of Randomized Controlled Trials of the Impact of Sleep Duration on Adiposity and Components of Energy Balance," *Obesity Reviews* 16, no. 9 (2015): 771–82; L. Bromley et al., "Sleep Restriction Decreases the Physical Activity of Adults at Risk for Type 2 Diabetes," *Sleep* 35, no. 7 (2012): 977–84.
21. Z. Shan et al., "Sleep Duration and Risk of Type 2 Diabetes: A Meta-analysis of Prospective Studies," *Diabetes Care* 38, no. 3 (2015): 529–37; H. C. Hung et al., "The Association between Self-Reported Sleep Quality and Metabolic Syndrome," *PLoS ONE* 8, no. 1 (2013): e54304, doi:10.1371/journal.pone.0054304.
22. T. Anothaisintawee et al., "Sleep Disturbances Compared to Traditional Risk Factors for Diabetes Development: Systematic Review and Meta-analysis," *Sleep Medicine Reviews* 30, (2016): 11–24; S. Kelly and M. Ismail, "Stress and Type 2 Diabetes: A Review of How Stress Contributes to the Development of Type 2 Diabetes," *Annual Review of Public Health* 36 (2015): 441–62.
23. T. Anothaisintawee et al., "Sleep Disturbances Compared to Traditional Risk Factors for Diabetes Development: Systematic Review and Meta-analysis," *Sleep Medicine Reviews* 30, (2016): 11–24; S. Kelly and M. Ismail, "Stress and Type 2 Diabetes: A Review of How Stress Contributes to the Development of Type 2 Diabetes," *Annual Review of Public Health* 36 (2015): 441–62.
24. L. Mongiello et al, "Many College Students Underestimate Diabetes Risk,"*Journal of Allied Health* 45, no. 2 (2016): 81–6; N. Yahia et al., "Assessment of College Students' Awareness and Knowledge about Conditions Relevant to Metabolic Syndrome," *Diabetology and Metabolic Syndrome* 6, no. 1 (2014): 111; A. Lima et al., "Risk Factors for Type 2 Diabetes Mellitus in College Students: Association with Sociodemographic Variables," *Revista Latino-Americana de Enfermagem* 22, no. 3 (2014): 484–90.
25. M. Aguilar et al., "Prevalence of the Metabolic Syndrome in the United States, 2003–2012," *Journal of the American Medical Association* 313, no. 19 (2015): 1973–74.
26. Ibid.
27. Ibid.
28. Centers for Disease Control and Prevention, "What Is Prediabetes and Are You at Risk?," February 19, 2016, https://www.cdc.gov/diabetes/ndep/people-risk-diabetes/prediabetes.html; American Diabetes Association, "Diagnosing Diabetes and Learning about Prediabetes," November 21, 2016, www.diabetes.org/diabetes-basics/diagnosis; American Diabetes Association, "Diabetes Pro-Toolkit #3: All about Prediabetes," Accessed May 2017, Available at http://professional2.diabetes.org/content/PML/All_About_Prediabetes_24dee6ff-cbf0-4a55-80b7-9d5d29de0bd7/All_About_Prediabetes.pdf.
29. Centers for Disease Control and Prevention, "At a Glance 2016 Diabetes," Accessed June 2017, www.cdc.gov/chronicdisease/resources/publications/aag/pdf/2016/diabetes-aag.pdf; Centers for Disease Control and Prevention, "The Surprising Truth about Prediabetes," January 25, 2017, https://www.cdc.gov/features/diabetesprevention.
30. Z. Zou et al., "Influence of Primary Intervention of Exercise on Obese Type 2 Diabetes Mellitus: A Meta-analysis Review," *Primary Care Diabetes* 10, no. 3 (2016): 186–201.
31. American Diabetes Association, "What Is Gestational Diabetes?," November 21, 2016, www.diabetes.org/diabetes-basics/gestational/what-is-gestational-diabetes.html.
32. Ibid.; E. Noctor and F. Dunne, "Type 2 Diabetes after Gestational Diabetes: The Influence of Changing Diagnostic Criteria," *World Journal of Diabetes* 6, no. 2 (2015): 234–44.
33. National Healthy Mothers, Healthy Babies Coalition, "The Lasting Impact of Gestational Diabetes on Mother and Children," May 2015, www.hmhb.org/virtual-library/interviews-with-experts/gestational-diabetes; French National Research Agency, "The Impact of Gestational Diabetes Mellitus (GDM) on the Epigenetics of Mother and Newborn Infant and Long-Term Risk of Type 2 Diabetes," 2016, Available at http://www.agence-nationale-recherche.fr/?Project=ANR-16-CE17-0017.
34. P. Damm et al., "Gestational Diabetes Mellitus and Long-term Consequences for Mother and Offspring: A View from Denmark," *Diabetologia* 59, no. 7(2016): 1396–99; Mayo Clinic, "Gestational Diabetes: Symptoms and Causes," April 28, 2017, http://www.mayoclinic.org/diseases-conditions/gestational-diabetes/symptoms-causes/dxc-20317176.
35. Centers for Disease Control and Prevention, "National Diabetes Statistics Report, 2014," May 2015, https://www.cdc.gov/diabetes/data/statistics/2014statisticsreport.html; American Diabetes Association, "Complications," May 2017, http://www.diabetes.org/living-with-diabetes/complications.
36. National Kidney Foundation, "Fast Facts," May 2016, www.kidney.org/news/newsroom/factsheets/FastFacts.cfm; U.S. Renal Disease Data System, "Annual Data Report, 2015," Available at https://www.usrds.org/adr.aspx.
37. Centers for Disease Control and Prevention, "National Diabetes Statistics Report, 2014," May 2015, https://www.cdc.gov/diabetes/data/statistics/2014statisticsreport.html.
38. Ibid.
39. Prevent Blindness America, "Diabetic Retinopathy Prevalence by Age," Accessed May 2017, www.visionproblemsus.org/diabetic-retinopathy/diabetic-retinopathy-by-age.html.
40. American Diabetes Association, "Diabetes and Oral Health Problems," Accessed May 2017, www.diabetes.org/living-with-diabetes/treatment-and-care/oral-health-and-hygiene/diabetes-and-oral-health.html; P. Eke et al., "Risk Indicators for Periodontitis in US Adults: NHANES 2009-2012," *Journal of Periodontology* 87, No. 10(2016): 1174–85.
41. Ibid.
42. American Diabetes Association, "Complications," May 2017, http://www.diabetes.org/living-with-diabetes/complications.
43. American Diabetes Association, "Standards of Medical Care in Diabetes—2016: Summary of Revisions," *Diabetes Care* 39, Suppl. 1 (2016): S4–S5.
44. Ibid.
45. Diabetes Prevention Program Research Group, "Reduction in the Incidence of Type 2 Diabetes with Lifestyle Intervention or Metformin," *New England Journal of Medicine* 345 (2002): 393–403.
46. Linus Pauling Institute, "Glycemic Index and Glycemic Load," Accessed May 2017, http://lpi.oregonstate.edu/infocenter/foods/grains/gigl.html.
47. American Diabetes Association, "Diabetes Superfoods," Accessed May 2017, http://www.diabetes.org/food-and-fitness/food/what-can-i-eat/making-healthy-food-choices/diabetes-superfoods.html.
48. Ibid.; A. Chanson-Rolle et al., "Systematic Review and Meta-analysis of Human Studies to Support a Quantitative Recommendation for Whole Grain Intake in Relation to Type 2 Diabetes," *PLoS ONE* 10, no. 6 (2015): e0131377.
49. S. Bhupathiraju et al., "Glycemic Index, Glycemic Load and Risk of Type 2 Diabetes: Results from 3 Large US Cohorts and an Updated Meta-Analysis," *Circulation* 129, Suppl. 1 (2014): AP 140 American Diabetes Association, "Diabetes Superfoods," Accessed May 2017, http://www.diabetes.org/food-and-fitness/food/what-can-i-eat/making-healthy-food-choices/diabetes-superfoods.html.

50. A. Wallin et al., "Fish Consumption and Frying of Fish in Relation to Type 2 Diabetes Incidence: A Prospective Cohort Study of Swedish Men," *European Journal of Nutrition* (2015): 1–10; Y. Kim et al., "Fish Consumption, Long-Chain Omega-3 Polyunsaturated Fatty Acid Intake and Risk of Metabolic Syndrome: A Meta-analysis," *Nutrients* 7, no. 4 (2015): 2085–2100.
51. A. Wallin et al., "Fish Consumption and Frying of Fish in Relation to Type 2 Diabetes Incidence: A Prospective Cohort Study of Swedish Men," *European Journal of Nutrition* (2015): 1–10; C. Jeppesen et al., "Omega-3 and Omega-6 Fatty Acids and Type 2 Diabetes," *Current Diabetes Reports* 13, no. 2 (2013): 279–88.
52. W. Cefalu et al., "Standards of Medical Care in Diabetes—2017," *Diabetes Care* 40, Suppl. 1 (2017), Available at http://care.diabetesjournals.org/content/diacare/suppl/2016/12/15/40.Supplement_1.DC1/DC_40_S1_final.pdf.
53. *O. Farr and C. Mantzorous, "Treatment Options to Prevent Diabetes in Subjects with Prediabetes: Efficacy, Cost Effectiveness, and Future Outlook,"* Metabolism *70 (2017); A. Anabtawj and J. Miles, "Metformin: Nonglycemic Effects and Potential Novel Indications,"* Endocrine Practice *22, no. 8 (2016): 999-1007; U. Hostalek et al., "Therapeutic Use of Metformin in Prediabetes and Diabetes Prevention,"* Drugs *75, no. 10 (2015): 1071–94.*
54. F. Rubino et al. "Metabolic Surgery in the Treatment Algorithm for Type 2 Diabetes: A Joint Statement by International Diabetes Organizations," *Surgery of Obesity and Related Diseases* 12, no. 6 (2016): 1144–62; D.E. Cummings et al., "Gastric Bypass Surgery vs Intensive Lifestyle and Medical Intervention for Type 2 Diabetes: The CROSSROADS Randomised Controlled Trial," *Diabetologia* 59, no. 5(2016): 945–53; J. Yu et al., "The Long Term Effects of Bariatric Surgery for Type 2 Diabetes: Systematic Review and Meta-analysis of Randomized and Non Randomized Evidence," *Obesity Surgery* 25, no. 1 (2015): 143–55.
55. Ibid.
56. M. Jenson et al., "2013 AHA/ACC/TOS Guideline for the Management of Overweight and Obesity in Adults: A Report of the American College of Cardiology/American Heart Association Task Force on Practice Guidelines and the Obesity Society," *Circulation* 25, Suppl. 2 (2014): S139–40.
57. **Medtronic, "Medtronic Gains Approval of First Artificial Pancreas Device System with Threshold Suspend Automation," September 2013,** http://newsroom.medtronic.com/phoenix.zhtml?c=251324&p=irol-newsArticle&id=1859361; **S. Mukherjee, "An Artificial Pancreas for Diabetics Could Hit the Market Next Year,"** ***Fortune*****, June 28, 2016,** http://fortune.com/2016/06/28/medtronic-artificial-pancreas-diabetes.

Pulled Statistics:

page 348, National Kidney Foundation, "Diabetes and Kidney Disease," Accessed May 2017, www.kidney.org/news/newsroom/factsheets/Diabetes-And-CKD.

12장 | 건강관리를 위한 현명한 선택

1. M.A. Hillen et al., " How Can Communication by Oncologists Enhance Patients' Trust? An Experimental Study," *Annals of Oncology* 25, no. 4 (2014): 896–901.
2. M. Makary and M. Daniel, "Medical Error—The Third Leading Cause of Death in the US," *British Journal of Medicine* 353 (2016): i2139.
3. J. James, "New Evidence-Based Estimates of Patient Harms Associated with Hospital Care," *Journal of Patient Safety* 9, no. 3 (2013): 122–28.
4. Consumer Health, "Patient Rights: Informed Consent," September 2016, http://www.emedicinehealth.com/patient_rights/article_em.htm.
5. A. Lundh et al., "Industry Sponsorship and Research Outcome," *Cochrane Database System Review*, February 16, 2017, doi:10.1002/14651858.MR000033.pub, https://www.ncbi.nlm.nih.gov/pubmed/28207928.
6. Centers for Disease Control and Prevention, "Therapeutic Drug Use," January 19, 2017, www.cdc.gov/nchs/fastats/drug-use-therapeutic.htm.
7. Ibid.
8. U.S. Department of Health and Human Services, "Facts about Generic Drugs," June 28, 2016, https://www.fda.gov/Drugs/ResourcesForYou/Consumers/BuyingUsingMedicineSafely/Understanding GenericDrugs/ucm167991.htm.

Pulled Statistics:

page 357, U. S. Centers for Disease Control and Prevention, "Hospital Utilization," March 2017, www.cdc.gov/nchs/fastats/hospital.htm.

page 358, M. Makary and M. Daniel, "Medical Error—The Third Leading Cause of Death in the US," *British Journal of Medicine* 353 (2016):i2139.

Focus on
보완요법 및 통합의학의 이해

1. National Center for Complementary and Integrative Health, "Complementary, Alternative, or Integrative Health: What's in a Name?," June 2016, https://nccih.nih.gov/health/integrative-health#types.
2. Ibid.
3. Ibid.
4. T.C. Clarke et al., "Trends in the Use of Complementary Health Approaches among Adults: United States, 2002–2012," *National Health Statistics Reports* 79 (Hyattsville, MD: National Center for Health Statistics), February 2015, Available at www.cdc.gov/nchs/data/nhsr/nhsr079.pdf.
5. Ibid.
6. J.E. Stahl et al., "Relaxation Response and Resiliency Training and Its Effect on Healthcare Resource Utilization," *PLOS ONE* 10, no. 10 (2015): e0140212; M.D. Klatt et al., "A Healthcare Utilization Cost Comparison between Employees Receiving a Worksite Mindfulness or a Diet/Exercise Lifestyle Intervention to Matched Controls 5 Years post Intervention," *Complementary Therapies in Medicine* 27 (2016): 139–44.
7. J.E. Stahl et al., "Relaxation Response and Resiliency Training and Its Effect on Healthcare Resource Utilization," *PLOS ONE* 10, no. 10 (2015): e0140212.
8. National Center for Complementary and Integrative Health, "Traditional Chinese Medicine: In Depth," March 2017, https://nccih.nih.gov/health/whatiscam/chinesemed.htm.
9. National Center for Complementary and Integrative Health, "Ayurvedic Medicine: In Depth," April 2016, http://nccih.nih.gov/health/ayurveda/introduction.htm.
10. Ibid.
11. Ibid.
12. National Center for Complementary and Integrative Health, "Homeopathy," April 2016, http://nccih.nih.gov/health/homeopathy.
13. Ibid.
14. National Center for Complementary and Integrative Health, "Naturopathy," February 2016, https://nccih.nih.gov/health/naturopathy.
15. Ibid.
16. National Center for Complementary and Integrative Health, "Spinal Manipulation," April 2016, https://nccih.nih.gov/health/spinalmanipulation; N. Paige et al. "Association of Spinal Manipulative Therapy with Clinical Benefit and Harm for Acute Low Back Pain: Systematic Review and Meta-analysis." *JAMA* 2017;317(14):1451–60. doi:10.1001/jama.2017.308.
17. National Center for Complementary and Integrative Health, "Massage Therapy for Health Purposes," March 2017, https://nccih.nih.gov/health/massage/massageintroduction.htm.
18. Ibid.
19. National Center for Complementary and Integrative Health, "Acupuncture: In Depth," February 2017, https://nccih.nih.gov/health/acupuncture/introduction.
20. K. Linde et al., "Acupuncture for the Prevention of Tension-Type Headache," *Cochrane Database of Systematic Reviews* 48, Art No. CD007587 (2016).
21. C. Lowe et al., "Sham Acupuncture Is as Efficacious as True Acupuncture for the Treatment of IBS: A Randomized Placebo Controlled Trial," *Neurogastroenterology and Motility* (2017).
22. R.L. Nahin et al., "Evidence-Based Evaluation of Complementary Health Approaches for Pain Management in the United States," *Mayo Clinic Proceedings* 91, no. 9 (2016): 1292–1306.
23. G.A. Kelley and K.S. Kelley, "Meditative Movement Therapies and Health-Related Quality-of-Life in Adults: A Systematic Review of Meta-Analyses," *PLOS ONE* 10, no. 6 (2015): e0129181, doi:10.1371/journal.pone.0129181.
24. S. Jain et al., "Clinical Studies of Biofield Therapies: Summary, Methodological Challenges, and Recommendations," *Global Advances in Health and Medicine* 4, Suppl (2015): 58–66; R. Hammerschlag et al., "Non-touch Biofield Therapy: A Systematic Review of Human Randomized Controlled Trials Reporting Use of Only Nonphysical Contact Treatment," *Journal of Alternative and Complementary Medicine* 20, no. 12 (2014): 881–92, doi:10.1089/acm.2014.0017.
25. U.S. Food and Drug Administration, "'Natural' on Food Labeling," September 2016, www.fda.gov/Food/GuidanceRegulation/GuidanceDocumentsRegulatoryInformation/LabelingNutrition/ucm456090.htm.
26. National Center for Complementary and Integrative Health, "Alerts and Advisories, 2017," Accessed May 2017, https://nccih.nih.gov/news/alerts.
27. National Center for Complementary and Integrative Health, "Using Dietary Supplements Wisely," June 2016, https://nccih.nih.gov/health/supplements/wiseuse.htm.

Pulled Statistics:

page 363, T. C. Clarke et al., "Trends in the Use of Complementary Health Approaches among Adults: United States, 2002–2012," *National Health Statistics Reports 79* (Hyattsville, MD: National Center for Health Statistics), February 2015. Available at www.cdc.gov/nchs/data/nhsr/nhsr079.pdf.

Focus on
노화, 죽음, 그리고 죽어감

1. Central Intelligence Agency, *World Factbook. Country Comparisons: Life Expectancy at Birth*, 2016, https://www.cia.gov/library/publications/the-world-factbook/rankorder/2102rank.html.
2. U.S. Department of Health and Human Services, "A Profile of Older Americans: 2016," March 2017, https://www.giaging.org/documents/A_Profile_of_Older_Americans_2016.pdf.
3. Ibid.
4. Administration on Aging, U.S. Department of Health and Human Services, "Projected Future Growth of the Older Population," 2014, http://www.aoa.acl.gov/Aging_Statistics/future_growth/future_growth.aspx.
5. U.S. Department of Health and Human Services, "Profile of Older Americans: 2016," March 2017, https://www.giaging.org/documents/A_Profile_of_Older_Americans_2016.pdf.
6. Ibid.
7. Ibid.
8. Ibid.
9. International Osteoporosis Foundation, "Epidemiology," Accessed April 2017, https://www.iofbonehealth.org/epidemiology.
10. Centers for Disease Control and Prevention, "Arthritis-Related Statistics," March 2017, www.cdc.gov/arthritis/data_statistics/arthritis_related_stats.htm.
11. N. Jaipaul, "Effects of Aging on Urinary Tract," *Merck Manual: Consumer Version*, 2017, http://www.merckmanuals.com/home/kidney-and-urinary-tract-disorders/biology-of-the-kidneys-and-urinary-tract/effects-of-aging-on-the-urinary-tract.
12. P. Roland et al., "Presbycusis," *Medscape*, November 24, 2015, http://reference.medscape.com/article/855989-overview#a6.

13. A. Goman et al., "Addressing Estimated Hearing Loss in Adults in 2060," *JAMA Otolaryngology—Head & Neck Surgery* 143, no. 7 (2017): 733–34. doi:10.1001/jamaoto.2016.4642.
14. Peak Fitness, "Tai Chi and Other Low-Impact Exercises May Be Ideal for Elderly People with Chronic Health Problems, October 2015, http://fitness.mercola.com/sites/fitness/archive/2015/10/09/tai-chi-benefits.aspx.
15. Alzheimer's Association, "Quick Facts: Prevalence," 2017, http://www.alz.org/facts/#prevalence.
16. Ibid.
17. L. McBee, " Be Here Now—And Age Mindfully," *Aging Today*, June 25, 2014, http://www.asaging.org/blog/be-here-now-and-age-mindfully.
18. Centers for Disease Control and Prevention, "Important Facts about Falls," January 2016, https://www.cdc.gov/homeandrecreationalsafety/falls/adultfalls.html.
19. I. Young Kim et al., "Quantity of Dietary Protein Intake, but Not Pattern of Intake, Affects Net Protein Balance Primarily Through Differences in Protein Synthesis in Older Adults," *American Journal of Physiology Endocrinology and Metabolism* 308, no. 1 (2015): E21–E28.
20. By permission. From *Merriam-Webster's Collegiate® Dictionary*, 11th Edition © 2016 by Merriam-Webster, Inc., Available at www.Merriam-Webster.com.
21. President's Commission on the Uniform Determination of Death, *Defining Death: Medical, Ethical and Legal Issues in the Determination of Death* (Washington, DC: U.S. Government Printing Office, 1981).
22. Elisabeth Kübler-Ross, *On Death and Dying* (New York: Scribner, 2014).

Pulled Statistics:

page 372, Administration on Aging, U.S. Dept. of Health and Human Services, "A Profile of Older Americans: 2015," 2016 https://aoa.acl.gov/Aging_Statistics/Profile/2015/6.aspx.

찾아보기

국문

기타

영문

A

B

C

D

U

V

W

Y